Mosaik

DIE GROSSE PFLANZEN-APOTHEKE

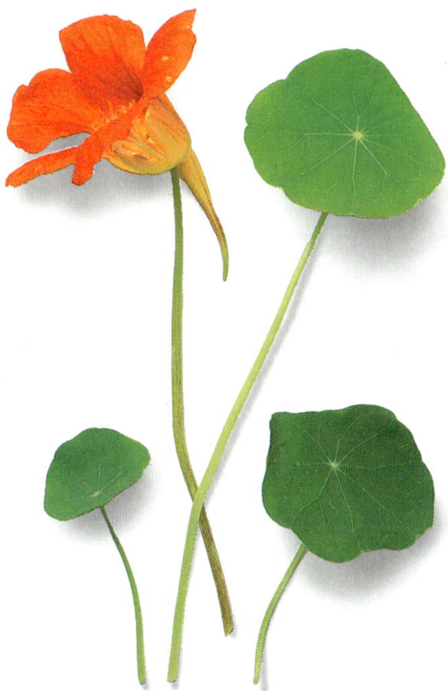

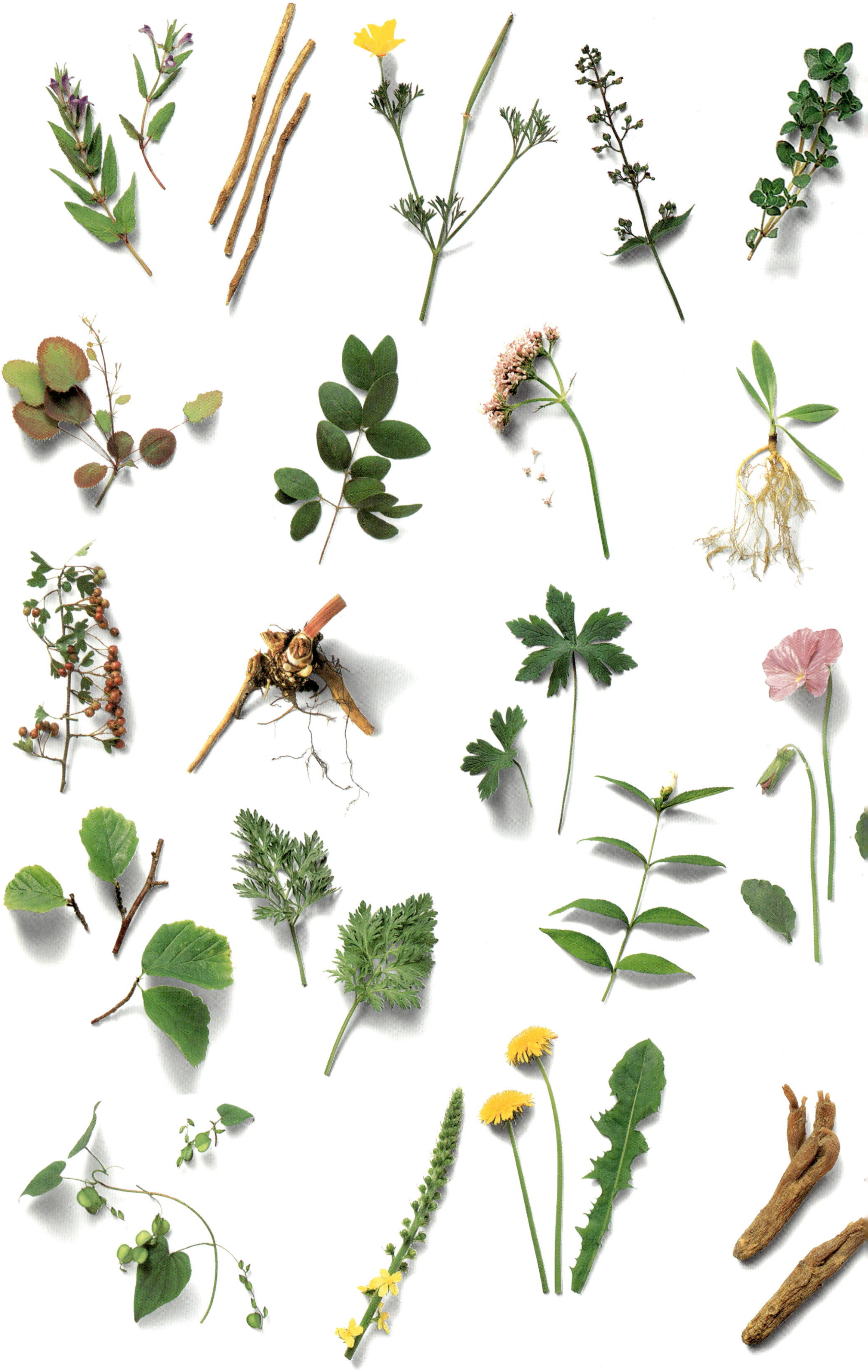

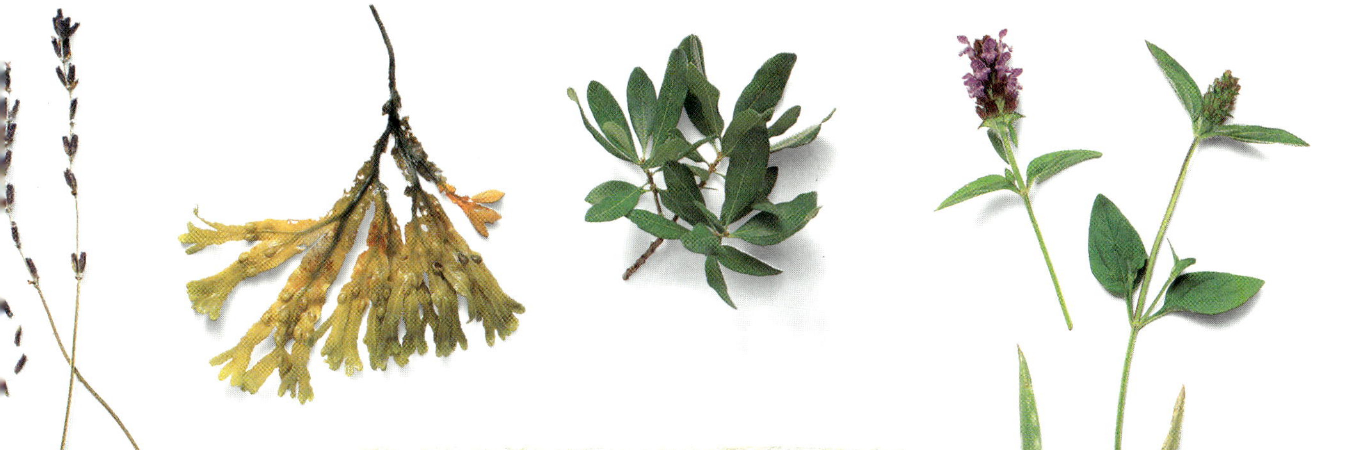

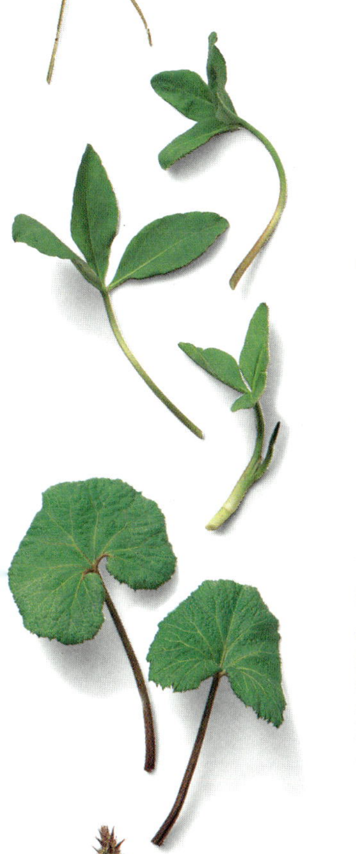

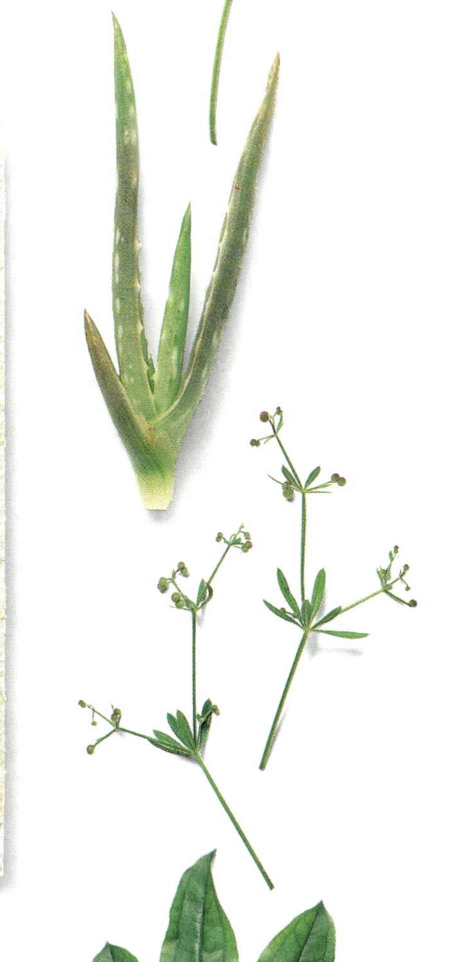

DAVID HOFFMANN

DIE GROSSE PFLANZEN-APOTHEKE

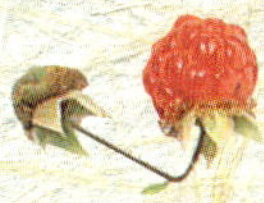

HEILEN UND GESUND BLEIBEN
MIT DEN KRÄFTEN DER NATUR
ÜBER 200 HEILKRÄUTER
UND IHRE WIRKUNG

MOSAIK VERLAG

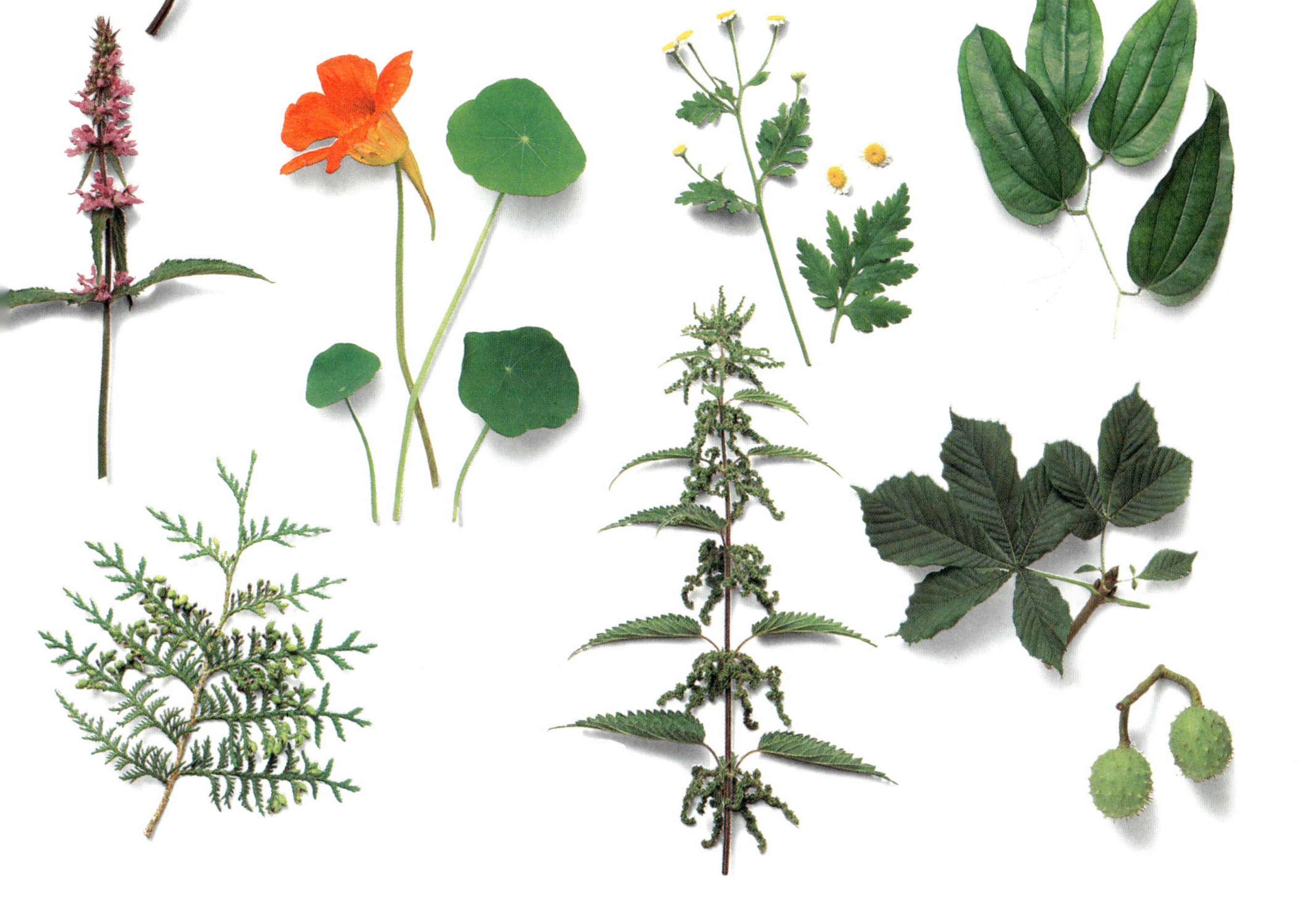

Ein Element Buch
Originaltitel: The Complete Illustrated Holistic Herbal
Originalverlag: Element Books Limited, Shaftesbury, Great Britain 1996
Entwicklung und Design: The Bridgewater Book Company
Art-director: Peter Bridgewater
Layout: Ed White
Fachberatung: Sarah Mellish
Bildredaktion: Vanessa Fletcher
Studiofotografie: Guy Ryecart
Medizinische Sachzeichnungen: Michael Courtney
Gipsmodelle: Mark Jamieson
Illustrator: Paul Allen
Übersetzung: Almuth Dittmar-Kolb, Christiane Bergfeld
Schutzumschlaggestaltung: Martina Eisele, München

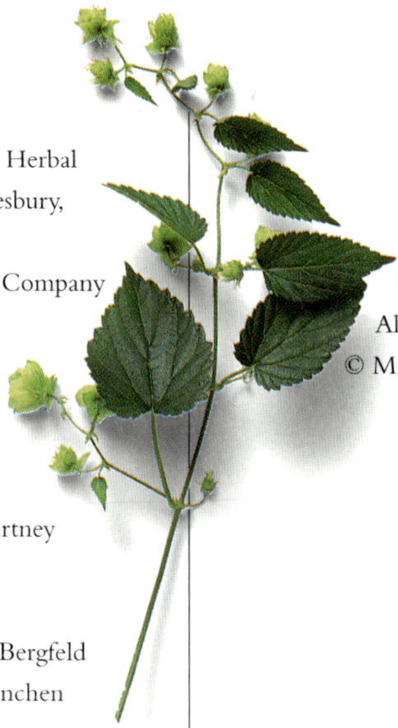

Der Mosaik Verlag ist ein Unternehmen der Verlagsgruppe Bertelsmann

Satz: Filmsatz Schröter GmbH, München
Druck und Bindung: Butler & Tanner
Printed in Great Britain
ISBN 3-576-10727-4

Anmerkung des Autors

Die Informationen in diesem Buch sollen und können ärztlichen Rat nicht ersetzen. Wer an einer behandlungsbedürftigen Krankheit leidet, sollte einen Arzt aufsuchen.

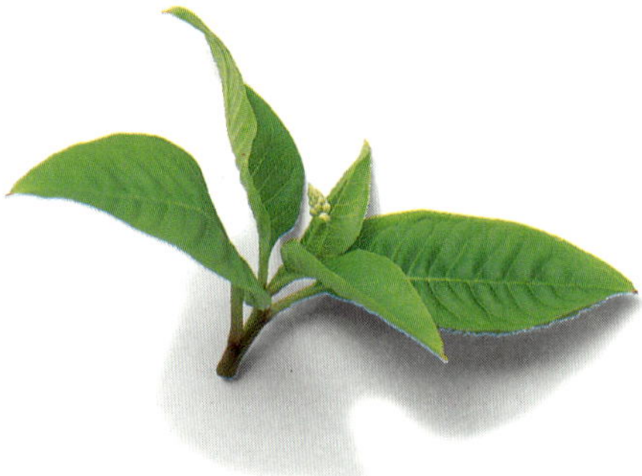

Danksagung

Für das Bildmaterial dankt der Originalverlag folgenden Personen und Institutionen:

A-Z Botanical Collection:
S. 21 (Derek Gould); S. 78 rechts (K. Jarayam); S. 81 rechts (Geoff Kidd); S. 84 rechts (Bjorn Svensson); S. 135 links u. S. 138 links (Ron Bass); S. 149 links u. S. 150 links (K. Jarayam); S. 155 links (Dr. Thomas Hagen)

e.t. archive: Royal Academy, S. 28 oben

Garden & Wildlife Matters Photo Library: S. 176 unten

Hutchison Library:
S. 12 (Brian Mose); S. 130 rechts (P. E. Parker); S. 189 oben (C. R. Overseas); S. 212 unten (Robert Francis); S. 230 oben (Nancy Durrell McKenna)

The Image Bank: S. 183 (Grant Faint)

Images Colour Library:
S. 16 unten; S. 169 oben; S. 177 oben u. unten; S. 212 oben; S. 218 unten

Andrew Lawson: S. 142 rechts; S. 160 rechts

Oxford Scientific Films:
S. 101 links (James Nash Alford/Patrick Morris); S. 109 rechts u. S. 122 links (Deni Brown); S. 157 rechts (Ben Osborne); S. 161 rechts (Jack Dermio)

Science Photo Library:
S. 10 unten (Simon Fraser); S. 16 links u. rechts (NIBSC); S. 41 unten (David Scharf)

Harry Smith Collection: S. 100 rechts; S. 111 links; S. 117 rechts

Smith/Polunin Collection: S. 69 rechts

Elizabeth Whiting Associates: S. 20 oben

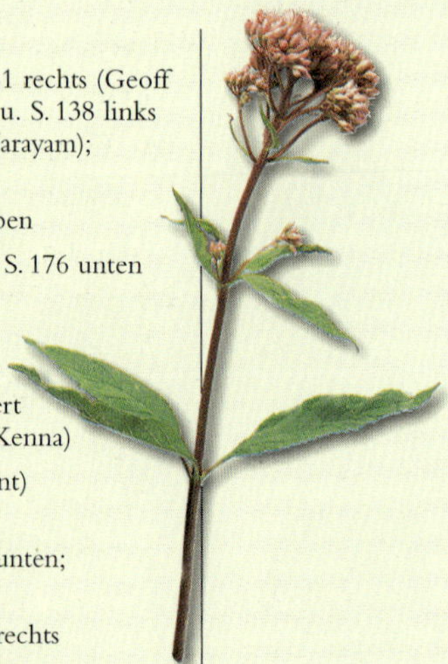

Besonderer Dank geht an:

Darren Webster,
Royal Botanic Gardens,
Kew, London, England

Geoff Peacock,
YSJ Seeds,
Kingsfield Conservation Nursery,
Somerset, England

Duncan Ross,
Poyntzfield Herb Nursery,
Ross-shire, Scotland

Anthony Lyman-Dixon,
Arne Herbs,
Bristol, England

Dave Masters,
Nymans Gardens,
Sussex, England

David Squire

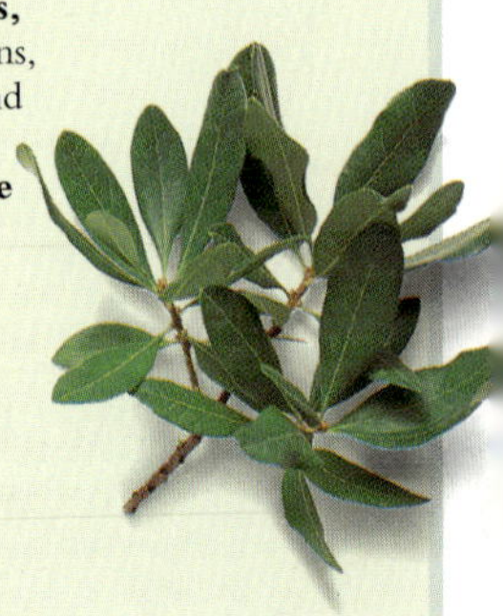

INHALT

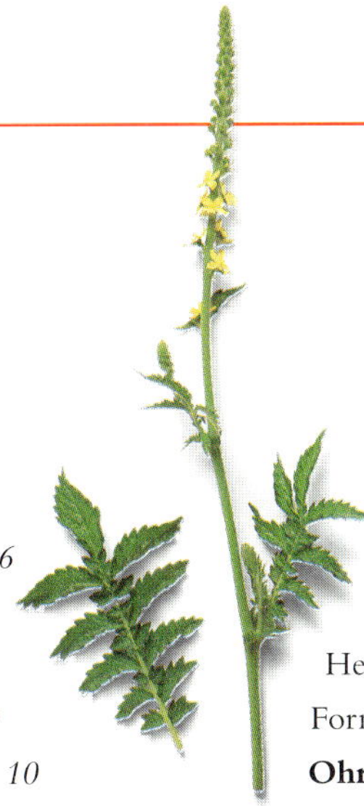

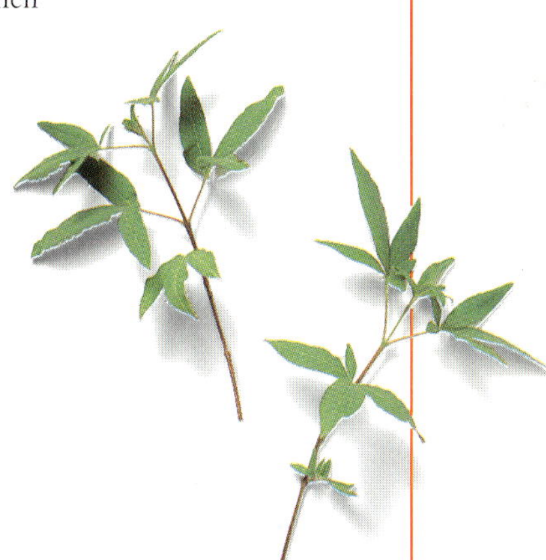

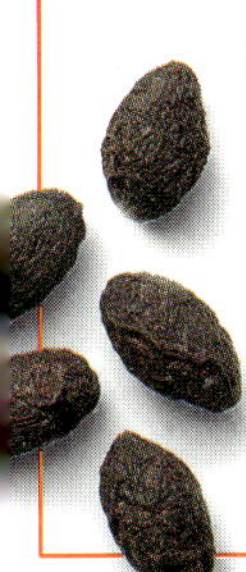

Leitfaden durch das Buch

Die große Pflanzenapotheke läßt sich auf verschiedene Weise nutzen: Man kann sie als Einführung in die Pflanzenheilkunde oder als Lehrbuch beziehungsweise Nachschlagewerk der ganzheitlichen Behandlung besonderer Gesundheitsprobleme betrachten oder aber als traditionelles Heilpflanzenbuch verwenden.

Es gibt vier Hauptteile. Die Einleitung, **Die ganzheitliche Therapie**, stellt die Naturheilkunde in einen größeren Kontext und zeigt die Pflanzen in ihrer Beziehung zum Menschen und seiner Heilung bei Krankheiten. Der zweite Teil, **Naturheilpraxis**, gibt Ratschläge für Ernte und Lagerung der Heilpflanzen und bietet verständliche Rezepte für die Zubereitung pflanzlicher Tinkturen, Cremes, Kapseln und Pillen an; er erklärt die den Pflanzen zugrundeliegende Chemie und beschreibt deren Wirkung auf den Körper. Ein Therapieregister informiert Sie darüber, welche Kräuter für welche Krankheiten in Frage kommen. Weiter erhalten Sie praktische Tips für die Zusammenstellung Ihrer ganz persönlichen Heilkräuter-Hausapotheke.

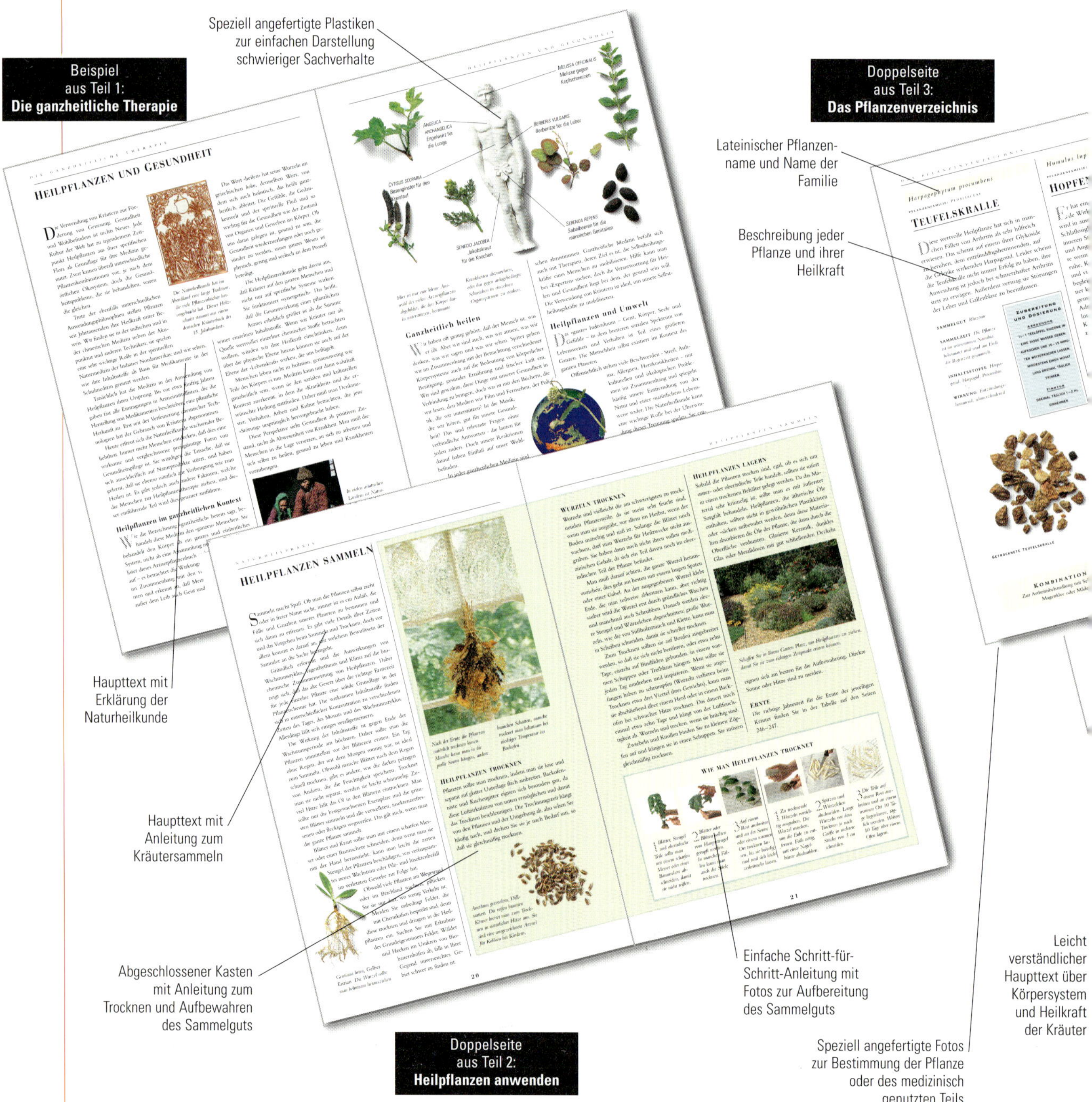

Der dritte Teil des Buches ist ein traditionelles **Heilpflanzenverzeichnis**, das über 200 häufig verwendete Kräuter auflistet, ihre Eigenschaften beschreibt und erklärt, wann und wie man sie einsetzt.

Der vierte Teil, **Systeme des Körpers**, beschreibt die einzelnen Organsysteme und ihre Krankheiten und empfiehlt Kräuter oder -mischungen, die zu ihrer Heilung beitragen.

Der fünfte Teil schließlich enthält **nützliche Informationen**, einen Sammelkalender, ein Glossar, einen Erste-Hilfe-Teil und ein allgemeines Register.

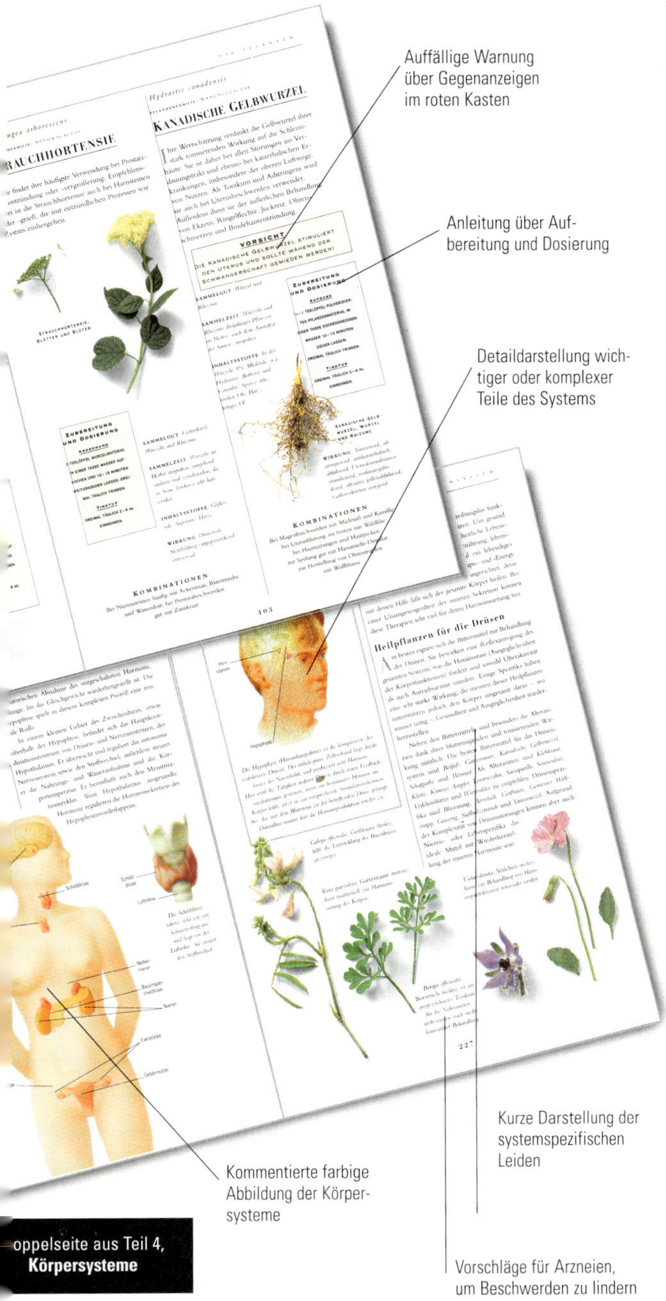
Auffällige Warnung über Gegenanzeigen im roten Kasten
Anleitung über Aufbereitung und Dosierung
Detaildarstellung wichtiger oder komplexer Teile des Systems
Kurze Darstellung der systemspezifischen Leiden
Kommentierte farbige Abbildung der Körpersysteme
Vorschläge für Arzneien, um Beschwerden zu lindern

oppelseite aus Teil 4, **Körpersysteme**

WARNHINWEISE

Der Verlag kann keine Haftung oder Garantie für den Erfolg oder Mißerfolg der Selbstmedikation mit Heilpflanzen übernehmen. Wie in der Chemotherapie der Schulmedizin gilt auch für die pflanzlichen Drogen im Naturheilverfahren, daß sie nicht für jeden gleich gut verträglich sind. Als Nebenwirkungen können zum Beispiel allergische Reaktionen auftreten, und bei gleichzeitiger Einnahme anderer Medikamente sollten Sie unbedingt Rücksprache mit Ihem Arzt halten. Befürchtungen, daß pflanzliche Mittel unkontrolliert in den Handel gelangen, sind unbegründet, da dafür seit 1994 dieselben strengen Zulassungskriterien gelten wie für synthetische Heilmittel. Auf jeden Fall aber sollten Sie die im Buch empfohlenen Dosierungen **nicht** überschreiten und **während der Schwangerschaft** auf Präparate aus folgenden Heilpflanzen ganz oder teilweise (die in geringer Dosierung zulässigen Drogen sind halbfett gedruckt) verzichten:

Echte Kamille *(Matricaria recutita)*: Kamilleöl eignet sich nicht für Schwangere
Echtes Eisenkraut *(Verbena officinalis)*
Gemeine Schafgarbe *(Achillea millefolium)*
Ginseng *(Panax ginseng)*: Nicht über längere Zeit einnehmen
Hirtentäschelkraut *(Capsella bursa-pastoris)* (jedoch nützlich während der Geburtswehen)
Kanadische Gelbwurz *(Hydrastis canadensis)*
Lavendel *(Lavendula angustifolia)*
Petersilie *(Petroselinum crispum)*
Salbei *(Salvia officinalis)*
Wacholder *(Juniperus communis)*
Wanzenkraut *(Cimicifuga racemosa)*
Yamswurzel *(Dioscorea villosa)* (jedoch nützlich während der Geburtswehen)
Ziest *(Stachys officinalis)*

Außerdem gelten für die Verwendung nachstehend aufgeführter Heilpflanzen gewisse Einschränkungen:
Arnika *(Arnica montana)*: Einnahme nur in homöopathischer Dosis; Salbe nicht für offene Wunden verwenden
Cayennepfeffer *(Capsicum frutescens)*: Kann Dermatitis verursachen; möglichst mit Handschuhen anfassen, sonst Berührungen der Augen oder offener Wunden meiden
Kanadische Gelbwurz *(Hydrastis canadensis)*: Nicht bei Bluthochdruck
Küchenschelle *(Pulsatilla vulgaris)*: Pflanze nicht frisch verwenden
Mädesüß *(Filipendula ulmaria)*: Bei Aspirinunverträglichkeit meiden
Mutterkraut *(Tanacetum parthenium)*: Nicht bei Einnahme von Blutgerinnungsmitteln wie Marcumar
Pfefferminze *(Mentha x piperita)*: Nicht für Säuglinge geeignet; das ätherische Öl kann Reizungen auslösen
Salbei *(Salvia officinalis)*: Für Epileptiker ungeeignet
Süßholz *(Glycyrrhiza glabra)*: Nicht bei Bluthochdruck oder Einnahme von Herzmitteln mit Digoxin

Weitere Hinweise finden Sie im Pflanzenverzeichnis

SYMBOLE

Rezepte in diesem Buch verwenden folgende Zeichen:

- Ein Löffel gibt die Menge der Arzneipflanzenmischung an, die auf je eine Tasse Wasser kommt
- eine Tasse bedeutet Aufguß
- ein Topf bedeutet Abkochung
- eine Uhr gibt an, wie lange die Mixtur ziehen oder köcheln sollte;

bedeutet also: für eine Abkochung sollte ein Teelöffel der Mischung pro Tasse Wasser 10 Minuten lang köcheln.

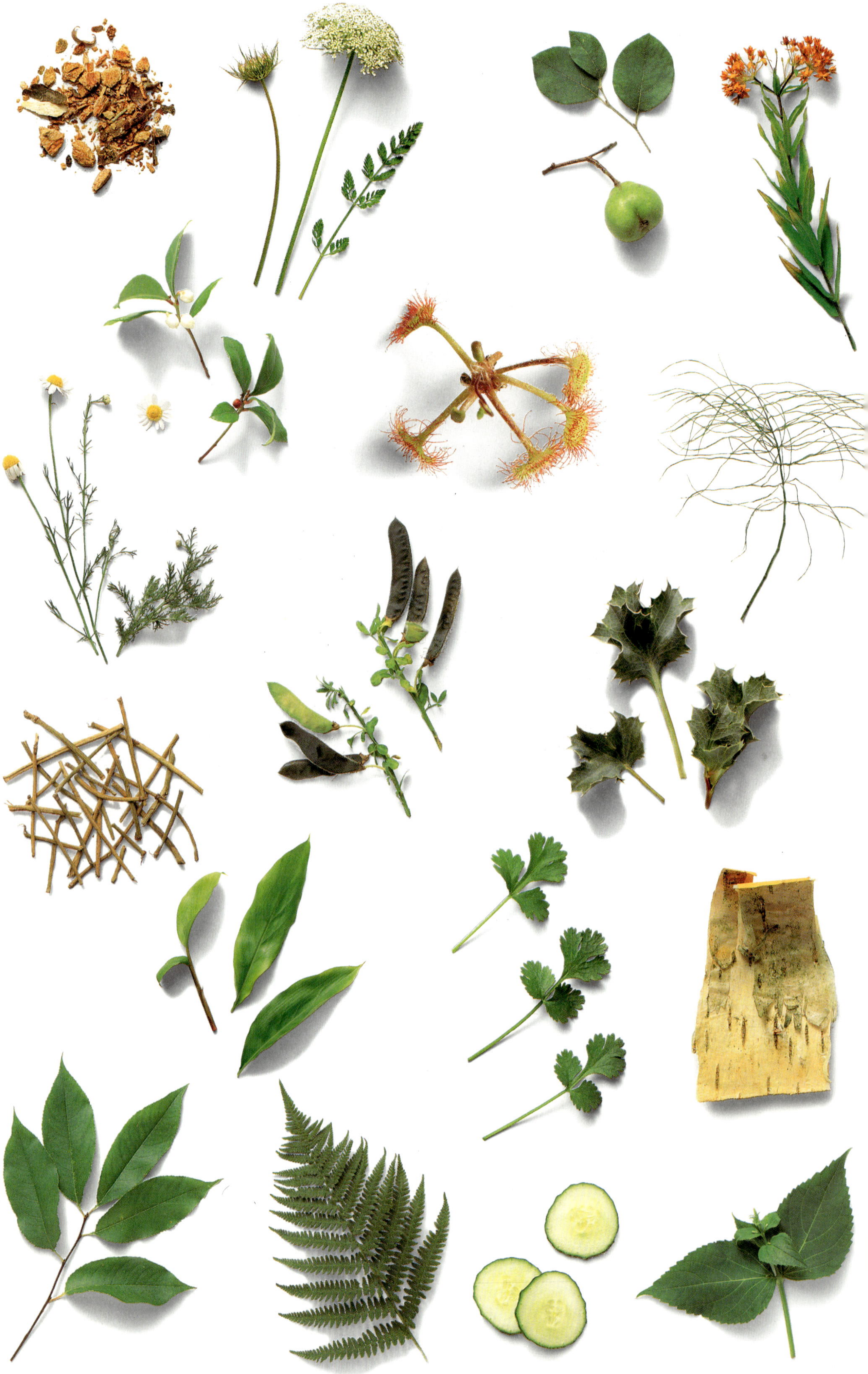

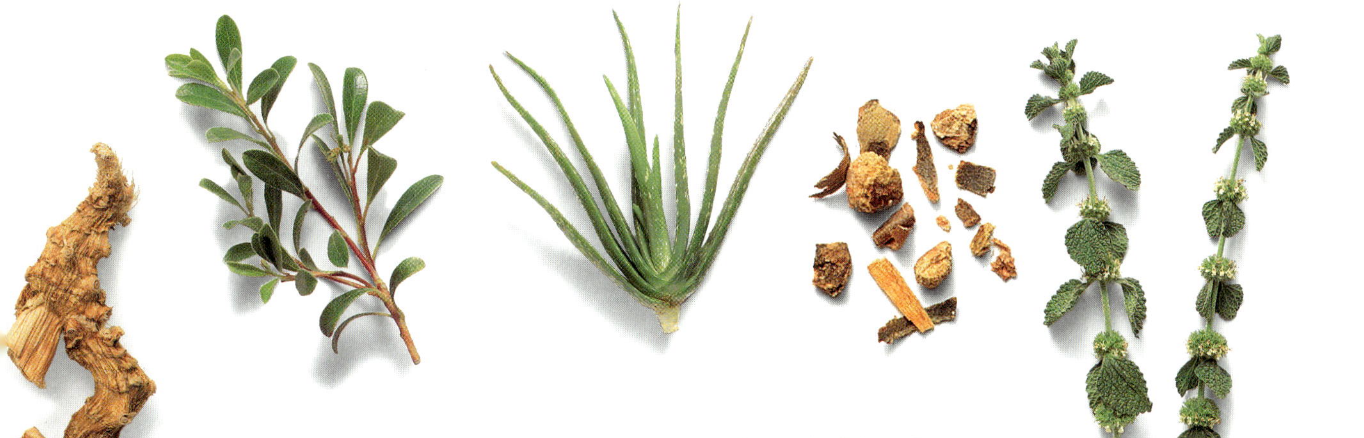

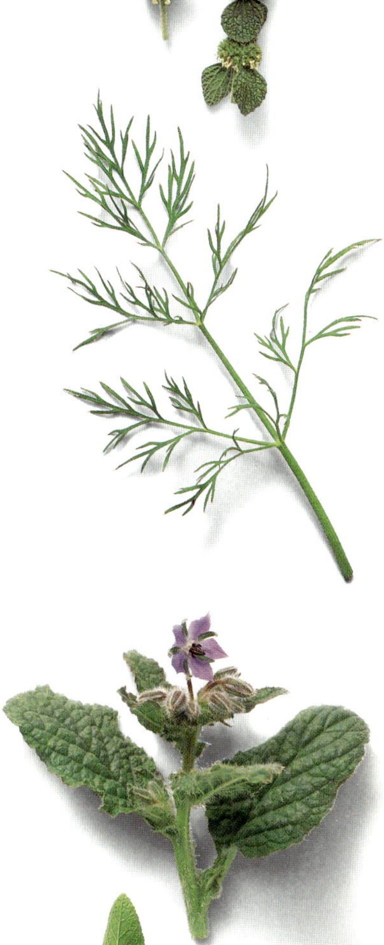

TEIL EINS

DIE GANZHEITLICHE THERAPIE

Der Einführungsteil dieses Buches befaßt sich mit dem größeren Ganzen – wie Arzneipflanzen den Körper gesund erhalten, so daß er gegen Krankheiten widerstandsfähig bleibt. Er untersucht, welche Rolle Heilpflanzen für das Allgemeinbefinden spielen, und zeigt die Notwendigkeit der Einbeziehung geistiger, emotionaler und spiritueller Aspekte. Die vorbeugende Einnahme von Körpertonika wird an Hand einiger wichtiger Beispiele erläutert.

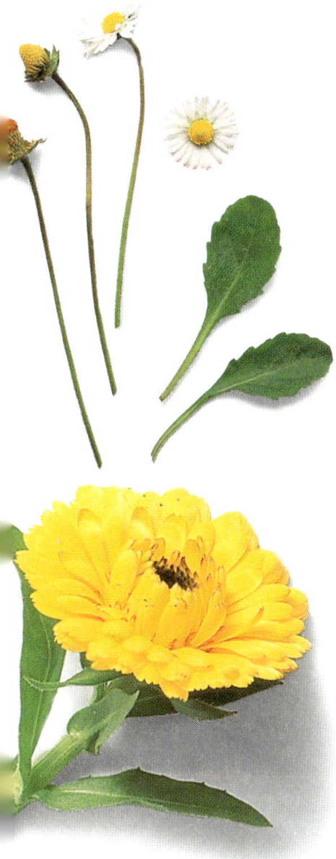

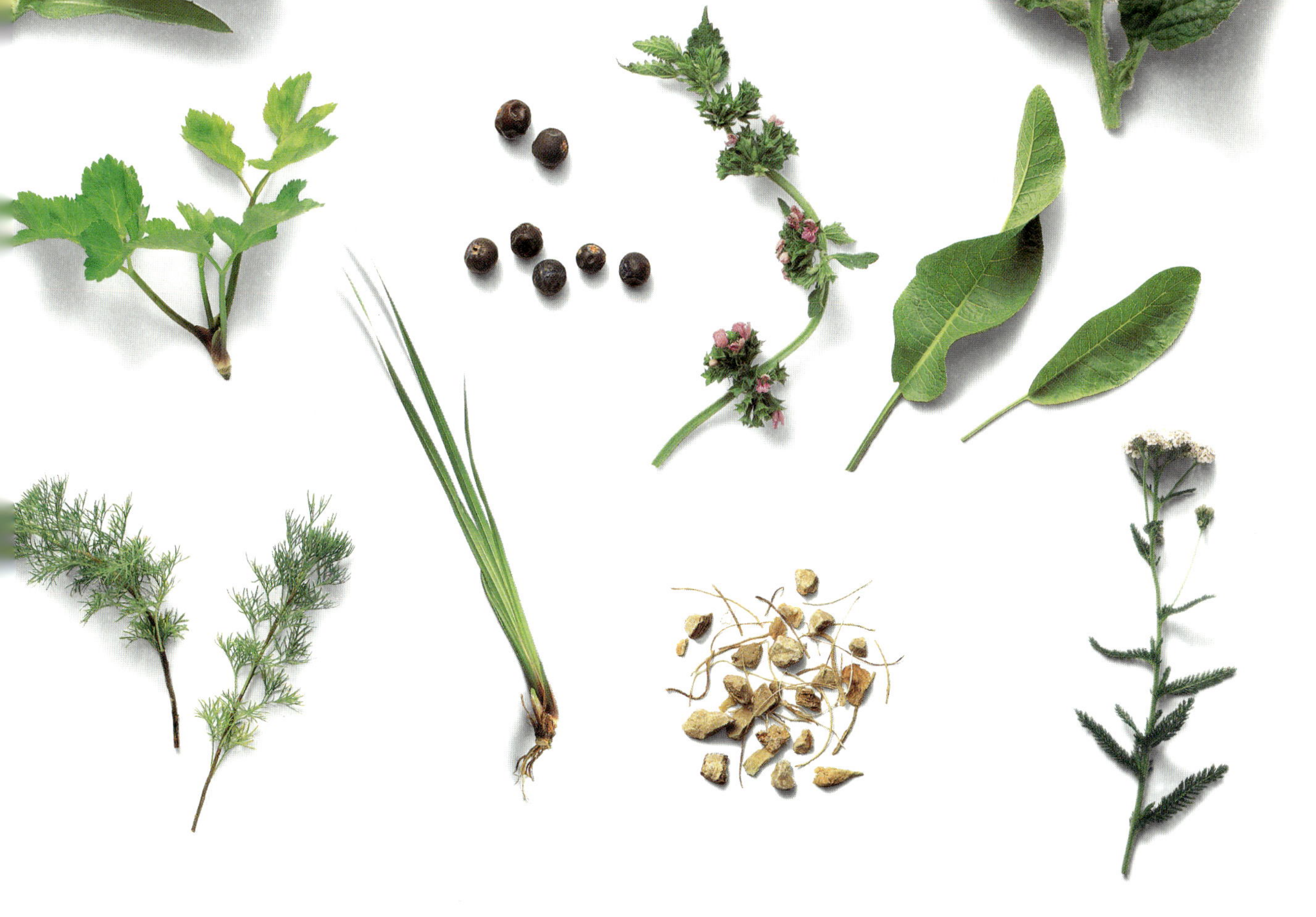

HEILPFLANZEN UND GESUNDHEIT

Die Verwendung von Kräutern zur Förderung von Genesung, Gesundheit und Wohlbefinden ist nichts Neues. Jede Kultur der Welt hat zu irgendeinem Zeitpunkt Heilpflanzen aus ihrer spezifischen Flora als Grundlage für ihre Medizin genutzt. Zwar kamen überall unterschiedliche Pflanzenkombinationen vor, je nach dem örtlichen Ökosystem, doch die Gesundheitsprobleme, die sie behandelten, waren die gleichen.

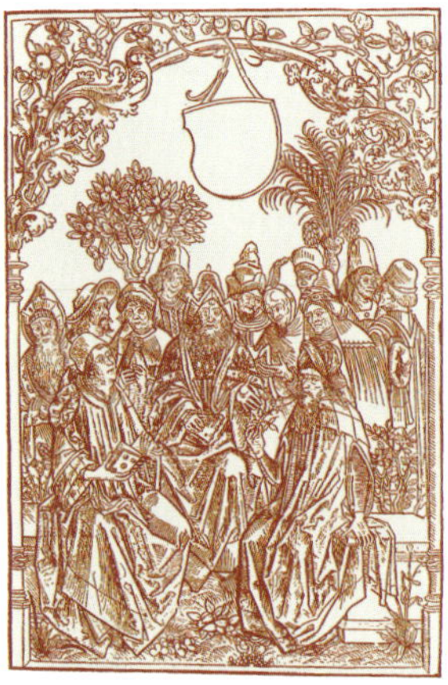

Die Naturheilkunde hat im Abendland eine lange Tradition, die viele Pflanzenbücher hervorgebracht hat. Dieser Holzschnitt stammt aus einem deutschen Kräuterbuch des 15. Jahrhunderts.

Trotz der ebenfalls unterschiedlichen Anwendungsphilosophien stellen Pflanzen seit Jahrtausenden ihre Heilkraft unter Beweis. Wir finden sie in der indischen und in der chinesischen Medizin neben der Akupunktur und anderen Techniken; sie spielen eine sehr wichtige Rolle in der spirituellen Naturmedizin der Indianer Nordamerikas; und wir sehen, wie ihre Inhaltsstoffe als Basis für Medikamente in der Schulmedizin genutzt werden.

Tatsächlich hat die Medizin in der Anwendung von Heilpflanzen ihren Ursprung. Bis vor etwa fünfzig Jahren gaben fast alle Eintragungen in Arzneimittellisten, die die Herstellung von Medikamenten beschrieben, eine pflanzliche Herkunft an. Erst seit der Verfeinerung chemischer Technologien hat der Gebrauch von Kräutern abgenommen.

Heute erfreut sich die Naturheilkunde wachsender Beliebtheit. Immer mehr Menschen entdecken, daß dies eine wirksame und vergleichsweise preisgünstige Form von Gesundheitspflege ist. Sie würdigen die Tatsache, daß sie sich ausschließlich auf Naturprodukte stützt, und haben gelernt, daß sie ebenso nützlich zur Vorbeugung wie zum Heilen ist. Es gibt jedoch auch andere Faktoren, welche die Menschen zur Heilpflanzentherapie ziehen, und dieser einführende Teil wird dies genauer ausführen.

Heilpflanzen im ganzheitlichen Kontext

Wie die Bezeichnung »ganzheitlich« bereits sagt, behandelt diese Medizin den »ganzen« Menschen. Sie behandelt den Körper als ein ganzes und einheitliches System, nicht als eine Ansammlung isolierter Teile. Darum listet dieses Arzneipflanzenbuch nicht einfach nur Kräuter auf – es betrachtet die Wirkungsweise von Arzneipflanzen im Zusammenhang mit den verschiedenen Organsystemen und erkennt an, daß Menschen Gefühle haben und außer dem Leib auch Geist und Seele.

Das Wort »heilen« hat seine Wurzeln im griechischen *holos*, demselben Wort, von dem sich auch holistisch, das heißt ganzheitlich, ableitet. Die Gefühle, die Gedankenwelt und der spirituelle Fluß sind so wichtig für die Gesundheit wie der Zustand von Organen und Geweben im Körper. Ob uns daran gelegen ist, gesund zu sein, die Gesundheit wiederzuerlangen oder noch gesünder zu werden, unser ganzes Wesen ist physisch, geistig und seelisch an dem Prozeß beteiligt.

Die Heilpflanzenkunde geht davon aus, daß Kräuter auf den ganzen Menschen und nicht nur auf spezifische Systeme wirken. Sie funktioniert »synergetisch«. Das heißt, daß die Gesamtwirkung einer pflanzlichen Arznei erheblich größer ist als die Summe seiner einzelnen Inhaltsstoffe. Wenn wir Kräuter nur als Quelle wertvoller einzelner chemischer Stoffe betrachten wollten, würden wir ihre Heilkraft einschränken, denn über die physische Ebene hinaus können sie auch auf der Ebene der »Lebenskraft« wirken, die uns beflügelt.

Menschen leben nicht in Isolation, genausowenig wie Teile des Körpers es tun. Medizin kann nur dann wahrhaft ganzheitlich sein, wenn sie den sozialen und kulturellen Kontext anerkennt, in dem die »Krankheit« und die erwünschte Heilung stattfinden. Daher muß man Denkmuster, Verhalten, Arbeit und Kultur betrachten, die jene »Störung« ursprünglich hervorgebracht haben.

Diese Perspektive sieht Gesundheit als positiven Zustand, nicht als Abwesenheit von Krankheit. Man muß die Menschen in die Lage versetzen, an sich zu arbeiten und sich selbst zu heilen, gesund zu leben und Krankheiten vorzubeugen.

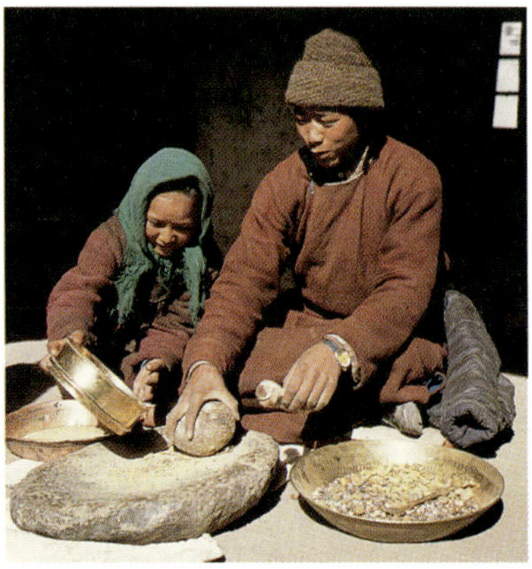

In vielen asiatischen Ländern ist Naturheilkunde Teil des Alltagslebens. Dies ist ein traditioneller Landarzt, der in Nordindien in seiner Apotheke am Straßenrand arbeitet.

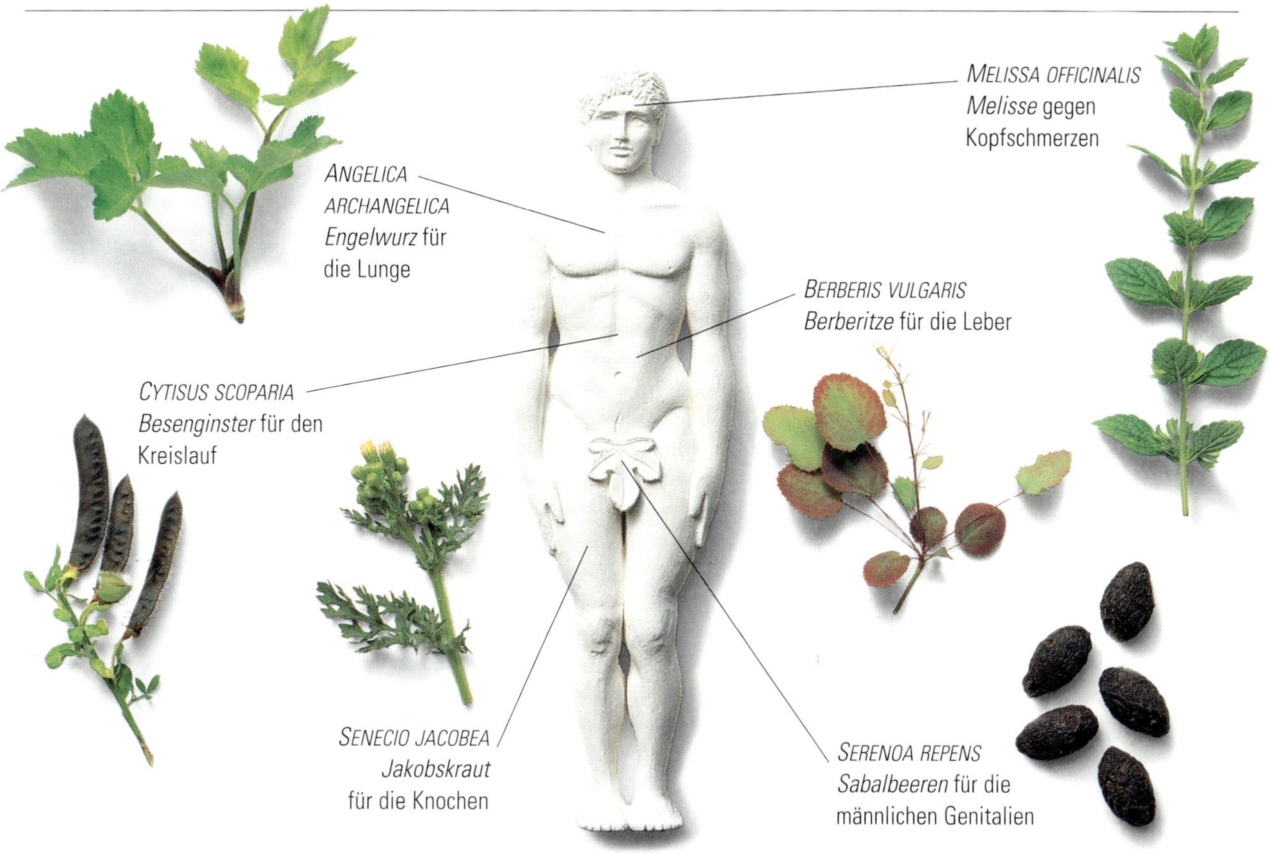

Hier ist nur eine kleine Auswahl der vielen Arzneipflanzen abgebildet, die den Körper darin unterstützen, bestimmte Krankheiten abzuwehren, oder ihn gegen anlagebedingte Schwächen in einzelnen Organsystemen stärken.

Ganzheitlich heilen

Wir haben oft genug gehört, daß der Mensch ist, was er ißt. Aber wir sind auch, was wir atmen, was wir denken, was wir sagen und was wir sehen. Später gehen wir im Zusammenhang mit der Betrachtung verschiedener Körpersysteme auch auf die Bedeutung von körperlicher Betätigung, gesunder Ernährung und frischer Luft ein. Wir sind gewöhnt, diese Dinge mit unserer Gesundheit in Verbindung zu bringen, doch was ist mit den Büchern, die wir lesen, den Medien wie Film und Fernsehen, der Politik, die wir unterstützen? Ist die Musik, die wir hören, gut für unsere Gesundheit? Das sind relevante Fragen ohne verbindliche Antworten - die lauten für jeden anders. Doch unsere Reaktionen darauf haben Einfluß auf unser Wohlbefinden.

In jeder ganzheitlichen Medizin sind Individualität und Verantwortlichkeit entscheidende Faktoren. Die Betonung liegt auf der Einzigartigkeit des Individuums und der Wichtigkeit, die Behandlung auf die sehr unterschiedlichen Bedürfnisse und Umstände jedes Menschen abzustimmen. Ganzheitliche Medizin befaßt sich auch mit Therapien, deren Ziel es ist, die Selbstheilungskräfte eines Menschen zu mobilisieren. Hilfe kann man bei »Experten« suchen, doch die Verantwortung für Heilen und Gesundheit liegt bei dem, der gesund sein will. Die Verwendung von Kräutern ist ideal, um unsere Selbstheilungskräfte zu aktivieren.

Heilpflanzen und Umwelt

Das »ganze« Individuum – Geist, Körper, Seele und Gefühle – in dem breiteren sozialen Spektrum von Lebensweisen und Verhalten ist Teil eines größeren Ganzen. Die Menschheit selbst existiert im Kontext des ganzen Planeten.

Offensichtlich stehen viele Beschwerden - Streß, Asthma, Allergien, Herzkrankheiten - mit kulturellen und ökologischen Problemen im Zusammenhang und spiegeln häufig unsere Entfremdung von der Natur und einer »natürlichen« Lebensweise wider. Die Naturheilkunde kann eine wichtige Rolle bei der Überwindung dieser Trennung spielen. Sie entspricht mit ihrer Ehrfurcht vor dem Leben und der Beziehung, die sie zwischen Pflanze und Mensch herstellt, einer »grüneren« Sichtweise, die langsam, aber sicher unsere kulturelle Weltanschauung verändert.

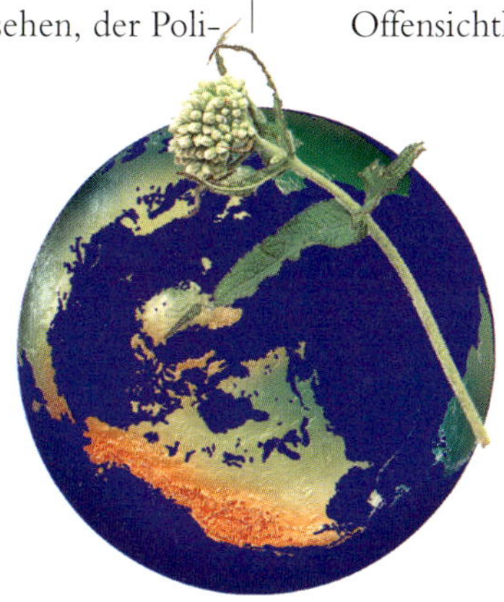

Pflanzenheilkunde ist die natürliche Therapie für Menschen, die sich Gedanken um den Erhalt unseres Planeten machen.

GANZHEITLICHKEIT UND VORBEUGUNG

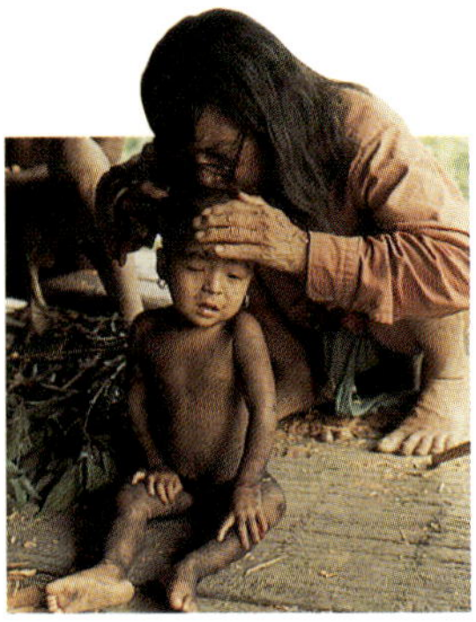

In vielen Ländern ist Heilbehandlung durch Schamanen noch selbstverständlich.

Naturheilmedizin läßt sich zum Lindern von Krankheiten einsetzen, doch wie wir sehen werden, ist das nicht die einzige Möglichkeit, die Heilpflanzen zu nutzen. Pflanzen können die Gesundheit und den ganzen Menschen fördern, ihm helfen, in Höchstform zu bleiben und Krankheiten vorzubeugen. Es gibt Nahrung, die uns mit Nährstoffen versorgt (Kalorien, Proteinen und Vitaminen) und auch köstlich schmeckt und duftet, und es gibt pflanzliche Nahrung, die uns ganzheitlich nährt und uns Wohlbefinden schenkt. Diese tonisierenden Heilmittel spielen eine fundamentale Rolle in der Aufrechterhaltung der Gesundheit und Vorbeugung gegen Krankheit. In diesem Teil werden drei Aspekte dieses weiten Felds betrachtet: Vorbeugung; Entgiftung und Ausscheidung sowie Stärkung des körpereigenen Immunsystems.

Vorbeugende Heilpflanzen

Das Pflanzenreich ist eine unerschöpfliche Quelle für alle, die vorbeugen wollen. Der Schlüssel liegt nicht so sehr in spezifischen Heilmitteln, sondern in einem Verständnis der Rolle, die die Pflanzen in der Aufrechterhaltung von Gesundheit und störungsfreier physiologischer Funktion spielen. Dank den Erkenntnissen der modernen Physiologie über die Homöostase, dem körpereigenen Prozeß, sich ein stabiles Umfeld zu schaffen, wissen wir, daß Arzneipflanzen – richtig angewendet – diesen Ausgleichsprozeß unterstützen.

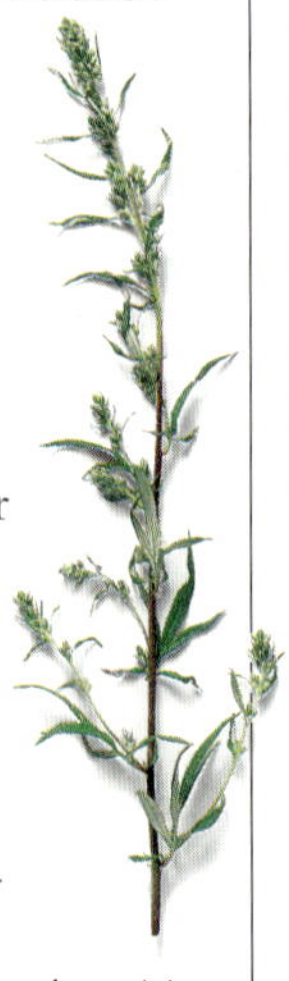

Artemisia vulgaris, Beifuß, *ein Tonikum für nervöse Leiden*

Tonika für die Systeme des Körpers

Tonika sind Kräuter, die ein spezifisches Organ oder Organsystem oder auch den ganzen Körper stärken oder beleben. Systemtonika zeigen eine Möglichkeit auf, ein Organsystem insgesamt zu nähren und zu stärken. Das festigt auch die Struktur von Geweben und Organen sowie deren Funktionstüchtigkeit, ohne eine spezifische physiologische oder biochemische Reaktion hervorzurufen.

KÖRPERTONIKA

Zu jedem System des Körpers passen Pflanzen, die sich besonders für diesen Bereich eignen, einige davon sind Tonika. Unten sind einige der Arzneien aufgelistet, die als Tonika auf die großen Organsysteme des Körpers wirken.

Infektion	*Knoblauch, Sonnenhut* und systemspezifische Mikrobizide, wie etwa die *Bärentraube* für das Harnsystem
Blutkreislauf	*Weißdorn* und *Knoblauch* Die bioflavonoidenthaltenden Pflanzen wie *Buchweizen* und *Lindenblüte* sind besonders nützlich für die Kräftigung der Blutgefäße.
Atemwege	*Wollblume, Alant* und *Huflattich*
Verdauungssystem	Die bitteren Tonika erweisen sich oft als hilfreich bei der Vorbeugung. Beispiele sind *Gelber Enzian, Odermennig* und *Löwenzahnwurzel*.
Leber	Bittere Tonika, besonders *Mariendistel*, sind Lebermittel.
Harnsystem	*Bukkostrauch, Bärentraube* und *Maisgriffel* eignen sich gut.
Fortpflanzungssystem	Für Frauen *Himbeere, Falsches Einkorn* und andere Gebärmuttertonika; für Männer *Sabal, Damiana* oder *Sarsaparille*.
Nervensystem	*Hafer, Helmkraut, Johanniskraut, Venuskraut* und *Beifuß* sind alle ausgezeichnete tonisierende Heilmittel. *Ginseng* hat einen tonisierenden Effekt, wenn der Patient unter Streß leidet, da es auf die Nebennierendrüsen wirkt.
Bewegungsapparat	*Selleriesamen, Magenklee* und *Brennessel* helfen, Problemen in anderen Systemen des Körpers vorzubeugen, die sich als Krankheit manifestieren können. *Beinwell* und *Zinnkraut* stärken die Knochen und das Bindegewebe.
Haut	*Klebkraut, Brennessel, roter Klee* und die meisten Alteranzien helfen.

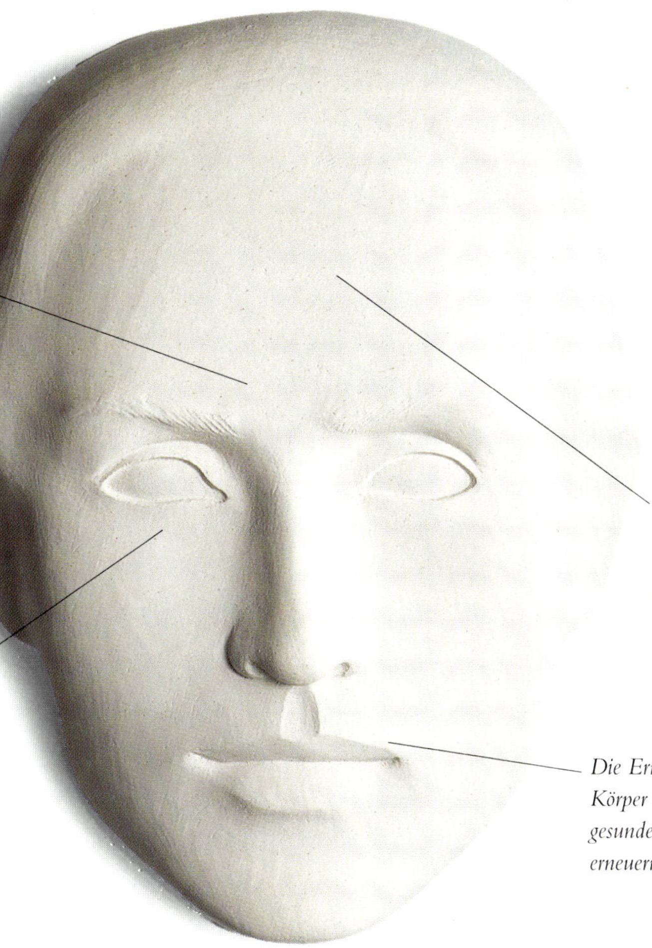

Tonika sind ein wahres Geschenk der Natur für die leidende Menschheit – Pflanzen, die Menschen beleben, ein Geschenk von Mutter Erde an ihre Kinder.

Charakteristisch für tonisierende Kräuter ist, daß sie alle sanfte Heilmittel sind, die eine milde, aber tiefgreifende Wirkung auf den Körper haben. Natürlich handelt es sich nicht bei allen Kräuterheilmitteln um Tonika; viele haben einen starken Einfluß auf die menschliche Physiologie. Sie müssen mit größter Behutsamkeit verwendet und können nur bei solchen Krankheiten eingesetzt werden, die ein starkes Mittel erfordern. Der Wert tonisierender Kräuter liegt in ihrer stabilisierenden, pflegenden Wirkung. Wann immer möglich, beschränkt sich der Naturheilkundige auf den Gebrauch solcher Mittel und nimmt einen Effektor – ein Heilmittel, das eine merkliche Wirkung auf den Körper hat –, nur, wenn es unbedingt notwendig ist. Die Effektoren auf chemischer Grundlage werden fast nie eingesetzt. Sie sind jedoch die Grundlage der Allopathie, der modernen Schulmedizin.

Die Tonika sorgen vor allem auch dafür, daß man sich vollkommen gesund fühlt und voller Schaffenskraft ist. Dieses Wohlbefinden mag bei jedem unterschiedliche Qualität haben, allen gemeinsam ist jedoch ein spürbar besseres Lebensgefühl. Tonika lassen sich gezielt zur Behandlung einer akuten Krankheit oder zur Bekämpfung einer anlagebedingten Schwäche einsetzen.

Es liegt in der Natur der Sache, daß man nur ganz allgemein über Tonika sprechen kann, wenn wir sie auf ein spezifisches System anwenden. Sie sind meist austauschbar, was ihre tonisierende Wirkung angeht. Jedoch berücksichtigen sie stets die ganze Wirkungsbandbreite einer bestimmten Arznei, da man nur von dieser höheren Warte aus die richtige Wahl treffen kann.

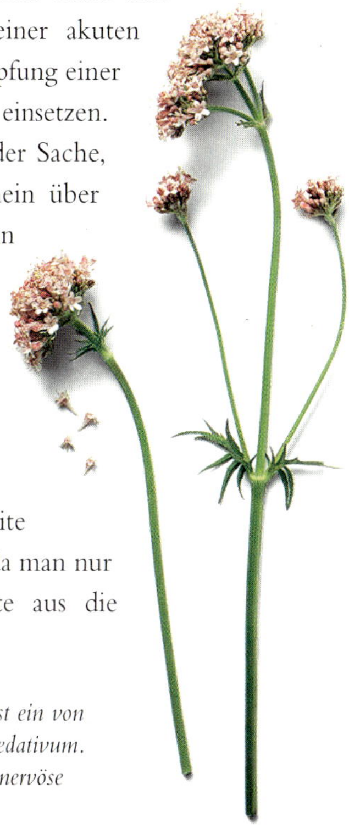

Valeriana officinalis, Baldrian, *ist ein von der Schulmedizin anerkanntes Sedativum. Es beruhigt den Geist und baut nervöse Spannungen ab.*

Heilpflanzen für die Selbstreinigung des Körpers

In der Pflanzenheilkunde sieht man die Entgiftung des Körpers vor dem Hintergrund, daß der menschliche Körper ein selbstheilender homöostatischer Organismus ist und daß der Therapeut einfach normale Prozesse unterstützen muß. Der Körper hat einen wunderbar effektiven und erstaunlich komplexen Mechanismus, um sich von Abbauprodukten und Giften zu befreien.

Mit einfachen und unschädlichen Arzneien unterstützt man diesen natürlichen Prozeß, so lange der Ausscheidungsvorgang als Ganzes angesprochen wird und nicht nur der des Dickdarms, wie es oft geschieht. Das bedeutet, daß man bei derartigen Maßnahmen immer dafür Sorge tragen muß, daß alle Ausscheidungsorgane gleichzeitig unterstützt werden. Darüber hinaus helfen sie immer der besonderen Körperregion, die dem Gift am stärksten ausgesetzt war. Beispiele sind die Lungen bei Rauchern oder die Leber bei Alkoholproblemen. Die Pflanzentherapie der Entgiftung läßt sich so zusammenfassen:

- **Unterstützung** für den gesamten Prozeß der Ausscheidung
- **Besondere Unterstützung** für überlastete Organe: Linderung der Symptome und Bekämpfung jeglicher Pathologien, die eventuell auch vorhanden sind.

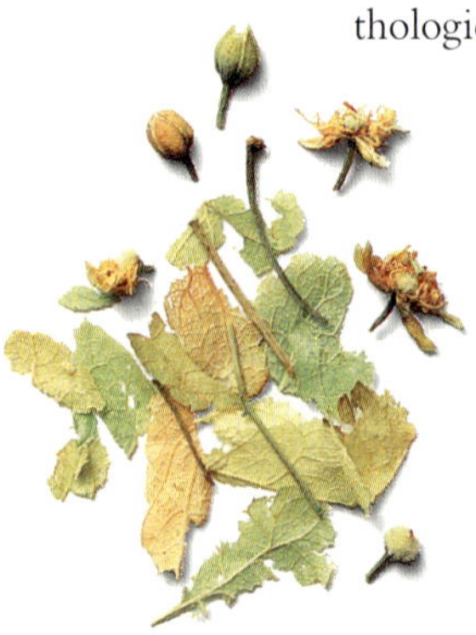

Tilea x vulgaris, Lindenblüte, *ist ein ausgezeichnetes Diaphoretikum, Diuretikum und Adstringens.*

Pflanzenwirkung und Ausscheidung

Es gibt Pflanzen, die sich aufgrund ihrer physiologischen Wirkung besonders zur Unterstützung der jeweiligen Ausscheidungswege im Körper eignen:

- **Für Verdauungssystem und Dickdarm** – laxativ
- **Für Nieren und Harnwege** – diuretisch
- **Für Leber und Blut** – hepatisch, alterativ
- **Für das Lymphsystem** – alterativ, lymphatisch, tonisierend
- **Für die Haut** – diaphoretisch, alterativ
- **Für die Atemwege** – expektorierend, antikatarrhalisch
- **Für den gesamten Körper** – tonisierend, alterativ, adaptogen, antimikrobiell

Bestimmte Kräuter oder Heilverfahren bleiben in dieser Aufstellung unerwähnt. Man kann unter vielen geeigneten Pflanzen wählen. Diese Vielfalt und überreiche Fülle der Heilkräuter ist für die Naturheilkunde ein Geschenk, für den, der sie studieren will, ist sie einfach überwältigend.

Sanfte Reiniger

Für einen Kenner der Heilpflanzen gibt es viele Möglichkeiten, die richtige Arznei für ein bestimmtes Individuum auszuwählen. Aber es gibt auch eine einfache Faustregel: Zur Einleitung von Ausscheidungen greift man immer zu sanften Mitteln. Zu stark wirkende Kräuter können zu intensiver Ausscheidung führen, was unangenehm und lästig ist und keinen therapeutischen Nutzen hat. Hier sind ein paar Anregungen für Kräuter, die zwar den erwünschten Effekt haben, dabei aber unschädlich sind und mild wirken. Die Liste ist unvollständig und möchte einfach nur Anregungen geben.

Laxativum fördert die Darmentleerung	*Krauser Ampfer, Löwenzahnwurzel*
Diuretikum wirkt harntreibend	*Löwenzahnblatt*
Hepatikum bei Leberleiden	*Löwenzahnwurzel, rote Bete* (eine Gemüsepflanze mit der gleichen Wirkung)
Alterans stellt allgemeines körperliches Wohlbefinden wieder her	*Brennessel, Klebkraut*
Lymphtonikum fördert die Gesundheit des Lymphsystems, das Gewebeflüssigkeit transportiert	*Klebkraut, Sonnenhut, Ringelblume*
Diaphoretikum schweißtreibend; auch für Hautbehandlung	*Krauser Ampfer, Lindenblüte*
Expektorans entfernt überschüssigen Schleim aus den Lungen und erleichtert das Abhusten	*Wollblume, Huflattich*
Tonikum fördert die Gesundheit des ganzen Körpers	Alle Arzneien, die eine Affinität zu toxisch belasteten Regionen besitzen, wenn sich Gifte im Körper ansammeln (s. S. 12–13)
Adaptogen eine Substanz, die die Hormonproduktion reguliert	*Sibirischer Ginseng*
Mikrobizid unterstützt den Körper bei der Abwehr krankheitserregender Organismen	*Sonnenhut, Knoblauch*

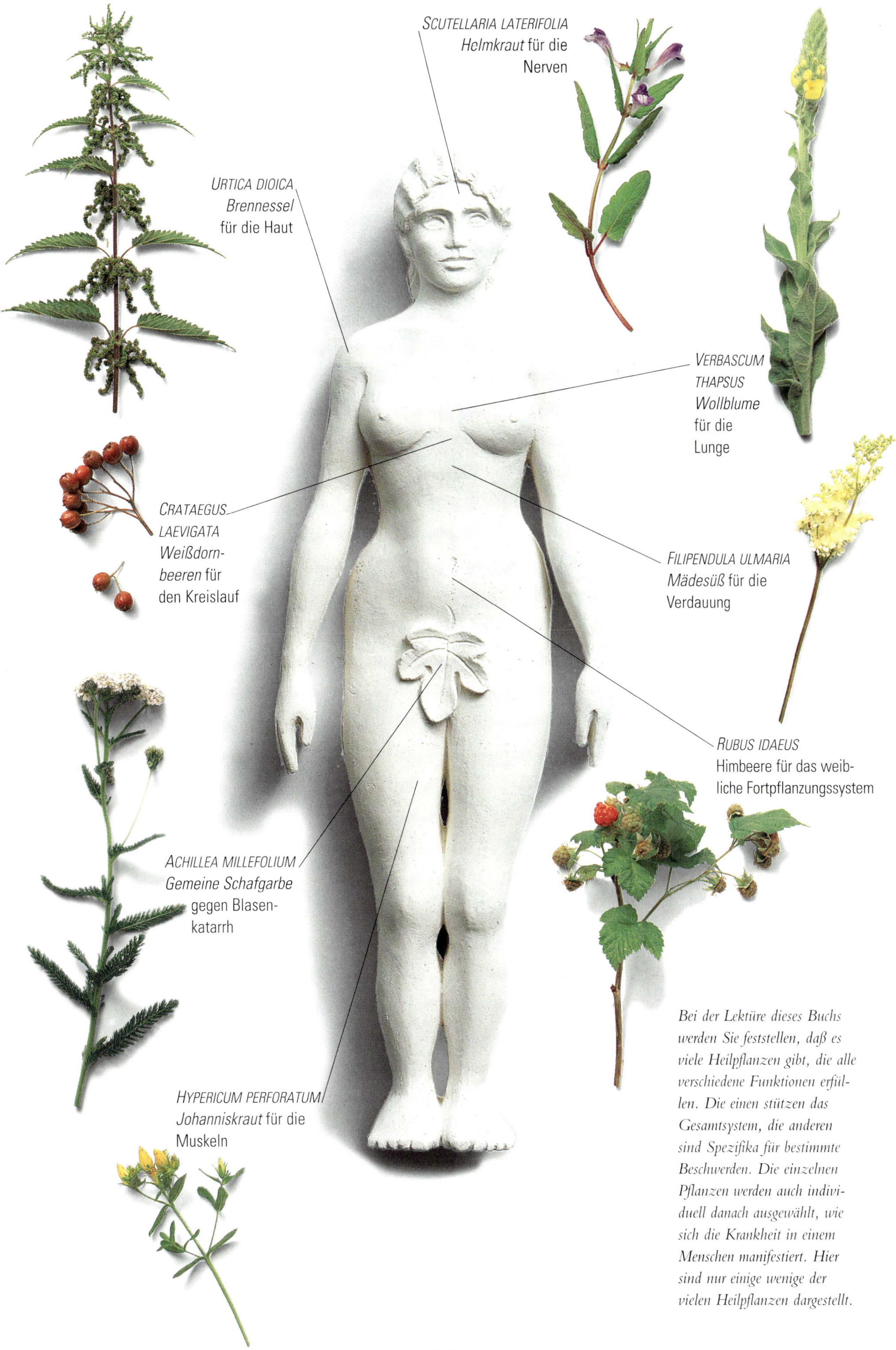

Bei der Lektüre dieses Buchs werden Sie feststellen, daß es viele Heilpflanzen gibt, die alle verschiedene Funktionen erfüllen. Die einen stützen das Gesamtsystem, die anderen sind Spezifika für bestimmte Beschwerden. Die einzelnen Pflanzen werden auch individuell danach ausgewählt, wie sich die Krankheit in einem Menschen manifestiert. Hier sind nur einige wenige der vielen Heilpflanzen dargestellt.

Heilpflanzen für die Abwehrkräfte des Körpers

Der Körper hat die Möglichkeit, sich zu wehren, indem er sich gegenüber Krankheiten widerstandsfähig macht, immun wird gegen Angriffe von Viren oder Bakterien. Das Immunsystem des Menschen ist in den letzten Jahren immer wichtiger geworden. Nicht nur auf medizinischem Gebiet, sondern auch in vielen Aspekten unseres Lebens müssen wir unsere Welt verstehen und persönliche Entscheidungen treffen, um die neuen Erkenntnisse über die Immunität des Menschen richtig »in den Griff zu bekommen.«

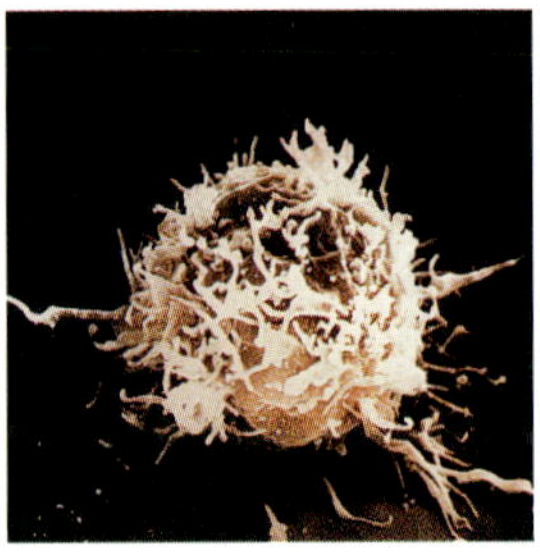

Gesunder T-Zellen-Lymphozyt aus dem Heer weißer Blutkörperchen, die im Blut patrouillieren und den Körper vor Invasion und Infektion schützen.

Das liegt nicht nur an der Verbreitung von Aids, sondern auch an der starken Ausbreitung einer ganzen Reihe von Krankheiten, die das Autoimmunsystem stören. Um die Möglichkeiten der ganzheitlichen Methode zu verstehen, ist es wichtig, sowohl die biologische Grundlage der Immunität als auch die Rolle zu kennen, die sie im Leben eines Menschen spielt. Wir gelangen zu wichtigen Erkenntnissen, wenn wir unsere Abwehrkraft aus ökologischer Sicht betrachten. Es wird klar, daß die Immunität des Menschen eine wichtige Komponente an der Schnittstelle zwischen dem einzelnen und seiner Umwelt ist.

Was ist die Immunität des Menschen?

Menschliche Immunität ist Ökologie in Aktion: Es ist eine Frage der Beziehung. Nicht nur muß man beide Seiten dieser Beziehung verstehen, sondern auch das Wechselspiel zwischen beiden. Das kann sich als überaus große Herausforderung erweisen, da es ständig im Fluß ist.

Immunität kann man als ökologische Schnittstelle zwischen Innen- und Außenwelt betrachten, wo komplizierte Vorgänge und Abläufe ein Hinein- und Hinausfließen ermöglichen, gleichzeitig Abwehr und Aufnahme bedeuten. Konzentriert man sich zu sehr auf eine Seite dieses profunden Dialogs, schlägt man den falschen Weg ein und gefährdet die gesamte Interaktion.

Immunität ist auch ein Ausdruck der Homöostase. Dieser Begriff bezeichnet die Fähigkeit der physiologischen Prozesse, ein stabiles inneres Gleichgewicht zu schaffen.

Außerdem ist es ein Ausdruck von Beziehung. Die Art der Beziehung entscheidet über das Wohlbefinden des Immunsystems. Daher muß der Heilende die Beziehung des Kranken zu seiner Umwelt auf allen Ebenen erforschen – von der Nahrung, die er zu sich nimmt, den Menschen, die er liebt (oder haßt), bis zu seiner Einstellung der Natur gegenüber.

Die pflanzlichen Möglichkeiten

Es gibt viele Wege, mit Hilfe von Heilpflanzen die immunologische Vitalität zu stärken. All die vielen verschiedenen Arzneipflanzentraditionen mit ihren einzigartigen kulturellen Wurzeln und Ausdrucksformen liefern wertvolle Erkenntnisse für die Therapie und Spezifika für das jeweilige Organsystem. Das Naturheilverfahren ist ökologisch. Es basiert auf einer ökologischen Beziehung, die sich im Lauf der Jahrhunderte entwickelt hat, und so gibt es natürlich Arzneien, die direkt auf den ökologischen Prozeß der menschlichen Immunität einwirken.

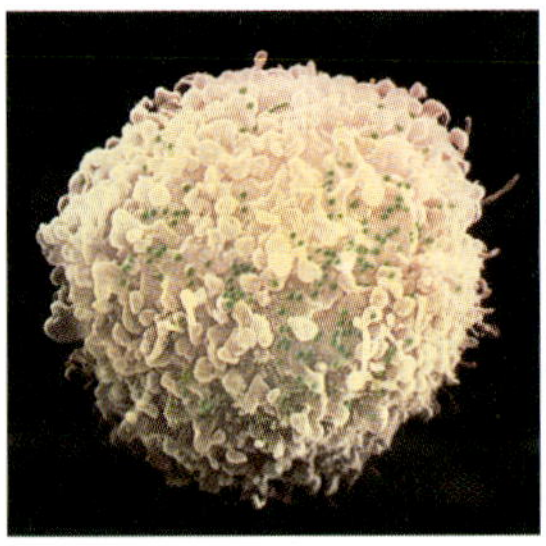

Vom menschlichen Immunschwächevirus befallener T-Zellen-Lymphozyt. Aus der kranken Zelle sprießen grüne Viruspartikel.

Überliefertes Wissen wird durch die moderne Pharmakolgie bestätigt. Eine wachsende Zahl von Heilmitteln hat sowohl im Labor- als auch im klinischen Versuch bewiesen, daß sie ausgesprochen immunologische Wirkung hat. Manche stimulieren lediglich die Immunität, doch die meisten kann man als Modulatoren bezeichnen, das heißt, sie ermöglichen den natürlichen Reaktionen des Körpers angesichts von Krankheiten größere Flexibilität. Eine der Methoden stützt sich auf die Arbeit des amerikanischen Botanikers Christopher Hobbs. Seine Synthese aus chinesischer und abendländischer Pflanzenheilkunde war eine Inspiration für viele Kollegen. Dieser Ansatz benennt drei Ebenen pflanzlicher Aktivität: tiefenimmune und oberflächenimmune Aktivierung sowie »adaptogene« oder hormonelle Modulation.

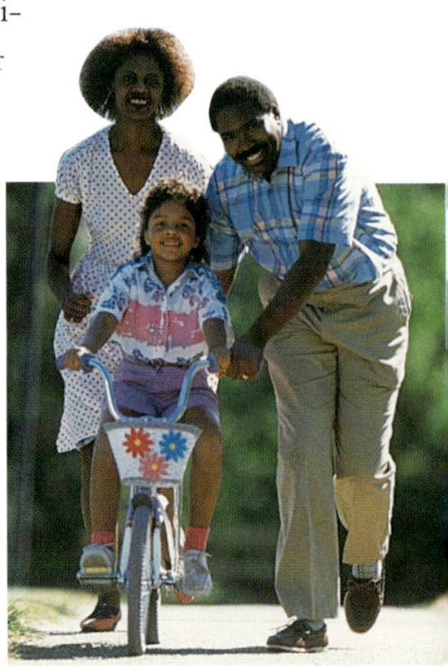

Wie in einer glücklichen, gesunden Familie, in der sich alle gegenseitig achten, so arbeiten die verschiedenen Systeme des Körpers zusammen.

- **Tiefenimmune Aktivierung** rufen solche Pflanzen hervor, die den immunologischen Prozeß in dem jeweils betroffenen Gewebe beeinflussen. Man bezeichnet sie auch als Immunomodulatoren oder Adjuvanzien.

Die chemische Forschung schreibt Pflanzeninhaltsstoffen wie den Saponinen und komplexen Polysacchariden die immunologische Schlüsselrolle zu. Pflanzen reagieren jedoch als biologisches Ganzes und nicht nur als Träger für wirksame Ingredienzen. Sie haben einen Einfluß auf die Zellbildung des Immunsystems und wirken nicht nur als Stimulans oder Hemmer auf den überaus komplexen Prozeß der Immunität, sondern bringen den ganzen Prozeß auf bislang noch unbekannte Weise in Gang.

Neben der Anwendung spezifischer Mittel für die Immunomodulation ist es gut für das Immunsystem, das Allgemeinbefinden durch die Unterstützung jedes der Organsysteme zu verbessern. Bittere Tonika, Alteranzien, Lebermittel, Diuretika, Diaphoretika und Lungenmittel tragen alle dazu bei (siehe *Die Wirkung der Heilpflanzen*, Seite 36–39, für weitere Aktivierung der Abwehrkräfte).

• **Oberflächenimmune Aktivierung** Diese Ebene der Aktivität konzentriert sich auf den Abwehraspekt der Immunität. Oberflächenimmune Aktivierung stärkt die Widerstandsfähigkeit gegen Mikroorganismen. Antimikrobiell wirkende Arzneien gewinnt man aus Pflanzen, die die Produktion weißer Blutkörperchen anregen – unter anderem *Sonnenhut, Indigo, Myrrhe, Thuja, Ringelblume* und *Knoblauch*. Weitere Information finden Sie auf Seite 40–45.

• **Adaptogene oder hormonelle Modulation** Heilmittel in dieser Gruppe arbeiten durch eine hormonelle Modulation der Immunreaktion. Echte Adaptogene wie *Ginseng* wirken über die Nebennieren. Heilpflanzen, die andere endokrine Drüsen beeinflussen, werden im Teil über das Drüsensystem (Seite 226–229) beschrieben.

Vier Aspekte vollkommener Gesundheit

• Eine gute Grundkonstitution und körperliche Gesundheit sind die Voraussetzungen für optimale Nahrungsauswertung und Unterstützung des Heilungsprozesses im Krankheitsfall.

• Seelische Ausgeglichenheit und geistige Gesundheit garantieren ein erfülltes Leben im harmonischen Austausch mit anderen.

• Eine klare Lebensperspektive ist die Voraussetzung dafür, daß man seine innere Mitte findet, von der aus sich bewußte Entscheidungen treffen lassen.

• Geistige Offenheit und Beweglichkeit, wie diese auch immer für den jeweiligen Menschen aussehen mögen.

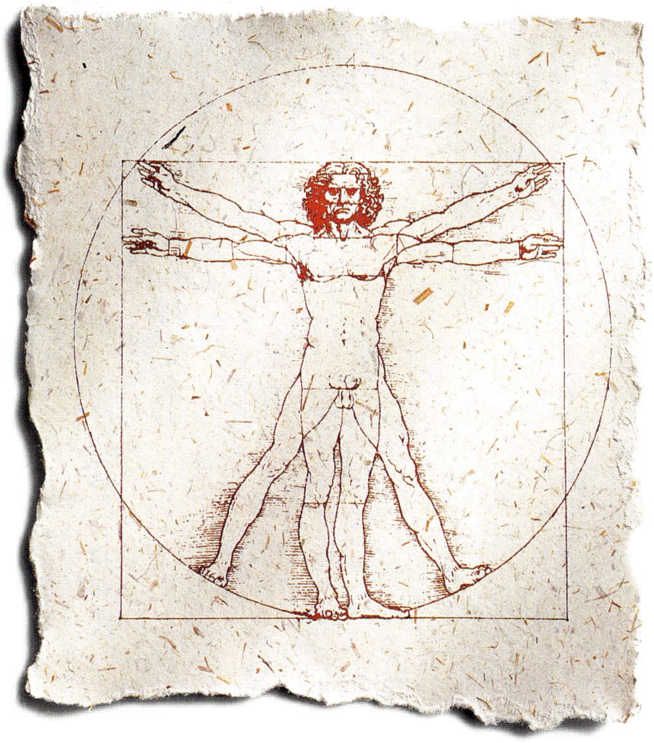

Leonardo da Vincis berühmte Darstellung der Menschheit symbolisiert Ausgeglichenheit, Proportion und Symmetrie – eine Definition der vollkommenen Gesundheit.

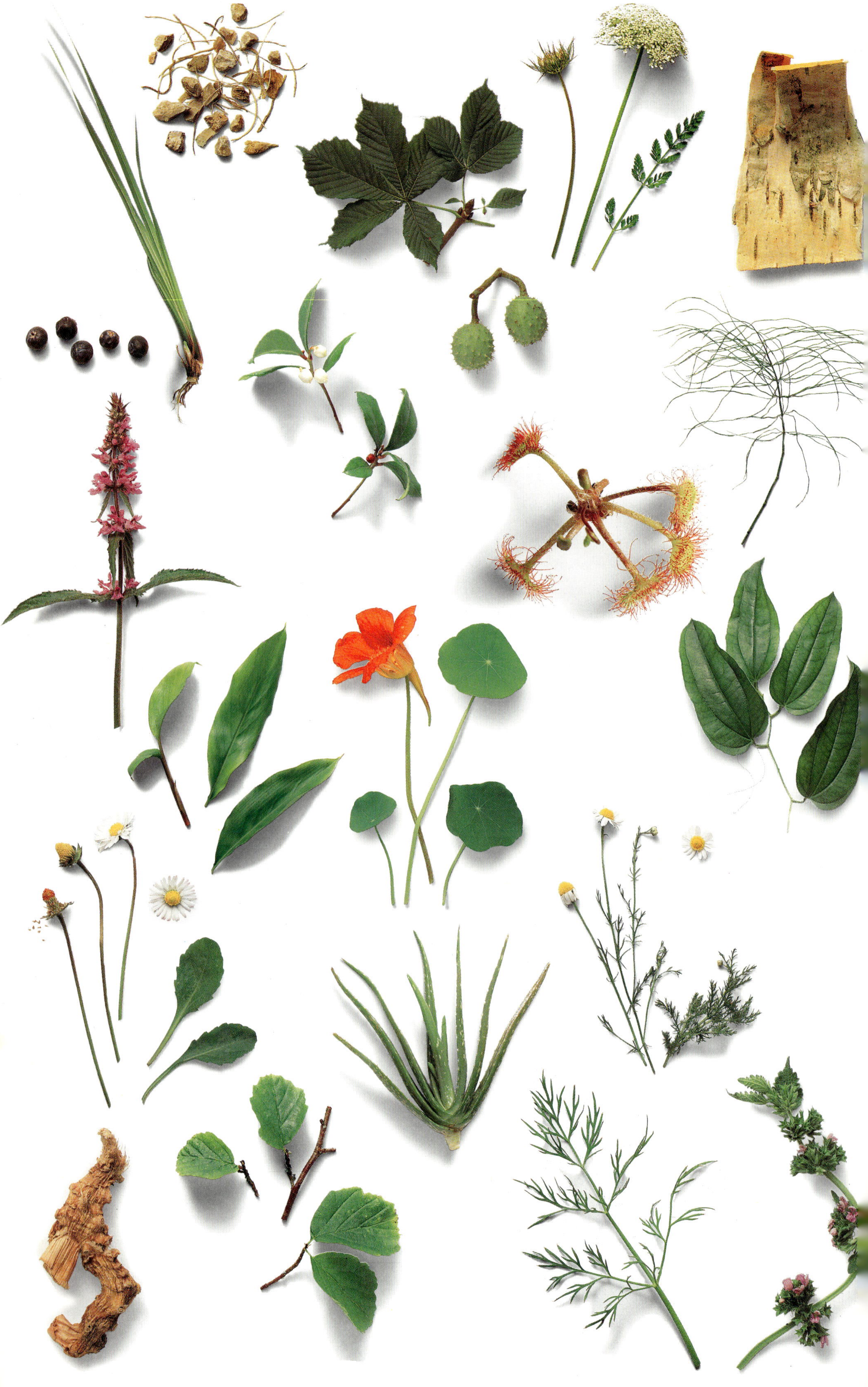

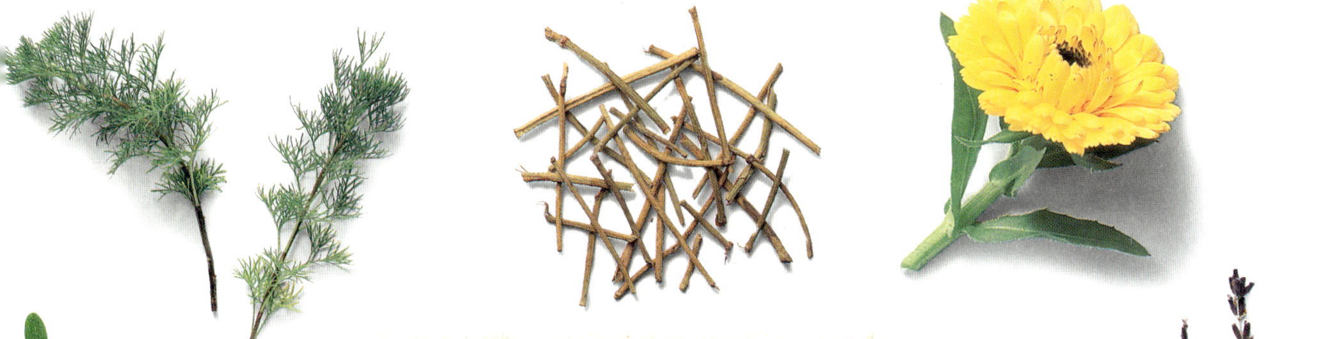

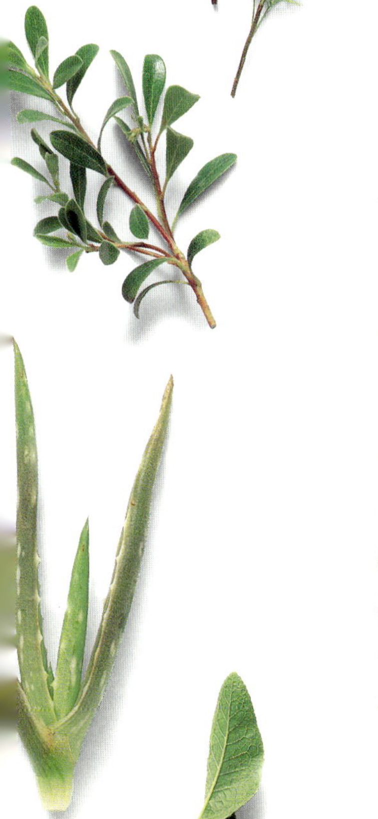

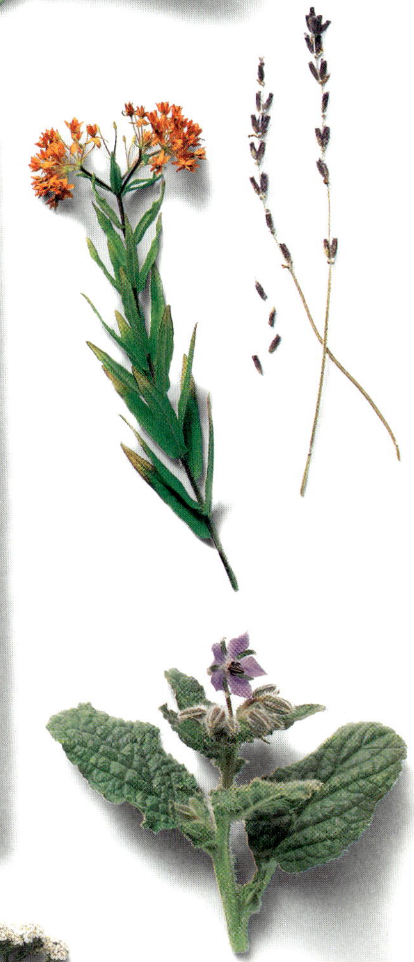

TEIL ZWEI

NATURHEIL-PRAXIS

Dieser Teil des Buchs behandelt die praktische Seite der Naturheilkunde: wie man Arzneipflanzen sammelt und aufbewahrt und wie man daraus nützliche Medizin gewinnt. Er erklärt auch, wie Pflanzen wirken, und gibt einen kurzen Abriß ihrer Chemie. Ein Teil über allgemeine Infektion und Parasiten bietet praktische Hilfe und Behandlung. Darauf folgt ein Therapieregister, das auflistet, welche Krankheit mit welcher Arznei zu behandeln ist, und mit Ratschlägen für die Zusammenstellung einer Hausapotheke aus Heilkräutern schließt.

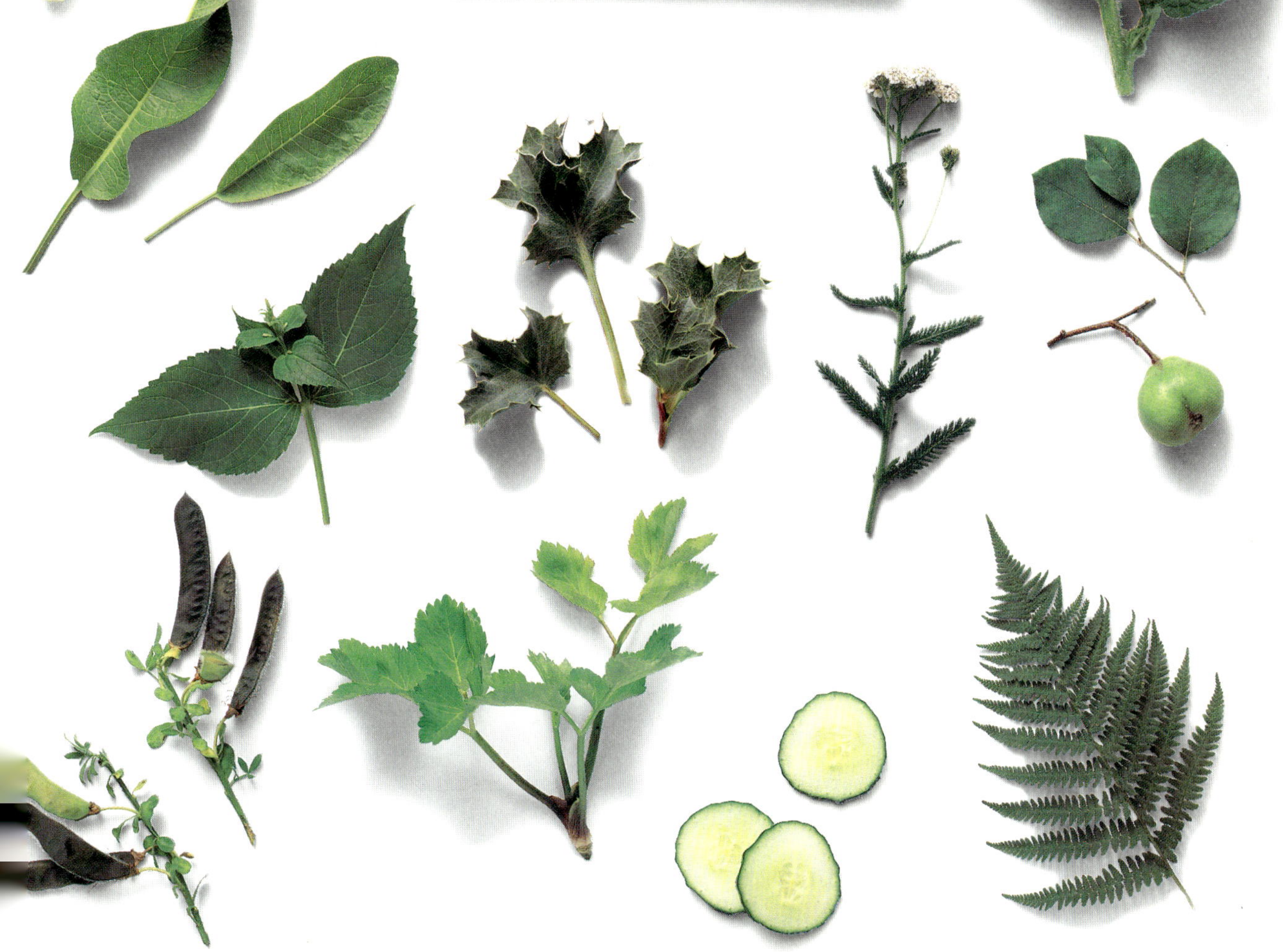

Heilpflanzen sammeln

Sammeln macht Spaß. Ob man die Pflanzen selbst zieht oder in freier Natur sucht, immer ist es ein Anlaß, die Fülle und Schönheit unseres Planeten zu bestaunen und sich daran zu erfreuen. Es gibt viele Details über Zeiten und das Vorgehen beim Sammeln und Trocknen, doch vor allem kommt es darauf an, mit welchem Bewußtsein der Sammler an die Sache herangeht.

Gründlich erforscht sind die Auswirkungen von Wachstumszyklus, Tagesrhythmus und Klima auf die biochemische Zusammensetzung von Heilpflanzen. Dabei zeigt sich, daß das alte Gesetz über die richtige Erntezeit für jede einzelne Pflanze eine solide Grundlage in der Pflanzenchemie hat. Die wirksamen Inhaltsstoffe finden sich in unterschiedlicher Konzentration zu verschiedenen Zeiten des Tages, des Monats und des Wachstumszyklus. Allerdings läßt sich einiges verallgemeinern.

Die Wirkung der Inhaltsstoffe ist gegen Ende der Wachstumsperiode am höchsten. Daher sollte man die Pflanzen unmittelbar vor der Blütezeit ernten. Ein Tag ohne Regen, der vom Morgen an sonnig war, ist ideal zum Sammeln. Obwohl manche Blätter nach dem Regen schnell trocknen, gibt es andere, wie die dicken pelzigen von Andorn, die die Feuchtigkeit speichern. Trocknet man sie nicht separat, werden sie leicht schimmelig. Zuviel Hitze läßt das Öl in den Blättern eintrocknen. Man sollte nur die bestgewachsenen Exemplare und die grünsten Blätter sammeln und alle verwelkten, insektenzerfressenen oder fleckigen wegwerfen. Das gilt auch, wenn man die ganze Pflanze sammelt.

Blätter und Kraut sollte man mit einem scharfen Messer oder einer Baumschere schneiden, denn wenn man sie mit der Hand herauszieht, kann man leicht die zarten Stengel der Pflanzen beschädigen, was verlangsamtes neues Wachstum oder Pilz- und Insektenbefall im verletzten Gewebe zur Folge hat.

Obwohl viele Pflanzen am Wegesrand oder im Brachland wachsen, pflücken Sie sie nur dort, wo wenig Verkehr ist. Meiden Sie unbedingt Felder, die mit Chemikalien besprüht sind, denn diese trocknen und dringen in die Heilpflanzen ein. Suchen Sie mit Erlaubnis des Grundeigentümers Felder, Wälder und Hecken im Umkreis von Biobauernhöfen ab, falls in Ihrer Gegend unverseuchtes Gebiet schwer zu finden ist.

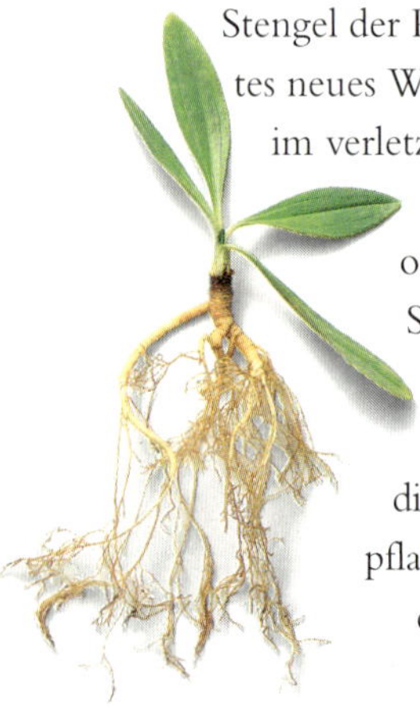

Gentiana lutea, Gelber Enzian *Die Wurzel sollte man behutsam herausziehen.*

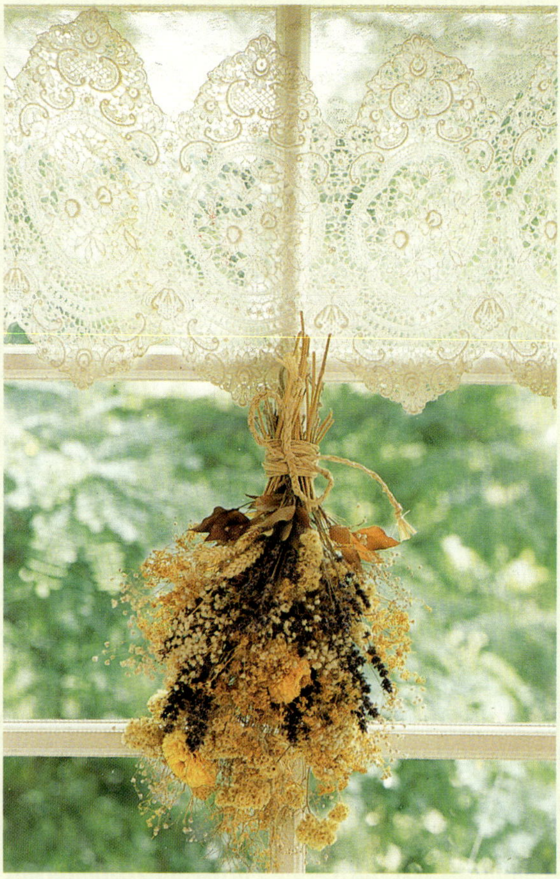

Nach der Ernte die Pflanzen natürlich trocknen lassen. Manche kann man in die pralle Sonne hängen, andere brauchen Schatten, manche trocknet man behutsam bei niedriger Temperatur im Backofen.

Heilpflanzen trocknen

Pflanzen sollte man trocknen, indem man sie lose und separat auf glatter Unterlage flach ausbreitet. Backofenroste und Kuchengitter eignen sich besonders gut, da diese Luftzirkulation von unten ermöglichen und damit das Trocknen beschleunigen. Die Trocknungszeit hängt von den Pflanzen und der Umgebung ab, also sehen Sie häufig nach, und drehen Sie sie je nach Bedarf um, so daß sie gleichmäßig trocknen.

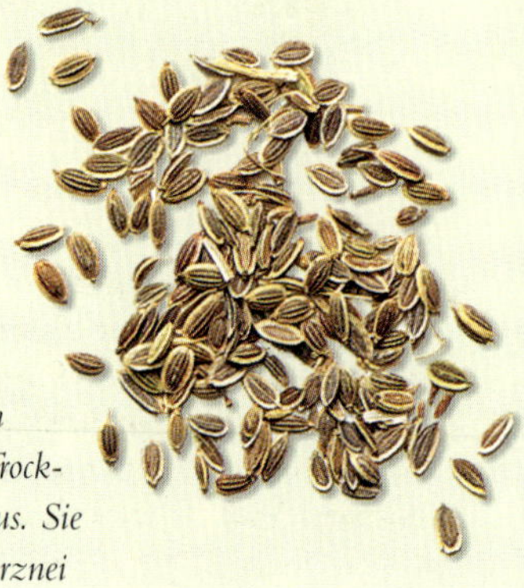

Anethum graveolens, Dillsamen *Die reifen braunen Körner breitet man zum Trocknen in natürlicher Hitze aus. Sie sind eine ausgezeichnete Arznei für Koliken bei Kindern.*

Wurzeln trocknen

Wurzeln sind vielleicht die am schwierigsten zu trocknenden Pflanzenteile, da sie meist sehr feucht sind, wenn man sie ausgräbt, vor allem im Herbst, wenn der Boden matschig und naß ist. Solange die Blätter noch wachsen, darf man Wurzeln für Heilzwecke nicht ausgraben. Sie haben dann noch nicht ihren vollen medizinischen Gehalt, da sich ein Teil davon noch im oberirdischen Teil der Pflanze befindet.

Man muß darauf achten, die ganze Wurzel herauszuziehen; dies geht am besten mit einem langen Spaten oder einer Gabel. An der ausgegrabenen Wurzel klebt Erde, die man teilweise abkratzen kann, aber richtig sauber wird die Wurzel erst durch gründliches Waschen und manchmal auch Schrubben. Danach werden obere Stengel und Würzelchen abgeschnitten; große Wurzeln, wie die von Süßholzstrauch und Klette, kann man in Scheiben schneiden, damit sie schneller trocknen.

Zum Trocknen sollten sie auf Borden ausgebreitet werden, so daß sie sich nicht berühren, oder etwa zehn Tage, einzeln auf Bindfäden gebunden, in einem warmen Schuppen oder Treibhaus hängen. Man sollte sie jeden Tag umdrehen und inspizieren. Wenn sie angefangen haben zu schrumpfen (Wurzeln verlieren beim Trocknen etwa drei Viertel ihres Gewichts), kann man sie abschließend über einem Herd oder in einem Backofen bei schwacher Hitze trocknen. Das dauert noch einmal etwa zehn Tage und hängt von der Luftfeuchtigkeit ab. Wurzeln sind trocken, wenn sie brüchig sind.

Zwiebeln und Knollen binden Sie zu kleinen Zöpfen auf und hängen sie in einen Schuppen. Sie müssen gleichmäßig trocknen.

Heilpflanzen lagern

Sobald die Pflanzen trocken sind, egal, ob es sich um unter- oder oberirdische Teile handelt, sollten sie sofort in einen trockenen Behälter gelegt werden. Da das Material sehr krümelig ist, sollte man es mit äußerster Sorgfalt behandeln. Heilpflanzen, die ätherische Öle enthalten, sollten nicht in gewöhnlichen Plastikkästen oder -säcken aufbewahrt werden, denn diese Materialien absorbieren die Öle der Pflanze, die dann durch die Oberfläche verdunsten. Glasierte Keramik, dunkles Glas oder Metalldosen mit gut schließenden Deckeln eignen sich am besten für die Aufbewahrung. Direkte Sonne oder Hitze sind zu meiden.

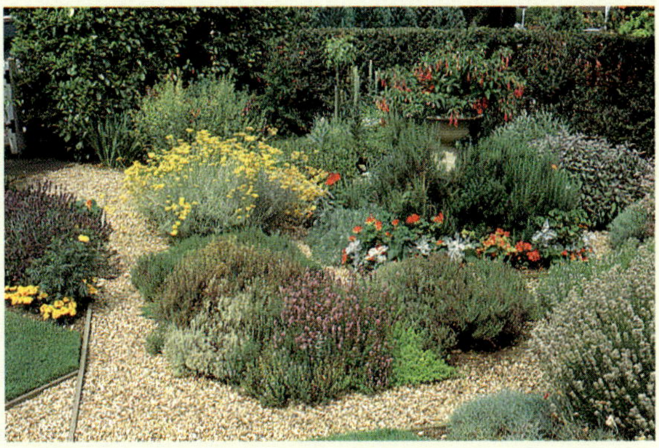

Schaffen Sie in Ihrem Garten Platz, um Heilpflanzen zu ziehen, damit Sie sie zum richtigen Zeitpunkt ernten können.

Ernte

Die richtige Jahreszeit für die Ernte der jeweiligen Kräuter finden Sie in der Tabelle auf den Seiten 246–247.

Wie man Heilpflanzen trocknet

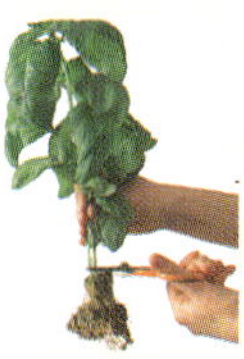

1 Blätter, Stengel und oberirdische Teile sollte man mit einem scharfen Messer oder einer Baumschere abschneiden, damit sie nicht reißen.

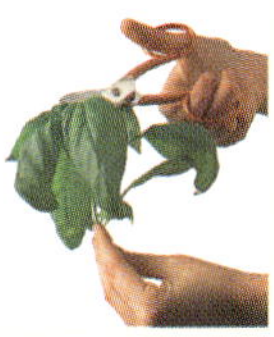

2 Blätter oder Blüten sollten vom Hauptstengel gezupft werden. In manchen Fällen kann man auch die Stiele trocknen.

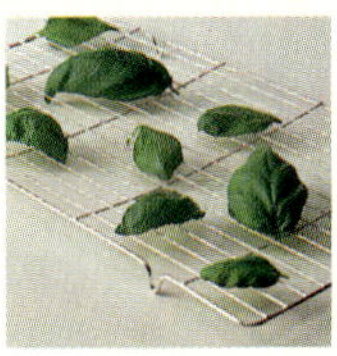

3 Auf einem Rost ausbreiten und an der Sonne oder einem warmen Ort trocknen lassen, bis sie bröselig sind und sich leicht zerkrümeln lassen.

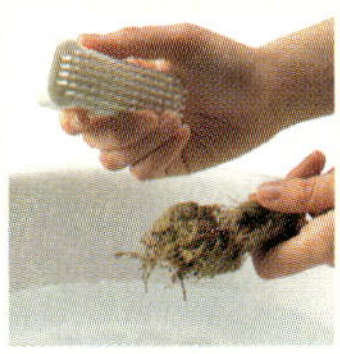

1 Zu trocknende Wurzeln vorsichtig ausgraben. Die Wurzel waschen, um die Erde zu entfernen. Falls nötig, mit einer Nagelbürste abschrubben.

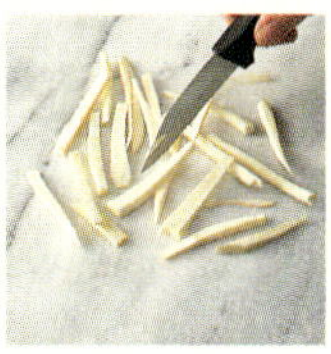

2 Spitzen und Würzelchen abschneiden. Lange Wurzeln vor dem Trocknen je nach Größe in mehrere Stücke von 5 cm schneiden.

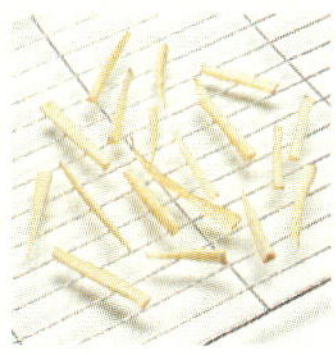

3 Die Teile auf einem Rost ausbreiten und an einem warmen Ort 10 Tage liegenlassen, täglich wenden. Weitere 10 Tage über einem Ofen lagern.

Aufbereitung von Arzneipflanzen

Zur Pflanzenmedizin gehört auch das Wissen um die Technik der Herstellung von Arzneien. Verschiedene Methoden der Pflanzenverwendung wurden im Lauf der Jahrhunderte entwickelt, um ihre Heilkräfte freizusetzen und wirken zu lassen. Hat man die richtigen Pflanzen ausgewählt, muß man sich auch für die beste Zubereitungsart entscheiden.

Methoden der Aufbereitung werden im ganzen Buch erwähnt, aber nicht immer wird im Detail darauf eingegangen. In diesem Teil finden Sie eine ausführliche Erläuterung der jeweiligen Zubereitung. Der Klarheit halber unterteilt man sie in Arzneien für innerliche und äußerliche Anwendung.

Arzneien zur innerlichen Anwendung

Aus ganzheitlicher Sicht ist die innerliche Anwendung am besten, da sich die Heilung von innen heraus vollzieht. Es gibt zahlreiche Mittel zum Einnehmen, doch bei allen ist auf genaue Zubereitung zu achten, damit man auch wirklich die gewünschte Wirkung erzielt.

Rezept für einen Aufguss

Aufgüsse kann man heiß trinken – das ist meist das beste für einen medizinischen Kräutertee –, kalt oder mit Eis. Man süßt sie mit Süßholzwurzel, Honig oder braunem Zucker.

Kräuterteebeutel kann man aus Mullsäckchen selbst herstellen. Dabei sollte man sich merken, wie viele Teelöffel man von der Mischung hineingibt.

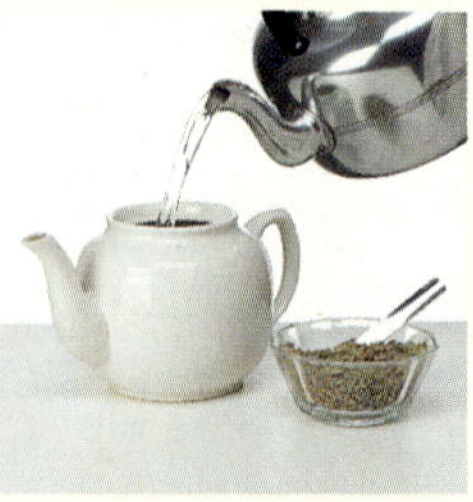

1 Pro Tasse je einen Teelöffel getrocknete Kräuter oder Kräutermischung in eine gut vorgewärmte Teekanne aus Porzellan oder Glas geben.

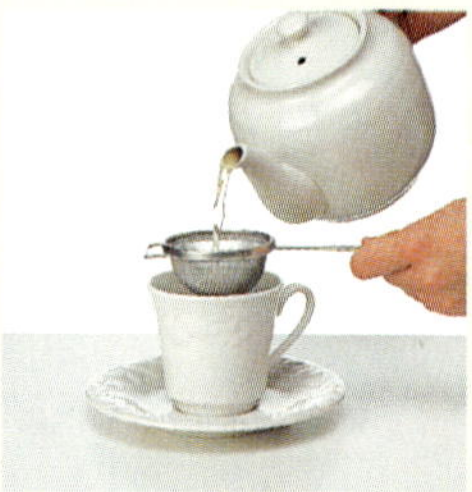

2 Je eine Tasse kochendes Wasser auf jeden Teelöffel voll Kräuter, die schon in der Kanne sind, gießen. Deckel auflegen, 10–15 Minuten ziehen lassen.

Es gibt drei grundlegende Arten der Zubereitung für die innerliche Anwendung: auf Wasserbasis, Alkoholbasis und aus frischen oder getrockneten Heilpflanzen.

Zubereitungen auf Wasserbasis

Es gibt zwei Zubereitungsarten für Extrakte auf Wasserbasis: Aufgüsse und Abkochungen. Wenn die betreffenden Pflanzen hartes, holziges Material enthalten, empfiehlt sich eine Abkochung, sonst sind Aufgüsse vorzuziehen.

• **Aufguß** Wenn Sie Tee brühen können, wissen Sie auch, wie man einen Aufguß herstellt. Es ist vielleicht der einfachste und verbreitetste Weg für die Einnahme von Arzneien. Dazu kann man frische oder getrocknete Pflanzen verwenden. Wenn allerdings ein Teil eines getrockneten Krauts im Rezept steht, kann man es durch drei Teile der frischen Pflanze ersetzen; dieser Unterschied entsteht durch den hohen Wassergehalt der frischen Pflanze. Daher läßt sich ein Teelöffel getrocknetes Kraut im Rezept durch drei Teelöffel frisches Kraut ersetzen.

Damit größere Mengen sich länger halten, sollte man für 20 g Kraut 500 ml Wasser nehmen. Am besten bewahrt man den Aufguß in einer gut verschlossenen Flasche im Kühlschrank auf. Doch leider ist er nicht sehr lange haltbar, da sich in ihn eindringende Mikroorganismen rasch vermehren und ihn ungenießbar machen. Gegorene oder verdorbene Aufgüsse sollte man wegschütten. Wann immer möglich, ist eine frische Zubereitung vorzuziehen.

Aufgüsse eignen sich am besten für Pflanzenteile wie Blätter, Blumen und grüne Stengel, bei denen die gewünschten Substanzen leicht zugänglich sind. Rinde, Wurzel, Samen oder Harz pulverisiert man besser zuerst (Material mit zerstörten Zellwänden kann das Wasser besser aufnehmen). Samenkörner wie von Fenchel und Anis werden für einen Aufguß vorher leicht gequetscht, um die ätherischen Öle aus den Zellen zu befreien. Alle Aromapflanzen sollte man in einer Kanne mit gut schließendem Deckel aufgießen, damit nur ein Minimum des ätherischen Öls durch Verdunstung verlorengeht.

Wenn Sie Heilpflanzen verarbeiten, die sehr hitzeempfindlich sind, weil sie entweder starke ätherische Öle enthalten oder ihre Wirkstoffe bei hoher Temperatur verlorengehen, kommt auch ein Kaltauszug in Frage. Das Verhältnis von Kraut und Wasser bleibt gleich, doch in diesem Fall sollte man den Aufguß sechs bis zwölf Stunden in einer Tonkanne mit Deckel ziehen

Rezept für eine Abkochung

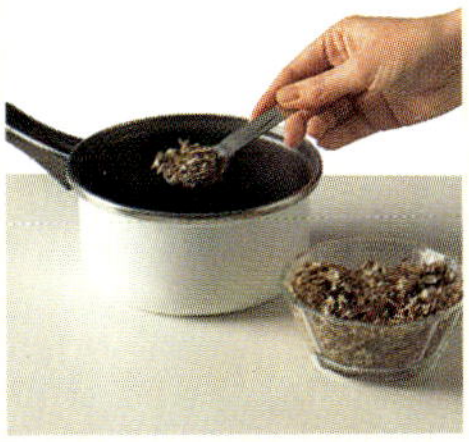

1 Für jede Tasse Wasser einen Teelöffel getrocknete oder drei Teelöffel frische Kräuter in eine Kanne oder einen Topf geben. Getrocknete Kräuter sollte man zermahlen oder in kleine Stücke brechen. Bei großen Mengen 30 g getrocknete Kräuter auf 500 ml Wasser nehmen. (Das sind allgemeine Richtwerte, genauere Dosierungen für jede Arznei stehen im Pflanzenverzeichnis.) Der Behälter sollte aus Glas, Keramik oder Ton, Metalltöpfe sollten emailliert sein. Nie Aluminium verwenden.

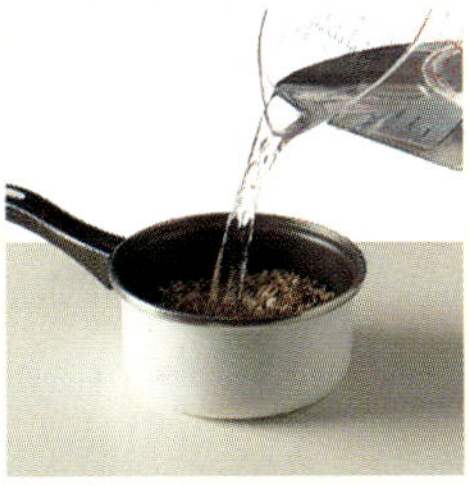

2 Pflanzen mit entsprechender Wassermenge übergießen.

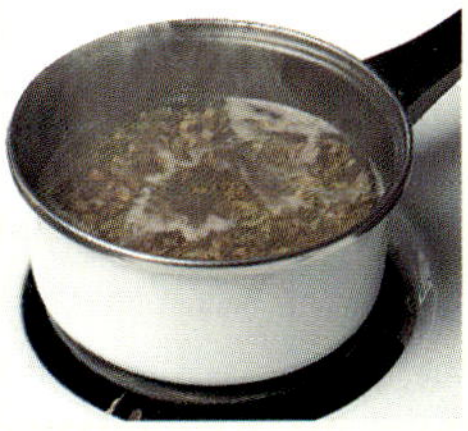

3 Zum Kochen bringen und je nach Pflanze oder Mischung die vorgeschriebene Zeit köcheln lassen, meist 10–15 Minuten. Enthält die Pflanze ätherische Öle, Topf zudecken.

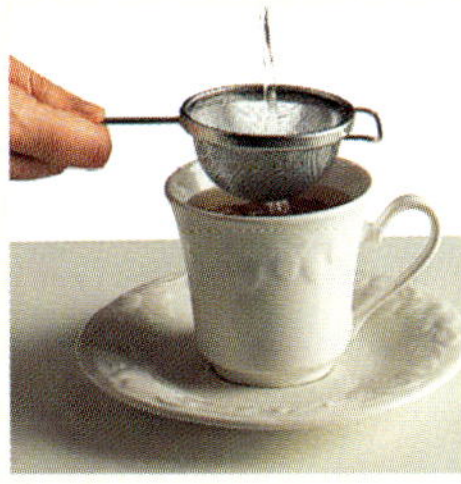

4 Den noch heißen Tee abseihen.

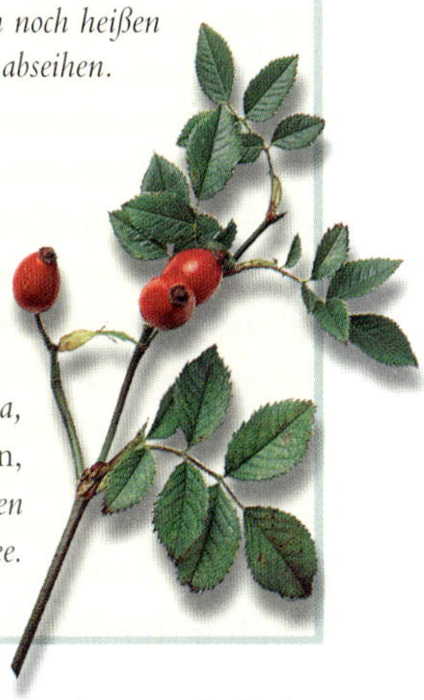

Rosa canina, Hagebutten, *geben einen köstlichen vitamin-C-reichen Tee.*

lassen. Den fertigen Kaltauszug abseihen und gleich verwenden.

Als Alternative kann man kalte Milch als Basis für einen Kaltauszug verwenden. Milch enthält Fette und Öle, in denen sich die öligen Bestandteile von Pflanzen leichter auflösen. Diese Milchauszüge kann man auch für Kompressen und Breiumschläge benutzen, dann ergänzt sich die beruhigende Wirkung von Milch mit der der Heilpflanzen. Doch es gibt eine Gegenanzeige für die Verwendung von Milch: Bei Reaktionen auf Milch in Form von Überempfindlichkeit oder Allergie oder bei Hautreizungen nach äußerlicher Anwendung, sollte man solche Auszüge meiden.

Die hier erläuterten Grundrezepte lassen sich auf viele andere später beschriebene Präparate anwenden.

- **Abkochung** Ist die verwendete Pflanze hart und holzig, ist eine Abkochung einem Aufguß vorzuziehen. So ist sichergestellt, daß der lösliche Pflanzeninhalt auch ins Wasser gelangt. Wurzeln, Wurzelstöcke, Holz, Rinde, Nüsse und manche Samen sind hart und ihre Zellwände sehr stark. Damit die Wirkstoffe auch tatsächlich ins Wasser gelangen, braucht man mehr Hitze für Aufgüsse, und die Pflanze muß im Wasser gekocht werden.

Eine Abkochung kann man genauso verwenden wie einen Aufguß. Allgemeine Anleitungen für Abkochungen finden sie oben.

Wenn Sie eine Mischung aus weichen und holzigen Kräutern zubereiten, stellen Sie am besten einen Aufguß und eine Abkochung separat her, damit die empfindlicheren Kräuter auch schonend behandelt werden. Ein holziges Kraut, das viele ätherische Öle enthält, wird am besten zu möglichst feinem Pulver zermahlen, um daraus einen Aufguß herzustellen; denn bei einer Abkochung könnten die Öle verlorengehen.

Köstliche Kräutertees

Kräuter bereichern unser Leben und bringen Abwechslung in unseren Alltag. Sie bieten nicht nur eine Alternative zu Medizin oder Kaffee, sondern liefern auch für sich genommen ausgezeichnete Tees. Jeder hat eigene Lieblingskräuter. Es folgt eine Liste mit Pflanzen, aus denen sich entweder allein oder in Kombination wunderbare Tees zubereiten lassen. Wählen Sie daraus, was Ihnen am besten schmeckt und Ihrer Gesundheit dient.

Blüten	*Kamille, Holunder, Lindenblüten, Wiesenklee*
Blätter	*Pfefferminze, Grüne Minze, Zitronenmelisse, Rosmarin, Salbei, Thymian, Ysop, Venuskraut*
Beeren	*Weißdorn, Hagebutten*
Samen	*Anis, Kümmel, Sellerie, Dill, Fenchel*
Wurzeln	*Süßholz*

Präparate auf Alkoholbasis

Im allgemeinen erweist sich Alkohol als ein besseres Lösungsmittel für die Pflanzenwirkstoffe als Wasser. Mischungen aus Alkohol und Wasser lösen fast alle relevanten Ingredienzen einer Pflanze auf und dienen gleichzeitig als Konservierungsmittel. Alkoholpräparate nennt man Tinkturen, ein Ausdruck, den man gelegentlich auch für Präparate auf Glyzerin- oder Essiggrundlage benutzt, wie im Rezept unten.

Die hier angegebenen Rezepte für die Zubereitung von Tinkturen zeigen ein einfaches und allgemeines Verfahren; bei der professionellen Zubereitung von Tinkturen nach Anweisung aus einem amtlichen Arzneibuch wendet man ein besonderes Mischungsverhältnis von Alkohol und Wasser an, um eine lange Haltbarkeit zu erreichen.

Tinkturen werden auf verschiedene Weise genutzt. Man kann sie pur oder mit etwas Wasser vermischt nehmen oder sie mit einer Tasse heißem Wasser verdünnen. Dabei verdunstet ein Teil des Alkohols und hinterläßt den Großteil des Extrakts im Wasser, das bei einigen Kräutern durch das Ausfällen von Harzen und anderen nichtlöslichen Inhaltsstoffen trüb wird. Man kann ein paar Tropfen der Tinktur in ein Voll- oder Fußbad geben oder mit Öl und Fett zu einer Salbe verarbeiten. Auch Zäpfchen und Pastillen lassen sich so herstellen.

Besonders wohltuend ist auch ein Kräuteraufguß mit Wein. Wenn diese Präparate auf Weinbasis auch nicht die Haltbarkeitsdauer von Tinkturen besitzen und weniger konzentriert sind, ist die Einnahme ein Vergnügen und bei einigen Beschwerden sehr effektiv. Das Weintrinken in dieser Form hat eine lange Tradition, und tatsächlich waren die meisten Aperitifs und Liköre ursprünglich Arzneien auf der Grundlage von Kräutern – wie Wermut, Beifuß und Anis – zur Anregung der Verdauung.

Sie können die Arzneipflanzen auch selbst fermentieren; schließlich zählen auch die Weintrauben dazu. Alle aromatischen Kräuter liefern exquisite und köstliche Weine, vor allem Holunder und Löwenzahn, die sich gut als Medizin eignen.

Kräuterwein

500 ml Madeira
1 Zweig Wermut
1 Zweig Rosmarin
1 kleine geriebene Muskatnuß
2,5 cm gequetschter Ingwer
2,5 cm gequetschte Zimtstangenrinde
12 große ungeschwefelte Rosinen

Das folgende Rezept stammt aus dem *Herbal Medicine:* »Aus der Weinflasche ein wenig abgießen. Kräuter in die Flasche stecken. Fest zukorken und ein bis zwei Wochen an einen dunklen, kühlen Ort stellen. Die Kräuter abseihen. Diesen medizinischen Wein mit einer frischen Flasche Madeira vermischen. Bei Bedarf einen kleinen Schluck nehmen. Es beruhigt den Magen, gibt Schwung, und Sie fühlen sich besser.«

Tinktur auf Essigbasis

Tinkturen lassen sich auch aus Essig herstellen, da die Essigsäure wie Alkohol ein

Rezept für eine alkoholische Tinktur

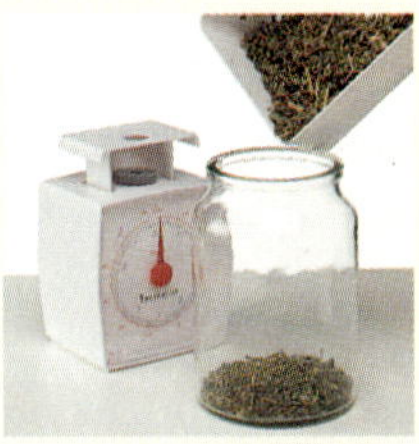

1 120 g feingehackte oder -gemahlene trockene Kräuter in einen Behälter geben, der sich fest verschließen läßt. Bei frischen Kräutern die doppelte Menge nehmen.

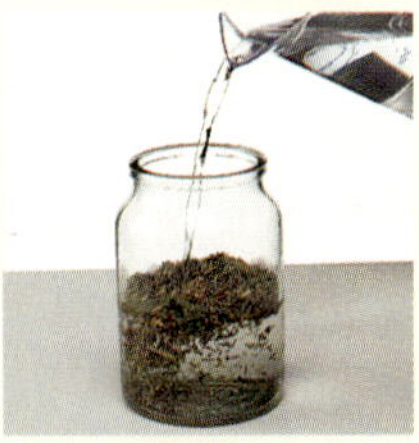

2 Kräuter mit 500 ml Wodka (30%) übergießen, dann das Gefäß fest verschließen.

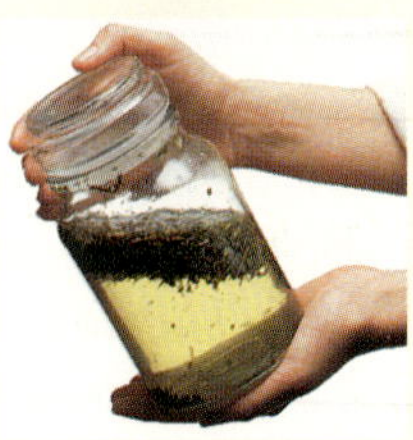

3 Das Gefäß zwei Wochen lang an einen warmen Ort stellen und zweimal täglich tüchtig schütteln.

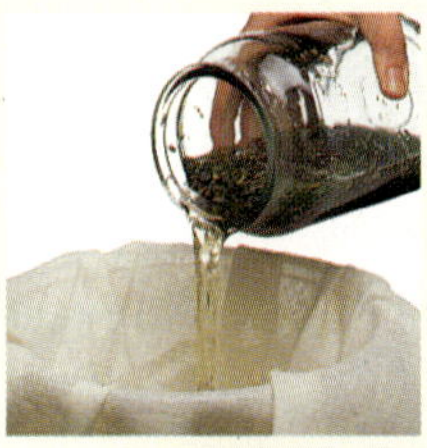

4 Flüssigkeit abgießen und den Bodensatz durch ein Mulltuch in eine Schüssel passieren.

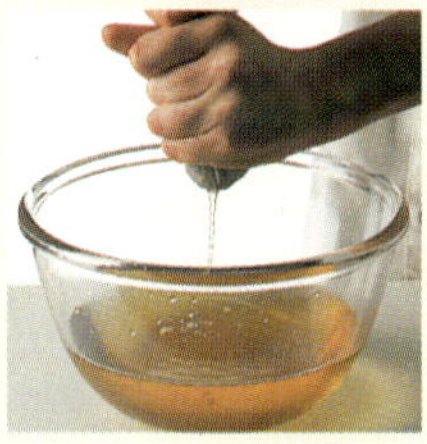

5 Die Restflüssigkeit herauswringen. Die Pflanzenteile liefern einen ausgezeichneten Gartenkompost.

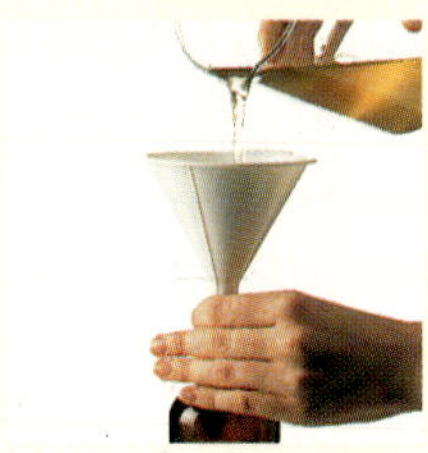

6 Die Tinktur in eine dunkle Flasche füllen. Immer gut verschließen. Tinkturen haben einen viel höheren Alkoholgehalt als Aufgüsse oder Abkochungen, also informieren Sie sich im Pflanzenverzeichnis über die Dosierung.

Lösungs- und Konservierungsmittel ist. Am besten eignet sich hierfür Apfelessig, da er sowieso schon ausgezeichnete gesundheitsfördernde Eigenschaften besitzt. Synthetisch-chemisch hergestellten Essig sollte man nicht verwenden. Das Verfahren ist wie bei Alkoholtinkturen, und wenn Sie Gewürze oder Aromapflanzen in Essig tauchen, eignet sich diese würzige Mischung sehr gut für die Verwendung in der Küche.

TINKTUR AUF GLYZERINBASIS

Tinkturen auf Glyzeringrundlage haben alkoholischen gegenüber den Vorteil, daß sie milder auf den Verdauungstrakt wirken; allerdings lösen sie harzige oder ölige Materialien nicht ganz so gut. Als Lösungsmittel ist Glyzerin im allgemeinen besser als Wasser, aber nicht so gut wie Alkohol.

Für eine gute Glyzerintinktur nehmen Sie 500 ml einer Mischung aus einem Teil Glyzerin und einem Teil Wasser, fügen 120 g der getrockneten, zermahlenen Pflanze hinzu und lassen sie in einem gut verschlossenen Behälter zwei Wochen ziehen. Gelegentlich schütteln. Danach abseihen und den Bodensatz ausdrücken wie bei Alkoholtinkturen. Bei frischen Kräutern nimmt man aufgrund des höheren Wassergehalts 240 g auf 75 Prozent Glyzerin und 25 Prozent Wasser.

• **Sirup** Flüssige Medizin – also Aufgüsse, Abkochungen oder Tinkturen – mit besonders unangenehmem Geschmack lassen sich bei Bedarf versüßen. Dazu nehmen Sie einfach einen oder zwei Teelöffel von Ihrem Lieblingshonig oder aber Sirup. Von jeher stimmt man Hustenmittel damit auf den kindlichen Geschmack ab oder, wie es der berühmte Pflanzenheilkundler Nicholas Culper (1616–1654) ausdrückte, verwandelt dadurch jede Arznei zur Köstlichkeit.

Eine einfache Sirupbasis bekommt man so: 1100 g Zucker mit 500 ml kochendem Wasser übergießen, auf die warme Platte stellen und rühren, bis sich der Zucker auflöst und die Flüssigkeit zu kochen beginnt. Von der Kochstelle nehmen.

Diesen einfachen Sirup kann man am besten zusammen mit einer Tinktur verwenden: einen Teil der Tinktur mit drei Teilen Sirup mischen und für den späteren Gebrauch aufbewahren.

Bei Aufgüssen oder Abkochungen ist es einfacher, den Zucker direkt in die Flüssigkeit zu geben:

350 g Zucker in 500 ml Flüssigkeit langsam erwärmen, bis der Zucker sich auflöst. Nach dem Abkühlen im Kühlschrank aufbewahren.

Da allzuviel Zucker nicht sehr gesund ist, verwendet man Sirup am besten nur für Medizin, die zum Gurgeln oder als Hustensaft bestimmt ist.

LÖWENZAHN-WEIN

2 l kaltes Wasser
Löwenzahnblüten
2 Eßlöffel gequetschte Ingwerwurzel
Schale einer Orange, fein geschnitten
Schale einer Zitrone, fein geschnitten
700 g Demerara-Zucker (brauner Zucker)
Saft einer Zitrone
5 ml Weinhefe

Wasser zum Kochen bringen und abkühlen lassen. Löwenzahnblüten von den bitteren Stengeln und Kelchen trennen und in eine große Schüssel legen. Mit dem Wasser übergießen und einen Tag ziehen lassen, gelegentlich umrühren. In einen großen Topf gießen, Schüssel ausspülen. Ingwer, Orange und Zitronenschale zugeben und 30 Minuten kochen lassen. Flüssigkeit abseihen und in die Schüssel zurückgießen. Zucker und Zitronensaft hineinrühren, abkühlen lassen.
Weinhefe mit etwas Flüssigkeit schaumig rühren und in die Schüssel geben. Mit einem Tuch abdecken und an einem warmen Ort zwei Tage gären lassen. Die Flüssigkeit in ein Faß gießen. Das Faß mit einem Wattestöpsel verschließen, damit Gas entweichen kann. Die Mischung so lange im Faß oder Krug lassen, bis die Gärung zum Stillstand kommt und sich keine Gasblasen mehr bilden. Dann das Faß etwa zwei Monate lang fest verschließen. Abschließend die klare Flüssigkeit in saubere, trockene Flaschen abfüllen und versiegeln. Nach sechs Monaten Lagerzeit ist der Wein trinkfertig.

OXYMEL

Ein besonders strenger Eigengeschmack von Heilpflanzen wie *Knoblauch, Meerzwiebel* oder *Tolubalsambaum* läßt sich mit einem Oxymel überlagern, einem Sauerhonig aus fünf Teilen Honig und einem Teil Essig. Für ein Oxymel kocht man 500 ml Essig mit 1 kg Honig in einem Topf, bis die Flüssigkeit eine sirupartige Konsistenz aufweist.

Folgendes Naturheilrezept für ein Oxymel aus Knoblauch hat sich bewährt:

250 ml Essig in ein Gefäß gießen und je 8 g Kümmel- und Fenchelkörner darin kochen. 45 g in Scheiben geschnittene frische Knoblauchwurzel beigeben, dann die Flüssigkeit herausdrücken und 200 g Honig unterrühren. Kochen, bis es eine sirupartige Konsistenz hat.

Mit diesem Oxymel kann man entweder gurgeln, oder man nimmt etwa zwei Eßlöffel davon ein.

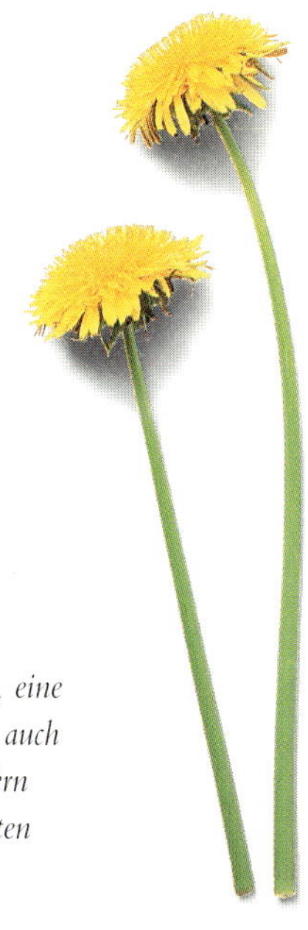

Taraxacum officinale, Löwenzahn, eine stark schweißtreibende Arznei, ist auch ein Küchenkraut. Die Blätter liefern einen erfrischenden Salat, die Blüten einen köstlichen Wein.

Präparate auf Trockenbasis

Manchmal ist die Einnahme von Arzneipflanzen in Trockenform vorzuziehen. Sie hat den Vorteil, daß man die Arznei nicht schmeckt, und auch, daß man die ganze Pflanze mitsamt dem holzigen Material verwenden kann. Der Hauptnachteil liegt darin, daß die trockenen Kräuter nicht verarbeitet sind und die Wirkstoffe daher nicht so leicht aufgenommen werden. Beim Aufguß zerstören Hitze und Wasser die Zellwände der Pflanzen und lösen die Inhaltsstoffe, ein Vorgang, der bei der Verdauung in Magen und Dünndarm nicht immer gewährleistet ist. Wenn also die Wirkstoffe bereits aufgelöst sind, werden sie vom Organismus sehr viel schneller aufgenommen und wirken rascher.

Ein anderer Nachteil bei der Einnahme trockener Arzneien, liegt darin, daß man die Pflanze nicht schmeckt. Aus verschiedenen Gründen – trotz und gerade wegen des unangenehmen Geschmacks – wirken die bitteren Arzneien viel besser, wenn man sie geschmacklich wahrnimmt. Wenn Sie Bittermittel in eine Kapsel oder Pille stecken, büßen Sie unter Umständen deren Wirkung teilweise oder ganz ein.

Auch wenn man all diese Dinge berücksichtigt, gibt es immer noch einige Methoden, Kräuter in trockener Form zu verwenden. Hauptsache, Sie achten darauf, daß die Kräuter so fein wie möglich gemahlen sind. Das gewährleistet, daß die Zellwände zum größten Teil zerstört sind und die Wirkstoffe frei werden, die zur Aufnahme und Verdauung der Heilpflanze beitragen.

- **Kapseln** Am bequemsten ist die Einnahme trockener, zermahlener Heilpflanzen in Gelatinekapseln. (Diese erhält man in verschiedenen Größen und in fast allen Apotheken. Man kann auch Kapseln nicht-tierischer Herkunft bekommen.) Welche Größe Sie brauchen, hängt von der verordneten Arzneimenge ab, die Sie jeweils einnehmen sollen, und außerdem vom Volumen des Materials. Die kleinste handelsübliche Kapsel reicht zum Beispiel für 0,5 g feingemahlene Pflanzen.
- **Pillen** Für die Pillenherstellung gibt es viele Verfahren, je nachdem, wieviel technisches Geschick Sie dafür mitbringen.

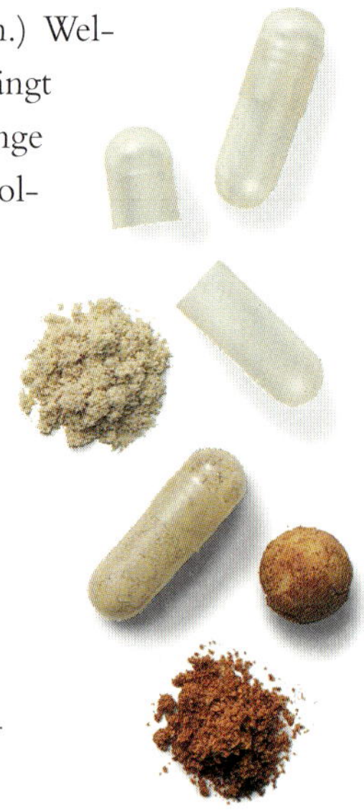

Kapseln und Brotkügelchen, zwei leicht herzustellende Arzneimittel in Trockenform.

Ganz einfach ist es, eine schlecht schmeckende Arzneipflanze in Pulverform mit frischem Brot zu einer kleinen Pille zu rollen, was sich sehr gut für die *Kanadische Gelbwurzel* oder den *Cayennepfeffer* eignet. Oder statt mit Brot vermengt man das Pulver mit Frischkäse.

Falls nötig, können Sie eine länger haltbare Pille in Form von Pastillen herstellen.

So füllt man eine Kapsel

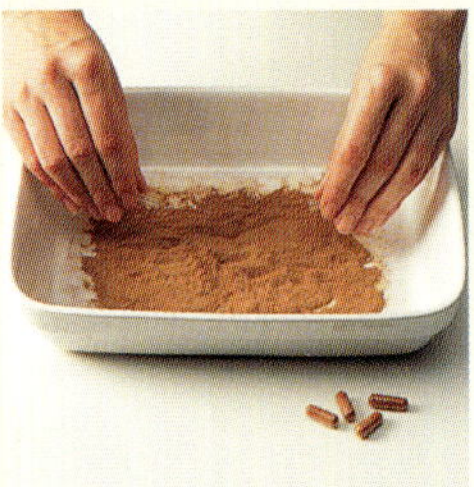

1 Das Arzneipulver in eine flache Schale legen und die Hälften der Kapsel auseinanderziehen.

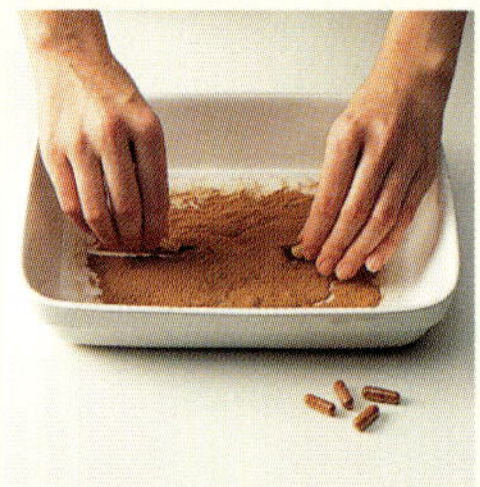

2 Die Hälften der Kapsel durch das Pulver ziehen und sie dabei füllen.

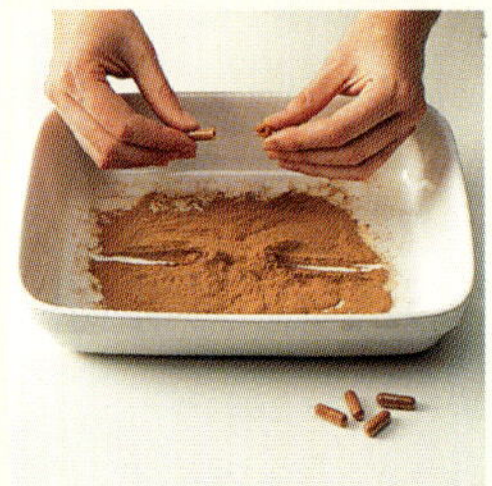

3 Die beiden Hälften zusammendrücken.

Kapseln sind eine gute Alternative, wenn Sie nicht zuviel Flüssigkeit in Form von Aufgüssen oder Abkochungen zu sich nehmen wollen.

Allerdings sind Kapseln nicht zu empfehlen, wenn man Ihnen bittere Kräuter verschrieben hat, da die Wirkung verlorengeht, wenn Sie sie nicht auf der Zunge spüren. Natürlich bekommen Sie fertige Kapseln in jeder Apotheke oder Kräuterhandlung, doch Sie haben die Möglichkeit, Ihre ganz persönlichen Heilmittel individuell und nach Bedarf herzustellen.

Pastillen

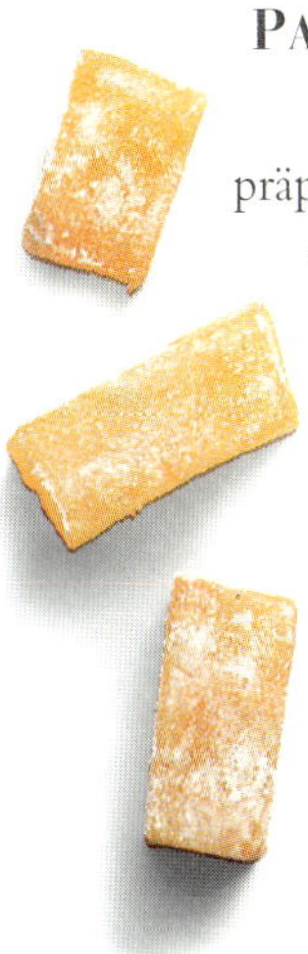

Pastillen sind das ideale Arzneimittelpräparat für Mund, Hals und obere Atemwege, da sie in dieser Form dort wirken können, wo sie am meisten gebraucht werden. Zwar erhalten Sie die Pastillen, die man üblicherweise für die Atemwege nimmt, ohne Schwierigkeiten auch in der Apotheke, doch Sie haben die Möglichkeit, sie mühelos auch selbst herzustellen. In einem luftdicht verschlossenen Behälter halten sie sich monatelang.

Kräuterpastillen kann man problemlos von Apotheken und Kräuterhandlungen beziehen, doch selbstgemachte lassen sich für eine optimale Wirkung besser dosieren.

Die Grundlage für eine Pastille stellt man her, indem man pulverisierte Heilpflanzen mit Zucker und einem zähflüssigen Pflanzenschleim vermengt, um die charakteristische Konsistenz zu erhalten.

Den Schleim gewinnt man aus Eibischwurzel, Flatterulmenrinde, Beinwellwurzel oder aus den eßbaren Harzen wie Tragant- oder Akaziengummi.

Unten im Kasten finden Sie ein einfaches Rezept mit Schritt-für-Schritt-Anleitung für die Herstellung von Pastillen. Bereiten Sie zuerst die getrocknete Pflanze auf. Für Atemwegsbeschwerden kommen vor allem antimikrobielle Heilpflanzen wie Salbei in Frage (für Mandelentzündung oder Mundgeschwüre), Demulzenzien wie Huflattich, Süßholz oder Lungenkraut (für Halsschmerzen), schleimlösende Expektoranzien wie Engelwurz, Anis und Thymian und gegen Husten Spezifika wie Andorn.

Statt getrockneter Kräuter können Sie auch ätherische Öle verwenden, wie zum Beispiel Pfefferminzöl. Mischen Sie 12 Tropfen reines Pfefferminzöl mit 60 g Zucker, und verarbeiten Sie dies mit Tragantschleim zu einer Paste; verfahren Sie, wie unten im Kasten beschrieben. Das fertige Produkt sollten Sie in einem luftdicht verschlossenen Behälter aufbewahren.

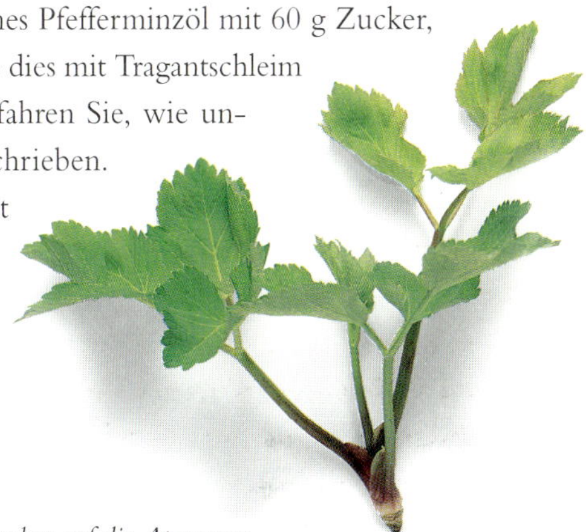

Angelica archangelica
Engelwurz *wirkt besonders auf die Atemwege.*

So stellt man Pastillen her

Pastillen lassen sich leicht auf der Grundlage eines Schleims aus eßbaren Harzen wie Tragant- oder Akaziengummi herstellen. Tragant bekommt man in Kräuterhandlungen und Apotheken und manchen Reformhäusern, aber man kann es auch im Künstler- und Zeichenbedarf kaufen.

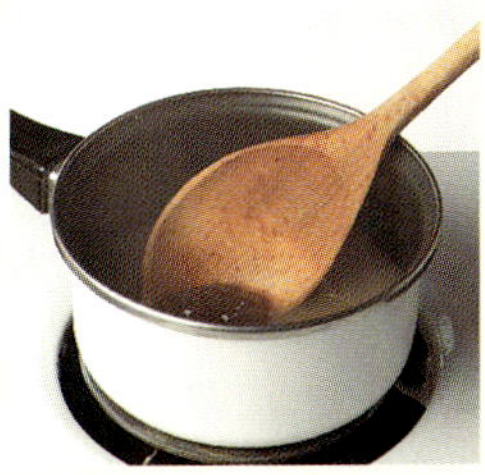

1 30 g Tragant 24 Stunden lang in Wasser einweichen, häufig umrühren. $^1/_2$ l Wasser zum Kochen bringen und Tragant unterrühren.

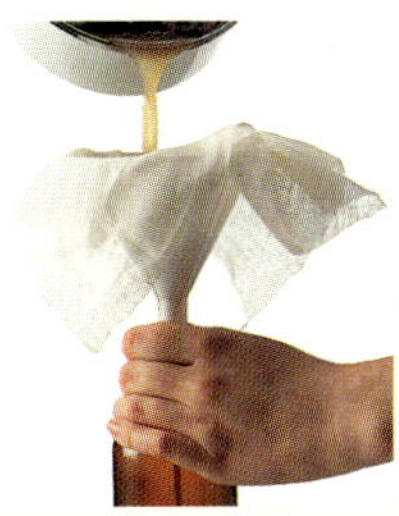

2 Mit einem Holzlöffel zu einer gleichmäßigen Masse verrühren und durch ein Mullsieb passieren. So erhält man den gewünschten Schleim.

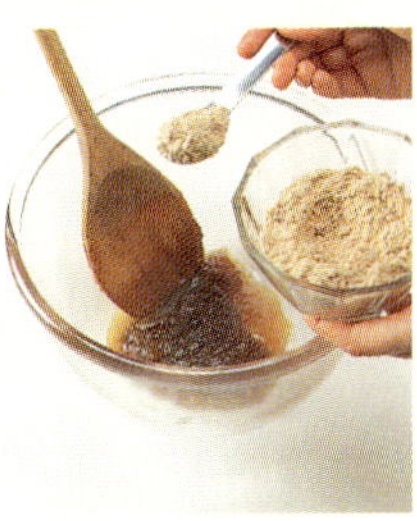

3 Den Schleim mit ausreichend Pulver der von Ihnen gewählten Heilpflanzen zu einer Paste verrühren. Braunen Zucker zugeben, falls erwünscht.

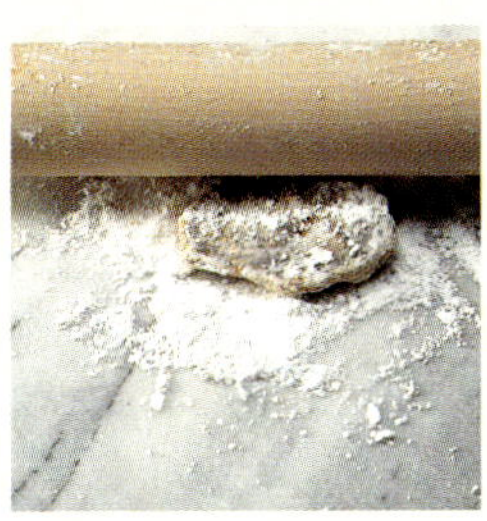

4 Küchenbrett und Nudelholz mit Puderzucker oder Maismehl bestäuben, damit nichts anklebt, und die Paste 1,3 cm dick ausrollen.

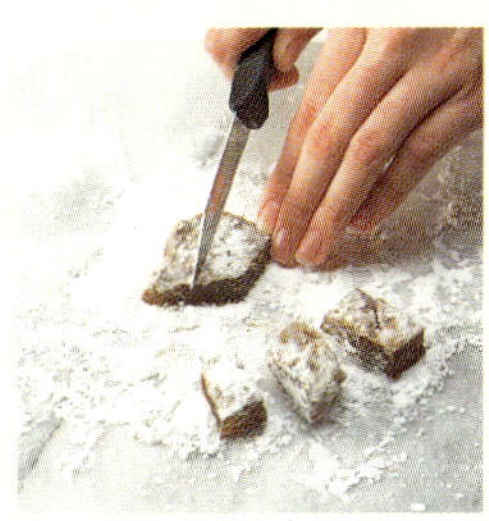

5 Wenn die Paste etwas abgekühlt ist, Pastillen in beliebiger Form daraus schneiden. Trocknen lassen. In einem luftdichten Metallbehälter aufbewahren.

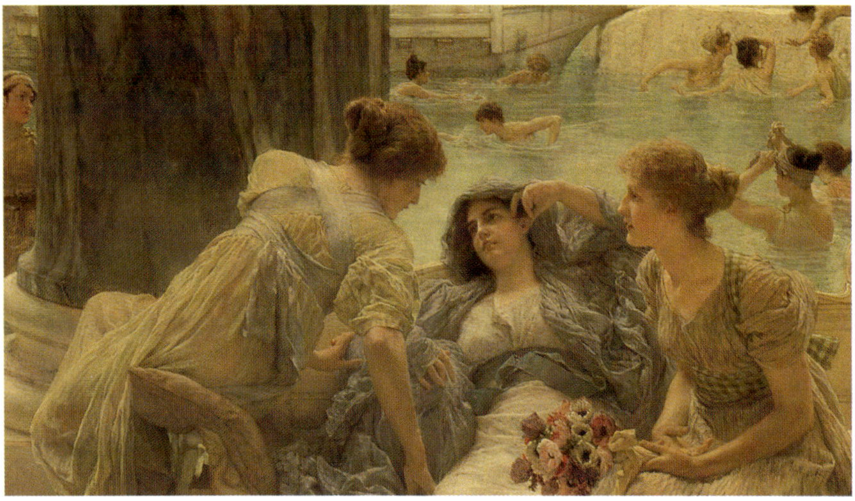

Die Heilkraft des Bades, besonders wenn es viele Mineralstoffe oder Kräuter enthält, war schon im Altertum bekannt. Ein belebendes oder medizinisches Bad war häufig nicht Einzeltherapie, sondern Anlaß zu Geselligkeit. Der in Frankreich geborene römische Kaiser Caracalla (176 bis 217 n. Chr.) ließ in Rom einige berühmte Bäder errichten. Hier ist eines in schwelgerisch-romantisches Licht getaucht, so wie sich Sir Lawrence Alma-Tadema (1836–1912), ein Künstler des späten 19. Jahrhunderts, die antike Welt Griechenlands und Roms vorstellte.

Arzneien zur äußerlichen Anwendung

Da der Körper in der Lage ist, pflanzliche Wirkstoffe durch die Haut aufzunehmen, wurde eine breite Palette von Methoden und Rezepten entwickelt, die sich diesen Umstand zunutze machen. Spülungen und Zäpfchen gelten zum Beispiel traditionell als äußerliche Mittel, auch wenn man sie als innerliche Anwendungen betrachten kann.

Wassertherapie

• **Bäder** Die beste und angenehmste Art, Heilkräuter durch die Haut aufzunehmen, ist ein Vollbad, dem man 500 ml Aufguß oder Abkochung zusetzt. Statt dessen können sie auch ein Fuß- oder Handbad nehmen, wobei Sie die Präparate unverdünnt verwenden.

Alle äußerlich anzuwendenden Kräuter kann man zum Baden benutzen. Es gibt viele verschiedene Pflanzen, die man einzeln oder kombiniert für Bäder mit unterschiedlichen Eigenschaften verwendet. Für ein Bad, das ruhigen, erholsamen Schlaf bringen soll, setzen sie dem Badewasser einen Aufguß aus *Baldrian, Lindenblüten* oder *Hopfen* zu.

Für Kinder mit Schlafschwierigkeiten oder zahnende Säuglinge versuchen Sie es mit *Kamille* oder *Lindenblüten,* da die eben erwähnten Kräuter zu stark wirken könnten.

Bei Fieber oder zur Anregung des Kreislaufs empfehlen sich stimulierende und schweißtreibende Kräuter wie *Cayennepfeffer, Wasserhanf, Ingwer* oder *Schafgarbe.*

Das sind nur einige von vielen Möglichkeiten. Probieren Sie auch eigene Ideen aus.

Anregungen finden Sie in Büchern über Aromatherapie, einem Heilverfahren, das sich auf die äußerliche Anwendung von Kräutern in Form ätherischer Öle gründet. Ein paar Tropfen solcher Öle können Sie in Ihr Bad geben.

Statt vorher einen Kräuteraufguß herzustellen, kann man eine Handvoll Kräuter in einen Mullbeutel wickeln und diesen direkt unter den Heißwasserhahn hängen.

• **Spülungen** Eine andere Methode der äußerlichen Kräuteranwendung ist eine Spülung, bei der Kräuter in die Scheide eingeführt werden. Für jede Scheidenspülung sollte man einen neuen Aufguß herstellen. Lassen Sie die Flüssigkeit so weit abkühlen, daß sie für den Körper angenehm ist. Füllen Sie damit einen Applikator, und führen Sie diesen in die Scheide ein, so daß sie von innen gespült wird. Da die Flüssigkeit aus der Vagina herausläuft, setzen Sie sich bei der Spülung am besten auf die Toilette. Sie brauchen die Flüssigkeit nicht zurückzuhalten.

In den meisten Fällen empfiehlt es sich, die Flüssigkeit einige Zeit dreimal täglich unverdünnt anzuwenden. Sollte durch die Spülungen (mit den geeigneten innerlich anzuwendenden Arzneien) allerdings nicht innerhalb von drei bis sieben Tagen eine Besserung der Scheideninfektion eintreten, suchen Sie am besten einen Arzt auf.

Äusserliche Therapie

• **Salben** sind halbfeste Präparate zum Auftragen auf die Haut. Je nach Verwendungszweck kann man Salben auf vielerlei Art herstellen; sie können von der Textur her von sehr fett bis dick pastös variieren, je nach verwendeter Grundlage und Mischung.

Jede Heilpflanze läßt sich zu Salbe verarbeiten, doch *Arnika, Vogelmiere, Beinwell, Gurke, Holunderblüte, Kanadische Gelbwurzel, Großer Wegerich, Frauenmantel, Ringelblume, Eibischwurzel, Flatterulmenrinde, Sumpfziest* und *Schafgarbe* eignen sich besonders gut für äußerlich anzuwendende Arzneimischungen.

Beachten Sie, daß man *Arnika* nicht auf offene Wunden auftragen sollte. Die Verwendung einzelner Kräuter entnehmen Sie dem Pflanzenverzeichnis.

Am einfachsten ist Salbe auf Vaselinegrundlage herzustellen. Sie hat zwar den Nachteil, anorganisch zu sein, bietet andererseits aber auch Vorteile. Vaseline ist leicht zu verarbeiten, außerdem zieht sie nicht in die Haut ein, eignet sich also für die Erkältungssalbe, die später beschrieben wird. Hier dient die Vaseline lediglich als Träger für ätherische Öle, die so verdunsten und in die Nasenhöhlen gelangen, ohne in die Haut einzudringen.

Nach dem Grundrezept für Salbe auf Vaselinebasis läßt man zwei Eßlöffel einer Heilpflanze in 200 g Vaseline etwa zehn Minuten köcheln. Dafür kommen einzelne Pflanzen oder eine Mischung aus frischen oder getrockneten Wurzeln, Blättern oder Blüten in Frage.

In den älteren Salbenrezepten verwendet man statt Vaseline eine Kombination aus verschiedenen Ölen, die als Träger für Arzneien dient und das Einziehen in die Haut erleichtert. Außerdem sorgt das Öl für die gewünschte Konsistenz.

Das folgende Beispiel ist das Rezept für »Unguentum Simplex«, eine einfache Salbe aus der *British Pharmacopoeia* von 1867:

60 g weißes Wachs
90 g Schmalz
90 ml Mandelöl

»Man schmelze Wachs und Schmalz mittels Öl in einem Wasserbad, entferne es von der Feuerstelle nach dem Schmelzen, füge Mandelöl hinzu und rühre, bis es abgekühlt ist.«

Ringelblumensalbe

Dies ist ein Rezept für Ringelblumensalbe, das sich ausgezeichnet für Schnittwunden, wunde Stellen und kleine Verbrennungen eignet. Dazu nehmen Sie 60 g (oder eine Handvoll) frisch gepflückte Ringelblumen, fügen 200 g zerlassene Vaseline hinzu und bringen die Mischung zum Kochen. Etwa zehn Minuten bei sehr schwacher Hitze köcheln lassen und gut umrühren. Dann durch ein dünnes Mulltuch passieren und die ganze Flüssigkeit aus den Blumen herausdrücken. Flüssigkeit in ein Gefäß gießen und nach dem Abkühlen verschließen.

Grundrezept für eine Salbe

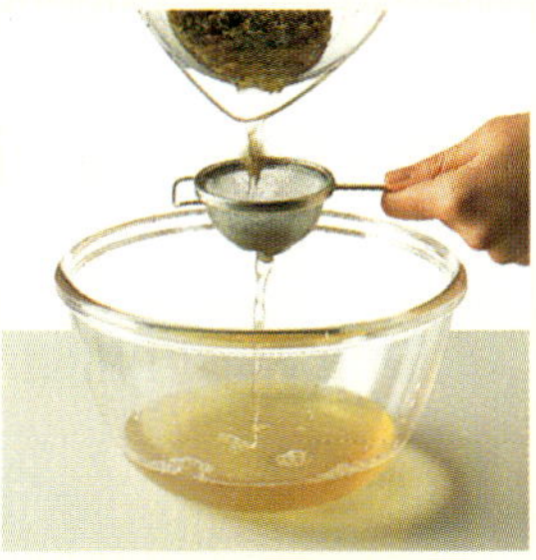

1 500 ml des Extrakts (Aufguß oder Abkochung) herstellen, Flüssigkeit zur Verwendung in 4 abseihen.

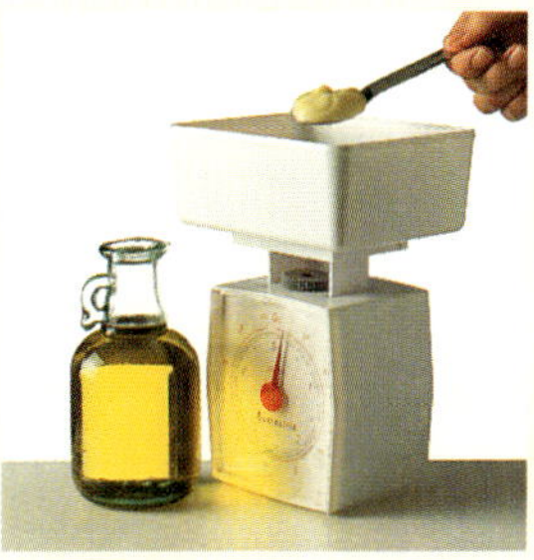

2 Fett und Öl für Salbenbasis abmessen.

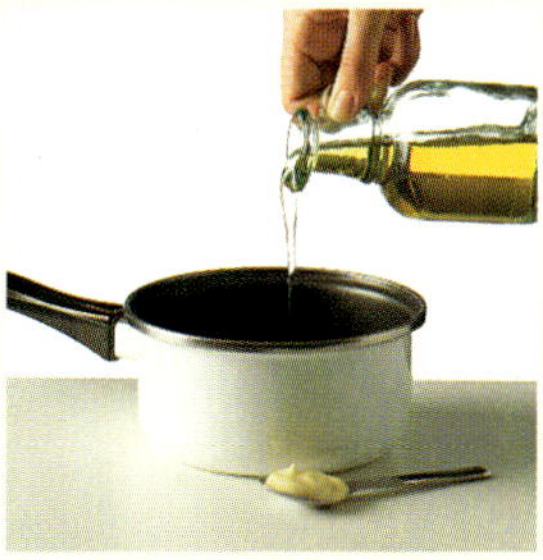

3 90 ml Oliven- oder Mandelöl in den Topf gießen. Fett und Öl verrühren.

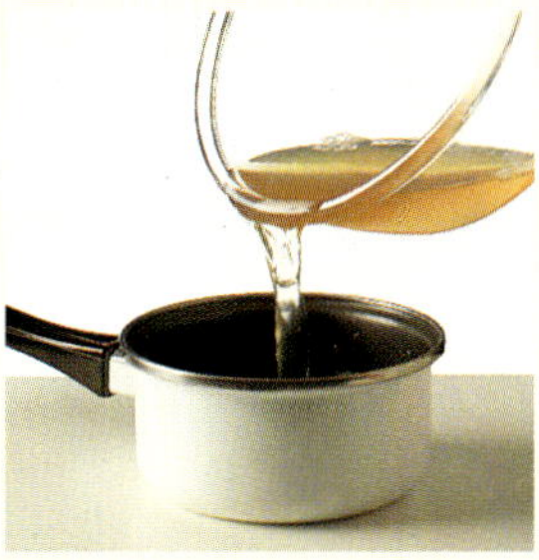

4 Kräuterextrakt beigeben und unterrühren.

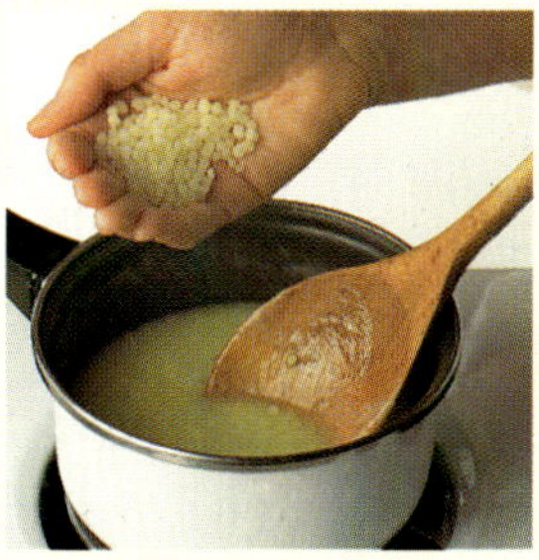

5 Köcheln lassen, bis das Wasser verdunstet und sich der Extrakt mit dem Öl verbindet. Um Anbrennen zu verhindern, kann man den Topf ins Wasserbad stellen. Die Mischung darf nicht zu heiß werden. Der kritische Punkt ist erreicht, wenn das Wasser verdunstet ist und nicht mehr blubbert. Jetzt kann man zusätzliche Verdickungsmittel (wie Bienenwachs) zugeben und bei schwacher Hitze und unter ständigem Rühren in der Grundmischung schmelzen.

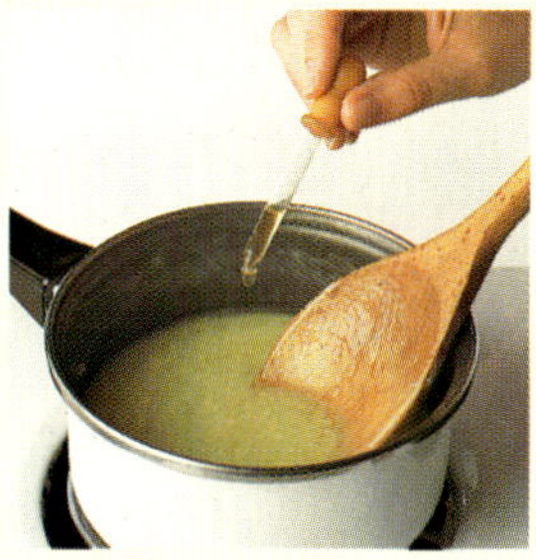

6 Bei leicht verderblichen Basen (wie Schmalz) einen Tropfen Benzoetinktur auf je 30 g Basis zugeben.

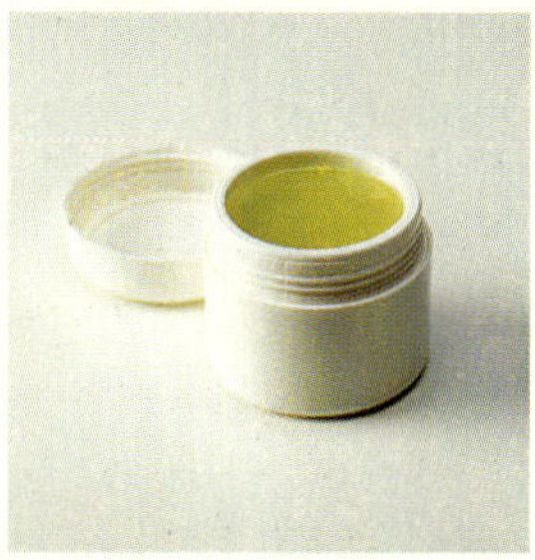

7 Mischung in ein Gefäß füllen.

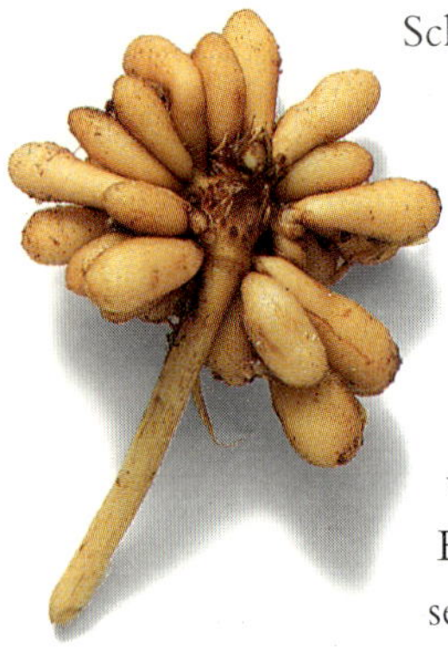

Ranunculus ficaria, Scharbockskraut, *ist ein wirksames Hämorrhoidenmittel.*

In diesem Grundrezept sind es das Schmalz und Mandelöl, die der Haut die Aufnahme der Arzneien erleichtern. Statt dieser Träger könnten Sie auch Lanolin, Kakaobutter, Weizenkeim- oder Olivenöl und Vitamin E verwenden. Das Wachs dickt das Endprodukt ein, und um diesen Effekt zu erreichen, verwendet man auch Lanolin, Kakaobutter oder eben Bienenwachs, je nachdem, welche Konsistenz die Salbe haben soll.

• **Zäpfchen** sollen das Einführen von Arzneien in die Körperöffnungen erleichtern. Man kann sie zwar so formen, daß sie auch in Nase oder Ohren passen, doch nimmt man sie meist für Beschwerden im Enddarm oder Scheidenbereich. Sie dienen als Träger für alle Heilpflanzen, die dafür in Frage kommen. Es gibt drei allgemeine Kategorien: erstens Arzneipflanzen, die die Schleimhäute beruhigen, wie Wurzeln und Blätter vom *Beinwell,* Wurzeln vom *Echten Eibisch* und von der *Kanadischen Gelbwurzel* und die Rinde der *Flatterulme.*

Zweitens adstringierende oder zusammenziehende Pflanzen, die die Ausscheidungen reduzieren oder Hämorrhoiden lindern helfen, wie das *Große Immergrün, Scharbockskraut, Hamamelis* und der *Krause Ampfer.*

Und drittens Mittel zur Anregung der Peristaltik, der Darmbewegung, um chronischer Verstopfung entgegenzuwirken, also Abführmittel. In jeder dieser drei Kategorien ist es ratsam, ein Mikrobizid beizufügen, unabhängig von der verwendeten Pflanzenkombination.

Bei den Salben kann man verschiedene Grundlagen wählen, wobei man bedenken sollte, daß sie einerseits zum Einführen hart genug sein müssen, sich andererseits aber auch bei Körpertemperatur auflösen sollten, um die in ihnen enthaltenen Arzneien freizusetzen. Die Pflanzen sollten gleichmäßig in der Basis verteilt sein; das ist dann besonders wichtig, aber auch am einfachsten, wenn man sie in Pulverform verwendet. Die Art des Zäpfchens hängt davon ab, ob die Arznei ins Körperinnere gelangen soll oder nicht.

• **Kompressen** Mit einer Kompresse läßt sich ein Arzneimittel, das den Heilungsprozeß beschleunigen soll, bequem auf die Haut bringen. Für eine Kompresse nehmen Sie ein sauberes Tuch aus Leinen, Mull, Watte oder Baumwolle und tränken es in einem heißen Aufguß oder einer Abkochung. Das Tuch legen Sie dann möglichst heiß auf die betroffene Stelle. Da Wäme die Wirkung der Heilpflanzen intensiviert, wechseln Sie die Kompresse, wenn sie abgekühlt ist. Oder Sie legen zuerst Plastik oder ein Wachstuch und dann eine Wärmflasche darauf, die nach Bedarf frisch gefüllt wird. Alle Kräuter zur Wundheilung eignen sich für Kompressen.

• **Breiumschläge** wirken ähnlich wie Kompressen, doch statt eines Flüssigextrakts verwendet man das feste Pflanzenmaterial.

Grundrezept für Zäpfchen

Einfache Zäpfchen stellt man aus einer Mischung feingemahlener Heilpflanzen und einer guten Basis wie Kakaobutter her, die man wie nachstehend beschrieben formt. Eine kompliziertere Methode ist erforderlich, wenn man verhindern will, daß die Pflanzenbestandteile in den Körper gelangen. Am besten verwendet man dafür Gelatine und Glyzerin und entweder einen Aufguß, eine Abkochung oder eine Tinktur im folgenden Mischungsverhältnis:

Gelatine	10 Teile
Wasser (oder Aufguß, Abkochung, Tinktur)	40 Teile
Glyzerin	15 Teile

Gelatine einige Zeit im Material auf Wasserbasis einweichen. Mischung vorsichtig erwärmen, bis sich die Gelatine auflöst. Glyzerin hinzufügen und die ganze Mischung in einem Wasserbad erhitzen, so daß das Wasser verdunstet. Die endgültige Konsistenz hängt davon ab, wieviel Wasser verdunstet. Je mehr Wasser verdampft, desto fester wird die Masse.

Am leichtesten läßt sich diese Mischung mit Alufolie in eine beliebige Form bringen. Für ein 2,5 cm langes Zäpfchen eignet sich am besten die Zeppelinform.

Die geschmolzene Basis in die Form gießen und abkühlen lassen; sie hält sich einige Zeit im Kühlschrank, obwohl man sie am besten unmittelbar vor Gebrauch herstellt.

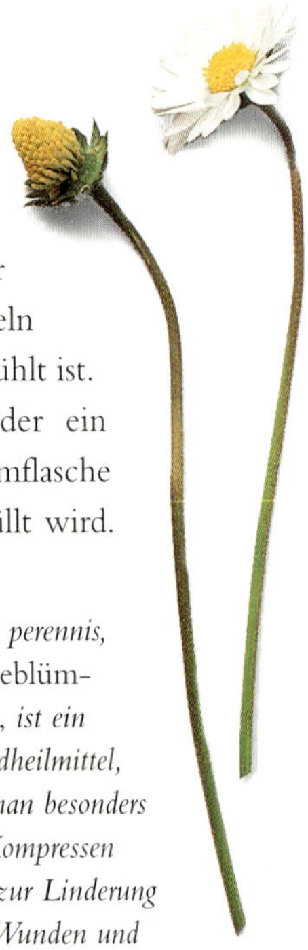

Bellis perennis, Gänseblümchen, *ist ein Wundheilmittel, das man besonders für Kompressen und zur Linderung von Wunden und Prellungen verwendet.*

Man kann dafür frische oder getrocknete Kräuter nehmen. Mit der frischen Pflanze tragen Sie die zerquetschten Blätter oder das Wurzelmaterial entweder direkt auf die Haut auf oder legen es zwischen dünnen Verbandmull. Getrocknete Kräuter müssen mittels heißem Wasser oder Apfelessig zu einer Paste verarbeitet werden, bis sie die richtige Konsistenz haben. Um den Breiumschlag warm zu halten, können Sie wie bei der Kompresse verfahren und eine Wärmflasche darauflegen.

Wenn Sie die Heilpflanze unmittelbar auf die Haut legen, empfiehlt es sich, die Haut zur Schonung zuerst mit wenig Öl einzureiben. Der Umschlag läßt sich dann auch leichter entfernen.

Breiumschläge lassen sich aus wärmenden und stimulierenden Heilpflanzen, Adstringenzien und auch aus Emollienzien herstellen. Letztere sind Demulzenzien, die die Haut beruhigen und weich machen, wie *Beinwellwurzel, Leinsamen, Eibischwurzel, Haferschleim, Quittensamen* und *Flatterulmenrinde.*

Breiumschläge legt man auf, um Eiter aus der Haut zu ziehen; es gibt eine Menge alter Rezepte dafür. Manche verwenden Kohl, der ausgezeichnet ist, andere Brot und Milch, manche sogar Seife und Zucker.

• **Linimente** haben eine spezielle Zusammensetzung, damit sie mühelos in die Haut einziehen, da man sie bei Massagen verwendet, die Muskeln und Bänder entspannen und beleben sollen. Man darf sie nur äußerlich anwenden, nie innerlich. Um die Pflanzenstoffe auf Muskeln und Bänder einwirken lassen zu können, bestehen Linimente meist aus einem Gemisch von Pflanzen und Alkohol, gelegentlich auch aus Apfelessig, manchmal unter Zugabe von Pflanzenölen. Die Hauptzutat eines Liniments ist meist *Cayennepfeffer*, den man mit *Lobelien* oder anderen Heilpflanzen kombiniert.

Altmodisches Liniment

Das nachstehende Liniment beschreibt Jehtro Kloss in seinem Buch *Back to Eden* (Zurück ins Paradies):
»Man mische 60 g *Myrrhepulver*, 30 g *Kanadische Gelbwurzel*, 15 g *Cayennepfeffer* und einen Liter Franzbranntwein und lasse ihn sieben Tage ziehen; täglich tüchtig schütteln, in Flaschen abfüllen, zukorken. Zur Not geht es auch ohne die *Kanadische Gelbwurzel.*« Ein anderes wunderbares Liniment, das wärmt und dabei die Muskeln entspannt, erhält man zu gleichen Teilen aus *Lobelie* und *Gemeinem Schneeball* mit einer Prise *Cayennepfeffer.* Daraus stellt man nach dem Grundrezept eine Tinktur oder ein Liniment her.

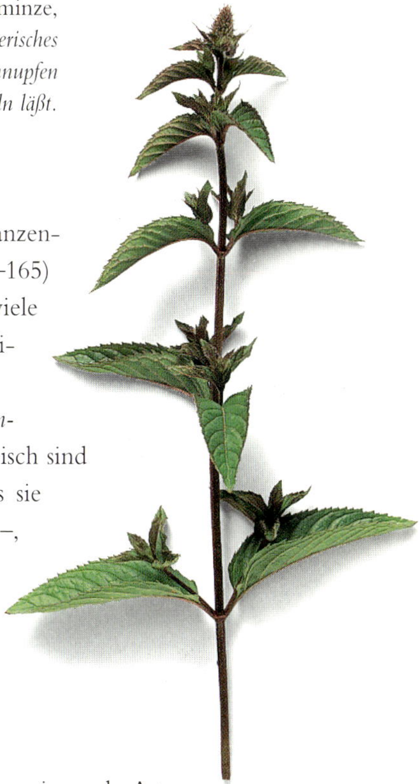

Mentha x piperita, Pfefferminze, *liefert ein aromatisches ätherisches Öl, mit dem sich Schnupfen behandeln läßt.*

• **Öle** Wie Sie im Pflanzenverzeichnis (Seite 51–165) nachlesen können, sind viele Pflanzen reich an ätherischen Ölen. Es gibt Kräuter wie die *Pfefferminze*, bei der die Öle ätherisch sind und stark durften – was sie zur Aromapflanze macht –, und es sind andere Heilkräuter bekannt, deren Öle nicht besonders aromatisch sind, wie etwa das *Johanniskraut.*

Pflanzenöle kann man, je nach Art der Extraktion, auf zweierlei Weise verwenden. Zuerst gibt es die reinen ätherischen Öle, die man durch ein kompliziertes und schonendes Destillationsverfahren aus der Pflanze gewinnt. Darauf verstehen sich nur Experten. Diese Öle bezieht man am besten aus einschlägigen Bezugsquellen, die sie als Basisöle für die Aromatherapie destillieren und darauf achten, daß sie möglichst rein sind.

Die zweite Art der Ölextraktion ist viel einfacher und ähnelt der Methode des Kaltauszugs. Statt in Wasser legt man das Pflanze in Öl, wobei das ätherische Öl in der Ölbasis erhalten bleibt.

Am besten nimmt man reine Pflanzenöle wie Oliven-, Sonnenblumen- oder Mandelöl; aber auch hochwertige kaltgepreßte Pflanzenöle sind anderen Speiseölen vorzuziehen.

Um ein Pflanzenöl herzustellen, hacken Sie die Pflanze zuerst klein, bedecken sie mit Öl und legen sie in ein durchsichtiges Glasgefäß. Stellen Sie dies in die Sonne, oder lassen Sie es zwei bis drei Wochen an einem warmen Ort stehen. Schütteln Sie den Behälter täglich. Dann die Flüssigkeit in ein dunkles Glas filtern und das extrahierte Öl aufbewahren.

Ein typisches und sehr wohltuendes Beispiel für ein solches Öl ist das rote Johanniskrautöl, das man äußerlich für Massagen, zur Linderung eines Sonnenbrands und als Wundheilmittel verwendet. In sehr geringer Dosierung lindert die Einnahme auch Magenschmerzen.

(Das Rezept finden Sie auf Seite 104.)

Die Chemie der Heilpflanzen

Pflanzen enthalten eine große Bandbreite von chemischen Stoffen, Wasser und anorganischen Salzen, Zukker und Kohlenhydraten bis hin zu hochkomplexen Proteinen und Alkaloiden. Wir konzentrieren uns hier auf die Rolle, die diese Substanzen spielen – nicht in der Pflanze selbst, sondern im Körper. Wir werden uns hauptsächlich mit den Gruppen befassen, die eine medizinische Wirkung haben, aber auch mit solchen, die wichtige Gemüsepflanzen sind und so den Körper beeinflussen.

Außerdem werden wir die Pflanzenpharmakologie betrachten, mit einem kurzen Blick auf die verschiedenen Gruppierungen, denen sich die zahlreichen Inhaltsstoffe zuordnen lassen, und uns dann deren Funktion zuwenden sowie einige Beispiele nennen. Auf diese Gruppierungen kommen wir im Buch immer wieder zurück, ebenso auf die entsprechenden Inhaltsstoffe, die, soweit sie bekannt sind, im Pflanzenverzeichnis stehen. Dieser Teil befaßt sich vor allem mit der Struktur der Inhaltsstoffe jener Gruppen. Über die Funktionen können Sie im Teil über die Wirkung der Heilpflanzen (Seite 36–39) nachlesen.

Kenntnisse in Pflanzenpharmakologie sind für einen Naturheilkundigen nicht unbedingt notwendig, aber sie tragen zum Verständnis der Pflanzen bei.

Pflanzensäuren

Schwache organische Säuren finden sich überall im Pflanzenreich. Ein typisches Beispiel ist die Zitronensäure in Zitrusfrüchten, wie etwa der Zitrone.

Die organischen Säuren unterteilen sich in solche, die auf einer Kohlenstoffkette basieren, und jene, die einen Kohlenstoffring in ihrem Gerüst haben, doch allen ist eine -COOH-Gruppe gemeinsam.

> **HINWEIS**
>
> Die abgebildeten Modelle stellen Verbindungen von Kohlenstoff- (blau), Sauerstoff- (rot) und Wasserstoffmolekülen (gelb) dar.

Die Kettensäuren (auch aliphatische Säuren genannt) reichen von der einfachen Ameisensäure, die wir bei der Berührung von *Brennesseln* spüren, bis zu den komplexeren wie der Zitronen- und der Valeriansäure, die in der Allopathie verwendet werden.

Die Ringsäuren (aromatische Säuren) stellen eine wichtige pharmakologische Gruppe dar. Die einfachste aromatische Säure, die Benzoesäure, findet sich in vielen Harzen und Balsamarten wie Fieberstrauch, *Tolubalsambaum,* Perubalsam sowie in Preiselbeeren. Man kann sie als Lotion oder Salbe verwenden sowie als wohltuendes Inhaliermittel für chronische Bronchialbeschwerden. Sie wirkt antiseptisch, antipyretisch und diuretisch. Friar's Balsam ist eine bekannte Benzoesäure.

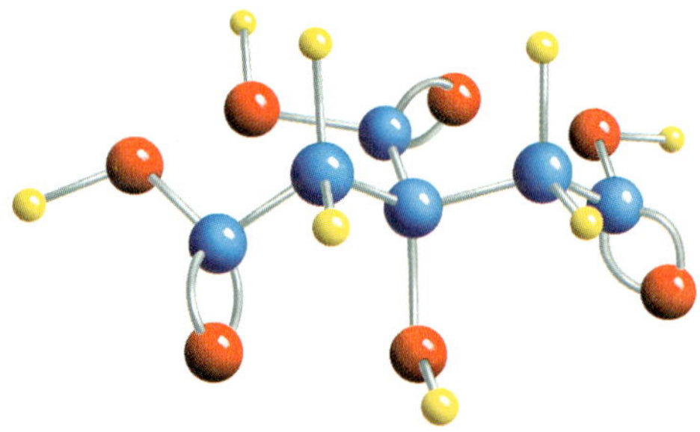

Die chemische Struktur von Zitronensäure, einer schwachen organischen Kette, die in Zitronen und vielen anderen Pflanzen vorkommt.

Alkohole

Alkohole finden sich in verschiedenen Formen in Pflanzen, oft als Inhaltsstoffe ätherischer Öle oder als Sterine, wie das Citral oder Geranial in Rosenöl und das Menthol in *Pfefferminzöl.* Andere häufig vorkommende Alkohole sind Wachse, Verbindungen von Alkohol und Fettsäuren, die in Pflanzen in der Beschichtung von Blättern und anderen Teilen zu finden sind. Das häufig verwendete Karnaubawachs gewinnt man zum Beispiel aus der Palme *Copernicia cerifera.*

Ätherische Öle

Die meisten ätherischen Öle basieren auf einfachen Molekülen, zum Beispiel Isopren oder Isopentan – die sich auf vielfältige Weise zu Terpenen verbinden und sich von den niedermolekularen Kohlenwasserstoffen ableiten. Manchmal bilden sie in leicht abgewandelter Form die ätherischen Öle.

Wir können ätherische Öle in der *Pfefferminze* oder dem *Thymian* finden, wo sich verschiedene Öle – manchmal bis zu fünfzig oder mehr – verbinden, um der Pflanze ihr eigentümliches Aroma zu verleihen. Je nach Verbindung kann der Duft variieren, auch innerhalb derselben Art und je nach Konzentration der Öle.

Durch die Extraktion dieser Öle gewinnt man die sogenannten ätherischen oder Duftöle, die man für Heilzwecke einsetzt, aber größtenteils auch für die Herstellung von Parfüm verwendet.

Die Palette aromatischer Öle ist sehr groß; sie haben alle einzigartige Eigenschaften, doch besitzen sie auch einige erwähnenswerte gemeinsame Wirkungsweisen.

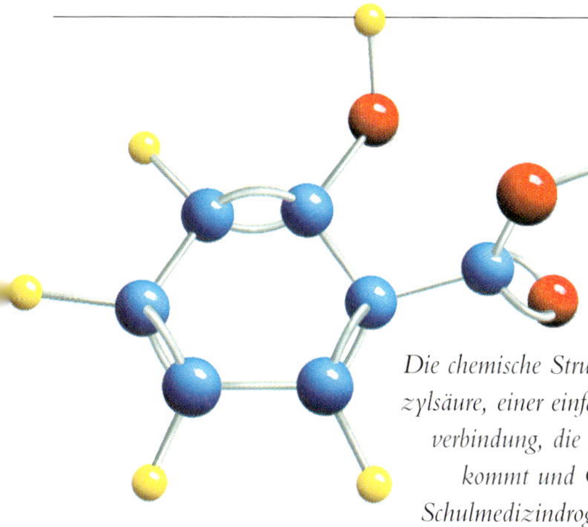

Die chemische Struktur der Salizylsäure, einer einfachen Phenolverbindung, die in Weide vorkommt und Grundlage der Schulmedizindroge Aspirin ist.

Alle aromatischen Öle sind antiseptisch, gute Beispiele dafür sind die Öle von *Eukalyptus, Knoblauch* und *Thymian.* Da die Öle sehr leicht im Körper transportiert und verteilt werden, wirken sie sowohl lokal als auch auf das ganze System. Ob eingenommen oder äußerlich angewendet, lassen sie sich sehr bald in den Harnwegen, der Lunge und den Bronchien sowie in Ausscheidungen wie Schweiß, Speichel, Tränen oder Scheidenflüssigkeit nachweisen.

Sie können sogar in die Muttermilch oder durch die Plazenta in den Fetus gelangen. Neben ihrer unmittelbar antiseptischen Wirkung regen sie auch die Produktion der weißen Blutkörperchen an und stärken so die natürlichen Abwehrkräfte des Körpers.

Die ätherischen Öle stimulieren das Gewebe, mit dem sie in Berührung kommen, was entweder zu leichten »Reizungen« führt (wie beim *Senföl*) oder zur Betäubung (wie bei Menthol und Kampfer). Sie fördern die Verdauung durch Stimulation der Dickdarmschleimhaut, wodurch ein Reflex ausgelöst wird, der die Magensaftproduktion anregt und ein Hungergefühl auslöst. Auch können sie helfen, Schmerzen zu lindern, indem sie die Peristaltik im unteren Darmbereich entspannen.

Die ätherischen Öle wirken auch auf das zentrale Nervensystem. Manche entspannen und beruhigen, wie *Kamille*, andere regen an, wie *Pfefferminze.* Alle führen zu innerer Gelöstheit und Wohlbefinden und bauen so Spannungen und Verstimmungen ab. Bei der äußerlichen Anwendung aromatischer Öle liegt ein Teil des Effekts an der

Die chemische Struktur des Menthols, alkoholischer Bestandteil des ätherischen Öls, das in Pfefferminze enthalten ist.

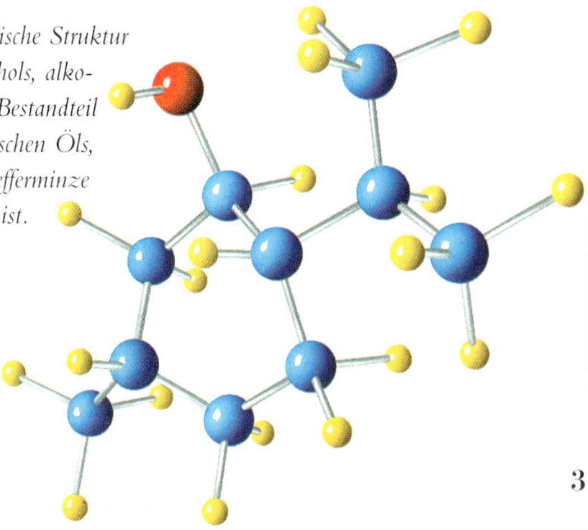

Einwirkung auf die Nase, da die Riechnerven Duftmoleküle aufnehmen und ans Gehirn weiterleiten, wo eine Reaktion erfolgt.

Da ätherische Öle sich sehr leicht verflüchtigen, muß man Pflanzen, die diese Öle enthalten, in gut verschlossenen Behältern aufbewahren.

Kohlenhydrate

Eine ganze Reihe von Kohlenhydraten sind in Pflanzen enthalten, entweder in Form von Zucker, wie in Glykose und Fruktose, oder als Stärke, wo sie als Hauptenergiespeicher dienen. Sie kommen auch in der komplexeren Form der Zellulose, dem inneren Pflanzengerüst, vor.

Die großen Polysaccharide, wie zum Beispiel die Zellulose, sind in der Lage, sich auch mit anderen chemischen Substanzen – unter anderem zu Pektin – zu verbinden, das man vor allem in Äpfeln oder Meeralgen findet, wie

Die chemische Struktur von Glukose, der bekannten Form des Zuckers, wie sie in Pflanzen vorkommt.

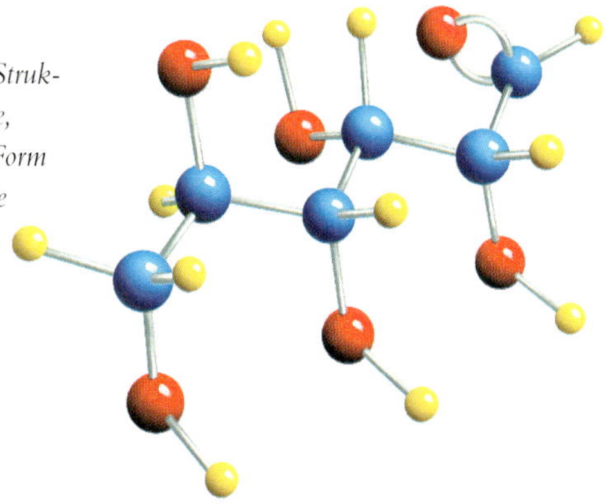

Algin, das Agar-Agar oder das Karrageen im *Irländischen Moos.* Es handelt sich durchweg um sehr zähflüssige Demulzenzien, aus denen man Gelatine herstellt.

Harze und Schleime – sie bestehen aus sehr komplexen Kohlenhydraten – sind in manchen beruhigenden und heilkräftigen Pflanzen enthalten, wie in *Huflattich, Wegerich* und *Echtem Eibisch.* Sie wirken entspannend auf die Darmschleimhaut, lösen einen Reflex aus, der durch die Spinalnerven zu den entwicklungsgeschichtlich verwandten Bereichen – wie etwa der Lunge und den Harnwegen – läuft.

Auf diese Weise wirken Schleime zweifach: Sie sind im gesamten Magen-Darm-Bereich reiz- und entzündungshemmend, mindern die Empfindlichkeit gegenüber Magensäure, verhindern Durchfall und reduzieren die Peristaltik; sie wirken auch durch einen Reflex auf die Atemwege, bauen Spannung ab, lindern Husten und erhöhen die Ausscheidung von wäßrigem Schleim.

Phenolmasse

Phenol ist ein Grundbaustein vieler wichtiger Pflanzeninhaltsstoffe. Phenolmasse kann einfach aufgebaut sein oder aus einer komplexen Verbindung einer Reihe niederer Moleküle bestehen. Eins der einfachen Phenole ist Salizylsäure, die sich oft in Verbindung mit Zucker findet und dann ein Glykosid bildet, wie es in *Weide, Gemeinem Schneeball, Teeheide* und *Mädesüß* vorkommt. Diese chemische Substanz hat antseptische, schmerzstillende und entzündungshemmende Eigenschaften und wird in der Allopathie in Form von Azetylsalizylsäure, besser bekannt als Aspirin, verwendet. Eugenol, das schmerzstillende Öl in *Gewürznelken* und Thymol aus dem *Thymianöl* haben beide ähnliche Wirkung wie Salizylsäure. Ein Teil der antiseptischen Wirkung von *Bärentraube* auf das Harnsystem läßt sich aus der Anwesenheit des Phenol-Hydrochinons erklären.

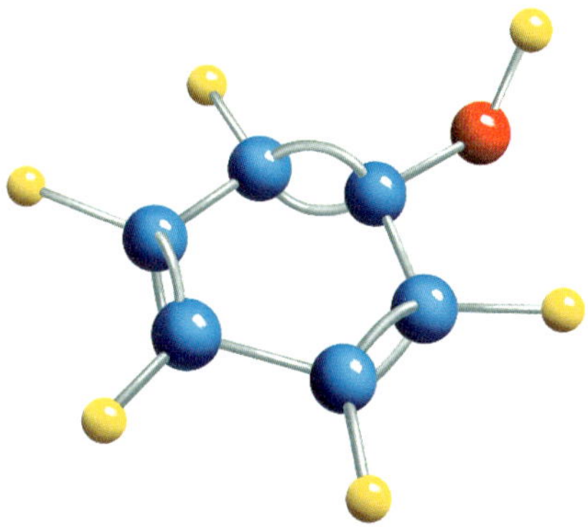

Die chemische Struktur von Phenol, einem einfachen chemischen Baustein, der leicht Verbindungen eingeht. Phenole haben schmerzlindernde Eigenschaften.

TANNINE

Diese Gerbstoffe in den Pflanzen wirken astringierend. Sie beeinflussen Proteine und andere chemische Substanzen und bilden eine Schutzschicht auf Haut und Schleimhäuten. Sie ziehen das Darmgewebe zusammen und lindern Durchfall und innere Blutungen. Äußerlich angewendet sind sie hilfreich bei der Behandlung von Verbrennungen, zum Schließen von Wunden und zur Entzündungshemmung. Tannine kann man bei Entzündungen der Augen (Bindehautentzündung), des Mundes, der Scheide, des Gebärmutterhalses und des Enddarms einsetzen.

CUMARINE

Der betörende Duft frischen Heus ist auf die chemische Gruppe der Cumarine zurückzuführen. Natürlich enthält nicht nur Gras diese wunderbar aromatischen Inhaltsstoffe; *Waldmeister* ist ein weiteres Beispiel. Cumarin selbst hat nur begrenzte Wirkung auf den Körper, doch eines seiner Abkömmlinge, Dicumarol, ist ein starkes Mittel, das die Blutgerinnung hemmt. In der Allopathie hat man die Cumarine als Grundlage für Warfarin genutzt, ein gerinnungshemmendes Mittel, das man in hohen Dosen als Rattengift und in kleiner Dosis zur Vorbeugung gegen Thrombose einsetzt.

ANTHRACHINONE

Pflanzen, die Anthrachinone enthalten, sind als stark wirksame Abführ- und gute natürliche Färbemittel bekannt. Sie erscheinen meist in Form von Glykosiden (in einer chemischen Verbindung mit einem Zucker) und finden sich beispielsweise in *Rhabarber, Krausem Ampfer, Senna, Purgier-Kreuzdorn* und *Aloe*. Sie wirken, indem sie den Darm etwa acht bis zwölf Stunden nach der Einnahme sanft stimulieren und die Peristaltik des Darms anregen; das geht jedoch nur, wenn natürliche Gallenflüssigkeit vorhanden ist. Da es durch eine Überreizung der Darmwand zu Koliken kommen kann, gibt man sie oft zusammen mit einem Karminativum.

FLAVONE UND FLAVONOIDE GLYKOSIDE

Zu den am häufigsten vorkommenden Pflanzeninhaltsstoffen gehören die Flavone und die flavonoiden Glykoside; sie werden im Pflanzenverzeichnis häufig erwähnt. Es ist bekannt, daß sie eine Breitbandwirkung haben, vom krampflösenden und harntreibenden bis zum Kreislauf- und Herzmittel. Einige, wie zum Beispiel Rutin, Hespiridin und das Bioflavonoid Vitamin P, vermindern die Kapillardurchlässigkeit und -brüchigkeit und werden zur Stärkung des Kreislaufsystems und zur Senkung des Blutdrucks eingesetzt. *Buchweizen* zum Beispiel eignet sich gut zur Bekämpfung derartiger Beschwerden. Die Bioflavonoide spielen auch eine wichtige Rolle bei der Absorption von Vitamin C und kommen in der Natur immer dort vor, wo auch Vitamin C vorhanden ist. Ein anderes Flavonoid, das in der *Mariendistel* zu finden ist, wirkt leberstärkend.

SAPONINE

Die Saponine haben die Aufmerksamkeit der Pharmazeuten auf sich gezogen, da man sie zur synthetischen Herstellung sowohl von Kortison – ein stark entzündungshemmendes Medikament – als auch von Sexualhormonen verwenden kann. Während die Saponine in Heil-

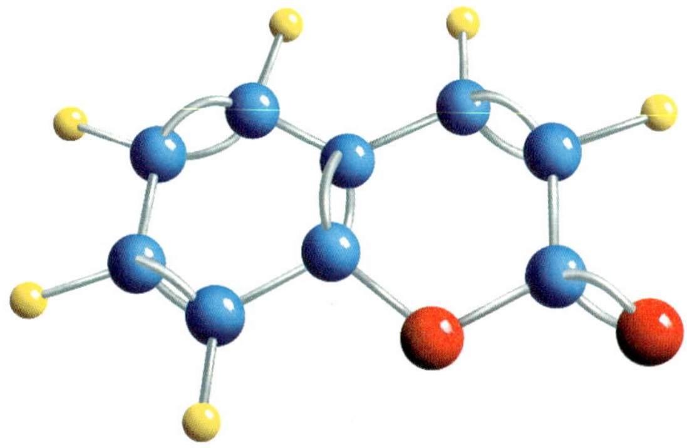

Die chemische Struktur von Cumarin, einer stark aromatischen und gerinnungshemmenden chemischen Substanz.

pflanzen nicht die gleiche Wirkung haben, kann der Körper sie als Rohmaterial benutzen, um entsprechende chemische Stoffe zu produzieren. Um die Ähnlichkeit zwischen einem natürlichen Saponin und den stärkeren synthetisch hergestellten Arzneimitteln aufzuzeigen, können wir Kortison mit Diosgenin aus der *Yamswurzel* vergleichen und feststellen, daß sie sich in der Tat sehr ähneln.

Typisch entzündungshemmende Arzneipflanzen, die Saponine enthalten, sind unter anderem *Goldrute, Vogelmiere, Braunwurz* und *Yamswurzel.*

Wichtig ist auch die auswurffördernde (expektorierende) Wirkung der Saponine, weil sie einen Reflex im oberen Verdauungstrakt auslösen. Expektoranzien kommen in Arzneipflanzen wie *Primel, Wollblume, Veilchen* und *Gänseblümchen* vor.

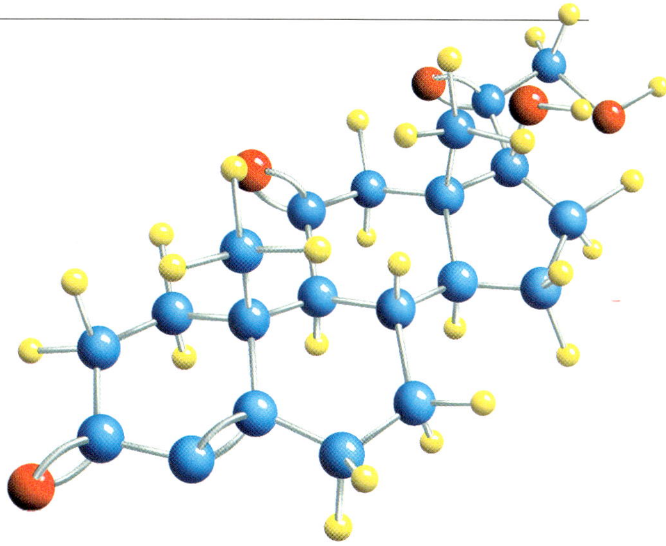

Die chemische Struktur von Kortison, einer entzündungshemmenden Droge der Schulmedizin auf der Basis von Saponinen, natürlich vorkommenden Pflanzeninhaltsstoffen.

Herzwirksame Glykoside

Sehr ähnlich den Saponinen sind die Herzglykoside. Seit man sie 1785 im Fingerhut entdeckte, waren sie Gegenstand intensiver Forschung, denn die Mediziner erkannten, daß man mit diesen Glykosiden Herzschwäche kompensieren kann.

Die Herzglykoside bilden sich durch eine Verbindung aus einem Zucker und einem Steroidaglykon. Die Hauptwirkung ist durch die Form und Struktur des Aglykons festgelegt, aber es ist der Zucker, der die Bioverfügbarkeit des aktiven Aglykons bestimmt.

Viele Blühpflanzen enthalten Herzglykoside. Die bekanntesten sind Fingerhut, *Maiglöckchen, Meerzwiebel* und die *Strophantus*-Familie. In der Pflanzenmedizin zieht man das *Maiglöckchen* dem Fingerhut vor, da letzterer potentiell giftig ist, während sich durch das nicht minder wirksame *Maiglöckchen* keine toxischen Stoffe im Körper ansammeln.

Therapeutisch gesehen haben die Herzglykoside die unglaubliche Fähigkeit, den Herzschlag ohne erhöhten Sauerstoffbedarf des Herzmuskels zu stärken. Sie können also die Herzfunktion verbessern und gleichzeitig übermäßiges Herzklopfen regulieren, ohne das Organ zu strapazieren.

Bitterstoffe

Die Bitterstoffe stellen eine Gruppierung von chemischen Substanzen dar, die überaus bitter schmecken. Chemisch zeigen sie eine große Verschiedenheit der Struktur. Die meisten Bitterstoffe zählen zu den Iridoiden, manche zu den Terpenen (siehe den Teil über ätherische Öle) und einige zu anderen Gruppen.

Die Bitterstoffe haben nachweislich wertvolle Heilkräfte. Durch einen Reflex der Geschmacksknospen regen sie die Sekretion aller Verdauungssäfte und die Ausscheidungen der Leber an. Auf den Wert dieser Wirkungen wird an anderer Stelle im Buch Bezug genommen, vor allem im Teil über das Verdauungssystem. Viel pharmazeutische Forschung dreht sich im Augenblick um diese Bitterstoffe, da sie häufig antibiotisch sind und Pilze, ja sogar Tumoren bekämpfen.

Der bittere Geschmack, den diese Stoffe den Pflanzen verleihen, trägt in den meisten Fällen zur Heilwirkung der Arznei bei. Diese wertvolle heilende Eigenschaft finden wir unter anderem in Beruhigungsmitteln wie *Hopfen* und *Baldrian,* Hustenmitteln wie *Andorn,* Entzündungshemmern wie *Magenklee* und *Teufelskralle* sowie dem Wundheilmittel *Ringelblume.*

Alkaloide

Die Alkaloide sind vielleicht die stärkste Gruppe von Pflanzeninhaltsstoffen, die Einfluß auf Körper und Geist des Menschen nehmen. Dazu gehören das Halluzinogen Meskalin am einen Ende der Skala und das todbringende Gift Brucin am anderen. Es gibt Alkaloide, die auf Leber, Nerven, Lunge und Verdauungsapparat wirken. Viele Heilpflanzen, die der Naturheilkundige besonders schätzt, enthalten diese starken chemischen Stoffe.

Allerdings scheinen sie innerhalb der Pflanzen selbst keine wichtige Funktion zu haben, außer daß sie möglicherweise überschüssigen Stickstoff speichern. Sie sind ein Geschenk der Natur für Mensch und Tier.

Die Alkaloide als Gruppe sind sehr unterschiedlich aufgebaut. Sie weisen Stickstoff in ihrer Struktur auf, und alle verfügen über eine deutlich physiologische Wirkung. Chemisch sind sie in dreizehn Gruppen nach ihrer jeweiligen Struktur unterteilt, was es fast unmöglich macht, etwas Allgemeines über sie zu sagen. Im Verlauf des Buchs werden einzelne Alkaloide erörtert, sofern sie relevant sind.

Die Wirkung der Heilpflanzen

Ein Großteil der Pharmaforschung befaßt sich mit der Analyse wirksamer Pflanzeninhaltsstoffe, um herauszufinden, wie und warum sie wirken. Eine viel ältere Methode ist es, die Heilpflanzen nach den Beschwerden zu klassifizieren, die sie bekämpfen. Das Wissen um die Wirkung der Pflanzen und die Kombinationen, in denen man sie nutzen kann, ist ganz wesentlich für den ganzheitlichen Ansatz. In manchen Fällen beruht die Wirkung zum Beispiel auf einer besonderen chemischen Substanz oder einer Kombination chemischer Stoffe, die in der Pflanze vorkommen – wie etwa beim Beruhigungsmittel *Baldrian* –, oder auf einem komplizierten synergistischen Zusammenspiel verschiedener Pflanzeninhaltsstoffe. Allerdings betrachtet man die Wirkungen am besten als Attribut der ganzen Pflanze und die Kenntnis ihrer chemischen Grundlage als Entscheidungshilfe beim Verschreiben.

Zum besseren Verständnis dieses Ansatzes wollen wir ein paar Beispiele anführen. *Pfefferminze* wirkt antikatarrhalisch, ist eine aromatische und antimikrobielle Pflanze, ein Karminativum, Diaphoretikum, Emmenagogum, ein Fieber- und Nervenmittel und auch ein Stimulans. *Wasserhanf* wirkt ebenfalls antikatarrhalisch, ist ein Diaphoretikum, ein Fieber- und auch ein Bittermittel, Diuretikum, Emetikum und Tonikum, was die *Pfefferminze* nicht ist. Will man einen Katarrh bekämpfen und braucht gleichzeitig ein Diuretikum, kann man *Wasserhanf* verwenden, benötigt man ein anregendes Katarrhmittel, kommt *Pfefferminze* in Betracht. Zusammen wirken sie doppelt stark.

Beide Heilpflanzen spielen eine Rolle bei der Behandlung einer Reihe von Beschwerden; sie wirken nicht nur punktuell, sondern haben auch eine Breitenwirkung. Jede Arznei hat ihr eigenes Wirkungsspektrum, also ist es wichtig, die Pflanzen sorgsam zu kombinieren, um eine Reihe verwandter Probleme abzudecken und die Ursache gleichzeitig mit den Symptomen zu bekämpfen.

In diesem Teil folgt eine Zusammenstellung der Wirkungen und wirkungsvollsten Vertreter in der jeweiligen Kategorie. Die wichtigeren Pflanzen sind unterstrichen. Mehr Informationen finden Sie im Pflanzenverzeichnis, wo die Wirkung jeder Arzneipflanze beschrieben ist. Wirkungen, die hier nicht vorkommen, sind im Glossar aufgeführt.

ADSTRINGENS

Adstringenzien ziehen Gewebe zusammen, indem sie Proteine ausfällen und auf diese Weise die Sekretbildung reduzieren. Sie enthalten Tannine.

Augentrost, Bärentraube, Eiche, Flatterulme, Gagelstrauch, Gefleckter Storchenschnabel, Gemeine Schafgarbe, Goldrute, Großes Immergrün, Gundermann, Habichtskraut, Hamamelis, Himbeere, Johanniskraut, Kolanuß, Lungenkraut, Mädesüß, Nelkenwurz, Odermennig, Rhabarberwurzel, Rosmarin, Salbei, Scharbockskraut, Schlangenknöterich, Schwarze Kirsche, Schwarzes Katechu, Tormentill, Waldlilie, Wegerich, Wolfstrapp

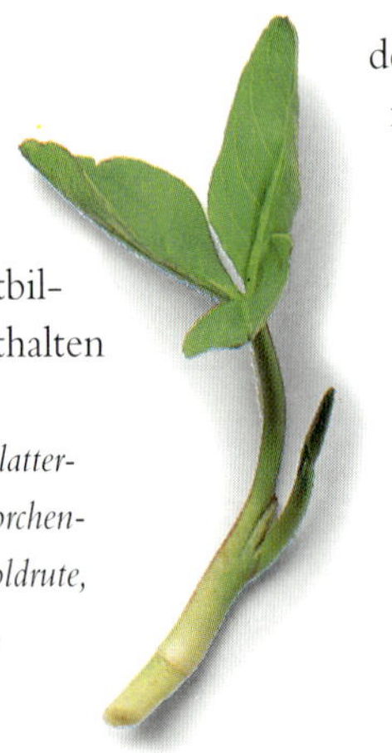

Menyanthes trifoliata, Magenklee, *ein Alterans und Entzündungshemmer*

ALTERANS

Die früher als »blutreinigend« bezeichneten Alteranzien stellen allmählich die richtige Funktionsweise des Körpers wieder her und fördern Gesundheit und Vitalität.

Blasentang, Braunwurz, Brennessel, Buntfarbige Schwertlilie, Erdrauch, Guajak, Indigo, Kanadische Gelbwurzel, Kermesbeere, Klebkraut, Klette, Knoblauch, Krauser Ampfer, Küchenschelle, Magenklee, Mahonie, Sarsaparille, Sassafras, Schneeflockenstrauch, Sonnenhut, Stillingie, Wiesenklee

ANALGETIKUM (ANODYNUM)

Analgetika sind schmerzlindernde Mittel für äußerliche oder innerliche Anwendung.

Baldrian, Frauenschuh, Helmkraut, Hopfen, Johanniskraut, Klatschmohn, Passionsblume, Piscidiabaum

ANTHELMINTIKUM (WURMMITTEL)

Anthelmintika vernichten oder vertreiben Würmer aus dem Verdauungssystem. Leider sind viele dieser höchst wirksamen Mittel nicht mehr erhältlich, da sie in hoher Dosierung sehr giftig sein können. Daher werden sie hier nicht aufgeführt.

Aloe, Gartenraute, Granatapfelbaum, Knoblauch, Rainfarn, Thuja, Wermut

ANTIEMETIKUM

Die Antiemetika können Übelkeit und Erbrechen lindern oder verhindern.

Cayennepfeffer, Dill, Fenchel, Gewürznelken, Lavendel, Mädesüß, Melisse, Pfirsichblätter, Stinkandorn

ANTISPASMODIKUM

Die Antispasmodika wirken krampflösend oder -vorbeugend.

Amerikanischer Schneeball, Baldrian, Drachenkraut, Frauenschuh, Gemeiner

Schneeball, Giftlattich, Helmkraut, Herzgespann, Kamille, Küchenschelle, Lindenblüte, Lobelie, Mistel, Thymian, Venuskraut, Wanzenkraut, Yamswurzel

Aperitivum

Bei den Aperitiva handelt es sich um sehr leichte Abführmittel. Siehe »Laxativum«.

Aromatika

Die aromatischen Pflanzen haben einen starken und oft wohlriechenden Duft und regen die Verdauung an. Häufig verwendet man sie, um anderen Medikamenten Aroma und Geschmack zu geben.

Anis, Baldrian, Dill, Engelwurz, Fenchel, Gemeiner Ziest, Gewürznelken, Ingwer, Kamille, Kardamom, Koriander, Kümmel, Mädesüß, Melisse, Pfefferminze, Poleiminze, Rosmarin, Sellerie, Ysop, Zimt

Bittermittel

Bittere Pflanzen sind aufgrund eines Reflexes der Geschmacksknospen anregende Tonika für das Verdauungssystem.

Andorn, Berberitze, Gartenraute, Gelber Enzian, Gemeine Schafgarbe, Hopfen, Kamille, Kanadische Gelbwurzel, Rainfarn, Stabwurz, Tausendgüldenkraut, Wasserhanf, Wermut

Brustmittel

haben eine allgemein kräftigende und heilende Wirkung auf die Atemwege.

Alant, Andorn, Anis, Beinwell, Drachenkraut, Eibisch, Engelwurz, Habichtskraut, Holunder, Huflattich, Irländisches Moos, Isländisch Moos, Kanadische Blutwurzel, Kanadische Gelbwurzel, Knoblauch, Knollige Seidenpflanze, Lungenkraut, Nordamerikanische Balsampappel, Senegawurzel, Süßholz, Tolubalsambaum, Venuskraut, Wollblume, Ysop

Cholagogum

Die Cholagoga stimulieren die Freisetzung und Ausscheidung von Galle aus der Gallenblase, was bei Gallen-

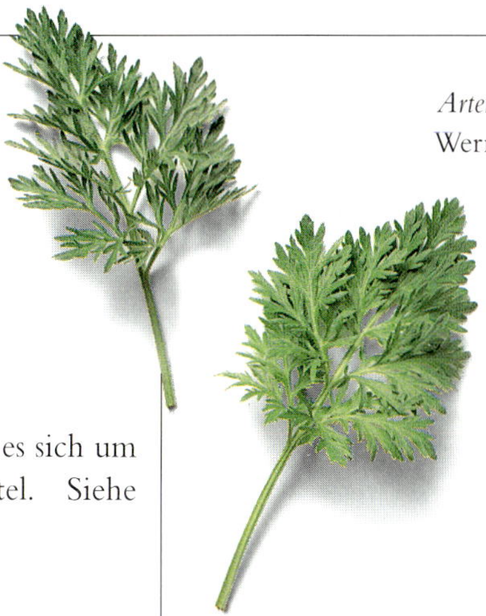

Artemisia absinthium, Wermut, *Bitter- und Wurmmittel*

blasenleiden wohl tut. Sie haben auch abführende Wirkung auf das Verdauungssystem, da sie die Gallenmenge im Zwölffingerdarm erhöhen und Gallenflüssigkeit unser vom Körper selbst erzeugtes, ganz natürliches Abführmittel ist.

Berberitze, Boldo, Buntfarbige Schwertlilie, Erdrauch, Gelber Enzian, Glatte Chelone, Kanadische Gelbwurzel, Löwenzahn, Mahonie, Pfaffenhütchen, Schneeflockenstrauch, Virginischer Ehrenpreis, Yamswurzel

Demulzens

Demulzenzien sind meist sehr schleimhaltig und können gereiztes oder entzündetes inneres Gewebe beruhigen und schützen.

Ackersinau, Beinwell, Eibisch, Flatterulme, Hafer, Huflattich, Irländisches Moos, Leinsamen, Lungenkraut, Maisgriffel, Quecke, Süßholz, Wilde Malve, Wollblume

Diaphoretikum

Diaphoretika helfen der Haut bei der Ausscheidung von Giften und sind schweißtreibend.

Andorn, Berberitze, Bukkostrauch, Cayennepfeffer, Engelwurz, Fenchel, Gelbholz, Gemeine Schafgarbe, Goldrute, Guajak, Ingwer, Kamille, Knoblauch, Knollige Seidenpflanze, Lindenblüte, Pfefferminze, Schwarzer Holunder, Thuja, Thymian, Wasserhanf

Diuretikum

Diuretika wirken harntreibend.

Ackersinau, Aufrechtes Glaskraut, Bärentraube, Besenginster, Boldo, Borretsch, Bukkostrauch, Buntfarbige Schwertlilie, Gemeine Schafgarbe, Holunder, Klebkraut, Klette, Königin der Nacht, Kolanuß, Lindenblüte, Löwenzahn, Maiglöckchen, Maisgriffel, Odermennig, Petersilie, Quecke, Sabal, Selleriesamen, Stranddistel, Kanadische Collinsonie, Wacholder, Wasserdost, Wasserhanf, Weißdornbeeren, Wilde Möhre, Wolfstrapp

Emetikum

Emetika sind Brechmittel. Die meisten der hier aufgeführten Heilpflanzen führen nur bei hoher Dosierung zum Erbrechen. Im Pflanzenverzeichnis finden Sie die richtige Dosis für jede Arznei.

Brechwurz, Holunderblüten, Kanadische Blutwurzel, Lobelie, Meerzwiebel, Senegawurzel, Wasserhanf

Emmenagogum

Emmenagoga können die Monatsblutung herbeiführen und auch normalisieren. Diesen Ausdruck verwendet man oft im weiteren Zusammenhang mit Arzneien, die als Tonika für die weiblichen Geschlechtsorgane dienen.

Beifuß, Bockshornklee, Falsches Einkorn, Frauenwurzel, Gartenraute, Gelber Enzian, Gemeiner Schneeball, Herzgespann, Himbeere, Ingwer, Kamille, Kanadische Gelbwurzel, Kardobenediktenkraut, Küchenschelle, Mönchspfeffer, Petersilie, Pfefferminze, Poleiminze, Rainfarn, Rebhuhnbeere, Ringelblume, Rosmarin, Salbei, Schafgarbe, Stabwurz, Stinkandorn, Sternwurzel, Venuskraut, Wacholderbeeren, Waldlilie, Wanzenkraut, Wermut

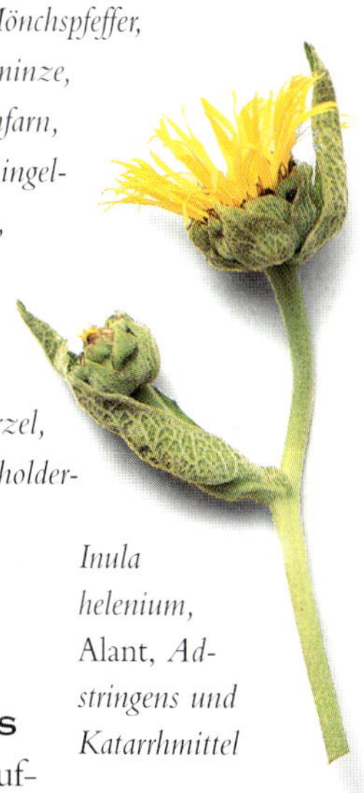

Inula helenium, Alant, *Adstringens und Katarrhmittel*

Emolliens

Auf die Haut aufgetragene Emollienzien machen diese weich, beruhigen oder pflegen sie. Sie wirken äußerlich auf ähnliche Weise wie die Demulzenzien innerlich.

Alant, Beinwell, Bockshornklee, Borretsch, Eibisch, Flatterulme, Huflattich, Leinsamen, Quittensamen, Süßholz, Vogelmiere, Wilde Malve, Wegerich, Wollblume

ENTZÜNDUNGSMITTEL

Wie der Name schon sagt, helfen diese Pflanzen dem Körper bei der Bekämpfung von Entzündungen. Auch unter Demulzens, Emolliens und Wundheilmittel genannte Arzneipflanzen wirken so, besonders bei äußerlicher Anwendung.

Hamamelis, Johanniskraut, Kamille, Mädesüß, Magenklee, Ringelblume, Teufelskralle, Weide, Zitterpappel

EXPEKTORANS

Die schleimlösenden Expektoranzien unterstützen den Körper beim Entfernern überschüssigen Schleims aus den Atemwegen.

Alant, Andorn, Anis, Beinwell, Drachenkraut, Eibisch, Grindelia, Habichtskraut, Holunderblüte, Huflattich, Irländisches Moos, Isländisch Moos, Kanadische Blutwurzel, Kanadische Gelbwurzel, Knoblauch, Knollige Seidenpflanze, Lobelie, Lungenkraut, Nordamerikanische Balsampappel, Schwarze Kirsche, Senegawurzel, Süßholz, Meerzwiebel, Thuja, Thymian, Tolubalsambaum, Venuskraut, Wollblume, Ysop

FIEBERMITTEL (ANTIPYRETIKUM)

Antipyretika wirken fiebersenkend.

Borretsch, Cayennepfeffer, Chinarindenbaum, Engelwurz, Gelbholz, Himbeere, Holunderblüte, Kardobenediktenkraut, Knollige Seidenpflanze, Melisse, Poleiminze, Pfefferminze, Salbei, Thymian, Venuskraut, Wasserhanf, Ysop

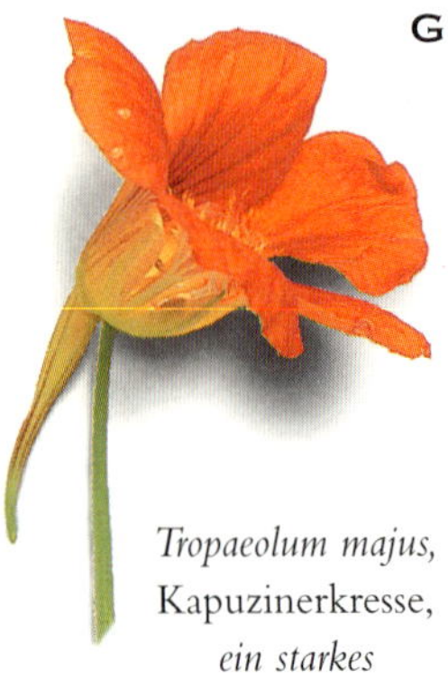

Tropaeolum majus, Kapuzinerkresse, *ein starkes Mikrobizid*

GALAKTAGOGUM

Die Galaktagoga können die Milchbildung der stillenden Mutter anregen.

Anis, Fenchel, Geißraute, Kardobenediktenkraut, Tausendgüldenkraut, Venuskraut

GALLENMITTEL

Diese Pflanzen helfen dem Körper, sich überschüssiger Gallenflüssigkeit zu entledigen, und eignen sich daher bei Gallenleiden und Gelbsucht. Siehe auch Cholagogum und Lebermittel.

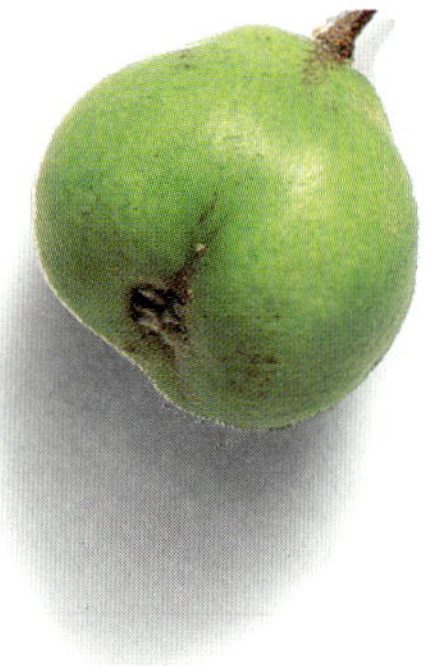

Cydonia oblonga, Quitte, *ein gutes Emolliens*

Beifuß, Berberitze, Glatte Chelone, Kanadische Gelbwurzel, Löwenzahn, Schneeflockenstrauch, Venuskraut, Wermut, Yamswurzel

HEPATIKUM

Hepatika sind Lebermittel. Sie tonisieren und stärken die Leber und sind galletreibend.

Alant, Aloe, Berberitze, Boldo, Buntfarbige Schwertlilie, Erdrauch, Faulbaum, Fenchel, Gelber Enzian, Gelbholz, Glatte Chelone, Herzgespann, Indigo, Kanadische Gelbwurzel, Klebkraut, Krauser Ampfer, Löwenzahn, Magenklee, Mahonie, Meerrettich, Melisse, Odermennig, Pfaffenhütchen, Schafgarbe, Schneeflockenstrauch, Sellerie, Tausendgüldenkraut, Virginischer Ehrenpreis, Wermut, Yamswurzel, Ysop

HERZTONIKUM

Die besondere Funktion der Herztonika ist im Pflanzenverzeichnis nachzulesen.

Herzgespann, Königin der Nacht, Weißdorn

HYPNOTIKUM ODER HYPNAGOGUM

Die Hypnotika sind Schlafmittel (ohne hypnotisierende Wirkung).

Baldrian, Giftlattich, Helmkraut, Hopfen, Kalifornische Mohnblume, Kamille, Mistel, Passionsblume, Piscidiabaum

KARMINATIVUM

Karminativa sind reich an ätherischen Ölen und wirken stimulierend auf die Peristaltik des Verdauungsapparats. Sie beruhigen den Magen, fördern die Verdauung und schaffen Abhilfe gegen Blähungen.

Anis, Baldrian, Cayennepfeffer, Dill, Engelwurz, Fenchel, Galgant, Ingwer, Kamille, Kardamom, Knoblauch, Koriander, Kümmel, Melisse, Pfefferminze, Salbei, Schwarzer Senf, Thymian, Wacholder, Ysop, Zimt

KATARRHMITTEL

Die antikatarrhalischen Arzneien helfen dem Körper, allzu häufiges Auftreten von Katarrhen zu vermeiden, sei es in den Nasennebenhöhlen oder anderen Körperregionen.

Alant, Augentrost, Bärentraube, Cayennepfeffer, Echter Eibisch, Gefleckter Storchenschnabel, Gemeine Schafgarbe, Goldrute, Huflattich, Indigo, Irländisches Moos, Isländisch Moos, Kanadische Gelbwurzel, Knoblauch, Pfefferminze, Salbei, Schwarzer Holunder, Sonnenhut, Thymian, Wasserhanf, Wollblume, Ysop

LAXATIVUM

Laxativa sind sanfte Abführmittel.

Aufrechtes Glaskraut, Berberitze, Faulbaum, Glatte Chelone, Klette, Klebkraut, Krauser Ampfer, Leinsamen, Löwenzahn, Mahonie, Pfaffenhütchen, Purgier-Kreuzdorn, Rhabarberwurzel, Schneeflockenstrauch, Senna

LITHAGOGUM

Diese Heilpflanzen wirken vorbeugend gegen Blasensteine und helfen dem Körper, sie auszuscheiden.

Ackersinau, Aufrechtes Glaskraut, Bärentraube, Bukkostrauch, Kanadische Collinsonie, Maisgriffel, Quecke, Stranddistel, Strauchhortensie, Wasserdost, Wilde Möhre

MIKROBIZID

Die keimtötenden Pflanzen unterstützen den Körper bei der Vernichtung oder Abwehr krankheitserregender Mikroorganismen.

Alant, Anis, Bärentraube, Cayennepfeffer, Gartenraute, Gelber Enzian, Gewürznelke, Indigo, Knoblauch, Koriander, Kümmelöl, Majoran, Myrrhe, Pfefferminze, Ringelblume, Rosmarin, Salbei, Sonnenhut, Stabwurz, Thymian, Wacholder, Wermut

NERVINUM

Die Nervenmittel wirken sich wohltuend auf das Nervensystem aus und tonisieren und stärken es. Manche stimulieren, andere entspannen. Nähere Informationen entnehmen Sie bitte dem Pflanzenverzeichnis.

Amerikanischer Schneeball, Baldrian, Damiana, Frauenschuh, Frauenwurzel, Gemeiner Schneeball, Giftlattich, Ginseng, Hafer, Helmkraut, Herzgespann, Hopfen, Kamille, Kolanuß, Küchenschelle, Lavendel, Lindenblüte, Lobelie, Melisse, Mistel, Passionsblume, Pfefferminze, Rosmarin, Venuskraut, Wanzenkraut, Wiesenklee, Wolfstrapp, Zitronenmelisse

OXYTOXIN

Die Wehenmittel regen die Kontraktion der Gebärmutter an und werden zur Geburtshilfe verwendet.

Frauenwurzel, Kanadische Gelbwurzel, Rebhuhnbeere, Waldlilie

RUBEFAZIENZIEN

Diese hautrötenden Mittel lösen beim Auftragen auf die Haut eine leichte örtliche Reizung aus, erweitern die Kapillaren und fördern so die Durchblutung. Das Blut fließt aus den tieferen Körperregionen in die Haut und lindert so innere Schmerzen.

Brennesseln, Cayennepfeffer, Gartenraute, Ingwer, Knoblauch, Meerrettich, Pfefferminzöl, Rosmarinöl, Schwarzer Senf

SCHLAFMITTEL

führen Schlaf herbei. Vergleiche »Hypnotikum«.

SEDATIVUM

Sedativa beruhigen die Nerven und bauen Streß und Nervosität im ganzen Körper ab. Dadurch beeinflussen sie das Körpergewebe, das durch nervöse Leiden gereizt ist.

Amerikanischer Schneeball, Baldrian, Boldo, Frauenschuh, Frauenwurzel, Gemeiner Schneeball, Giftlattich, Helmkraut, Herzgespann, Hopfen, Johanniskraut, Kamille, Klatschmohn, Küchenschelle, Lobelie, Passionsblume, Piscidiabaum, Primel, Schwarze Kirsche, Wanzenkraut, Wiesenklee, Wolfstrapp

SIALAGOGUM

Die Sialagoga sind Mittel zur Anregung des Speichelflusses.

Buntfarbige Schwertlilie, Cayennepfeffer, Gelber Enzian, Gelbholz, Ingwer, Senegawurzel, Tausendgüldenkraut

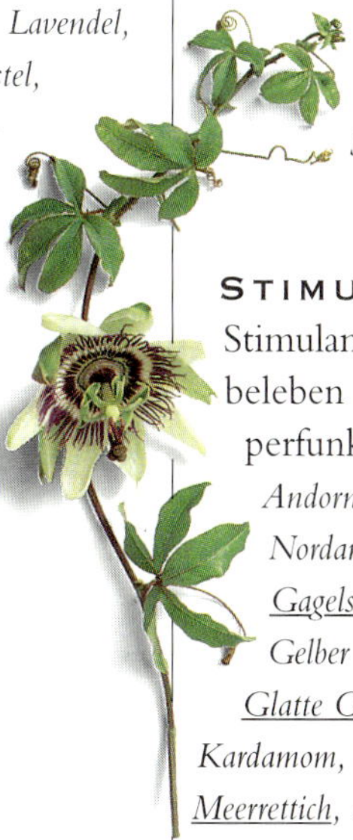

Passiflora incarnata, Passionsblume, *Schmerz-, Schlaf- und Nervenmittel*

STIMULANS

Stimulanzien beschleunigen und beleben die physiologischen Körperfunktionen.

Andorn, Cayennepfeffer, Engelwurz, Nordamerikanische Balsampappel, Gagelstrauch, Galgant, Gartenraute, Gelber Enzian, Gelbholz, Ginseng, Glatte Chelone, Gundermann, Kardamom, Knoblauch, Kümmel, Meerrettich, Poleiminze, Pfefferminze, Rainfarn, Rosmarin, Salbei, Schafgarbe, Schwarzer Senf, Stabwurz, Wacholder, Wermut, Zimt

STYPTIKUM

Styptika stillen durch ihre adstringierende Wirkung äußere Blutungen. Siehe unter Adstringens.

TONIKUM

Tonisierende Kräuter stärken und beleben entweder einzelne Organe oder den ganzen Körper. Die lange Liste wird verständlicher, wenn man sie im Zusammenhang mit dem Teil über Tonika für jedes einzelne Körpersystem studiert.

Alant, Amerikanischer Schneeball, Anis, Augentrost, Bärentraube, Beifuß, Beinwell, Berberitze, Boldo, Brennessel, Bukkostrauch, Cayennepfeffer, Condurango, Damiana, Engelwurz, Erdrauch, Falsches Einkorn, Frauenschuh, Gelber Enzian, Ginseng, Glatte Chelone, Grindelia, Hafer, Helmkraut, Herzgespann, Himbeere, Huflattich, Kalumba, Kamille, Kanadische Gelbwurzel, Kermesbeere, Klebkraut, Kleine Eberwurz, Klette, Knoblauch, Krauser Ampfer, Lindenblüte, Löwenzahn, Magenklee, Mahonie, Melisse, Myrrhe, Odermennig, Petersilie, Quecke, Rebhuhnbeere, Ringelblume, Roßkastanie, Sarsaparille, Schafgarbe, Schlangenwurzel, Schneeflockenstrauch, Schwarzer Senf, Sonnenhut, Strauchhortensie, Süßholz, Tamarinde, Tausendgüldenkraut, Thymian, Venuskraut, Virginischer Ehrenpreis, Waldlilie, Wanzenkraut, Wasserdost, Wasserhanf, Weißdorn, Wermut, Wiesenklee, Wolfstrapp, Ysop, Ziest

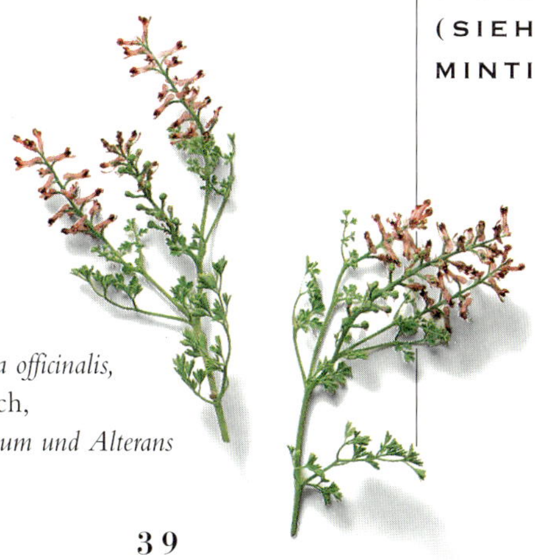

Fumaria officinalis, Erdrauch, *Laxativum und Alterans*

WUNDHEILMITTEL

Wundheilmittel werden äußerlich verwendet und unterstützen den Körper bei der Heilung von Wunden.

Alant, Aloe, Arnika, Beinwell, Bockshornklee, Eibisch, Flatterulme, Gänseblümchen, Gefleckter Storchenschnabel, Großer Wegerich, Hamamelis, Hirtentäschel, Holunder, Irländisches Moos, Johanniskraut, Kanadische Gelbwurzel, Klebkraut, Klette, Knoblauch, Leinsamen, Myrrhe, Ringelblume, Schafgarbe, Schlangenknöterich, Thymian, Vogelmiere, Weide, Wollblume, Ysop, Ziest, Zinnkraut

WURMMITTEL (SIEHE ANTHELMINTIKUM)

Abwehr der Invasoren

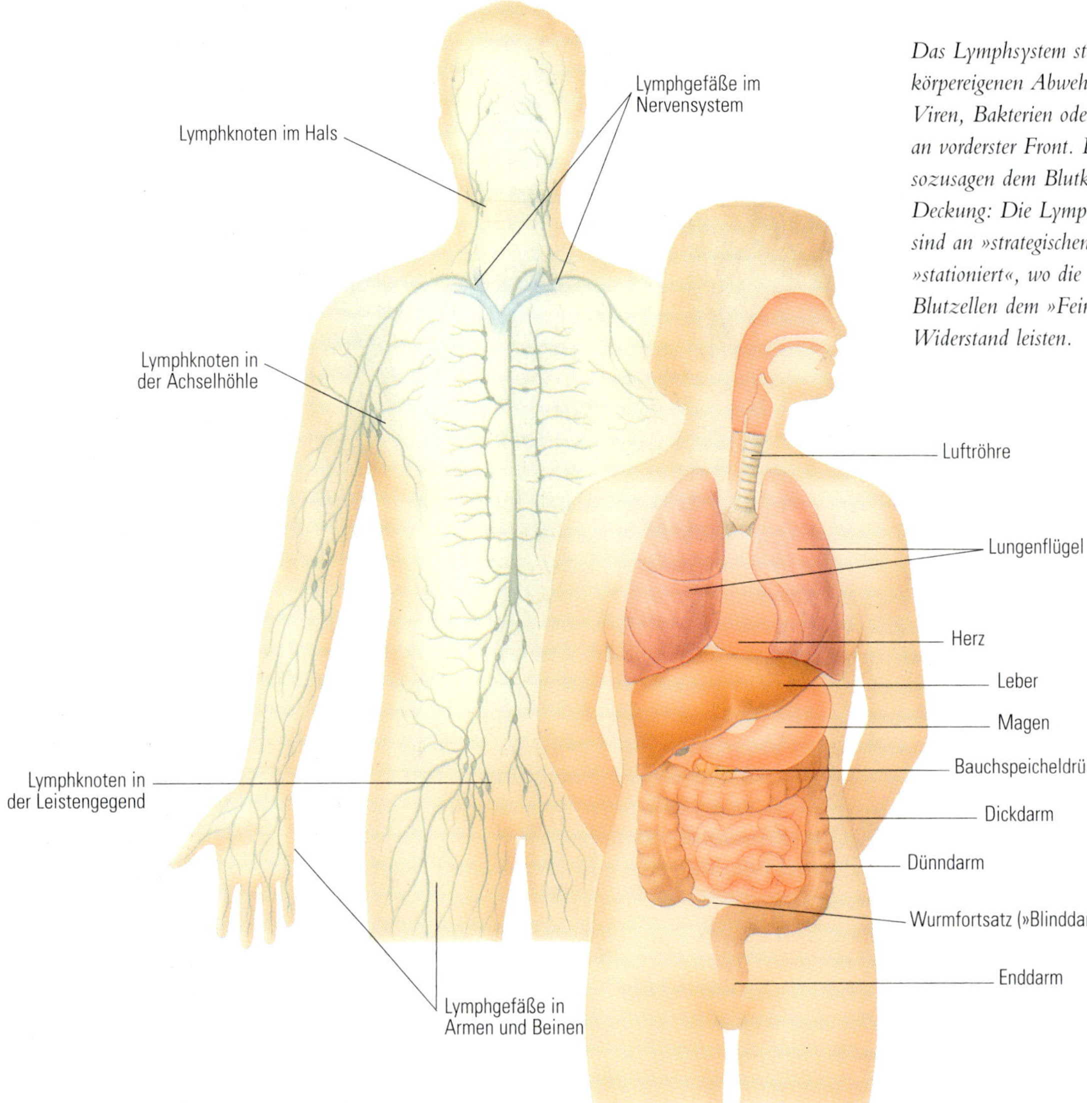

Das Lymphsystem steht bei der körpereigenen Abwehr gegen Viren, Bakterien oder Parsiten an vorderster Front. Es gibt sozusagen dem Blutkreislauf Deckung: Die Lymphknoten sind an »strategischen« Stellen »stationiert«, wo die weißen Blutzellen dem »Feind« Widerstand leisten.

Infektionen – sei es durch Bakterien, Viren oder Pilze – treten nur auf, wenn die Körperabwehrkräfte geschwächt sind. Ihre Gesundheit kann durch viele Faktoren beeinträchtigt werden. Physische Einflüsse wie ungesunde Ernährung, medikamentöse Behandlung oder eine schon vorhandene Krankheit können den Körper schwächen. Dabei spielen emotionale und geistige Faktoren eine große Rolle. Durch Streß und Verspannungen wird unsere Energie offenbar so gemindert, daß Infektionen leichtes Spiel mit uns haben. Sich eine Erkältung oder eine andere Infektionen »holen«, kann oft auch eine Botschaft unseres Körpers sein, innezuhalten und uns bewußt zu machen, was wir tun. Um Infektionskrankheiten mit pflanzlichen Heilmitteln zu begegnen, müssen wir uns vergegenwärtigen, daß Krankheiten uns nicht »zufliegen«, sondern daß wir ihnen Gelegenheit dazu geben. Schuld sind nicht die Bakterien! Bei der Bekämpfung von Infektionen müssen wir erreichen, daß die normale Widerstandskraft des Körpers zurückkehrt; es ist deshalb eine ganzheitliche Behandlung angezeigt, die die Gesundheit und Funktionsfähigkeit aller Körpersysteme berücksichtigt. In vielen Fällen sollte man weniger auf die Infektion achten als darauf, den Körper vor allem darin zu unterstützen, sich zu schützen. Das kann einige Tage dauern und stört vielleicht unsere alltäglichen Verpflichtungen, doch die Botschaft ist klar: Es ist Zeit, unserem Körper und unserer Lebensweise Aufmerksamkeit zu schenken.

Infektionen treten häufig im Rahmen einer Epidemie auf. Wenn eine Krankheit viele Menschen innerhalb einer größeren Gruppe befällt, kann man unter bestimmten Umständen die gesamte Gruppe als komplexe Einheit betrachten, die sich wie ein Einzelorganismus verhält.

Auch Parasitenbefall ist wahrscheinlicher, wenn der Körper geschwächt ist.

Antibiotika

Es gibt zweifellos Situationen, in denen man die Einnahme von Antibiotika nicht vermeiden kann. Sie sind ein unschätzbares Geschenk für die Menschheit, retten Leben und verbessern die Lebensqualität, wenn man sie umsichtig und dort einsetzt, wo ihre Verwendung angemessen ist. In solchen Fällen, wie etwa Hirnhautentzündung und anderen potentiell tödlichen Infektionen, haben sie zahllosen Menschen das Leben gerettet. Leider finden sie oft nur deshalb Verwendung, weil sie bequem sind und schnell wirken, ohne daß man sich zuviel Gedanken um die Gesamtwirkung und die Folgen einer unkritischen Anwendung macht.

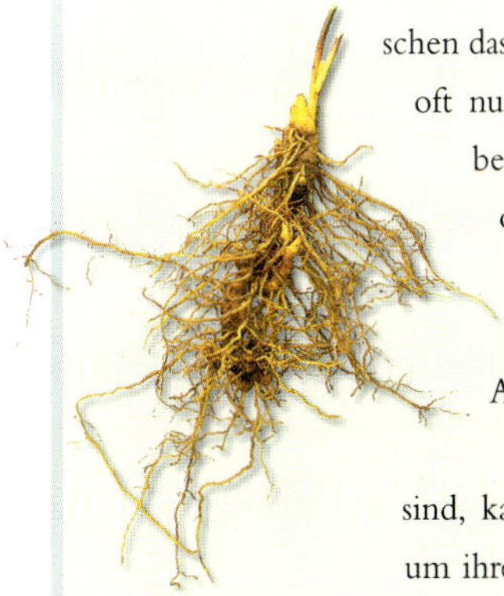

Hydrastis canadensis, Kanadische Gelbwurzel, *läßt sich in Verbindung mit orthodoxen Abwehrstoffen zur Reinigung des Körpers von Bakterienverseuchung nutzen.*

Wenn Antibiotika angezeigt sind, kann man Maßnahmen ergreifen, um ihre negative Wirkung auf den Organismus abzuschwächen. Nehmen Sie mindestens 2 g Vitamin C täglich (bis etwa eine Woche, nachdem sie die Antibiotika abgesetzt haben) und reichlich Vitamine des B-Komplexes. Beides stärkt den Körper gegen die Belastung durch Infektion und Antibiotika – und erhöht seine Widerstandskraft.

Da einige Antibiotika die natürliche bakterielle Darmflora zerstören, sollte man reichlich lebende Joghurtkulturen zu sich nehmen.

Während der Einnahme von Antibiotika sollten Sie sich schonen, denn Ihr Organismus wird starken chemischen Substanzen ausgesetzt. Seien Sie jedoch dankbar, daß es solche Mittel zur Wiederherstellung Ihrer Gesundheit gibt. Es wäre falsch, Schuldgefühle wegen der Einnahme von Tabletten zu empfinden, wenn sie wirklich notwendig sind.

Heilpflanzen können die Behandlung mit Antibiotika unterstützen. Man nimmt sie während der Therapie, um die Heilkraft der Tabletten zu verstärken und den Körper vor möglichen negativen Folgen zu schützen. Die Spezifika variieren je nach dem Ort der Infektion und der betroffenen Person und sollten entsprechend gewählt werden (siehe Seite 42–45 für weitere Informationen). Kräuter können auch nach einer Tablettentherapie genommen werden, um den Organismus mit Hilfe von Bittermitteln oder Nerventonika zu stärken. Es ist aber auch wichtig, den Körper mit Alteranzien, Diuretika und Lympathika zu reinigen. Während man die Spezifika je nach individuellen Bedürfnissen wählen sollte, sind Pflanzen wie *Klebkraut, Sonnenhut, Gelber Enzian, Kanadische Gelbwurzel, Brennessel, Hafer* und *Wermut* häufig angezeigt.

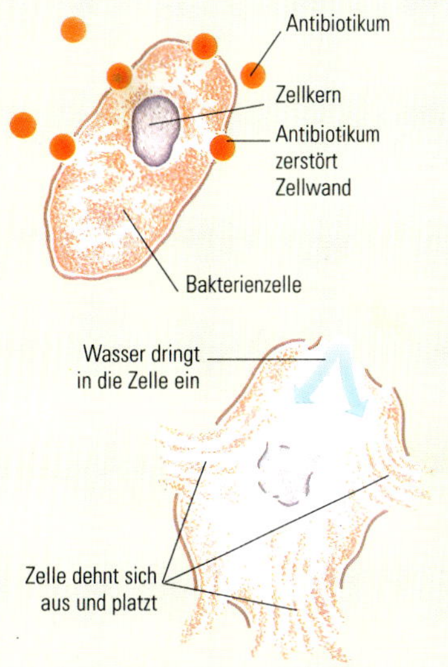

Antibiotika lokalisieren kranke Zellen, schwächen sie und dringen ein. Die Zellwände werden dadurch porös und platzen schließlich. Arzneipflanzen unterstützen die Wirkung von Antibiotika, indem sie zerstörte kranke Zellen aus dem Körper entfernen.

Die Grippeepidemie direkt nach dem Ersten Weltkrieg forderte mehr Todesopfer als der Krieg. Das läßt sich sowohl auf Hygiene- und Ernährungsmängel zurückführen, die auf jene tragische Zeit folgten, als auch auf die tiefen Verletzungen, unter denen das kollektive Bewußtsein der Menschheit damals litt.

Nicht nur der einzelne muß gesund und ausgeglichen sein, sondern auch die Gesellschaft, der er angehört, sonst ist das ganze System anfällig für Epidemien. Ob es sich bei diesen Seuchen um Grippe oder Aids, um Angst, Entfremdung oder Sinndefizite handelt – unsere Gesundheit hängt von der Ganzheit auf allen diesen Ebenen ab.

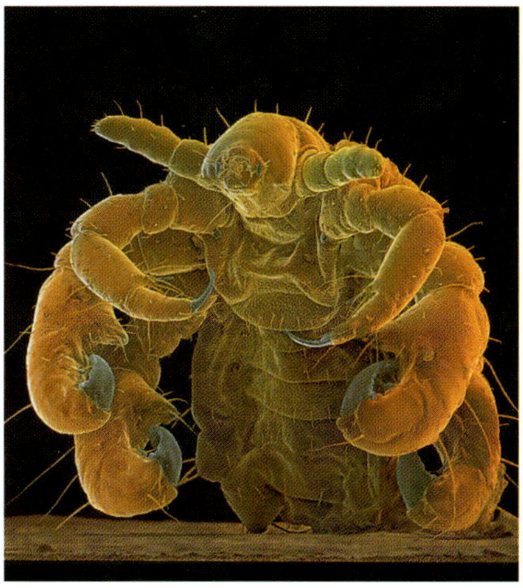

Die wie ein Außerirdischer anmutende Laus Phtirus pubis *ist eine äußerst lästige Blutsaugerin, die »mit Zähnen und Klauen« zubeißt.*

Arzneien gegen Infektionen und Parasiten

Heilpflanzen lassen sich auf zweierlei Art zur Bekämpfung von Infektionen und Parasiten einsetzen. Einmal greifen sie dank ihrer keimtötenden Wirkung die Mikroben direkt an, darüber hinaus vermehren und mobilisieren sie die körpereigenen Abwehrkräfte.

Zum Glück erfüllen sie in den meisten Fällen beide Funktionen gleichzeitig.

Die *Myrrhe* ist zum Beispiel eine Heilpflanze, die direkte toxische Wirkung auf Bakterien mit der Fähigkeit kombiniert, die Produktion weißer Blutkörperchen (Leukozyten) anzuregen, die für den größten Teil der körpereigenen Abwehr verantwortlich sind.

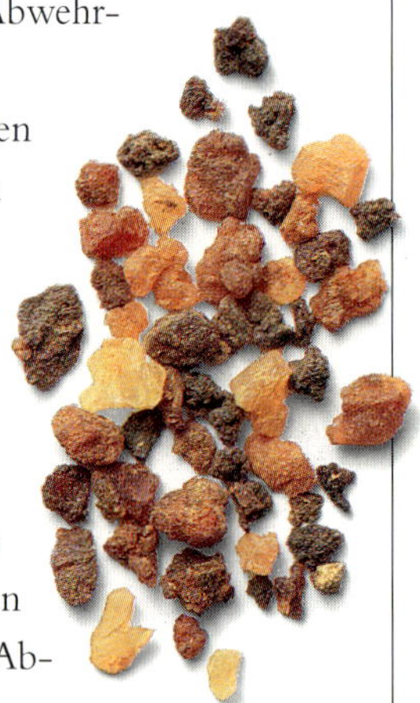

Commiphora molmol, Myrrhe, *ein starkes Mikrobizid*

Andere Heilpflanzen helfen bei der Entgiftung des Körpers, etwa Diaphoretika, Laxativa und Diuretika. Jegliche Anhäufung von Abbauprodukten und Toxinen bietet einen ausgezeichneten Nährboden für Mikroben. Die meisten Arzneipflanzen können in der Bekämpfung von Infektionen oder Parasitenbefall eine Rolle spielen, doch wir werden uns auf die Mikrobizide, Diaphoretika und Wurmmittel beschränken.

Mikrobizide

Viele Pflanzen haben eine unmittelbar toxische Wirkung auf Mikroben. Das erste wirksame Antibiotikum, Penicillin, wurde in einem Pilz entdeckt. Interessanterweise gibt es ein altes walisisches Rezept für eiternde Wunden aus verschimmeltem Brot. Jahrelang taten die Mediziner das als Ammenmärchen ab, bis sich herausstellte, daß es eine gewisse biochemische Grundlage für dieses scheinbar »exotische« Rezept gibt, da der Schimmel durch Pilze verursacht wird.

Heilpflanzen wirken auf komplizierte Art und Weise, die man nicht immer erklären kann – sie sind noch nicht genügend erforscht –, und die Prozesse, mit denen sie Infektionen bekämpfen, sind vielfältig. Zu den besten Mikrobiziden, die man gefahrlos zur Behandlung von Infektionen einnehmen kann, zählen *Sonnenhut, Knoblauch, Myrrhe, Kapuzinerkresse, Thymian, Indigo* und *Wermut.*

Knoblauchöl ist ein weiteres erwähnenswertes Mikrobizid. Man setzte es bei den Verwundeten des Ersten Weltkriegs als Antiseptikum ein.

Pflanzen: Antiseptische Kraft

Zu Beginn unseres Jahrhunderts verglich man die antiseptische Kraft einiger Pflanzenöle mit der von Phenol, einem häufig verwendeten chemischen Antiseptikum. Man entdeckte, daß viele ätherische Öle wirksamer als Phenol sind, am stärksten *Thymianöl.* Das Experiment untersuchte die antiseptische Wirkung auf Fleischbrühe, die mit Wasser aus einer Kläranlage infiziert war, und bestimmte, bei welcher Verdünnung keine antiseptische Wirkung mehr eintrat. Die folgende Tabelle zeigt, bei welcher Verdünnung (in Promille) antiseptische Wirkung aufhörte. Man sieht, daß *Thymianöl* achtmal stärker wirkte als Phenol. Viele andere Pflanzen waren in ihrer Wirkung ebenfalls stärker als Phenol.

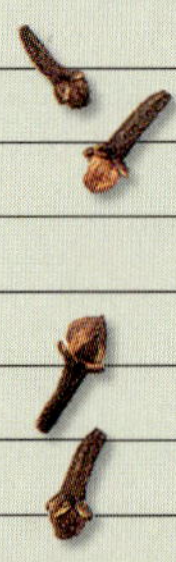

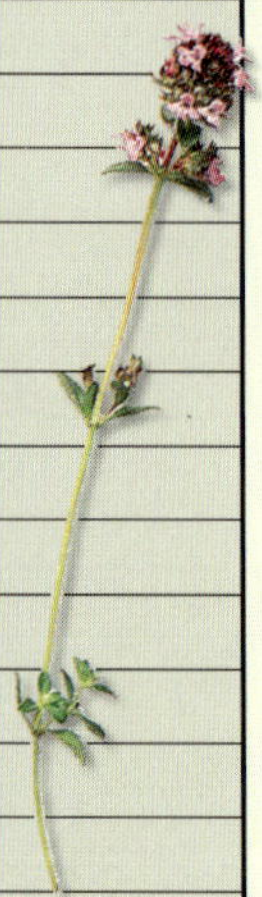

Thymian		0,7	
Apfelsine		1,2	
Verbene		1,6	
Rose		1,8	
Gewürznelke		2,0	
Eukalyptus		2,2	
Pfefferminze		2,5	
Schwertlilie		3,8	
Anis		4,3	
Rosmarin		4,3	
Lavendel		5,0	
Phenol		**5,6**	
Fenchel		6,4	
Zitrone		7,0	
Sassafras		7,5	
Linde		8,4	
Engelwurz		10,0	

Diaphoretika (Fiebermittel)

Ein Diaphoretikum ist ein Heilmittel, das den Körper zu erhöhter Schweißabsonderung anregt. Das wiederum sorgt für Entgiftung durch die Haut und reinigt den Körper. Diaphoretika sind bei vielen Beschwerden angezeigt, doch vor allem bei der Behandlung von Fieber und Infektionen, die den ganzen Körper betreffen. (Wie man sie bei Grippe anwendet, wird in dem Teil über Ohren, Nase, Hals und Augen erläutert.) Mit ihren stärkenden und heilenden Eigenschaften helfen sie dem Körper, Infektionen oder Fieber rasch zu überwinden.

Diaphoretika beschleunigen und verstärken den wesentlichen Heilungsprozeß, ohne ihn auf irgendeine Weise zu unterdrücken. Man kann sie einzeln oder als Teil einer breiteren Therapie einsetzen. Die nützlichsten Pflanzen sind *Engelwurz, Wasserhanf, Katzenminze, Cayennepfeffer, Holunderblüten* oder *-beeren, Ingwer, Ysop, Pfefferminze, Poleiminze, Thymian* und *Schafgarbe.*

Wurmmittel

Wurmmittel befreien den Körper von Parasiten und werden innerlich oder äußerlich angewendet. Einige Wurmmittel töten die Parasiten, andere vertreiben sie aus dem Körper, die meisten sind sehr starke Arzneien, manche sogar potentiell giftig, wenn man sie in hohen Dosen einnimmt. Man sollte sie äußerst vorsichtig dosieren.

In manchen Ländern ist der Verkauf oder Gebrauch von einigen der stärkeren Pflanzen gesetzlich verboten. Leider fallen darunter auch die wirksameren Mittel *Kussobaum, Gemeiner Wurmfarn* und *Zitwersamen.* In der Schul- und Tiermedizin finden diese Kräuter noch breite Verwendung. Andere nützliche Wurmmittel sind *Knoblauch, Granatbaum, Kürbiskerne, Quassie, Stabwurz, Rainfarn* und *Wermut.* Sehen Sie auf alle Fälle im Pflanzenverzeichnis nach, damit Sie für den jeweiligen Bedarfsfall die richtige Arzneipflanze oder die geeignete Pflanzenkombination finden.

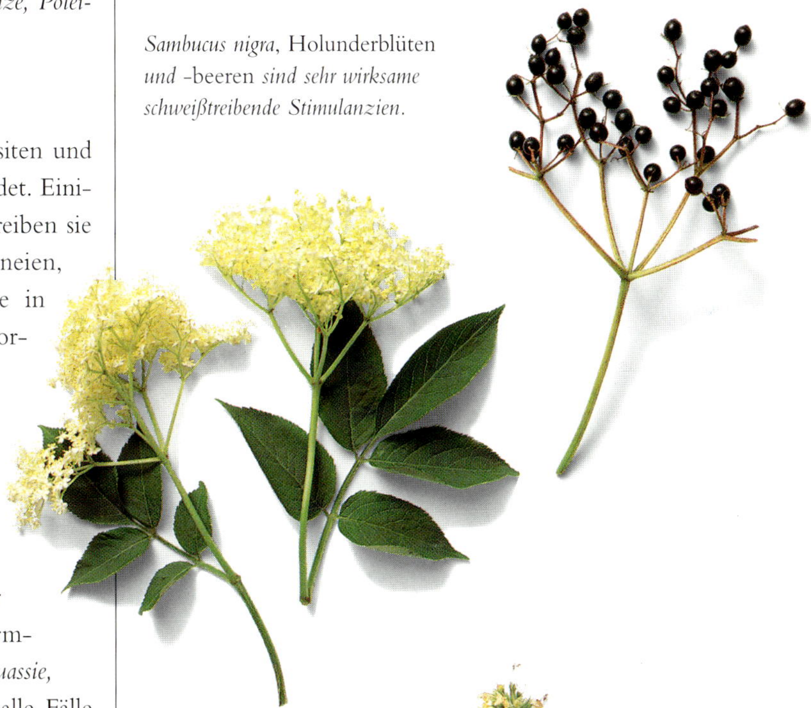

Sambucus nigra, Holunderblüten *und* -beeren *sind sehr wirksame schweißtreibende Stimulanzien.*

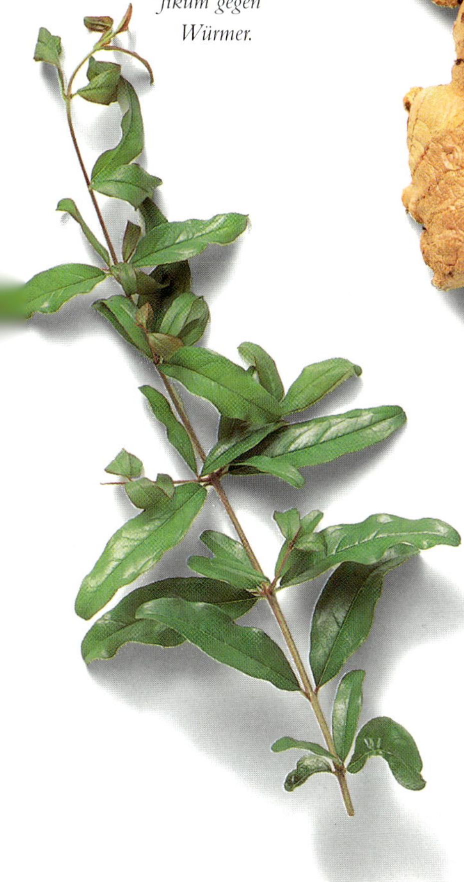

Punica granatum, Granatapfel, *ein Spezifikum gegen Würmer.*

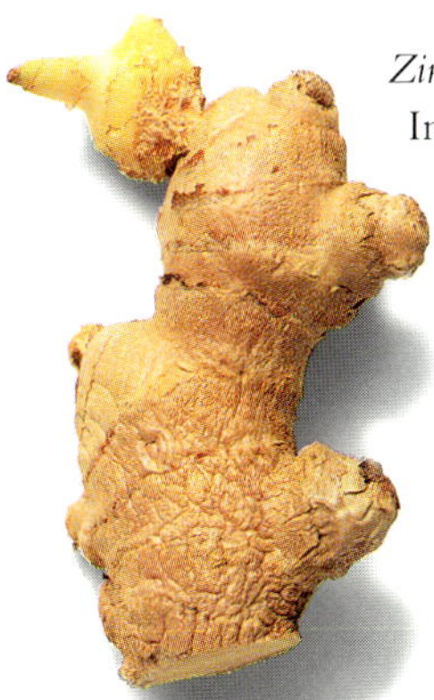

Zingiber officinale, Ingwer, *wirkt schweißtreibend.*

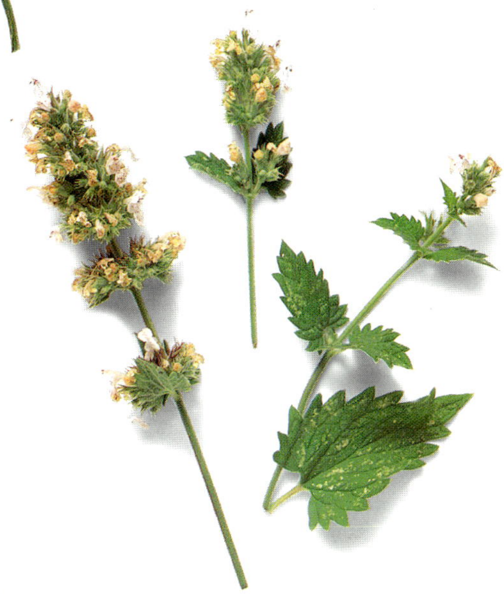

Nepeta cataria, Katzenminze, *ist auch ein Diaphoretikum, wirkt aber nicht beruhigend.*

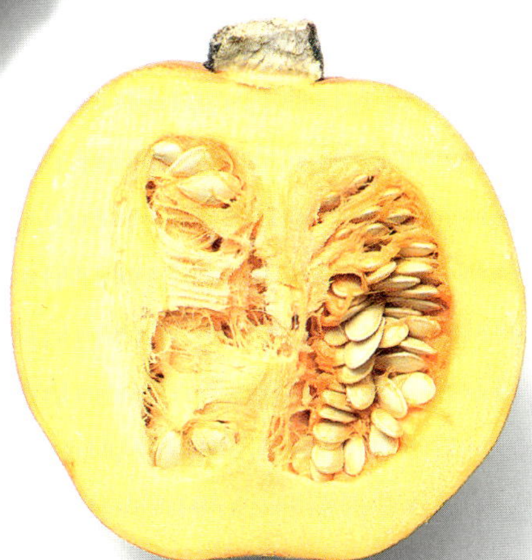

Cucurbita pepo, Kürbiskerne *sind ein potentes Wurmmittel.*

Behandlung von Infektionen

Bei Infektionen ist es besonders wichtig, die eigentliche Ursache zu behandeln und nicht nur die Symptome zu bekämpfen. Fieber sollte man nicht einfach als manifeste Krankheit betrachten, die man unbedingt »kurieren« muß. Das Fieber kann ein Symptom des Heilungsprozesses sein, den man unterstützen, nicht aber unterdrücken sollte. Hier eine Grundmischung, die dem Körper hilft, das Fieber zu überstehen:

Wasserhanf	*2 Teile*
Schafgarbe	*2 Teile*
Sonnenhut	*1 Teil*

Trinken Sie alle zwei Stunden je eine halbe Tasse davon, und zwar möglichst heiß.

Sonnenhut soll dem Körper helfen, besser mit Mikroben fertig zu werden, doch meist genügt schon der einfache Gebrauch von Diaphoretika wie Wasserhanf oder Schafgarbe. Wenn die diaphoretische Kraft erhöht werden muß, fügen Sie eine Prise *Cayennpfeffer* hinzu. Bei angeschwollenen Drüsen kann man *Ringelblume* oder *Klebkraut* mitverwenden. Sind die Schleimhäute betroffen, nimmt man *Kanadische Gelbwurzel* als nützliches Allgemeintonikum und Spezifikum für die Schleimhäute hinzu. Bei großer innerer Unruhe sollte man nervenberuhigende Mittel wie *Kamille* oder *Helmkraut* beifügen. Diese Mischungen sind nicht nur bei Fieber, dessen Ursache unklar ist, empfeh-

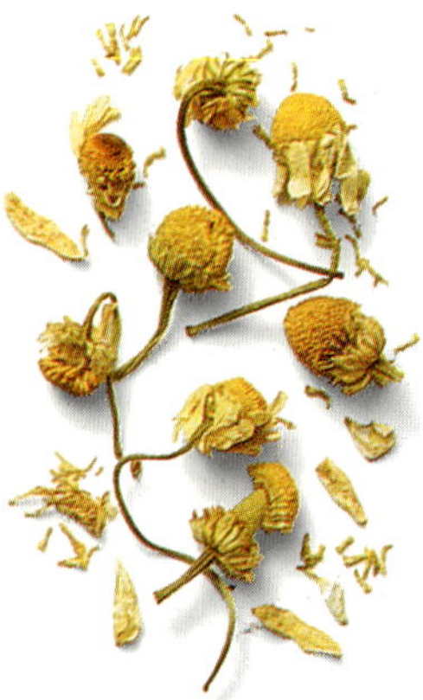

Chamaemelum nobile, Kamille, *wirkt entspannend auf Patienten, die an Infektionen leiden.*

Sassafras albidum, Sassafras, *empfiehlt sich für Hautprobleme, also auch für die Nachbehandlung von Läusebefall.*

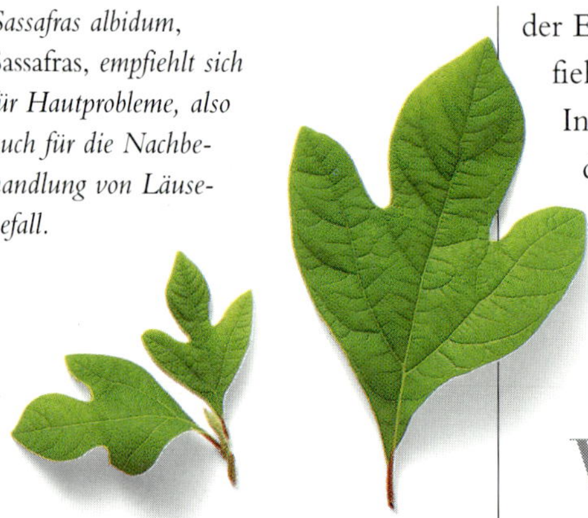

lenswert, sondern auch bei Krankheiten wie Windpocken, Masern oder Scharlach; denn Heilpflanzen bringen nicht nur die betreffende Krankheit zum Stillstand, sondern stellen auch das innere Gleichgewicht wieder her. So können dieselben Arzneien vielen Menschen mit unterschiedlichen Infektionskrankheiten helfen. Wo ein Katarrh hinzukommt, wie bei Masern, schlagen Sie unter Ohr, Nase, Hals und Augen nach. Wenn die Haut juckt, kann man die Reizung durch Abtupfen des Körpers mit verdünntem destilliertem *Hamamelis* lindern. Bei hartnäckigen Virusinfektionen wie Drüsenfieber bringt nachstehendes Rezept Linderung, selbst wenn das Leiden nicht mehr akut ist, der Körper aber noch monatelang geschwächt ist:

Sonnenhut	*2 Teile*
Kermesbeere	*2 Teile*
Indigo	*2 Teile*
Wermut	*2 Teile*
Myrrhe	*1 Teil*

Die Mischung sollte dreimal täglich eingenommen werden. Wenn Sie der unangenehme Geschmack stört, können Sie ihn mit Süßholz verbessern.

Bei jeder Infektion sollte man die Einnahme von Vitamin C auf 2 g täglich steigern und zusätzlich Vitamine des B-Komplexes einnehmen. Auch *Knoblauch* ist hilfreich, vorzugsweise roh. Eine reinigende Diät aus Obst und Fruchtsäften sollte die Grundlage der Ernährung sein. Manchmal empfiehlt sich Fasten während einer Infektion. Am besten setzt man die Medikamenteneinnahme für kurze Zeit nach der Genesung noch fort.

Behandlung von Parasitenbefall

Wir leben in einer sehr engen und ökologischen Beziehung zu zahlreichen Organismen. Sie leben nicht nur um, sondern auch in uns, und unsere Wechselbeziehung ist vorwiegend symbiotisch und von gegenseitigem Nutzen; wir existieren in homöostatischer Harmonie. Viele Bakterienarten verteidigen unseren Körper gegen schädliche Mikroben oder Parasiten, wie bestimmte Bakte-

Achillea millefolium, Gemeine Schafgarbe, *ein starkes Allheilmittel zur Ausscheidung von Giften durch Haut und Harnwege.*

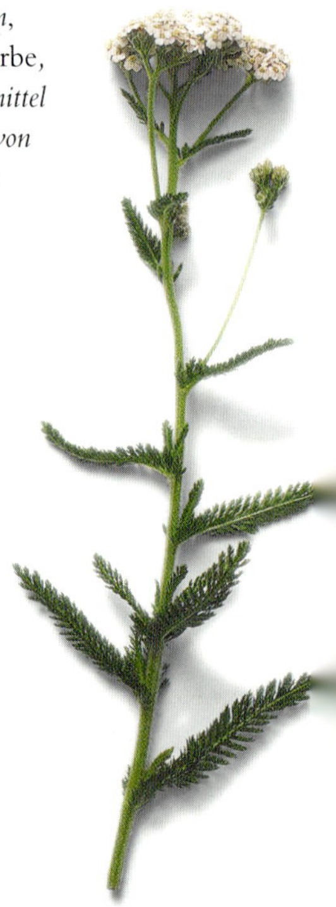

rien auf der Haut oder im Darm. Dieses Ökosystem kann jedoch leicht aus dem Gleichgewicht geraten und so eindringenden Parasiten Tür und Tor öffnen. Der beste Schutz sind die Aufrechterhaltung eines natürlichen und gesunden äußeren und inneren Umfelds, die Erhaltung von Gesundheit und Wohlbefinden und angemessene Hygiene.

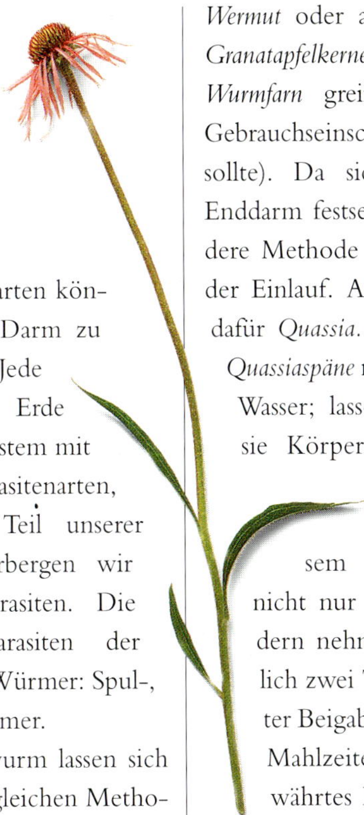

Echinacea angustifolia, Sonnenhut, *steht bei der Bekämpfung von bakteriellen und Virusinfektionen an erster Stelle.*

Darmwürmer

Eine Reihe von Tierarten können im menschlichen Darm zu Parasiten werden. Jede Region auf unserer Erde hat ihr eigenes Ökosystem mit jeweils örtlichen Parasitenarten, und so wie wir Teil unserer Umwelt sind, beherbergen wir manchmal diese Parasiten. Die wichtigsten Darmparasiten der westlichen Welt sind Würmer: Spul-, Band- und Fadenwürmer.

Spul- und Bandwurm lassen sich im Prinzip nach der gleichen Methode behandeln. Der berühmte amerikanische Pflanzenkundler Shook empfiehlt statt Fasten, sich für einige Tage auf eine Ernährung umzustellen, die den Würmern nicht gefällt, und sie damit zu schwächen, bevor man zum Wurmmittel greift. Solche Speisen sind Zwiebeln, Knoblauch, Eingelegtes und Salziges. Wenn Sie dies einige Tage gegessen haben (neben ihrer gewohnten Nahrung), trinken Sie morgens und abends je eine Tasse starken *Wermuttee.* Am vierten Tag nehmen Sie ein Tasse *Sennatee,* um den Darm von den toten Parasiten zu reinigen. *Süßholz* kann dem *Sennatee* beigefügt werden, um Schmerzen vorzubeugen, und statt *Wermut* kann man auch jedes andere Wurmmittel verwenden, wenn es geeigneter erscheint. Wenn der Bandwurm sich als hartnäckig erweist, muß man eventuell über längere Zeit zu *Wermut* oder aber zu den stärkeren *Granatapfelkernen* oder sogar zu *Wurmfarn* greifen (wobei man die Gebrauchseinschränkungen bedenken sollte). Da sich Fadenwürmer im Enddarm festsetzen, ist hier eine andere Methode angebracht, und zwar der Einlauf. Am besten nimmt man dafür *Quassia.* Übergießen Sie 30 g *Quassiaspäne* mit 500 ml kochendem Wasser; lassen Sie sie ziehen, bis sie Körpertemperatur erreichen. Dann sind sie gebrauchsfertig. Von diesem Aufguß bereiten Sie nicht nur den Einlauf vor, sondern nehmen auch dreimal täglich zwei Teelöffel, eventuell unter Beigabe von *Süßholz,* vor den Mahlzeiten ein. Ein anderes bewährtes Hausmittel ist eine geschälte Knoblauchzehe, die man in den Enddarm einführt und dort über Nacht läßt. Achten Sie darauf, daß die erste Haut unter der Schale unbeschädigt bleibt, sonst kann der Knoblauch zu stark sein und Reizungen auslösen.

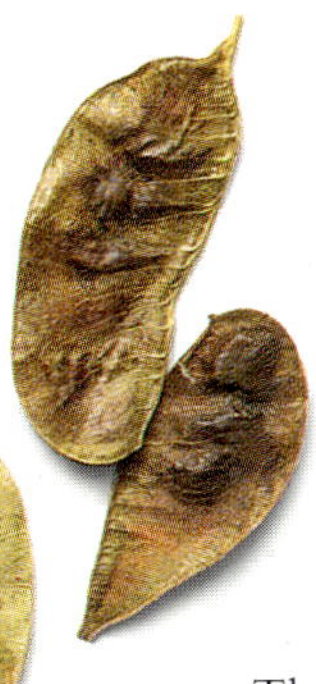

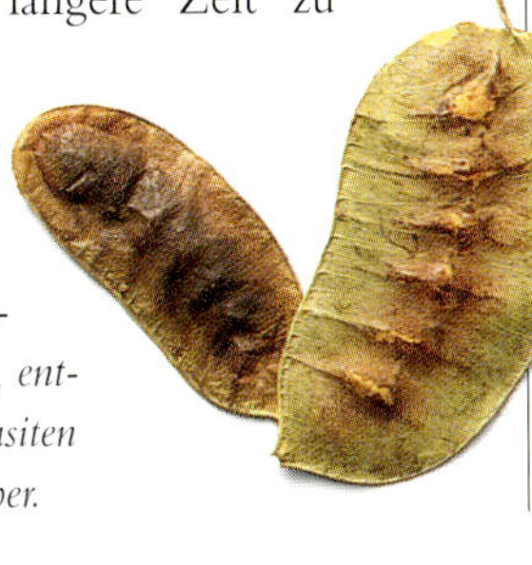

Senna alexandrina, Senna, *entfernt tote Parasiten aus dem Körper.*

Läuse und Flöhe

Man kann Läuse und Flöhe mittels pflanzlicher Arzneien aus dem Körper vertreiben, doch nur wenn man gleichzeitig eine gute Ernährungsweise und strenge Hygiene einhält. Man muß das gesamte Umfeld des Parasiten berücksichtigen, und die Behandlung muß umweltverträglich sein. Wenn man nicht auf seine Lebensweise achtet, sind die Heilpflanzen nicht stark genug, und die einzig wirksame Methode, den Körper von Parasiten zu befreien, liegt dann in der Therapie mit chemischen Mitteln.

Läuse können mittels *Anis-, Sassafras-* oder *Quassiaöl* bekämpft werden, wobei *Sassafrasöl* am wirksamsten ist. Für die äußerliche Anwendung mischen Sie einen Teil *Sassafras-* mit zwei Teilen *Olivenöl,* massieren die Mischung in Kopfhaut und Haar ein und entfernen die toten Läuse und Nissen dann mit einem Läusekamm. Diese Prozedur muß täglich wiederholt werden, bis das Haar von den Parasiten völlig frei ist.

Krätzmilben

Diese Tierchen können überaus hartnäckig sein, man muß sie sehr ernsthaft und mit peinlichster Sauberkeit bekämpfen. Bettwäsche wird nach jedem Gebrauch ausgekocht und in Extremfällen sogar verbrannt. Als äußerliches Mittel sollte man in einer starken Abkochung von *Rainfarn* baden oder diese möglichst oft mit einem Schwamm auf den Körper auftragen. Bitter- und Nervenmittel sollte man ein paar Tage lang einnehmen und noch etwas länger, nachdem die letzten Krätzmilben verschwunden sind.

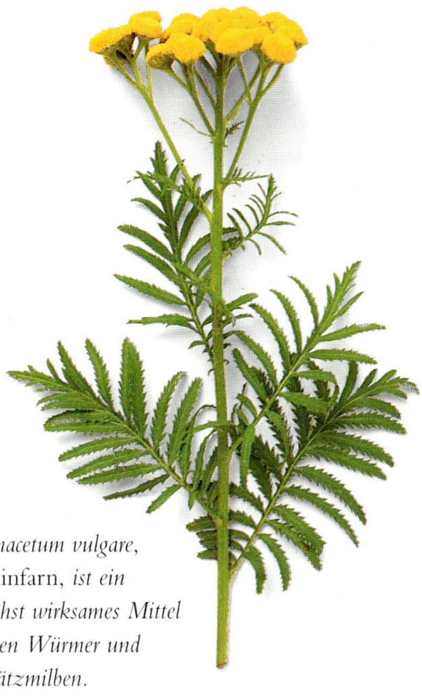

Tanacetum vulgare, Rainfarn, *ist ein höchst wirksames Mittel gegen Würmer und Krätzmilben.*

Gelber Enzian und *Helmkraut* sind ideale Nervina, aber nehmen Sie dasjenige, das sich für den Betroffenen am besten eignet.

Therapieverzeichnis

Das Verzeichnis führt Arzneien auf, mit denen sich bestimmte Krankheiten behandeln lassen. Die Krankheiten oder Störungen sind alphabetisch aufgelistet, und die zu ihrer Bekämpfung nützlichsten Kräuter oder Spezifika werden zuerst genannt und sind unterstrichen. Spezifika sind jene Heilpflanzen, die man bei bestimmten krankhaften Zuständen oder zur Linderung einer Krankheit als die besten und wirksamsten erachtet.

Abszess
Echter Eibisch, Indigo, Knoblauch, Myrrhe, Sonnenhut, Bockshornklee, Buntfarbige Schwertlilie, Huflattich, Kanadische Gelbwurzel, Kermesbeere, Klebkraut, Wilde Malve

Akne
Buntfarbige Schwertlilie, Indigo, Kermesbeere, Klebkraut, Knoblauch, Sonnenhut

Angina pectoris
Weißdorn, Herzgespann

Angstzustände
Baldrian, Giftlattich, Helmkraut, Herzgespann, Johanniskraut, Kalifornische Mohnblume, Kamille, Küchenschelle, Mistel, Damiana, Hafer, Hopfen, Melisse, Passionsblume, Pfefferminze, Primel, Venuskraut, Ysop, Ziest

Appetitlosigkeit
Beifuß, Condurango, Gelber Enzian, Kalmus, Tausendgüldenkraut, Wermut, Galgant, Glatte Chelone, Kalumba, Kamille, Kanadische Gelbwurzel, Kardamom, Kardobenediktenkraut, Kümmel, Quassia, Rainfarn, Stabwurz, Zitterpappel

Arteriosklerose
Lindenblüte, Mistel, Weißdorn

Arthritis
Gelbholz, Guajak, Magenklee, Selleriesamen, Wanzenkraut, Yamswurzel, Bittersüß, Gänseblümchen, Gemeine Kiefer, Gemeine Schafgarbe, Mädesüß, Teeheide, Wacholder, Weißbirke, Zitterpappel

Asthma
Alant, Ephedra, Grindelia, Lobelie, Pillenwolfsmilchkraut, Sonnentau, Schwarze Kirsche, Amerikanischer Schneeball, Frauenwurzel, Gemeine Pestwurz, Huflattich, Kanadische Blutwurzel, Küchenschelle, Senegawurzel, Tolubalsambaum, Wanzenkraut, Wollblume

Bindehautentzündung
Kamille, Augentrost, Kanadische Gelbwurzel, Ringelblume, Fenchel

Blähungen siehe Flatulenz

Blasenkatarrh
Bärentraube, Bukkostrauch, Quecke, Schafgarbe, Sonnenhut, Wacholder, Aufrechtes Glaskraut, Boldo, Engelwurz, Goldrute, Gundermann, Huflattich, Klebkraut, Kleine Eberwurz, Maisgriffel, Selleriesamen, Stiefmütterchen, Stranddistel, Strauchhortensie, Wasserdost, Weißbirke, Zinnkraut

Blinddarmentzündung (Appendizitis)
Odermennig, Gefleckter Storchenschnabel, Kanadische Gelbwurzel, Yamswurzel

Bluthochdruck
Gemeine Schafgarbe, Lindenblüte, Mistel, Weißdorn, Amerikanischer Schneeball, Gemeiner Schneeball, Knoblauch, Melisse

Bronchitis
Alant, Andorn, Grindelia, Habichtskraut, Huflattich, Kanadische Blutwurzel, Knoblauch, Knollige Seidenpflanze, Lobelie, Pillenwolfsmilchkraut, Senegawurzel, Sonnenhut, Sonnentau, Wollblume, Anis, Beinwell, Bockshornklee, Brechwurz, Eibisch, Engelwurz, Ephedra, Fenchel, Großer Wegerich, Gundermann, Irländisches Moos, Isländisch Moos, Kapuzinerkresse, Kiefer, Kleine Eberwurz, Kümmel, Leinsamen, Meerrettich, Meerzwiebel, Nordamerikanische Balsampappel, Primel, Schwarze Kirsche, Seifenkraut, Stiefmütterchen, Süßholz, Thymian, Tolubalsambaum, Veilchen, Wilde Malve, Ysop

Depressive Verstimmung
Damiana, Hafer, Helmkraut, Kolanuß, Wermut, Baldrian, Beifuß, Kamille, Melisse, Mistel, Rosmarin, Sellerie, Stabwurz, Venuskraut

Dickdarmentzündung
Beinwell, Echter Eibisch, Gagelstrauch, Gefleckter Storchenschnabel, Odermennig, Eiche, Mädesüß, Schlangenknöterich, Schwarzes Katechu, Tormentill

Divertikulitis
Yamswurzel, Beinwell, Eibisch, Kamille

Drüsen (Schwellung)
Kermesbeere, Klebkraut, Sonnenhut, Indigo, Ringelblume

Drüsenfieber
Kermesbeere, Myrrhe, Sonnenhut, Wermut, Indigo, Knoblauch

Durchfall
Beinwell, Eiche, Frauenmantel, Gagelstrauch, Gänsefingerkraut, Gefleckter Storchenschnabel, Großer Wegerich, Mädesüß, Odermennig, Schlangenknöterich, Schwarzes Katechu, Ratanhia, Tormentill, Augentrost, Dreiteiliger Zweizahn, Gänseblümchen, Gemeine Braunelle, Gundermann, Jambolanapflaume, Kardobenediktenkraut, Katzenminze, Koriander, Kolanuß, Kümmel, Nelkenwurz, Zimt

Durchfall (bei Kindern)
Mädesüß, Frauenmantel, Gefleckter Storchenschnabel

Eierstockschmerzen
Baldrian, Küchenschelle, Piscidiabaum, Helmkraut, Johanniskraut, Passionsblume, Yamswurzel

Ekzem
Braunwurz, Brennessel, Buntfarbige Schwertlilie, Kanadische Gelbwurzel, Klebkraut, Klette, Krauser Ampfer, Vogelmiere, Wiesenklee, Beinwell, Bittersüß, Mahonie, Nordamerikanische Balsampappel, Sarsaparille, Stiefmütterchen, Veilchen

Epilepsie
Helmkraut, Ysop, Baldrian, Passionsblume

Erbrechen
Mädesüß, Stinkandorn, Beinwell, Falsches Einkorn, Gewürznelken, Isländisch Moos, Pfefferminze, Rosmarin, Zimt

Erkältungen
Cayennepfeffer, Engelwurz, Gemeine Schafgarbe, Goldrute, Ingwer, Kanadische Gelbwurzel, Knoblauch, Pfefferminze, Schwarzer Holunder, Ysop, Augentrost, Bockshornklee, Gagelstrauch, Katzenminze, Lindenblüte, Majoran, Nelkenwurz, Primel, Sonnenhut

Fehlgeburt (drohende)
Falsches Einkorn, Frauenwurzel, Amerikanischer Schneeball, Gemeiner Schneeball

Fieber
Cayennepfeffer, Chinarindenbaum, Katzenminze, Ingwer, Knollige Seidenpflanze, Wasserhanf, Borretsch, Engelwurz, Kamille, Kleine Eberwurz, Meerrettich, Pfefferminze, Schwarzer Senf, Venuskraut

Flatulenz (Blähungen)
Cayennepfeffer, Condurango, Engelwurz, Fenchel, Gelber Enzian, Ingwer, Kalmus, Kardamom, Koriander, Kümmel, Zimt, Anis, Baldrian, Beifuß, Galgant, Gewürznelken, Jamaikapfeffer, Kalumba, Kamille, Kardobenediktenkraut, Katzenminze, Majoran, Meerrettich, Melisse, Petersilie, Pfefferminze, Poleiminze, Stabwurz, Tausendgüldenkraut, Thymian, Wacholder, Wermut

Frostbeulen
Cayennepfeffer, Ingwer, Gelbholz, Schwarzer Senf, Zinnkraut

Furunkel
Buntfarbige Schwertlilie, Kermesbeere, Knoblauch, Küchenschelle, Myrrhe, Sonnenhut, Beinwell, Bockshornklee, Braunwurz, Eibisch, Großer Wegerich, Huflattich, Klebkraut, Leinsamen, Vogelmiere, Wilde Malve

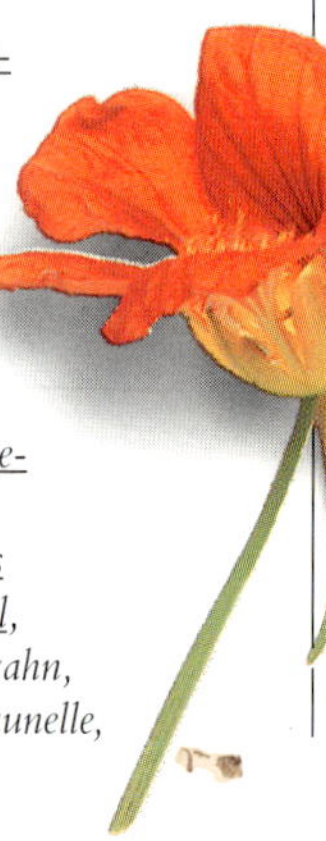

Tropaeolum majus
Kapuzinerkresse

GALLENBLASENLEIDEN
Glatte Chelone, Kanadische Blutwurzel, Löwenzahn, Mariendistel, Pfaffenhütchen, Schneeflockenstrauch, Venuskraut, Yamswurzel, Berberitze, Boldo, Kanadische Gelbwurzel, Magenklee, Ringelblume, Schöllkraut

GASTRITIS
Beinwell, Echter Eibisch, Flatterulme, Gefleckter Storchenschnabel, Kalmus, Kanadische Gelbwurzel, Mädesüß, Irländisches Moos, Isländisch Moos, Kamille, Pfirsichblätter, Süßholzstrauch, Quitte, Wilde Malve

GELBSUCHT
Berberitze, Glatte Chelone, Krauser Ampfer, Löwenzahn, Pfaffenhütchen, Venuskraut, Virginischer Ehrenpreis, Bittersüß, Kanadische Gelbwurzel, Mahonie, Tausendgüldenkraut, Yamswurzel

GESCHWÜRE (MAGEN)
Beinwell, Echter Eibisch, Flatterulme, Gefleckter Storchenschnabel, Mädesüß, Irländisches Moos, Kalmus, Kanadische Gelbwurzel, Süßholzstrauch, Wilde Malve

GESCHWÜRE (HAUT)
Beinwell, Kanadische Gelbwurzel, Ringelblume, Vogelmiere, Echter Eibisch, Sonnenhut

GRIPPE
Cayennepfeffer, Kanadische Gelbwurzel, Knoblauch, Knollige Seidenpflanze, Sonnenhut, Wasserhanf, Engelwurz, Gemeine Schafgarbe, Ingwer, Kapuzinerkresse, Kleine Eberwurz, Linde, Majoran, Meerrettich, Melisse, Myrrhe, Pfefferminze, Schwarzer Holunder, Schwarzer Senf, Zitterpappel

GÜRTELROSE
Johanniskraut, Mistel, Passionsblume, Piscidiabaum, Baldrian, Leinsamen, Helmkraut, Hopfen, Giftlattich, Yamswurzel

HÄMORRHOIDEN
Frauenmantel, Gänsefingerkraut, Roßkastanie, Scharbockskraut, Schlangenknöterich, Tormentill, Beinwell, Eiche, Gefleckter Storchenschnabel, Glatte Chelone, Großer Wegerich, Gundermann, Ratanhia

HALSSCHMERZEN
Eiche, Kanadische Gelbwurzel, Knoblauch, Nordamerikanische Balsampappel, Sonnenhut, Cayennepfeffer, Gänsefingerkraut, Gagelstrauch, Goldrute, Ingwer, Kamille, Kermesbeere, Myrrhe, Odermennig, Thymian

HARNINKONTINENZ
Ephedra, Zinnkraut, Odermennig

HERZKLOPFEN
Herzgespann, Baldrian, Helmkraut

HEUSCHNUPFEN
Ephedra, Kanadische Gelbwurzel, Augentrost, Knoblauch, Pfefferminze, Schwarzer Holunder

HUSTEN
Alant, Andorn, Anis, Beinwell, Engelwurz, Grindelia, Großer Wegerich, Gundermann, Habichtskraut, Huflattich, Kanadische Gelbwurzel, Kiefer, Knoblauch, Knollige Seidenpflanze, Nordamerikanische Balsampappel, Primel, Senegawurzel, Sonnentau, Wollblume, Ysop, Bockshornklee, Echter Eibisch, Fenchel, Gänseblümchen, Giftlattich, Klatschmohn, Kleine Eberwurz, Kümmel, Majoran, Myrrhe, Seifenkraut, Süßholzstrauch, Thuja, Thymian, Tolubalsambaum, Veilchen, Wilde Malve

INFEKTIONEN
Indigo, Klebkraut, Knoblauch, Kanadische Gelburzel, Myrrhe, Sonnenhut, Bockshornklee, Cayennepfeffer, Ingwer, Kapuzinerkresse, Thymian, Wermut

ISCHIAS
Johanniskraut, Piscidiabaum, Wanzenkraut, Gemeine Schafgarbe

JUCKREIZ
Kanadische Gelbwurzel, Ringelblume, Vogelmiere, Gurke, Johanniskraut, Kamille, Klebkraut, Pfefferminze

KATARRH
Augentrost, Goldrute, Habichtskraut, Kermesbeere, Kiefer, Knoblauch, Kanadische Gelbwurzel, Pfefferminze, Schwarzer Holunder, Sonnenhut, Wollblume, Bockshornklee, Gänseblümchen, Grindelia, Gundermann, Huflattich, Indigo, Isländisch Moos, Kamille, Myrrhe, Nelkenwurz, Pillenwolfsmilchkraut, Schlangenknöterich, Tolubalsambaum, Veilchen, Wilde Malve, Ysop

KEHLKOPFENTZÜNDUNG
Eiche, Kanadische Blutwurzel, Kanadische Gelbwurzel, Myrrhe, Nordamerikanische Balsampappel, Salbei, Sonnenhut, Thymian, Bockshornklee, Cayennepfeffer, Frauenmantel, Gagelstrauch, Goldrute, Indigo, Kamille, Kermesbeere, Kümmel, Odermennig, Schlangenknöterich, Schwarzes Katechu, Tormentill, Wilde Malve

KEUCHHUSTEN
Huflattich, Grindelia, Lobelie, Habichtskraut, Wanzenkraut, Ephedra, Knoblauch, Wollblume, Stiefmütterchen, Wiesenklee, Sonnentau, Schwarze Kirsche

KOLIK
Baldrian, Boldo, Condurango, Engelwurz, Gelber Enzian, Gemeiner Schneeball, Ingwer, Kalmus, Pfefferminze, Yamswurzel, Anis, Beifuß, Cayennepfeffer, Dill, Fenchel, Frauenwurzel, Gartenraute, Gemeine Pestwurz, Giftlattich, Glatte Chelone, Jamaikapfeffer, Jambolanapflaume, Kamille, Kardamom, Kardobenediktenkraut, Katzenminze, Koriander, Kümmel, Meerrettich, Nelkenwurz, Poleiminze, Süßholzstrauch, Tormentill, Wacholder, Wermut, Zimt

KOPFSCHMERZEN
Helmkraut, Majoran, Mutterkraut, Rosmarin, Ziest, Baldrian, Gartenraute, Hopfen, Johanniskraut, Kamille, Mistel, Pfefferminze, Primel

KRÄMPFE
Baldrian, Gemeiner Schneeball, Giftlattich, Helmkraut, Küchenschelle, Wanzenkraut, Yamswurzel, Cayennepfeffer, Ingwer, Sumpfziest

KRAMPFADERGESCHWÜRE
Kanadische Gelbwurzel, Ringelblume, Roßkastanie, Beinwell, Echter Eibisch

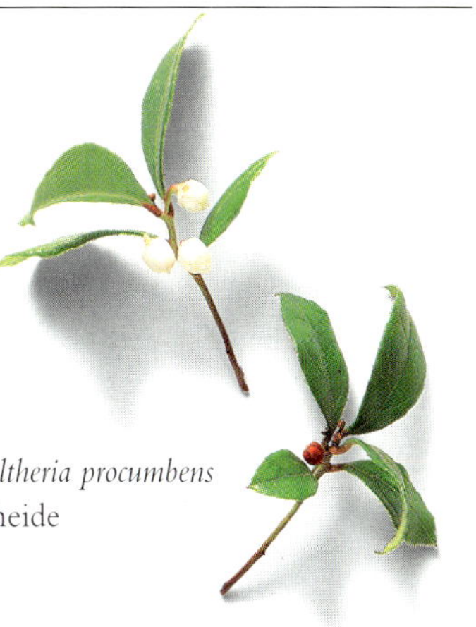

Gaultheria procumbens
Teeheide

KRAMPFADERN
Roßkastanie, Johanniskraut, Hamamelis, Lindenblüte, Weißdorn

KREISLAUF
Cayennepfeffer, Gelbholz, Ingwer, Meerrettich, Rosmarin, Schwarzer Senf

LEBERTONIKUM
Buntfarbige Schwertlilie, Glatte Chelone, Krauser Ampfer, Löwenzahn, Pfaffenhütchen, Tausendgüldenkraut, Virginischer Ehrenpreis, Kanadische Gelbwurzel, Klette, Knoblauch, Magenklee, Mahonie, Yamswurzel

LEUKORHÖ (WEISSFLUSS)
Frauenmantel, Gagelstrauch, Gefleckter Storchenschnabel, Goldgelbes Kreuzkraut, Kanadische Gelbwurzel, Kapuzinerkresse, Myrrhe, Waldlilie, Bärentraube, Eiche, Gundermann, Indigo, Nelkenwurz, Schlangenknöterich, Schwarzes Katechu

LUMBAGO (U. A. HEXENSCHUSS)
Cayennepfeffer, Jakobskraut, Schwarzer Senf, Teeheide

MAGENVERSTIMMUNG
Baldrian, Cayennepfeffer, Condurango, Fenchel, Ingwer, Kalmus, Kamille, Melisse, Pfefferminze, Tausendgüldenkraut, Wermut, Yamswurzel, Beifuß, Boldo, Dill, Galgant, Gelber Enzian, Gewürznelken, Giftlattich, Glatte Chelone, Isländisch Moos, Jamaikapfeffer, Kardamom, Kardobenediktenkraut, Katzenminze, Kümmel, Majoran, Odermennig, Quassia, Rosmarin, Salbei, Sternwurzel, Thymian, Zimt

MANDELENTZÜNDUNG
Kanadische Gelbwurzel, Klebkraut, Knoblauch, Kermesbeere, Myrrhe, Salbei, Sonnenhut, Indigo, Thymian

METRORRAGHIE
Gefleckter Storchenschnabel, Großes Immergrün, Kanadische Gelbwurzel, Waldlilie, Frauenmantel

MIGRÄNE
Mutterkraut, Helmkraut, Kolanuß, Mistel, Pfefferminze, Piscidiabaum, Wermut

MILCHBILDUNG
Geißraute, Mariendistel, Bockshornklee, Borretsch, Dill, Fenchel, Kümmel

MONATSBLUTUNG (VERSPÄTETE)
Falsches Einkorn, Frauenwurzel, Gartenraute, Goldgelbes Kreuzkraut, Mönchspfeffer, Petersilie, Poleiminze, Rainfarn, Stabwurz, Wermut, Beifuß, Gemeine Schafgarbe, Herzgespann, Ringelblume, Thuja

MONATSBLUTUNG (STARKE)
Gefleckter Storchenschnabel, Großes Immergrün, Waldlilie, Frauenmantel, Kanadische Gelbwurzel

MONATSBLUTUNG (SCHMERZHAFTE)
Amerikanischer Schneeball, Baldrian, Gemeiner Schneeball, Giftlattich, Helmkraut, Johanniskraut, Küchenschelle, Piscidiabaum, Wanzenkraut, Falsches Einkorn, Frauenwurzel, Gemeine Pestwurz, Kümmel, Mönchspfeffer, Rebhuhnbeere, Ringelblume, Yamswurzel

MUNDGERUCH
Dill, Fenchel

MUNDGESCHWÜRE (APHTHEN)
Myrrhe, Salbei, Eiche, Frauenmantel, Kamille, Schlangenknöterich

NASENBLUTEN
Frauenmantel, Hamamelis, Ringelblume, Tormentill

NEURALGIE
Baldrian, Helmkraut, Johanniskraut, Mistel, Passionsblume, Piscidiabaum, Wanzenkraut, Ziest, Hopfen, Küchenschelle, Rosmarin

NIERENSTEINE
Aufrechtes Glaskraut, Bärentraube, Kanadische Collinsonie, Maisgriffel, Quecke, Strauchhortensie, Wasserdost, Gemeine Schafgarbe, Löwenzahn, Stranddistel, Wilde Möhre

OHRENSCHMERZEN (SIEHE AUCH »INFEKTIONEN«)
Küchenschelle, Nabelkraut, Wollblume

PILZINFEKTION
Ringelblume, Kanadische Gelbwurzel, Myrrhe, Schöllkraut

PRÄMENSTRUELLES SYNDROM
Baldrian, Helmkraut, Mönchspfeffer, Küchenschelle, Lindenblüte

PRELLUNGEN
Arnika, Schwarzer Holunder, Frauenmantel, Gurke, Johanniskraut, Ringelblume, Vogelmiere

PROSTATABESCHWERDEN
Damiana, Sabal, Strauchhortensie, Zinnkraut, Maisgriffel, Quecke, Stranddistel

PUSTELN
Braunwurz, Buntfarbige Schwertlilie, Kermesbeere, Klebkraut, Knoblauch, Sonnenhut

REISEKRANKHEIT
Stinkandorn, Galgant, Pfefferminze

RHEUMA
Engelwurz, Gelbholz, Gemeine Schafgarbe, Giftlattich, Magenklee, Teeheide, Wanzenkraut, Yamswurzel, Zitterpappel, Arnika, Bittersüß, Cayennepfeffer, Fenchel, Frauenwurzel, Gänseblümchen, Gemeine Kiefer, Jakobskraut, Johanniskraut, Kermesbeere, Klette, Löwenzahn, Meerrettich, Schwarzer Holunder, Quecke, Sarsaparille, Sassafrasbaum, Schwarzer Senf, Thuja, Wacholder, Wasserdost, Weißbirke, Wilde Möhre, Zinnkraut

SCHLAFSTÖRUNGEN
Baldrian, Giftlattich, Hopfen, Kalifornische Mohnblume, Passionsblume, Piscidiabaum, Helmkraut, Kamille, Küchenschelle, Lindenblüte, Primel

SCHMERZEN
Baldrian, Giftlattich, Piscidiabaum, Wanzenkraut, Weide, Gemeiner Schneeball, Guajak, Helmkraut, Hopfen, Rosmarin

SCHUPPENFLECHTE
Braunwurz, Buntfarbige Schwertlilie, Klebkraut, Klette, Krauser Ampfer, Mahonie, Sarsaparille, Wiesenklee, Leinsamen, Nordamerikanische Balsampappel, Sassafrasbaum, Thuja, Vogelmiere

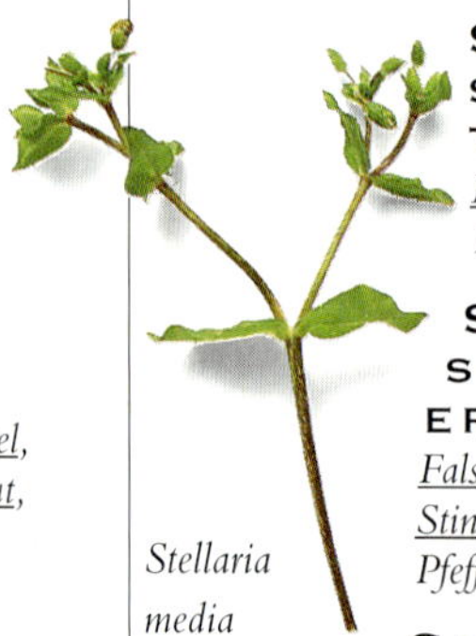

Stellaria media
Vogelmiere

SCHWANGERSCHAFTSTONIKUM
Himbeerblätter, Rebhuhnbeere

SCHWANGERSCHAFTSERBRECHEN
Falsches Einkorn, Mädesüß, Stinkandorn, Frauenwurzel, Pfefferminze

SENKWEHEN (»FALSCHE WEHEN«)
Gemeiner Schneeball, Herzgespann, Wanzenkraut, Yamswurzel, Baldrian, Frauenwurzel, Giftlattich

SINUSITIS (NASENNEBENHÖHLENENTZÜNDUNG)
Augentrost, Gemeine Kiefer, Goldrute, Indigo, Kanadische Gelbwurzel, Kermesbeere, Knoblauch, Schwarzer Holunder, Gemeine Schafgarbe Kamille, Myrrhe, Pfefferminze, Thymian

SODBRENNEN
Beinwell, Eibisch, Mädesüß, Flatterulme, Irländisches Moos, Isländisch Moos, Wilde Malve

SONNENBRAND
Aloe, Ringelblume, Augentrost, Johanniskraut

STRESS
Damiana, Helmkraut, Johanniskraut, Lindenblüte, Mistel, Baldrian, Borretsch, Giftlattich, Hafer, Hopfen, Kamille, Küchenschelle, Melisse, Passionsblume, Primel, Wermut, Ziest

TINNITUS
Kanadische Gelbwurzel, Wanzenkraut, Goldrute, Gundermann

TUMORE
Beinwell, Bockshornklee, Klebkraut, Schöllkraut, Schwarzer Holunder, Thuha, Veilchen, Wiesenklee

ÜBELKEIT
Kamille, Mädesüß, Pfefferminze, Stinkandorn, Cayennepfeffer, Eibisch, Fenchel, Galgant, Gewürznelken, Nelkenwurz, Zimt

ÜBEREMPFINDLICHKEIT
Ephedra

VENENENTZÜNDUNG
Roßkastanie, Weißdorn, Lindenblüte, Mistel

VERBRENNUNGEN
Aloe, Großer Wegerich, Holunder, Johanniskraut, Ringelblume, Beinwell, Gurke, Kamille, Quittensamen

VERSPANNUNGEN
Baldrian, Giftlattich, Helmkraut, Herzgespann, Johanniskraut, Küchenschelle, Lindenblüte, Mistel, Passionsblume, Piscidiabaum, Primel, Venuskraut, Ziest, Damiana, Hopfen, Kalifornische Mohnblume, Melisse, Pfefferminze

VERSTOPFUNG
Berberitze, Faulbaum, Glatte Chelone, Krauser Ampfer, Purgier-Kreuzdorn, Rhabarberwurzel, Senna, Aloe, Boldo, Braunwurz, Gemeine Pestwurz, Leinsamen, Magenklee, Pfaffenhütchen, Virginischer Ehrenpreis

WARZEN
Schöllkraut, Thuja

WASSEREINLAGERUNG
Aufrechtes Glaskraut, Bärentraube, Besenginster, Bukkostrauch, Löwenzahn, Wacholderbeeren, Wasserdost, Wilde Möhre, Dreiteiliger Zweizahn, Gemeine Schafgarbe, Kanadische Collinsonie, Kleine Eberwurz, Maisgriffel, Petersilie, Selleriesamen, Stranddistel, Weißbirke, Zinnkraut

WEICHTEILRHEUMA
Cayennepfeffer, Ingwer, Kiefer, Jakobskraut, Teeheide, Johanniskraut, Meerrettich, Rosmarin

WECHSELJAHRSBESCHWERDEN
Falsches Einkorn, Johanniskraut, Kanadische Gelbwurzel, Mönchspfeffer, Wanzenkraut, Goldgelbes Kreuzkraut, Waldlilie

WÜRMER
Gemeiner Wurmfarn, Granatbaum, Gurke, Knoblauch, Kussobaum, Kürbis, Quassia, Rainfarn, Wermut, Zitwersamen

WUNDEN
Beinwell, Gemeine Braunelle, Großer Wegerich, Johanniskraut, Kanadische Gelbwurzel, Ringelblume, Schwarzer Holunder, Sumpfziest, Vogelmiere, Bockshornklee, Echter Eibisch, Frauenmantel, Habichtskraut, Kamille, Kleine Eberwurz, Knoblauch, Salbei, Tormentill, Zinnkraut

ZAHNFLEISCHENTZÜNDUNG
Eichenrinde, Indigo, Kanadische Gelbwurzel, Kermesbeere, Myrrhe, Ratanhia, Schlangenknöterich, Sonnenhut, Frauenmantel, Gagelstrauch, Gänsefingerkraut, Gemeine Braunelle, Knoblauch, Nelkenwurz, Salbei, Schwarzes Katechu, Tormentill, Venuskraut

ZAHNSCHMERZEN
Gewürznelken

Arzneipflanzen als Hausmittel

Es gibt weit über zweitausend Pflanzen, die in der westlichen Welt in der Naturheilkunde Verwendung finden. Auf die ganze Welt bezogen ist die Liste noch viel länger. Was können Sie also realistischerweise im Haus haben? Eine schier unlösbare Aufgabe für den frischgebackenen Pflanzensammler, doch wenn er sich mit den Wirkungen auseinandersetzt, die in diesem Buch vorgestellt werden, kann er eine kleine Hausapotheke aus Naturheilmitteln zusammenstellen, die den meisten alltäglichen Bedürfnissen genügt.

Die Pflanzenliste unten enthält die Vertreter aller Hauptwirkungen, nennt aber auch spezifische Heilmittel.

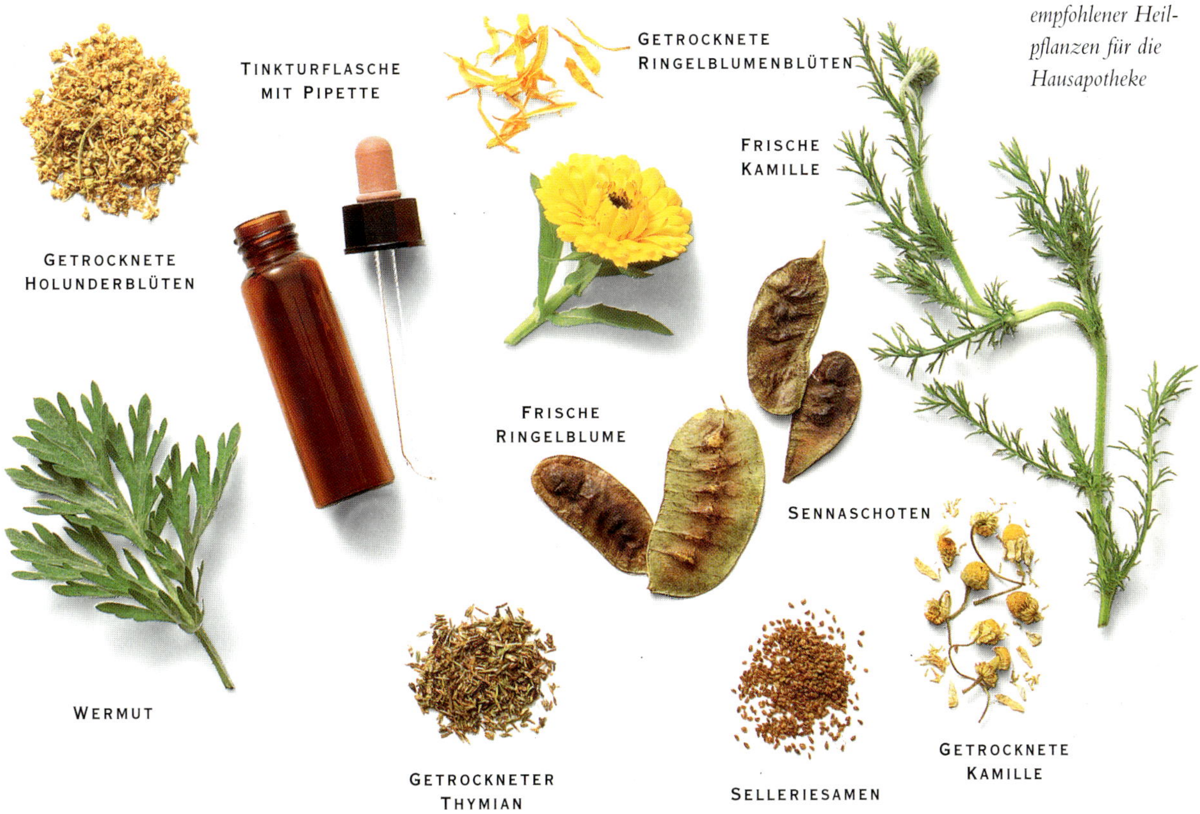

Eine kleine Auswahl empfohlener Heilpflanzen für die Hausapotheke

Grundstock für eine Hausapotheke

Achillea millefolium Gemeine Schafgarbe
Althaea officinalis Echter Eibisch
Apium graveolens Selleriesamen
Arctium lappa Klette
Artemisia absinthum Wermut
Capsicum annuum Cayennepfeffer
Chamaelirium luteum Falsches Einkorn
Chamaemelum nobile Kamille
Echinacea angustifolia Sonnenhut
Eupatorium perfoliatum Wasserhanf
Filipendula ulmaria Mädesüß
Galium aparine Klebkraut
Mentha x *piperita* Pfefferminze
Pimpinella anisum Anis
Rumex crispus Krauser Ampfer
Salix nigra Weide
Sambucus nigra Schwarzer Holunder
Scutellaria laterifolia Helmkraut
Senna alexandrina Sennaschoten
Symphytum officinale Beinwell
Taraxacum officinale Löwenzahn
Thymus vulgaris Thymian
Tussilago farfara Huflattich
Urtica dioica Brennessel
Valeriana officinalis Baldrian

Es ist hilfreich, zusätzlich zu diesen Spezifika die folgenden Heilpflanzensalben in der Hausapotheke vorrätig zu haben:
Arnica montana Arnika
Calendula officinalis Ringelblume
Stellaria media Vogelmiere
Symphytum officinale Beinwell

Sie sollten auch über destilliertes *Hamamelis virginiana* (Hamamelis) verfügen, das in Apotheken erhältlich ist.

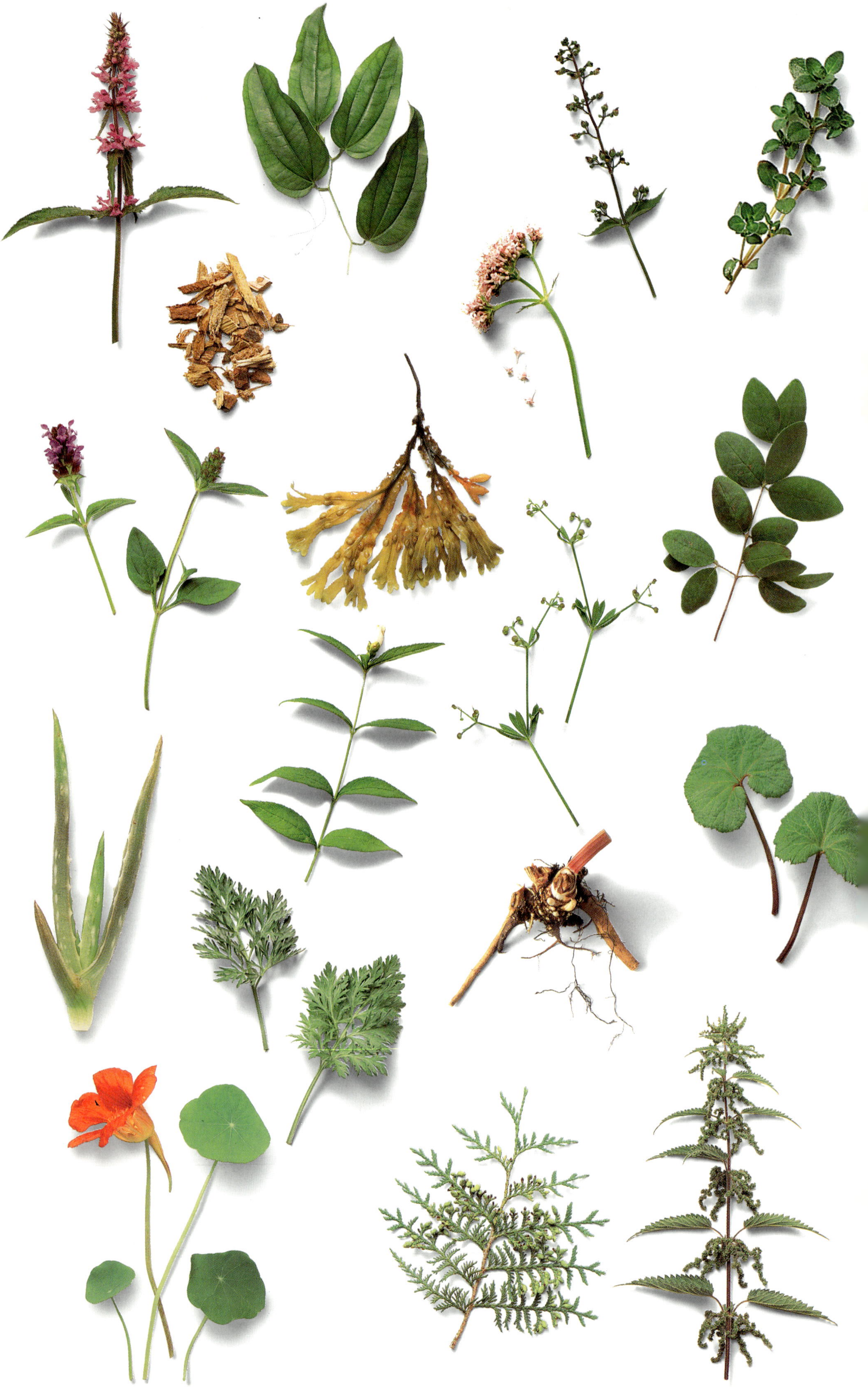

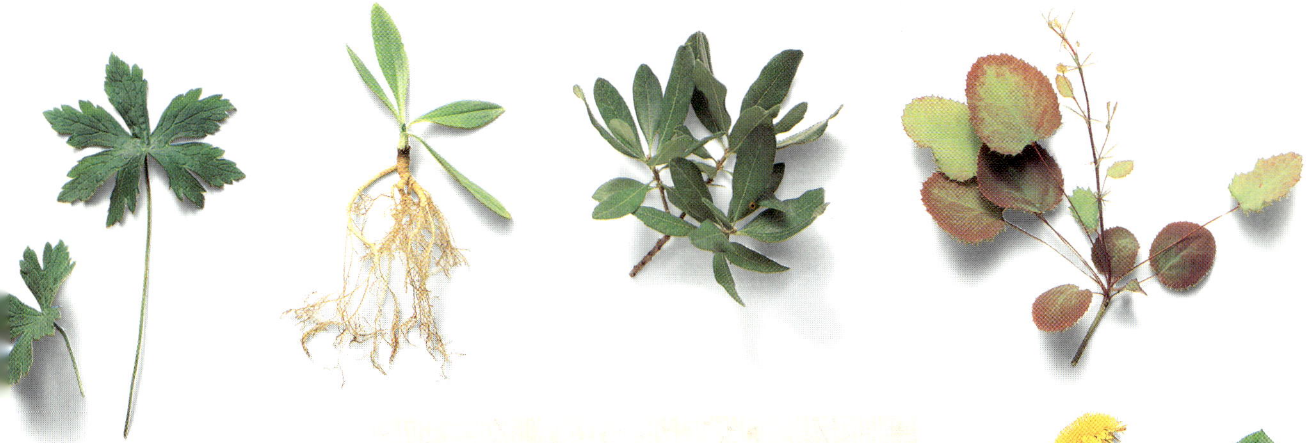

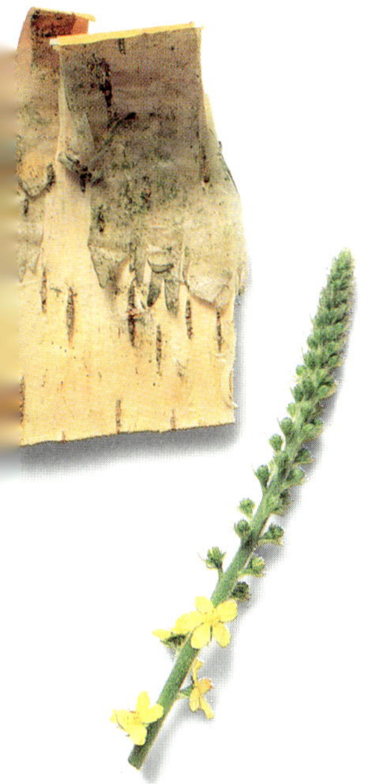

TEIL DREI

DAS PFLANZEN-VERZEICHNIS

Es ist das Herzstück dieses Buches: eine Sammlung individueller Porträts all der Heilpflanzen, die in den anderen Kapiteln erwähnt werden. Das Pflanzenverzeichnis will eine stets verfügbare Datenbank zum Nachschlagen der zum Verständnis der Grundlagen der Heilpflanzenkunde notwendigen Informationen sein. Hier wird der Leser für jede einzelne Pflanze eine Zusammenfassung dessen finden, was andernorts unter verschiedenen heilkundlichen Gesichtspunkten dargestellt und empfohlen wird.

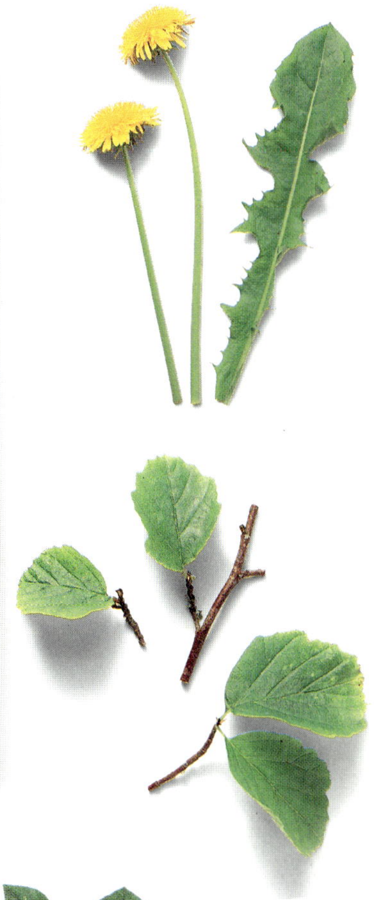

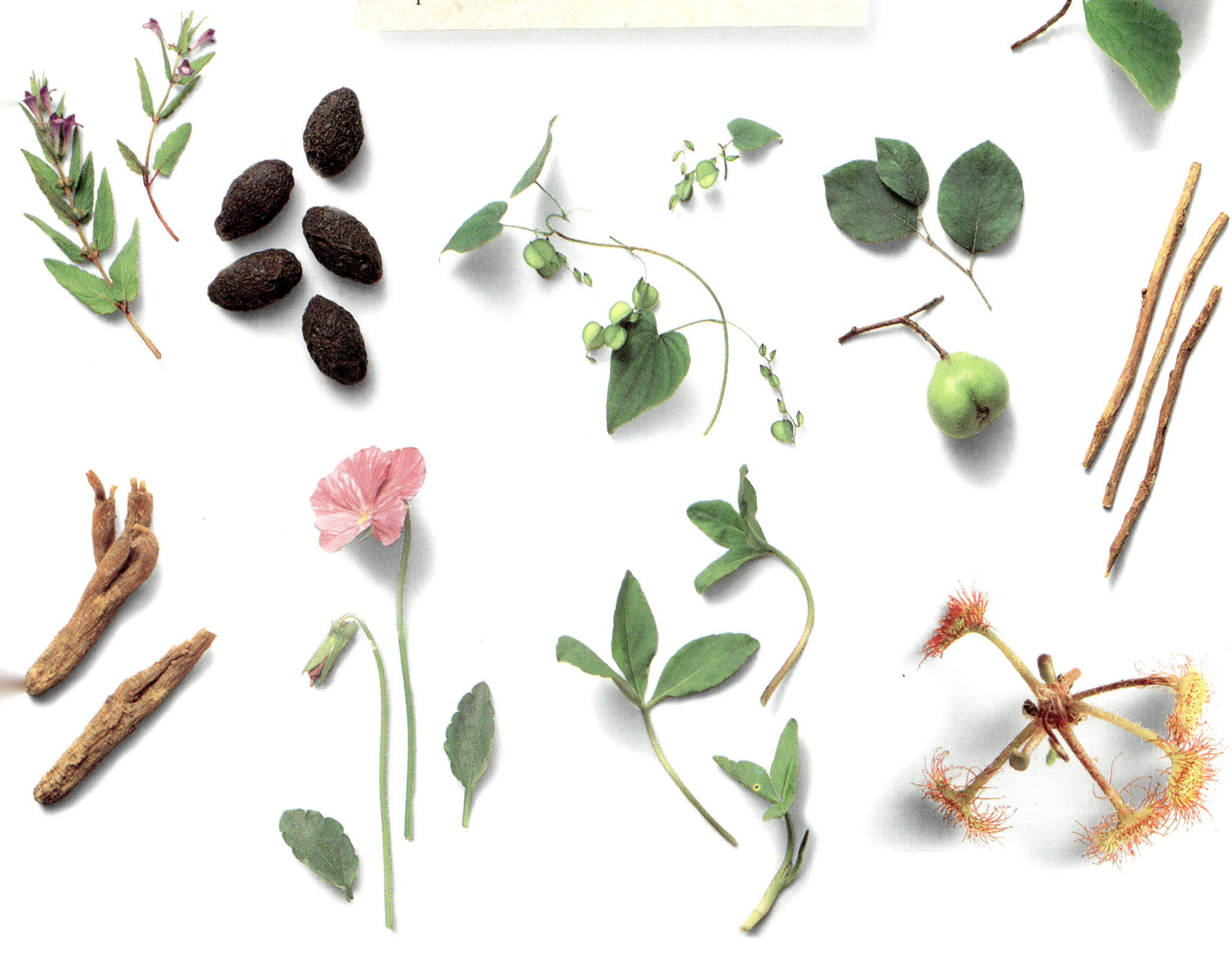

Einführung in das Pflanzenverzeichnis

Die Nutzung von Heilpflanzen kann ohne Einschränkungen oder Risiken zum persönlichen Lebensstil gehören und muß nicht als »Arzneimittelgebrauch« gewertet werden. Angesichts gesundheitlicher Probleme ist Vorbeugung die sinnvollste Art ihrer Verwendung – um akute Krankheit zu verhindern. Es gibt Heilpflanzen, die bestimmte Organe und Organsysteme kräftigen und tonisieren. Sie können genutzt werden, wenn die Tendenz bereits vor dem Auftreten einer Erkrankung erkennbar ist.

Um herauszufinden, welche Pflanze oder Pflanzen in welchen Fällen helfen können, orientiert man sich zunächst im Therapieverzeichnis (Seite 46–48) und sucht dann im Pflanzenverzeichnis nach weiteren Informationen. Eigendiagnose ist nicht ratsam. Man sollte, wenn möglich, einen Pflanzenheilkundigen oder einen Arzt aufsuchen, damit die Eigenart des gesundheitlichen Problems festgestellt wird.

Die im Pflanzenverzeichnis für jede Pflanze angegebenen Dosierungen gelten für Erwachsene. Bei Kindern unter zwölf sollten sie um ein Viertel, bei Kindern unter sieben Jahren um die Hälfte reduziert werden. Ebenso sollte man für Erwachsene über fünfundsechzig bzw. über siebzig Jahre die volle Dosis um ein Viertel bzw. um die Hälfte verringern. Das sind nur allgemeine Richtlinien, die sich je nach körperlicher Konstitution und Verfassung abwandeln lassen.

Für gewöhnlich können Heilpflanzen und chemische Arzneimittel ohne Bedenken gleichzeitig angewendet oder kombiniert werden. Es gibt jedoch wichtige Ausnahmen. Fachkundiger medizinischer Rat ist daher zu empfehlen.

Lateinischer Pflanzenname, in alphabetischer Reihenfolge

Arnica montana

Name der Pflanzenfamilie, zu der die Pflanze gehört.

PFLANZENFAMILIE: COMPOSITAE

Landesüblicher Pflanzenname

ARNIKA

Haupttext
Hier werden die verschiedenen medizinischen Indikationen und Anwendungen der Pflanze aufgeführt. Dazu gehören auch Informationen über ihre besondere Wirkungsweise im Körper.

Wegen seiner potentiell giftigen Wirkung sollte dieses Kraut nicht eingenommen werden, ist aber eines der besten Arzneimittel zur äußerlichen Anwendung, speziell bei geschwollenen Gelenken und Prellungen. Allerdings kann Arnika in homöopathischen Zubereitungen und gemäß sachkundiger Anweisung auch intern verabreicht werden. Im äußerlichen Gebrauch lindert sie rheumatische Schmerzen und hilft bei schmerzhaften Venenentzündungen und ähnlichen Erkrankungen. Arnika kann überall auf schmerzende und entzündete Stellen aufgetragen werden, solange die Haut selbst nicht verletzt ist.

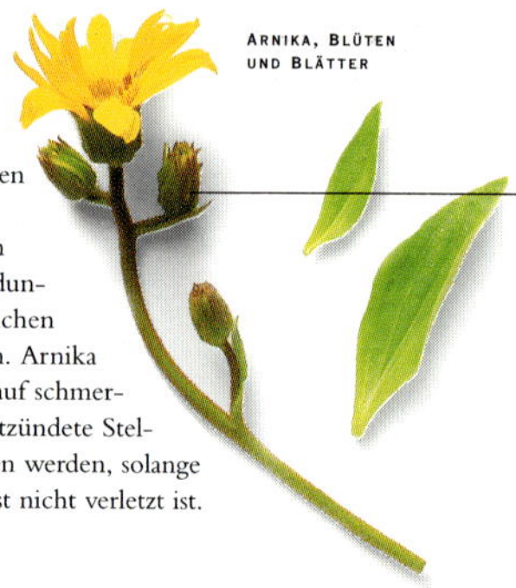

ARNIKA, BLÜTEN UND BLÄTTER

Abbildungen
Sie sollen das Wiedererkennen der wild wachsenden Pflanze erleichtern oder ihre im Handel erhältliche Form darstellen. Soweit dies möglich ist – das ist allerdings nicht durchgängig der Fall –, werden auch die zu verwendenden Teile abgebildet.

VORSICHT!
Durch dieses Kästchen werden Kontraindikationen hervorgehoben. Falls bestimmte medizinische Umstände anzeigen, daß diese Heilpflanze zu meiden ist, werden sie im Haupttext aufgeführt und hier wiederholt.

VORSICHT
NICHT INTERN VERWENDEN!

Sammelgut
Die therapeutisch verwertbaren Teile der Pflanze.

Sammelzeit
Wann die Pflanzenteile zu sammeln und wie sie zu trocknen sind.

SAMMELGUT *Blütenköpfe*

SAMMELZEIT *Die Blüten werden im frühen bis späten Sommer gesammelt.*

Inhaltsstoffe
Eine Liste der chemischen, für die medizinische Wirkung wichtigen Bestandteile der Pflanze. Über einige Pflanzen wissen wir mehr als über andere; das sagt etwas über den Stand der wissenschaftlichen Forschung aus, aber nichts über die Bedeutung der Pflanze.

INHALTSSTOFFE *Ätherisches Öl, sesquiterpene Lactone, bittere Glykoside, Alkaloide, Polyacytelene, Flavone, Gerbstoffe*

Wirkung
Eine Liste der wichtigsten medizinischen Wirkungen der Pflanze. Auf Seite 36–39 werden die hier verwendeten Fachausdrücke erläutert.

WIRKUNG *Entzündungshemmend, wundheilend*

ZUBEREITUNG UND DOSIERUNG
ZUR EIGENHERSTELLUNG EINER ARNIKA-TINKTUR GIESST MAN 500 ML EINES 70PROZENTIGEN ALKOHOLS AUF 50 G FRISCHE BLÜTEN IN EIN FEST ZU VERSCHLIESSENDES HELLES GLASBEHÄLTNIS UND STELLT ES MINDESTENS EINE WOCHE LANG IN DIE SONNE ODER AN EINEN WARMEN ORT, DANN FILTERN – UND DIE TINKTUR IST GEBRAUCHSFERTIG. ZUR LAGERUNG VERSCHLOSSEN HALTEN UND DIREKTE SONNENEINWIRKUNG VERMEIDEN.

Zubereitung und Dosierung
Hier erfährt der Leser, ob die Pflanze als Aufguß, Abkochung oder Tinktur angewendet wird, außerdem die Menge des Pflanzenmaterials pro Tasse Wasser, wie lange es ziehen oder kochen muß, in welcher Dosierung und wie häufig die Tinktur einzunehmen ist. Die Maßeinheit für kleine Mengen ist der Milliliter (ml); vgl. Seite 7.

KOMBINATIONEN
Als Lotion gut mit Hamamelis-Destillat

Kombinationen
Viele Pflanzen lassen sich zur Therapie bestimmter Krankheiten mit anderen Pflanzen mischen. Hier werden sowohl die nützlichen Kombinationen als auch die so zu behandelnden Krankheiten aufgeführt. Für einige Pflanzen gibt es keine Kombinationsmöglichkeit.

Acacia catechu

PFLANZENFAMILIE: LEGUMINOSAE

SCHWARZES KATECHU

Dieses starke Adstringens hilft bei chronischem Durchfall, Ruhr und Kolitis; in der Frauenheilkunde dient es zu Spülungen bei *Fluor albus*; außerdem verwendet man es als Mundwasser bei Entzündungen der Mundschleimhaut, des Zahnfleisches, Rachens und Kehlkopfs.

SAMMELGUT *Der getrocknete Extrakt aus dem Kernholz*

SAMMELZEIT *Nach dem Fällen des Baums*

INHALTSSTOFFE *Katechugerbsäure, Acacatechin, Quercitin*

WIRKUNG *Adstringierend, antiseptisch*

ZUBEREITUNG UND DOSIERUNG

AUFGUSS

EINE TASSE KOCHENDHEISSES WASSER AUF 1 TEELÖFFEL DES GETROCKNETEN EXTRAKTS 10–15 MINUTEN ZIEHEN LASSEN UND DREIMAL TÄGLICH TRINKEN.

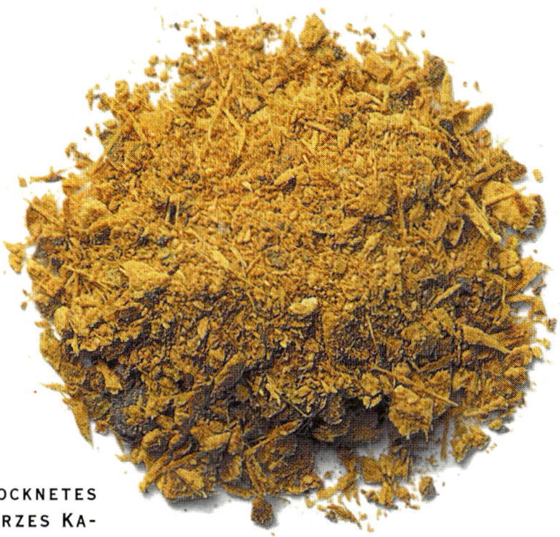

GETROCKNETES SCHWARZES KATECHU

KOMBINATIONEN

Bei Darmerkrankungen mit Kalmus, Mädesüß, Odermennig und Pfefferminze, zur Mundspülung mit Myrrhe

Achillea millefolium

PFLANZENFAMILIE: COMPOSITAE

GEMEINE SCHAFGARBE

Die Schafgarbe ist eines der besten schweißtreibenden Kräuter und ein Standardheilmittel gegen Fieberattacken. Es senkt den Blutdruck durch Weiten der peripheren Blutgefäße, regt die Verdauung an und kräftigt die Blutgefäße. Als Harnentgifter empfiehlt es sich bei Harnwegsentzündungen. Seine äußerliche Anwendung unterstützt die Wundheilung. Besonders geschätzt wird seine Heilkraft bei Bluthochdruck mit Neigung zur Thrombose.

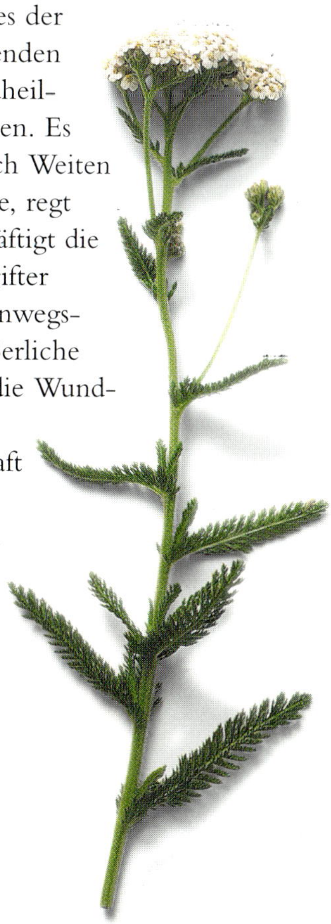

SCHAFGARBE SCHÖSSLING, BLÜTEN UND BLÄTTER

SAMMELGUT *Kraut und Blüten*

SAMMELZEIT *Zwischen Frühsommer und Frühherbst, der Blütezeit, den oberirdischen Teil des Krauts pflücken*

INHALTSSTOFFE *Bis zu 0,5 % ätherische Öle, Flavone, Tannine und ein bitteres Alkaloid*

WIRKUNG *Schweißtreibend, blutdrucksenkend, adstringierend, harntreibend, antiseptisch, antikatarrhalisch; menstruationsauslösend, verdauungsfördernd, die Leberfunktion unterstützend und gefäßkräftigend*

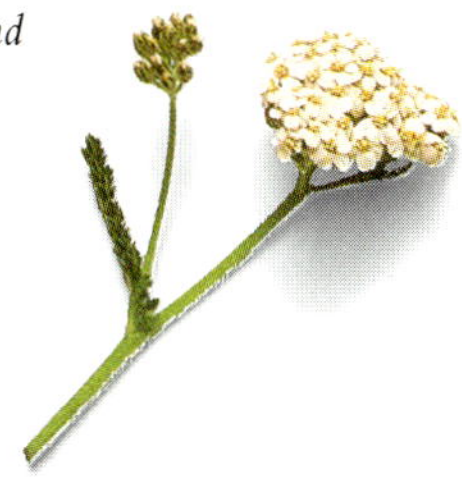

ZUBEREITUNG UND DOSIERUNG

AUFGUSS

1–2 TEELÖFFEL TROCKENKRAUT IN EINER TASSE KOCHENDHEISSEM WASSER 10–15 MINUTEN ZIEHEN LASSEN UND DREIMAL TÄGLICH HEISS TRINKEN.

TINKTUR

DREIMAL TÄGLICH 2–4 ML EINNEHMEN.

KOMBINATIONEN

Zur Fiebersenkung mit Schwarzem Holunder, Pfefferminze, Wasserhanf, Cayennepfeffer und Ingwer, gegen hohen Blutdruck mit Weißdorn, Lindenblüten und Mistel vermischen

Acorus calamus

PFLANZENFAMILIE: ARACEAE

KALMUS

Dieses Schilfgras vereinigt in sich die lindernde Wirkung pflanzlicher Schleimstoffe mit der stimulierenden der Bitterstoffe; seine ätherischen Öle wirken gegen Blähungen. Kalmus ist für den Magen-Darm-Trakt ein ausgezeichnetes Kräftigungsmittel und bei jeder Art Verdauungsstörung, Gastritis und Magengeschwür zu empfehlen. Es regt den Appetit an, hilft bei Erschöpfung und Schwäche, wenn sie durch Magen-Darm-Beschwerden bedingt sind, und gegen Krämpfe infolge von Blähungen.

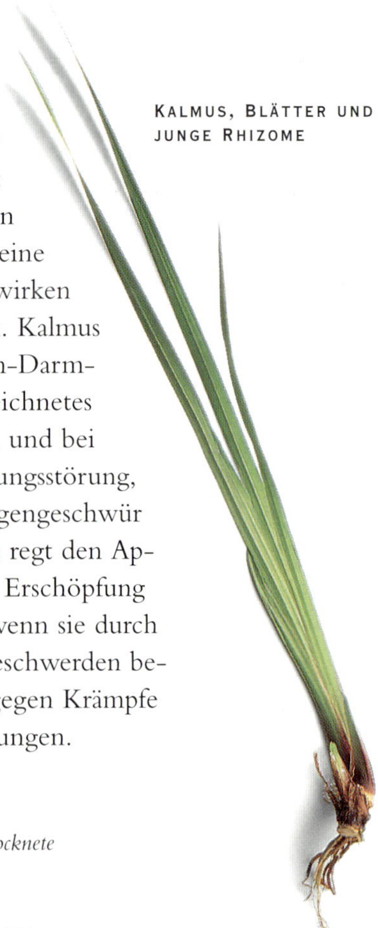

KALMUS, BLÄTTER UND JUNGE RHIZOME

SAMMELGUT *Getrocknete Rhizome*

SAMMELZEIT *Die Rhizome zur frühen bis mittleren Herbstzeit ernten; ein Greifhaken könnte erforderlich sein, sie aus dem Schlamm zu ziehen. Rhizome von Blättern und Wurzeln befreien, gründlich reinigen, in Längsrichtung zerschneiden und im Schatten trocknen.*

INHALTSSTOFFE *Schleimstoffe, bis zu 0,3 % ätherische Öle, Bitterstoffe, Glykoside und Gerbstoffe*

WIRKUNG *Gegen Blähungen, Krämpfe*

ZUBEREITUNG UND DOSIERUNG

AUFGUSS

2 TEELÖFFEL TROCKENGUT IN EINER TASSE KOCHENDHEISSEM WASSER 10–15 MINUTEN ZIEHEN LASSEN: JEWEILS VOR DEN MAHLZEITEN TRINKEN.

TINKTUR

DREIMAL TÄGLICH 2–4 ML EINNEHMEN.

KOMBINATIONEN

Bei Blähungen mit krampfartigen Schmerzen ist die Beigabe von Ingwer und Yamswurzel, bei Magenbeschwerden von Mädesüß und Echtem Eibisch empfehlenswert

Aesculus hippocastanum

PFLANZENFAMILIE: HIPPOCASTANACEAE

ROSSKASTANIE

Die Roßkastanie wirkt in einzigartiger Weise auf die Blutgefäße und kräftigt insbesondere die Venen. Die interne Anwendung unterstützt den Körper bei Thrombose, Venenentzündungen, Krampfadern und Hämorrhoiden. Bei diesen Leiden sowie bei Geschwürsbildung an den Beinen hilft auch die äußerliche Behandlung mit gelöstem Roßkastanienextrakt.

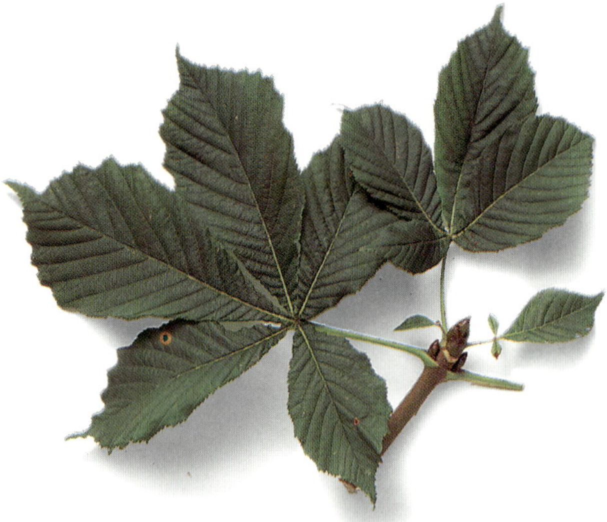

ROSSKASTANIE, BLÄTTER

SAMMELGUT *Früchte – die Roßkastanien*

SAMMELZEIT *Die reifen Früchte sammeln, wenn sie fallen – zur frühen bis mittleren Herbstzeit*

INHALTSSTOFFE *Saponine, Gerbstoffe, Flavone, Stärke, fettes Öl, Glykoside, Aescin und Fraxin*

WIRKUNG *Adstringierend, den Kreislauf stärkend*

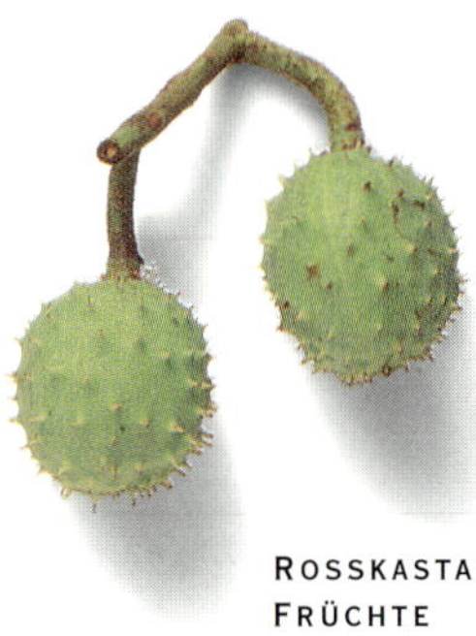

ROSSKASTANIE, FRÜCHTE

ZUBEREITUNG UND DOSIERUNG

AUFGUSS

1–2 TEELÖFFEL DER GETROCKNETEN FRUCHT IN EINER TASSE KOCHENDEM WASSER 10–15 MINUTEN ZIEHEN LASSEN UND DREIMAL TÄGLICH EINNEHMEN ODER ZUM EINREIBEN VERWENDEN.

TINKTUR

DREIMAL TÄGLICH 1–4 ML EINNEHMEN.

Agathosma betulina

PFLANZENFAMILIE: RUTACEAE

BUKKOSTRAUCH

Diese Pflanze hilft bei Infektionen des Urogenitaltrakts, bei Zystitis, Urethritis und Prostatitis. Ihre heilenden und lindernden Eigenschaften sind besonders wirksam bei brennend schmerzhafter Entleerung der Blase und lassen sich gut mit denen anderer Arzneimittel gegen Beschwerden in diesem Bereich kombinieren.

ZUBEREITUNG UND DOSIERUNG

AUFGUSS

1–2 TEELÖFFEL BLÄTTER IN EINER TASSE KOCHENDHEISSEM WASSER 10 MINUTEN ZIEHEN LASSEN: DREIMAL TÄGLICH TRINKEN.

TINKTUR

2–4 ML DREIMAL TÄGLICH EINNEHMEN.

SAMMELGUT *Blätter*

SAMMELZEIT *Blätter zur Zeit der Blüte und Fruchtreife sammeln*

INHALTSSTOFFE *Bis zu 2,5 % ätherische Öle, die Diosphenol, Limonen und Menthon enthalten*

WIRKUNG *Harntreibend, harnentgiftend, Steinbildung verhindernd, schweißtreibend, kräftigend*

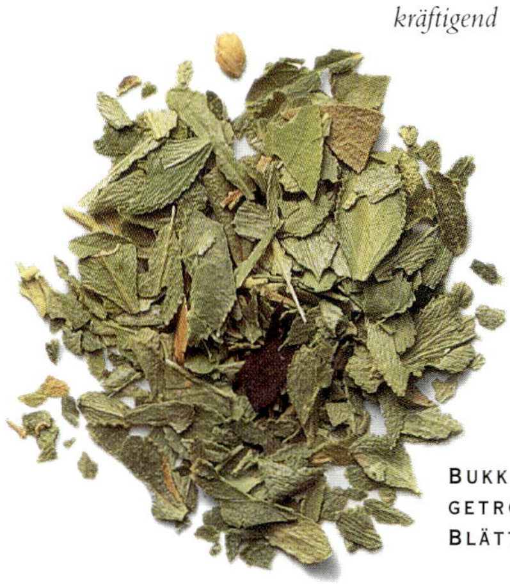

BUKKOSTRAUCH, GETROCKNETE BLÄTTER

KOMBINATIONEN

Bei Zystitis ist eine Verbindung mit Schafgarbe oder Quecke günstig, bei brennendem Harn mit Eibisch oder Mais

Agrimonia eupatoria

PFLANZENFAMILIE: ROSACEAE

ODERMENNIG

Seine adstringierenden und bitteren, tonisierenden Eigenschaften machen den Odermennig zu einem wertvollen Heilmittel, insbesondere für das Verdauungssystem. Seine Bitterstoffe regen die Produktion der Verdauungssäfte und die Lebersekretion an. Odermennig ist ein Spezifikum für Kinder, die Durchfall haben. Er hilft auch bei Blinddarmentzündung, vermag die Behandlung einer mukösen Kolitis zu unterstützen und Verdauungsstörungen zu beheben. Seine Verwendung als Frühjahrstonikum hat Tradition. Empfehlenswert ist er auch bei Blasenschwäche und Zystitis; zum Gurgeln bei Halsschmerzen; als Salbe zur Förderung der Wundheilung.

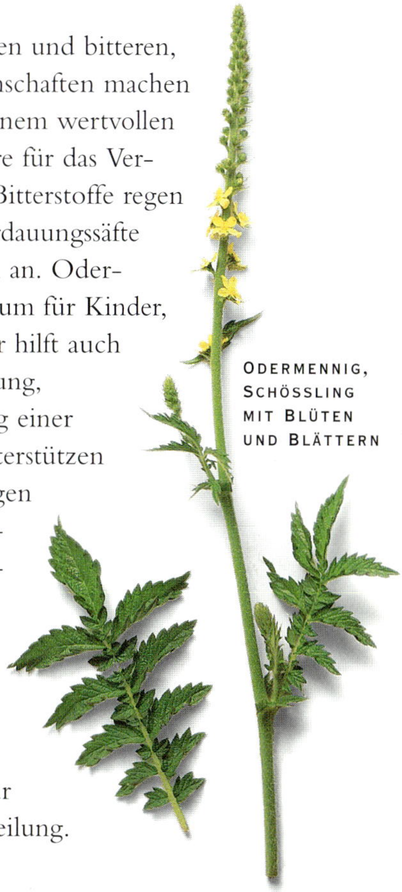

ODERMENNIG, SCHÖSSLING MIT BLÜTEN UND BLÄTTERN

SAMMELGUT *Ganze Pflanze ohne Wurzeln*

SAMMELZEIT *Bei Beginn der Blüte; Ernte im Schatten bei nicht mehr als 40°C trocknen.*

INHALTSSTOFFE *Gerbstoffe, bittere Glykoside, Nikotinsäure, Kieselsäure, Eisen, Vitamin B und K, ätherisches Öl*

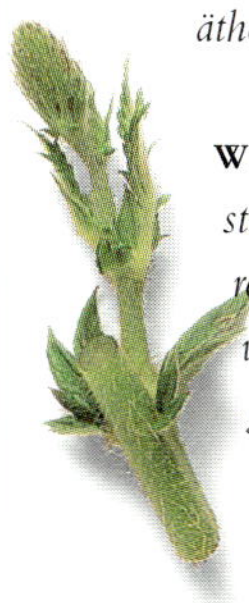

WIRKUNG *Adstringierend, tonisierend, harntreibend, wundheilend, anregend für die Gallen- und Lebersekretion*

ZUBEREITUNG UND DOSIERUNG

AUFGUSS

1–2 TEELÖFFEL TROCKENGUT IN EINER TASSE KOCHENDHEISSEM WASSER 10–15 MINUTEN ZIEHEN LASSEN: DREIMAL TÄGLICH EINNEHMEN.

TINKTUR

1–3 ML DREIMAL TÄGLICH EINNEHMEN.

KOMBINATIONEN

Bei Verdauungsstörungen meist mit Mitteln, die Blähungen entgegenwirken

Agropyron repens

PFLANZENFAMILIE: GRAMINACEAE

QUECKE

Aufgrund ihrer reizlindernden Wirkung kann sie bei schmerzhaften Entzündungen der Harnwege, bei Zystitis, Urethritis und Prostatitis, außerdem bei vergrößerter Prostata verwendet werden. Ihre gefäßkräftigenden und harntreibenden Eigenschaften empfehlen sie bei Nierensteinen und Nierengrieß und, in Kombination mit anderen Heilpflanzen, zur Rheumabehandlung.

ZUBEREITUNG UND DOSIERUNG

ABKOCHUNG

2 TEELÖFFEL ZERHACKTE RHIZOME IN WASSER (1 TASSE) AUFKOCHEN, 10 MINUTEN WEITERKOCHEN LASSEN UND DREIMAL TÄGLICH ALS GETRÄNK EINNEHMEN.

TROPFEN

3–6 ML DREIMAL TÄGLICH EINNEHMEN.

SAMMELGUT *Rhizome*

SAMMELZEIT *Rhizome im Frühling oder Frühherbst ausgraben, sorgfältig waschen und im Schatten oder in der Sonne trocknen.*

INHALTSSTOFFE *Triticin, Schleimstoffe, Kieselsäure, Pottasche, Inositol, Mannitol, Glykoside und eine antibakterielle Substanz*

WIRKUNG *Harntreibend, antibakteriell, der Steinbildung entgegenwirkend, gefäßkräftigend*

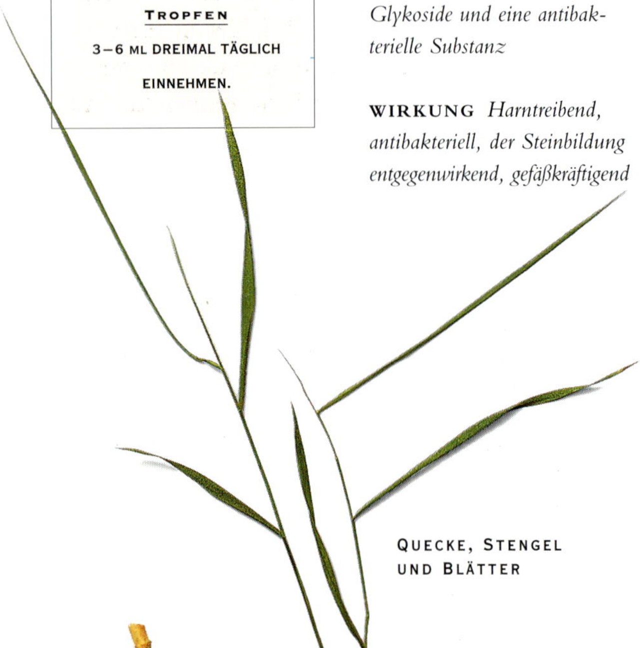

QUECKE, STENGEL UND BLÄTTER

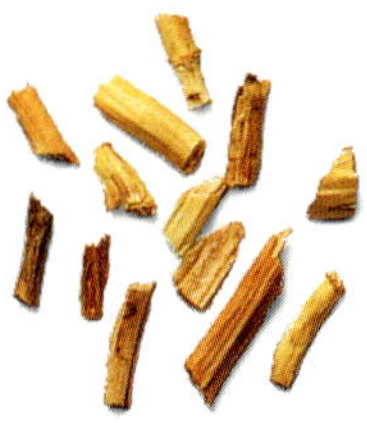

GETROCKNETE RHIZOME

KOMBINATIONEN

Bei Zystitis, Urethritis und Prostatitis mit Bukkostrauch, Bärentraube oder Schafgarbe; bei Prostataleiden mit Strauchhortensie

Alchemilla mollis

PFLANZENFAMILIE: ROSACEAE

FRAUENMANTEL

Diese und andere Arten der Alchemilla wurden seit alter Zeit in der volkstümlichen Medizin überall in Europa verwendet. Der Frauenmantel lindert Regelschmerzen, wirkt blutstillend und erleichtert die Umstellung in den Wechseljahren. Er fördert die Menstruation und deren gesunden Verlauf. Als Adstringens empfiehlt er sich als Mittel gegen Durchfall, bei Zahnfleischentzündungen zur Mundspülung und bei Kehlkopfentzündung zum Gurgeln.

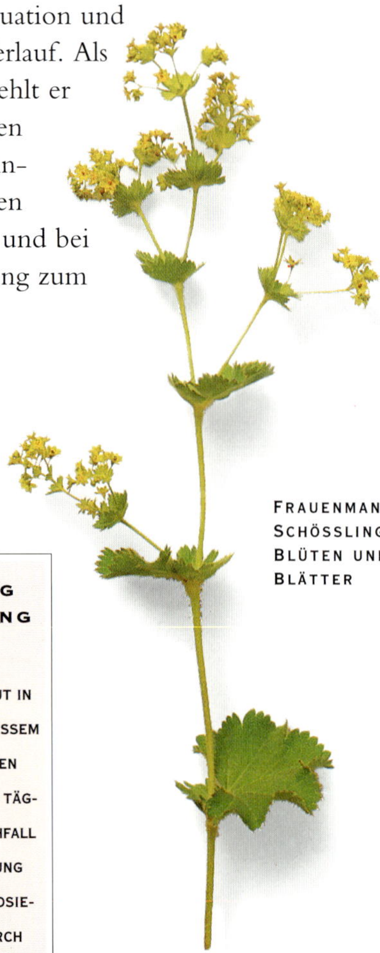

FRAUENMANTE[L], SCHÖSSLINGE, BLÜTEN UND BLÄTTER

ZUBEREITUNG UND DOSIERUNG

AUFGUSS

2 TEELÖFFEL TROCKENGUT IN EINER TASSE KOCHENDHEISSEM WASSER 10–15 MINUTEN ZIEHEN LASSEN: DREIMAL TÄGLICH TRINKEN. BEI DURCHFALL SOWIE ZUR MUNDSPÜLUNG ODER ZUM EINREIBEN: DOSIERUNG VERSTÄRKEN DURCH AUFKOCHEN DES KRAUTS FÜR EINIGE MINUTEN, UM DAS TANNIN GANZ HERAUSZUZIEHEN.

TINKTUR

DREIMAL TÄGLICH 2–4 TROPFEN.

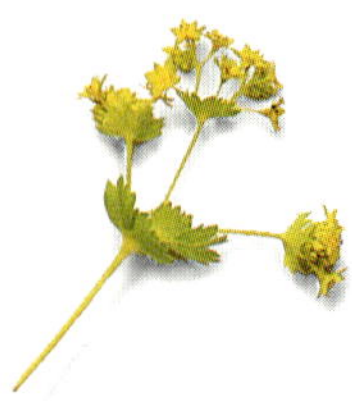

SAMMELGUT *Blätter und blühende Schößlinge*

SAMMELZEIT *Blätter und Stengel von Sommermitte bis Sommerende sammeln.*

INHALTSSTOFFE *Tannin, Bitterstoffe, Spuren ätherischen Öls, Salizylsäure*

WIRKUNG *Adstringierend, harntreibend, entzündungshemmend, menstruationsfördernd, wundheilend*

Aletris farinosa

PFLANZENFAMILIE: LILIACEAE

STERNWURZEL

Oft mit dem Falschen Einkorn *(Chamaelirium luteum)* verwechselt, empfiehlt sich die Sternwurzel speziell bei träger Verdauung, vor allem wenn sie mit Magenverstimmung, Blähungen und Schwächegefühl verbunden ist. Ihre Bitterstoffe regen den Verdauungsprozeß an und befreien von Appetitlosigkeit (Anorexie). Wertvoll ist sie auch für die Behandlung von Koliken im Verdauungstrakt. Wegen der nervösen Komponente dieser Leiden gilt sie zudem als Nervenmittel. Ihr beruhigender Einfluß bei Angstzuständen beruht jedoch eher auf der Wiederherstellung gesunder Körperfunktionen als auf unmittelbarer Nervenwirksamkeit. Außerdem soll sie bei drohender Fehlgeburt helfen, aber hier ziehen die meisten Kräuterkundigen das Falsche Einkorn vor.

SAMMELGUT *Rhizome und Wurzel*

SAMMELZEIT *Die unterirdischen Pflanzenteile werden im Spätsommer, am Ende der Blütezeit, ausgegraben, gewaschen, zerschnitten und getrocknet.*

INHALTSSTOFFE *Bitterstoffe*

WIRKUNG *Verdauungsfördernd (Bittermittel), krampflösend, beruhigend, menstruationsfördernd*

ZUBEREITUNG UND DOSIERUNG

ABKOCHUNG

1/2–1 TEELÖFFEL DES WURZELMATERIALS AUF EINE TASSE WASSER AUFKOCHEN UND 10 MINUTEN WEITERKOCHEN LASSEN. DREIMAL TÄGLICH TRINKEN.

AUFGUSS

EINE TASSE KOCHENDHEISSES WASSER AUF 1–2 TEELÖFFEL DES PFLANZENMATERIALS GIESSEN, 10–15 MINUTEN ZIEHEN LASSEN: DREIMAL TÄGLICH TRINKEN.

TINKTUR

1–2 ML DREIMAL TÄGLICH.

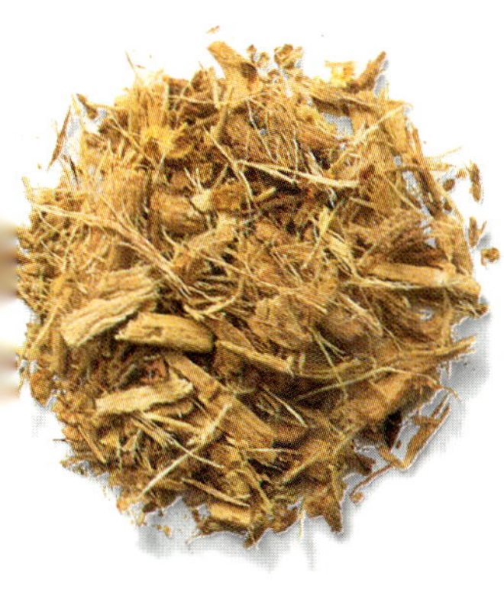

STERNWURZEL, GETROCKNETE WURZEL

Allium sativum

PFLANZENFAMILIE: LILIACEAE

KNOBLAUCH

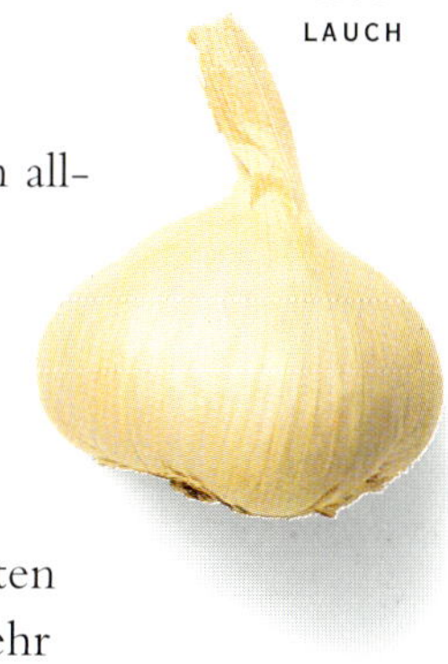

KNOBLAUCH

Er gehört zu den wenigen allgemein verwendbaren und anerkannten Heilpflanzen und fördert wie keine andere als Bestandteil der täglichen Nahrung die Gesundheit. Er ist eines der besten pflanzlichen Mittel zur Abwehr von Bakterien, Viren und Parasiten im Verdauungstrakt. Da sein hochwirksames ätherisches Öl größtenteils durch die Lunge ausgeschieden wird, verwendet man es bei Infektionen der Atemwege, bei Bronchitis, wiederkehrenden Erkältungen und Grippe. Knoblauch vermag sogar bei Keuchhusten zu helfen und die Behandlung des Bronchialasthmas zu unterstützen. Ferner dient er der Vorbeugung gegen Infektionen der Atemwege wie des Verdauungstrakts; er begünstigt die Entwicklung der natürlichen Darmflora, während er Krankheitskeime abtötet. Über längere Zeit eingenommen, senkt er den Blutdruck und den Cholesterinspiegel. Die äußerliche Anwendung ist bei Hautflechten empfehlenswert.

SAMMELGUT *Wurzelknolle*

SAMMELZEIT *Die Wurzelknolle mit ihren zahlreichen Nebenzwiebeln im frühen Herbst, bei Einschrumpfen der Blätter, ausgraben.*

INHALTSSTOFFE *Ätherisches Öl, Schleimstoffe, Glukokinine, Germanium*

WIRKUNG *Antiseptisch, keimtötend, schweißtreibend, gallenfördernd, blutdrucksenkend, krampflösend, den Stoffwechsel umstimmend, Würmer vertreibend, antikatarrhalisch, karminativ, schleimigen Auswurf lösend, die periphere Durchblutung fördernd, stimulierend, tonisierend, wundheilend*

ZUBEREITUNG UND DOSIERUNG

DREIMAL TÄGLICH 1 KNOBLAUCHZEHE ESSEN, BEI GERUCHSPROBLEMEN AUF KNOBLAUCHKAPSELN ZURÜCKGREIFEN.

ZUR PROPHYLAXE DREI KAPSELN EINMAL TÄGLICH, BEI AKUTER INFEKTION DREIMAL TÄGLICH NEHMEN.

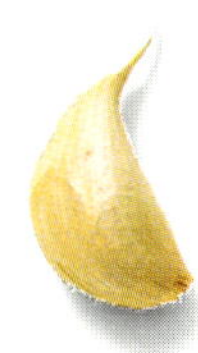

KNOBLAUCHZEHE

KOMBINATIONEN

Bei bakteriellen Infektionen wird in Verbindung mit Sonnenhut eine gute Wirkung erzielt

Aloe vera

PFLANZENFAMILIE: LILIACEAE

ALOE

Die Einnahme empfiehlt sich, wenn ein starkes Kathartikum vonnöten ist. In schwacher Dosierung steigert Aloe den menstruellen Abfluß. Die äußerliche Anwendung des frischen Saftes hilft bei geringfügigen Verbrennungen, Sonnenbrand, Insektenstichen und ähnlichem.

VORSICHT

DA ALOE UTERUSKONTRAKTIONEN STIMULIERT, SOLLTE SIE WÄHREND DER SCHWANGERSCHAFT GEMIEDEN WERDEN. EBENSO IN DER STILLZEIT, DA SIE ÜBER DIE MILCH AUSGESCHIEDEN WIRD UND BEIM SÄUGLING DURCHFALL VERURSACHEN KANN.

SAMMELGUT *Milchsaft der Blätter, eingedickt*

SAMMELZEIT *Den Saft, der den frisch geschnittenen Blättern entfließt, eintrocknen lassen.*

INHALTSSTOFFE *Aloine, Anthraquinone, Harze*

WIRKUNG *Abführend, wundheilend, Menstruation auslösend, Würmer vertreibend, leberstärkend*

ZUBEREITUNG UND DOSIERUNG

ZUR EINNAHME VERWENDET MAN 0,1–0,3 G VOM MILCHSAFT. ZUR ÄUSSERLICHEN ANWENDUNG ETWAS FRISCHEN SAFT AUF DIE BETROFFENE HAUTSTELLE AUFTRAGEN.

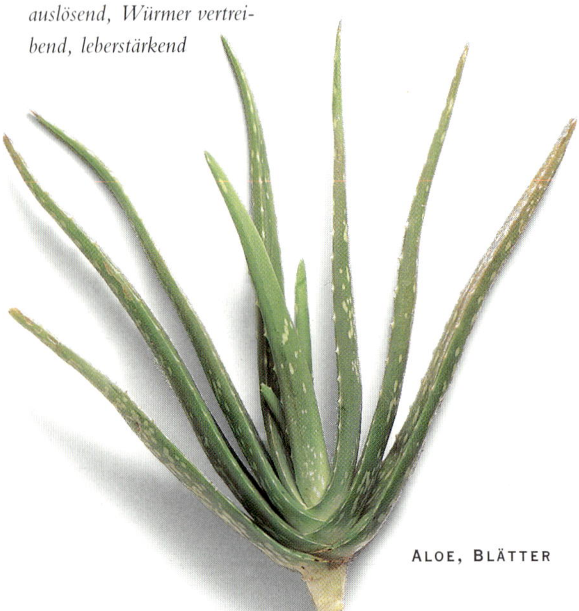

ALOE, BLÄTTER

KOMBINATIONEN

Bei menstruellen Problemen lassen sich Leibschmerzen durch eine Mischung aus Karminativa vermindern

Alpinia officinarum

PFLANZENFAMILIE: ZINGIBERACEAE

GALGANT

Wie so viele wertvolle Heilpflanzen wird der Galgant heutzutage nur selten verwendet. Er ist ein nützliches Karminativum, das bei Blähungen, Magenverstimmungen und Übelkeit hilft, insbesondere wenn eine Verdauungsträgheit vorliegt. Er soll auch gegen Seekrankheit wirken. Grieve, eine bekannte Kräuterkundige, berichtet, daß die Araber mit Galgant ihre Pferde feuriger machten.

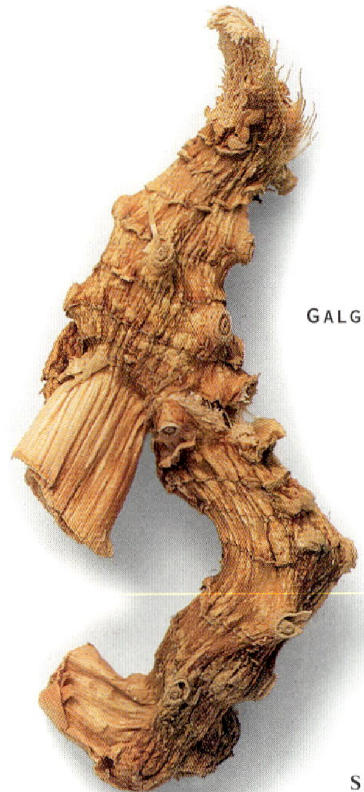

GALGANT, RHIZOME

SAMMELGUT *Rhizome*

SAMMELZEIT *Im Spätsommer und Frühherbst werden die Rhizome der in China angebauten Pflanze ausgegraben, segmentiert und getrocknet.*

INHALTSSTOFFE *Ätherisches Öl, Harze, Galangol, Kampfer, Galangin, Alpinin*

WIRKUNG *Stimulierend, karminativ*

ZUBEREITUNG UND DOSIERUNG

HEISSER AUFGUSS

AUF 1/2 TEELÖFFEL PULVERISIERTE RHIZOME EINE TASSE KOCHENDES WASSER GIESSEN, 10–15 MINUTEN ZIEHEN LASSEN, DREIMAL TÄGLICH TRINKEN.

TINKTUR

DREIMAL TÄGLICH 1–2 ML.

Althaea officinalis

PFLANZENFAMILIE: MALVACEAE

Echter Eibisch

Durch seinen hohen Schleimgehalt wirkt er lindernd. Die Wurzel verwendet man bei Verdauungsstörungen und Entzündungen im Verdauungstrakt, außerdem bei Hautentzündungen, das Blatt des Eibisch für Lunge und Harnwege. Er wird auch bei Bronchitis, Erkältung und Hustenreiz empfohlen. Es ist angenehm lindernd bei Urethritis und Harngrieß. Die äußerliche Anwendung hilft bei Krampfadern und Furunkel.

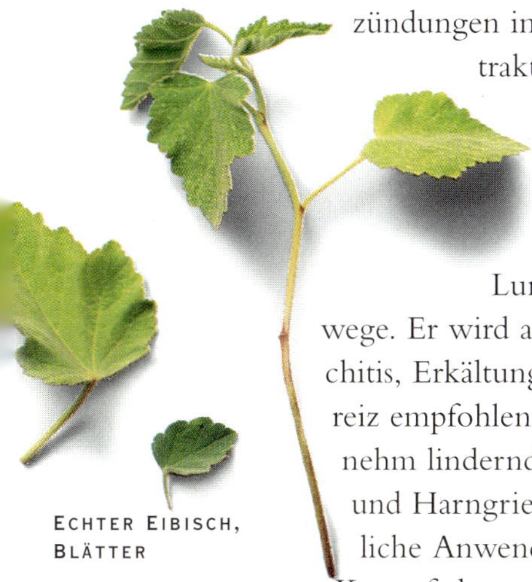

ECHTER EIBISCH, BLÄTTER

Zubereitung und Dosierung

Abkochung

1 TEELÖFFEL GEHACKTE WURZEL AUF EINE TASSE WASSER 10–15 MINUTEN KOCHEN LASSEN. DREIMAL TÄGLICH TRINKEN.

Aufguss

AUF 1–2 TEELÖFFEL GETROCKNETE BLÄTTER KOCHENDES WASSER GIESSEN UND 10 MINUTEN ZIEHEN LASSEN. DREIMAL TÄGLICH TRINKEN.

Kompresse

AUS DEM SAMMELGUT KANN EIN WOHLTUENDER BREIUMSCHLAG ZUBEREITET WERDEN.

Tinktur

DREIMAL TÄGLICH 1–4 ML EINNEHMEN.

SAMMELGUT *Wurzel und Blatt*

SAMMELZEIT *Blätter im Spätsommer nach der Blüte sammeln; Wurzel im Spätherbst ausgraben, schälen und sofort trocknen lassen.*

INHALTSSTOFFE *Wurzel: 25–35% Schleimstoffe, Gerbstoffe, Pektin, Asparagin; Blatt: Schleimstoff und Spuren ätherischen Öls*

WIRKUNG *Wurzel: Reizlindernd, harntreibend, hautglättend, wundheilend; Blatt: Reizlindernd, schleimlösend, diuretisch, hautglättend, antikatarrhalisch, brustwirksam*

Kombinationen

Bei inneren oder äußerlichen Geschwüren mit Beinwell; bei Bronchitis mit Süßholzstrauch und Andorn. Mit Flatterulme häufig zur Fertigung einer Salbe

Anethum graveolens

PFLANZENFAMILIE: UMBELLIFERAE

Dill

Dill ist ein ausgezeichnetes Mittel gegen Blähungen und die manchmal durch diese verursachten Koliken; vor allem bei krampfartigen Bauchschmerzen von Kindern zu empfehlen. Bei stillenden Müttern regt es den Milchfluß an. Das Kauen der Samen vertreibt Atemgeruch.

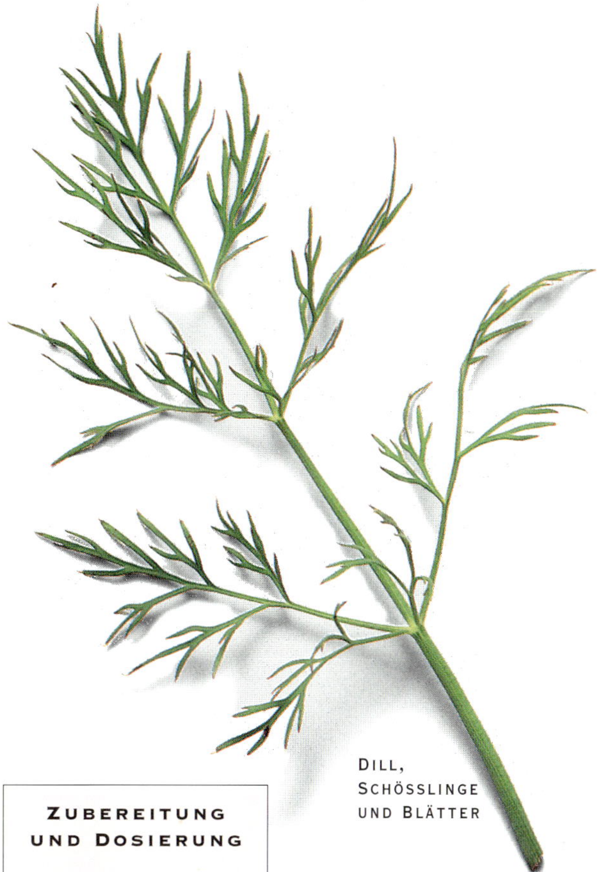

DILL, SCHÖSSLINGE UND BLÄTTER

Zubereitung und Dosierung

Aufguss

1–2 TEELÖFFEL SANFT ZERDRÜCKTER SAMEN IN EINER TASSE KOCHENDHEISSEM WASSER 10–15 MINUTEN ZIEHEN LASSEN. BEI BLÄHUNGEN VOR DEN MAHLZEITEN TRINKEN.

Tinktur

1–2 ML TÄGLICH EINNEHMEN.

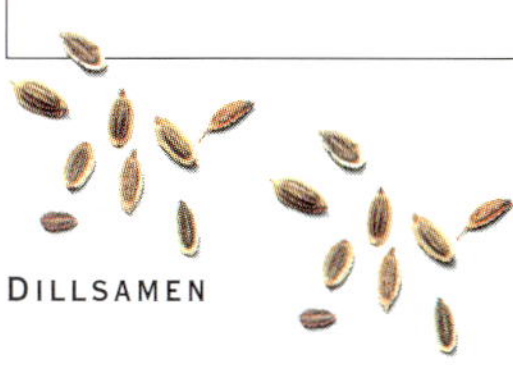

DILLSAMEN

SAMMELGUT *Samen*

SAMMELZEIT *Samen bei Vollreife, d.h. brauner Färbung sammeln, dann ausbreiten und ohne Einwirkung von Heizungswärme trocknen lassen*

INHALTSSTOFFE *4% ätherisches Öl, das Carvon und Limonen enthält*

WIRKUNG *Karminativ, aromatisch, krampflösend, milchfördernd, brechreizberuhigend*

Angelica archangelica

PFLANZENFAMILIE: UMBELLIFERAE

ENGELWURZ

Engelwurz wirkt auswurflösend bei Husten, Bronchitis und Brustfellentzündung, insbesondere wenn sie mit Fieber, Erkältung oder Grippe verbunden sind. Das Blatt eignet sich auch für Brustumschläge. Die ätherischen Öle helfen bei Blähungen und Darmkoliken; da sie den Appetit anregen, sind sie bei *Anorexia nervosa* zu empfehlen. Erwiesen ist die lindernde Wirkung der Pflanze bei rheumatischen Entzündungen; als Antiseptikum für die Harnwege vermag sie die Behandlung der Zystitis zu unterstützen.

SAMMELGUT *Medizinisch: Wurzel und Blätter; für Süßwaren: Stengel und Samen*

SAMMELZEIT *Die einjährige Wurzel im Herbst ausgraben; dicke Wurzeln durch Längsschnitt teilen, um das Trocknen zu beschleunigen. Blätter im Frühsommer sammeln.*

INHALTSSTOFFE *Phellandren- und pinenhaltige ätherische Öle, Angelicasäure, Kumarinverbindungen, Bitterstoffe, Gerbstoffe*

WIRKUNG *Karminativ, krampflösend, schleimlösend, diuretisch, schweißtreibend, aromatisch, brustwirksam, anregend, tonisierend*

ZUBEREITUNG UND DOSIERUNG

ABKOCHUNG

1 TEELÖFFEL KLEINGESCHNITTENE WURZEL AUF 1 TASSE WASSER AUFKOCHEN UND 2 MINUTEN WEITERKOCHEN, DANN 15 MINUTEN ABKÜHLEN LASSEN. DREIMAL TÄGLICH 1 TASSE TRINKEN.

TINKTUR

DREIMAL TÄGLICH 2–5 ML EINNEHMEN.

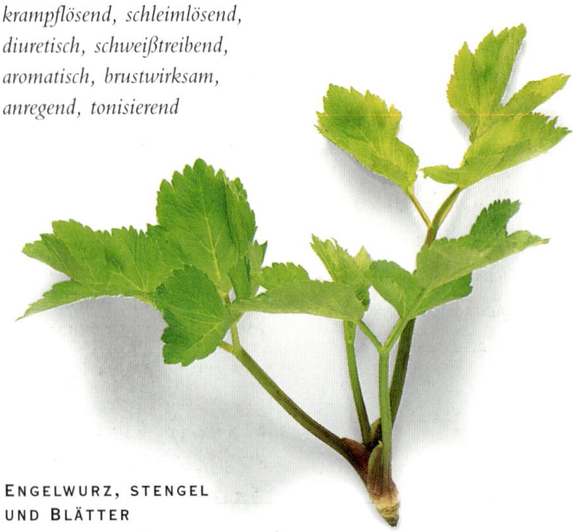

ENGELWURZ, STENGEL UND BLÄTTER

KOMBINATIONEN

Bei Bronchialerkrankungen mit Huflattich und Andorn; bei Verdauungsstörungen, Blähungen und Appetitlosigkeit mit Kamille

Aphanes arvensis

PFLANZENFAMILIE: ROSACEAE

ACKERSINAU

Dieses zarte Pflänzchen wird gemeinhin zur Ausscheidung von Nieren- und Harnsteinen sowie Harngrieß verwendet. Da sich seine stark harntreibende mit einer lindernden Wirkung verbindet, hilft es in allen Fällen einer schmerzhaften Blasenentleerung. Es empfiehlt sich auch bei gestörtem Harnabfluß, insbesondere wenn Nieren- oder Leberprobleme den Zustand verursacht haben.

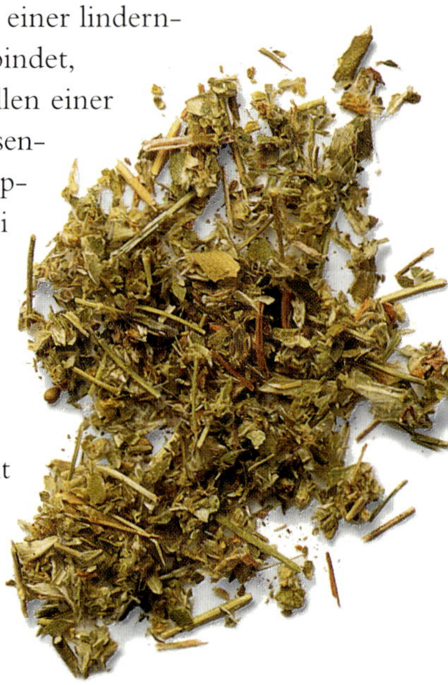

GETROCKNETER ACKERSINAU

SAMMELGUT *Ganze Pflanze oberhalb des Bodens*

SAMMELZEIT *Im Sommer zur Blütezeit*

INHALTSSTOFFE *Gerbstoffe*

WIRKUNG *Diuretisch, reizlindernd, steinbildungabwehrend*

ZUBEREITUNG UND DOSIERUNG

AUFGUSS

1–2 TEELÖFFEL TROCKENGUT IN EINER TASSE KOCHENDHEISSEM WASSER 10–15 MINUTEN ZIEHEN LASSEN. DREIMAL TÄGLICH TRINKEN.

TINKTUR

DREIMAL TÄGLICH 2–4 ML EINNEHMEN.

KOMBINATIONEN

Bei Nierensteinen oder -grieß gut mit Aufrechtem Glaskraut oder Bukkostrauch

Apium graveolens

PFLANZENFAMILIE: UMBELLIFERAE

SELLERIE

Selleriesamen finden hauptsächlich in der Behandlung von Rheumatismus, Arthritis und Gicht Verwendung. Sie sind besonders hilfreich bei einer rheumatoiden, von seelischen Depressionen begleiteten Arthritis. Ihr Nutzen bei rheumatischen Zuständen steht offenbar in Zusammenhang mit ihrer harntreibenden Wirkung, doch ihr ätherisches Öl, das Apiol, genießt auch den Ruf eines Harnentgifters.

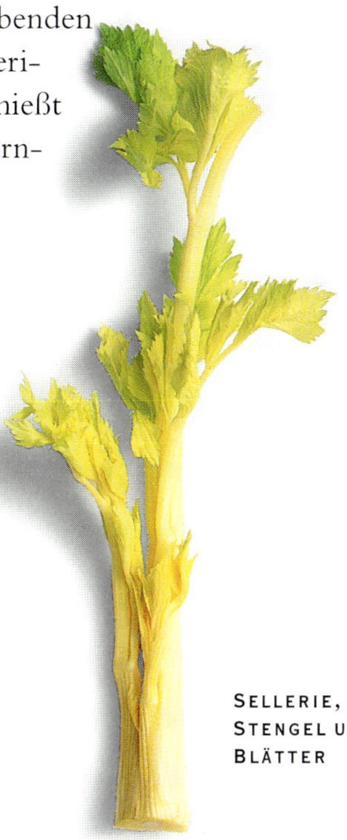

SELLERIE, STENGEL UND BLÄTTER

SAMMELGUT *Getrocknete reife Samen*

SAMMELZEIT *Reife Samen im Herbst sammeln*

INHALTSSTOFFE *2–3% ätherisches Öl*

WIRKUNG *Antirheumatisch, diuretisch, karminativ, sedativ, aromatisch*

ZUBEREITUNG UND DOSIERUNG

AUFGUSS

1–2 TEELÖFFEL ZUVOR ZERSTOSSENER SAMEN IN EINER TASSE KOCHENDHEISSEM WASSER 10–15 MINUTEN ZIEHEN LASSEN. DREIMAL TÄGLICH TRINKEN.

TINKTUR

DREIMAL TÄGLICH 2–4 ML EINNEHMEN.

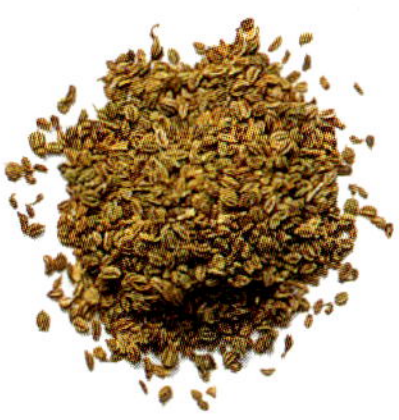

SELLERIESAMEN

KOMBINATIONEN

Bei Rheuma gut mit Magenklee, ansonsten wird durch Kombination mit Löwenzahn die Wirkung verbessert

Arctium lappa

PFLANZENFAMILIE: COMPOSITAE

KLETTE

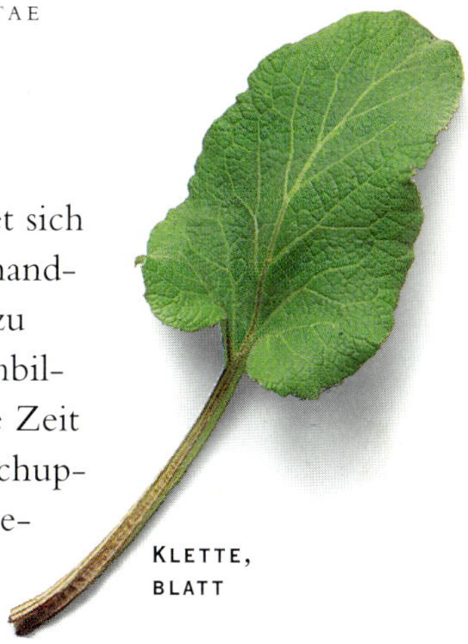

KLETTE, BLATT

Diese Heilpflanze eignet sich hervorragend zur Behandlung von Hautleiden, die zu Trockenheit und Schuppenbildung führen. Über längere Zeit angewendet, hilft sie bei Schuppenflechte sowie allen Ekzemen, insbesondere den trockenen. Auch bei rheumatischen Erkrankungen ist sie von Nutzen, vor allem wenn diese mit Schuppenflechte einhergehen. Ihre Wirkung beruht zum großen Teil auf Anregung der Verdauungssäfte, in erster Linie der Galle, durch Bitterstoffe. So fördert sie die Verarbeitung der Speisen, weckt den Appetit und empfiehlt sich bei *Anorexia nervosa*. Zudem stärkt sie die Nierenfunktion und vermag Zystitis auszuheilen. Klette ist gut für das körperliche Wohlbefinden; Anzeichen gestörter Gesundheit, Hautprobleme und Schuppen verschwinden. Äußerliche Anwendung als Umschlag beschleunigt die Heilung von Wunden und Geschwüren. Auch Ekzeme und Schuppenflechte können auf diese Weise behandelt werden, aber solche Hautleiden bedürfen oral einzunehmender Medikamente.

ZUBEREITUNG UND DOSIERUNG

ABKOCHUNG

1 TEELÖFFEL WURZELGUT IN EINER TASSE WASSER AUFKOCHEN UND 10–15 MINUTEN WEITERKOCHEN LASSEN: DREIMAL TÄGLICH TRINKEN. ÄUSSERLICHE ANWENDUNG BITTE IM KAPITEL ÜBER DIE HAUT NACHLESEN.

TINKTUR

DREIMAL TÄGLICH 2–4 ML EINNEHMEN

SAMMELGUT *Wurzeln und Rhizome*

SAMMELZEIT *Wurzeln und Rhizome im frühen bis mittleren Herbst ausgraben.*

INHALTSSTOFFE *Flavonoide, Glykoside, bittere Glykoside, Alkaloide, keimtötende Substanzen, Inulin*

WIRKUNG *Reinigend, diuretisch, verdauungsfördernd (Bittermittel), abführend, tonisierend, wundheilend*

KOMBINATIONEN

Bei Hauterkrankungen mit Krauser Ampfer, Wiesenklee oder Klebkraut

Arctostaphylos uva-ursi

PFLANZENFAMILIE: ERICACEAE

BÄRENTRAUBE

Als spezifisches Antiseptikum und Adstringens für die Harnwege wirkt die Bärentraube reizlindernd und tonisierend auf die inneren Gewebe. Man verwendet sie bei Nierenstein und Ulzerationen in Niere oder Blase. Bei Infektionen des Nierenbeckens und der Blase ist sie hilfreich, ebenso im Rahmen eines ganzheitlichen Vorgehens bei chronifizierenden Nierenerkrankungen, außerdem in der Behandlung von Harngrieß oder Nierenstein. Als hochgradiges Adstringens ist sie in gewissen Fällen von Bettnässen zu empfehlen sowie zum Spülen bei Infektionen oder Ulzerationen der Vagina.

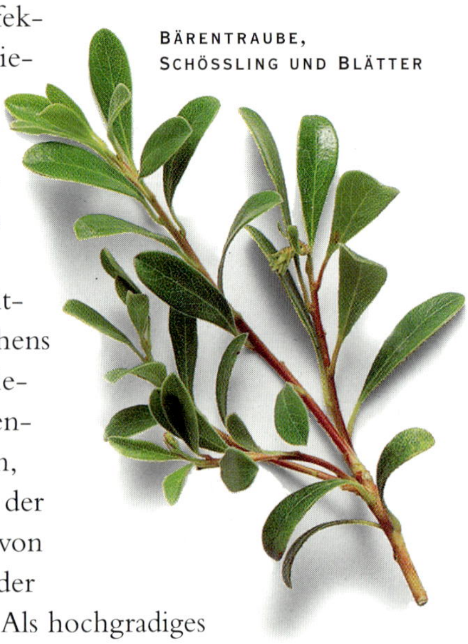

BÄRENTRAUBE, SCHÖSSLING UND BLÄTTER

ZUBEREITUNG UND DOSIERUNG

AUFGUSS

1–2 TEELÖFFEL GETROCKNETE BLÄTTER IN EINER TASSE KOCHENDHEISSEM WASSER 10–15 MINUTEN ZIEHEN LASSEN. DREIMAL TÄGLICH TRINKEN.

TINKTUR

DREIMAL TÄGLICH 2–4 ML EINNEHMEN.

SAMMELGUT *Blätter*

SAMMELZEIT *Während des ganzen Jahres, am besten im Frühling und Sommer*

INHALTSSTOFFE *Glykoside, darunter Arbutin und Ericolin; 6% Gerbstoffe, Flavonoide und Harze*

WIRKUNG *Diuretisch, adstringierend, reizlindernd, antikatarrhalisch, steinbildungabwehrend, keimtötend, tonisierend*

KOMBINATIONEN

Bei Harnwegsinfektionen mit Quecke und Gemeiner Schafgarbe

Aristolochia serpentaria

PFLANZENFAMILIE: ARISTOLOCHIACEAE

SCHLANGENWURZEL

In dieser heute seltener verwendeten Pflanze hat man einmal das wichtigste der aus Nordamerika nach Europa importierten Heilkräuter gesehen. Der Name rührt daher, daß man sich von der Schlangenwurzel eine Unterstützung des Körpers in der Abwehr von Nesselfieber, Giftsumach und den Biß gewisser Giftschlangen versprach. Die anscheinend entzündungshemmende Wirkung erklärt wohl seine Anwendung bei Rheuma und Gicht. Hauptsächlich nutzte man es wegen seiner stimulierenden Wirkung zur Behandlung von Verdauungsstörungen, Übelkeit, kolikartigen Schmerzen usw.

ZUBEREITUNG UND DOSIERUNG

AUFGUSS

1 TEELÖFFEL DES PULVERISIERTEN WURZELMATERIALS IN EINER TASSE KOCHENDHEISSEM WASSER 10–15 MINUTEN ZIEHEN LASSEN. DREIMAL TÄGLICH TRINKEN.

TINKTUR

DREIMAL TÄGLICH 2–4 ML EINNEHMEN.

SAMMELGUT *Rhizome und Wurzel*

SAMMELZEIT *Die unterirdischen Teile werden im Herbst ausgegraben*

INHALTSSTOFFE *Aristolochidsäure, ätherisches Öl, Gerbstoffe, Bitterstoffe*

WIRKUNG *Stimulierend, verdauungsfördernd, tonisierend, schweißtreibend*

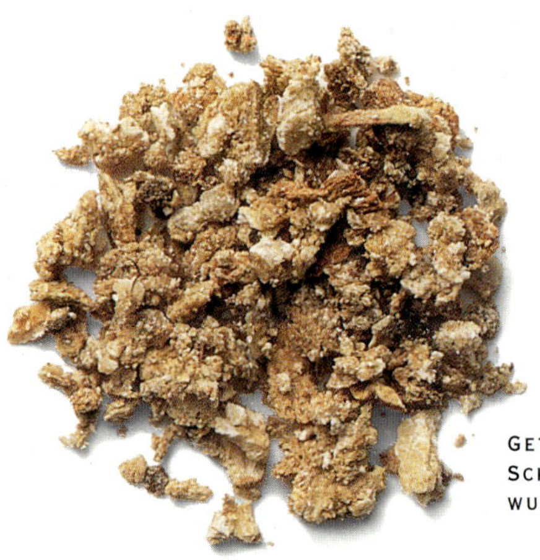

GETROCKNETE SCHLANGENWURZEL

Armoracia rusticana

PFLANZENFAMILIE: CRUCIFERAE

MEERRETTICH

Er ist ein altes Hausmittel für alle Fälle, in denen eine stimulierende Wirkung gefragt ist. Er kann bei Grippe und Fieber anstelle von Cayennepfeffer verwendet werden, regt die Verdauung an, lindert Blähungen und kolikartige Schmerzen. Auch Infektionen der Harnwege hat man mit Meerrettich bekämpft. Bei äußerlicher Anwendung ist seine Wirkung der des Senfs ähnlich und bei Rheumatismus hilfreich. Breiumschläge werden bei Bronchitis empfohlen.

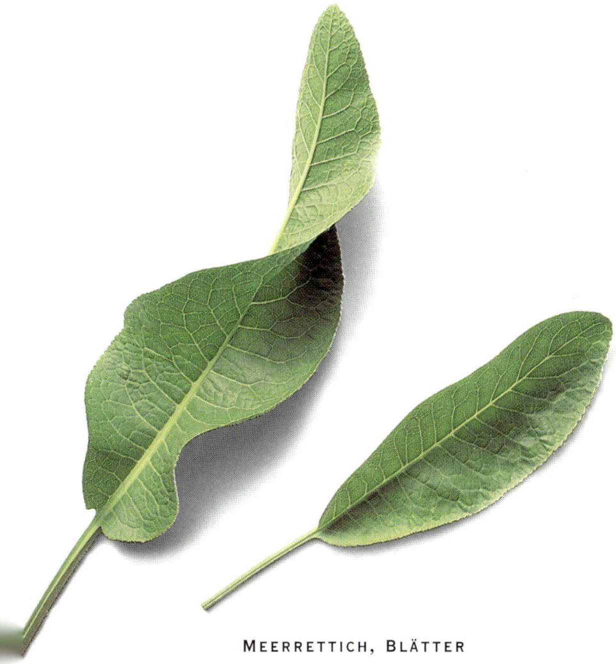

MEERRETTICH, BLÄTTER

SAMMELGUT *Hauptwurzel*

SAMMELZEIT *Im Winter sammeln und in Sand lagern.*

INHALTSSTOFFE *Senfölhaltiges ätherisches Öl, Glykoside, Sinigrin*

WIRKUNG *Stimulierend, karminativ, die Durchblutung fördernd, mild abführend, diuretisch, hepatisch*

ZUBEREITUNG UND DOSIERUNG

DIE FRISCHE WURZEL WIRD OFT ALS GEMÜSE VERWENDET.

AUFGUSS

1 TEELÖFFEL WURZELMATERIAL (ALS PULVER ODER KLEINGEHACKT) IN EINER TASSE KOCHENDHEISSEM WASSER 5 MINUTEN ZIEHEN LASSEN. DREIMAL TÄGLICH TRINKEN, BEI GRIPPE ODER FIEBER HÄUFIGER.

Arnica montana

PFLANZENFAMILIE: COMPOSITAE

ARNIKA

Wegen seiner potentiell giftigen Wirkung sollte dieses Kraut nicht eingenommen werden, ist aber eines der besten Arzneimittel zur äußerlichen Anwendung, speziell bei geschwollenen Gelenken und Prellungen. Allerdings kann Arnika in homöopathischen Zubereitungen und gemäß sachkundiger Anweisung auch intern verabreicht werden. Im äußerlichen Gebrauch lindert sie rheumatische Schmerzen und hilft bei schmerzhaften Venenentzündungen und ähnlichen Erkrankungen. Arnika kann überall auf schmerzende und entzündete Stellen aufgetragen werden, solange die Haut selbst nicht verletzt ist.

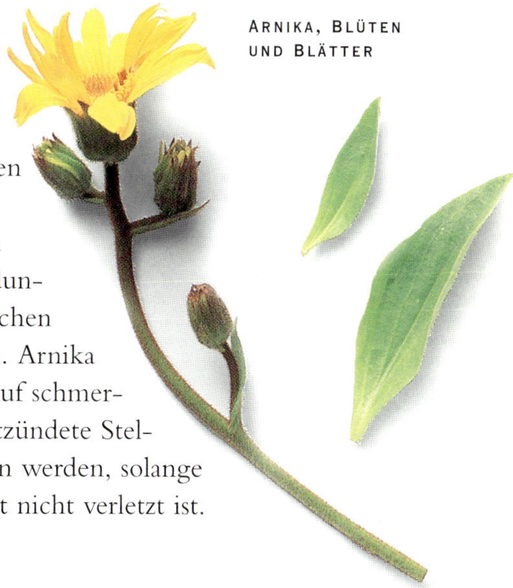

ARNIKA, BLÜTEN UND BLÄTTER

VORSICHT

NICHT INTERN VERWENDEN!

SAMMELGUT *Blütenköpfe*

SAMMELZEIT *Die Blüten werden im frühen bis späten Sommer gesammelt.*

INHALTSSTOFFE *Ätherisches Öl, sesquiterpene Lactone, bittere Glykoside, Alkaloide, Polyacytelene, Flavone, Gerbstoffe*

WIRKUNG *Entzündungshemmend, wundheilend*

ZUBEREITUNG UND DOSIERUNG

ZUR EIGENHERSTELLUNG EINER ARNIKA-TINKTUR GIESST MAN 500 ML EINES 70PROZENTIGEN ALKOHOLS AUF 50 G FRISCHE BLÜTEN IN EIN FEST ZU VERSCHLIESSENDES HELLES GLASBEHÄLTNIS UND STELLT ES MINDESTENS EINE WOCHE LANG IN DIE SONNE ODER AN EINEN WARMEN ORT, DANN FILTERN – UND DIE TINKTUR IST GEBRAUCHSFERTIG. ZUR LAGERUNG VERSCHLOSSEN HALTEN UND DIREKTE SONNENEINWIRKUNG VERMEIDEN.

KOMBINATIONEN

Als Lotion gut mit Hamamelis-Destillat

Artemisia abrotanum

PFLANZENFAMILIE: COMPOSITAE

STABWURZ

Wegen seiner allgemein tonisierenden Wirkung wird Stabwurz als menstruationsförderndes Mittel verwendet. Es vermag sogar eine verzögerte Menstruation auszulösen und wird darum in England auch *Lad's Love* (Burschenliebe) genannt. Die stimulierende Kraft seiner Bitterstoffe dient auch zur Bekämpfung von Spulwürmern bei Kindern.

SAMMELGUT *Oberirdische Pflanzenteile*

SAMMELZEIT *Am besten im Spätsommer und Frühherbst mit den Blüten, die jedoch selten erscheinen. Nach dem Sammeln sorgfältig trocknen und Verluste des ätherischen Öls vermeiden.*

INHALTSSTOFFE *Ätherisches Öl*

WIRKUNG *Verdauungsfördernd (Bittermittel), menstruationsfördernd, Fadenwürmer vertreibend, keimtötend, stimulierend*

ZUBEREITUNG UND DOSIERUNG

AUFGUSS

1–2 TEELÖFFEL TROCKENGUT IN EINER TASSE KOCHENDHEISSEM WASSER 10–15 MINUTEN ZIEHEN LASSEN: DREIMAL TÄGLICH TRINKEN.

MRS. GRIEVE EMPFIEHLT: 1 TEELÖFFEL SAMMELGUT ALS PULVER IN SIRUP (ODER HONIG) VERRÜHREN UND DEN KINDERN MORGENS UND ABENDS ALS WURMMITTEL VERABREICHEN.

TINKTUR

DREIMAL TÄGLICH 1–4 ML EINNEHMEN.

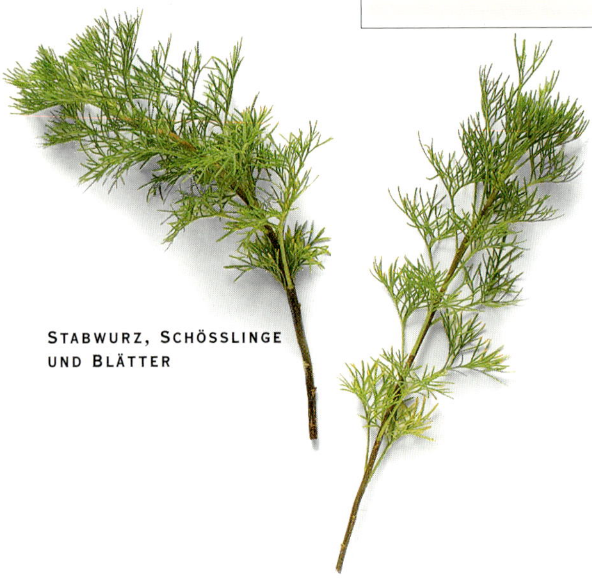

STABWURZ, SCHÖSSLINGE UND BLÄTTER

KOMBINATIONEN

Bei verzögerter Menstruation gut mit Falschem Einkorn

Artemisia absinthum

PFLANZENFAMILIE: COMPOSITAE

WERMUT

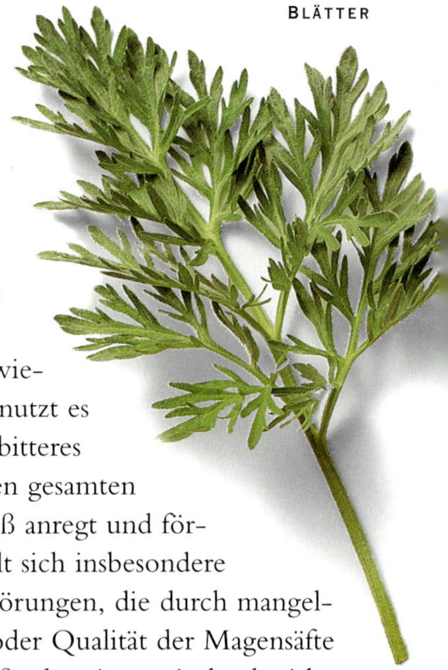

WERMUT, STENGEL UND BLÄTTER

Aus der Überlieferung sind zahlreiche Anwendungen für dieses Kraut bekannt, die sich durch chemische Analyse meist als gerechtfertigt erwiesen haben. Man nutzt es vornehmlich als bitteres Stimulans, das den gesamten Verdauungsprozeß anregt und fördert. Es empfiehlt sich insbesondere bei Verdauungsstörungen, die durch mangelhafte Quantität oder Qualität der Magensäfte bedingt sind. Außerdem ist es ein hochwirksames Mittel zur Bekämpfung von Wurmbefall verschiedener Art. Wermut vermag auch den Körper bei Fieber und Infektionen zu unterstützen. Aufgrund seiner allgemein tonisierenden Wirkung ist er bei vielerlei Erkrankungen von Nutzen, da er den ganzen Körper kräftigt.

ZUBEREITUNG UND DOSIERUNG

AUFGUSS

1–2 TEELÖFFEL TROCKENGUT IN EINER TASSE KOCHENDHEISSEM WASSER 10–15 MINUTEN ZIEHEN LASSEN: DREIMAL TÄGLICH TRINKEN.

PILLEN

ZUR VERTREIBUNG VON WÜRMERN KANN DAS PULVERISIERTE PFLANZENMATERIAL ALS PILLE EINGENOMMEN UND DER BITTERE GESCHMACK AUF DIESE WEISE VERMIEDEN WERDEN.

TINKTUR

DREIMAL TÄGLICH 1–4 ML EINNEHMEN.

SAMMELGUT *Blätter und blühende Spitzen*

SAMMELZEIT *Am besten gegen Ende der Blütezeit zwischen Spätsommer und Frühherbst*

INHALTSSTOFFE *Reicher Anteil ätherischer Öle, darunter Absinthol, Thujyl, isovalente Säure; bittere Sesquiterpene, flavonoide Glykoside*

WIRKUNG *Verdauungsfördernd (tonisierendes Bittermittel), karminativ, würmervertreibend, entzündungshemmend, gallenabbauend, keimtötend, menstruationsfördernd, leberstärkend, stimulierend*

Artemisia cina

PFLANZENFAMILIE: COMPOSITAE

ZITWERSAMEN

Zitwersamen, auch Wurmsamen genannt, ist eines der ältesten überlieferten Mittel gegen parasitäre Würmer und höchst wirksam gegen Rundwürmer sowie in etwas geringerem Maß gegen Spulwürmer, aber nicht geeignet zur Bekämpfung des Bandwurms. Wegen ihrer starken Wirkung und einer gewissen Toxizität sollte man Zitwersamen nur unter ärztlicher Aufsicht einnehmen.

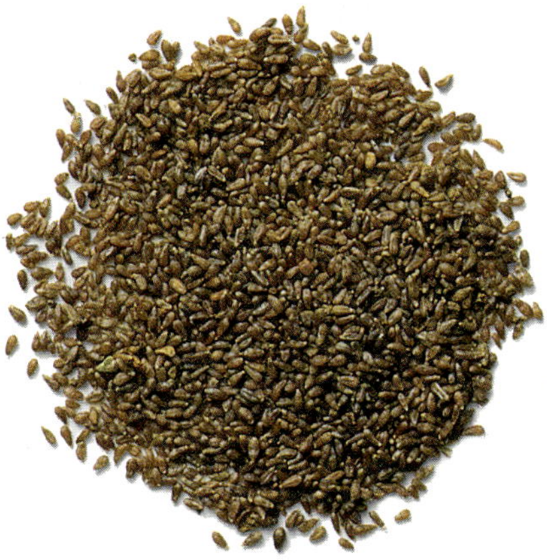

ZITWERSAMEN

SAMMELGUT *Samen*

SAMMELZEIT *Überall, wo sie wachsen, auch in vielen Teilen Asiens, werden die Samen im Herbst gesammelt.*

INHALTSSTOFFE *Santonin, ätherisches Öl, Artemisin*

WIRKUNG *Würmer vertreibend*

VORSICHT

ZITWERSAMEN NUR UNTER ÄRZTLICHER AUFSICHT ANWENDEN!

ZUBEREITUNG UND DOSIERUNG

SELBSTVERORDNUNG IST FÜR DIESE HEILPFLANZE NICHT ZU EMPFEHLEN. ZUR VERSCHREIBUNG VON ZITWERSAMEN SOLLTE MAN DEN ARZT AUFSUCHEN.

Artemisia vulgaris

PFLANZENFAMILIE: COMPOSITAE

BEIFUSS

Stets willkommen, wenn Anregung des Stoffwechsels vonnöten ist, fördert Beifuß durch seine Bitterstoffe die Produktion der Verdauungssäfte und hilft aufgrund seines ätherischen Öls gegen Blähungen. Auch seine milde nervenstärkende Wirkung, die bei Depression und Spannungszuständen Erleichterung bringt, ist offenbar diesem ätherischen Öl zu verdanken, weshalb man bei der Zubereitung darauf achten muß, es nicht zu verlieren. Beifuß ist außerdem menstruationsfördernd.

ZUBEREITUNG UND DOSIERUNG

AUFGUSS

1–2 TEELÖFFEL TROCKENGUT IN EINER TASSE KOCHENDHEISSEM WASSER 10–15 MINUTEN ZUGEDECKT ZIEHEN LASSEN: DREIMAL TÄGLICH TRINKEN. BEIFUSS WIRD EINIGEN GETRÄNKEN ZUR GESCHMACKSVERBESSERUNG BEIGEMISCHT; DAS KÖNNTE EINE ANGENEHME ART DER ANWENDUNG SEIN.

TINKTUR

DREIMAL TÄGLICH 1–4 ML EINNEHMEN.

SAMMELGUT *Blätter oder Wurzel*

SAMMELZEIT *Blätter und Stengel sollten zur Blütezeit zwischen Sommermitte und Frühherbst gesammelt werden.*

INHALTSSTOFFE *Ätherisches Öl, das Cineol und Thujon enthält; Bitterstoffe, Gerbstoffe, Harze, Inulin*

WIRKUNG *Verdauungsförderndes (tonisierendes Bittermittel), stimulierend, nervenstärkend, menstruationsfördernd, gallenabbauend*

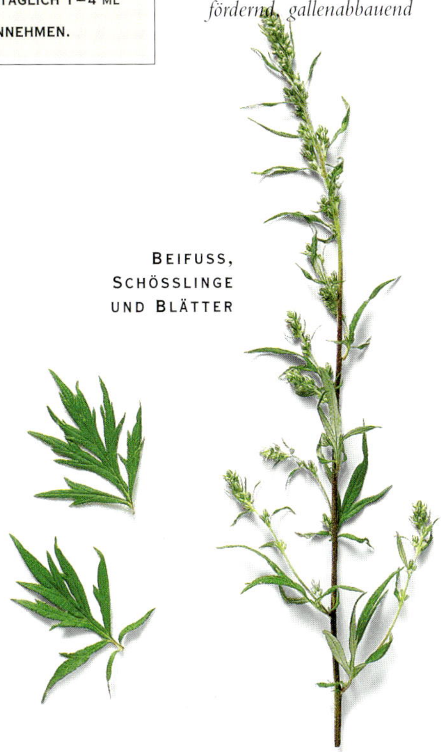

BEIFUSS, SCHÖSSLINGE UND BLÄTTER

Asclepias tuberosa

PFLANZENFAMILIE: ASCLEPIADACEAE

KNOLLIGE SEIDENPFLANZE

Dieses Pflänzchen hilft gegen Erkrankungen der Atemwege, wirkt entzündungshemmend und fördert den Auswurf. Man kann es zur Behandlung von Bronchitis und anderen in der Brust lokalisierten Beschwerden verwenden. Außerdem offenbaren seine schweißtreibenden und entkrampfenden Eigenschaften recht bald, warum es bei Lungen- und Brustfellentzündung ein hochgeschätztes Arzneimittel ist. Auch bei Grippe ist es zu empfehlen.

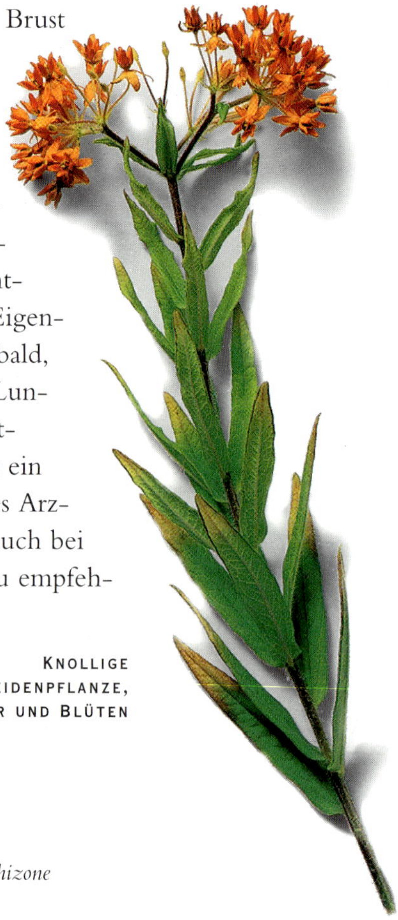

KNOLLIGE SEIDENPFLANZE, BLÄTTER UND BLÜTEN

SAMMELGUT *Rhizome*

SAMMELZEIT *Im frühen und mittleren Frühling: Rhizome gut säubern, aufschneiden und in der Sonne oder im Schatten an der Luft trocknen lassen.*

INHALTSSTOFFE *Glykoside, Asclepiadin und möglicherweise auch herzstärkende Glykoside; ätherisches Öl*

WIRKUNG *Schweißtreibend, auswurflösend, krampflösend, karminativ, brustwirksam*

ZUBEREITUNG UND DOSIERUNG

AUFGUSS

1/2–1 TEELÖFFEL PFLANZENMATERIAL IN EINER TASSE KOCHENDHEISSEM WASSER 10–15 MINUTEN ZIEHEN LASSEN: DREIMAL TÄGLICH TRINKEN.

TINKTUR

DREIMAL TÄGLICH 1–2 ML EINNEHMEN.

KOMBINATIONEN

Zur Behandlung der oberen Luftwege gut mit Cayennepfeffer, Aufgeblasener Lobelie und Grindelie

Avena sativa

PFLANZENFAMILIE: GRAMINEAE

HAFER

Dies ist eines der wirksamsten Heilmittel für das Nervensystem und beste Nahrung für streßbelastete Nerven. Insbesondere bei nervöser Schwäche und Erschöpfung, die mit Depression verbunden ist, wirkt Hafer aufbauend. Dabei kann er zusammen mit anderen, sowohl entspannenden als auch stimulierenden Nervenmitteln verwendet werden. Der hohe Siliziumsäuregehalt der Halme erklärt deren Nutzung zur äußerlichen Behandlung von Hautleiden.

ZUBEREITUNG UND DOSIERUNG

HAFER IST AM EINFACHSTEN ALS HAFERFLOCKENBREI EINZUNEHMEN.

FLÜSSIGER AUSZUG

DIES IST EINE HÄUFIGE FORM DER VERABREICHUNG: DREIMAL TÄGLICH 3–5 ML EINNEHMEN.

BAD

BEI NEURALGIEN UND HAUTREIZUNGEN IST EIN LINDERNDES BAD EMPFEHLENSWERT: 450 G ZERHACKTES HAFERSTROH IN 2 L WASSER 1/2 STUNDE KOCHEN, ABSIEBEN UND FLÜSSIGKEIT INS BADEWASSER GEBEN.

SAMMELGUT *Samen und ganze Pflanze*

SAMMELZEIT *Die Halme mit den Samen werden im Spätsommer zur Erntezeit geschnitten, zum Trocknen zusammengebunden und später, zur Trennung der Samen vom Stroh, ausgedroschen.*

INHALTSSTOFFE *Samen: 50% Stärke; Alkaloide, darunter Trigonellin und Avenin; Saponine, Flavone, Sterole, Vitamin B. Stroh: Reich an Siliziumsäure; Mucin, Kalzium*

WIRKUNG *Nervenstärkend, antidepressiv, nahrhaft, reizlindernd, wundheilend*

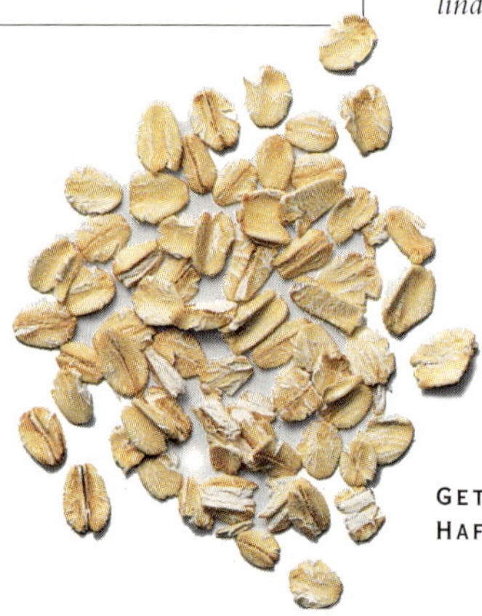

GETROCKNETE HAFERFLOCKEN

KOMBINATIONEN

Gegen Depressionen mit Helmkraut und Frauenschuh

Ballota nigra

PFLANZENFAMILIE: LABIATAE

STINKANDORN

Stinkandorn (nicht zu verwechseln mit dem Gemeinen Andorn) ist ein ausgezeichnetes Mittel gegen Übelkeit und Erbrechen, wenn die Ursache weniger im Magen liegt als nervöser Art ist. Daher ist er bei Schwindelanfällen zu empfehlen, weil die Übelkeit in diesem Fall durch das innere Ohr und das Zentralnervensystem ausgelöst wird. Auch bei Schwangerschaftserbrechen hilft dieses Kraut, ebenso bei nervösem Erbrechen. Außerdem gilt es als mildes Expektorans und genießt den Ruf, die Menstruation zu normalisieren.

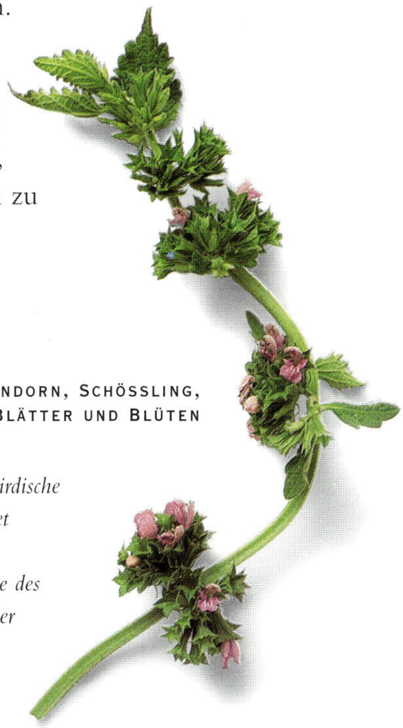

STINKANDORN, SCHÖSSLING, BLÄTTER UND BLÜTEN

SAMMELGUT *Oberirdische Pflanzenteile, getrocknet*

SAMMELZEIT *Mitte des Sommers, zu Beginn der Blüte*

INHALTSSTOFFE *Flavone*

WIRKUNG *brechreizmindernd, beruhigend, mild adstringierend, menstruationsfördernd, auswurflösend*

ZUBEREITUNG UND DOSIERUNG

AUFGUSS

1–2 TEELÖFFEL TROCKENGUT IN EINER TASSE KOCHENDHEISSEM WASSER 10–15 MINUTEN ZIEHEN LASSEN: DREIMAL TÄGLICH ODER NACH BEDARF TRINKEN.

TINKTUR

DREIMAL TÄGLICH 1–2 ML EINNEHMEN.

KOMBINATIONEN

Zur Überwindung von Übelkeit und Brechreiz mit Mädesüß und Kamille

Baptisia tinctoria

PFLANZENFAMILIE: LEGUMINOSAE

INDIGO

Indigo ist stets bei Fokalinfektionen in Betracht zu ziehen und speziell geeignet zur Behandlung von Entzündungen der Nase und Nebenhöhlen. Die Einnahme und gleichzeitige Verwendung zur Mundspülung vermag Ulzerationen der Mundschleimhäute und Zahnfleischentzündungen zu heilen und Eiterfluß zu stoppen. Im Zusammenwirken mit anderen Medikamenten ist Indigo bei Lymphadenose nützlich, außerdem fiebersenkend. Die äußere Anwendung als Salbe empfiehlt sich bei Geschwüren und wunden Brustwarzen.

ZUBEREITUNG UND DOSIERUNG

ABKOCHUNG

½–1 TEELÖFFEL WURZELMATERIAL IN EINER TASSE WASSER AUFKOCHEN UND 10–15 MINUTEN WEITERKOCHEN LASSEN: DREIMAL TÄGLICH TRINKEN.

TINKTUR

DREIMAL TÄGLICH 1–2 ML EINNEHMEN.

SAMMELGUT *Wurzel*

SAMMELZEIT *Im Herbst, sobald die Blüte vorrüber ist, Wurzel ausgraben; säubern und trocknen.*

INHALTSSTOFFE *Alkaloide, Glykoside, öliges Harz*

WIRKUNG *Keimtötend, antikatarrhalisch, fiebersenkend, alterativ, leberunterstützend*

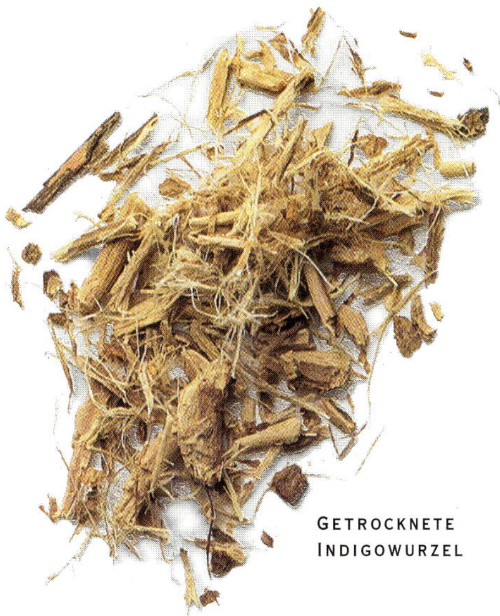

GETROCKNETE INDIGOWURZEL

KOMBINATIONEN

Zur Behandlung von Infektionen mit Sonnenhut und Myrrhe; bei Lymphdrüsenproblemen mit Klebkraut und Kermesbeere

Bellis perennis

PFLANZENFAMILIE: COMPOSITAE

GÄNSEBLÜMCHEN

Es ist eine unserer am weitesten verbreiteten Pflanzen und obendrein nützlich bei Husten und Heiserkeit. Das Gänseblümchen steht auch im Ruf eines nützlichen Heilmittels bei Arthritis und Rheumatismus sowie Leber- und Nierenprobleme. Außerdem ist es ein bei Durchfall hilfreiches Adstringens.

SAMMELGUT *Frische oder getrocknete Blütenköpfe*

SAMMELZEIT *Von Frühjahr bis Herbstmitte*

INHALTSSTOFFE *Saponine, Gerbstoffe, ätherisches Öl, Flavone, Bitterstoffe, Schleimstoffe*

WIRKUNG *Auswurffördernd, adstringierend, wundheilend*

ZUBEREITUNG UND DOSIERUNG

AUFGUSS
1 TEELÖFFEL TROCKENGUT IN EINER TASSE KOCHENDHEISSEM WASSER 10 MINUTEN ZIEHEN LASSEN: DREI- ODER VIERMAL TÄGLICH TRINKEN.

TINKTUR
DREIMAL TÄGLICH 2–4 ML EINNEHMEN.

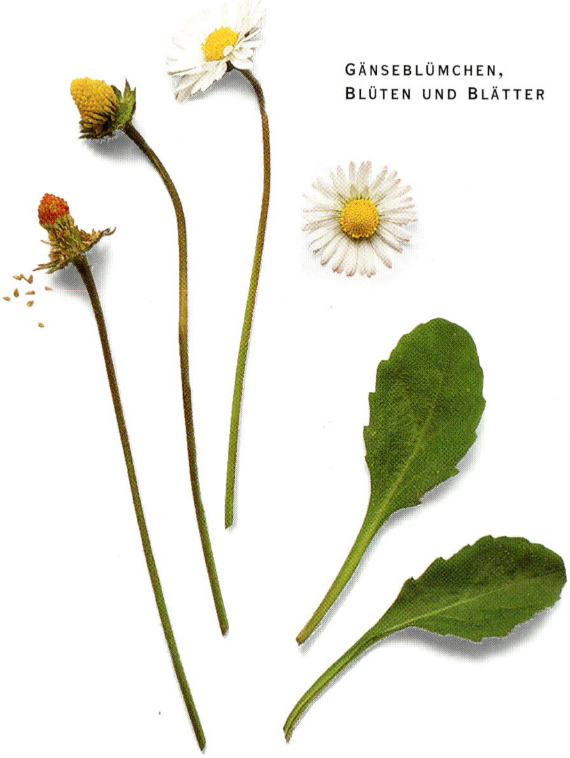

GÄNSEBLÜMCHEN, BLÜTEN UND BLÄTTER

KOMBINATIONEN
Bei Atemwegskatarrh mit Goldrute oder Huflattich

Berberis vulgaris

PFLANZENFAMILIE: BERBERIDACEAE

BERBERITZE

Sie ist eines der besten Heilmittel zur Normalisierung der Leberfunktion und Förderung der Gallensekretion und bei Gallenblasenentzündung, Gallensteinen oder Gelbsucht infolge Leberstauung zu empfehlen. Wegen ihrer tonisierenden Bitterstoffe und milden abführenden Wirkung wird die Berberitze gern bei geschwächten oder gebrechlichen Patienten zur Kräftigung und Reinigung des Verdauungssystems angewendet. Von besonderem Interesse ist ihre Fähigkeit, eine vergrößerte Milz zu normalisieren. Sie hilft auch bei Malaria und bei Infektionen durch Protozoen vom Typ *Leishmania*.

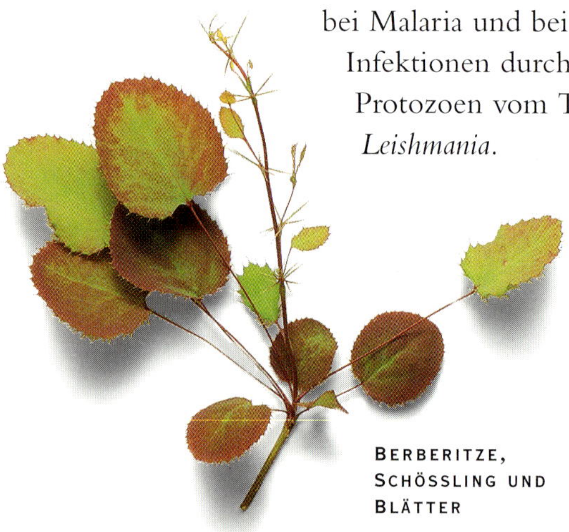

BERBERITZE, SCHÖSSLING UND BLÄTTER

WARNUNG
WÄHREND DER SCHWANGERSCHAFT MEIDEN!

ZUBEREITUNG UND DOSIERUNG

ABKOCHUNG
1 TEELÖFFEL VON DER RINDE IN EINE TASSE KALTES WASSER GEBEN, AUFKOCHEN UND 10–15 MINUTEN ZIEHEN LASSEN: DREIMAL TÄGLICH TRINKEN.

TINKTUR
DREIMAL TÄGLICH 2–4 ML EINNEHMEN.

SAMMELGUT *Die Rinde der Wurzel oder des Stengels*

SAMMELZEIT *Die Wurzel im Frühjahr oder im Spätherbst ausgraben, gleichzeitig die Rinde des Stengels abnehmen und die von Wurzel und Stengel abgeschälte Rinde im Schatten trocknen.*

INHALTSSTOFFE *Alkaloide, darunter Berberin, Oxyancanthin, Chelidonsäure; Gerbstoffe*

WIRKUNG *Gallenfördernd, brechreizberuhigend, verdauungsfördernd (tonisierendes Bittermittel), abführend*

KOMBINATIONEN
Bei erkrankter Gallenblase gut mit Schneeflockenstrauch und Virginischem Ehrenpreis

Betula pendula

PFLANZENFAMILIE: BETULACEAE

WEISSBIRKE

Ihre Blätter sind ein gutes Heilmittel bei Zystitis und anderen Infektionen der Harnwege. Sie dienen auch zur Entwässerung des Körpers. Weißbirke wird wahrscheinlich wegen ihrer reinigenden, harntreibenden Eigenschaften bei Gicht und Rheuma genommen und vermag arthritische Schmerzen zu lindern. Die äußerlich anzuwendende Rinde hilft bei Muskelschmerzen, wenn man ihre frische, feuchte Innenseite auf die Haut legt.

SAMMELGUT *Junge Blätter und Rinde*

SAMMELZEIT *Junge Blätter und Rinde im Spätfrühling und im Sommer sammeln; die Rinde nicht rund um den Stamm abschneiden, sonst stirbt der Baum.*

INHALTSSTOFFE *Gerbstoffe, Saponine Bitterstoffe, Glykoside, ätherisches Öl, Flavone*

WIRKUNG *Diuretisch, antiseptisch, tonisierend*

ZUBEREITUNG UND DOSIERUNG

AUFGUSS

1–2 TEELÖFFEL GETROCKNETE BLÄTTER IN EINER TASSE KOCHENDHEISSEM WASSER 10 MINUTEN ZIEHEN LASSEN: DREIMAL TÄGLICH TRINKEN.

TINKTUR

DREIMAL TÄGLICH 1–2 ML EINNEHMEN.

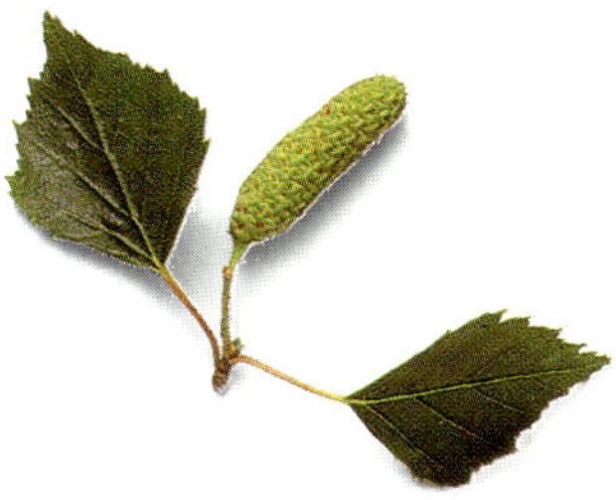

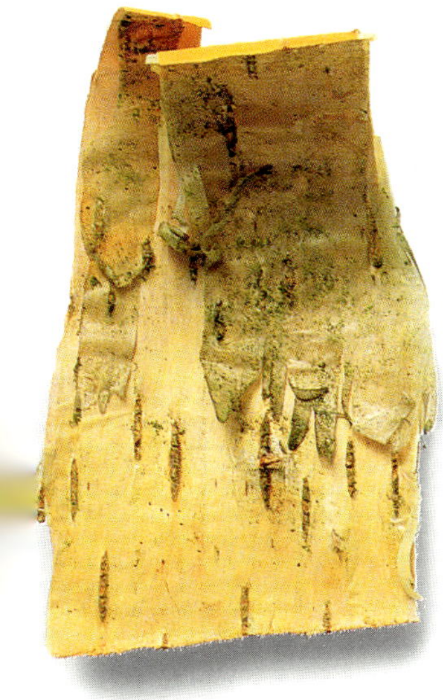

WEISSBIRKE, RINDE, ZWEIG UND BLÄTTER

KOMBINATIONEN

Bei Harnwegsinfektionen mit Bärentraube, bei Rheumaschmerzen gut mit Weide

Bidens tripartita

PFLANZENFAMILIE: COMPOSITAE

DREITEILIGER ZWEIZAHN

Diese Pflanze wird nur noch selten verwendet, gilt aber als ein wertvolles Adstringens, das gegen Blutungen jeder Art hilft. Sie kann bei Fieberzuständen und mangelnder Entwässerung des Körpers empfohlen werden, wenn es sich dabei um ein Nierenproblem handelt. Wird das getrocknete Kraut verbrannt, dann verströmen die Blüten einen Geruch wie von Zedernholz, der Insekten fernhält.

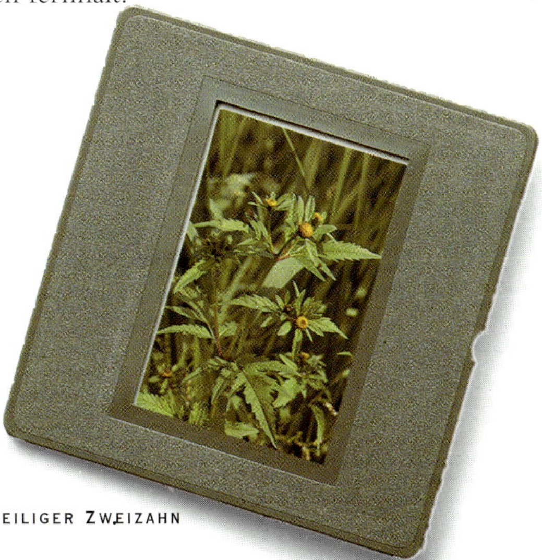

DREITEILIGER ZWEIZAHN

ZUBEREITUNG UND DOSIERUNG

AUFGUSS

1–2 TEELÖFFEL TROCKENGUT IN EINER TASSE KOCHENDHEISSEM WASSER 5–10 MINUTEN ZIEHEN LASSEN: DREIMAL TÄGLICH TRINKEN.

TINKTUR

DREIMAL TÄGLICH 1–2 ML EINNEHMEN.

SAMMELGUT *Oberirdische Teile*

SAMMELZEIT *Die ganze Pflanze oberhalb des Bodens zur Blüte zwischen Sommermitte und Frühherbst sammeln.*

INHALTSSTOFFE *Flavonoide, Xanthophyll, Sterol, Gerbstoff*

WIRKUNG *Adstringierend, schweißtreibend, harntreibend*

Borago officinalis

PFLANZENFAMILIE: BORAGINACEAE

BORRETSCH

Er dient der Wiederherstellung der Nebennierenfunktion; nach einer medizinischen Behandlung mit Kortison oder Steroiden belebt und erneuert er die adrenalen Drüsen. Der Bedarf an solchen Heilmitteln steigt mit dem ständig zunehmenden sozialen und seelischen Streß. Borretsch kann als Tonikum für die Nebennierenrinde längerfristig eingenommen werden, auch bei Fieber und während der Rekonvaleszenz. Er gilt als entzündungshemmend und hilft bei Brustfellentzündung. Die Blätter und Samen regen bei stillenden Müttern den Milchfluß an.

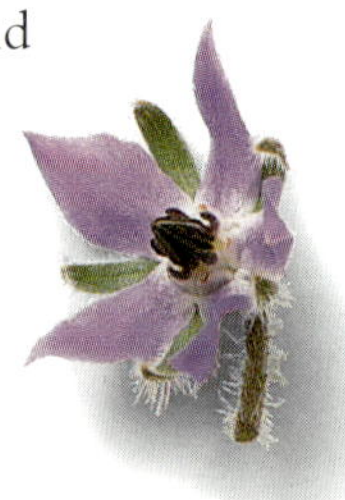

SAMMELGUT *Getrocknete Blätter*

SAMMELZEIT *Blätter zu Beginn der Blüte im Frühsommer sammeln; nur makellose, ausgesuchte Exemplare nehmen; nicht pflücken, wenn sie tau- oder regenfeucht sind.*

INHALTSSTOFFE *Saponine, Schleimstoff, Gerbstoff, ätherisches Öl*

WIRKUNG *Schweißtreibend, auswurffördernd, tonisierend, entzündungshemmend, den Milchfluß fördernd, harntreibend, hautglättend*

ZUBEREITUNG UND DOSIERUNG

AUFGUSS

2 TEELÖFFEL TROCKENGUT IN EINER TASSE KOCHENDHEISSEM WASSER 10–15 MINUTEN ZIEHEN LASSEN: DREIMAL TÄGLICH TRINKEN.

TINKTUR

DREIMAL TÄGLICH 1–4 ML EINNEHMEN.

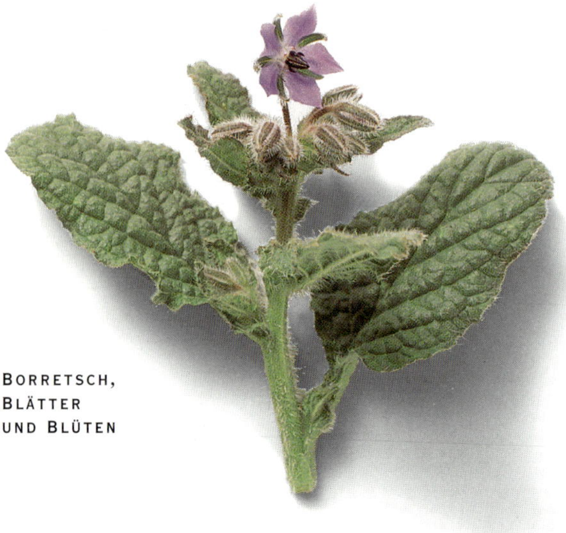

BORRETSCH, BLÄTTER UND BLÜTEN

Brassica nigra

PFLANZENFAMILIE: CRUCIFERAE

SCHWARZER SENF

Diese beliebte Gewürzpflanze wird in der Medizin hauptsächlich äußerlich angewendet. Als mildes Reizmittel kann sie Hautrötungen verursachen, da sie die örtliche Durchblutung fördert und dadurch auch Schmerzen an Muskeln oder Gelenken lindert. Die stimulierenden und schweißtreibenden Eigenschaften sind denen des Cayennepfeffers und des Ingwers ähnlich. Bei Fieber, Erkältung oder Grippe wird Schwarzer Senf als Tee getrunken oder zermahlen ins Bad gestreut. Durch Anregung des Blutkreislaufs hilft er bei Frostbeulen und als Tee oder Breiumschlag bei Bronchitis.

ZUBEREITUNG UND DOSIERUNG

BREIUMSCHLAG

ZUR HERSTELLUNG UND VERABREICHUNG DIESES VIEL VERWENDETEN UMSCHLAGS: 120 G SENFSAMEN IN 45 °C WARMEM WASSER ZU DICKER PASTE VERRÜHREN UND AUF EIN STÜCK TUCH DER BENÖTIGTEN GRÖSSE AUFTRAGEN. DAMIT DIE PASTE NICHT ANKLEBT, HAUT MIT FEUCHTER GAZE BEDECKEN UND TUCH MIT PASTE 1 MINUTE LANG DARAUFLEGEN. HAUTRÖTUNGEN GEGEBENENFALLS MIT OLIVENÖL LINDERN.

AUFGUSS

1 TEELÖFFEL SENFMEHL IN EINER TASSE KOCHENDHEISSEM WASSER 5 MINUTEN ZIEHEN LASSEN. DREIMAL TÄGLICH TRINKEN.

FUSSBAD

BENÖTIGT WIRD EIN AUFGUSS VON 1 L KOCHENDEM WASSER AUF 1 ESSLÖFFEL ZERDRÜCKTER SENFSAMEN.

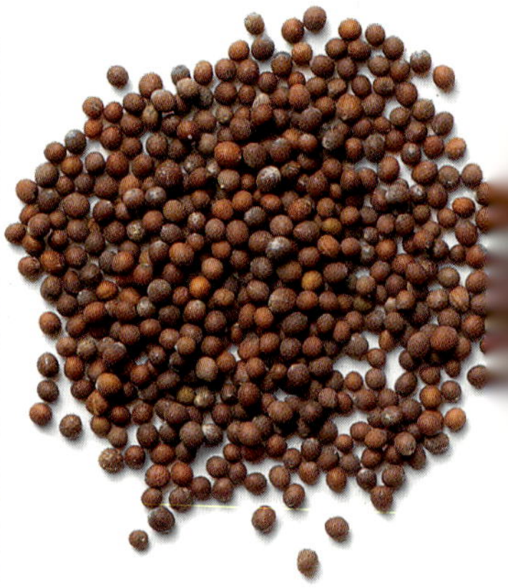

SCHWARZER SENF, GETROCKNETE SAMEN

SAMMELGUT *Samen*

SAMMELZEIT *Reife Schoten im Spätsommer sammeln; die Samen ausschütteln und dünn geschichtet trocknen*

INHALTSSTOFFE *Schleimstoff, fettes Öl, ätherisches Öl, Sinigrin*

WIRKUNG *Periphere Durchblutung fördernd, reizend, stimulierend, harntreibend, brechreizerregend, karminativ, tonisierend*

Calendula officinalis

PFLANZENFAMILIE: COMPOSITAE

RINGELBLUME

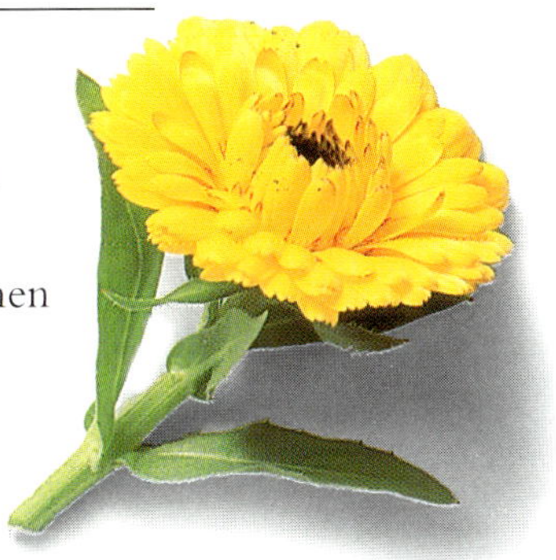

RINGELBLUME, BLÜTE

Man kann sie gefahrlos bei allen durch Infektion oder Verletzung entstandenen Hautentzündungen, ebenso bei blutigen Wunden, bei Prellungen oder Zerrungen benutzen. Sie ist als Lotion, als Breiumschlag oder Kompresse ideal geeignet zur Ersten Hilfe bei leichteren Verbrennungen oder Verbrühungen. Innerliche Anwendung wird bei Magen- und Zwölffingerdarmgeschwüren empfohlen. Aufgrund ihrer gallenfördernden Wirkung hilft sie bei Störungen der Gallenfunktion und bei Magenverstimmungen. Gegen Pilzinfektionen wird Ringelblume innerlich und äußerlich angewendet. Außerdem ist sie bei verzögerter oder schmerzhafter Menstruation nützlich.

ZUBEREITUNG UND DOSIERUNG

AUFGUSS

1–2 TEELÖFFEL BLÜTENBLÄTTER IN EINER TASSE KOCHENDHEISSEM WASSER 10–15 MINUTEN ZIEHEN LASSEN. DREIMAL TÄGLICH TRINKEN.

ÄUSSERLICHE ANWENDUNG

SIEHE ANWEISUNGEN IM KAPITEL ÜBER DIE HAUT

TINKTUR

DREIMAL TÄGLICH 1–4 ML EINNEHMEN.

SAMMELGUT *Gelbe Blütenblätter*

SAMMELZEIT *Ganze Blüten oder nur die Blütenblätter zwischen Frühsommer und Frühherbst sammeln; sorgfältig trocknen, um Verfärbungen zu vermeiden.*

INHALTSSTOFFE *Saponine, Karotinoide, Bitterstoff, ätherisches Öl, Sterole, Flavonoide, Schleimstoff*

WIRKUNG *Entzündungshemmend, adstringierend, wundheilend, keimtötend, gallenfördernd, menstruationsfördernd, tonisierend*

KOMBINATIONEN

Bei Verdauungsstörungen mit Echtem Eibisch und Geflecktem Storchenschnabel; zur äußerlichen Linderung mit Flatterulme oder irgendeinem anderen Heilmittel dieser Art. Eine gute antiseptische Lotion entsteht durch Mischung mit Kanadischer Gelbwurzel und Myrrhe.

Capsella bursa-pastoris

PFLANZENFAMILIE: CRUCIFERAE

HIRTENTÄSCHEL

Diese leicht erkennbare Pflanze empfiehlt sich, wenn eine sanfte harntreibende Wirkung erwünscht ist, etwa bei mangelnder Entwässerung infolge einer Nierenfunktionsstörung. Als Adstringens hilft Hirtentäschel auch bei Durchfall, Verletzungen und Nasenbluten. Zur Behandlung von Menstruationsstörungen eignet es sich, insofern es einerseits treibt, andererseits allzu starke Blutungen verhindert.

SAMMELGUT *Oberirdische Teile*

SAMMELZEIT *Vom späten Winter bis zur Herbstmitte*

INHALTSSTOFFE *Tyramin, Cholin, Acetylcholin, Gerbstoff, ätherisches Öl, Harz, Saponine, Flavonoide, Diosmin, Kalium*

WIRKUNG *Uterusstimulierend, harntreibend, adstringierend, wundheilend*

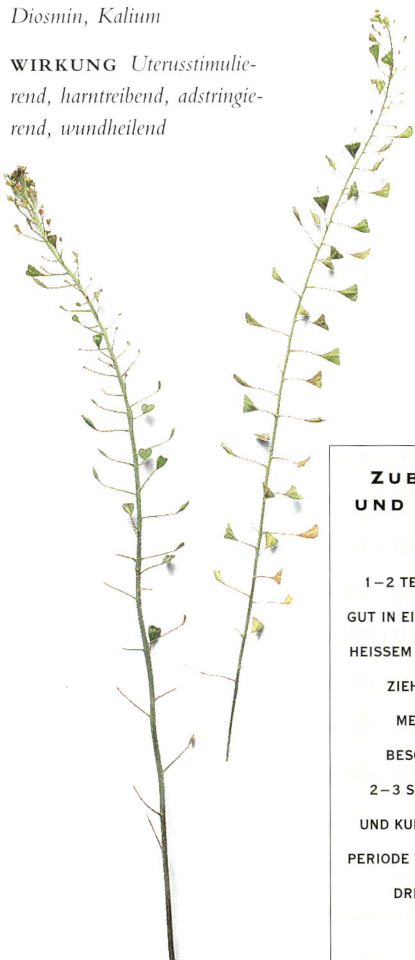

HIRTENTÄSCHEL, SCHÖSSLING, BLÄTTER UND BLÜTEN

ZUBEREITUNG UND DOSIERUNG

AUFGUSS

1–2 TEELÖFFEL TROCKENGUT IN EINER TASSE KOCHENDHEISSEM WASSER 10 MINUTEN ZIEHEN LASSEN. BEI MENSTRUATIONSBESCHWERDEN ALLE 2–3 STUNDEN WÄHREND UND KURZ VOR BEGINN DER PERIODE TRINKEN, ANSONSTEN DREIMAL TÄGLICH.

TINKTUR

DREIMAL TÄGLICH 1–2 ML EINNEHMEN.

Capsicum annuum var. *annuum*

PFLANZENFAMILIE: SOLANACEAE

CAYENNEPFEFFER

Dies ist eines der nützlichsten Kreislaufmittel. Es reduziert den Blutdruck und wirkt normalisierend auf Herz, Arterien, Kapillaren und Nerven. Man kann es allgemein als Stärkungsmittel für Kreislauf und Verdauung bezeichnen, das auch bei Blähungen und Darmkoliken hilft. Wenn unzureichende periphere Durchblutung zu kalten Händen und Füßen sowie Frostbeulen führt, ist Cayennepfeffer zu empfehlen, ebenso bei Schwächegefühl und beginnender Erkältung. Äußerliche Anwendung fördert die Durchblutung bei Lumbago und Rheumaschmerzen. Als Salbe, maßvoll angewendet, hilft er bei nichtoffenen Frostbeulen.

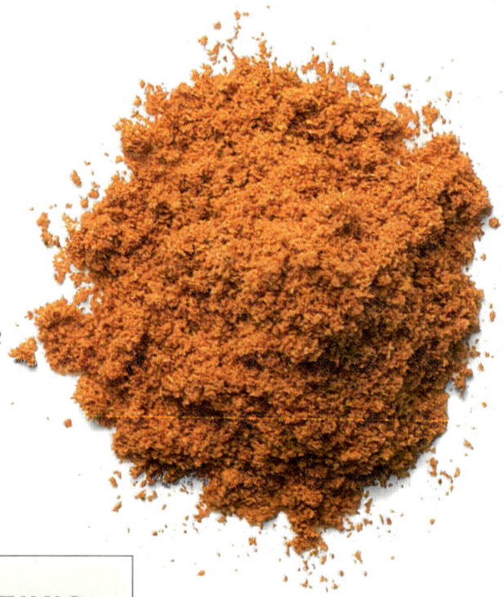

GETROCKNETER CAYENNEPFEFFER

ZUBEREITUNG UND DOSIERUNG

AUFGUSS

1/2–1 TEELÖFFEL CAYENNEPFEFFER IN EINER TASSE KOCHENDHEISSEM WASSER 10 MINUTEN ZIEHEN LASSEN. 1 ESSLÖFFEL VON DIESEM AUFGUSS NACH BEDARF MIT HEISSEM WASSER VERDÜNNEN UND EINNEHMEN.

TINKTUR

DREIMAL TÄGLICH ODER NACH BEDARF EINNEHMEN.

SAMMELGUT *Die Früchte*

SAMMELZEIT *In ausgereiftem Zustand sammeln und im Schatten trocknen.*

INHALTSSTOFFE *Capsaicin, Karotinoide, Flavonoide, ätherisches Öl, Vitamin C*

WIRKUNG *Stimulierend, karminativ, tonisierend, Speichelsekretion anregend, periphere Durchblutung fördernd, antikatarrhalisch, brechreizlindernd, keimtötend, schweißtreibend*

KOMBINATIONEN

Bei Kehlkopfentzündung zum Gurgeln gut mit Myrrhe. Diese Mischung ist auch für antiseptische Waschungen gut

Carlina vulgaris

PFLANZENFAMILIE: COMPOSITAE

KLEINE EBERWURZ

Dieser schönen Pflanze werden dem Alant ähnliche Eigenschaften zugeschrieben. Als Antiseptikum unterstützt sie die Wundheilung. Außerdem kann sie bei allen Störungen des Harnflusses verwendet werden, insbesondere bei Zystitis und anderen Infektionen.

SAMMELGUT *Wurzel und Blätter*

SAMMELZEIT *Wurzel dieser immergrünen Pflanze im Herbst ausgraben.*

INHALTSSTOFFE *Ätherisches Öl, Sesquiterpen, Gerbstoff, Inulin*

WIRKUNG *Diuretisch, schweißtreibend, wundheilend, tonisierend*

ZUBEREITUNG UND DOSIERUNG

AUFGUSS

1 TEELÖFFEL GETROCKNETE BLÄTTER IN EINER TASSE KOCHENDHEISSEM WASSER 10–15 MINUTEN ZIEHEN LASSEN. DREIMAL TÄGLICH TRINKEN.

TINKTUR

DREIMAL TÄGLICH 1–2 ML EINNEHMEN.

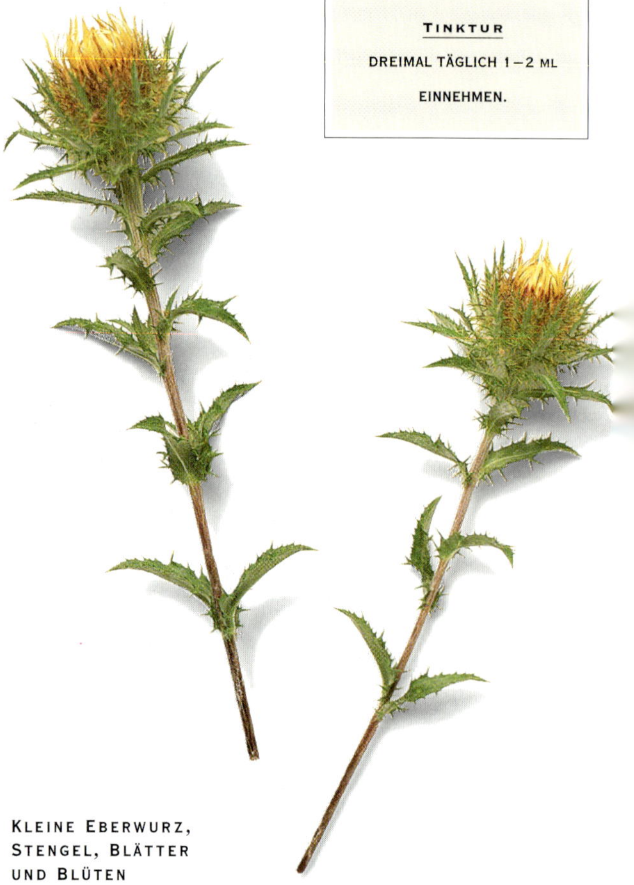

KLEINE EBERWURZ, STENGEL, BLÄTTER UND BLÜTEN

Carum carvi

PFLANZENFAMILIE: UMBELLIFERAE

KÜMMEL

Seine lindernden Eigenschaften sind bei Verdauungsstörungen von Nutzen, die mit Blähungen und Darmkoliken einhergehen, insbesondere bei Kindern. Kümmel regt den Appetit an. Als Adstringens hilft er bei Durchfall, als Gurgelwasser bei Kehlkopfentzündung. Auch bei Bronchitis und Bronchialasthma ist er zu empfehlen. Seine entkrampfende Wirkung lindert Menstruationsschmerzen. Man verwendet ihn auch zur Steigerung des Milchflusses stillender Mütter.

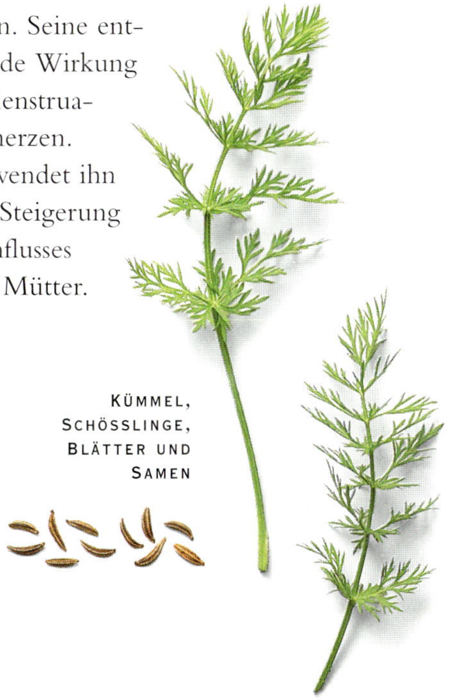

KÜMMEL, SCHÖSSLINGE, BLÄTTER UND SAMEN

SAMMELGUT *Die Samen*

SAMMELZEIT *Blütenköpfe um die Mitte des Sommers sammeln, ausreifen lassen, dann die Samen ausschütteln.*

INHALTSSTOFFE *Bis zu 6% ätherische Öle, darunter Carvon und Limonen; fettiges Öl, Gerbstoff*

WIRKUNG *Karminativ, krampflösend, auswurffördernd, menstruationsfördernd, milchtreibend, adstringierend, aromatisch, keimtötend, stimulierend*

ZUBEREITUNG UND DOSIERUNG

AUFGUSS

1 TEELÖFFEL DER FRISCH ZERDRÜCKTEN SAMEN IN EINER TASSE KOCHENDHEISSEM WASSER 10–15 MINUTEN ZIEHEN LASSEN. DREIMAL TÄGLICH TRINKEN.

TINKTUR

DREIMAL TÄGLICH 1–4 ML EINNEHMEN.

KOMBINATIONEN

Bei Blähungen mit Kamille und Kalmus; bei Durchfall mit Odermennig und Gagelstrauch; bei Bronchitis mit Andorn

Caulophyllum thalictrioides

PFLANZENFAMILIE: BERBERIDACEAE

FRAUENWURZEL

Diese Pflanze war bei den nordamerikanischen Indianern sehr beliebt. Sie ist ein ausgezeichnetes Kräftigungsmittel für den Uterus und einen geschwächten Muskeltonus. Schwangeren ist sie jederzeit bei drohender Fehlgeburt zu empfehlen. Ihre entkrampfende Wirkung lindert Wehen und unterstützt die Geburt. Mit der Einnahme sind in diesen Fällen keine Risiken verbunden. Sie hilft auch bei einer verzögerten Menstruation und lindert die manchmal dabei auftretenden Schmerzen. Wann immer ein krampflösendes Mittel vonnöten ist, etwa bei Koliken, Asthma oder nervösem Husten, kann Frauenwurzel verwendet werden. Sie steht auch im Ruf, rheumatische Schmerzen zu lindern.

SAMMELGUT *Rhizome und Wurzel*

SAMMELZEIT *Im Herbst, da der Wirkstoffgehalt am Ende der jährlichen Wachstumsperiode am größten ist.*

INHALTSSTOFFE *Steroidale Saponine, Alkaloide*

WIRKUNG *Uteruskräftigend, menstruationsfördernd, krampflösend, antirheumatisch, nervenstärkend, Uterus stimulierend, beruhigend*

ZUBEREITUNG UND DOSIERUNG

ABKOCHUNG

1 TEELÖFFEL GETROCKNETES WURZELMATERIAL IN EINER TASSE WASSER AUFKOCHEN UND 10 MINUTEN WEITERKOCHEN LASSEN: DREIMAL TÄGLICH TRINKEN.

TINKTUR

DREIMAL TÄGLICH 1–2 ML EINNEHMEN.

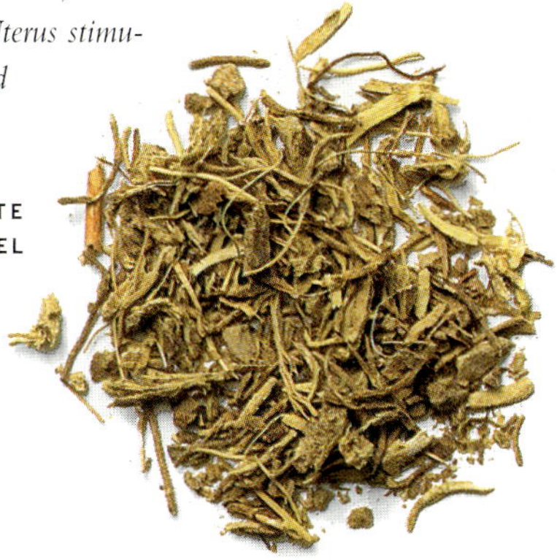

GETROCKNETE FRAUENWURZEL

KOMBINATIONEN

Zur Kräftigung des Uterus mit Falschem Einkorn, Herzgespann und Gemeiner Schafgarbe

Centaurium erythraea

PFLANZENFAMILIE: GENTIANACEAE

TAUSENDGÜLDENKRAUT

Man kann es verwenden, wann immer Magen und Darm der Anregung bedürfen, und ist vor allem bei Appetitlosigkeit (Anorexie) zu empfehlen, die mit Leberschwäche verbunden ist. Das Tausendgüldenkraut hilft bei Magenverstimmungen und in allen Fällen von Verdauungsträgheit.

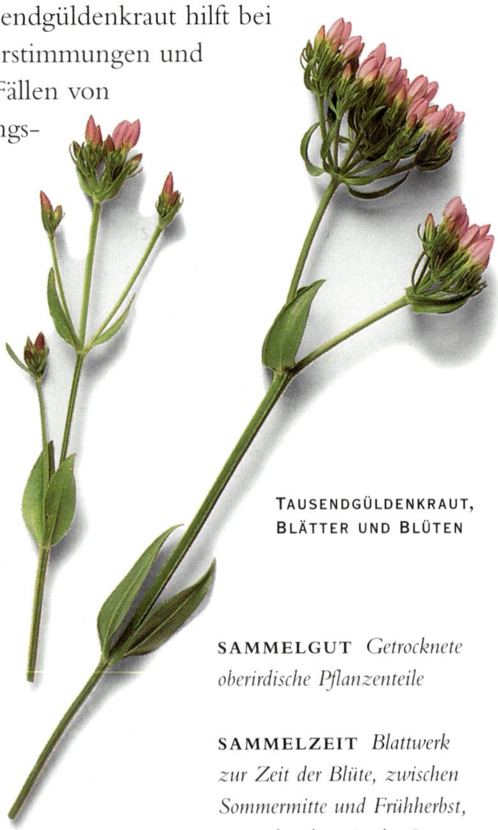

TAUSENDGÜLDENKRAUT, BLÄTTER UND BLÜTEN

SAMMELGUT *Getrocknete oberirdische Pflanzenteile*

SAMMELZEIT *Blattwerk zur Zeit der Blüte, zwischen Sommermitte und Frühherbst, sammeln, dann in der Sonne trocknen.*

INHALTSSTOFFE *Bitterglykoside, darunter Gentiopicrin und Erythrocentaurin; Nikotinsäureverbindungen, Spuren von ätherischem Öl, Oleanolsäure und andere Säuren, Harz*

WIRKUNG *Verdauungsfördernd (Bittermittel), aromatisch, mild nervenstärkend, magenanregend, milchtreibend, leberstärkend, speichelfördernd, tonisierend*

ZUBEREITUNG UND DOSIERUNG

AUFGUSS

1 TEELÖFFEL TROCKENGUT IN EINER TASSE KOCHENDHEISSEM WASSER 5–10 MINUTEN ZIEHEN LASSEN: DREIMAL TÄGLICH TRINKEN.

TINKTUR

DREIMAL TÄGLICH 1–2 ML EINNEHMEN.

KOMBINATIONEN

Bei Verdauungsschwäche mit Mädesüß, Echtem Eibisch und Kamille; bei *Anorexia nervosa* mit Wurzel der Klette und Kamille

Cetraria islandica

PFLANZENFAMILIE: PARMELIACEAE

ISLÄNDISCH MOOS

Als reizlinderndes Mittel mit hohem Schleimstoffanteil hat Isländisch Moos in die Behandlung von Gastritis, Brechreiz und Verdauungsstörungen, aber auch von Atemwegserkrankungen, Katarrh oder Bronchitis Eingang gefunden. Es wirkt lindernd auf die Schleimhäute. Außerdem ist es nahrhaft und dadurch in Fällen eines allgemeinen Kräfteverfalls von Nutzen, bei Unterernährung und Hinfälligkeit.

ZUBEREITUNG UND DOSIERUNG

ABKOCHUNG

1 TEELÖFFEL KLEINGESCHNITTENES MOOS IN EINE TASSE KALTES WASSER GEBEN, 3 MINUTEN KOCHEN, DANACH 10 MINUTEN STEHEN LASSEN: MORGENS UND ABENDS EINE TASSE TRINKEN.

TINKTUR

DREIMAL TÄGLICH 1–2 ML EINNEHMEN.

SAMMELGUT *Die ganze Pflanze, eine Flechte*

SAMMELZEIT *Ganzjährig, am besten allerdings zwischen Spätfrühling und Frühherbst. Alle Verunreinigungen entfernen, dann in der Sonne oder im Schatten trocknen.*

INHALTSSTOFFE *Viel Schleimstoff, Bitter-Fumarsäuren, Usninsäure, etwas Jod, Spuren von Vitamin A*

WIRKUNG *Reizlindernd, brechreizlindernd, auswurffördernd, antikatarrhalisch, brustwirksam, tonisierend*

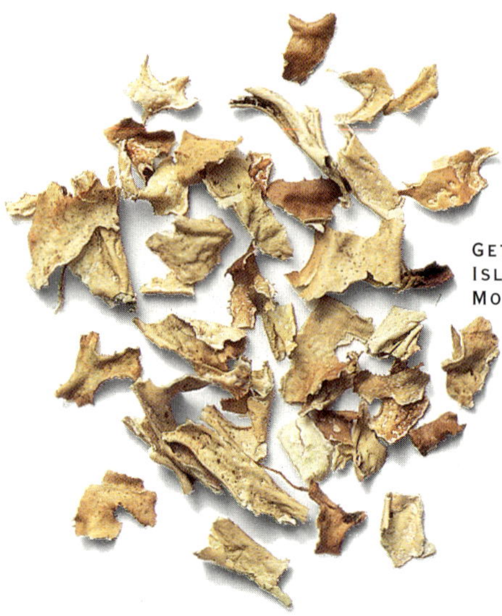

GETROCKNETES ISLÄNDISCH MOOS

KOMBINATIONEN

Bei Übelkeit und Erbrechen mit Stinkandorn

Chamaelirium luteum

PFLANZENFAMILIE: LILIACEAE

FALSCHES EINKORN

Dieses aus Nordamerika stammende Kraut ist eines der besten Tonika und Kräftigungsmittel für die Geschlechtsorgane. Hauptsächlich in der Frauenheilkunde verwendet, hat es aber auch eine wohltuende Wirkung auf den männlichen Organismus. Es enthält Vorstufen des Östrogens und verhält sich amphoter, das heißt sowohl sauer als auch basisch. Daher wirkt es ausgleichend auf den Körper und hilft bei verschiedenartigen, anscheinend gegensätzlichen Zuständen. Es ist empfehlenswert bei Uterusbeschwerden, besonders bei verzögerter oder ausbleibender Menstruation (Amenorrhö). Auch bei schmerzenden Eierstöcken ist die Wurzel des Einkorns ohne Risiko verwendbar, ebenso bei drohender Fehlgeburt sowie zur Linderung von Schwangerschaftserbrechen. Zu hohe Dosierung könnte Übelkeit und Erbrechen auslösen.

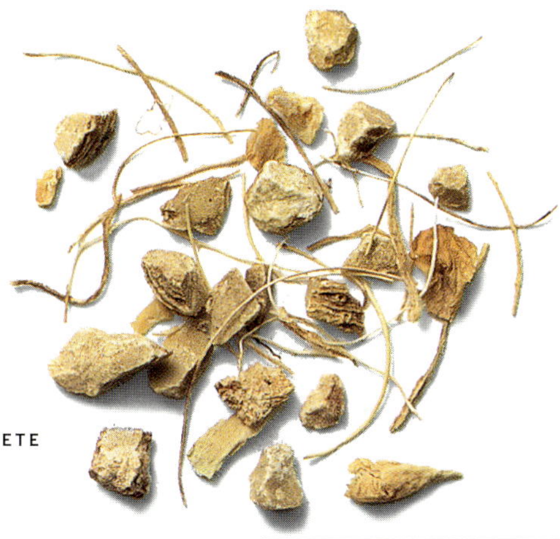

FALSCHES EINKORN, GETROCKNETE WURZEL

SAMMELGUT *Getrocknete Wurzel und Rhizome*

SAMMELZEIT *Im Herbst ausgraben*

INHALTSSTOFFE *Sterin-Saponine, darunter Chamaelirin*

WIRKUNG *Den Uterus kräftigend, diuretisch, Würmer vertreibend, brechreizauslösend, menstruationsfördernd*

ZUBEREITUNG UND DOSIERUNG

ABKOCHUNG

1–2 TEELÖFFEL WURZELMATERIAL IN EINE TASSE WASSER GEBEN, AUFKOCHEN UND 10–15 MINUTEN RUHIG WEITERKOCHEN LASSEN: DREIMAL TÄGLICH TRINKEN. BEI DROHENDER FEHLGEBURT REICHLICH TRINKEN.

TINKTUR

DREIMAL TÄGLICH 2–4 ML EINNEHMEN.

Chamaemelum nobile

PFLANZENFAMILIE: COMPOSITAE

KAMILLE

In der Medizin wie im Haushalt genießt die Kamille einen guten Ruf. Sowohl die Römische als auch die Echte Kamille *(Matricaria chamomilla)* sind medizinisch verwendbar. Kamille beruhigt und ist ohne Einschränkung für Kinder geeignet. Sie empfiehlt sich deshalb bei Angstzuständen und Schlaflosigkeit. Häufig lindert sie Verdauungsstörungen und Entzündungen wie Gastritis. Man benutzt sie bei Zahnfleischentzündung zur Mundspülung, bei Halsschmerzen zum Gurgeln, bei Bindehautentzündung als Augenbad. Als Dampfbad beschleunigt sie die Überwindung des Schnupfens. Ihre äußerliche Anwendung fördert die Wundheilung und reduziert Schwellungen. Als entspannendes Karminativum hilft sie bei Blähungen und Verdauungsbeschwerden.

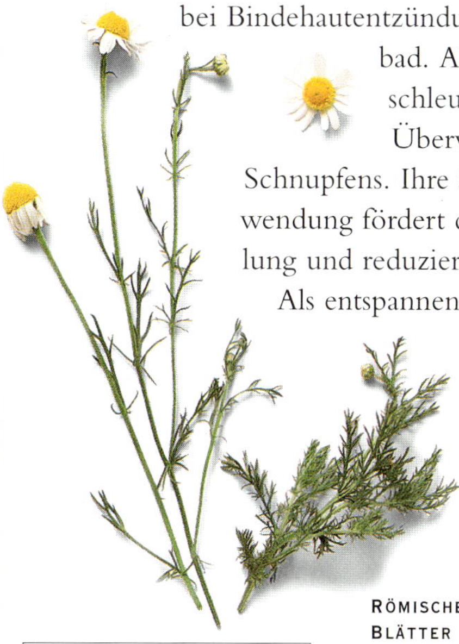

RÖMISCHE KAMILLE, STENGEL, BLÄTTER UND BLÜTEN

ZUBEREITUNG UND DOSIERUNG

AUFGUSS

2 TEELÖFFEL GETROCKNETE BLÄTTER IN EINER TASSE KOCHENDHEISSEM WASSER 5–10 MINUTEN ZIEHEN LASSEN: BEI VERDAUUNGSPROBLEMEN NACH DEN MAHLZEITEN TRINKEN. EIN STÄRKERER AUFGUSS IST BEI ZAHNFLEISCHENTZÜNDUNG UND ÄHNLICHEN BESCHWERDEN ZUR MUNDSPÜLUNG GEEIGNET. DAMPFBAD: 1/2 TASSE KAMILLENBLÜTEN AUF 2 L KOCHENDES WASSER, KOPF MIT HANDTUCH BEDECKEN, EINATMEN.

TINKTUR

DREIMAL TÄGLICH 2–4 ML EINNEHMEN.

SAMMELGUT *Blüten und Blätter*

SAMMELZEIT *Die weder tau- noch regenfeuchten Blüten im Spätfrühling bis Spätsommer sammeln und sorgfältig bei mäßiger Temperatur trocknen.*

INHALTSSTOFFE *Ätherisches Öl mit Chamazulen und Isadol; Schleimstoff, Kumarin, Flavonglykoside*

WIRKUNG *Krampflösend, karminativ, entzündungshemmend, schmerzlindernd, antiseptisch, wundheilend, aromatisch, verdauungsfördernd (Bittermittel), schweißtreibend, menstruationsfördernd, nervenstärkend, beruhigend, tonisierend*

Chelidonium majus

PFLANZENFAMILIE: PAPAVERACEAE

SCHÖLLKRAUT

Therapeutisch dosiert, eignet es sich bestens zur Behandlung von Gallensteinen und Gallenblaseninfektionen. Hohe Dosierungen sind giftig und verursachen starke Durchfälle. Entkrampfend, hilft Schöllkraut bei Magenschmerzen. Zur äußerlichen Anwendung bei Warzen, Hauttumoren und Pilzinfektionen der Haut nimmt man den orangefarbenen Milchsaft des Stengels. Das Chelidonin, ein Alkaloid, hemmt die Mitose (Zellkernteilung).

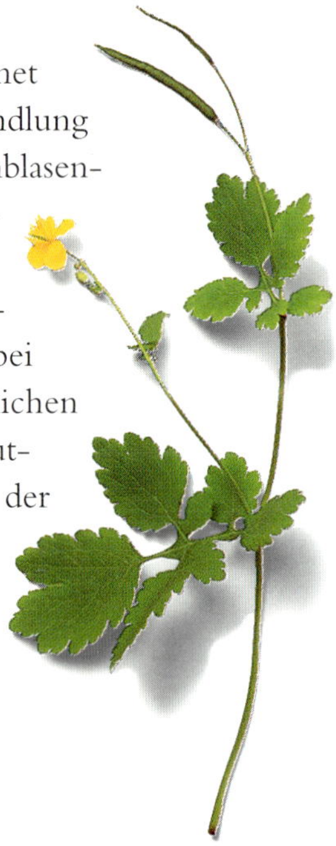

SCHÖLLKRAUT, SCHÖSSLING, BLÄTTER UND BLÜTEN

ZUBEREITUNG UND DOSIERUNG

ABKOCHUNG

2 TEELÖFFEL KRAUT ODER 1 TEELÖFFEL VON DER WURZEL IN EINER TASSE KALTEM WASSER AUFKOCHEN; DANACH 10 MINUTEN ABKÜHLEN LASSEN: ZWEIMAL TÄGLICH TRINKEN. EINE HÖHERE DOSIERUNG IST GEFÄHRLICH!

TINKTUR

DREIMAL TÄGLICH 1–2 ML EINNEHMEN.

VORSICHT

ANGEGEBENE DOSIERUNG NICHT ÜBERSCHREITEN!

SAMMELGUT *Wurzel oder oberirdische Teile*

SAMMELZEIT *Wurzel im Spätsommer oder Herbst ausgraben, in der Sonne oder im Schatten trocknen. Die Blätter zur Blütezeit, im späten Frühling bis frühen Sommer, sammeln und so schnell wie möglich im Schatten trocknen.*

INHALTSSTOFFE *Wurzel: Alkaloide mit Chelidonin, Chelerythrin, Coptisin, Protopin; Chelidonsäure, ätherisches Öl, Saponin, gelbes Latex mit karotenoidem Latex*

WIRKUNG *Krampflösend, gallentreibend, schmerzlindernd, stark abführend, diuretisch*

KOMBINATIONEN

Bei Gallenblasenbeschwerden mit Berberitze und Löwenzahn

Chelone glabra

PFLANZENFAMILIE: SCROPHULARIACEAE

GLATTE CHELONE

Sie wirkt hervorragend bei Leberfunktionsstörungen, kräftigt und stabilisiert das gesamte digestive und resorptive System, regt die Sekretion der Verdauungssäfte an und fördert den natürlichen Verdauungsprozeß. Chelone hilft auch bei Gallensteinen, Gallenblasenentzündung und Gelbsucht, regt den Appetit an, lindert Koliken und Dyspepsie, normalisiert die Gallensekretion und empfiehlt sich allgemein bei geschwächter Gesundheit. Äußerliche Anwendung: bei Entzündung der Brustspitzen, schmerzhaften Geschwüren und Hämorrhoiden. Chelone gilt als Spezialmittel bei Verschluß (Ikterus) durch Gallensteine.

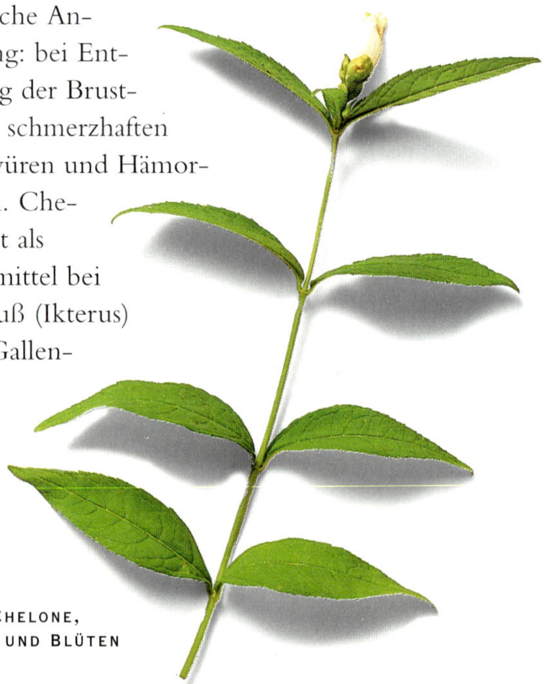

GLATTE CHELONE, BLÄTTER UND BLÜTEN

ZUBEREITUNG UND DOSIERUNG

AUFGUSS

2 TEELÖFFEL TROCKENGUT IN EINER TASSE KOCHENDHEISSEM WASSER 10–15 MINUTEN ZIEHEN LASSEN: DREIMAL TÄGLICH TRINKEN.

TINKTUR

DREIMAL TÄGLICH 1–2 ML EINNEHMEN.

SAMMELGUT *Getrocknete oberirdische Teile*

SAMMELZEIT *Zur Blütezeit, zwischen Sommermitte und Frühherbst sammeln und trocknen.*

INHALTSSTOFFE *Harze und bittere Iridoide*

WIRKUNG *Gallentreibend, brechreizberuhigend, stimulierend, abführend, gallenabbauend, leberstärkend, tonisierend*

KOMBINATIONEN

Bei Verstopfung mit der Gemeinen Pestwurz; bei Gelbsucht am besten mit Kanadischer Gelbwurzel

Chionanthus virginicus

PFLANZENFAMILIE: OLEACEAE

SCHNEEFLOCKENSTRAUCH

Diese wertvolle Heilpflanze kann bei allen Leberstörungen, insbesondere wenn sie zur Gelbsucht führten, risikolos verwendet werden. Sie ist ein Spezifikum gegen Gallenblasenentzündung und spielt bei Gallensteinen eine nützliche Rolle in der Behandlung. Da sie die Leberfunktion fördert, empfiehlt sie sich als generelles Aufbaumittel für den Körper. Durch Förderung der Gallensekretion wirkt sie auch als mildes Laxans.

ZUBEREITUNG UND DOSIERUNG

AUFGUSS
1–2 TEELÖFFEL GETROCKNETE RINDE IN EINER TASSE KOCHENDHEISSEM WASSER 10–15 MINUTEN ZIEHEN LASSEN: DREIMAL TÄGLICH TRINKEN.

TINKTUR
DREIMAL TÄGLICH 1–2 ML EINNEHMEN.

SAMMELGUT *Die Rinde der Wurzel*

SAMMELZEIT *Wurzel im Frühling oder Herbst ausgraben; gut waschen und die Rinde der Wurzel abschälen; sorgfältig trocknen.*

INHALTSSTOFFE *Phyllyrin, ein Ligninglykosid; Saponine*

WIRKUNG *Leberstärkend, gallentreibend, alterativ, diuretisch, tonisierend, abführend, gallenabbauend*

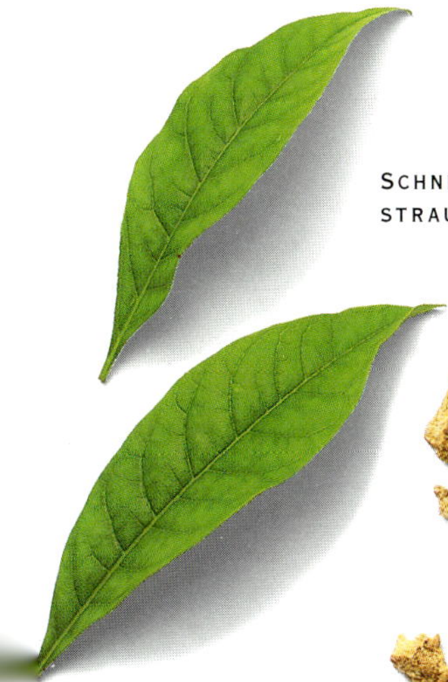

SCHNEEFLOCKENSTRAUCH, BLÄTTER

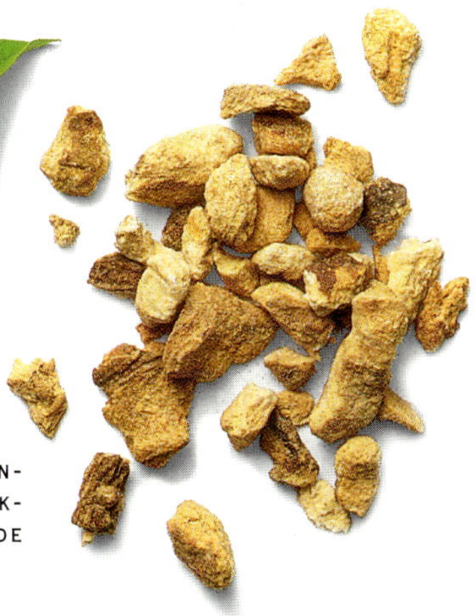

SCHNEEFLOCKENSTRAUCH, GETROCKNETE RINDE

KOMBINATIONEN

Bei Leber- oder Gallenblasenbeschwerden mit Berberitze, Pfaffenhütchen oder Yamswurzel

Chondrus crispus

PFLANZENFAMILIE: RHODOPHYTA

IRLÄNDISCHES MOOS

Die Schleimstoffe dieser auch Knorpeltang genannten Pflanze verwendet die Nahrungsmittelindustrie zur Herstellung von Gelee oder Aspik und als lockeres Bindemittel. Wegen ihres Schleimgehalts eignet sie sich auch zur reizlindernden Behandlung der Verdauungswege bei Gastritis und Magengeschwüren. Ihr Hauptanwendungsgebiet sind die Erkrankungen der Atemwege wie Bronchitis. Außerdem macht sie die Haut geschmeidig.

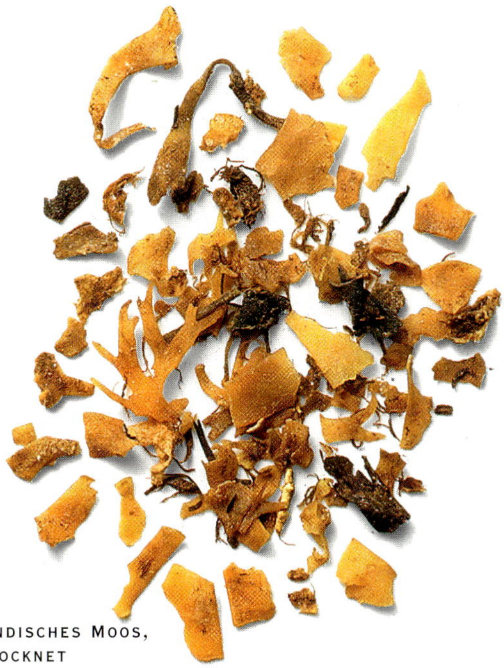

IRLÄNDISCHES MOOS, GETROCKNET

ZUBEREITUNG UND DOSIERUNG

AUFGUSS
1–1½ TEELÖFFEL TROCKENGUT IN EINER TASSE KOCHENDHEISSEM WASSER 10 MINUTEN ZIEHEN LASSEN: DREIMAL TÄGLICH TRINKEN.

TINKTUR
DREIMAL TÄGLICH 1–2 ML EINNEHMEN.

SAMMELGUT *Der getrocknete Thallus (aber nur junge Sprößlinge nehmen). Es ist eine Meerespflanze.*

SAMMELZEIT *Ganzjährig bei Ebbe, an den felsigen Küsten Nordwesteuropas, insbesondere Irlands.*

INHALTSSTOFFE *Bis zu 80% Schleimstoff, Carrageenane, Jod, Brom, Eisen, weitere Mineralsalze, Vitamin A und B-Vitamine*

WIRKUNG *Auswurffördernd, reizlindernd, antikatarrhalisch, brustwirksam, wundheilend*

Cimicifuga racemosa

PFLANZENFAMILIE: RANUNCULACEAE

WANZENKRAUT

WANZENKRAUT, SCHÖSSLING UND BLÄTTER

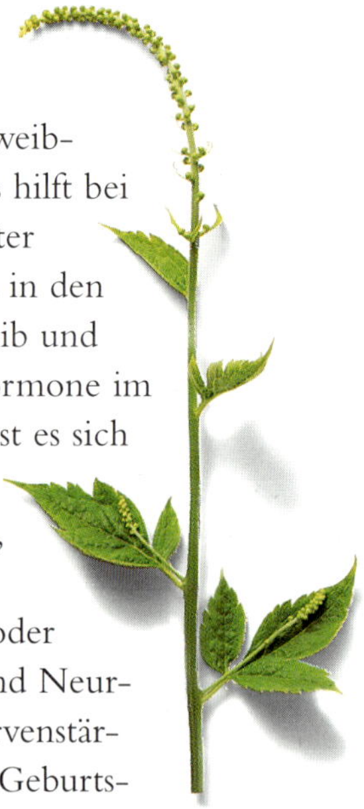

Das auch Schlangenkraut genannte Wanzenkraut ist ein starkes, entspannendes und normalisierendes Medikament für die weiblichen Geschlechtsorgane. Es hilft bei schmerzhafter oder verzögerter Menstruation, bei Krämpfen in den Eierstöcken oder im Unterleib und hält die weiblichen Sexualhormone im Gleichgewicht. Ferner erweist es sich als sehr wirkungsvoll bei rheumatischen Beschwerden, rheumatoider Arthritis und Osteoarthritis, bei Muskel- oder Nervenschmerzen, Ischias und Neuralgien. Entspannend und nervenstärkend, unterstützt es bei den Geburtswehen die Uterusaktivität und dämpft zugleich die nervöse Erregung. Als krampflösendes Mittel dient es zur Behandlung pulmonarer Beschwerden wie Keuchhusten. Es wirkt auch gegen Ohrengeräusche.

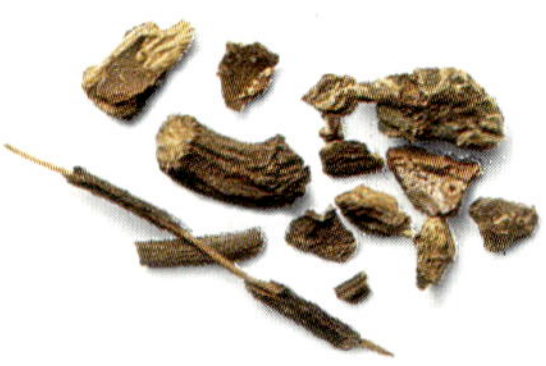

WANZENKRAUT, GETROCKNET

SAMMELGUT *Wurzel und Rhizome: getrocknet, nicht frisch*

SAMMELZEIT *Wurzeln mit Rhizomen nach der Fruchtreife, im Herbst, ausgraben; in Längsrichtung zerschneiden und sorgfältig trocknen.*

INHALTSSTOFFE *Harze, bittere Glykoside, Ranunculin (das sich beim Trocknen in Anemonin verwandelt), Salizylsäure, Gerbstoff, Vorformen des Östrogens*

WIRKUNG *Menstruationsfördernd, krampflösend, alterativ, sedativ, nervenstärkend*

ZUBEREITUNG UND DOSIERUNG

ABKOCHUNG

1 TASSE WASSER AUF ½–1 TEELÖFFEL TROCKENGUT AUFKOCHEN UND 10–15 MINUTEN WEITERKOCHEN LASSEN: DREIMAL TÄGLICH TRINKEN.

TINKTUR

DREIMAL TÄGLICH 2–4 ML EINNEHMEN.

KOMBINATIONEN

Bei Uterusbeschwerden mit Frauenwurzel; bei Rheuma mit Magenklee

Cinchona officinalis

PFLANZENFAMILIE: RUBIACEAE

CHINARINDENBAUM

Diese Heilpflanze liefert uns ein berühmtes Fiebermittel, besonders gegen wiederkehrende Attacken, etwa infolge einer Malaria. Es kann in allen Fällen stark erhöhter Temperatur angewendet werden, bevorzugt jedoch im Rahmen einer umfassenderen Behandlung. Als Bitterstoff regt Chinarinde die Verdauungssäfte an, unterstützt dadurch den Stoffwechsel und wirkt tonisierend auf das Verdauungssystem. Außerdem beruhigt sie das Herz, mindert Herzklopfen und normalisiert die Herzfunktion.

SAMMELGUT *Die Rinde*

SAMMELZEIT *Der sechs- bis achtjährige Baum wird gefällt, die Rinde abgeschält.*

INHALTSSTOFFE *Alkaloide, darunter Chinin und Chinidin; Gerb- und Bitterstoffe*

WIRKUNG *Fiebersenkend, verdauungsförderndes Bittermittel, anthelmintisch, herzberuhigend*

ZUBEREITUNG UND DOSIERUNG

AUFGUSS

1 TEELÖFFEL CHINARINDE IN EINER TASSE KOCHENDHEISSEM WASSER 30 MINUTEN ZIEHEN LASSEN: DREIMAL TÄGLICH TRINKEN.

TINKTUR

DREIMAL TÄGLICH 1–2 ML EINNEHMEN.

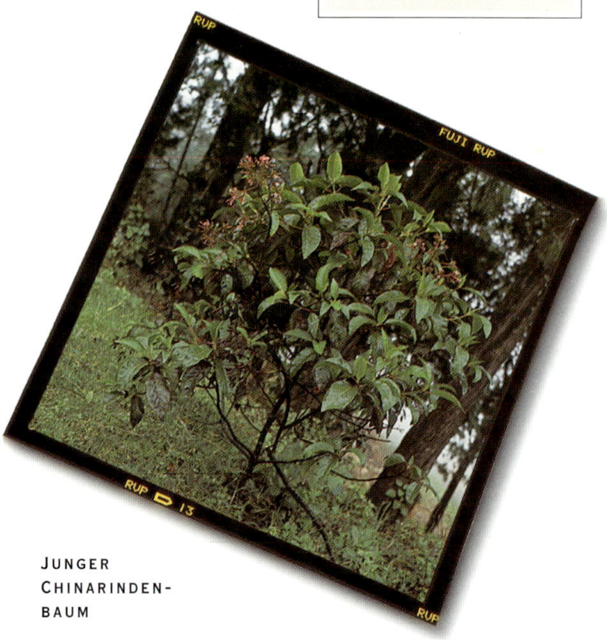

JUNGER CHINARINDENBAUM

Cinnamomum zeylanicum

PFLANZENFAMILIE: LAURACEAE

ZIMT

Zimt wird gewöhnlich als Karminativum anderen Kräutern beigemischt und wirkt gegen Blähungen, Übelkeit und Erbrechen. Als Adstringens kann er auch bei Durchfall verwendet werden.

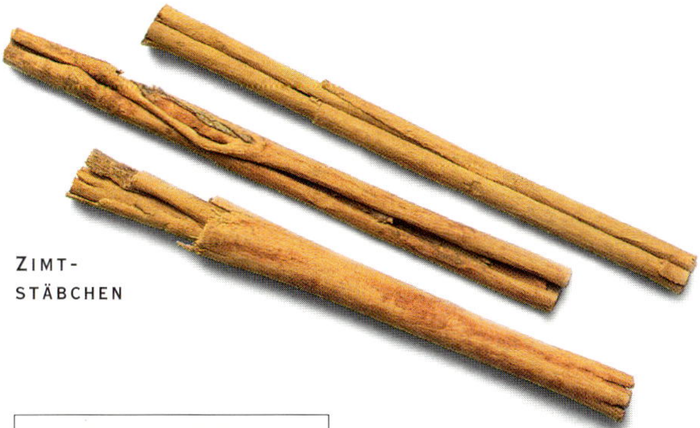

ZIMT-STÄBCHEN

ZUBEREITUNG UND DOSIERUNG

ZIMTRINDE WIRD REIN ODER VERMISCHT, MEIST ALS PULVER, ZUR AROMATISIERUNG VON TEES VERWENDET.

SAMMELGUT *Getrocknete innere Rinde der Schößlinge*

SAMMELZEIT *Kommerzielle Ernten in tropischen Ländern*

INHALTSSTOFFE *Ätherische Öle*

WIRKUNG *Karminativ, adstringierend, aromatisch, stimulierend*

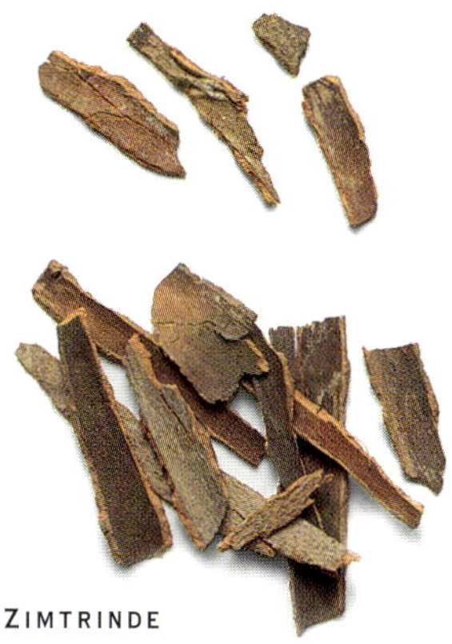

ZIMTRINDE

Cnicus benedictus

PFLANZENFAMILIE: COMPOSITAE

KARDOBENEDIKTENKRAUT

Durch seine Bitterstoffe fördert dieses auch Bitter- oder Heildistel genannte Kraut die Sekretion von Magensäften und Galle. Es hilft bei Appetitlosigkeit (Anorexie), Verdauungsschwäche, Verstopfung und bei allen Erkrankungen des Stoffwechselsystems, die mit Blähungen und Koliken verbunden sind. Als Adstringens wirkt es auch bei Durchfall oder Blutungen, bei äußerlicher Anwendung wundheilend und antiseptisch.

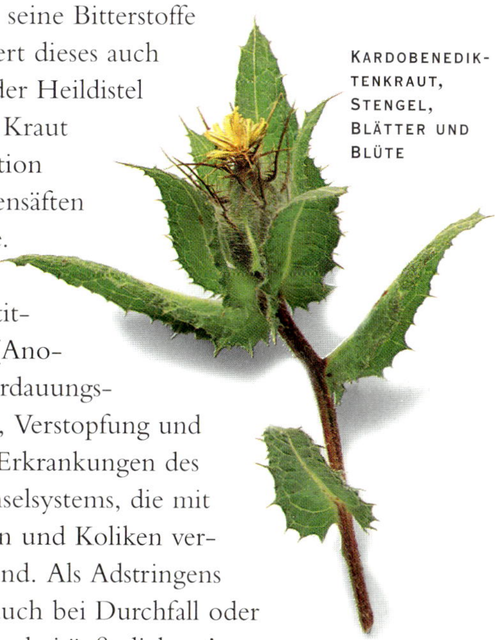

KARDOBENEDIKTENKRAUT, STENGEL, BLÄTTER UND BLÜTE

SAMMELGUT *Getrocknete oberirdische Pflanzenteile und Samen*

SAMMELZEIT *Blätter und blühende Zweige sollte man zur Blütezeit, im Früh- bis Spätsommer, sammeln, im Schatten trocknen und danach zerschneiden. Die Samen werden im Herbst gesammelt, wenn sie zum Vorschein kommen.*

INHALTSSTOFFE *Bitteres Cnicin, ein Glykosid, Flavonoide, ätherisches Öl, Schleimstoff*

WIRKUNG *Bittertonisierend, adstringierend, schweißtreibend, keimtötend, auswurffördernd, menstruationsfördernd, milchtreibend*

ZUBEREITUNG UND DOSIERUNG

AUFGUSS

1 TEELÖFFEL GETROCKNETES KRAUT IN EINER TASSE KOCHENDHEISSEM WASSER 10–15 MINUTEN ZIEHEN LASSEN: DREIMAL TÄGLICH TRINKEN.

TINKTUR

DREIMAL TÄGLICH 1–2 ML EINNEHMEN.

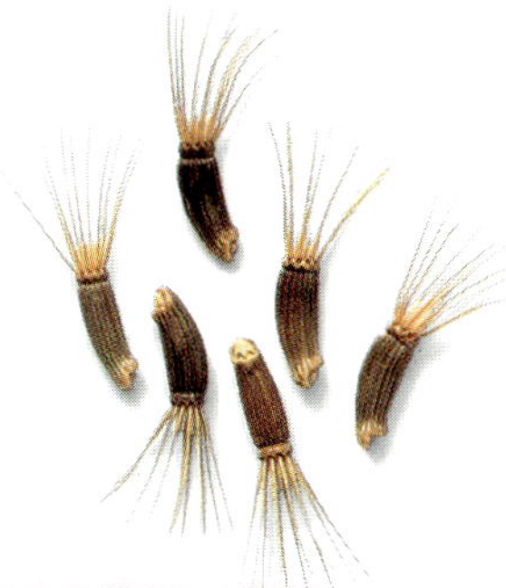

KOMBINATIONEN

Bei Verdauungsbeschwerden infolge Verdauungsträgheit mit Glatter Chelone und Kolanuß; bei Durchfall mit Mädesüß und Tormentill

Cola nitida

PFLANZENFAMILIE: STERCULIACEAE

KOLANUSS

Sie weckt und stimuliert die Geistestätigkeit. Die Kolanuß kann immer verwendet werden, wenn diese Wirkung erforderlich ist, obwohl das seltener der Fall ist, als man glaubt. Ein gesundes und funktionstüchtiges Nervensystem bedarf keiner solchen Hilfe. Die Kolanuß bringt kurzfristige Hilfe bei nervöser Erschöpfung, Unansprechbarkeit und Schwäche. Sie kann als Spezifikum gegen Durchfall infolge von Übernervosität gewertet werden. Sie wirkt aufhellend bei depressiver Verstimmung und manchmal geradezu euphorisierend. Auch bei einigen Arten von Migräne ist sie von Nutzen. Als Anregungsmittel vermag sie die Behandlung der Anorexie zu unterstützen. Sie empfiehlt sich vor allem bei Depressionen infolge von Erschöpfung oder Schwächegefühl.

ZUBEREITUNG UND DOSIERUNG

ABKOCHUNG

1–2 TEELÖFFEL NUSSPULVER IN EINER TASSE WASSER AUFKOCHEN, 10–15 MINUTEN RUHIG WEITERKOCHEN LASSEN: DREIMAL TÄGLICH TRINKEN.

TINKTUR

DREIMAL TÄGLICH 1–4 ML EINNEHMEN.

SAMMELGUT *Saatkörner*

SAMMELZEIT *Der Kolabaum wächst im tropischen Afrika und wird in Südamerika angebaut. Die zur Reife gesammelten Samen sind anfangs weiß und nehmen beim Trocknen ihre charakteristische Röte an.*

INHALTSSTOFFE *Alkaloide, darunter mehr als 1,25% Koffein, außerdem Theobromin; Gerbstoff, ätherisches Öl*

WIRKUNG *Für das Zentralnervensystem stimulierend; antidepressiv, adstringierend, diuretisch*

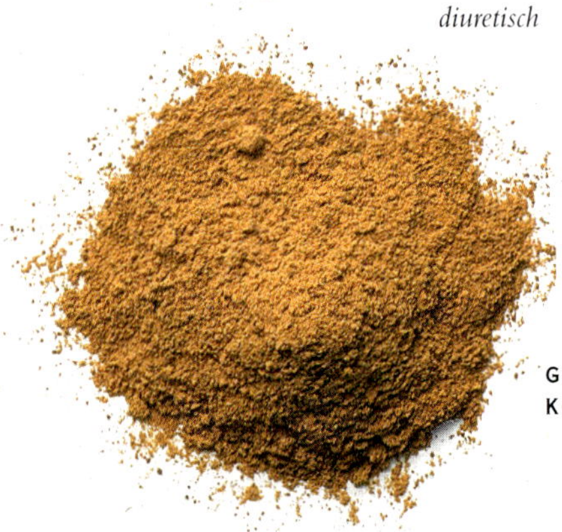

GETROCKNETE KOLASAMEN

KOMBINATIONEN

Gute Mischung mit Hafer, Damiana und Helmkraut

Collinsonia canadensis

PFLANZENFAMILIE: LABIATAE

KANADISCHE COLLINSONIE

Sie wird bei Steinen und Grieß in den Harnwegen oder der Gallenblase verwendet, auch zur Vorbeugung. Als starkes Diuretikum ist die Collinsonie hervorragend geeignet, solche Konkremente aus dem Körper herauszuspülen, und darauf beruht auch ihr prophylaktischer Nutzen.

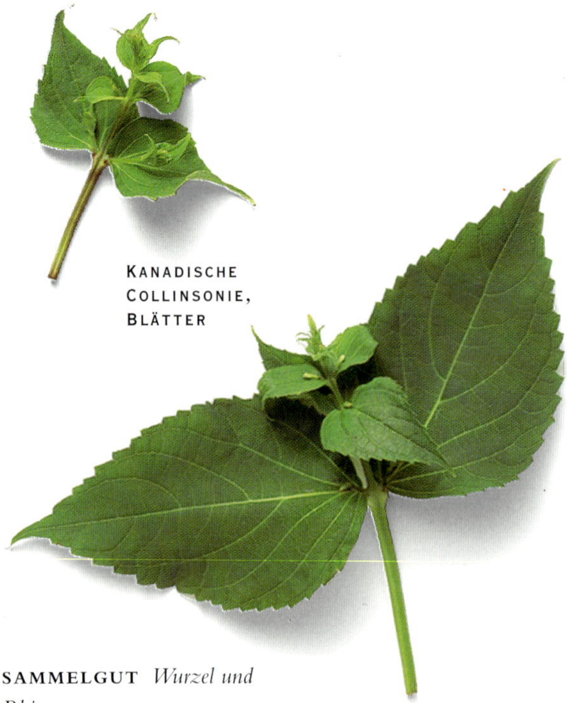

KANADISCHE COLLINSONIE, BLÄTTER

SAMMELGUT *Wurzel und Rhizome*

SAMMELZEIT *Wurzeln und Rhizome im Herbst ausgraben.*

INHALTSSTOFFE *Saponine, Harz, Gerbstoff, organische Säure, Alkaloid*

WIRKUNG *Steinbildung entgegenwirkend, diuretisch, schweißtreibend*

ZUBEREITUNG UND DOSIERUNG

ABKOCHUNG

1–3 GETROCKNETE WURZEL IN EINER TASSE WASSER AUFKOCHEN UND 10–15 MINUTEN WEITERKOCHEN LASSEN: DREIMAL TÄGLICH TRINKEN.

TINKTUR

DREIMAL TÄGLICH 2–4 ML EINNEHMEN.

KOMBINATIONEN

Bei Harnsteinen oder -grieß mit Ackersinau, Wasserdost, Aufrechtem Glaskraut oder Strauchhortensie

Commiphora molmol

PFLANZENFAMILIE: BURSERACEAE

MYRRHE

Sie wirkt antiseptisch auf zweierlei, einander ergänzende Art: Zum einen regt Myrrhe die Produktion weißer Blutkörperchen an, die körpereigene Abwehr gegen Infektionen; zum anderen wirkt sie unmittelbar keimtötend. Sie wird speziell zur Behandlung von Entzündungen im Mund, von Katarrhen des Halses und der Nebenhöhlen, außerdem bei Laryngitis und Beschwerden der oberen Luftwege herangezogen. Im Rahmen einer umfassenderen Behandlung ist sie bei Furunkel, Drüsenfieber und Brucellosen empfehlenswert. Beliebt ist ihre Verwendung bei alltäglichen Erkältungen und, wegen ihrer wundheilenden und antiseptischen Wirkung, bei Hautverletzungen.

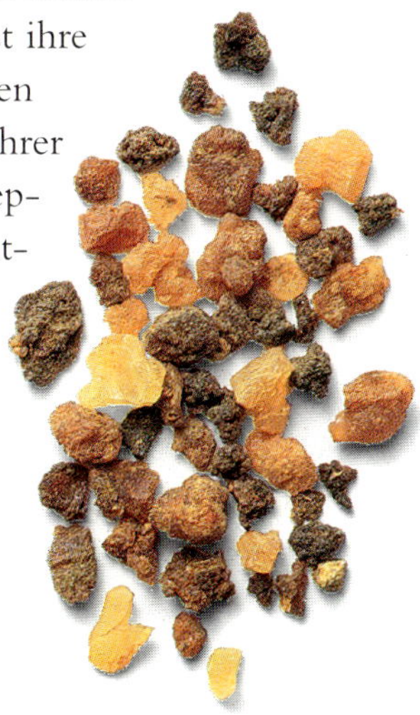

MYRRHE, HARZ

ZUBEREITUNG UND DOSIERUNG

AUFGUSS

DAS NUR SCHWER WASSERLÖSLICHE HARZ SOLLTE PULVERISIERT WERDEN, UM EINE INFUSION ZU ERREICHEN: 1–2 TEELÖFFEL PUDER IN EINER TASSE KOCHENDHEISSEM WASSER 10–15 MINUTEN ZIEHEN LASSEN; DREIMAL TÄGLICH TRINKEN.

TINKTUR

SIE IST VORZUZIEHEN, DA SICH DAS HARZ IN ALKOHOL LEICHTER LÖST. DREIMAL TÄGLICH 1–4 ML EINNEHMEN.

SAMMELGUT *Gummiharz*

SAMMELZEIT *Das Gummiharz wird von Sträuchern trockener Regionen Ostafrikas und Arabiens abgesondert und dort gesammelt.*

INHALTSSTOFFE *Bis zu 17% ätherisches Öl, bis zu 40% Harz, Gummi*

WIRKUNG *Keimtötend, adstringierend, karminativ, antikatarrhalisch, auswurffördernd, wundheilend, tonisierend*

KOMBINATIONEN

Mit Sonnenhut bei Infektionen und zur Mundspülung bei Geschwüren und ähnlichem; mit Hamamelis-Destillat für äußerliche Anwendungen

Convallaria majalis

PFLANZENFAMILIE: LILIACEAE

MAIGLÖCKCHEN

In dieser Blume steckt das vielleicht für die Kräuterheilkunde derzeit wertvollste verfügbare Herzmittel. Auf Seite 170 im Abschnitt über das Kreislaufsystem wird seine Wirkungsweise näher beschrieben; hier sei nur erinnert, daß sie der des Fingerhuts (Digitalis) ähnelt, aber frei von dessen toxischer Eigenart ist. Es kann zur Behandlung von Herzschwäche und dadurch verursachter Wassersucht verwendet werden, außerdem bei Reizleitungsstörungen und anderen Herz- und Kreislaufbeschwerden, auch nervöser Art.

SAMMELGUT *Getrocknete Blätter*

SAMMELZEIT *Blätter zur Blütezeit im späten Frühling und Frühsommer sammeln.*

INHALTSSTOFFE *Herzglykoside, u. a. Convallatoxin und Convallatoxol; Saponine, darunter Convallarin und Convallariasäure; Asparagin, Flavonoide, ätherisches Öl mit Farnesol*

WIRKUNG *Herzstärkend, diuretisch*

VORSICHT

NUR UNTER ÄRZTLICHER AUFSICHT ANWENDEN!

ZUBEREITUNG UND DOSIERUNG

AUFGUSS

KANN ZUBEREITET, SOLLTE ABER NUR UNTER ÄRZTLICHER AUFSICHT ANGEWENDET WERDEN.

MAIGLÖCKCHEN, BLÄTTER UND BLÜTEN

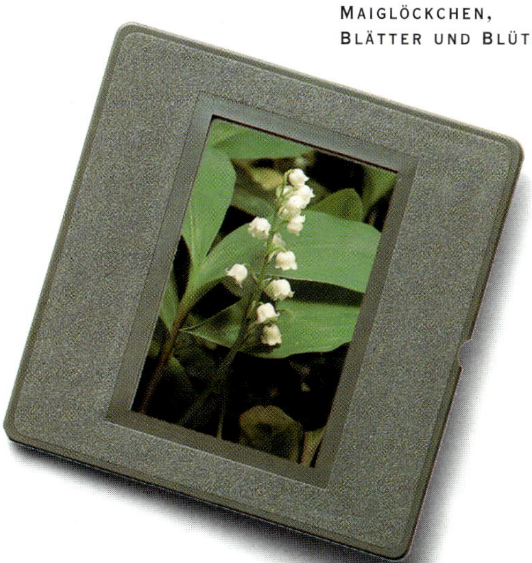

KOMBINATIONEN

Gute Verbindung mit Herzgespann und Weißdorn

Coriandrum sativum

PFLANZENFAMILIE: UMBELLIFERAE

KORIANDER

Dieses Gewürz wird medizinisch zur Unterstützung des Verdauungssystems verwendet, um Blähungen und die manchmal mit diesen einhergehenden Koliken zu lindern. Es hilft auch bei Durchfall und ist insbesondere für Kinder geeignet. Die Wirkung ist der eines Tees von Dillsamen ähnlich, den man Kindern zu trinken gibt, wenn sie über »Bauchschmerzen« klagen. Die ätherischen Öle des Koriander regen den Magen an, fördern die Sekretion der Verdauungssäfte und steigern dadurch den Appetit.

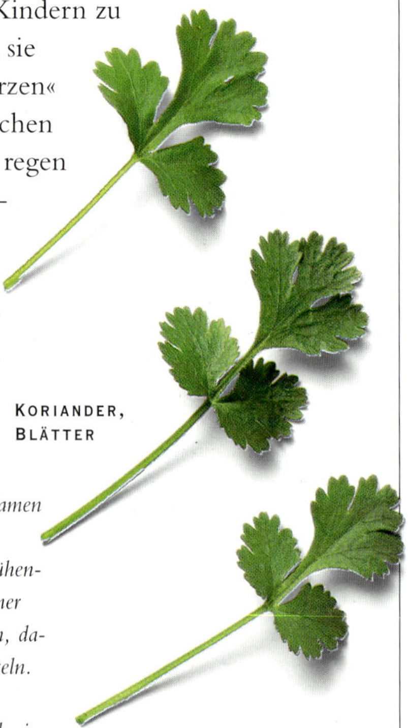

KORIANDER, BLÄTTER

SAMMELGUT *Reife Samen*

SAMMELZEIT *Die blühenden Dolden im Spätsommer sammeln und reifen lassen, danach die Samen ausschütteln.*

INHALTSSTOFFE *Ätherische Öle, darunter Koriandrol; fettes Öl, Gerbstoff, Zucker*

WIRKUNG *Karminativ, aromatisch, keimtötend*

ZUBEREITUNG UND DOSIERUNG

AUFGUSS

1 TEELÖFFEL ZERSTOSSENER SAMEN IN EINER TASSE KOCHENDHEISSEM WASSER 5 MINUTEN UNTER VERSCHLUSS ZIEHEN LASSEN: VOR DEN MAHLZEITEN TRINKEN.

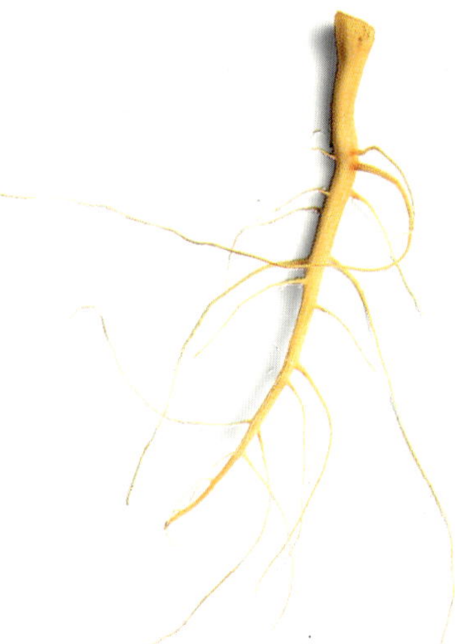

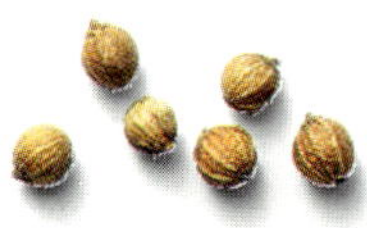

KORIANDER, WURZEL UND SAMEN

Crataegus laevigata

PFLANZENFAMILIE: ROSACEAE

WEISSDORN

Seine Beeren liefern uns ein hervorragendes Tonikum für Herz und Kreislauf. Es wirkt normalisierend, da es je nach Bedarf die Herztätigkeit anregt oder beruhigt. Weißdorn ist also ein mildes Mittel, das auf sanfte Weise die Herzfunktion reguliert. Bei Herzschwäche eignet es sich zur risikolosen Langzeittherapie. Das gilt auch für die Behandlung von starkem »Herzklopfen«. Zur Kreislaufstärkung verwendet man ihn vornehmlich bei erhöhtem Blutdruck, Arteriosklerose und *Angina pectoris*. Weißdorn ist bei diesen Leiden eine wirksame Hilfe, sollte aber fachkundigen Rat nicht ersetzen.

ZUBEREITUNG UND DOSIERUNG

AUFGUSS

2 TEELÖFFEL BEEREN IN EINER TASSE KOCHENDHEISSEM WASSER 20 MINUTEN ZIEHEN LASSEN: LÄNGERE ZEIT DREIMAL TÄGLICH TRINKEN.

TINKTUR

DREIMAL TÄGLICH 2–4 ML EINNEHMEN.

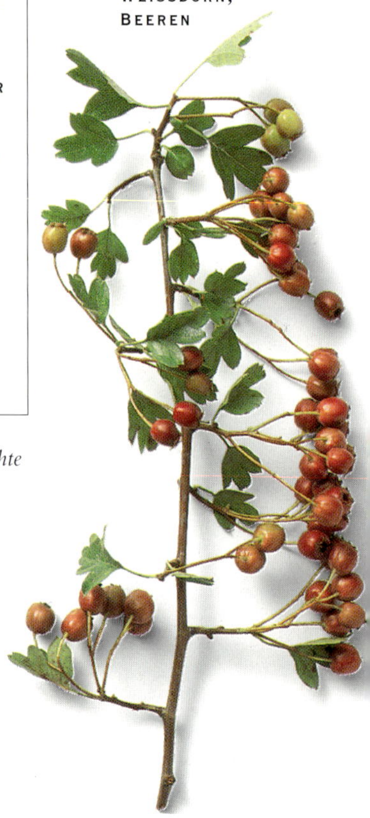

WEISSDORN, BEEREN

SAMMELGUT *Reife Früchte*

SAMMELZEIT *Beeren im frühen bis mittleren Herbst sammeln.*

INHALTSSTOFFE *Saponine, Glykoside, Flavone; Säuren, darunter Ascorbinsäure; Gerbstoff*

WIRKUNG *Herzstärkend, blutdrucksenkend, diuretisch*

KOMBINATIONEN

Bei hohem Blutdruck und zur Kreislaufbehandlung mit Lindenblüten, Mistel und Gemeiner Schafgarbe

Cucumis sativus

PFLANZENFAMILIE: CUCURBITACEAE

GURKE

Die Wirkung ihrer Samen ist denen des Kürbis ähnlich, da auch sie zur Bekämpfung des Bandwurms verwendbar sind. Hauptsächlich dient die Gurke als Kosmetikum. Ihr Saft hat einen reizlindernden Einfluß auf die Haut.

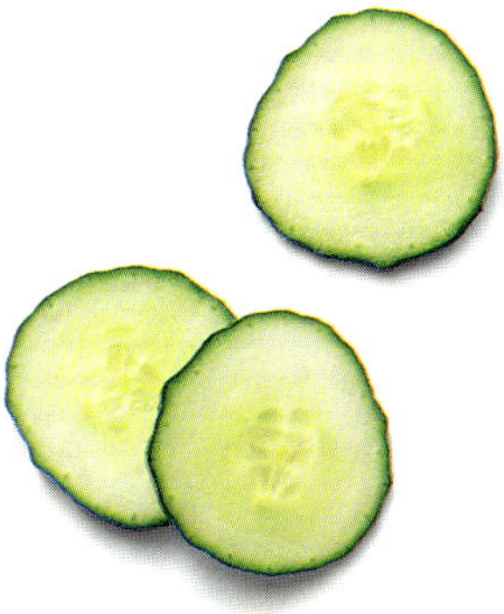

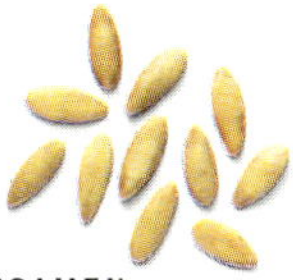

GURKENSAMEN

GURKE

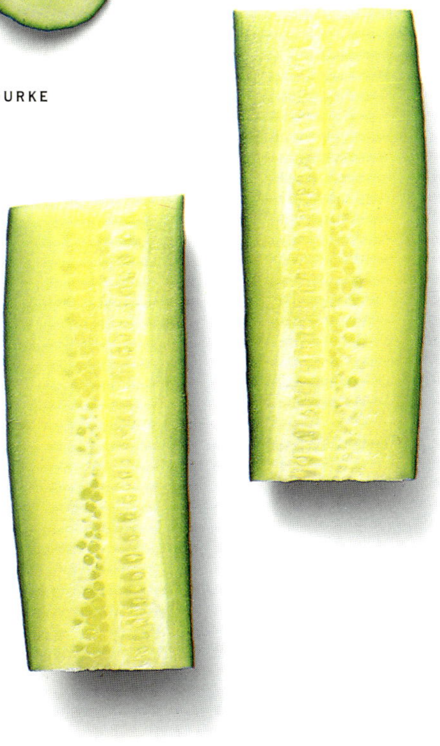

SAMMELGUT *Ganze Frucht, Samen*

SAMMELZEIT *Samen den frischen Gurken entnehmen.*

WIRKUNG *Reizlindernd, wundheilend, mild diuretisch; Samen: anthelmintisch*

ZUBEREITUNG UND DOSIERUNG

GEGEN BANDWURM 60 G SAMEN MIT WEISSEM ZUCKER UND HONIG MISCHEN: EINNEHMEN BEI ENTHALTUNG VON SONSTIGER NAHRUNG, 2 STUNDEN SPÄTER EIN STARKES ABFÜHRMITTEL SCHLUCKEN.

Cucurbita pepo

PFLANZENFAMILIE: CUCURBITACEAE

KÜRBIS

Die Samen dieser wertvollen Gemüsepflanze hat man seit alters her als Wurm- und Bandwurmmittel verwendet. Die Wirkung scheint mechanischer Art zu sein. Man sollte nur die reifen und frischen Samen nehmen.

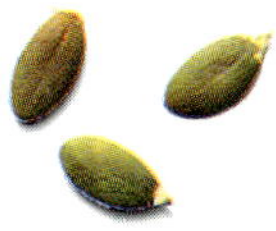

SAMMELGUT *Samen*

SAMMELZEIT *Samen dem im Spätsommer geernteten Kürbis entnehmen.*

INHALTSSTOFFE *Fettes Öl, Cucurbitin, Albumin, Lecithin, Harz, Phytosterin*

WIRKUNG *Anthelmintisch*

ZUBEREITUNG UND DOSIERUNG

MRS. GRIEVE EMPFIEHLT FOLGENDES BANDWURMREZEPT: MAN SCHLAGE EIN REICHLICHES PFUND KÜRBISSAMEN UNTER EBENSOVIEL ZUCKER UND FÜGE NACH UND NACH EINEN GUTEN HALBEN LITER MILCH ODER WASSER HINZU: DIESE MIXTUR, BEI ENTHALTUNG VON SONSTIGER NAHRUNG, IN DREI PORTIONEN IM ABSTAND VON JEWEILS ZWEI STUNDEN EINNEHMEN UND, EINIGE STUNDEN NACH DER LETZTEN DOSIS, RIZINUSÖL SCHLUCKEN.

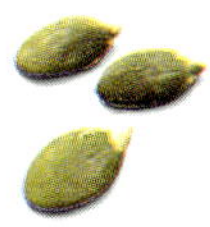

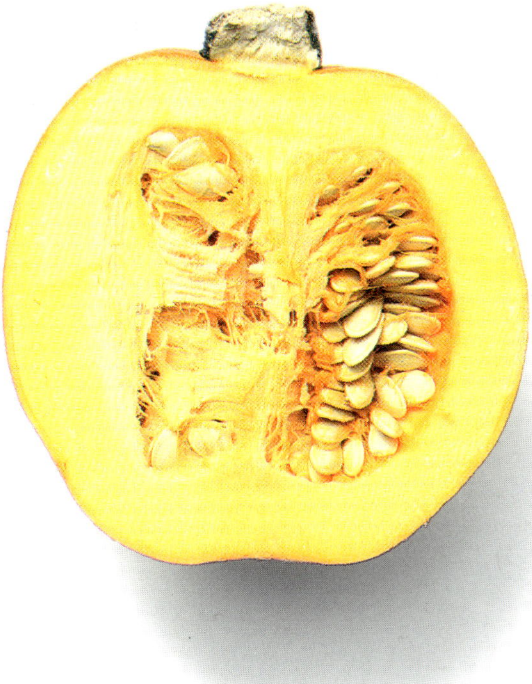

KÜRBIS UND SAMEN

Cydonia oblonga

PFLANZENFAMILIE: ROSACEAE

QUITTENBAUM

Bei Verstopfung wirken Quittensamen als sanftes Abführmittel. Als reizlinderndes Adstringens sind sie bei Gastritis und Enteritis verwendbar. Ein aus ihnen hergestelltes Mundwasser hilft bei Entzündungen und Reizungen im Mund. Auch bei trockenem Reizhusten, wenn ein auswurfförderndes Mittel benötigt wird, leisten die Wirkstoffe dieser Pflanze gute Dienste. Die äußerliche Anwendung kann bei geringfügigen Verbrennungen von Nutzen sein.

SAMMELGUT *Die Samen*

SAMMELZEIT *Den im Herbst gesammelten Früchten die Samen entnehmen.*

INHALTSSTOFFE *Schleimstoff, Gerbstoff, fettes Öl, Pektin, Amygdalin, Vitamin C*

WIRKUNG *Adstringierend, entzündungshemmend, reizlindernd, abführend, hautglättend*

ZUBEREITUNG UND DOSIERUNG

AUFGUSS

SAMEN 3–5 STUNDEN IN WASSER EINWEICHEN, BIS IHRE ÄUSSERE UMHÜLLUNG EINE SCHLEIMIGE LÖSUNG ERGIBT: DIESE DREIMAL TÄGLICH ODER NACH BEDARF TRINKEN.

TINKTUR

DREIMAL TÄGLICH ODER NACH BEDARF 1–2 ML EINNEHMEN.

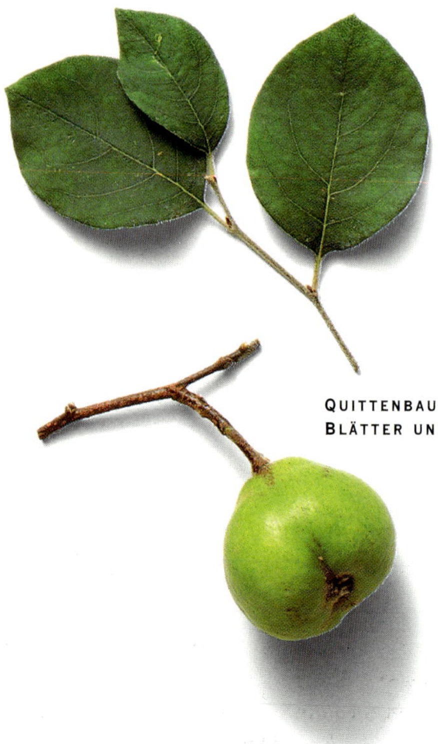

QUITTENBAUM, BLÄTTER UND FRUCHT

Cypripedium calceolus var. pubescens

PFLANZENFAMILIE: ORCHIDACEAE

FRAUENSCHUH

Von allen bekannten nervenstärkenden Mitteln liefert uns diese Orchideenart eines der vielseitigsten. Es kann in allen Fällen von Streß, emotionaler Anspannung und Angst empfohlen werden. Es hellt die Stimmung auf, insbesondere bei akuter Depression. Ferner vermag Frauenschuh Nervenschmerzen zu lindern, vorzugsweise jedoch in Kombination mit anderen Heilpflanzen. Seine vielleicht beste Wirkung zeigt er bei Angstzuständen, die Schlaflosigkeit verursachen.

FRAUENSCHUH, BLÄTTER UND BLÜTE

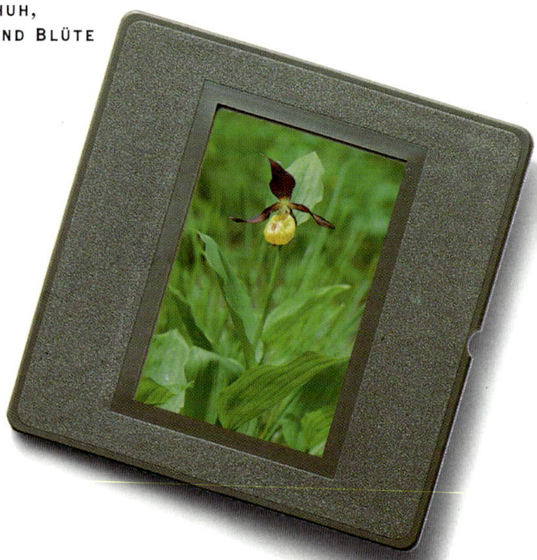

SAMMELGUT *Die Wurzel*

SAMMELZEIT *Als geschützte Pflanze sollte der wild wachsende Frauenschuh nicht gesammelt werden.*

INHALTSSTOFFE *Ätherisches Öl, Harz, Glykoside, Gerbstoff*

WIRKUNG *Beruhigend, hypnotisch, krampflösend, nervenstärkend, schmerzlindernd*

ZUBEREITUNG UND DOSIERUNG

AUFGUSS

1–2 TEELÖFFEL WURZELGUT IN EINER TASSE KOCHENDHEISSEM WASSER 10–15 MINUTEN ZIEHEN LASSEN: DREIMAL TÄGLICH TRINKEN.

TINKTUR

DREIMAL TÄGLICH 1–4 ML EINNEHMEN.

KOMBINATIONEN

Gut mit Hafer und Helmkraut; bei Nervenschmerzen mit Piscidia, Passionsblume und Baldrian

Cytisus scoparius

PFLANZENFAMILIE: PAPILIONACEAE

BESENGINSTER

Hier haben wir ein wertvolles Heilmittel für Herzschwäche und niedrigen Blutdruck. Besenginster wirkt harntreibend, verengt die Blutgefäße und erhöht dadurch die Effizienz des Herzschlags, so daß er in allen Fällen mangelhafter Entwässerung des Körpers infolge verminderter Herzfunktion verwendbar ist. Besenginster hilft auch bei zu starker Menstruation.

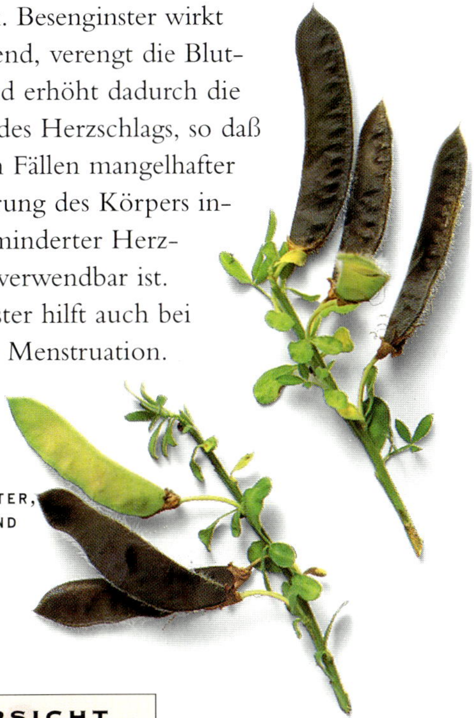

BESENGINSTER, BLÄTTER UND SCHOTEN

VORSICHT
NICHT WÄHREND DER SCHWANGERSCHAFT ODER BEI BLUTHOCHDRUCK!

ZUBEREITUNG UND DOSIERUNG

AUFGUSS
1 TEELÖFFEL TROCKENGUT IN EINER TASSE KOCHENDHEISSEM WASSER 10–15 MINUTEN ZIEHEN LASSEN: DREIMAL TÄGLICH TRINKEN.

TINKTUR
DREIMAL TÄGLICH 1–2 ML EINNEHMEN.

SAMMELGUT *Blütenspitzen*

SAMMELZEIT *Im Frühling, Sommer oder Herbst. In der Sonne oder durch Erhitzen trocknen.*

INHALTSSTOFFE *Alkaloide, darunter Sparteine und Zystisine; flavonoide Glykoside, Gerbstoff, Bitterstoff, ätherisches Öl*

WIRKUNG *Herzwirksam, diuretisch, blutdrucksteigernd, periphere Blutgefäße verengend, adstringierend*

KOMBINATIONEN

Zur Herzbehandlung mit Maiglöckchen und Weißdornbeeren

Daucus carota

PFLANZENFAMILIE: UMBELLIFERAE

WILDE MÖHRE

Das ätherische Öl der Wilden Möhre ist ein aktives Antiseptikum für die Harnwege, was seine Anwendung bei Zystitis und Prostatitis erklärt. Lange Zeit galt es als Spezifikum bei Nierensteinen. Wegen seiner harntreibenden, reinigenden Wirkung wird es zusammen mit anderen Heilmitteln zur Behandlung von Gicht und Rheuma verwendet. Die Samen enthalten ein Karminativum, das bei Blähungen und Darmkoliken Erleichterung bringt.

ZUBEREITUNG UND DOSIERUNG

AUFGUSS
1 TEELÖFFEL TROCKENGUT IN EINER TASSE KOCHENDHEISSEM WASSER 10–15 MINUTEN ZIEHEN LASSEN: DREIMAL TÄGLICH TRINKEN. VON DEN SAMEN NUR 1/3–1 TEELÖFFEL NEHMEN.

TINKTUR
DREIMAL TÄGLICH 1–2 ML EINNEHMEN.

SAMMELGUT *Getrocknete oberirdische Pflanzenteile und Samen*

SAMMELZEIT *Oberirdische Pflanzenteile zur Blüte, im Früh- bis Spätsommer, oder nach Ausreifen der Samen im Frühherbst sammeln.*

INHALTSSTOFFE *Ätherisches Öl, ein Alkaloid*

WIRKUNG *Diuretisch, Steinbildung entgegenwirkend, karminativ*

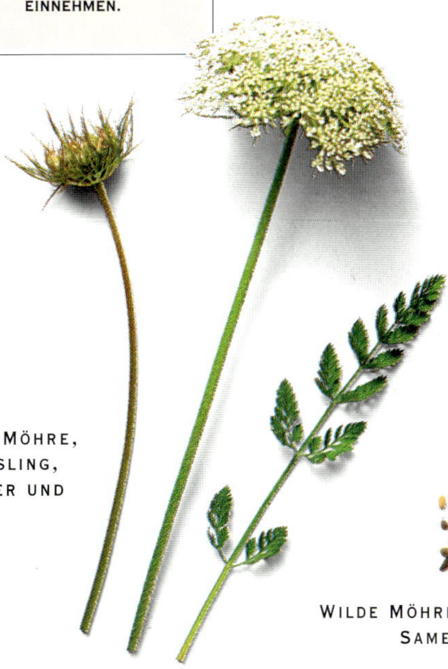

WILDE MÖHRE, SCHÖSSLING, BLÄTTER UND BLÜTE

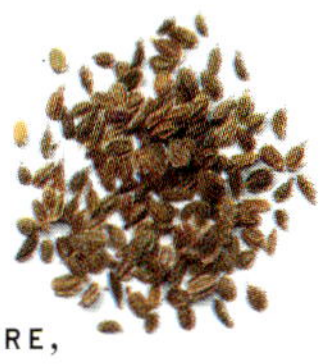

WILDE MÖHRE, SAMEN

KOMBINATIONEN

Bei Harnwegsinfektionen mit Gemeiner Schafgarbe; bei Nierensteinen mit Strauchhortensie, Wasserdost oder Aufrechtem Glaskraut

Dioscorea villosa

PFLANZENFAMILIE: DIOSCOREACEAE

YAMSWURZEL

Dieses wertvolle Kraut war einmal die einzige pharmazeutische Basis zur Herstellung empfängnisverhütender Hormone. Die Heilpflanzenkunde empfiehlt die Yamswurzel zur Behandlung von Darmkoliken, Divertikulitis, gestörter Menstruation sowie Schmerzen im Uterus oder in den Ovarien. Sie ist außerdem von großem Nutzen bei rheumatischer Arthritis, insbesondere bei starker Entzündung in der akuten Phase.

SAMMELGUT *Getrocknete unterirdische Teile*

SAMMELZEIT *Die Wurzel dieser meist aus Westafrika importierten tropischen Pflanze wird im Herbst ausgegraben.*

INHALTSSTOFFE *Sterin-Saponine, darunter Dioscin; Phytosterine, Alkaloide, Gerbstoffe, Stärke*

WIRKUNG *Krampflösend, entzündungshemmend, antirheumatisch, gallentreibend, galleabführend, leberwirksam*

ZUBEREITUNG UND DOSIERUNG

ABKOCHUNG

1–2 TEELÖFFEL TROCKENGUT IN EINER TASSE WASSER AUFKOCHEN UND 10–15 MINUTEN WEITERKOCHEN LASSEN: DREIMAL TÄGLICH TRINKEN.

TINKTUR

DREIMAL TÄGLICH 2–4 ML EINNEHMEN.

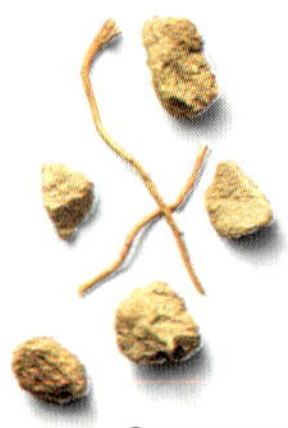

GETROCKNETE YAMSWURZEL

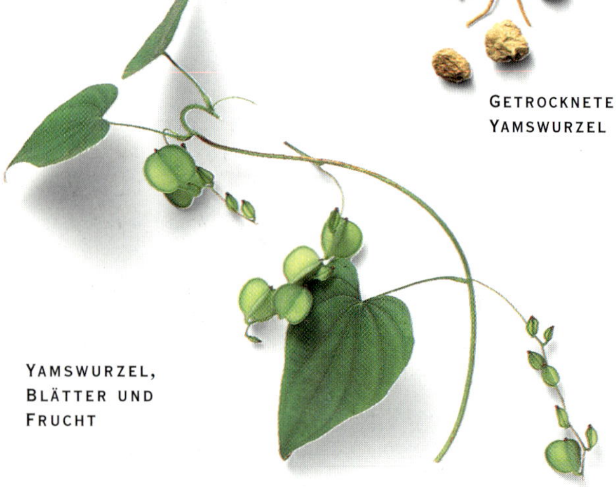

YAMSWURZEL, BLÄTTER UND FRUCHT

KOMBINATIONEN

Gegen Darmkoliken mit Kalmus, Kamille und Ingwer; bei rheumatischer Arthritis mit Wanzenkraut

Drosera rotundifolia

PFLANZENFAMILIE: DROSERACEAE

SONNENTAU

Bei Bronchitis und Keuchhusten ist der Sonnentau durch sein keimtötendes Plumbagin von großem Nutzen, dessen Wirkung gegen Streptokokken, Staphylokokken und Pneumokokken nachgewiesen ist. Auch bei anderen Infektionen der Atemwege hilft der Sonnentau. Wegen seiner entspannenden Wirkung auf die glatte, unwillkürlich reagierende Muskulatur bringt er bei Asthma Erleichterung. Außerdem wird er seit alten Zeiten gern bei Magengeschwüren verwendet.

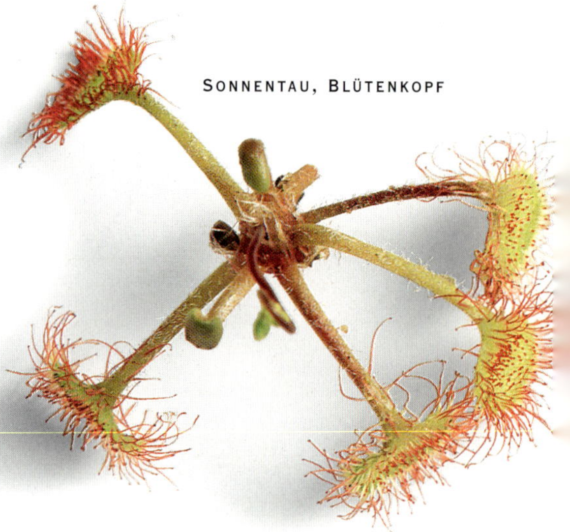

SONNENTAU, BLÜTENKOPF

SAMMELGUT *Ganze Pflanze*

SAMMELZEIT *Zur Blüte, im mittleren bis späten Sommer.*

INHALTSSTOFFE *Naphthaquinone, darunter Plumbagin; Flavonoide, Gerbstoffe, Zitronen- und Apfelsäure*

WIRKUNG *Krampflösend, reizlindernd, auswurffördernd*

ZUBEREITUNG UND DOSIERUNG

AUFGUSS

1 TEELÖFFEL TROCKENGUT IN EINER TASSE KOCHENDHEISSEM WASSER 10–15 MINUTEN ZIEHEN LASSEN: DREIMAL TÄGLICH TRINKEN.

TINKTUR

DREIMAL TÄGLICH 1–2 ML EINNEHMEN.

KOMBINATIONEN

Zur Asthmabehandlung mit Grindelia und Pillenwolfsmilchkraut

Dryopteris filix-mas

PFLANZENFAMILIE: POLYPODIACEAE

Gemeiner Wurmfarn

Dies ist ein höchst wirksames Bandwurmmittel. In Überdosis ist der Wurmfarn jedoch giftig und sollte daher nur nach ärztlicher Anweisung angewendet werden.

WURMFARN, MÄNNLICHE BLÄTTER

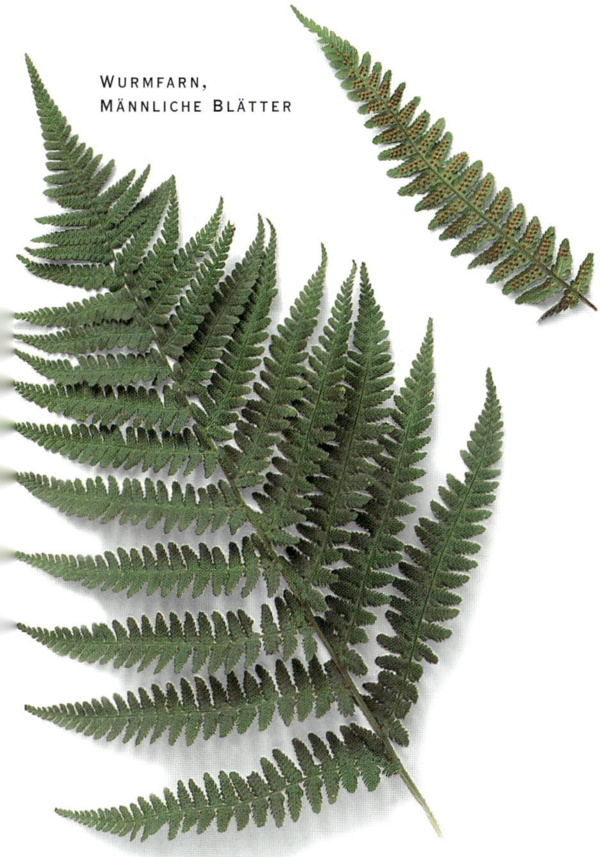

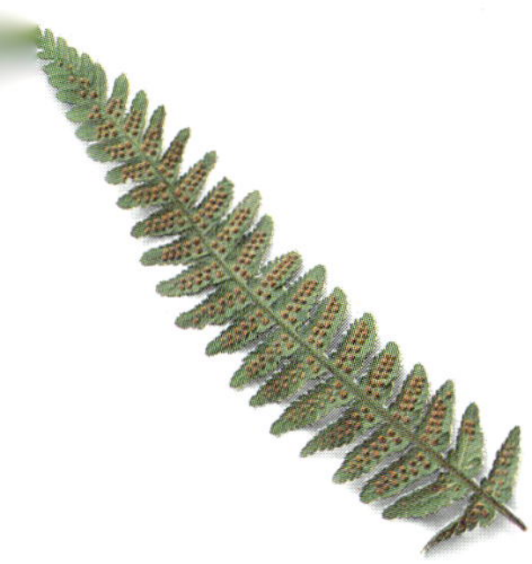

SAMMELGUT *Von der Wurzel gelöste Rhizome*

SAMMELZEIT *Rhizome im Herbst ausgraben.*

INHALTSSTOFFE *Filicin, Filixidsäure, Gerbstoff, Phloroglucinderivate, Spuren von ätherischem Öl*

WIRKUNG *Gegen Bandwurm wirksam*

VORSICHT
NUR UNTER ÄRZTLICHER AUFSICHT ANWENDEN!

ZUBEREITUNG UND DOSIERUNG
KEINE HÄUSLICHEN ZUBEREITUNGEN MIT DIESER PFLANZE VORNEHMEN!

Echinacea angustifolia

PFLANZENFAMILIE: COMPOSITAE

Sonnenhut

Er liefert uns ein wichtiges Mittel gegen sowohl bakterielle als auch virale Infektionen, das auch bei Furunkel oder Blutvergiftung hilft. In Kombination mit anderen Heilpflanzen ist der Sonnenhut gegen jede Art Infektion verwendbar, wo auch immer sie im Körper auftreten mag. Die Verbindung mit Schafgarbe oder Bärentraube läßt eine Zystitis abklingen. Von besonders guter Wirkung ist Sonnenhut bei Infektionen der oberen Atemwege, bei Kehlkopf- und Mandelentzündung sowie Schnupfen und Nebenhöhlenkatarrh. Im großen und ganzen spricht nichts gegen eine breite und risikolose Anwendung. Eine Abkochung und auch die Tinktur können bei Zahnfleischentzündungen und -vereiterungen zur Mundspülung, eine Lotion bei septischen Hautverletzungen zum Einreiben benutzt werden.

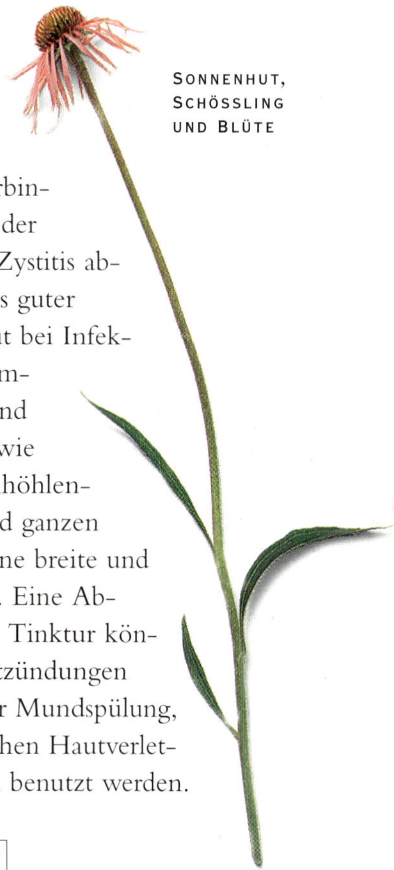

SONNENHUT, SCHÖSSLING UND BLÜTE

ZUBEREITUNG UND DOSIERUNG

ABKOCHUNG
1–2 TEELÖFFEL VON DER WURZEL IN EINE TASSE WASSER GEBEN, LANGSAM AUFKOCHEN UND 10–15 MINUTEN WEITERKOCHEN LASSEN: DREIMAL TÄGLICH TRINKEN.

TINKTUR
DREIMAL TÄGLICH 1–4 ML EINNEHMEN.

SAMMELGUT *Blüten, Wurzeln*

SAMMELZEIT *Wurzeln im Herbst ausgraben; der Extrakt der frischen Wurzel soll besser wirken als der der getrockneten.*

INHALTSSTOFFE *Ätherisches Öl, Glykoside, Echinacein, Phenole*

WIRKUNG *Keimtötend, alterativ, antikatarrhalisch, tonisierend*

KOMBINATIONEN
Mit vielen verschiedenartigen Pflanzen möglich

Elettaria cardamomum

PFLANZENFAMILIE: ZINGIBERACEAE

KARDAMOM

Dieses wertvolle Gewürz hilft bei Blähungen infolge einer Verdauungsstörung und lindert kolikartige Schmerzen. Es regt Appetit und Speichelfluß an. Häufig wird es Abführmitteln als Karminativum und Geschmacksstoff beigemischt.

ZUBEREITUNG UND DOSIERUNG

AUFGUSS

1 TEELÖFFEL FRISCH ZERDRÜCKTER SAMEN IN EINER TASSE KOCHENDHEISSEM WASSER 10–15 MINUTEN ZIEHEN LASSEN: DREIMAL TÄGLICH TRINKEN. GEGEN BLÄHUNGEN UND APPETITLOSIGKEIT JEWEILS EINE HALBE STUNDE VOR DEN MAHLZEITEN EINNEHMEN.

SAMMELGUT *Samen*

SAMMELZEIT *Die Samen kommen hauptsächlich aus landwirtschaftlichem Anbau in Sri Lanka und Südindien, wo sie zwischen Herbstmitte und frühem Winter geerntet werden.*

INHALTSSTOFFE *Bis zu 4% ätherisches Öl, darunter Terpineol, Cineol, Limonen, Sabinen und Pinen*

WIRKUNG *Karminativ, Speichelfluß anregend, appetitfördernd, aromatisch, stimulierend*

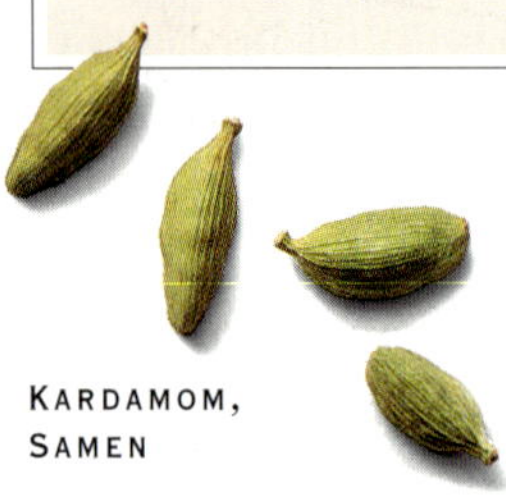

KARDAMOM, SAMEN

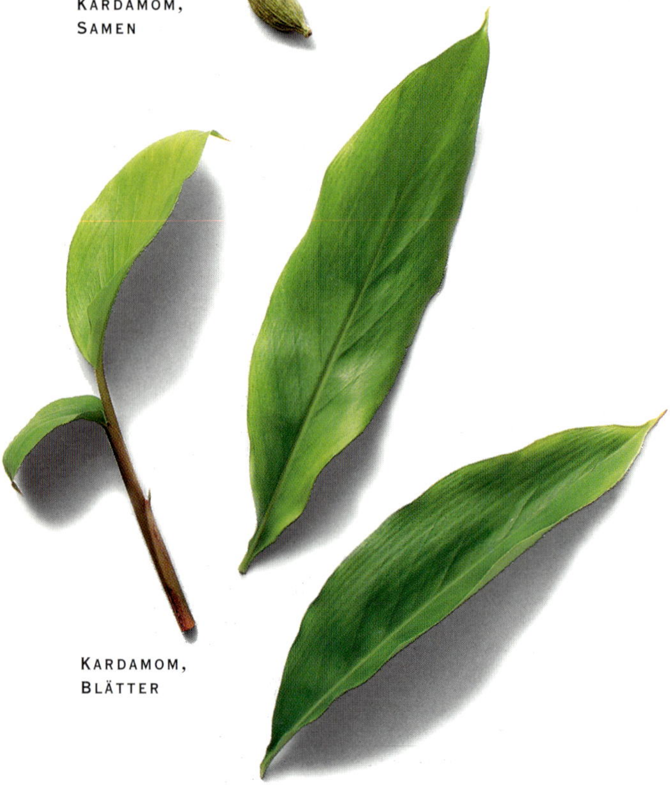

KARDAMOM, BLÄTTER

Eleutherococcus senticosus

PFLANZENFAMILIE: CRUCIFERAE

SIBIRISCHER GINSENG

Bei großen Belastungen und Streß kann Ginseng jederzeit zur risikolosen Steigerung des Durchhaltevermögens eingenommen werden. Ginseng hilft bei Schwächegefühl, Erschöpfung und Depression, es sei denn, eine gesundheitliche Störung erfordert medizinische Behandlung. Diese Pflanze hat als Universalmittel zur Erhöhung der körperlichen Widerstandskraft einen guten Ruf. Solche Hoffnungen sind wohl übertrieben. Die behauptete kreislaufstärkende Wirkung stützt sich auf ausgezeichnete russische Forschungen, die jedoch andernorts noch nicht bestätigt wurden.

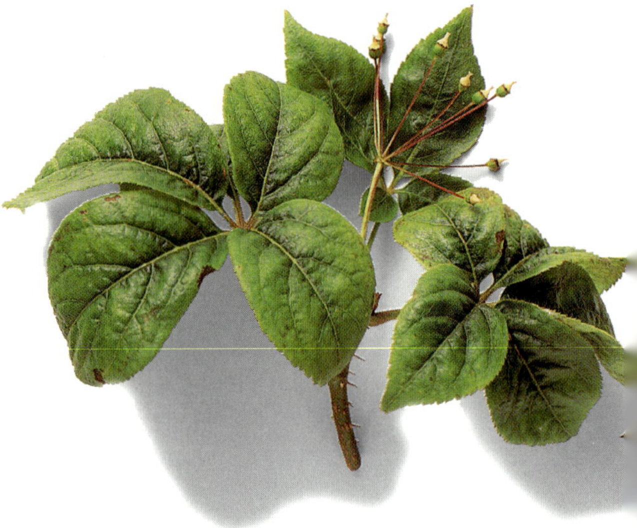

SIBIRISCHER GINSENG, BLÄTTER UND BLÜTEN

SAMMELGUT *Wurzel*

SAMMELZEIT *Die Wurzeln werden gesammelt, während sich die Pflanze im Winterschlaf befindet.*

INHALTSSTOFFE *Forschungen zufolge unter anderem die pharmakologisch wichtige Gruppe der triterpenoiden Saponine, die sogenannten Eleutheroside*

WIRKUNG *Die Belastbarkeit steigernd, kreislaufanregend, gefäßerweiternd*

ZUBEREITUNG UND DOSIERUNG

GINSENG IST IN TABLETTENFORM UND ALS PUDER IM HANDEL. LÄNGERFRISTIGE TAGESDOSIS: 0,2–1 G.

KOMBINATIONEN

Ginseng wird allein oder mit Heilpflanzen angewendet, die dem individuellen Bedürfnis des Patienten angepaßt sind

Ephedra sinica

PFLANZENFAMILIE: EPHEDRACEAE

EPHEDRA

Die Alkaloide der Ephedra oder Ma Huang lösen im Körper offenbar gegensätzliche, in ihrer Gesamtheit aber ausgleichende Wirkungen aus. Da die Pflanze Krampfzustände der Bronchien zu lösen vermag, wird sie mit großem Erfolg bei asthmatischen Erkrankungen sowie Bronchitis und Keuchhusten verwendet. Außerdem mildert sie allergische Reaktionen, so daß man sie auch zur Behandlung von Heuschnupfen und anderen Allergien heranzieht. Desgleichen ist Ephedra bei hohem Blutdruck und Kreislaufschwäche zu empfehlen.

SAMMELGUT *Getrocknete junge Zweige*

SAMMELZEIT *Im Herbst, vor dem ersten Frost, wenn der Gehalt an Alkaloiden am höchsten ist. Die Zweige am besten in der Sonne trocknen.*

INHALTSSTOFFE *Über 1,25% Alkaloide, darunter Ephedrin und Norephedrin; Gerbstoffe, Saponin, Flavon, ätherisches Öl*

WIRKUNG *Gefäßerweiternd, blutdrucksteigernd, kreislaufanregend, antiallergisch*

ZUBEREITUNG UND DOSIERUNG

ABKOCHUNG

1–2 TEELÖFFEL TROCKENGUT IN EINER TASSE WASSER AUFKOCHEN UND 10–15 MINUTEN WEITERKOCHEN LASSEN: DREIMAL TÄGLICH TRINKEN.

TINKTUR

DREIMAL TÄGLICH 1–4 ML EINNEHMEN.

VORSICHT

BEI BLUTHOCHDRUCK ODER ANGSTZUSTÄNDEN MEIDEN!

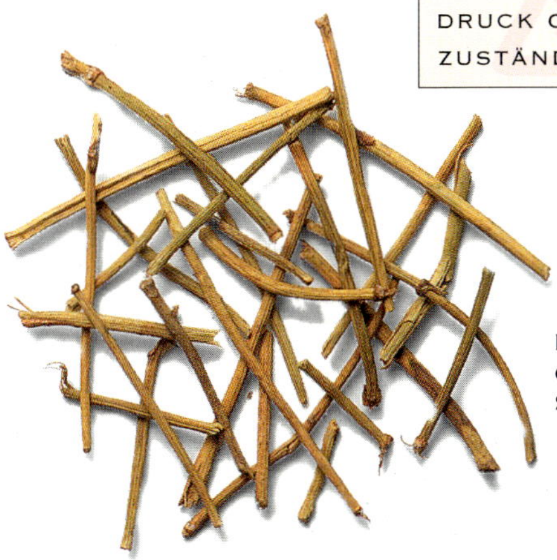

EPHEDRA, GETROCKNETE STENGEL

KOMBINATIONEN

Bei asthmatischen Beschwerden mit Lobelie und Thymian

Equisetum arvense

PFLANZENFAMILIE: EQUISETACEAE

ZINNKRAUT

Hier haben wir für den Urogenitaltrakt ein ausgezeichnetes Adstringens, das zudem wegen seines hohen Gehalts an Siliziumdioxid blutstillend und wundheilend wirkt. Als mildes Diuretikum, Tonikum und Adstringens ist es von unschätzbarem Wert für die Behandlung von Inkontinenz und Bettnässen bei Kindern. Es gilt als Spezifikum bei Entzündung und gutartiger Vergrößerung der Prostata. Äußerlich angewendet dient es der Wundheilung. Es wird berichtet, daß es in einigen Fällen rheumatische Schmerzen lindert und bei Frostbeulen den Heilungsprozeß anregt.

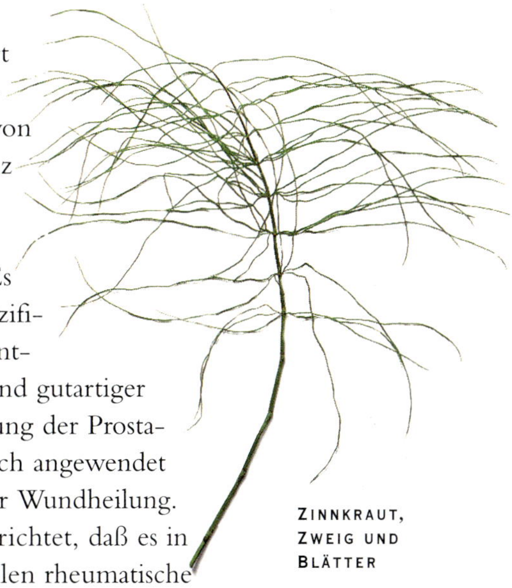

ZINNKRAUT, ZWEIG UND BLÄTTER

SAMMELGUT *Getrocknete Zweige*

SAMMELZEIT *Im Frühsommer: Pflanze über dem Boden abschneiden und in Bündeln in frischer Luft trocknen.*

INHALTSSTOFFE *Kieselsäure (für den Körper eine Siliziumquelle), Saponin, flavonoide Glykoside, organische Säuren, Nikotin, Palustrin*

WIRKUNG *Adstringierend, diuretisch, wundheilend*

ZUBEREITUNG UND DOSIERUNG

AUFGUSS

2 TEELÖFFEL TROCKENGUT IN EINER TASSE KOCHENDHEISSEM WASSER 15–20 MINUTEN ZIEHEN LASSEN: DREIMAL TÄGLICH TRINKEN.

BAD

EIN BEI RHEUMATISCHEN SCHMERZEN UND FROSTBEULEN NÜTZLICHES BAD: 100 G PFLANZENMATERIAL IN HEISSEM WASSER 1 STUNDE EINWEICHEN UND DANN INS BAD GEBEN.

TINKTUR

DREIMAL TÄGLICH 2–4 ML EINNEHMEN.

KOMBINATIONEN

Zur Behandlung von Prostatabeschwerden mit Strauchhortensie

Eryngium maritimum

PFLANZENFAMILIE: UMBELLIFERAE

STRANDDISTEL

Diese auffallend schöne, an sandigen Küsten beheimatete Pflanze ist bei einer ganzen Reihe von Erkrankungen der Harnwege von Nutzen. Sie dient als Diuretikum weniger einer verstärkten Entwässerung des ganzen Körpers als der Unterstützung des Harnwegsystems. Man verwendet sie bei Nierensteinen und -grieß, insbesondere bei eingeschränktem Harnfluß. Dadurch verursachte Koliken vermag sie zu lindern sowie Blutungen zu stillen. Außerdem hilft sie bei Zystitis, Urethritits und bei vergrößerter oder entzündeter Prostata.

ZUBEREITUNG UND DOSIERUNG

ABKOCHUNG

1–2 TEELÖFFEL VON DER WURZEL IN EINER TASSE WASSER AUFKOCHEN UND 10 MINUTEN WEITERKOCHEN LASSEN: DREIMAL TÄGLICH TRINKEN.

TINKTUR

DREIMAL TÄGLICH 1–2 ML EINNEHMEN.

SAMMELGUT *Getrocknete Wurzeln*

SAMMELZEIT *Gegen Ende der Blütezeit im küstennahen Habitat der Stranddistel die Wurzeln ausgraben.*

INHALTSSTOFFE *Saponine, Kumarine, Säuren, Flavonoide*

WIRKUNG *Diuretisch, Steinbildung entgegenwirkend*

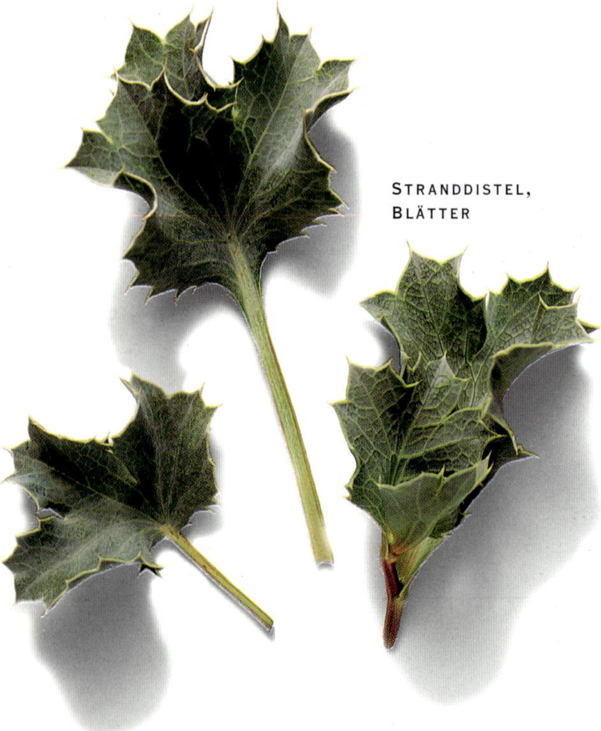

STRANDDISTEL, BLÄTTER

Eschscholzia california

PFLANZENFAMILIE: PAPAVERACEAE

KALIFORNISCHE MOHNBLUME

Sie gilt als eine schwächere, nicht süchtig machende Alternative zum Opium und wird als Beruhigungs- und Schlafmittel für übererregbare, schlafgestörte Kinder verwendet. Der Kalifornische Mohn empfiehlt sich auch als krampflösendes Mittel. Die nordamerikanischen Indianer bedienten sich seiner bei schmerzhaften Koliken, und auch heute wird er zur Behandlung von Gallenkoliken herangezogen.

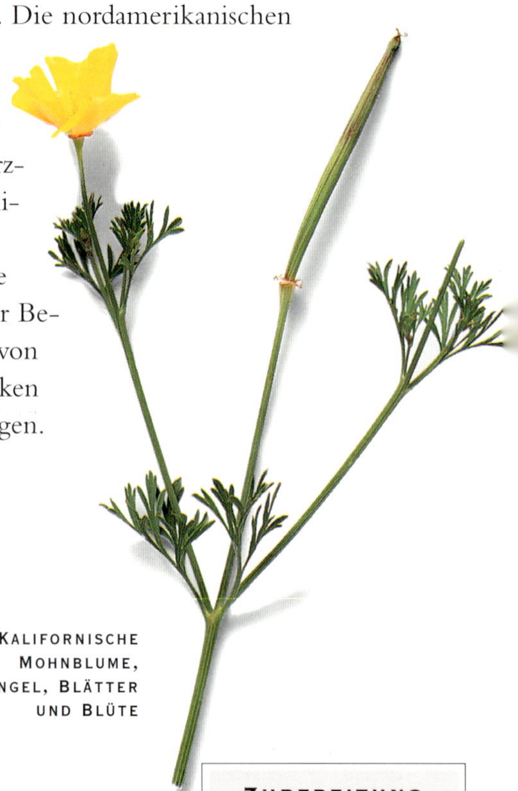

KALIFORNISCHE MOHNBLUME, STENGEL, BLÄTTER UND BLÜTE

ZUBEREITUNG UND DOSIERUNG

AUFGUSS

1–2 TEELÖFFEL TROCKENGUT IN EINER TASSE KOCHENDHEISSEM WASSER 10 MINUTEN ZIEHEN LASSEN: ABENDS TRINKEN, UM EINEN ERHOLSAMEN SCHLAF HERBEIZUFÜHREN.

TINKTUR

ABENDS 1–4 ML EINNEHMEN.

SAMMELGUT *Getrocknete oberirdische Pflanzenteile*

SAMMELZEIT *Zur Blütezeit, zwischen Frühsommer und Frühherbst. Pflanzenmaterial im Schatten trocknen.*

INHALTSSTOFFE *Opiumartige Alkaloide, flavonoide Glykoside*

WIRKUNG *Sedativ, schlaffördernd, krampflösend, schmerzlindernd*

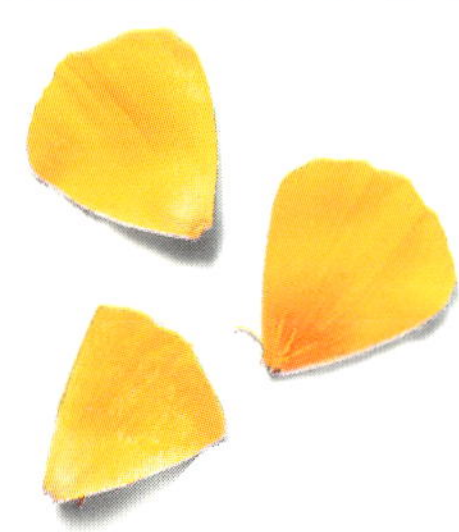

Euonymus atropurpureus

PFLANZENFAMILIE: CELASTRACEAE

ROTBLÜTIGES PFAFFENHÜTCHEN

Dies ist eine der wichtigsten Leber-Heilpflanzen und wird auch Spindelbaum genannt. Sie beseitigt Leberstauungen, fördert den Gallenfluß und unterstützt dadurch den Verdauungsprozeß. Die Wurzel des Pfaffenhütchens kann bei Gelbsucht, Gallenblasenentzündung oder schmerzhaft behindertem Gallenfluß durch Steine verwendet werden. Sie hilft auch bei Darmverstopfungen, die durch Funktionsstörungen der Leber oder Galle verursacht sind, und bei einigen leberbedingten Hautleiden.

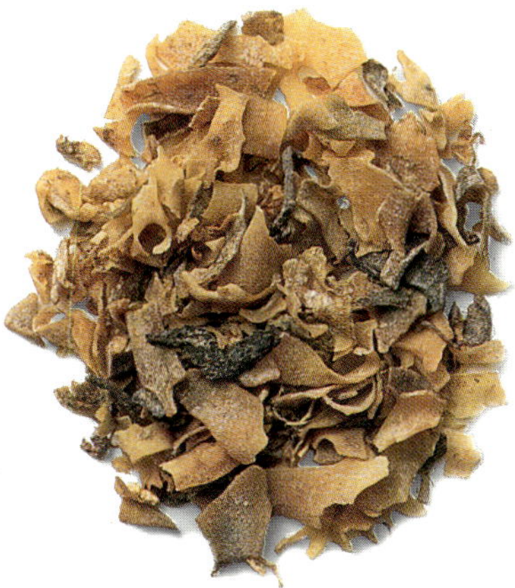

ROTBLÜHENDES PFAFFENHÜTCHEN, GETROCKNETES WURZELMATERIAL

ZUBEREITUNG UND DOSIERUNG

ABKOCHUNG

1/2–1 TEELÖFFEL RINDE IN EINER TASSE WASSER AUFKOCHEN UND 10–15 MINUTEN ZIEHEN LASSEN: DREIMAL TÄGLICH TRINKEN.

TINKTUR

DREIMAL TÄGLICH 1–2 ML EINNEHMEN.

SAMMELGUT *Rinde der Wurzel*

SAMMELZEIT *Rinde von den im Herbst ausgegrabenen Wurzeln abschälen. Ersatzweise kann die Rinde des Stamms verwendet werden.*

INHALTSSTOFFE *Euonymol, Euonysterol, Atropurpurol, Dulcitol, Citrullol, Fettsäuren*

WIRKUNG *Gallenfördernd, abführend, diuretisch, kreislaufanregend, leberwirksam*

Eupatorium perfoliatum

PFLANZENFAMILIE: COMPOSITAE

WASSERHANF

Hier haben wir eines der besten Mittel zur Linderung unangenehmer Grippesymptome. Der Wasserhanf lindert Schmerzen und senkt gegebenenfalls das Fieber. Er hilft zugleich bei Verschleimungen der oberen Atemwege. Als mildes Abführmittel befreit er den Körper von Abfallstoffen und beseitigt Darmverstopfung. Wasserhanf kann ohne Bedenken bei Fieber und zur Unterstützung der Körperselbstreinigung verwendet werden. Bei Muskelrheuma bewirkt er eine Linderung der Symptome.

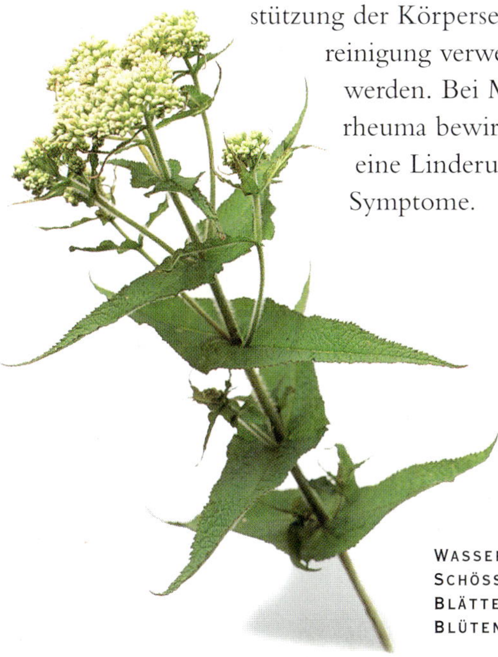

WASSERHANF, SCHÖSSLING, BLÄTTER UND BLÜTEN

SAMMELGUT *Getrocknete oberirdische Pflanzenteile*

SAMMELZEIT *Pflanze sammeln, sobald die Blüten sich öffnen, im Spätsommer oder Frühherbst.*

INHALTSSTOFFE *Eupatorin, ein bitteres Glykosid; ätherisches Öl, Gallusgerbsäure, ein Glykosid-Gerbstoff*

WIRKUNG *Schweißtreibend, leicht abführend, tonisierend, krampflösend, antikatarrhalisch, verdauungsfördernd, diuretisch, emetisch*

ZUBEREITUNG UND DOSIERUNG

AUFGUSS

1–2 TEELÖFFEL TROCKENGUT IN EINER TASSE KOCHENDHEISSEM WASSER 10–15 MINUTEN ZIEHEN LASSEN: SO HEISS WIE MÖGLICH TRINKEN, BEI FIEBER HALBSTÜNDLICH.

TINKTUR

DREIMAL TÄGLICH 2–4 ML EINNEHMEN.

KOMBINATIONEN

Bei Grippe mit Gemeiner Schafgarbe, Schwarzem Holunder, Cayennepfeffer oder Ingwer

Eupatorium purpureum

PFLANZENFAMILIE: COMPOSITAE

WASSERDOST

Diese Pflanze wird hauptsächlich bei Nierensteinen oder Harngrieß verwendet. Sie ist hilfreich bei Infektionen der Harnwege wie Zystitis und Urethritis, kann aber auch zur systematischen Behandlung von Rheuma und Gicht herangezogen werden.

SAMMELGUT *Rhizome und Wurzel*

SAMMELZEIT *Wurzel und Rhizome im Herbst, nach der Blüte, ausgraben; gründlich waschen, zerschneiden und trocknen.*

INHALTSSTOFFE *Bis zu 0,07% ätherisches Öl; Cuparin, ein gelbes Flavonoid; Harz*

WIRKUNG *Diuretisch, Steinbildung vorbeugend, antirheumatisch, tonisierend*

ZUBEREITUNG UND DOSIERUNG

ABKOCHUNG

1 TEELÖFFEL DES PFLANZENMATERIALS IN EINER TASSE WASSER AUFKOCHEN UND 10 MINUTEN WEITERKOCHEN LASSEN: DREIMAL TÄGLICH TRINKEN.

TINKTUR

DREIMAL TÄGLICH 1–2 ML EINNEHMEN.

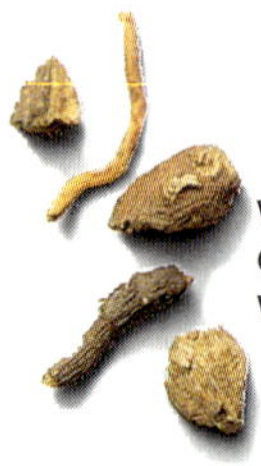

WASSERDOST, GETROCKNETE WURZEL

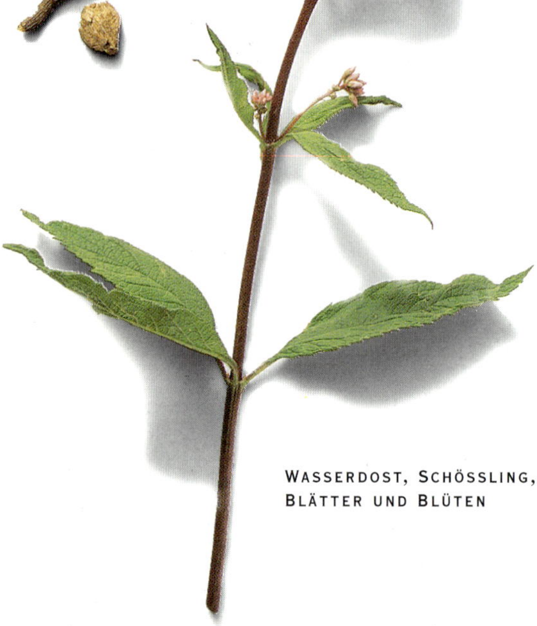

WASSERDOST, SCHÖSSLING, BLÄTTER UND BLÜTEN

KOMBINATIONEN

Bei Nierensteinen oder -grieß mit Ackersinau, Aufrechtem Glaskraut oder Strauchhortensie

Euphorbia hirta

PFLANZENFAMILIE: EUPHORBIACEAE

PILLENWOLFSMILCH

Durch ihre entspannende Wirkung auf die glatte Muskulatur der Lunge ist diese Pflanze sehr nützlich bei der Behandlung von Asthma und Bronchitis. Sie löst Spasmen des Kehlkopfs, hilft bei nervösem Husten und Erkältungen der oberen Atemwege. Außerdem wirkt Pillenwolfsmilch keimtötend auf Amöben, die den Darm infizieren.

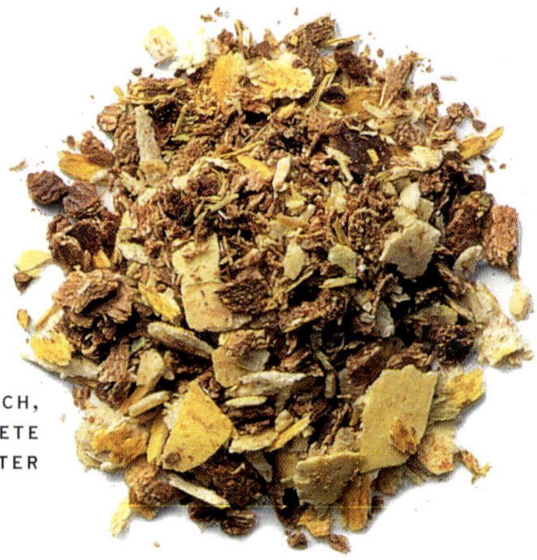

PILLENWOLFSMILCH, GETROCKNETE BLÄTTER

SAMMELGUT *Oberirdische Pflanzenteile*

SAMMELZEIT *Während der Blütezeit*

INHALTSSTOFFE *Glykoside, Alkaloide, Sterole, Gerbstoffe, phorbische Säure*

WIRKUNG *Antiasthmatisch, auswurffördernd, krampflösend*

ZUBEREITUNG UND DOSIERUNG

AUFGUSS

½–1 TEELÖFFEL DER GETROCKNETEN BLÄTTER IN EINER TASSE KOCHENDHEISSEM WASSER 10–15 MINUTEN ZIEHEN LASSEN: DREIMAL TÄGLICH TRINKEN.

TINKTUR

DREIMAL TÄGLICH 1–2 ML EINNEHMEN.

KOMBINATIONEN

Zur Asthmabehandlung mit Grindelie und Aufgeblasener Lobelie

Euphrasia officinalis

PFLANZENFAMILIE: SCROPHULARIACEAE

AUGENTROST

Dies ist ein ausgezeichnetes Heilmittel für Erkrankungen der Schleimhäute. Durch eine Kombination entzündungshemmender und adstringierender Eigenschaften ist es in vielen Fällen hilfreich. Die interne Anwendung wirkt stark antikatarrhalisch und ist bei Schnupfen, Nebenhöhlenentzündung und verstopfter Nase nützlich. Man kennt den Augentrost vor allem als Augenmittel, das bei akuten oder chronischen Entzündungen, schmerzenden oder tränenden Augen sowie bei Lichtüberempfindlichkeit hilft. Er wird äußerlich und innerlich angewendet.

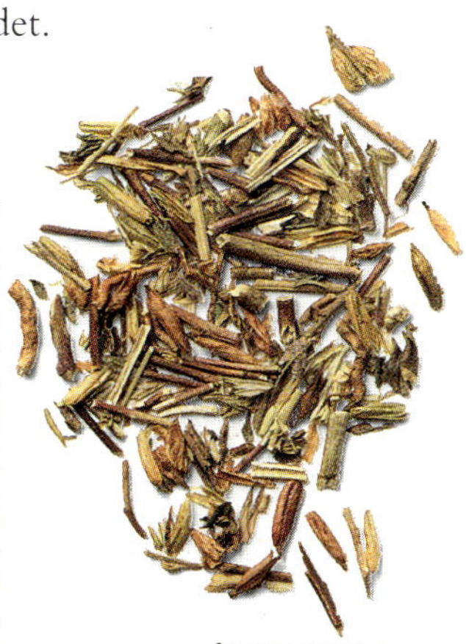

AUGENTROST, GETROCKNET

ZUBEREITUNG UND DOSIERUNG

AUFGUSS

1 TEELÖFFEL TROCKENGUT IN EINER TASSE KOCHENDHEISSEM WASSER 5–10 MINUTEN ZIEHEN LASSEN: DREIMAL TÄGLICH TRINKEN.

KOMPRESSE

1 TEELÖFFEL TROCKENGUT IN 1/2 L WASSER AUFKOCHEN, 10 MINUTEN WEITERKOCHEN UND LEICHT ABKÜHLEN LASSEN: KOMPRESSE (LOCKERES BAUMWOLLGEWEBE, VERBANDMULL ODER MUSSELIN) IN DIE LAUWARME FLÜSSIGKEIT TAUCHEN, EIN WENIG AUSWRINGEN UND FÜR 15 MINUTEN AUF DIE AUGEN LEGEN. DREIMAL TÄGLICH WIEDERHOLEN.

TINKTUR

DREIMAL TÄGLICH 1–4 ML EINNEHMEN.

SAMMELGUT *Getrocknete oberirdische Pflanzenteile*

SAMMELZEIT *Ganze Pflanze zur Blütezeit, im Spätsommer oder Herbst, sammeln und an der Luft trocknen.*

INHALTSSTOFFE *Glykoside, u.a. Aucubin; Gerbstoffe, Harze, ätherisches Öl*

WIRKUNG *Antikatarrhalisch, adstringierend, entzündungshemmend, tonisierend*

KOMBINATIONEN

Bei Katarrh mit Goldrute, Schwarzem Holunder oder Kanadischer Gelbwurzel; sind bei einer Allergie die Augen in Mitleidenschaft gezogen: mit Ephedra. Als Lotion für die Augen kann Augentrost mit Kanadischer Gelbwurzel und Hamamelis-Destillat gemischt werden.

Filipendula ulmaria

PFLANZENFAMILIE: ROSACEAE

MÄDESÜSS

Dies ist eines unserer besten Heilmittel für das Verdauungssystem und empfiehlt sich zur ganzheitsmedizinischen Behandlung der meisten Erkrankungen in diesem Bereich. Mädesüß wirkt schützend und reizlindernd auf die Schleimhäute des Verdauungstrakts, reduziert Übersäuerung und mildert Übelkeit. Man verwendet es bei Sodbrennen, Übersäuerung und Magengeschwüren. Als mildes Adstringenz hilft es Kindern, die an Durchfall leiden. Die aspirinähnlichen Inhaltsstoffe erklären seine allgemein fiebersenkende sowie schmerzstillende Wirkung bei Muskel- oder Gelenkrheuma.

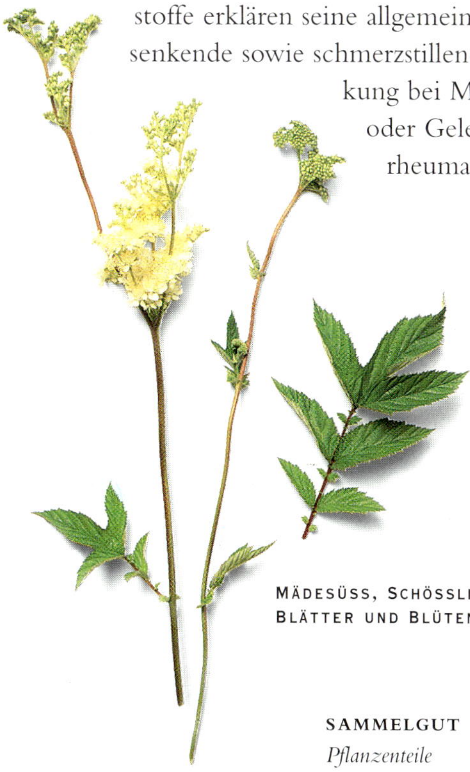

MÄDESÜSS, SCHÖSSLINGE, BLÄTTER UND BLÜTEN

SAMMELGUT *Oberirdische Pflanzenteile*

SAMMELZEIT *Blätter und voll geöffnete Blüten im Sommer sammeln. Bei Temperaturen nicht über 40° C trocknen.*

INHALTSSTOFFE *Ätherisches Öl mit Salizylsäureverbindungen wie Spiracin und Gaultherin; Salizylsäure, Gerbstoff, Zitrussäure*

WIRKUNG *Antirheumatisch, entzündungshemmend, magenwirksam, brechreizberuhigend, adstringierend, aromatisch*

ZUBEREITUNG UND DOSIERUNG

AUFGUSS

1–2 TEELÖFFEL TROCKENGUT IN EINER TASSE KOCHENDHEISSEM WASSER 10–15 MINUTEN ZIEHEN LASSEN: DREIMAL TÄGLICH ODER NACH BEDARF TRINKEN.

TINKTUR

DREIMAL TÄGLICH 1–4 ML EINNEHMEN.

Foeniculum vulgare

PFLANZENFAMILIE: UMBELLIFERAE

FENCHEL

Ein ausgezeichnetes Mittel für Magen und Darm, das von Blähungen und Koliken befreit, die Verdauung fördert und den Appetit anregt. Wie Anis lindert es außerdem Bronchitis und Husten. Fenchel dient auch der Geschmacksaufbesserung von Hustenmitteln. Außerdem steigert er den Milchfluß stillender Mütter. Sein ätherisches Öl mildert Muskel- und Rheumaschmerzen. Der Aufguß eignet sich für Kompressen zur Behandlung von Bindehaut- und Augenliderentzündung.

ZUBEREITUNG UND DOSIERUNG

AUFGUSS

1–2 TEELÖFFEL ZERDRÜCKTE SAMEN IN EINER TASSE KOCHENDHEISSEM WASSER 10 MINUTEN ZIEHEN LASSEN: DREIMAL TÄGLICH TRINKEN. BEI BLÄHUNGEN EINE TASSE VOR DEN MAHLZEITEN TRINKEN.

TINKTUR

DREIMAL TÄGLICH 2–4 ML EINNEHMEN.

SAMMELGUT *Samen*

SAMMELZEIT *Samen sammeln, wenn sie reif sind und aufbrechen. Die braunen Dolden abschneiden. Samen durch Harken reinigen und im Schatten (ein wenig) trocknen.*

INHALTSSTOFFE *Bis zu 6% ätherisches Öl, u. a. Anethol und Fenchon; 10% fettes Öl*

WIRKUNG *Karminativ, aromatisch, krampflösend, stimulierend, milchtreibend, hautdurchblutungsfördernd, auswurffördernd, brechreizberuhigend, schweißtreibend, leberwirksam*

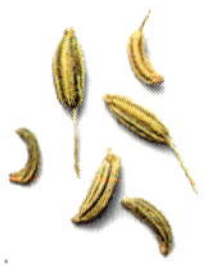

FENCHEL, GETROCKNETE SAMEN

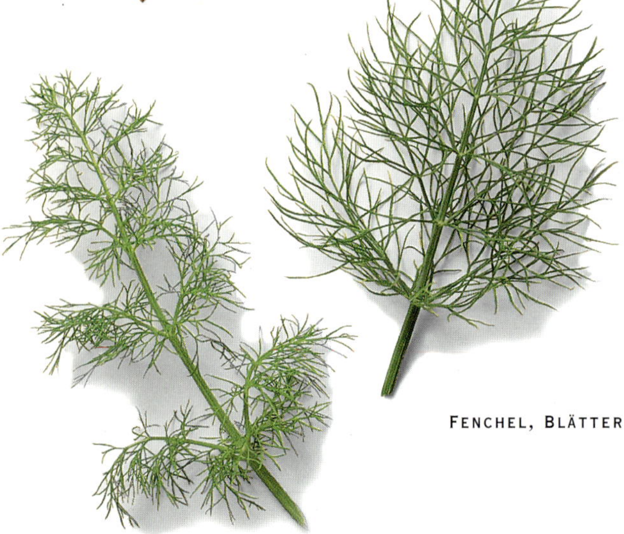

FENCHEL, BLÄTTER

Fucus vesiculosus

PFLANZENFAMILIE: FUCACEAE

BLASENTANG

Er dient der Behandlung bei Unterfunktion der Schilddrüse und bei Kropf. Durch die Normalisierung dieser Drüsenfunktion bessern sich auch die übrigen darauf ansprechenden Symptome. Ist zum Beispiel Fettleibigkeit durch die Schilddrüse bedingt, läßt sich mit Blasentang eine Gewichtsreduzierung erreichen. Die Pflanze hat den Ruf, Rheuma und rheumatische Arthritis zu lindern, wenn sie sowohl innerlich als auch äußerlich auf den entzündeten Gelenken angewendet wird.

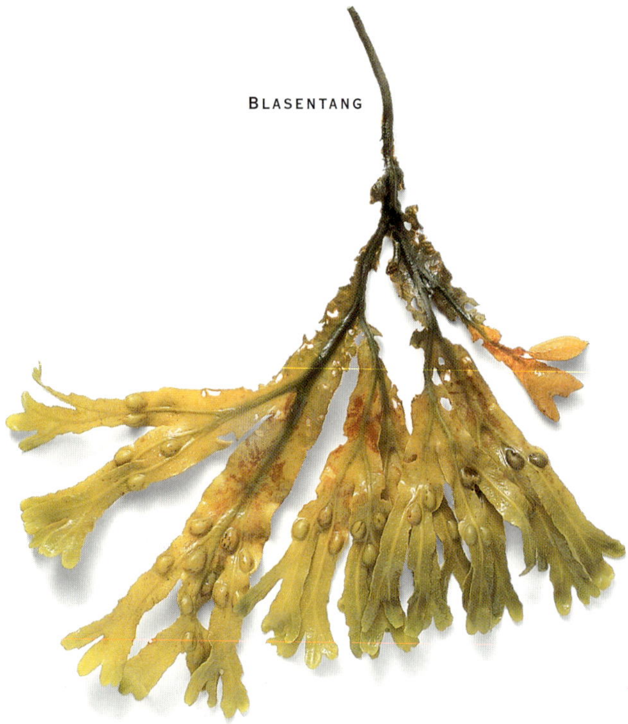

BLASENTANG

SAMMELGUT *Die ganze Salzwasserpflanze. Sie ist weit verbreitet anzutreffen*

SAMMELZEIT *Im frühen Sommer vom Felsgestein entlang der Küste sammeln und in der Sonne trocknen.*

INHALTSSTOFFE *Reich an Algin und Mannitol, Karotin und Zeaxanthin; außerdem Jod und Brom*

WIRKUNG *Gegen Schilddrüsenunterfunktion, antirheumatisch, alterativ*

ZUBEREITUNG UND DOSIERUNG

KANN IN TABLETTENFORM ODER ALS AUFGUSS DIE MAHLZEITEN ERGÄNZEN. ZUM AUFGUSS: 2–3 TEELÖFFEL TROCKENGUT IN EINER TASSE KOCHENDHEISSEM WASSER 10 MINUTEN ZIEHEN LASSEN: DREIMAL TÄGLICH TRINKEN.

Fumaria officinalis

PFLANZENFAMILIE: FUMARIACEAE

ERDRAUCH

Seit alters her wird diese Heilpflanze bei Hauterkrankungen wie Ekzem und Akne verwendet. Das ist wohl auf ihre reinigende Wirkung auf Nieren und Leber zurückzuführen. Sie ist auch zur Spülung der Augen bei Bindehautentzündung nützlich.

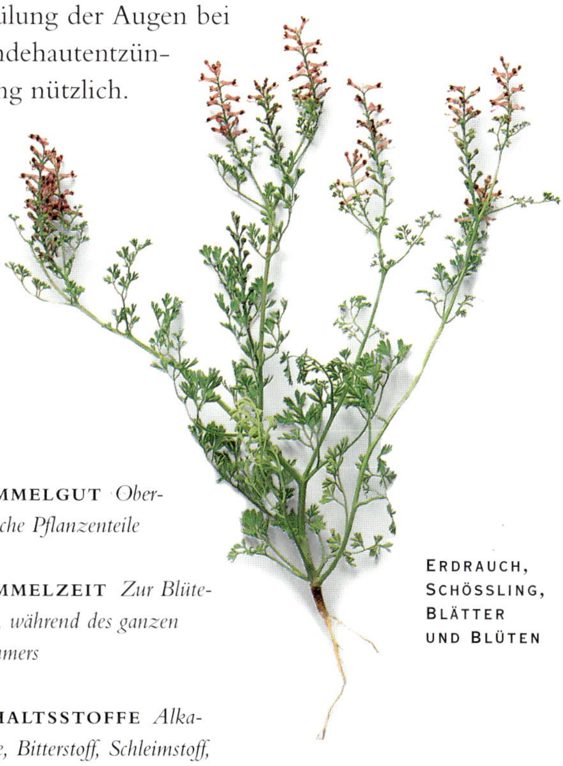

ERDRAUCH, SCHÖSSLING, BLÄTTER UND BLÜTEN

SAMMELGUT *Oberirdische Pflanzenteile*

SAMMELZEIT *Zur Blütezeit, während des ganzen Sommers*

INHALTSSTOFFE *Alkaloide, Bitterstoff, Schleimstoff, Fumarsäure, Aminosäure, Harz*

WIRKUNG *Diuretisch, abführend, alterativ, gallentreibend, leberwirksam, tonisierend*

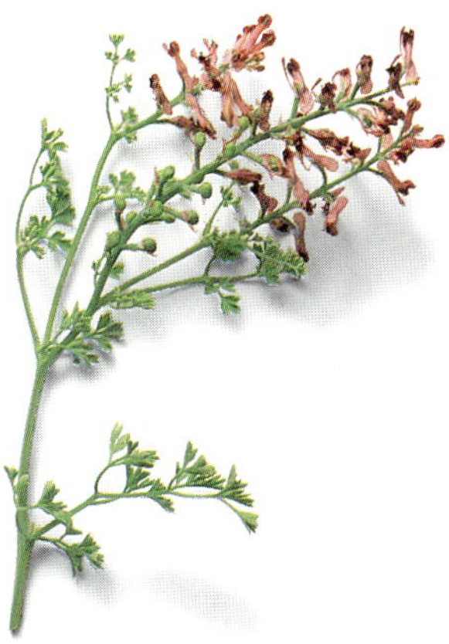

ZUBEREITUNG UND DOSIERUNG

AUFGUSS

1–2 TEELÖFFEL TROCKENGUT IN EINER TASSE KOCHENDHEISSEM WASSER 10–15 MINUTEN ZIEHEN LASSEN: BEI HAUTERKRANKUNGEN MINDESTENS DREIMAL TÄGLICH, SONST AUCH UNREGELMÄSSIG TRINKEN.

TINKTUR

DREIMAL TÄGLICH 1–2 ML EINNEHMEN.

KOMBINATIONEN

Nützliche Mischung mit Klette, Klebkraut oder Braunwurz

Galega officinalis

PFLANZENFAMILIE: PAPILIONACEAE

GEISSRAUTE

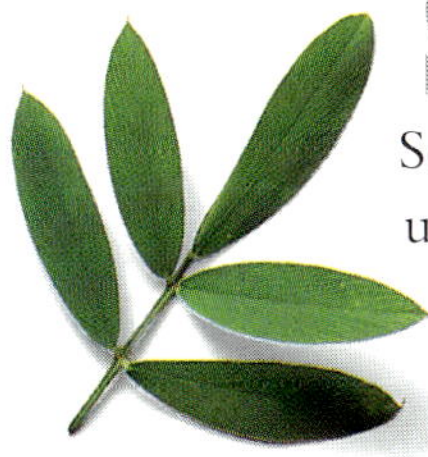

Sie gehört zu den vielen pflanzlichen Heilmitteln zur Senkung des Blutzuckerspiegels und empfiehlt sich dadurch zur ärztlich kontrollierten Behandlung von *Diabetes mellitus*, kann aber nicht die Insulintherapie ersetzen. Außerdem vermag sie den ungehinderten Milchfluß beim Stillen anzuregen und zu verstärken – in einigen Fällen um nachweislich fünfzig Prozent. Die Geißraute fördert auch das Wachstum der Brustdrüsen.

ZUBEREITUNG UND DOSIERUNG

AUFGUSS

1 TEELÖFFEL GETROCKNETE BLÄTTER IN EINER TASSE KOCHENDHEISSEM WASSER 10–15 MINUTEN ZIEHEN LASSEN: ZWEIMAL TÄGLICH TRINKEN.

TINKTUR

DREIMAL TÄGLICH 1–2 ML EINNEHMEN.

SAMMELGUT *Getrocknete oberirdische Pflanzenteile*

SAMMELZEIT *Stengel mit Blättern und Blüten zur Blütezeit zwischen Sommermitte und Spätsommer sammeln und im Schatten trocknen.*

INHALTSSTOFFE *Alkaloide, Saponine, Glykoflavone, Bitterstoffe, Gerbstoff*

WIRKUNG *Blutzucker reduzierend, milchtreibend, diuretisch, schweißtreibend*

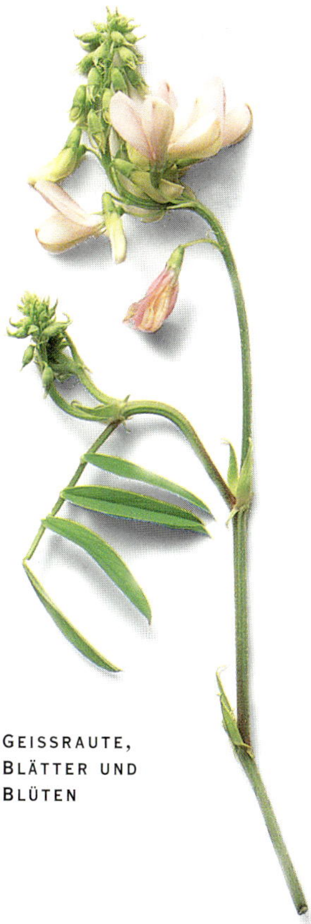

GEISSRAUTE, BLÄTTER UND BLÜTEN

Galium aparine

PFLANZENFAMILIE: RUBIACEAE

KLEBKRAUT

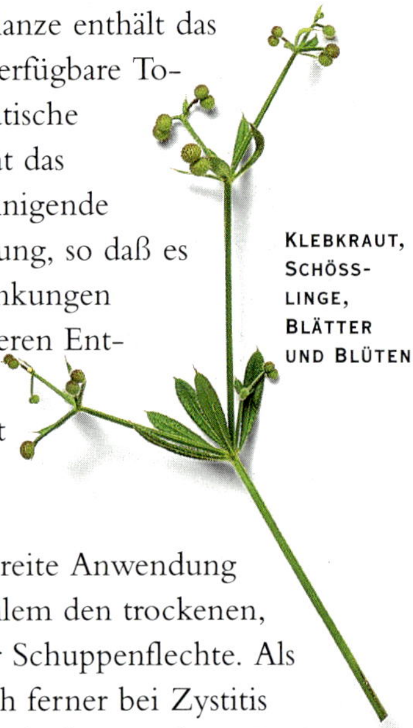

KLEBKRAUT, SCHÖSSLINGE, BLÄTTER UND BLÜTEN

Diese wertvolle Pflanze enthält das vielleicht beste verfügbare Tonikum für das lymphatische System. Außerdem hat das Klebkraut eine blutreinigende und diuretische Wirkung, so daß es bei zahlreichen Erkrankungen verwendet wird, an deren Entstehung das lymphatische System beteiligt ist. Dazu gehören alle Drüsenschwellungen. Außerdem findet es breite Anwendung bei Hautleiden, vor allem den trockenen, wie beispielsweise der Schuppenflechte. Als nützlich erweist es sich ferner bei Zystitis und anderen Harnwegsleiden, zu deren Behandlung es mit reizlindernden Mitteln kombiniert wird. Seit alters her gilt es als Mittel gegen Geschwüre und Tumoren, und das beruht wohl auf der Lymphdrainage, die das Klebkraut bewirkt.

SAMMELGUT *Getrocknete oberirdische Pflanzenteile und der frisch gepreßte Saft*

SAMMELZEIT *Pflanze vor ihrer Blüte sammeln und im Schatten trocknen.*

INHALTSSTOFFE *Asperulosid, ein Glykosid; Gallusgerbsäure, Zitronensäure*

WIRKUNG *Diuretisch, alterativ, entzündungshemmend, tonisierend, adstringierend, krebshemmend, leberwirksam, abführend, wundheilend*

ZUBEREITUNG UND DOSIERUNG

AUFGUSS

2–3 TEELÖFFEL TROCKENGUT IN EINER TASSE KOCHENDHEISSEM WASSER 10–15 MINUTEN ZIEHEN LASSEN: DREIMAL TÄGLICH TRINKEN.

TINKTUR

DREIMAL TÄGLICH 2–4 ML EINNEHMEN.

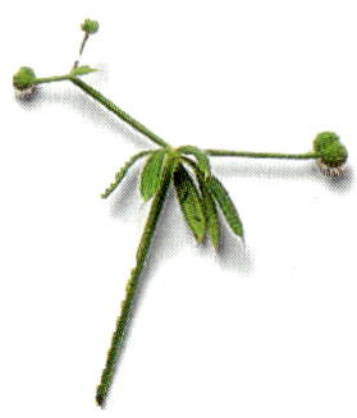

KOMBINATIONEN

Zur Behandlung des lymphatischen Systems mit Kermesbeere, Sonnenhut und Ringelblume; bei Hauterkrankungen mit Krausem Ampfer und Klette

Gaultheria procumbens

PFLANZENFAMILIE: ERICACEAE

TEEHEIDE

Diese Pflanze wird vornehmlich wegen ihres ätherischen Öls geschätzt, das reich ist an Methylsalizylat, dem Grundstoff der Aspirin-Gruppe. Daraus erklärt sich größtenteils die schmerzlindernde und entzündungshemmende Wirkung bei akutem Rheuma. Teeheide ist ein weithin beliebtes Mittel zum Einreiben gegen Hexenschuß und Ischias. Die innerliche Anwendung stützt sich auf die diuretischen und menstruationsfördernden Eigenschaften der Pflanze. Sie soll auch den Milchfluß anregen.

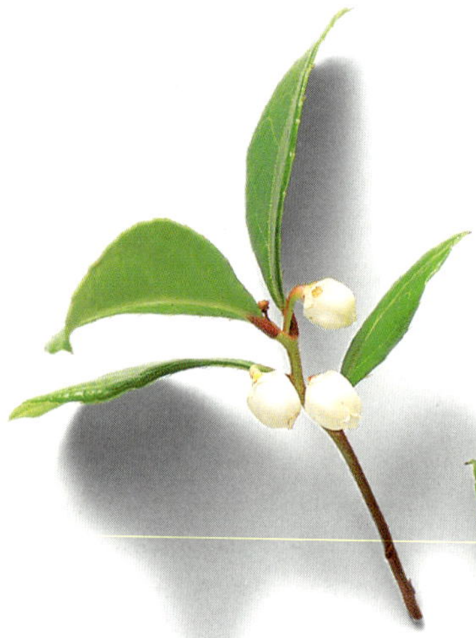

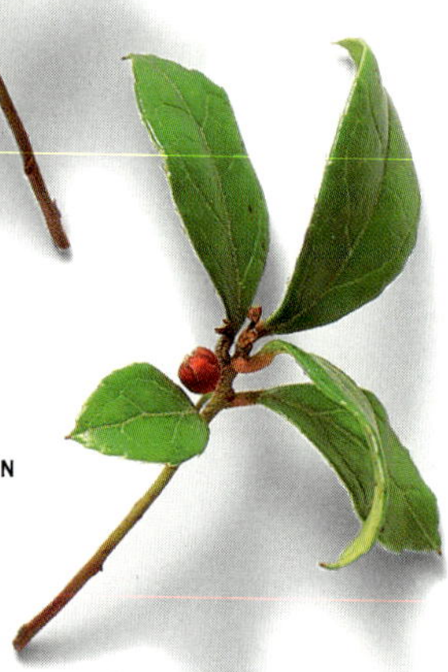

TEEHEIDE, STENGEL, BLÄTTER UND BEEREN

ZUBEREITUNG UND DOSIERUNG

AUFGUSS

1 TEELÖFFEL GETROCKNETE BLÄTTER IN EINER TASSE KOCHENDHEISSEM WASSER 10–15 MINUTEN ZIEHEN LASSEN: DREIMAL TÄGLICH TRINKEN.

SALBE & BREIUMSCHLAG

EINZELHEITEN DAZU AUF SEITE 31 IM KAPITEL »AUFBEREITUNG VON ARZNEIPFLANZEN«.

SAMMELGUT *Blätter*

SAMMELZEIT *Blätter können während des ganzen Jahres, sollten aber vorzugsweise im Sommer gesammelt werden. Im Schatten trocknen.*

INHALTSSTOFFE *Ätherisches Öl, größtenteils ein Salizylat*

WIRKUNG *Schmerzlindernd, adstringierend, stimulierend, diuretisch, menstruationsfördernd, milchtreibend*

Gentiana lutea

PFLANZENFAMILIE: GENTIANACEAE

GELBER ENZIAN

Wie alle Bittermittel, so fördert auch dieses wunderbare bittere Kraut den Appetit und den Stoffwechsel durch Anregung der Verdauungssäfte. Es stimuliert die Speichelproduktion, die Magensekretion und die Galle. Das wiederum beschleunigt die Entleerung des Magens und macht den Enzian empfehlenswert bei Appetitlosigkeit und Verdauungsträgheit sowie deren typischen Begleiterscheinungen wie Magenverstimmung und Blähungen. Der günstige Einfluß auf den Stoffwechsel hat eine insgesamt aufbauende Wirkung.

SAMMELGUT *Getrocknete Rhizome und Wurzel*

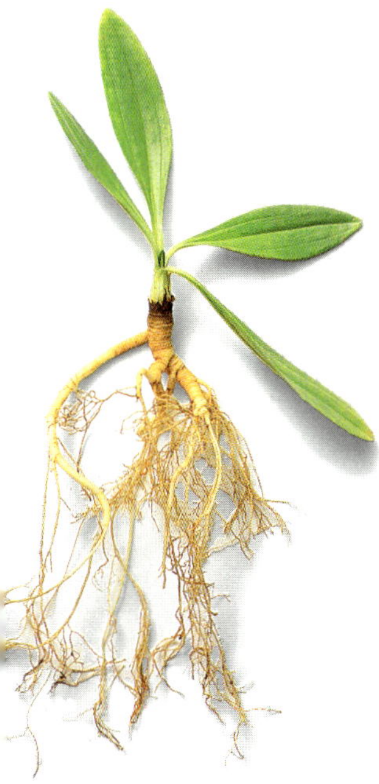

GELBER ENZIAN, WURZEL UND BLÄTTER

SAMMELZEIT *Unterirdische Pflanzenteile im Herbst ausgraben, zerschneiden und langsam trocknen.*

INHALTSSTOFFE *Bitterstoffe, darunter Gentiopikrin und Amarogentin; Pektin, Gerbstoff, Schleimstoff, Zucker*

WIRKUNG *Verdauungsfördernd (Bittermittel), magenanregend, Speichelsekretion fördernd, gallentreibend, keimtötend, menstruationsfördernd, leberwirksam, tonisierend*

ZUBEREITUNG UND DOSIERUNG

ABKOCHUNG

1/2 TEELÖFFEL KLEINGESCHNITTENE WURZEL IN EINER TASSE WASSER 5 MINUTEN LANG KOCHEN LASSEN: UNGEFÄHR 15–30 MINUTEN VOR DEN MAHLZEITEN WARM TRINKEN ODER JEDERZEIT BEI VÖLLEGEFÜHL UND MAGENSCHMERZEN.

TINKTUR

DREIMAL TÄGLICH NACH DEN OBIGEN RICHTLINIEN 1–4 ML EINNEHMEN.

KOMBINATIONEN

Mit anderen Magenmitteln wie Ingwer und Kardamom

Geranium maculatum

PFLANZENFAMILIE: GERANIACEAE

GEFLECKTER STORCHENSCHNABEL

Dieses hervorragende Adstringens hilft bei Durchfall, Ruhr und Hämorrhoiden. Bei Blutungen infolge eines Zwölffingerdarm- oder Magengeschwürs kann der Storchenschnabel in Kombination mit anderen geeigneten Kräutern verwendet werden. Er hilft, wenn sich Blut im Stuhl zeigt, doch eine sorgfältige ärztliche Diagnose ist dann unerläßlich. Auch bei übermäßigem menstruellen Blutverlust oder Uterusblutung ist er empfehlenswert und kann bei Leukorrhö zur Scheidenspülung verwendet werden.

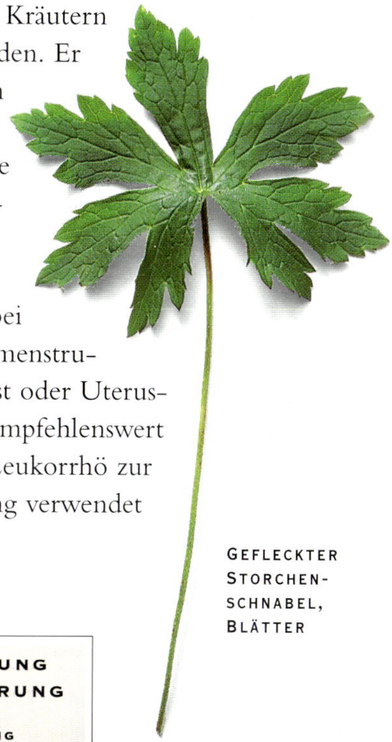

GEFLECKTER STORCHENSCHNABEL, BLÄTTER

ZUBEREITUNG UND DOSIERUNG

ABKOCHUNG

1–2 TEELÖFFEL RHIZOME IN EINER TASSE KALTEM WASSER AUFKOCHEN UND 10–15 MINUTEN WEITERKOCHEN LASSEN: DREIMAL TÄGLICH TRINKEN.

TINKTUR

DREIMAL TÄGLICH 2–4 ML EINNEHMEN.

SAMMELGUT *Rhizome*

SAMMELZEIT *Rhizome im Frühherbst ausgraben, zerschneiden und trocknen.*

INHALTSSTOFFE *12–25% Gerbstoffe, am reichhaltigsten kurz vor der Blüte*

WIRKUNG *Adstringierend, blutstillend, entzündungshemmend, wundheilend, antikatarrhalisch*

KOMBINATIONEN

Bei *Ulcus pepticum* mit Mädesüß, Beinwell, Echtem Eibisch oder Odermennig; zur Behandlung einer Leukorrhö mit Waldlilie

Geum urbanum

PFLANZENFAMILIE: ROSACEAE

NELKENWURZ

Wegen ihrer stark adstringierenden und zugleich verdauungsfördernden Eigenschaft wird sie zur Behandlung von Durchfall, schleimiger Kolitis und ähnlichen Erkrankungen herangezogen. Sie vermag Übelkeit zu beseitigen und Erbrechen zu lindern. Ihre adstringierende Wirkung erklärt auch die Verwendung als Mund- und Gurgelwasser bei Zahnfleischentzündungen oder rauhem Hals. Zur Einnahme empfiehlt sich die Nelkenwurz auch bei fiebrigen Erkältungen und Katarrh und zur Scheidenspülung bei Leukorrhö.

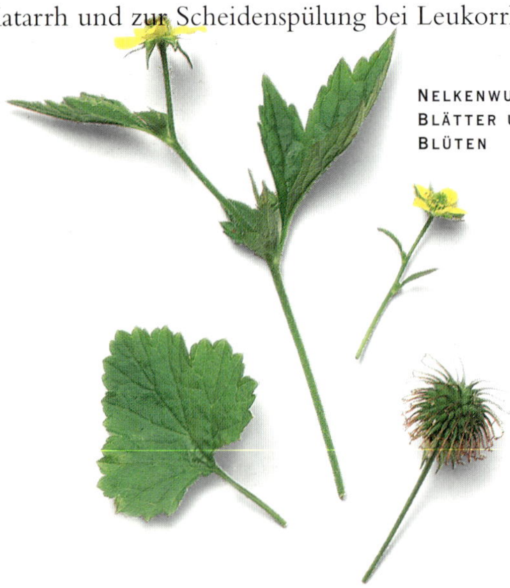

NELKENWURZ, BLÄTTER UND BLÜTEN

ZUBEREITUNG UND DOSIERUNG

ABKOCHUNG

1 TEELÖFFEL WURZELMATERIAL IN EINE TASSE KALTES WASSER GEBEN, AUFKOCHEN UND 5 MINUTEN WEITERKOCHEN LASSEN: DREIMAL TÄGLICH TRINKEN.

TINKTUR

DREIMAL TÄGLICH 1–3 ML EINNEHMEN.

SAMMELGUT *Oberirdische Pflanzenteile und Wurzeln*

SAMMELZEIT *Die Wurzeln im Frühling, wenn ihr Gehalt an ätherischem Öl am größten ist, die oberirdischen Teile Mitte des Sommers sammeln, wenn sie in voller Blüte stehen.*

INHALTSSTOFFE *Ätherisches Öl, u.a. Gein und Eugenol; Gerbstoffe, Bitterstoffe, Flavon, Harz, organische Säuren*

WIRKUNG *Adstringierend, blutstillend, schweißtreibend, aromatisch*

KOMBINATIONEN

Bei Kolitis und ähnlichen Erkrankungen des Verdauungssystems mit Odermennig

Glechoma hederacea

PFLANZENFAMILIE: LABIATAE

GUNDERMANN

Er eignet sich zur Behandlung von katarrhalischen Beschwerden der Nebenhöhlen und oberen Luftwege. Gundermann hilft bei Husten und Bronchitis, jedoch am besten in Kombination mit anderen Arzneimitteln. Als besonders wohltuend erweist er sich, wenn der Katarrh das Mittelohr angreift und Geräusche (Tinnitus) hervorruft. Als Adstringens hilft er bei Durchfall und Hämorrhoiden, außerdem auch bei Zystitis.

ZUBEREITUNG UND DOSIERUNG

AUFGUSS

1 TEELÖFFEL GETROCKNETE BLÄTTER IN EINER TASSE KOCHENDHEISSEM WASSER 10–15 MINUTEN ZIEHEN LASSEN: DREIMAL TÄGLICH TRINKEN.

TINKTUR

DREIMAL TÄGLICH 1–4 ML EINNEHMEN.

SAMMELGUT *Oberirdische Pflanzenteile*

SAMMELZEIT *Die blühenden Stengel zwischen Frühlingsmitte und Frühsommer*

INHALTSSTOFFE *Bitterstoff, Gerbstoff, ätherisches Öl, Harz, Saponin*

WIRKUNG *Antikatarrhalisch, adstringierend, auswurffördernd, diuretisch, wundheilend, stimulierend*

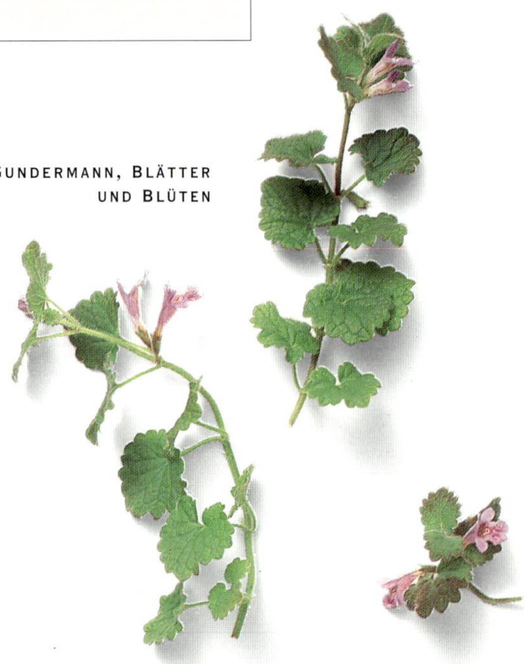

GUNDERMANN, BLÄTTER UND BLÜTEN

KOMBINATIONEN

Gegen Husten mit Huflattich, Andorn und Alant; bei Nebenhöhlenkatarrh mit Goldrute

Glycyrrhiza glabra

PFLANZENFAMILIE: LEGUMINOSAE

SÜSSHOLZSTRAUCH

Der Süßholzstrauch, auch als Lakritze bezeichnet, gehört zu einer Pflanzengruppe, die eine starke Wirkung auf die endokrinen Drüsen hat. Ihre Glykoside sind von ähnlicher Struktur wie die natürlichen Steroide des Körpers. Sie erklären den wohltuenden Einfluß der Lakritzenwurzel in der Behandlung der Adrenalindrüsen, unter anderem auch bei der Addison-Krankheit. Geschätzt ist ihre angenehme Wirkung bei Bronchialkatarrh und Husten. Die allopathische Medizin verwendet den Süßholzstrauch bei Behandlung eines *Ulcus pepticum* in ähnlicher Weise, wie dies die Pflanzenheilkunde für Gastritis und Magengeschwür empfiehlt.

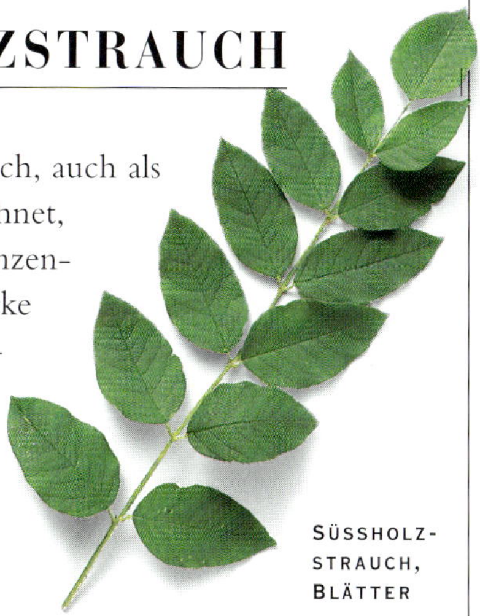

SÜSSHOLZSTRAUCH, BLÄTTER

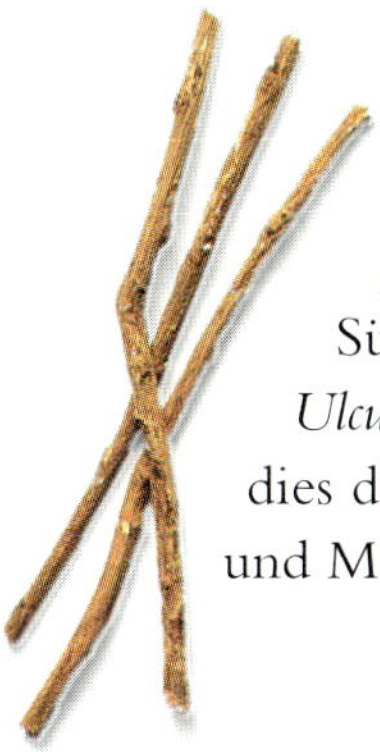

SÜSSHOLZSTRAUCH, WURZEL

SAMMELGUT *Getrocknete Wurzel*

SAMMELZEIT *Wurzeln im Spätherbst ausgraben, gründlich säubern und trocknen.*

INHALTSSTOFFE *Glykoside, u.a. Glycyrrhizin und Glycyrrhizinsäure; Saponine, Flavonoide, Bitterstoff, ätherisches Öl, Kumarine, Asparagin, östrogenartige Substanzen*

WIRKUNG *Auswurffördernd, reizlindernd, entzündungshemmend, mild abführend, hautglättend, brustwirksam, tonisierend*

ZUBEREITUNG UND DOSIERUNG

ABKOCHUNG

1/2–1 TEELÖFFEL WURZELMATERIAL IN EINER TASSE WASSER AUFKOCHEN UND 10–15 MINUTEN WEITERKOCHEN LASSEN: DREIMAL TÄGLICH TRINKEN.

TINKTUR

DREIMAL TÄGLICH 1–3 ML EINNEHMEN.

KOMBINATIONEN

Bei Bronchialerkrankungen mit Huflattich oder Andorn; bei Magenleiden mit Echtem Eibisch, Beinwell und Mädesüß

Gnaphalium uliginosum

PFLANZENFAMILIE: COMPOSITAE

SUMPF-RUHRKRAUT

Diese Heilpflanze wird bei allen Katarrhen der oberen Luftwege oder entzündlichen Prozessen am Kehlkopf oder den Mandeln verwendet, auch zum Gurgeln.

SAMMELGUT *Getrocknete oberirdische Pflanzenteile*

SAMMELZEIT *Zur Blütezeit, im Spätsommer, sammeln und im Schatten trocknen.*

INHALTSSTOFFE *Ätherisches Öl*

WIRKUNG *Antikatarrhalisch, adstringierend, antiseptisch, Hustenreiz lindernd*

ZUBEREITUNG UND DOSIERUNG

AUFGUSS

1–2 TEELÖFFEL TROCKENGUT IN EINER TASSE KOCHENDHEISSEM WASSER 10 MINUTEN ZIEHEN LASSEN: DREIMAL TÄGLICH TRINKEN.

TINKTUR

DREIMAL TÄGLICH 1–4 ML EINNEHMEN.

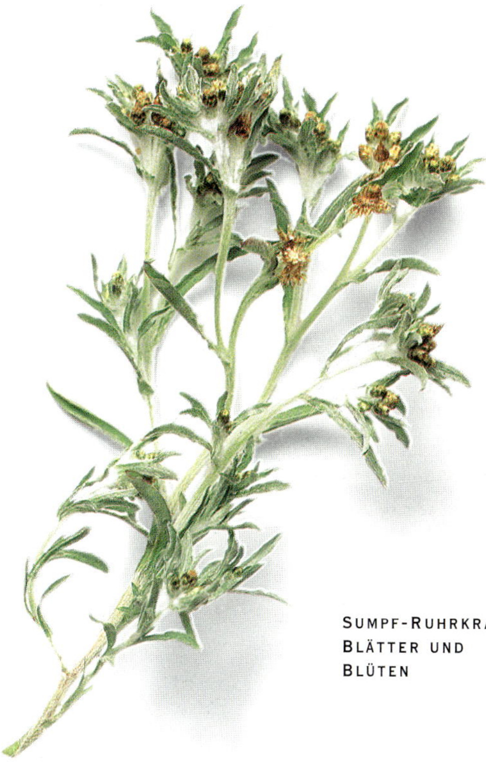

SUMPF-RUHRKRAUT, BLÄTTER UND BLÜTEN

KOMBINATIONEN

Bei Katarrh mit Goldrute

Grindelia camporum

PFLANZENFAMILIE: COMPOSITAE

GRINDELIA

Sie wirkt entspannend auf die glatte Muskulatur und die Herzmuskeln. Daraus erklärt sich ihre Verwendbarkeit bei Asthma und Bronchialleiden, insbesondere wenn sie mit erhöhtem Puls und Nervosität einhergehen. Grindelia wird häufig bei Asthma, Bronchitis, Keuchhusten und Katarrhen der oberen Luftwege empfohlen. Wegen ihrer beruhigenden Wirkung auf Herz und Puls kann der Blutdruck sinken. Durch Berührung mit Giftsumach entzündete Haut reibt man mit einer Grindelia-Lotion ein.

SAMMELGUT *Getrocknete oberirdische Pflanzenteile*

SAMMELZEIT *Bevor die Blütenknospen sich öffnen. Unverzüglich in der Sonne trocknen.*

INHALTSSTOFFE *Saponine, ätherisches Öl, bittere Alkaloide, Harz, Gerbstoffe*

WIRKUNG *Krampflösend, auswurffördernd, Blutdruck senkend, tonisierend*

ZUBEREITUNG UND DOSIERUNG

AUFGUSS

1 TEELÖFFEL TROCKENGUT IN EINER TASSE KOCHENDHEISSEM WASSER 10–15 MINUTEN ZIEHEN LASSEN: DREIMAL TÄGLICH TRINKEN.

TINKTUR

DREIMAL TÄGLICH 1–2 ML EINNEHMEN.

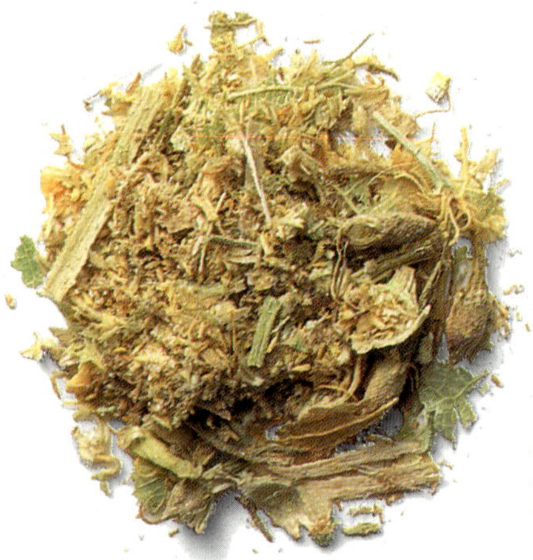

GRINDELIA, GETROCKNETE BLÄTTER

KOMBINATIONEN

Zur Behandlung asthmatischer Beschwerden mit Aufgeblasener Lobelie und Pillenwolfsmilchkraut

Guaiacum officinale

PFLANZENFAMILIE: ZYGOPHYLLACEAE

GUAJAK

Der Extrakt aus dem Holz dieser Pflanze wirkt speziell gegen Rheuma und erweist sich als besonders nützlich bei starken Entzündungen und Schmerzen. Auch bei chronischen Rheumaleiden wird Guajak verwendet, vor allem wenn ein Adstringens erforderlich ist. Es kann auch die Gichttherapie unterstützen und hier der Rückfallprävention dienen.

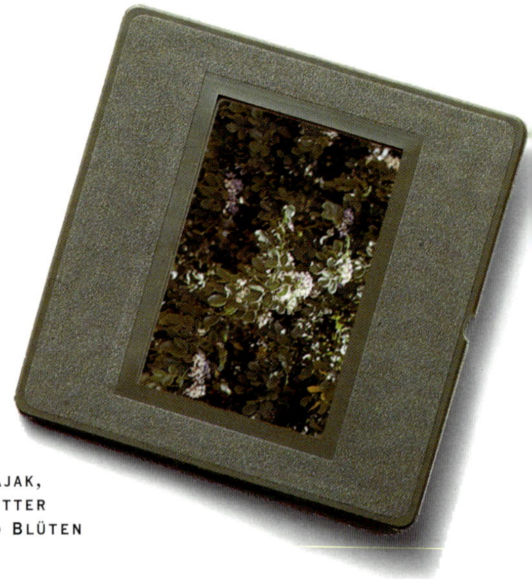

GUAJAK, BLÄTTER UND BLÜTEN

SAMMELGUT *Das Kernholz*

SAMMELZEIT *Das Harz des Holzes tritt auf natürliche Weise aus dem Stamm, und häufig wird nur dies gesammelt und genutzt. Ansonsten wird das zu kleinen Plättchen zerschnittene Kernholz verwendet. Der Baum ist in Südamerika und in der Karibik beheimatet.*

INHALTSSTOFFE *Harzige Säuren, u.a. Guajaconsäure, guajanetige und guajacige Säure; Saponine, Polyterpenoid, Vanillin*

WIRKUNG *Antirheumatisch, entzündungshemmend, abführend, schweißtreibend, diuretisch, alterativ*

ZUBEREITUNG UND DOSIERUNG

ABKOCHUNG

1 TEELÖFFEL WURZELMATERIAL IN EINER TASSE WASSER AUFKOCHEN UND 15–20 MINUTEN WEITERKOCHEN LASSEN: DREIMAL TÄGLICH TRINKEN.

KOMBINATIONEN

Verwendet werden Mischungen mit Magenklee, Mädesüß oder Selleriesamen

Hagenia abyssinica

PFLANZENFAMILIE: ROSACEAE

KUSSOBAUM

Er enthält ein probates Bandwurmmittel. Seine Wirkung beruht auf einem starken natürlichen Arzneistoff, weshalb der Kussobaum in einigen Ländern auf der Giftliste steht.

SAMMELGUT *Blüten und unreife Früchte*

SAMMELZEIT *Gesammelt werden Blüten und Früchte der weiblichen Pflanze. Der Kussobaum ist in Ostafrika beheimatet.*

INHALTSSTOFFE *Ätherisches Öl, Bitterstoff, Kossotoxin*

WIRKUNG *Abführend, Bandwurmmittel*

ZUBEREITUNG UND DOSIERUNG

MRS. GRIEVE GIBT FOLGENDE DOSIERUNG AN: 14 G PFLANZENMATERIAL AUF 1/2 L KOCHENDES WASSER. ALLE 2 STUNDEN 1/8 L TRINKEN.

VORSICHT

DER KOSSOBAUM ENTHÄLT EIN STARKES GIFT, DAS IN VIELEN LÄNDERN EINEM ANWENDUNGSVERBOT UNTERLIEGT!

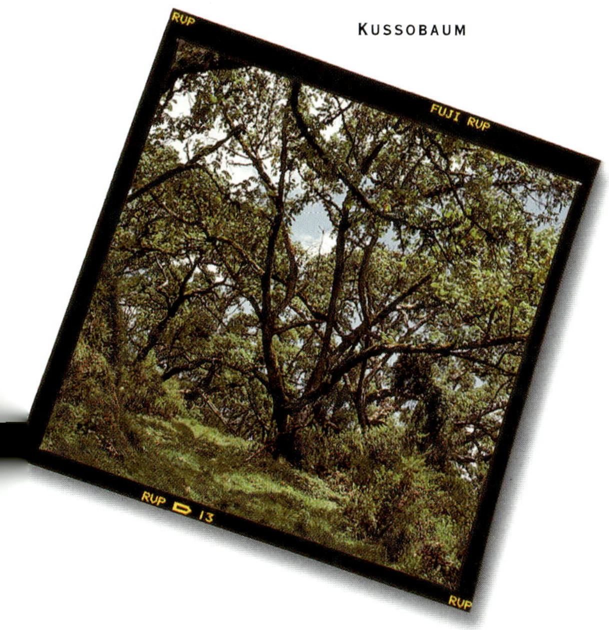

KUSSOBAUM

Hamamelis virginiana

PFLANZENFAMILIE: HAMAMELIADACEAE

HAMAMELIS

Als Destillat ist Hamamelis ein weit verbreitetes Haus- und Universalheilmittel. Vielseitig verwendbar und einfach im Gebrauch, hilft es als Adstringens bei inneren wie äußeren Blutungen. Es ist besonders nützlich zur Linderung von Hämorrhoiden. Seinen Ruf verdankt es seiner heilenden Wirkung bei Hautwunden, -schwellungen und -entzündungen sowie Krampfadern. Hamamelis kann Durchfall stoppen und eine Ruhrerkrankung lindern.

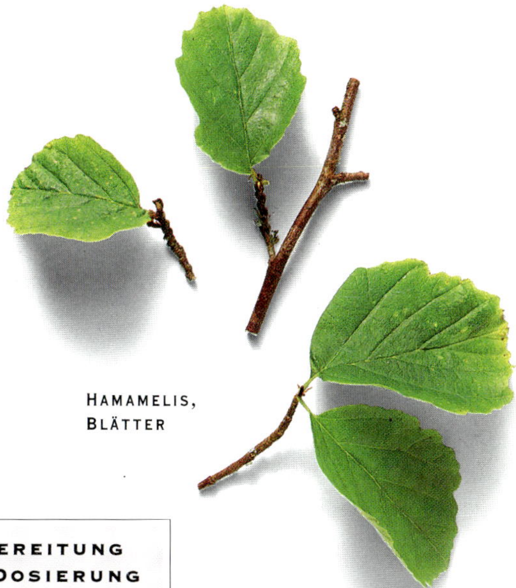

HAMAMELIS, BLÄTTER

ZUBEREITUNG UND DOSIERUNG

AUFGUSS

1 TEELÖFFEL GETROCKNETE BLÄTTER IN EINER TASSE KOCHENDHEISSEM WASSER 10–15 MINUTEN ZIEHEN LASSEN: DREIMAL TÄGLICH TRINKEN.

SALBE

HAMAMELIS LÄSST SICH ZU EINER AUSGEZEICHNETEN SALBE VERARBEITEN.

TINKTUR

DREIMAL TÄGLICH 1–2 ML EINNEHMEN.

SAMMELGUT *Rinde oder Blätter*

SAMMELZEIT *Blätter im frühen bis mittleren Sommer sammeln.*

INHALTSSTOFFE *Reich an Gerbstoff, u.a. Gallotannin; Bitterstoffe, Spuren von ätherischem Öl*

WIRKUNG *Adstringierend, entzündungshemmend, wundheilend*

KOMBINATIONEN

Zur Linderung von Hämorrhoiden mit Scharbockskraut

Harpagophytum procumbens

PFLANZENFAMILIE: PEDALIACEAE

TEUFELSKRALLE

Diese wertvolle Heilpflanze hat sich in manchen Fällen von Arthritis als sehr hilfreich erwiesen. Das scheint auf einem ihrer Glykoside zu beruhen, dem entzündungshemmenden, auf die Gelenke wirkenden Harpagosid. Leider scheint die Teufelskralle nicht immer Erfolg zu haben, ihre Anwendung ist jedoch bei schmerzhafter Arthritis stets zu erwägen. Außerdem vermag sie Störungen der Leber und Gallenblase zu beeinflussen.

SAMMELGUT *Rhizome*

SAMMELZEIT *Die Pflanze ist im wasserarmen Namibia beheimatet und wird am Ende der Regenzeit gesammelt.*

INHALTSSTOFFE *Harpagosid, Harpagid, Procumbin*

WIRKUNG *Entzündungshemmend, schmerzlindernd*

ZUBEREITUNG UND DOSIERUNG

ABKOCHUNG

½–1 TEELÖFFEL RHIZOME IN EINE TASSE WASSER GEBEN, AUFKOCHEN UND 10–15 MINUTEN WEITERKOCHEN LASSEN. MINDESTENS EINEN MONAT LANG DREIMAL TÄGLICH TRINKEN.

TINKTUR

DREIMAL TÄGLICH 1–2 ML EINNEHMEN.

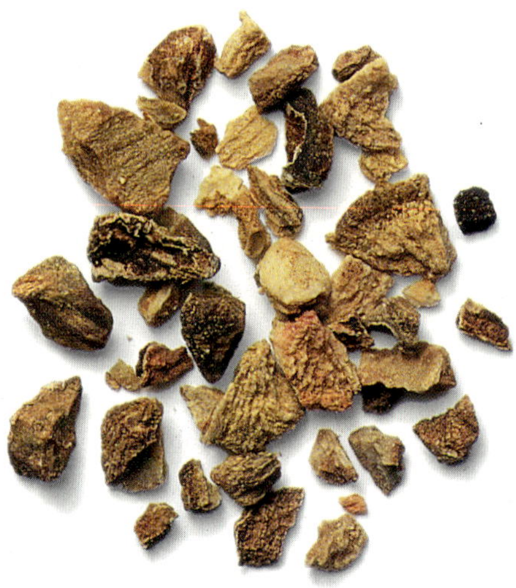

GETROCKNETE TEUFELSKRALLE

KOMBINATIONEN

Zur Arthritisbehandlung mit Selleriesamen, Magenklee oder Mädesüß

Humulus lupulus

PFLANZENFAMILIE: CANNABINACEAE

HOPFEN

Er hat eine merklich beruhigende, entspannende Wirkung auf das Zentralnervensystem und wird in ausgedehntem Maß zur Behandlung von Schlaflosigkeit herangezogen. Hopfen hilft bei inneren Spannungen und Angst, insbesondere wenn nervöse Unruhe, Kopfschmerzen und vielleicht Verstopfung sie begleiten. Aufgrund seiner krampflösenden Eigenschaften kann dieses Adstringens die Behandlung einer schleimigen Kolitis unterstützen, ist aber bei Anzeichen von Depression zu meiden, da es diese verstärken kann.

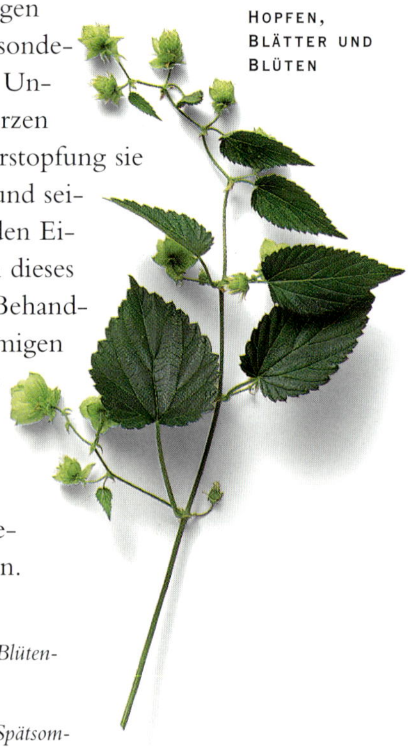

HOPFEN, BLÄTTER UND BLÜTEN

SAMMELGUT *Die Blütenstände*

SAMMELZEIT *Im Spätsommer bis Frühherbst sammeln, bevor die zapfenartigen Blütenstände voll ausgereift sind. Sorgsam im Schatten trocknen.*

INHALTSSTOFFE *Lupulin, Bitterstoffe, Harz, ätherisches Öl, Gerbstoff, eine östrogenartige Substanz*

WIRKUNG *Beruhigend, einschläfernd, antiseptisch, adstringierend, schmerzlindernd, verdauungsfördernd, nervenstärkend*

VORSICHT

NICHT BEI STARKER DEPRESSION ANWENDEN!

ZUBEREITUNG UND DOSIERUNG

AUFGUSS

1 TEELÖFFEL GETROCKNETE BLÜTEN IN EINER TASSE KOCHENDHEISSEM WASSER 10–15 MINUTEN ZIEHEN LASSEN: ABENDS ALS SCHLAFTRUNK EINNEHMEN, DOSIS NACH BEDARF VERSTÄRKEN.

TINKTUR

DREIMAL TÄGLICH 1–4 ML EINNEHMEN.

KOMBINATIONEN

Bei Schlaflosigkeit mit Baldrian und Passionsblume

Hydrangea arborescens

PFLANZENFAMILIE: SAXIFRAGACEAE

STRAUCHHORTENSIE

Sie findet ihre häufigste Verwendung bei Prostataentzündung oder -vergrößerung. Empfehlenswert ist die Strauchhortensie auch bei Harnsteinen oder -grieß, die mit entzündlichen Prozessen wie Zystitis einhergehen.

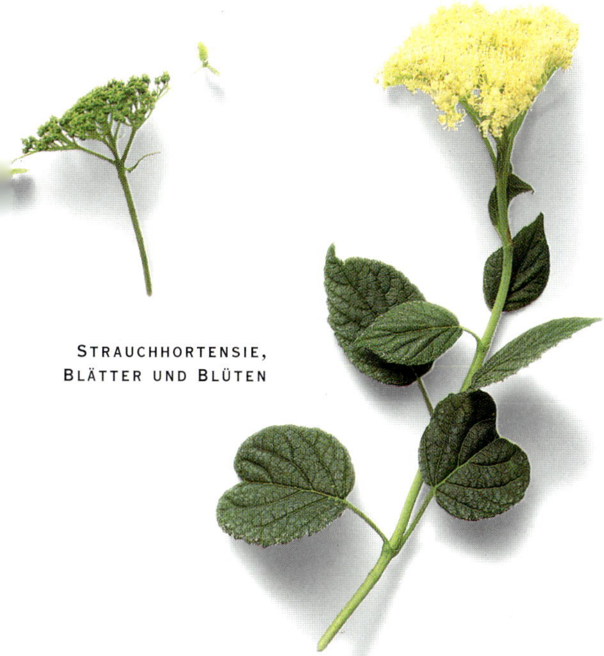

STRAUCHHORTENSIE, BLÄTTER UND BLÜTEN

ZUBEREITUNG UND DOSIERUNG

ABKOCHUNG

2 TEELÖFFEL WURZELMATERIAL IN EINER TASSE WASSER AUFKOCHEN UND 10–15 MINUTEN WEITERKOCHEN LASSEN: DREIMAL TÄGLICH TRINKEN.

TINKTUR

DREIMAL TÄGLICH 2–4 ML EINNEHMEN.

SAMMELGUT *Getrocknete Wurzeln und Rhizome*

SAMMELZEIT *Wurzeln im Herbst ausgraben, umgehend säubern und zerschneiden, da sie beim Trocknen sehr hart werden.*

INHALTSSTOFFE *Glykoside, Saponine, Harze*

WIRKUNG *Diuretisch, Steinbildung entgegenwirkend, tonisierend*

KOMBINATIONEN

Bei Nierensteinen häufig mit Ackersinau, Bärentraube und Wasserdost; bei Prostatabeschwerden gut mit Zinnkraut

Hydrastis canadensis

PFLANZENFAMILIE: RANUNCULACEAE

KANADISCHE GELBWURZEL

Ihre Wertschätzung verdankt die Gelbwurzel ihrer stark tonisierenden Wirkung auf die Schleimhäute. Sie ist daher bei allen Störungen im Verdauungstrakt und ebenso bei katarrhalischen Erkrankungen, insbesondere der oberen Luftwege, von Nutzen. Als Tonikum und Adstringens wird sie auch bei Uterusbeschwerden verwendet. Außerdem dient sie der äußerlichen Behandlung von Ekzem, Ringelflechte, Juckreiz, Ohrenschmerzen und Bindehautentzündung.

VORSICHT

DIE KANADISCHE GELBWURZEL STIMULIERT DEN UTERUS UND SOLLTE WÄHEND DER SCHWANGERSCHAFT GEMIEDEN WERDEN!

SAMMELGUT *Wurzel und Rhizome*

SAMMELZEIT *Wurzeln und Rhizome dreijähriger Pflanzen im Herbst, nach dem Ausreifen der Samen, ausgraben.*

INHALTSSTOFFE *In den Wurzeln 5% Alkaloide, u.a. Hydrastin, Berberin und Canadin; Spuren ätherischen Öls, Harz, fettiges Öl*

ZUBEREITUNG UND DOSIERUNG

AUFGUSS

1/2–1 TEELÖFFEL PULVERISIERTES PFLANZENMATERIAL IN EINER TASSE KOCHENDHEISSEM WASSER 10–15 MINUTEN ZIEHEN LASSEN: DREIMAL TÄGLICH TRINKEN.

TINKTUR

DREIMAL TÄGLICH 2–4 ML EINNEHMEN.

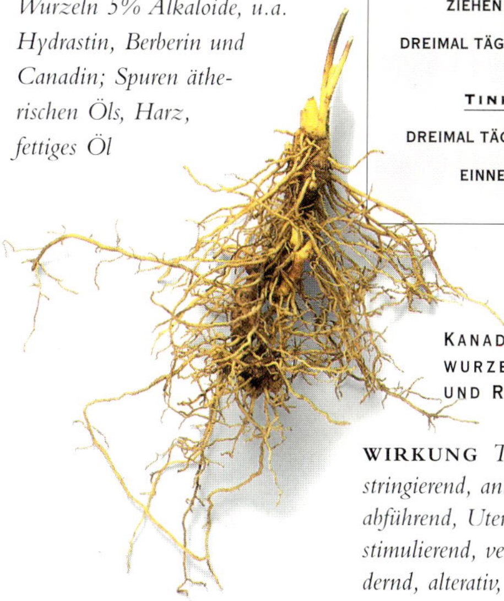

KANADISCHE GELBWURZEL, WURZEL UND RHIZOME

WIRKUNG *Tonisierend, adstringierend, antikatarrhalisch, abführend, Uteruskontraktionen stimulierend, verdauungsfördernd, alterativ, gallenabführend, Gallensekretion anregend*

KOMBINATIONEN

Bei Magenbeschwerden mit Mädesüß und Kamille; bei Uterusblutung am besten mit Waldlilie; bei Hautreizungen und Hautjucken zur Spülung gut mit Hamamelis-Destillat; zur Herstellung von Ohrentropfen mit Wollblume

Hypericum perforatum

PFLANZENFAMILIE: HYPERICACEAE

JOHANNISKRAUT

Seine innerliche Anwendung hat eine beruhigende und schmerzlindernde Wirkung, so daß es zur Behandlung von Neuralgien, Angstzuständen, nervösen Spannungen und vor allem bei klimakterischen Beschwerden, die Reizbarkeit und Angst auslösen, herangezogen wird. Dies gilt auch für Depressionen; da das Johanniskraut jedoch langsam wirkt, sollte es wenigstens einen Monat lang eingenommen werden. Außerdem lindert es Fibromyalgien, Ischias und rheumatische Schmerzen. Äußerlich angewendet, wirkt es wundheilend und entzündungshemmend. Als Einreibemittel beschleunigt es die Heilung von Hautverletzungen, Krampfadern und leichteren Verbrennungen. Das ätherische Öl hilft bei Sonnenbrand.

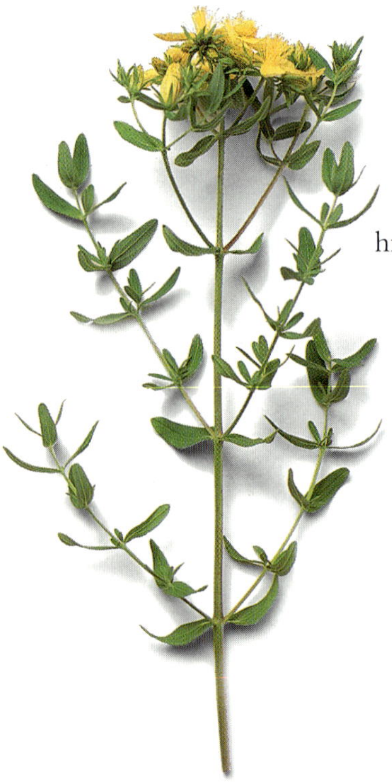

JOHANNISKRAUT, SCHÖSSLING, BLÄTTER UND BLÜTEN

ZUBEREITUNG UND DOSIERUNG

AUFGUSS
1–2 TEELÖFFEL TROCKENGUT IN EINER TASSE KOCHENDHEISSEM WASSER 10–15 MINUTEN ZIEHEN LASSEN: DREIMAL TÄGLICH TRINKEN.

ÄUSSERLICHE ANWENDUNG
VGL. DAZU DAS KAPITEL ÜBER DIE HAUT.

TINKTUR
DREIMAL TÄGLICH 1–4 ML EINNEHMEN.

SAMMELGUT *Oberirdische Pflanzenteile*

SAMMELZEIT *Ganze oberirdische Pflanze zur Blüte sammeln und möglichst schnell trocknen.*

INHALTSSTOFFE *Glykoside, u. a. Rutin; ätherisches Öl, Gerbstoff, Harz, Pektin*

WIRKUNG *Entzündungshemmend, adstringierend, wundheilend, beruhigend, schmerzlindernd*

Hyssopus officinalis

PFLANZENFAMILIE: LABIATAE

YSOP

Die interessante Vielfalt seiner Anwendung beruht vor allem auf der entkrampfenden Wirkung seines ätherischen Öls. Nützlich ist der Ysop auch aufgrund seiner schweißtreibenden Eigenschaften, bei Erkältungen, Husten, Bronchitis und chronischem Katarrh. Als nervenstärkendes Mittel hilft er bei Angstzuständen, Hysterie und Petit mal (einer Form der Epilepsie).

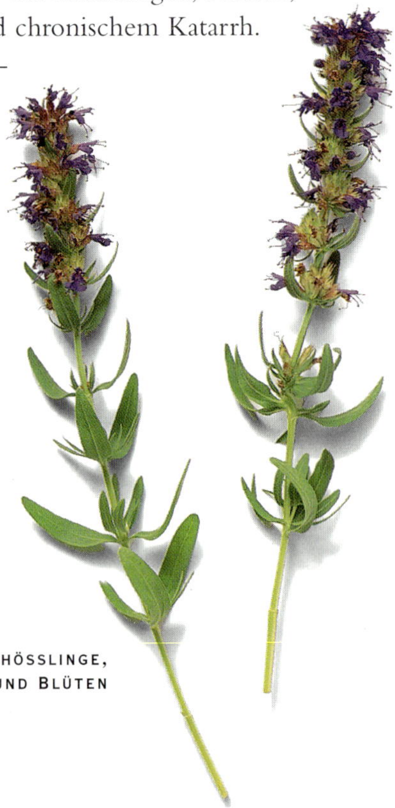

YSOP, SCHÖSSLINGE, BLÄTTER UND BLÜTEN

ZUBEREITUNG UND DOSIERUNG

AUFGUSS
1–2 TEELÖFFEL TROCKENGUT IN EINER TASSE KOCHENDHEISSEM WASSER 10–15 MINUTEN ZIEHEN LASSEN: DREIMAL TÄGLICH TRINKEN.

TINKTUR
DREIMAL TÄGLICH 1–4 ML EINNEHMEN.

SAMMELGUT *Getrocknete oberirdische Pflanzenteile*

SAMMELZEIT *Spitzen der blühenden Stengel im Spätsommer sammeln.*

INHALTSSTOFFE *Bis zu 1% ätherisches Öl, Flavoglykoside, Diosmin, Gerbstoff*

WIRKUNG *Krampflösend, auswurflösend, schweißtreibend, beruhigend, karminativ, antikatarrhalisch, leberstärkend, tonisierend, wundheilend*

KOMBINATIONEN

Bei Husten und Bronchitis mit Andorn und Huflattich; bei Erkältungen mit Wasserhanf, Schwarzem Holunder und Pfefferminze

Inula helenium

PFLANZENFAMILIE: COMPOSITAE

ALANT

Dies ist ein Spezifikum gegen bronchialen Reizhusten, insbesondere bei Kindern. Es läßt sich bei allen Katarrhen mit starkem Auswurf, etwa bei Bronchitis oder Emphysem, anwenden. Zur entspannenden Wirkung seiner pflanzlichen Schleimstoffe gesellt sich die anregende des ätherischen Öls. Dadurch wird das Aushusten von einem Gefühl angenehmer Linderung begleitet, und außerdem wirkt der Alant keimtötend. Er ist bei Asthma und Bronchialasthma zu empfehlen. Auch zur Tuberkulosetherapie hat man ihn herangezogen. Seine Bitterstoffe regen die Verdauung und den Appetit an.

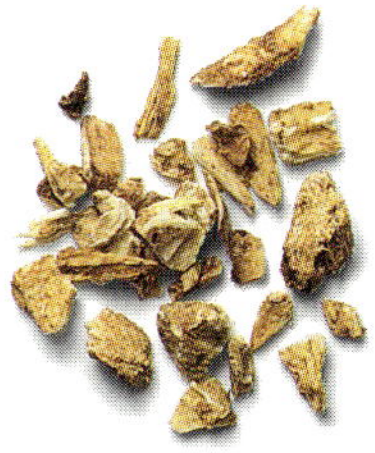

ALANT, GETROCKNETE WURZEL

ZUBEREITUNG UND DOSIERUNG

AUFGUSS

1 TEELÖFFEL GEHACKTE WURZEL 8–10 STUNDEN IN EINER TASSE KALTEM WASSER STEHENLASSEN, DANN ERWÄRMEN UND DREIMAL TÄGLICH HEISS TRINKEN.

TINKTUR

DREIMAL TÄGLICH 1–2 ML EINNEHMEN.

SAMMELGUT *Rhizome*

SAMMELZEIT *Rhizome im frühen bis mittleren Herbst ausgraben, große Stücke zerschneiden, dann in der Sonne oder bei künstlich erzeugten Temperaturen von 50°–70 °C trocknen.*

INHALTSSTOFFE *40% Inulin; Helenin, ein ätherisches Öl; Schleimstoff, Triterpen, Bitterstoff*

WIRKUNG *Auswurflösend, Hustenreiz lindernd, schweißtreibend, magenstärkend, keimtötend, adstringierend, antikatarrhalisch, hautglättend, leberstärkend, brustwirksam, tonisierend, wundheilend*

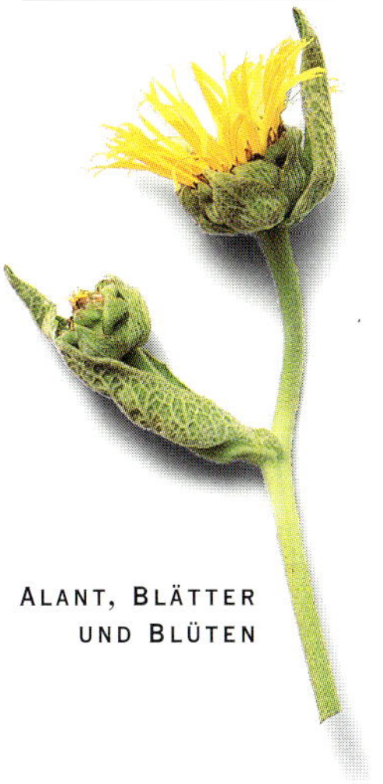

ALANT, BLÄTTER UND BLÜTEN

KOMBINATIONEN

Bei Atemwegserkrankungen gut mit Andorn, Huflattich, Knolliger Seidenpflanze und Gemeiner Schafgarbe

Iris versicolor

PFLANZENFAMILIE: IRIDACEAE

BUNTFARBIGE SCHWERTLILIE

Sie findet ausgedehnte Verwendung bei Hautkrankheiten. Anscheinend heilt sie die Haut durch Einflußnahme auf die Leber, das wichtigste Organ zur Entgiftung des Körpers. So hilft die Schwertlilie bei Ausschlägen, wie Ekzem, Pickeln und Hautflecken. Wenn Ekzem oder Schuppenflechte chronifizieren, kann die Schwertlilie eine umfassendere Behandlung gezielt ergänzen. Sie ist auch bei Verstopfungen nützlich, die durch Störungen der Leber oder Galle bedingt sind.

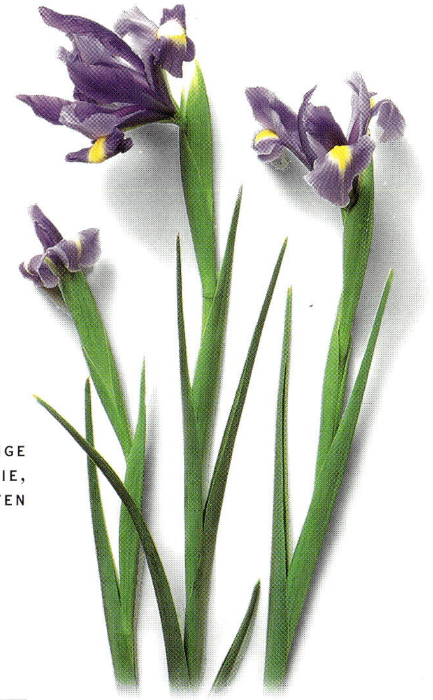

BUNTFARBIGE SCHWERTLILIE, BLÄTTER UND BLÜTEN

ZUBEREITUNG UND DOSIERUNG

ABKOCHUNG

½–1 TEELÖFFEL TROCKENGUT IN EINER TASSE KOCHENDHEISSEM WASSER AUFKOCHEN UND 10–15 MINUTEN WEITERKOCHEN LASSEN: DREIMAL TÄGLICH TRINKEN.

TINKTUR

DREIMAL TÄGLICH 2–4 ML EINNEHMEN.

SAMMELGUT *Rhizome*

SAMMELZEIT *Am besten im Herbst sammeln.*

INHALTSSTOFFE *Oleoresin, Salizylsäure, Alkaloid, Gerbstoff*

WIRKUNG *Gallentreibend, alterativ, abführend, diuretisch, entzündungshemmend, leberstärkend, Speichelsekretion fördernd*

KOMBINATIONEN

Gut mit Sonnenhut, Klette und Krausem Ampfer

Jateorhiza palmata

PFLANZENFAMILIE: MENISPERMACEAE

KALUMBA

Dies ist ein ausgezeichnetes Tonikum für den gesamten Verdauungstrakt, das in sanfter Weise anregt, aber keine adstringierenden Eigenschaften besitzt. Es empfiehlt sich bei Schwächezuständen, die mit Verdauungsstörungen in Zusammenhang stehen.

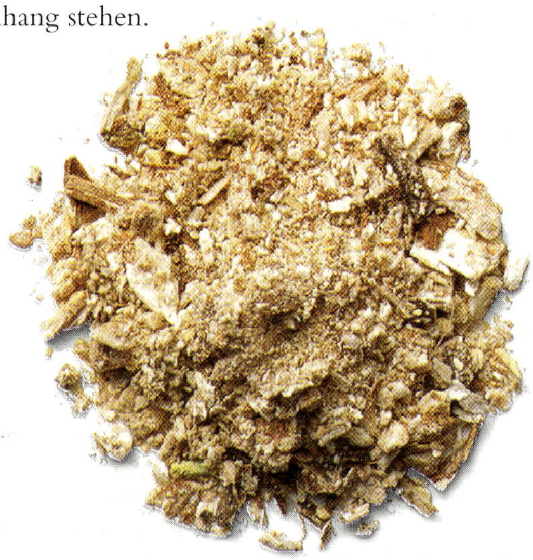

GETROCKNETE KALUMBA

SAMMELGUT *Wurzel*

SAMMELZEIT *Die Wurzel wird in den Wäldern von Mosambik und Madagaskar ausgegraben, wo diese Kletterpflanze beheimatet ist.*

INHALTSSTOFFE *Alkaloide, darunter Calumbamin, Jateorhizin, Palmatin, außerdem bittere Glykoside*

WIRKUNG *Verdauungsfördernd (tonisierendes Bittermittel), Speichelsekretion stimulierend*

ZUBEREITUNG UND DOSIERUNG

ABKOCHUNG

1–2 TEELÖFFEL DES WURZELMATERIALS IN EINE TASSE KALTES WASSER GEBEN, AUFKOCHEN UND 10 MINUTEN ZIEHEN LASSEN: EINE HALBE STUNDE VOR DEN MAHLZEITEN TRINKEN.

TINKTUR

DREIMAL TÄGLICH 1–4 ML EINNEHMEN.

Juniperus communis

PFLANZENFAMILIE: CUPRESSACEAE

WACHOLDER

Bei Blasenentzündungen ist dies ein ausgezeichnetes Antiseptikum. Da das ätherische Öl stark anregend auf die Nieren wirkt, sollte es bei Nierenerkrankungen gemieden werden. Die Bitterstoffe fördern die Verdauung und lindern Blähungen. Wachholder hilft auch bei Rheuma und Arthritis. Die äußerliche Anwendung lindert Muskel- und Gelenkschmerzen.

WACHOLDERBEEREN

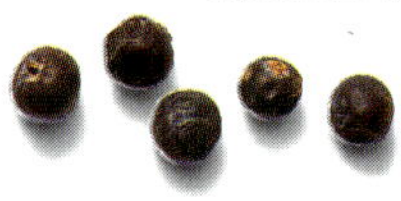

SAMMELGUT *Getrocknete, reife Beeren*

SAMMELZEIT *Reife, nicht geschrumpfte Beeren im Herbst sammeln und langsam im Schatten trocknen.*

INHALTSSTOFFE *Reich an ätherischem, monoterpen- und sesquiterpenhaltigem Öl; Invertzucker, Flavonglykoside, Harz, Gerbstoff, organische Säure*

WIRKUNG *Diuretisch, karminativ, antirheumatisch, keimtötend, menstruationsfördernd, stimulierend*

ZUBEREITUNG UND DOSIERUNG

AUFGUSS

1 TEELÖFFEL LEICHT ZERDRÜCKTE BEEREN IN EINER TASSE KOCHENDHEISSEM WASSER 20 MINUTEN ZIEHEN LASSEN: MORGENS UND ABENDS TRINKEN. BEI CHRONISCHEM RHEUMA SOLLTE DIESE KUR 4–6 WOCHEN LANG IM FRÜHJAHR UND HERBST FORTGESETZT WERDEN.

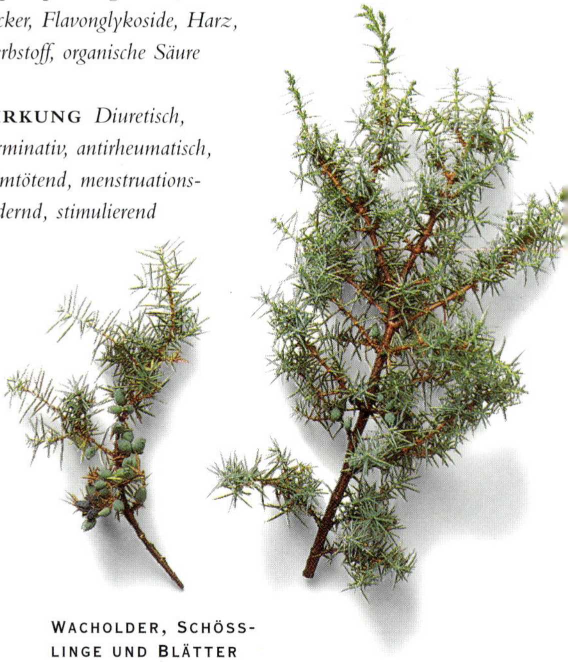

WACHOLDER, SCHÖSSLINGE UND BLÄTTER

VORSICHT

NIERENKRANKE SOLLTEN WEGEN DER WIRKUNG AUF DIE NIEREN WACHOLDERBEEREN MEIDEN, EBENSO WERDENDE MÜTTER.

Krameria triandra

PFLANZENFAMILIE: KRAMERIACEAE

RATANHIA

Bis vor kurzem war sie den amtlichen Apothekervorschriften unterworfen. Man verwendet sie, wann immer ein starkes Adstringens nötig ist, zum Beispiel bei Durchfall, Hämorrhoiden und Blutungen. Ihre Wirkstoffe sind häufig in Zahnpasten und -pulvern enthalten, die bei Zahnfleischbluten helfen sollen. Gegen Nasenpolypen wird die getrocknete, pulverisierte Wurzel geschnupft.

RATANHIA, GETROCKNETE WURZEL

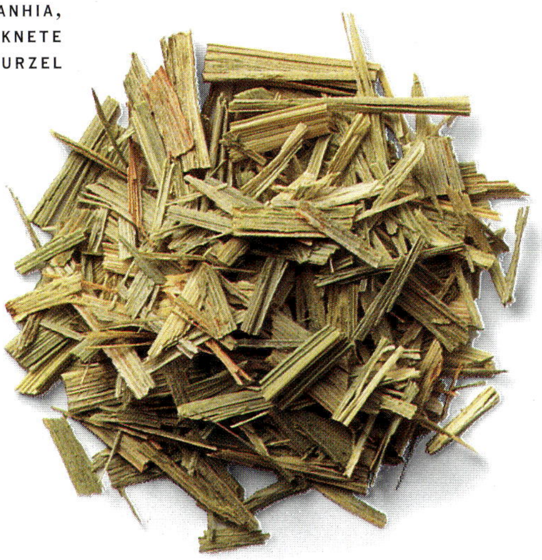

SAMMELGUT *Wurzel*

SAMMELZEIT *Die Wurzel dieses Strauchs wird aus Peru importiert*

INHALTSSTOFFE *Bis zu 9% Ratanhia-Gerbsäure*

WIRKUNG *Adstringierend*

ZUBEREITUNG UND DOSIERUNG

ABKOCHUNG
1–2 TEELÖFFEL WURZELMATERIAL IN EINER TASSE WASSER AUFKOCHEN UND 10–15 MINUTEN WEITERKOCHEN LASSEN: DREIMAL TÄGLICH TRINKEN.

TINKTUR
DREIMAL TÄGLICH 1–4 ML EINNEHMEN.

Lactuca virosa

PFLANZENFAMILIE: COMPOSITAE

GIFTLATTICH

Früher wurde das aus ihm gewonnene Lactuarium wegen seiner narkotisierenden Wirkung dem Opium fast gleichgestellt. Giftlattich ist ein wertvolles Heilmittel bei Schlaflosigkeit, nervöser Unruhe und Übererregbarkeit (besonders bei Kindern) sowie sonstigen Anzeichen eines überaktiven Nervensystems. Als krampflösendes Mittel kann er zur ganzheitlichen Therapie von Keuch- und Reizhusten beitragen. Er lindert auch Darmkoliken, Uterus- und Regelschmerzen, hilft bei rheumatischen Muskelschmerzen und diente sogar als Antiaphrodisiakum.

ZUBEREITUNG UND DOSIERUNG

AUFGUSS
1–2 TEELÖFFEL GETROCKNETE BLÄTTER IN EINER TASSE KOCHENDHEISSEM WASSER 10–15 MINUTEN ZIEHEN LASSEN: DREIMAL TÄGLICH TRINKEN.

TINKTUR
DREIMAL TÄGLICH 2–4 ML EINNEHMEN.

SAMMELGUT *Getrocknete Blätter*

SAMMELZEIT *Blätter im Frühsommer bis Sommermitte sammeln.*

INHALTSSTOFFE *Latex mit Lactucin, Lactucon, Lactupicrin, Lactucinsäure; Alkaloide, Triterpene*

WIRKUNG *Beruhigend, schmerzlindernd, einschläfernd, krampflösend, nervenstärkend*

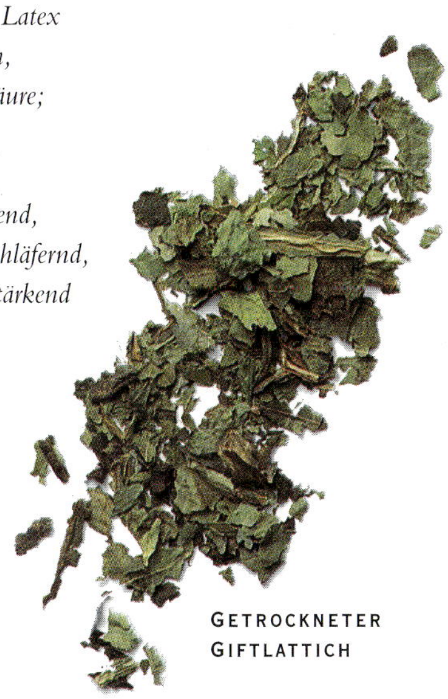

GETROCKNETER GIFTLATTICH

KOMBINATIONEN

Bei Reizhusten mit der Rinde der Schwarzen Kirsche; bei Schlaflosigkeit mit Baldrian und Küchenschelle

Lavandula angustifolia

PFLANZENFAMILIE: LABIATAE

LAVENDEL

Er hilft bei Kopfschmerzen, insbesondere streßbedingten. Auch Depressionen können sich unter seinem Einfluß, vorzugsweise in Arzneikombinationen, aufhellen. Als mildes Nerventonikum empfiehlt sich Lavendel bei nervöser Schwäche und Erschöpfung. Er beruhigt und fördert einen natürlichen Schlaf. Sein ätherisches Öl ist bei äußerlicher Anwendung ein stimulierendes Einreibemittel zur Linderung rheumatischer Beschwerden.

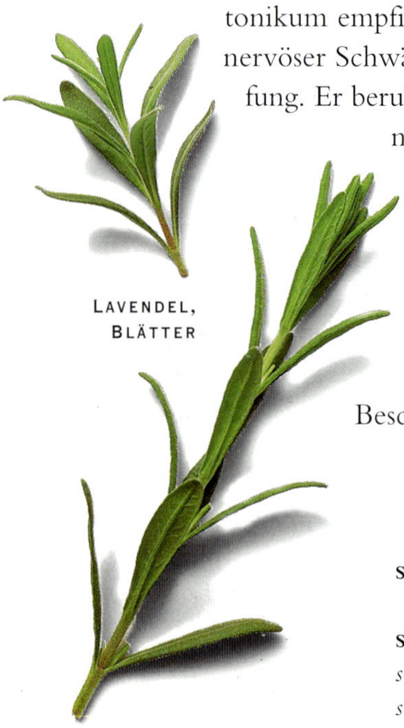

LAVENDEL, BLÄTTER

SAMMELGUT *Die Blüten*

SAMMELZEIT *Blüten, bevor sie sich öffnen, zwischen Frühsommer und Frühherbst sammeln; behutsam, bei Temperaturen unter 35°C, trocknen.*

INHALTSSTOFFE *Frische Blüten enthalten bis zu 0,5% ätherisches Öl mit Linalylacetat, Linalol, Geraniol, Cineol, Limonen, Sesquiterpen u. a. Stoffen*

WIRKUNG *Karminativ, krampflösend, antidepressiv, die periphere Durchblutung fördernd, brechreizberuhigend, nervenstärkend*

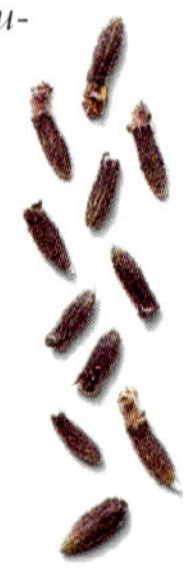

LAVENDEL, GETROCKNETE BLÜTEN

ZUBEREITUNG UND DOSIERUNG

AUFGUSS

ZUR INNERLICHEN ANWENDUNG: 1 TEELÖFFEL TROCKENGUT IN EINER TASSE KOCHENDHEISSEM WASSER 10 MINUTEN ZIEHEN LASSEN: DREIMAL TÄGLICH TRINKEN.

ÄUSSERLICHE ANWENDUNG

DAS NICHT EINZUNEHMENDE ÖL KANN ZUR INHALATION, ZUM EINREIBEN UND ALS BADEWASSERZUSATZ BENUTZT WERDEN.

KOMBINATIONEN

Bei Depressionen mit Rosmarin, Kolanuß oder Helmkraut; bei Kopfschmerzen mit Frauenschuh oder Baldrian

Leonurus cardiaca

PFLANZENFAMILIE: LABIATAE

HERZGESPANN

Wie der Name schon sagt, steckt in diesem Kraut ein Herz- und Kreislaufmittel. Außerdem hat Herzgespann eine Beziehung zur Menstruation und zu Uteruserkrankungen. Bei verzögerter oder unterdrückter Menstruation wirkt es stimulierend, insbesondere wenn dies durch Angst oder Nervosität bedingt ist. Als krampflösendes Tonikum mildert Herzgespann klimakterische Beschwerden und Schmerzen infolge Scheinschwangerschaft. Es stärkt das Herz, ohne aufzuputschen, und ist ein Spezifikum zur Senkung einer durch Angst oder anderweitig psychisch ausgelösten Beschleunigung der Pulsfrequenz. Es ist bei allen mit Angst oder Anspannung in Zusammenhang stehenden Herzproblemen verwendbar.

SAMMELGUT *Oberirdische Pflanzenteile*

SAMMELZEIT *Stengel in der Blütezeit, zwischen Frühsommer und Frühherbst, sammeln.*

INHALTSSTOFFE *Bittere Glykoside, darunter Leonurin und Leonuridin; Alkaloide, u.a. Leonuinin und Stachydren; ätherisches Öl, Gerbstoff*

WIRKUNG *Beruhigend, menstruationsfördernd, krampflösend, herzstärkend, leberstärkend, nervenstärkend*

ZUBEREITUNG UND DOSIERUNG

AUFGUSS

1–2 TEELÖFFEL TROCKENGUT IN EINER TASSE KOCHENDHEISSEM WASSER 10–15 MINUTEN ZIEHEN LASSEN: DREIMAL TÄGLICH ODER NACH BEDARF TRINKEN.

TINKTUR

DREIMAL TÄGLICH 1–4 ML EINNEHMEN.

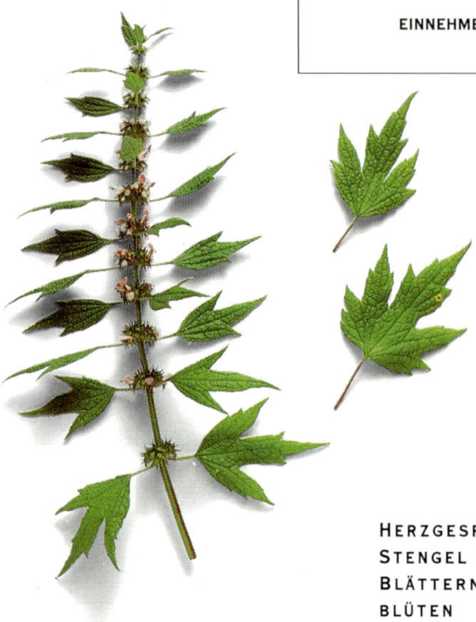

HERZGESPANN, STENGEL MIT BLÄTTERN UND BLÜTEN

Linum usitatissimum

PFLANZENFAMILIE: LINACEAE

LEIN

Er ist nützlich bei allen Infektionen der Lunge, vor allem bei Bronchitis mit starkem Husten. Mit Lein, auch Flachs genannt, macht man außerdem Breiumschläge bei Brustfellentzündung und anderen Erkrankungen des Brustraums, desgleichen bei Eiterbeulen und Karbunkel, Schuppenflechte und Gürtelrose. Er ist auch als Abführmittel geeignet.

SAMMELGUT *Die reifen Leinsamen*

SAMMELZEIT *Voll ausgereifte Samenschoten im Frühherbst sammeln.*

INHALTSSTOFFE *30–40% fettes Öl, darunter Linol-, Linolen- und Ölsäure; Schleimstoff, Protein, außerdem Linamarin, ein Glykosid*

WIRKUNG *Reizlindernd, Hustenreiz lindernd, abführend, hautglättend, wundheilend*

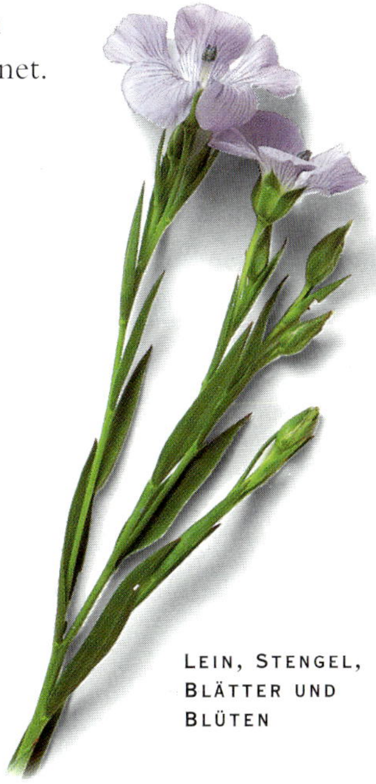

LEIN, STENGEL, BLÄTTER UND BLÜTEN

ZUBEREITUNG UND DOSIERUNG

AUFGUSS

2–3 TEELÖFFEL TROCKENGUT IN EINER TASSE KOCHENDHEISSEM WASSER 10–15 MINUTEN ZIEHEN LASSEN: MORGENS UND ABENDS TRINKEN.

BREIUMSCHLAG

VGL. KAPITEL »AUFBEREITUNG VON ARZNEIPFLANZEN« (S. 22–31).

TINKTUR

DREIMAL TÄGLICH 2–6 ML EINNEHMEN.

LEINSAMEN

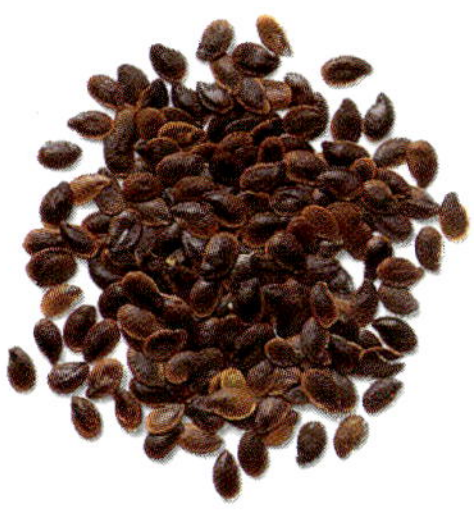

KOMBINATIONEN

Zum Breiumschlag für die Brust mit Senf; gegen Eiterbeulen, Schwellungen und Hautentzündungen mit Eibischwurzel und Flatterulme

Lobaria pulmonaria

PFLANZENFAMILIE: STICTACEAE

LUNGENFLECHTE

In der europäischen Heilkräuterkunde wird diese Pflanze seit vielen Generationen hoch geschätzt. Sie kann, wann immer notwendig und ohne Risiko, als linderndes Expektorans verwendet werden und ist bei jeder Art Bronchitis, insbesondere asthmatischer Tendenz, nützlich. Die Lungenflechte ist auch ein gutes Hustenmittel für Kinder.

ZUBEREITUNG UND DOSIERUNG

AUFGUSS

1 TEELÖFFEL GETROCKNETE FLECHTE IN EINER TASSE KOCHENDHEISSEM WASSER 10 MINUTEN ZIEHEN LASSEN: DREIMAL TÄGLICH TRINKEN.

TINKTUR

DREIMAL TÄGLICH 1–2 ML EINNEHMEN

SAMMELGUT *Die getrocknete Flechte*

SAMMELZEIT *Diese Flechte gedeiht auf der Rinde von Eichen, seltener auf den Stengeln von Heidekraut.*

INHALTSSTOFFE *Diese gut erforschte Pflanze enthält Arabitol, Gyrophorsäure, Stictinsäure, Thelephorsäure, Ergosterol, Fugosterol; Palmitsäure, Ölsäure, Linolsäure*

WIRKUNG *Auswurffördernd, reizlindernd, brustwirksam*

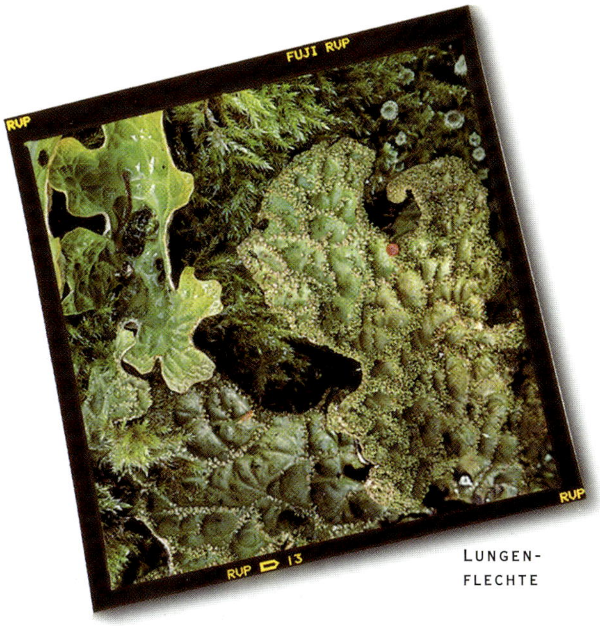

LUNGEN-FLECHTE

KOMBINATIONEN

Am häufigsten mit Huflattich und Andorn

Lobelia inflata

PFLANZENFAMILIE: CAMPANULACEAE

AUFGEBLASENE LOBELIE

Sie ist eines unserer nützlichsten Mittel zur systemischen Entspannung. Die Lobelie wirkt dämpfend auf das zentrale und autonome Nervensystem, entspannt die Muskulatur und kann in vielen Fällen mit anderen Heilpflanzen kombiniert werden, um deren Wirkung durch systemische Entspannung zu steigern. Ihr Hauptanwendungsbereich ist Bronchialasthma und Bronchitis. Die Analyse ihrer Alkaloide deutet auf eine anscheinend paradoxe Wirkungsweise. Das in ihr enthaltene Lobelin ist ein starkes Atemstimulans, während das Isolobelanin als Emetikum und Relaxans die Entschleimung der Atemwege fördert.

VORSICHT
BEI HOHER DOSIERUNG: BRECHREIZ!

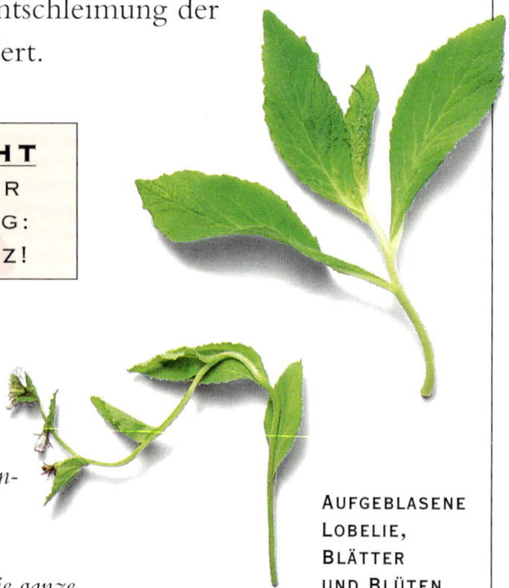

AUFGEBLASENE LOBELIE, BLÄTTER UND BLÜTEN

SAMMELGUT *Oberirdische Pflanzenteile*

SAMMELZEIT *Die ganze Pflanze mit den Samenschoten nach dem Ende der Blüte, im Spätsommer bis Herbstanfang, sammeln.*

INHALTSSTOFFE *Alkaloide, u.a. Lobelin, Lobelidin, Lobelanin, Isolobelanin; bittere Glykoside, ätherisches Öl, Harz, Gummi*

WIRKUNG *Atemstimulierend, antiasthmatisch, krampflösend, auswurffördernd, brechreizauslösend, nervenstärkend, sedativ*

ZUBEREITUNG UND DOSIERUNG

AUFGUSS
1/4–1/2 TEELÖFFEL GETROCKNETE BLÄTTER IN EINER TASSE KOCHENDHEISSEM WASSER 10–15 MINUTEN ZIEHEN LASSEN: DREIMAL TÄGLICH TRINKEN.

TINKTUR
DREIMAL TÄGLICH 1/2–1 ML EINNEHMEN.

KOMBINATIONEN

Zur Asthmabehandlung mit Cayennepfeffer, Grindelia, Pillenwolfsmilchkraut, Sonnentau und Ephedra

Lycopus europaeus

PFLANZENFAMILIE: LABIATAE

GEMEINER WOLFSTRAPP

Hier haben wir ein Spezifikum gegen Schilddrüsenüberfunktion, das sich besonders bei Atembeengung, Herzjagen und nervösem Zittern empfiehlt. Auch bei nervös bedingter Herzunruhe ist die Einnahme ungefährlich. Wolfstrapp unterstützt ein schwaches Herz, das Wasseransammlungen im Körper verursacht. Seine beruhigende Wirkung lindert nervösen Reizhusten.

SAMMELGUT *Oberirdische Pflanzenteile*

SAMMELZEIT *Ganze Pflanze sammeln, kurz bevor die Blüten sich öffnen.*

INHALTSSTOFFE *Flavon, Glykoside, ätherisches Öl, Gerbstoff*

WIRKUNG *Herzaktivierend, diuretisch, die peripheren Blutgefäße verengend, adstringierend, sedativ, der Thyroxinbildung entgegenwirkend, hustenreizberuhigend, nervenstärkend, tonisierend*

ZUBEREITUNG UND DOSIERUNG

AUFGUSS
1 TEELÖFFEL TROCKENGUT IN EINER TASSE KOCHENDHEISSEM WASSER 10–15 MINUTEN ZIEHEN LASSEN: DREIMAL TÄGLICH TRINKEN.

TINKTUR
DREIMAL TÄGLICH 1–2 ML EINNEHMEN.

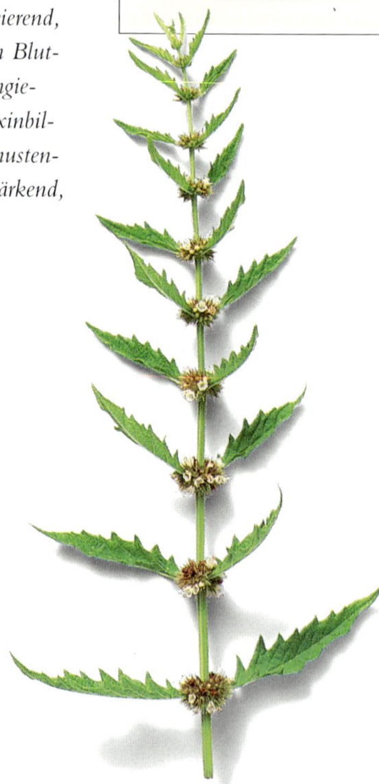

GEMEINER WOLFSTRAPP, BLÄTTER UND BLÜTEN

KOMBINATIONEN

Mit nervenstärkenden Heilpflanzen wie Helmkraut oder Baldrian

Mahonia aquifolium

PFLANZENFAMILIE: BERBERIDACEAE

MAHONIE

In ihrer Wirkung der Berberitze und der Kanadischen Gelbwurzel ähnlich, dient sie vornehmlich der Behandlung chronisch schuppiger Haut, also von Erkrankungen wie Schuppenflechte und Ekzem. Da solche Hautleiden eine systemische Komponente haben, erklärt sich die Heilkraft der Mahonie aus ihrem Einfluß auf Leber und Gallenblase. Sie wird auch bei Erkrankungen von Magen und Gallenblase verwendet, besonders im Zusammenhang mit Übelkeit und Erbrechen. Bei chronischer Verstopfung ist sie ein ungefährliches Abführmittel.

MAHONIE, BLÄTTER UND FRUCHT

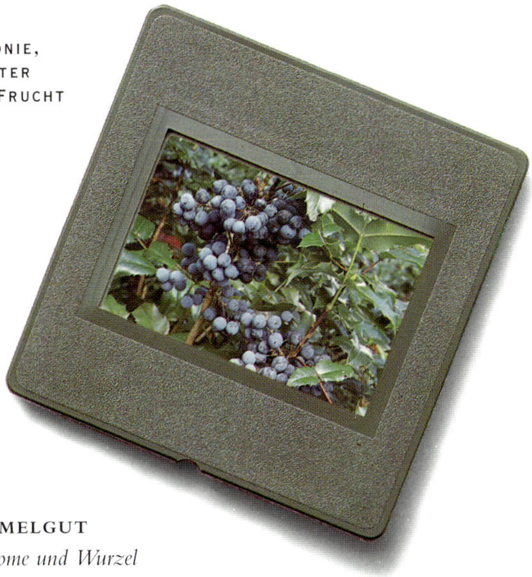

SAMMELGUT *Rhizome und Wurzel*

SAMMELZEIT *Unterirdische Pflanzenteile im Herbst sammeln, in Scheibchen zerschneiden und trocknen.*

INHALTSSTOFFE *Alkaloide, darunter Berberin, Axyacanthin und Herbamin*

WIRKUNG *Alterativ, gallentreibend, abführend, brechreizberuhigend, antikatarrhalisch, tonisierend, leberstärkend*

ZUBEREITUNG UND DOSIERUNG

ABKOCHUNG

1–2 TEELÖFFEL WURZELMATERIAL IN EINER TASSE WASSER AUFKOCHEN UND 10–15 MINUTEN WEITERKOCHEN LASSEN: DREIMAL TÄGLICH TRINKEN.

TINKTUR

DREIMAL TÄGLICH 1–4 ML EINNEHMEN.

KOMBINATIONEN

Bei Hauterkrankungen mit Klette (Wurzel), Krausem Ampfer und Klebkraut; bei Erkrankung der Gallenblase mit Virginischem Ehrenpreis und der Rinde des Schneeflockenstrauchs

Malva sylvestris

PFLANZENFAMILIE: MALVACEAE

WILDE MALVE

Sie kann in ähnlicher Weise verwendet werden wie der Echte Eibisch, dem sie aber meistenteils unterlegen ist. Ihre interne Anwendung dient der Heilung von Gastritis und Magengeschwüren, Hals- und Kehlkopfentzündung, Katarrh und Bronchitis. Äußerlich gebraucht man sie als Badewasserzusatz oder als Kompresse bei Abszeß, Furunkel und leichteren Verbrennungen.

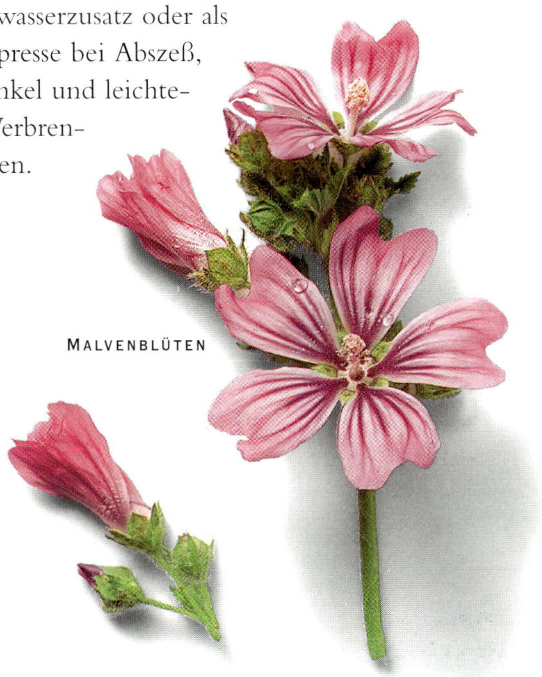

MALVENBLÜTEN

ZUBEREITUNG UND DOSIERUNG

AUFGUSS

ZUR INNERLICHEN ANWENDUNG: 2 TEELÖFFEL TROCKENGUT IN EINER TASSE KOCHENDHEISSEM WASSER 10–15 MINUTEN ZIEHEN LASSEN UND DREIMAL TÄGLICH TRINKEN.

ABKOCHUNG

ZUR ÄUSSERLICHEN ANWENDUNG: 1 TEELÖFFEL PFLANZENMATERIAL IN EINER TASSE WASSER AUFKOCHEN UND 10–15 MINUTEN WEITERKOCHEN LASSEN. DIE ABKOCHUNG EIGNET SICH FÜR EINE KOMPRESSE.

TINKTUR

DREIMAL TÄGLICH 2–4 ML EINNEHMEN.

SAMMELGUT *Blüten und Blätter*

SAMMELZEIT *Zwischen Mittsommer und Frühherbst sammeln und sorgsam trocknen.*

INHALTSSTOFFE *Schleimstoff, ätherisches Öl, Spuren von Gerbstoff*

WIRKUNG *Reizlindernd, entzündungshemmend, auswurffördernd, adstringierend, hautglättend*

Marrubium vulgare

PFLANZENFAMILIE: LABIATAE

ANDORN

Mit dieser wertvollen Pflanze kann Bronchitis mit trockenem Husten behandelt werden. Sie entspannt die glatte Muskulatur der Bronchien, und zugleich regt sie die Schleimproduktion und das Aushusten an. In der Keuchhustentherapie ist sie von großem Nutzen. Ihre Bitterstoffe fördern die Gallensekretion und unterstützen dadurch den Stoffwechsel. Die äußerliche Anwendung dient der Wundheilung.

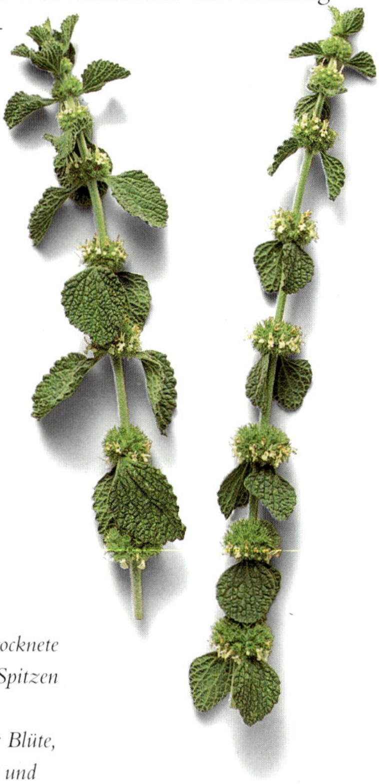

ANDORN, BLÄTTER UND BLÜTEN

SAMMELGUT *Getrocknete Blätter und blühende Spitzen*

SAMMELZEIT *Zur Blüte, zwischen Frühsommer und Frühherbst sammeln und im Schatten bei Temperaturen nicht über 35 °C trocknen.*

INHALTSSTOFFE *Bittere Sesquiterpene, u.a. Marrubin; ätherisches Öl, Schleimstoff, Gerbstoffe*

WIRKUNG *Auswurffördernd, krampflösend, verdauungsfördernd (Bittermittel), wundheilend, schweißtreibend, brustwirksam, stimulierend*

ZUBEREITUNG UND DOSIERUNG

AUFGUSS
1/2–1 TEELÖFFEL TROCKENGUT IN EINER TASSE KOCHENDHEISSEM WASSER 10–15 MINUTEN ZIEHEN LASSEN: DREIMAL TÄGLICH TRINKEN.

TINKTUR
DREIMAL TÄGLICH 1–2 ML EINNEHMEN.

KOMBINATIONEN
Mit Huflattich, Aufgeblasener Lobelie und Wollblume

Marsdenia condurango

PFLANZENFAMILIE: ASCLEPIADACEAE

CONDURANGO

Diese bittere Heilpflanze kann bei zahlreichen Stoffwechsel- und Magenkrankheiten verwendet werden. Bekannt ist sie vor allem für jene appetitanregende Wirkung, die allen Bitterstoffen zu eigen ist. Außerdem entspannt sie die Magennerven, so daß sich ihre Anwendung bei Verdauungsstörungen, die durch nervöse Anspannung und Angst beeinflußt sind, empfiehlt. Im Abschnitt über das Stoffwechselsystem wird eine Heilpflanzenkombination zur Behandlung der *Anorexia nervosa* beschrieben, in der Condurango enthalten ist.

SAMMELGUT *Getrocknete Rinde*

SAMMELZEIT *Streifen und Stückchen von der Rinde sammelt man in Ecuador und anderen südamerikanischen Ländern.*

INHALTSSTOFFE *Glykoside, Harz, Gerbstoff, fettes Öl*

WIRKUNG *Verdauungsfördernd, magenberuhigend, tonisierend*

ZUBEREITUNG UND DOSIERUNG

AUFGUSS
1–2 TEELÖFFEL PULVERISIERTE RINDE IN EINER TASSE KOCHENDHEISSEM WASSER 10–15 MINUTEN ZIEHEN LASSEN: DREIMAL TÄGLICH TRINKEN.

TINKTUR
DREIMAL TÄGLICH 1–2 ML EINNEHMEN.

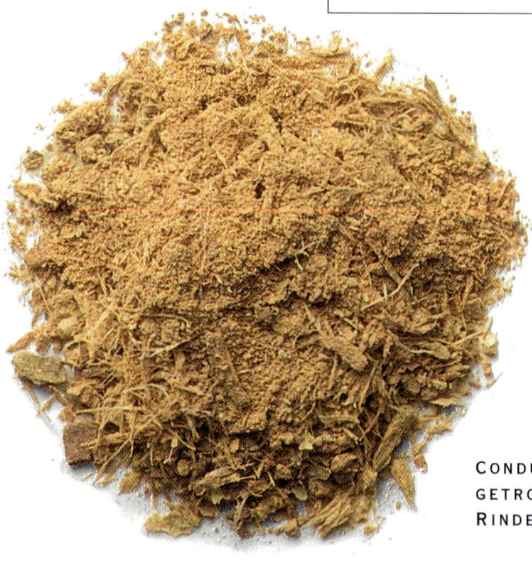

CONDURANGO, GETROCKNETE RINDE

KOMBINATIONEN
Mit Bitterstoffen, Karminativa und nervenstärkenden Heilmitteln je nach Krankheit und Zustand des Patienten

Melissa officinalis

PFLANZENFAMILIE: LABIATAE

MELISSE

Dies ist ein ausgezeichnetes Karminativum, das Spasmen im Verdauungstrakt löst und bei einer mit Blähungen verbundenen Magenverstimmung hilft. Als Antidepressivum wird die Melisse verwendet, wenn die Verdauungsschwäche durch Angst oder Depression mitbedingt ist, denn das beruhigende ätherische Öl entspannt, mindert Streß und bewirkt dadurch eine Aufhellung des Gemüts. Außerdem ist die Melisse ein Tonikum für Herz und Kreislauf und senkt den Blutdruck. Sie empfiehlt sich auch bei fieberhafter Grippe.

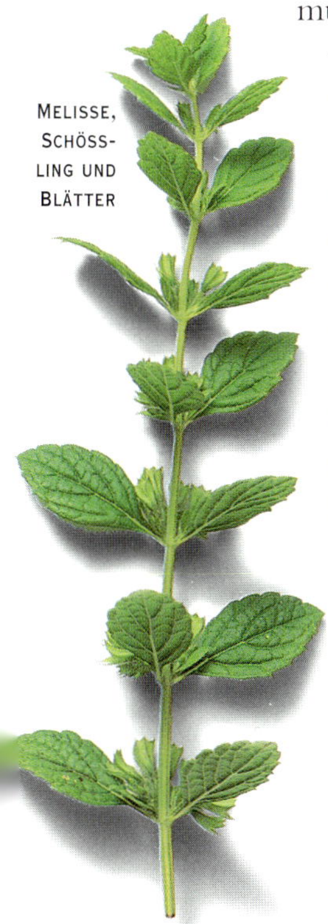

MELISSE, SCHÖSSLING UND BLÄTTER

SAMMELGUT *Getrocknete oberirdische Teile oder die jahreszeitlich frische Pflanze*

SAMMELZEIT *Die Blätter können zwei- bis dreimal im Jahr zwischen Frühsommer und Frühherbst gesammelt werden. Man schneidet die jungen Triebe ab, wenn sie etwa 30 cm lang sind. Im Schatten bei nicht mehr als 35°C trocknen*

INHALTSSTOFFE *Reich an ätherischem Öl, das Citral, Citronellal, Geraniol und Linalol enthält; Bitterstoffe, Flavone, Harz*

WIRKUNG *Karminativ, krampflösend, antidepressiv, schweißtreibend, blutdrucksenkend, brechreizberuhigend, aromatisch, leberstärkend, nervenstärkend, tonisierend*

ZUBEREITUNG UND DOSIERUNG

AUFGUSS

2–3 TEELÖFFEL TROCKENGUT ODER 4–6 FRISCHE BLÄTTER IN EINER TASSE KOCHENDHEISSEM WASSER 10–15 MINUTEN ZIEHEN UND BIS ZUR EINNAHME ZUGEDECKT LASSEN. MORGENS UND ABENDS EINE TASSE ODER NACH BEDARF TRINKEN.

TINKTUR

DREIMAL TÄGLICH 2–6 ML EINNEHMEN.

KOMBINATIONEN

Bei Verdauungsschwierigkeiten mit Hopfen, Kamille oder Mädesüß; bei Streß und Spannungszuständen mit Lavendel und Lindenblüten

Mentha x piperita

PFLANZENFAMILIE: LABIATAE

PFEFFERMINZE

Diese Pflanze ist eines der besten Karminativa überhaupt. Sie entspannt die viszerale Muskulatur, beseitigt Blähungen, regt die Sekretion von Galle und Verdauungssäften an und lindert Darmkoliken, Magenverstimmungen und deren Begleiterscheinungen. Ihr ätherisches Öl beruhigt die Magenwände und hilft gegen Schwangerschaftserbrechen und Seekrankheit. Auch für die Behandlung der *Colitis ulcerosa* und des Morbus Crohn ist die Pfefferminze von Bedeutung, vor allem aber geschätzt bei fiebrigen Erkältungen und Grippe. Bei Schnupfen kann sie, wenn auch befristet, inhaliert werden. Sie empfiehlt sich ferner, wenn zwischen Verdauungsstörungen und Migräne ein Zusammenhang besteht, stärkt die Nerven bei Angst und nervöser Spannung und erleichtert menstruelle Beschwerden. Die äußerliche Anwendung hilft bei Juckreiz und Entzündungen.

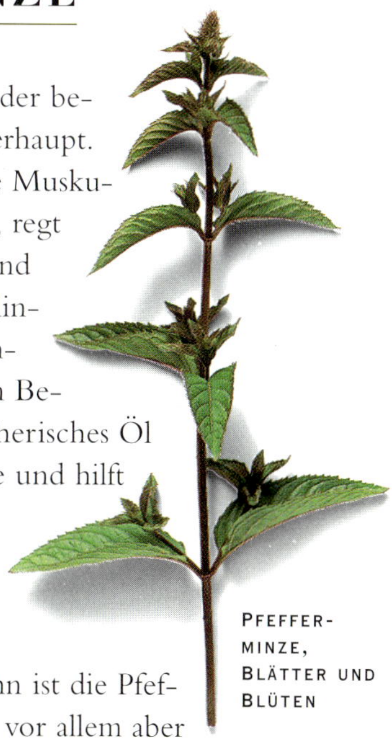

PFEFFERMINZE, BLÄTTER UND BLÜTEN

SAMMELGUT *Oberirdische Pflanzenteile*

SAMMELZEIT *Sammeln, kurz bevor sich die Blüten öffnen.*

INHALTSSTOFFE *Bis zu 2% ätherisches Öl, das Menthol, Menthon und Jasmon enthält; Gerbstoffe, Bitterstoffe*

WIRKUNG *Karminativ, krampflösend, aromatisch, schweißtreibend, Brechreiz beruhigend, nervenstärkend, schmerzlindernd, antikatarrhalisch, keimtötend, menstruationsfördernd, periphere Durchblutung fördernd, stimulierend*

ZUBEREITUNG UND DOSIERUNG

AUFGUSS

1 GEHÄUFTEN TEELÖFFEL TROCKENGUT IN EINER TASSE KOCHENDHEISSEM WASSER 10 MINUTEN ZIEHEN LASSEN. SO HÄUFIG TRINKEN, WIE MAN MAG.

TINKTUR

DREIMAL TÄGLICH 1–2 ML EINNEHMEN.

KOMBINATIONEN

Bei Erkältung und Grippe mit Wasserhanf, Holunderblüten und Schafgarbe

Mentha pulegium

PFLANZENFAMILIE: LABIATAE

POLEIMINZE

Ihr stark aromatisches ätherisches Öl lindert Blähungen und durch diese verursachte Darmkoliken. Es wirkt entspannend bei krampfartigen Schmerzen und Angst. Hauptsächlich wird es jedoch als mentruationsauslösendes Mittel und zur Verstärkung der Uteruskontraktionen verwendet. Da man es in hoher Dosierung zum Schwangerschaftsabbruch einsetzt, ist Vorsicht im Gebrauch der Poleiminze angezeigt. Man sollte beachten, daß die Wirkung des Öls manchmal sehr stark sein kann.

SAMMELGUT *Oberirdische Pflanzenteile*

SAMMELZEIT *Mitte des Sommers, kurz vor der Blüte, Stengel sammeln.*

INHALTSSTOFFE *Ätherisches Öl, Gerbstoff, Glykoflavone*

WIRKUNG *Karminativ, schweißtreibend, stimulierend, menstruationsfördernd, aromatisch*

VORSICHT
WÄHREND DER SCHWANGERSCHAFT MEIDEN!

ZUBEREITUNG UND DOSIERUNG

AUFGUSS
1–2 TEELÖFFEL TROCKENGUT IN EINER TASSE KOCHENDHEISSEM WASSER 10–15 MINUTEN ZIEHEN LASSEN: DREIMAL TÄGLICH TRINKEN.

TINKTUR
DREIMAL TÄGLICH 1–2 ML EINNEHMEN.

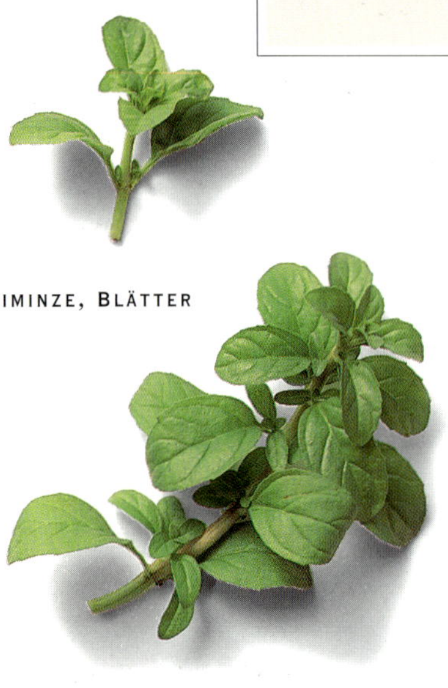

POLEIMINZE, BLÄTTER

Menyanthes trifoliata

PFLANZENFAMILIE: MENYANTHACEAE

MAGENKLEE

Er ist außerordentlich nützlich zur Behandlung von Rheuma, Arthritis und rheumatischer Arthritis, wirkt aber stimulierend und weitend auf die Darmwände und sollte daher bei Kolitis oder Neigung zu Durchfällen auch von Rheumakranken gemieden werden. Als Stimulans von Verdauungssäften und Galle hilft Magenklee, wenn die geschwächte Gesundheit auf Verdauungsträgheit, Stoffwechselstörungen oder Erkrankungen der Leber und Gallenblase zurückzuführen ist.

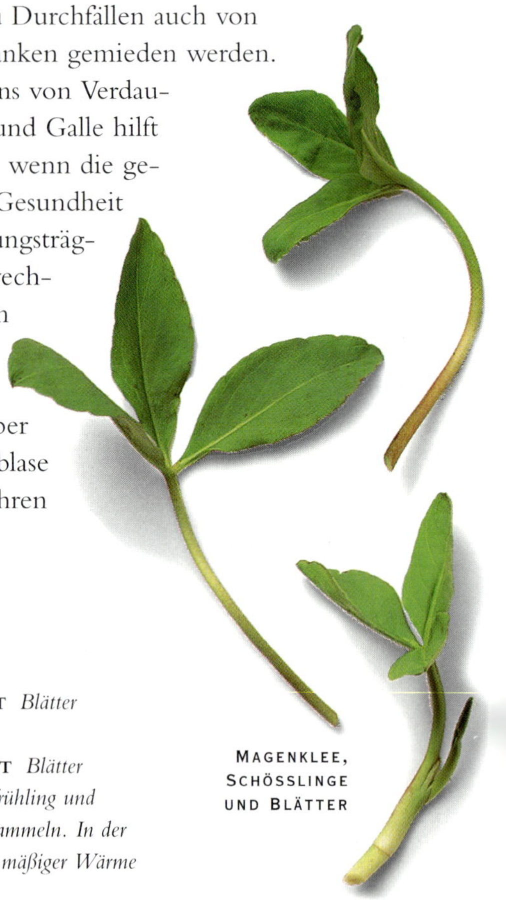

MAGENKLEE, SCHÖSSLINGE UND BLÄTTER

SAMMELGUT *Blätter*

SAMMELZEIT *Blätter zwischen Spätfrühling und Sommermitte sammeln. In der Sonne oder bei mäßiger Wärme trocknen.*

INHALTSSTOFFE *Bittere Glykoside, Alkaloide, Saponin, ätherisches Öl, Flavonoide, Pektin*

WIRKUNG *Verdauungsfördernd, diuretisch, gallentreibend, antirheumatisch, alterativ, entzündungshemmend, leberstärkend, tonisierend*

ZUBEREITUNG UND DOSIERUNG

AUFGUSS
1–2 TEELÖFFEL TROCKENGUT IN EINER TASSE KOCHENDHEISSEM WASSER 10–15 MINUTEN ZIEHEN LASSEN: DREIMAL TÄGLICH TRINKEN.

TINKTUR
DREIMAL TÄGLICH 1–4 ML EINNEHMEN.

KOMBINATIONEN
Zur Rheumabehandlung mit Wanzenkraut und Selleriesamen

Mitchella repens

PFLANZENFAMILIE: RUBIACEAE

REBHUHNBEERE

Diese Heilpflanze ist durch die nordamerikanischen Indianer zu uns gekommen. Sie ist eins der besten Mittel zur Vorbereitung des Uterus und des gesamten Organismus auf die Geburt. Damit die Niederkunft für Mutter und Kind gut verläuft, sollte es bereits mehrere Wochen vor dem Termin genommen werden. Die Rebhuhnbeere vermag auch Regelschmerzen zu lindern und dient als Adstringens zur Behandlung schleimiger Kolitis.

SAMMELGUT *Oberirdische Pflanzenteile*

SAMMELZEIT *Diese immergrüne Pflanze trifft man in ihrer waldigen Heimat zu jeder Jahreszeit an und wird am besten zwischen Frühlingsmitte und Frühsommer gesammelt.*

INHALTSSTOFFE *Saponine, Schleimstoff*

WIRKUNG *Die Geburt erleichternd, menstruationsfördernd, diuretisch, adstringierend, tonisierend, den Uterus aktivierend*

ZUBEREITUNG UND DOSIERUNG

AUFGUSS

1 TEELÖFFEL PFLANZENMATERIAL IN EINER TASSE KOCHENDHEISSEM WASSER 10–15 MINUTEN ZIEHEN LASSEN: DREIMAL TÄGLICH TRINKEN.

TINKTUR

DREIMAL TÄGLICH 1–2 ML EINNEHMEN.

REBHUHNBEERE, GETROCKNETES PFLANZENMATERIAL

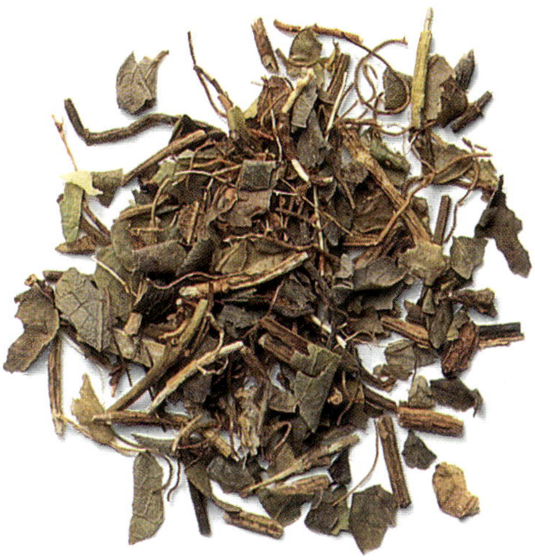

KOMBINATIONEN

Zur Vorbereitung auf die Geburt mit den Blättern der Himbeere; bei Regelschmerzen mit dem Gemeinen Schneeball und der Küchenschelle

Myrica cerifera

PFLANZENFAMILIE: MYRICACEAE

GAGELSTRAUCH

Als kreislaufanregendes Mittel ist er für die ganzheitliche Behandlung vieler Erkrankungen von Bedeutung. Durch seine Wirkungsweise ist der Gagelstrauch bei Durchfall und Ruhr ein geschätztes Adstringens, empfehlenswert auch bei schleimiger Kolitis. Bei Halsschmerzen und Erkältungen benutzt man ihn zum Gurgeln, bei Leukorrhö zur Scheidenspülung.

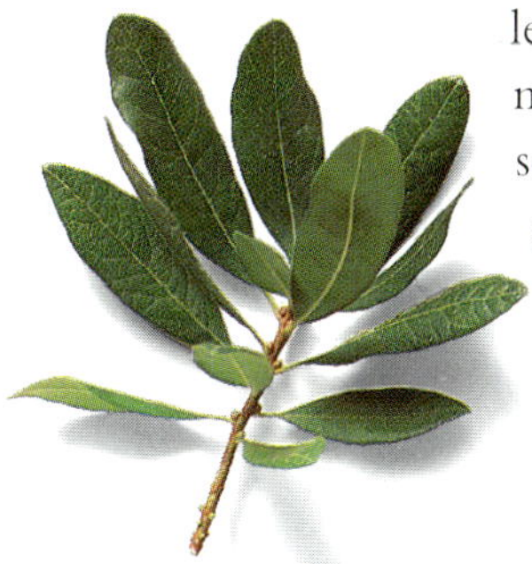

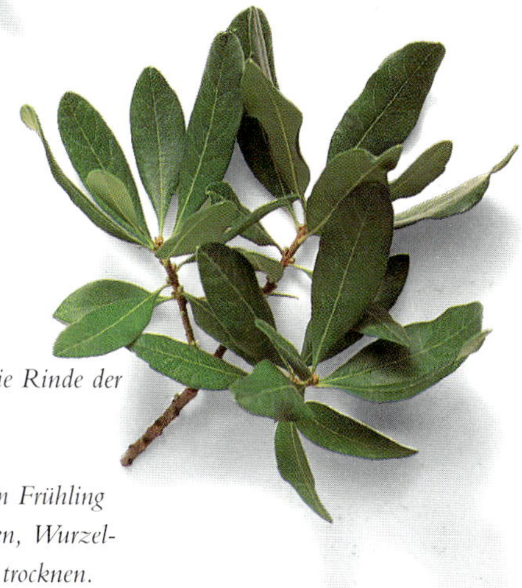

GAGELSTRAUCH, BLÄTTER

SAMMELGUT *Die Rinde der Wurzel*

SAMMELZEIT *Im Frühling oder Herbst ausgraben, Wurzelrinde abschälen und trocknen.*

INHALTSSTOFFE *Gerbstoffe, Harz, ätherisches Öl*

WIRKUNG *Adstringierend, kreislaufanregend, schweißtreibend, tonisierend*

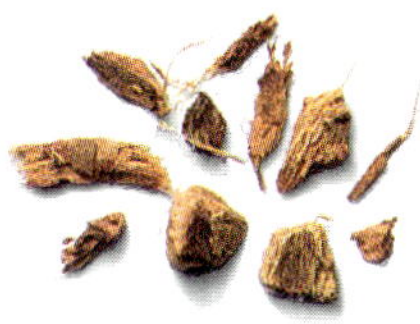

GAGELSTRAUCH, GETROCKNETE RINDE

ZUBEREITUNG UND DOSIERUNG

ABKOCHUNG

1 TEELÖFFEL WURZELRINDE IN EINE TASSE KALTES WASSER GEBEN, AUFKOCHEN UND 10–15 MINUTEN ZIEHEN LASSEN: DREIMAL TÄGLICH TRINKEN.

TINKTUR

DREIMAL TÄGLICH 1–3 ML EINNEHMEN.

KOMBINATIONEN

Als Adstringens für die Verdauungsorgane mit Beinwellwurzel und Odermennig

Myroxylon balsamum

PFLANZENFAMILIE: LEGUMINOSAE

TOLUBALSAMBAUM

Diese Heilpflanze ist vor allem ein Expektorans für die Schleimhäute der Atemwege und wird in Hustenmixturen verwendet, die als Sirup oder Tinktur erhältlich sind.

SAMMELGUT *Ein flüssiger Balsam: Er entfließt der Rinde des in den Anden beheimateten Baums und ergibt, an der Luft getrocknet, ein sprödes Harz.*

INHALTSSTOFFE *80% Harz, das reich an Zimt- und Benzoesäure ist und etwas Vanillin enthält.*

WIRKUNG *Antiseptisch, auswurffördernd, brustwirksam*

ZUBEREITUNG UND DOSIERUNG

TOLUBALSAM WIRD NUR NOCH SELTEN IN SEINER REINEN FORM BENUTZT. ZUM INHALIEREN GIBT MAN ETWA 1 TEELÖFFEL DAVON IN EIN DAMPFBAD, ZUR INNERLICHEN ANWENDUNG NIMMT MAN ½–1 G DREIMAL TÄGLICH.

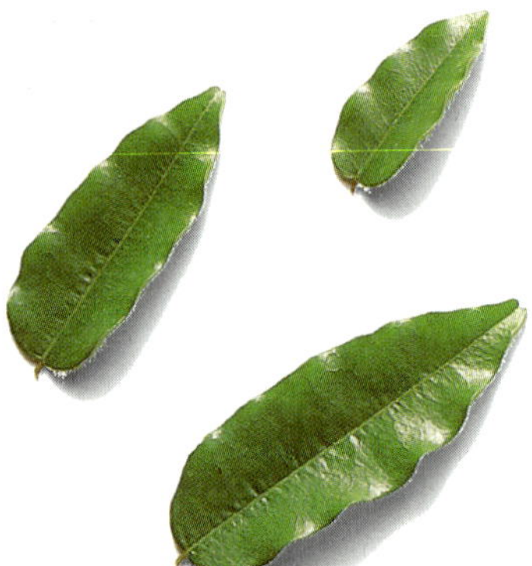

TOLUBALSAMBAUM, BLÄTTER

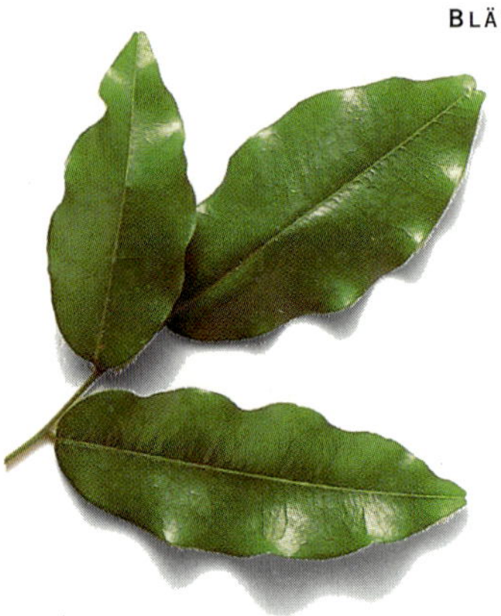

Nepeta cataria

PFLANZENFAMILIE: LABIATAE

KATZENMINZE

Sie ist ein traditionelles, stark schweißtreibendes Mittel gegen Erkältungen und Grippe, das speziell bei fiebriger Bronchitis verwendet wird. Als krampflösendes Karminativum lindert es Magenverstimmungen, Verdauungsstörungen, Blähungen und Koliken. Die Katzenminze ist besonders geeignet für Kinder, die Durchfall haben, und hat sowohl eine entspannende wie nervenberuhigende Wirkung.

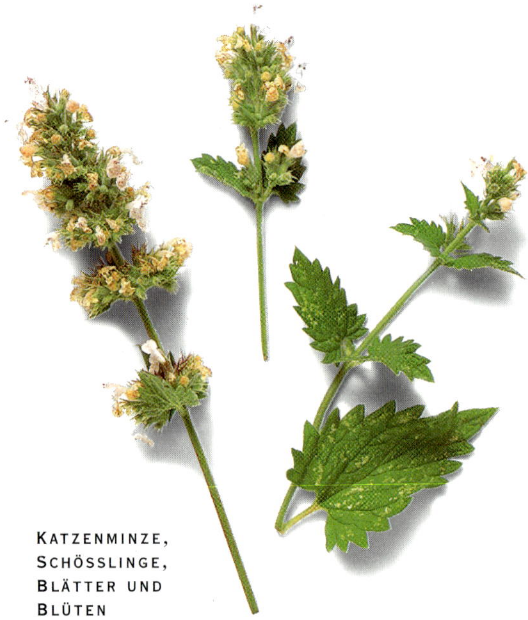

KATZENMINZE, SCHÖSSLINGE, BLÄTTER UND BLÜTEN

ZUBEREITUNG UND DOSIERUNG

AUFGUSS

2 TEELÖFFEL TROCKENGUT IN EINER TASSE KOCHENDHEISSEM WASSER 10–15 MINUTEN ZIEHEN LASSEN: DREIMAL TÄGLICH TRINKEN.

TINKTUR

DREIMAL TÄGLICH 2–4 ML EINNEHMEN.

SAMMELGUT *Blätter und blühende Spitzen*

SAMMELZEIT *Zwischen Frühsommer und Frühherbst*

INHALTSSTOFFE *Ätherisches Öl mit Citronellol, Geraniol und Citral; Bitterstoff, Gerbstoffe*

WIRKUNG *Karminativ, krampflösend, schweißtreibend, sedativ, adstringierend*

KOMBINATIONEN

Bei Erkältungen mit Wasserhanf, Schwarzem Holunder, Schafgarbe oder Cayennepfeffer

Origanum vulgare

PFLANZENFAMILIE: LABIATAE

OREGANO

Auch als Majoran bekannt, ist Oregano ein weithin geschätztes Gewürz und Heilmittel. Wegen seiner schweißtreibenden Wirkung verwendet man ihn in ähnlicher Weise wie den Ysop häufig bei Erkältungen und Grippe. Aufgrund seiner antiseptischen Eigenschaften eignet er sich zur Spülung bei Entzündungen in Mund und Hals. Die äußerliche Anwendung ist bei infizierten Schnittverletzungen und Wunden empfehlenswert. Bei Husten und Keuchhusten trinkt man Oregano-Tee, der auch nervöse Kopfschmerzen lindert. Dazu reibt man außerdem Stirn und Schläfen mit dem ätherischen Öl ein. Auch bei Muskel- und Rheumaschmerzen hilft das eingeriebene Öl. Eine Oregano-Lotion ist bei Insektenstichen nützlich.

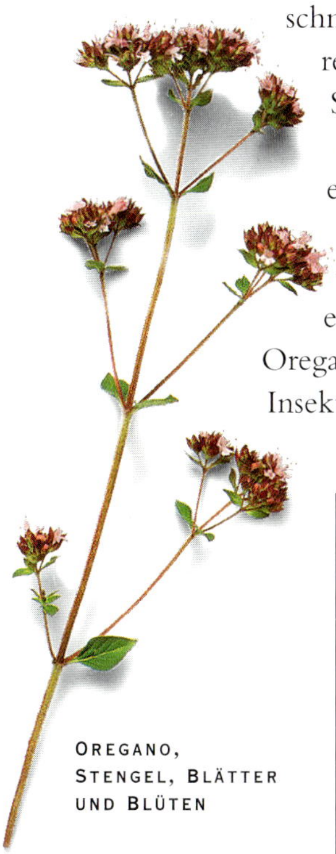

OREGANO, STENGEL, BLÄTTER UND BLÜTEN

SAMMELGUT *Oberirdische Pflanzenteile*

SAMMELZEIT *Sobald die Pflanze blüht: Lange und dicke Stiele meiden.*

INHALTSSTOFFE *Ätherisches Öl mit Thymol, Carvacrol; Säuren, Gerbstoff, Bitterstoff*

WIRKUNG *Stimulierend, schweißtreibend, keimtötend, auswurffördernd, menstruationsfördernd, peripher durchblutungfördernd*

ZUBEREITUNG UND DOSIERUNG

AUFGUSS

ZUR INNERLICHEN ANWENDUNG: 1 TEELÖFFEL PFLANZENMATERIAL IN EINER TASSE KOCHENDHEISSEM WASSER 10–15 MINUTEN ZIEHEN LASSEN UND DREIMAL TÄGLICH TRINKEN.

MUNDSPÜLUNG

2 ESSLÖFFEL PFLANZENMATERIAL IN 1/2 L KOCHENDEM WASSER 10 MINUTEN ZUGEDECKT ZIEHEN LASSEN. DREIMAL TÄGLICH 5–10 MINUTEN MIT DER AUFGEWÄRMTEN INFUSION GURGELN.

TINKTUR

DREIMAL TÄGLICH 1–2 ML EINNEHMEN.

Packera aurea

PFLANZENFAMILIE: COMPOSITAE

GOLDGELBES KREUZKRAUT

Als Uterustonikum kann es ohne Risiko verwendet werden, wann immer eine Kräftigung nötig ist. Besonders empfehlenswert ist das Kreuzkraut bei klimakterischen Beschwerden, ebenso bei verzögerter oder ausbleibender Menstruation. Bei Leukorrhö wird es zur Scheidenspülung verwendet. Es ist für gesundheitlich Geschwächte und an Tuberkulose Erkrankte ein geschätztes Tonikum.

SAMMELGUT *Getrocknete oberirdische Pflanzenteile*

SAMMELZEIT *Im Sommer, kurz bevor die Blüten sich öffnen*

INHALTSSTOFFE *Alkaloide mit Senecifolinen, Senecin; Harze*

WIRKUNG *Tonisierend für den Uterus, diuretisch, auswurffördernd, menstruationsfördernd*

ZUBEREITUNG UND DOSIERUNG

AUFGUSS

1–3 TEELÖFFEL TROCKENGUT IN EINER TASSE KOCHENDHEISSEM WASSER 10–15 MINUTEN ZIEHEN LASSEN: DREIMAL TÄGLICH TRINKEN.

TINKTUR

DREIMAL TÄGLICH 1–4 ML EINNEHMEN.

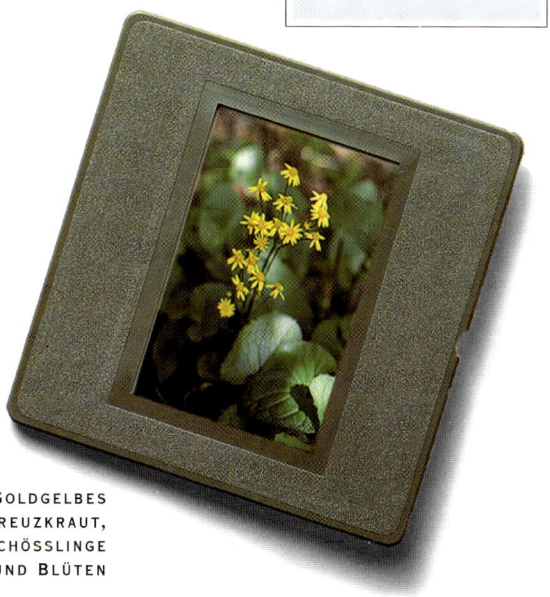

GOLDGELBES KREUZKRAUT, SCHÖSSLINGE UND BLÜTEN

KOMBINATIONEN

Bei klimakterischen Beschwerden mit Johanniskraut, Hafer oder Küchenschelle

Panax ginseng

PFLANZENFAMILIE: ARALIACEAE

GINSENG

Die Geschichte des Ginseng reicht bis ins Altertum, und zahlreiche Legenden berichten von seiner Wunderkraft. Vieles davon ist übertrieben, doch zweifellos ist er eine einzigartige Pflanze. Er mobilisiert die körpereigenen Abwehrkräfte, steigert die Vitalität und Leistungsfähigkeit. Depressionen, vor allem durch Müdigkeit oder Erschöpfung bedingte, werden durch Ginseng günstig beeinflußt. Er empfiehlt sich ganz allgemein bei geschwächter Gesundheit. Außerdem gilt er als Aphrodisiakum. Gelegentlich kann er Kopfschmerzen verursachen.

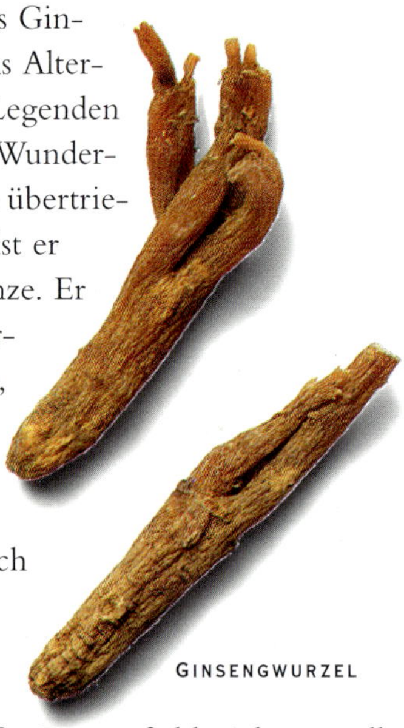

GINSENGWURZEL

SAMMELGUT *Wurzel*

SAMMELZEIT *Ginseng wird in China, Korea und im nordöstlichen Amerika angebaut.*

INHALTSSTOFFE *Steroidale Glykoside, die sogenannten Panaxoside; Sterole, Vitamine der D-Gruppe*

WIRKUNG *Antidepressiv, nervenstärkend, stimulierend, tonisierend*

ZUBEREITUNG UND DOSIERUNG

HÄUFIG WIRD DIE WURZEL GEKAUT, ODER ES WIRD EINE ABKOCHUNG ZUBEREITET: 1/2 TEELÖFFEL PULVERISIERTE WURZEL IN EINER TASSE WASSER AUFKOCHEN UND 10 MINUTEN WEITERKOCHEN LASSEN: DREIMAL TÄGLICH TRINKEN.

Papaver rhoeas

PFLANZENFAMILIE: PAPAVERACEAE

KLATSCHMOHN

Diese schöne Blume, die unsere Feldwege säumt, besitzt nicht die Wirkung der ihr verwandten Opiumpflanze. Sie wird zur Linderung von Reizhusten und bei katarrhalischen Atemwegserkrankungen verwendet. Die Blütenblätter mischt man gern unter Kräutertees und Gewürzmixturen, damit sie farbiger aussehen.

SAMMELGUT *Blütenblätter*

SAMMELZEIT *Mitte bis Ende des Sommers an einem trockenen Morgen, wenn der Tau verdunstet ist, Blütenblätter sammeln und sorgsam trocknen.*

INHALTSSTOFFE *Gerbstoff, Schleimstoff, Spuren von Alkaloiden*

WIRKUNG *Mild beruhigend, auswurffördernd*

ZUBEREITUNG UND DOSIERUNG

AUFGUSS

1–2 TEELÖFFEL GETROCKNETE BLÜTENBLÄTTER IN EINER TASSE KOCHENDHEISSEM WASSER 10–15 MINUTEN ZIEHEN LASSEN: DREIMAL TÄGLICH TRINKEN.

TINKTUR

DREIMAL TÄGLICH 2–4 ML EINNEHMEN.

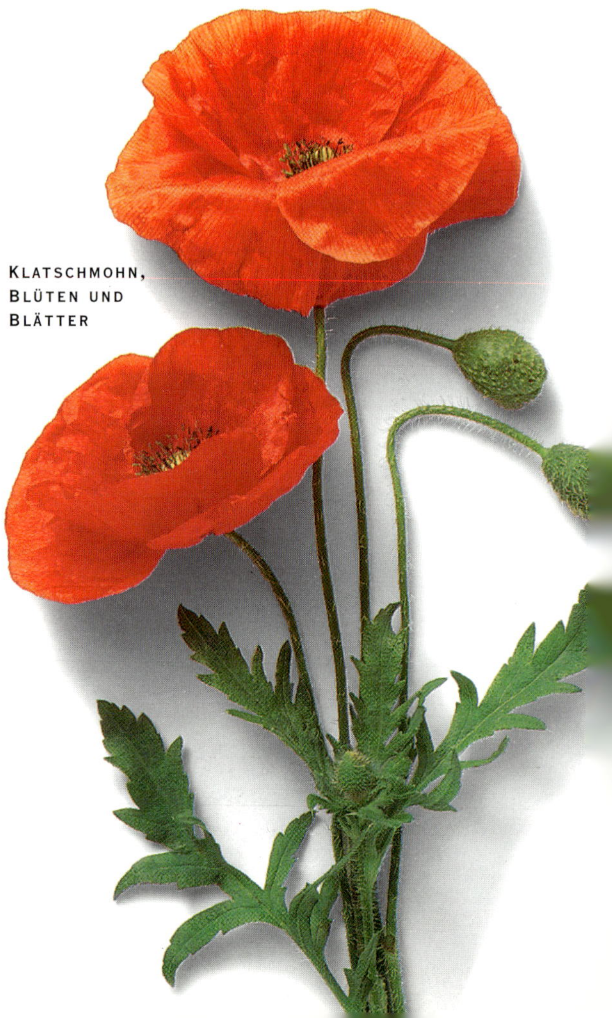

KLATSCHMOHN, BLÜTEN UND BLÄTTER

Parietaria diffusa

PFLANZENFAMILIE: URTICACEAE

AUFRECHTES GLASKRAUT

Verwendung findet es bei Harnwegsentzündungen, insbesondere wenn Linderung gewünscht wird. Glaskraut hilft bei Zystitis und Pyelitis und ist ein gutes Diuretikum, das sich bei nierenbedingtem Harnstau empfiehlt. Außerdem dient es zur Behandlung von Nierensteinen und -grieß.

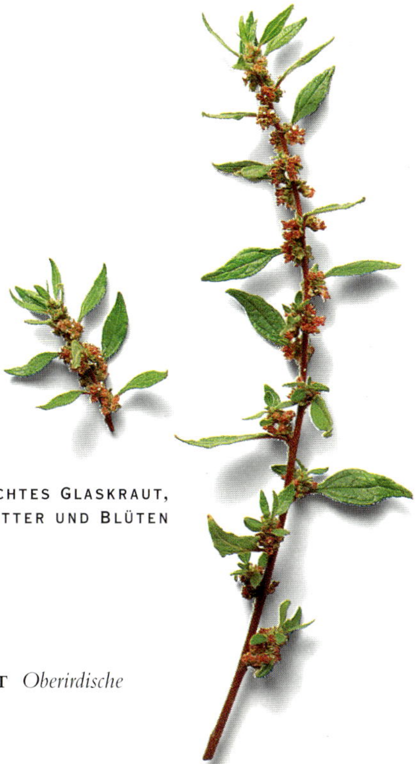

AUFRECHTES GLASKRAUT, BLÄTTER UND BLÜTEN

SAMMELGUT *Oberirdische Pflanzenteile*

SAMMELZEIT *Zwischen Frühsommer und Frühherbst*

INHALTSSTOFFE *Bitterstoff, Gerbstoff*

WIRKUNG *Diuretisch, reizlindernd, Steinbildung abwehrend, abführend*

ZUBEREITUNG UND DOSIERUNG

AUFGUSS

1–2 TEELÖFFEL TROCKENGUT IN EINER TASSE KOCHENDHEISSEM WASSER 10–15 MINUTEN ZIEHEN LASSEN: DREIMAL TÄGLICH TRINKEN.

TINKTUR

DREIMAL TÄGLICH 2–4 ML EINNEHMEN.

KOMBINATIONEN

Mit Ackersinau, Bukkostrauch oder Wacholder

Passiflora incarnata

PFLANZENFAMILIE: PASSIFLORACEAE

PASSIONSBLUME

Sie ist zur Behandlung von schwer beeinflußbaren Schlafstörungen geeignet, erleichtert das Einschlafen und führt zu einem erholsamen Schlaf, ohne unangenehme Nachwirkungen. Die krampflösenden Eigenschaften der Passionsblume sind gefragt bei Parkinson, Anfallsleiden und Hysterie. Außerdem lindert sie Neuralgien und Virusinfektionen der Nervenbahnen, die als Gürtelrose bekannt sind. Auch bei Asthma ist sie ihrer krampflösenden Wirkung wegen von Nutzen.

ZUBEREITUNG UND DOSIERUNG

AUFGUSS

1 TEELÖFFEL TROCKENGUT IN EINER TASSE KOCHENDHEISSEM WASSER 15 MINUTEN ZIEHEN LASSEN: GEGEN SCHLAFLOSIGKEIT EINE TASSE ABENDS, BEI SONSTIGEN BESCHWERDEN ZWEIMAL TÄGLICH EINE TASSE TRINKEN.

TINKTUR

STATT AUFGUSS JEWEILS 1–4 ML EINNEHMEN.

SAMMELGUT *Getrocknete Blätter*

SAMMELZEIT *Sammelt man nur die Blätter, dann kurz vor der Blüte, zwischen Spätfrühling und Sommermitte; nach der Blüte kann man auch die Früchte sammeln.*

INHALTSSTOFFE *Alkaloide, darunter Harmin, Harman, Harmol und Passiflorin; Flavon, Glykoside, Sterole*

WIRKUNG *Beruhigend, einschläfernd, krampflösend, schmerzlindernd, nervenstärkend*

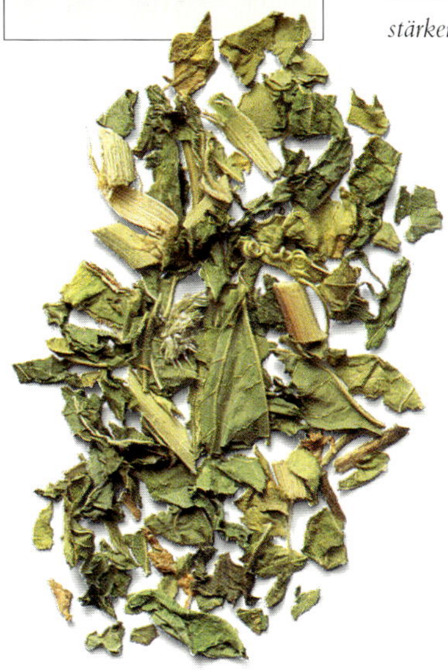

GETROCKNETE PASSIONSBLUME

KOMBINATIONEN

Bei Schlafstörungen mit Baldrian, Hopfen und Piscidiabaum

Petasites hybridus

PFLANZENFAMILIE: COMPOSITAE

GEMEINE PESTWURZ

Diese Heilpflanze hat eine entspannende Wirkung auf die Muskulatur, so daß sie bei Darmkoliken, Asthma und Regelschmerzen verwendet wird. Sie entkrampft und lindert zugleich die Schmerzen. Auch bei Fieber ist die Pestwurz empfehlenswert. Die frischen Blätter sind ein gutes Wundpflaster.

SAMMELGUT *Rhizome oder Blätter*

SAMMELZEIT *Rhizome im Sommer, Blätter während der Wachstumsphase sammeln.*

INHALTSSTOFFE *Ätherisches Öl, Schleimstoff, bittere Glykoside, Gerbstoff*

WIRKUNG *Krampflösend, diuretisch, schweißtreibend*

ZUBEREITUNG UND DOSIERUNG

ABKOCHUNG

1 TEELÖFFEL WURZELMATERIAL IN EINER TASSE WASSER AUFKOCHEN UND 10–15 MINUTEN WEITERKOCHEN LASSEN: DREIMAL TÄGLICH TRINKEN.

TINKTUR

DREIMAL TÄGLICH 1–2 ML EINNEHMEN.

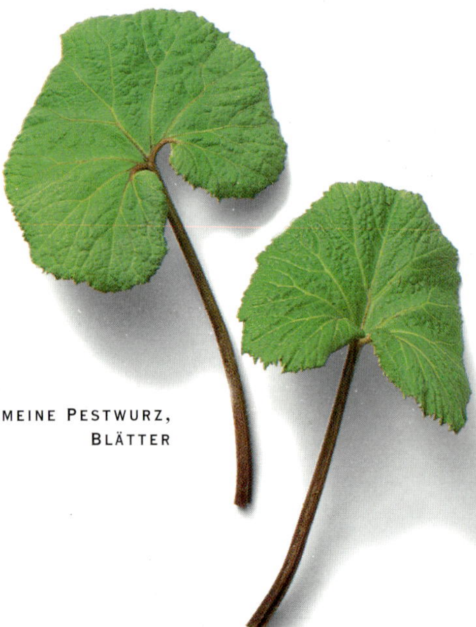

GEMEINE PESTWURZ, BLÄTTER

Petroselinum crispum

PFLANZENFAMILIE: UMBELLIFERAE

PETERSILIE

Das frische, in der guten Küche so beliebte Kraut ist reich an Vitamin C. Medizinisch hat es drei wichtige Anwendungsbereiche. Zum einen ist die Petersilie ein probates Diuretikum, das den Körper von Wasser befreit, und empfehlenswert, wann immer diese Wirkung angestrebt wird. Allerdings muß die Ursache eines solchen Problems gefunden werden, denn es hat keinen Sinn, nur Symptome zu behandeln. Zum anderen stimuliert die Petersilie den menstruellen Prozeß. Sie sollte daher in der Schwangerschaft nicht in medizinischer Dosierung verwendet werden, denn das könnte den Uterus zu stark reizen. Weiter ist sie ein Karminativum, das Blähungen und Darmkoliken lindert.

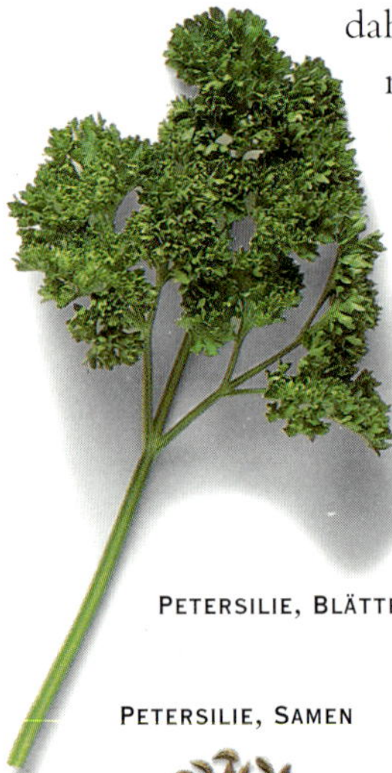

PETERSILIE, BLÄTTER

PETERSILIE, SAMEN

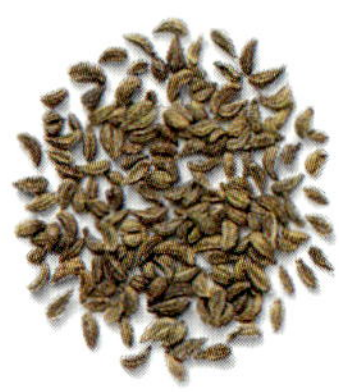

SAMMELGUT *Hauptwurzel, Blätter und Samen*

SAMMELZEIT *Wurzel der zweijährigen Pflanze im Herbst, Blätter jederzeit während der Wachstumsperiode sammeln.*

INHALTSSTOFFE *Ätherisches Öl mit Apiol und Myristicin; Vitamin C, Apiin (ein Glykosid), Stärke*

WIRKUNG *Diuretisch, auswurffördernd, menstruationsfördernd, karminativ, angeblich aphrodisisch, tonisierend*

ZUBEREITUNG UND DOSIERUNG

AUFGUSS

1–2 TEELÖFFEL TROCKENGUT IN EINER TASSE KOCHENDHEISSEM WASSER GUT ZUGEDECKT 5–10 MINUTEN ZIEHEN LASSEN: DREIMAL TÄGLICH TRINKEN.

TINKTUR

DREIMAL TÄGLICH 2–4 ML EINNEHMEN.

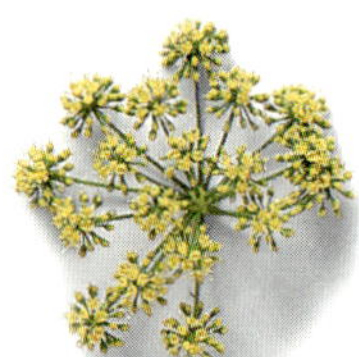

PETERSILIE, BLÜTEN

VORSICHT

WÄHREND DER SCHWANGERSCHAFT KEINE MEDIZINISCHE DOSIS!

Peumus boldo

PFLANZENFAMILIE: MONIMIACEAE

BOLDO

Dies ist ein Spezifikum für Steine und Entzündungen der Gallenblase. Boldo wird auch bei Leibschmerzen infolge von Störungen der Leber und Gallenblase verwendet. Er wirkt reizlindernd auf die Harnwege und eignet sich als Antiseptikum zur Behandlung einer Zystitis.

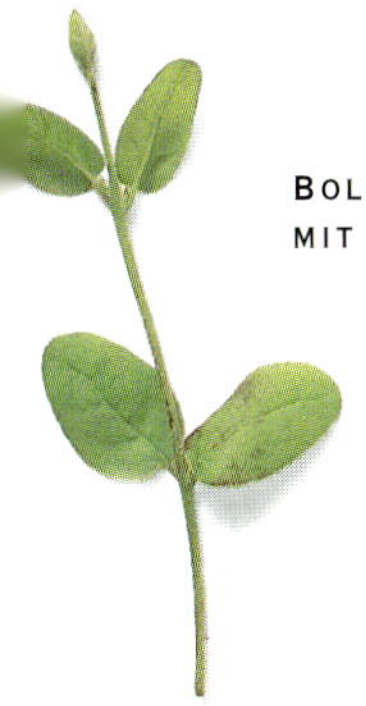

BOLDO, STENGEL MIT BLÄTTERN

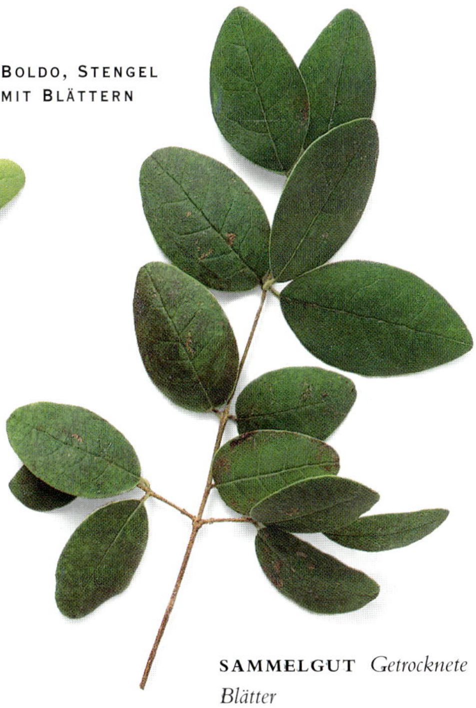

SAMMELGUT *Getrocknete Blätter*

SAMMELZEIT *Die immergrünen Blätter können jederzeit gesammelt werden. Sorgsam im Schatten bei Temperaturen nicht über 40 °C trocknen.*

INHALTSSTOFFE *2% ätherisches Öl, Boldin (ein Alkaloid), Glykoside, Harze, Gerbstoff*

WIRKUNG *Gallentreibend, leberstärkend, diuretisch, sedativ, tonisierend*

ZUBEREITUNG UND DOSIERUNG

AUFGUSS

1 TEELÖFFEL GETROCKNETE BLÄTTER IN EINER TASSE KOCHENDHEISSEM WASSER 10–15 MINUTEN ZIEHEN LASSEN: DREIMAL TÄGLICH TRINKEN.

TINKTUR

DREIMAL TÄGLICH 1–2 ML EINNEHMEN.

KOMBINATIONEN

Zur Behandlung von Gallenblasen- und Lebererkrankungen mit Schneeflockenstrauch und Mahonie

Phytolacca americana

PFLANZENFAMILIE: PHYTOLACCACEAE

KERMESBEERE

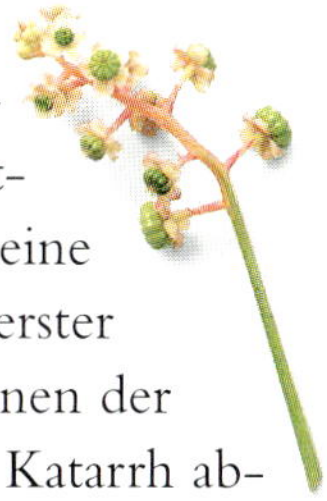

Sie hat zahlreiche Anwendungsgebiete und ist für die ganzheitliche Behandlung in vielen Fällen eine wertvolle Ergänzung. Sie kann in erster Linie als Heilmittel gegen Infektionen der oberen Atemwege gelten, das den Katarrh abklingen läßt und die Reinigung der Lymphdrüsen fördert. Sie hilft auch bei Mandel- und Kehlkopfentzündung, Drüsenschwellungen und Mumps. Außerdem wird man die Kermesbeere bei Lymphdrüsenstörungen an anderen Stellen des Körpers zu schätzen wissen. In hoher Dosierung ist sie ein starkes Emetikum und Abführmittel. Also Vorsicht! Die äußerliche Anwendung als Lotion oder Salbe ist bei Krätze und Hautausschlägen hilfreich.

ZUBEREITUNG UND DOSIERUNG

ABKOCHUNG

KERMESBEERE NUR IN KLEINER DOSIS ANWENDEN! 1/4 TEELÖFFEL WURZELMATERIAL IN EINER TASSE WASSER AUFKOCHEN UND 10–15 MINUTEN WEITERKOCHEN LASSEN: DREIMAL TÄGLICH TRINKEN.

TINKTUR

DREIMAL TÄGLICH 0,1–0,5 ML EINNEHMEN.

SAMMELGUT *Die Wurzel*

SAMMELZEIT *Wurzel im Spätherbst oder im Frühling ausgraben, säubern und vor dem Trocknen in Längsrichtung teilen.*

INHALTSSTOFFE *Tripterpenoide Saponine, Alkaloid, Harze, Phytolaccinsäure, Gerbstoff, Ameisensäure*

WIRKUNG *Antirheumatisch, stimulierend, antikatarrhalisch, stark abführend, emetisch, tonisierend*

VORSICHT

IN HOHER DOSIS IST DIE KERMESBEERE EIN STARKES EMETIKUM UND ABFÜHRMITTEL!

KERMESBEERE, BLÄTTER UND BLÜTEN

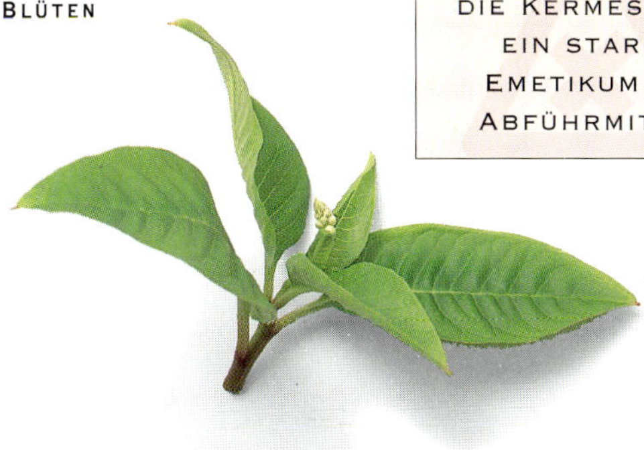

KOMBINATIONEN

Bei lymphatischen Problemen mit Klebkraut und Buntfarbiger Schwertlilie

Picrasma excelsor

PFLANZENFAMILIE: SIMARUBACEAE

QUASSIA

Sie wirkt ausgezeichnet bei dyspeptischen Beschwerden, die durch schwachen Gewebetonus bedingt sind. Wie alle Bittermittel regt Quassia die Speichelproduktion und Sekretion der Verdauungssäfte an und steigert dadurch den Appetit. Sie kann ohne Risiko in allen Fällen von Appetitlosigkeit *(Anorexia nervosa)* und träger Verdauung verwendet werden. Zur Vertreibung von Fadenwürmern nimmt man Quassia als Klistier und Teegetränk. Mit der Lotion bekämpft man Läuse.

ZUBEREITUNG UND DOSIERUNG

KALTER AUFGUSS

1/2–1 TEELÖFFEL QUASSIAHOLZ ÜBER NACHT IN EINER TASSE KALTEM WASSER ZIEHEN LASSEN: DREIMAL TÄGLICH TRINKEN.

ALS EMETIKUM

QUASSIAHOLZ IN WASSER IM VERHÄLTNIS 1 ZU 20 ZIEHEN LASSEN.

TINKTUR

DREIMAL TÄGLICH 1/2–1 ML EINNEHMEN.

SAMMELGUT *Kleine Stückchen vom Stammholz, ohne die Rinde*

SAMMELZEIT *Material vom Stammholz nach dem Fällen des Baums sammeln.*

INHALTSSTOFFE *Bittere Glykoside, Alkaloide*

WIRKUNG *Verdauungsfördernd (tonisierendes Bittermittel), Speichelfluß anregend, Würmer vertreibend*

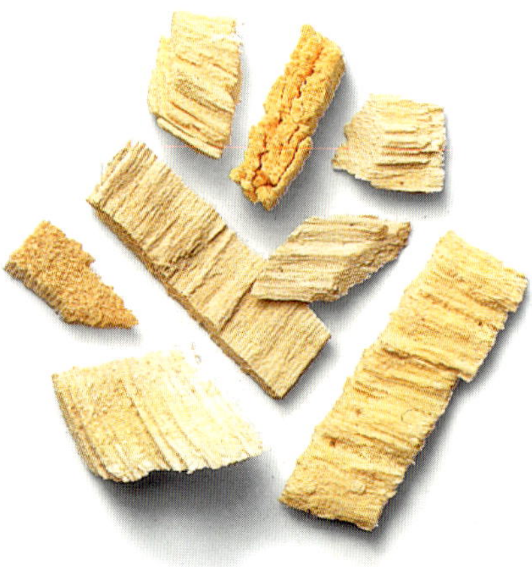

QUASSIA, GETROCKNETE SPLITTER VOM STAMMHOLZ

KOMBINATIONEN

Bei Verdauungsstörungen mit Mädesüß, Wurzel vom Echten Eibisch und Hopfen

Pilosella officinarum

PFLANZENFAMILIE: COMPOSITAE

HABICHTSKRAUT

Dieses schon im Mittelalter von Hildegard von Bingen erwähnte Kraut wird wegen der Form seiner Blätter auch »Hasenohr« genannt. Man verwendet es bei entzündlichen Erkrankungen der Atemwege, insbesondere bei starkem schleimigem Auswurf und sogar bei blutigem Husten. Es gilt als Spezifikum gegen Keuchhusten und wirkt wohltuend bei Bronchitis und Bronchialasthma. Die äußerliche Anwendung als Breiumschlag unterstützt die Wundheilung und dient der Behandlung von Krampfadern und Knochenbrüchen.

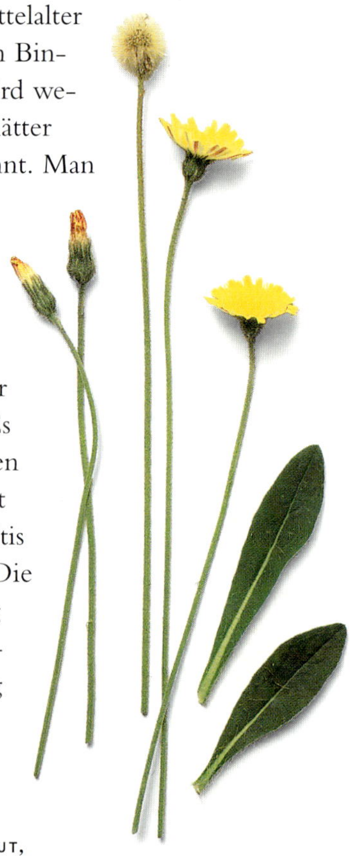

HABICHTSKRAUT, BLÄTTER UND BLÜTEN

SAMMELGUT *Oberirdische Pflanzenteile*

SAMMELZEIT *Zur Blüte, vom späten Frühling bis zum frühen Sommer.*

INHALTSSTOFFE *Umbelliferon, ein Kumarin; Flavone und Flavonoide; Koffeinsäure, Chlorogensäure*

WIRKUNG *Krampflösend, auswurffördernd, antikatarrhalisch, adstringierend, Speichelfluß anregend, wundheilend, brustwirksam*

ZUBEREITUNG UND DOSIERUNG

AUFGUSS

1–2 TEELÖFFEL TROCKENGUT IN EINER TASSE KOCHENDHEISSEM WASSER 10–15 MINUTEN ZIEHEN LASSEN: DREIMAL TÄGLICH ODER NACH BEDARF TRINKEN.

TINKTUR

DREIMAL TÄGLICH 1–4 ML EINNEHMEN.

KOMBINATIONEN

Gegen Keuchhusten mit Sonnentau, Andorn, Wollblume oder Huflattich

Pimento dioica

PFLANZENFAMILIE: MYRTACEAE

PIMENTBAUM

Er ist ein angenehmes Karminativum, bekannt auch als Jamaikapfeffer, und vermag Blähungen und Verdauungsschmerzen zu lindern. Als Kompresse hilft er bei Rheuma und Neuralgien. Hauptsächlich wird er in der Nahrungsmittelindustrie als Gewürz verwendet.

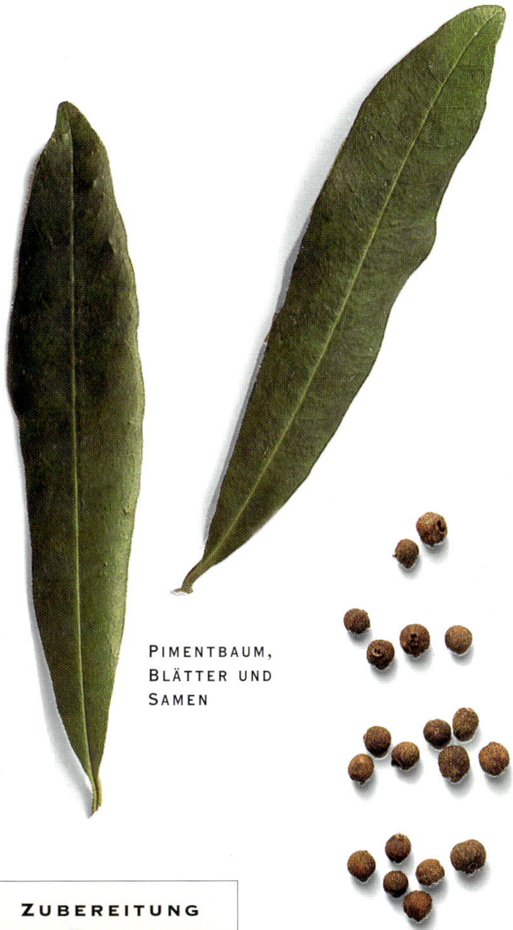

PIMENTBAUM, BLÄTTER UND SAMEN

ZUBEREITUNG UND DOSIERUNG

AUFGUSS

DIE GETROCKNETEN BEEREN KURZ VOR IHRER VERWENDUNG LEICHT ZERDRÜCKEN, UM DAS ÄTHERISCHE ÖL FREIZUSETZEN. 1 TEELÖFFEL BEEREN IN EINER TASSE KOCHENDHEISSEM WASSER 5–10 MINUTEN ZIEHEN LASSEN. ZUR LINDERUNG VON BAUCHSCHMERZEN NACH BEDARF WARM TRINKEN.

SAMMELGUT *Beeren*

SAMMELZEIT *Die noch grünen Beeren pflücken, da sie während des Reifens ihr Aroma verlieren. Bei langsamer Trocknung werden sie rotbraun.*

WIRKUNG *Karminativ, stoffwechselanregend, aromatisch, periphere Durchblutung fördernd*

KOMBINATIONEN

Mixturen, die Übelkeit hervorrufen, kann man Pimentbaumbeeren zur Geschmacksverbesserung beigeben.

Pimpinella anisum

PFLANZENFAMILIE: UMBELLIFERAE

ANIS

Auf dem ätherischen Öl seiner Samen beruht die Verwendung bei Leibschmerzen, Darmkoliken und Blähungen. Wegen seiner schleim- und krampflösenden Wirkung dient Anis auch der Behandlung von Bronchitis, hartnäckigem Reizhusten infolge einer Tracheitis und bei Keuchhusten. Zur Salbe verarbeitet eignet sich das Öl als Mittel gegen Krätze, das reine Öl vertreibt Läuse.

SAMMELGUT *Samen*

SAMMELZEIT *Die reifen, trockenen Früchte zwischen Sommermitte und Frühherbst sammeln.*

INHALTSSTOFFE *Bis zu 6% ätherische Öle, darunter Anethol; 30% fette Öle; Cholin*

WIRKUNG *Auswurffördernd, krampflösend, karminativ, Parasiten abtötend, aromatisch, keimtötend, milchtreibend, brustwirksam, tonisierend*

ZUBEREITUNG UND DOSIERUNG

AUFGUSS

UM DAS ÄTHERISCHE ÖL FREIZUSETZEN, SOLLTEN DIE SAMEN VOR IHRER VERWENDUNG SANFT ZERBRÖSELT WERDEN. 1–2 TEELÖFFEL SAMEN IN EINER TASSE KOCHENDHEISSEM WASSER 5–10 MINUTEN GUT ZUGEDECKT ZIEHEN LASSEN: DREIMAL TÄGLICH EINE TASSE TRINKEN. GEGEN BLÄHUNGEN EINE TASSE LANGSAM VOR DEN MAHLZEITEN TRINKEN.

ÖL

1 TROPFEN ÖL MIT 1/2 TEELÖFFEL HONIG VERMISCHT EINNEHMEN.

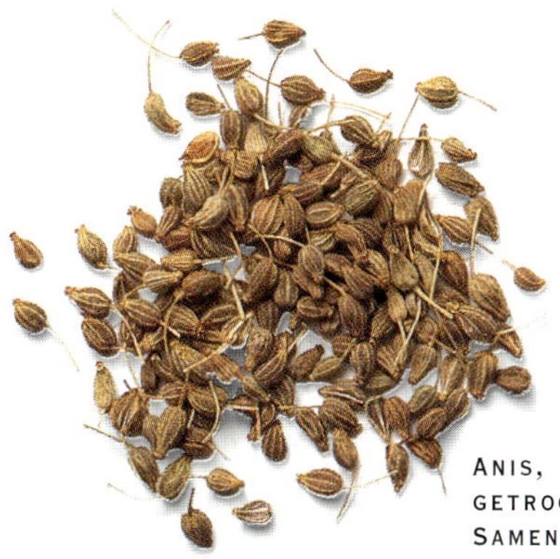

ANIS, GETROCKNETE SAMEN

KOMBINATIONEN

Bei Koliken infolge von Blähungen: mit Fenchel und Kümmel zu gleichen Teilen mischen; bei Bronchitis: eine Mischung aus Huflattich, Andorn und Lobelie.

Pinus sylvestris

PFLANZENFAMILIE: PINACEAE

GEMEINE KIEFER

Sie kann bei Bronchitis, Nebenhöhlenentzündung und Katarrh der oberen Luftwege zum Inhalieren und Einnehmen verwendet werden. Auch bei Asthma ist die Kiefer hilfreich. Aufgrund ihrer stimulierenden Wirkung eignet sie sich zur inneren Behandlung von Rheuma und Arthritis. Aus den Zweigen wird Badewasserzusatz gewonnen, der gegen Abgeschlagenheit, Nervosität und Schlaflosigkeit wirkt, die Wundheilung unterstützt und Hautreizungen lindert.

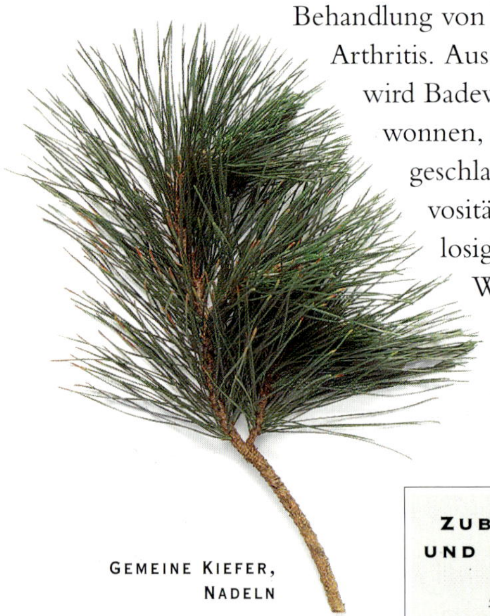

GEMEINE KIEFER, NADELN

SAMMELGUT *Nadeln und junge Knospen*

SAMMELZEIT *Am besten im Frühling die jungen Triebe mit den Zweigen sammeln. Auch andere Kiefernarten wie* Pinus pinaster, Pinus pinea *und* Pinus nigra *sind verwendbar.*

INHALTSSTOFFE *Gerbstoff, Harz, ätherisches Öl, Terpene, Pinipricrin*

WIRKUNG *Antiseptisch, antikatarrhalisch, stimulierend, tonisierend*

ZUBEREITUNG UND DOSIERUNG

AUFGUSS

1/2 TEELÖFFEL GETROCKNETE NADELN IN EINER TASSE KOCHENDHEISSEM WASSER 10–15 MINUTEN ZIEHEN LASSEN: DREIMAL TÄGLICH TRINKEN.

INHALATION

2–3 HANDVOLL ZWEIGE IN 2 L WASSER AUFKOCHEN UND 5 MINUTEN WEITERKOCHEN LASSEN: DEN DAMPF MIT EINEM HANDTUCH ÜBER DEM KOPF 15 MINUTEN LANG EINATMEN. DES ÖFTEREN WIEDERHOLEN.

BAD

3 HANDVOLL ZWEIGE IN 1 1/2 L WASSER 1/2 STUNDE EINWEICHEN, DANN AUFKOCHEN, 10 MINUTEN WEITERKOCHEN LASSEN, DURCHS SIEB GIESSEN UND INS HEISSE BAD GEBEN.

TINKTUR

DREIMAL TÄGLICH 1–2 ML EINNEHMEN.

Piscidia piscipula

PFLANZENFAMILIE: LEGUMINOSAE

PISCIDIABAUM

Er liefert ein starkes Beruhigungsmittel, das in seiner westindischen Heimat zum Betäuben der Fische verwendet wird. Für den Menschen ist Piscidia nicht giftig, doch Überdosierung sollte man vermeiden. Es ist ein starkes Schmerzmittel gegen Neuralgien und Migräne, lindert aber auch Eierstock- und Uterusschmerzen. Wichtigstes Anwendungsgebiet ist eine nervös oder durch Schmerzen bedingte Schlaflosigkeit.

SAMMELGUT *Rinde vom Stamm*

SAMMELZEIT *Rinde in senkrechten Streifen vom Stamm abnehmen. Der Piscidiabaum wächst in Texas, Mexiko und der Karibik.*

INHALTSSTOFFE *Glykoside, darunter Piscidin, Jamaicin und Icthyon; Flavonoide, u.a. Sumatrol, Lisetin, Piscerythron, Piscidin und Rotenon; harziges Alkaloid*

WIRKUNG *Einschläfernd, schmerzstillend*

ZUBEREITUNG UND DOSIERUNG

ABKOCHUNG

1–2 TEELÖFFEL RINDE IN EINER TASSE WASSER AUFKOCHEN UND 10–15 MINUTEN LEICHT WEITERKOCHEN LASSEN: NACH BEDARF TRINKEN.

TINKTUR

DREIMAL TÄGLICH 1–4 ML EINNEHMEN.

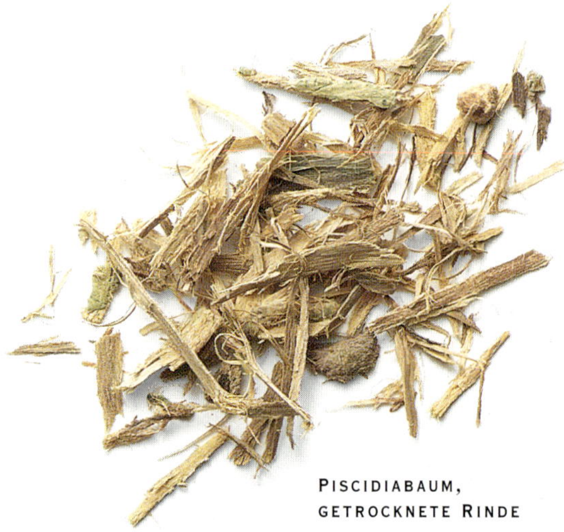

PISCIDIABAUM, GETROCKNETE RINDE

KOMBINATIONEN

Bei Schlafstörungen mit Hopfen und Baldrian; bei Menstruationsbeschwerden mit Amerikanischem Schneeball

Plantago major

PFLANZENFAMILIE: PLANTAGINACEAE

GROSSER WEGERICH

Sowohl der Große als auch der ihm eng verwandte Spitzwegerich besitzen wertvolle Heilkräfte. Die milde schleimlösende Wirkung verbindet sich für die entzündeten und gereizten Schleimhäute mit einer lindernden, so daß wir hier ein ideales Mittel gegen Husten und leichte Bronchitis haben. Seine adstringierenden Eigenschaften erweisen sich als nützlich bei Durchfall, Hämorrhoiden und blutiger Zystitis.

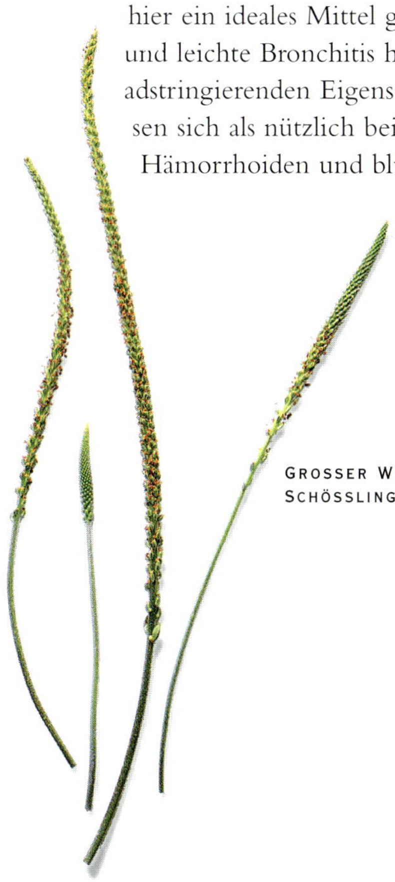

GROSSER WEGERICH, SCHÖSSLINGE

ZUBEREITUNG UND DOSIERUNG

AUFGUSS
2 TEELÖFFEL TROCKENGUT IN EINER TASSE KOCHENDHEISSEM WASSER 10 MINUTEN ZIEHEN LASSEN: DREIMAL TÄGLICH TRINKEN.

SALBE
ZUR BEHANDLUNG VON HÄMORRHOIDEN UND SCHNITTWUNDEN KANN EINE SALBE HERGESTELLT WERDEN.

TINKTUR
DREIMAL TÄGLICH 2–3 ML EINNEHMEN.

SAMMELGUT *Blätter oder oberirdische Pflanzenteile*

SAMMELZEIT *Im Sommer während der Blüte. Umgehend trocknen, da sich die Blätter sonst verfärben.*

INHALTSSTOFFE *Glykoside, u.a. Aucubin; Schleimstoff, Chlorogensäure und Ursolsäure, Siliziumsäure*

WIRKUNG *Auswurffördernd, reizlindernd, adstringierend, diuretisch, hautglättend, wundheilend*

Polygala senega

PFLANZENFAMILIE: POLYGALACEAE

SENEGAWURZEL

Sie ist aus Nordamerika zu uns gekommen. Die Seneca-Indianer verwendeten sie gegen Schlangenbisse. Die Senegawurzel hat hervorragende schleimlösende Eigenschaften und empfiehlt sich daher bei Bronchialasthma, besonders wenn das Aushusten schwierig ist. Ferner stimuliert sie die Sekretion der Verdauungssäfte und die Speichelproduktion. Als Mund- und Gurgelwasser eignet sie sich zur Behandlung von Hals- und Kehlkopfentzündungen. Überdosierung kann die Darminnenwand reizen und Erbrechen verursachen.

ZUBEREITUNG UND DOSIERUNG

AUFGUSS
½–1 TEELÖFFEL GETROCKNETE WURZEL IN EINER TASSE KOCHENDHEISSEM WASSER 10–15 MINUTEN ZIEHEN LASSEN: DREIMAL TÄGLICH TRINKEN.

TINKTUR
DREIMAL TÄGLICH 1–2 ML EINNEHMEN.

SAMMELGUT *Wurzel und Rhizome*

SAMMELZEIT *Wurzeln und Rhizome im frühen bis mittleren Herbst sammeln.*

INHALTSSTOFFE *5–6% Saponine, fettes Öl, Schleimstoff, Salizylsäure, Harz*

WIRKUNG *Auswurffördernd, schweißtreibend, Speichelfluß anregend, emetisch*

GETROCKNETE SENEGAWURZEL

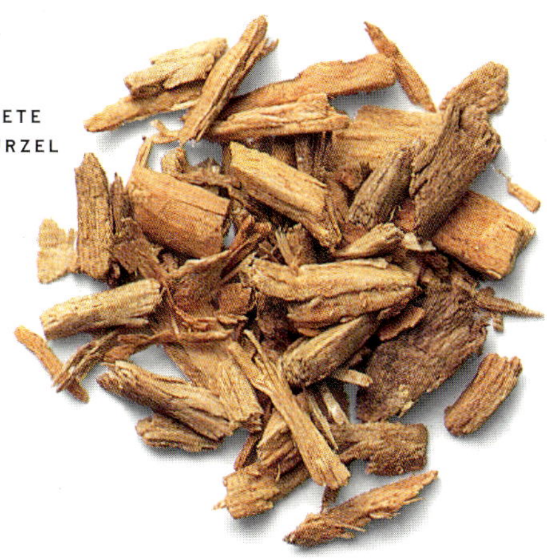

KOMBINATIONEN

Bei Erkrankung der Bronchien mit Kanadischer Blutwurzel, Andorn, Grindelia oder Pillenwolfsmilchkraut

Polygonum bistorta

PFLANZENFAMILIE: POLYGONACEAE

SCHLANGENKNÖTERICH

Er ist ein starkes, doch linderndes Adstringens und wird besonders in der Kinderheilkunde bei Durchfall und Ruhr eingesetzt. Arzneikombinationen fügt er seine adstringierenden Eigenschaften hinzu und kann auf diese Weise zur Therapie der schleimigen Kolitis beitragen. Auch zur Schnupfenbehandlung wird er anderen Wirkstoffen beigemischt. Zur Mundspülung empfiehlt er sich bei Entzündungen von Zahnfleisch und Zunge, zum Gurgeln bei Hals- und Kehlkopfentzündung, zur Scheidenspülung bei Leukorrhö. Die Salbe hilft bei Hämorrhoiden und Analfissuren.

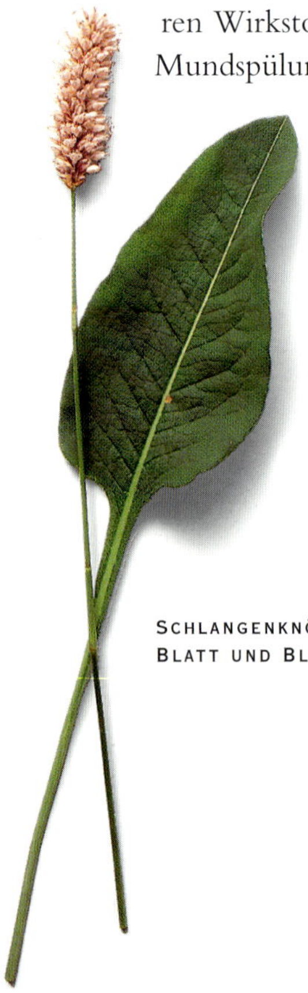

SCHLANGENKNÖTERICH, BLATT UND BLÜTEN

SAMMELGUT *Wurzel und Rhizome*

SAMMELZEIT *Im feuchten Weideland, wo der Schlangenknöterich gedeiht, Wurzeln und Rhizome im Herbst ausgraben. Große Wurzeln in Längsrichtung teilen, dann in der Sonne trocknen.*

INHALTSSTOFFE *15–20% Gerbstoffe*

WIRKUNG *Adstringierend, antikatarrhalisch, reizlindernd, entzündungshemmend, wundheilend*

ZUBEREITUNG UND DOSIERUNG

ABKOCHUNG

1 TEELÖFFEL TROCKENGUT IN EINER TASSE WASSER AUFKOCHEN UND 10–15 MINUTEN WEITERKOCHEN LASSEN: DREIMAL TÄGLICH TRINKEN. DIESER AUFGUSS KANN AUCH ZUR MUNDSPÜLUNG UND ALS GURGELWASSER VERWENDET WERDEN.

TINKTUR

DREIMAL TÄGLICH 2–4 ML EINNEHMEN.

Populus gileadensis

PFLANZENFAMILIE: SALICACEAE

BALSAMPAPPEL

Sie wirkt lindernd, desinfizierend und adstringierend auf die Schleimhäute und ist ein ausgezeichnetes Heilmittel bei Halsschmerzen, Husten, chronischer Bronchitis und Kehlkopfentzündung mit Verlust der Stimme. Die äußerliche Anwendung empfiehlt sich bei rheumatischen und arthritischen Entzündungen, bei trockener und schuppiger Haut, Schuppenflechte und trockenem Ekzem.

SAMMELGUT *Ungeöffnete Knospen*

SAMMELZEIT *Während des Winters sammeln, solange die Knospen geschlossen sind.*

INHALTSSTOFFE *Oleoharz, Salicin*

WIRKUNG *Auswurffördernd, antiseptisch, juckreizlindernd, wundheilend, brustwirksam*

ZUBEREITUNG UND DOSIERUNG

AUFGUSS

2 TEELÖFFEL KNOSPEN IN EINER TASSE KOCHENDHEISSEM WASSER 10–15 MINUTEN ZIEHEN LASSEN: DREIMAL TÄGLICH ODER HÄUFIGER TRINKEN, BIS ES WIRKT.

TINKTUR

DREIMAL TÄGLICH 1–2 ML EINNEHMEN.

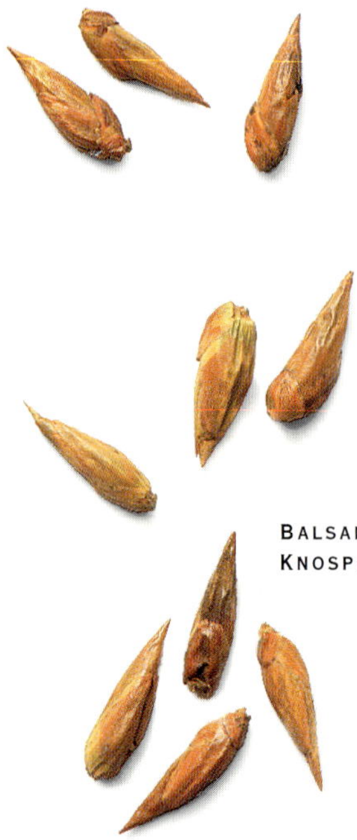

BALSAMPAPPEL, KNOSPEN

KOMBINATIONEN

Bei Atemwegserkrankungen zur Steigerung der Wirkung mit Huflattich, Salbei und Andorn; zur Verstärkung äußerlicher Anwendungen mit Vogelmiere

Populus tremuloides

PFLANZENFAMILIE: SALICACEAE

ZITTERPAPPEL

Sie ist ein ausgezeichnetes Heilmittel für Arthritis und Rheuma mit starken Schwellungen und Schmerzen. Ihre Eigenschaften sind der des Weidenbaums ähnlich. Am stärksten wirkt sie in der Kombination mit anderen Heilpflanzen in einer umfassenderen Therapie. Besonders hilfreich ist sie in den akuten Phasen der rheumatischen Arthritis. Als Gallenmittel regt sie die Magen- und Leberfunktion an und fördert dadurch die Verdauung und den Appetit. Auch bei fiebrigen Erkältungen sowie bei Zystitis kommt die Zitterpappel in Betracht. Als Adstringens hilft sie bei Durchfall.

ZUBEREITUNG UND DOSIERUNG

ABKOCHUNG

1–2 TEELÖFFEL GETROCKNETE RINDE IN EINER TASSE WASSER AUFKOCHEN UND 10–15 MINUTEN WEITERKOCHEN LASSEN: DREIMAL TÄGLICH TRINKEN. BEI APPETITLOSIGKEIT 30 MINUTEN VOR DEN MAHLZEITEN TRINKEN.

TINKTUR

DREIMAL TÄGLICH 2–4 ML EINNEHMEN.

SAMMELGUT *Die Rinde*

SAMMELZEIT *Rinde im Frühling sammeln. Kein Rundumschnitt: Das würde den Baum töten.*

INHALTSSTOFFE *Glykoside, Flavonoide, ätherisches Öl, Gerbstoff*

WIRKUNG *Entzündungshemmend, adstringierend, antiseptisch, schmerzlindernd, gallentreibend*

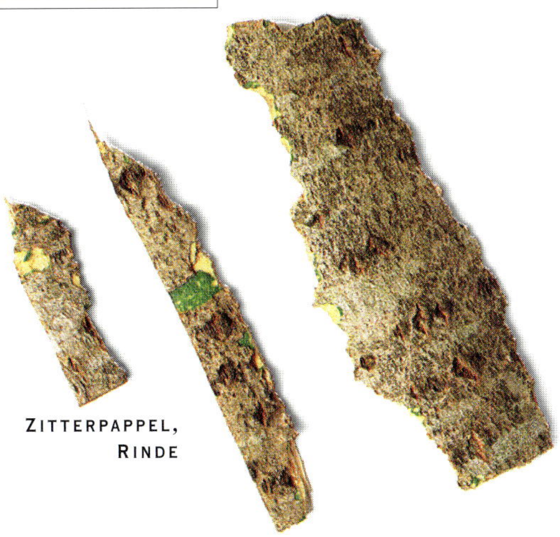

ZITTERPAPPEL, RINDE

KOMBINATIONEN

Zur Behandlung rheumatischer Arthritis mit Wanzenkraut, Magenklee und Sellerie; zur Anregung des Appetits mit Glatter Chelone und Kanadischer Gelbwurzel

Potentilla anserina

PFLANZENFAMILIE: ROSACEAE

GÄNSE-FINGERKRAUT

Diese Heilpflanze hilft bei Katarrh, vor allem bei starker Schleimproduktion. Man kennt sie hauptsächlich als Adstringens. Bei Hämorrhoiden ist interne Anwendung ebenso möglich wie eine äußerliche als Kompresse. Das Gänsefingerkraut ist auch bei Durchfall infolge einer Magenverstimmung nützlich. Den Tee verwendet man zur Mundspülung bei Zahnfleischentzündung und ulzerierenden Aphthen, außerdem bei Heiserkeit zum Gurgeln.

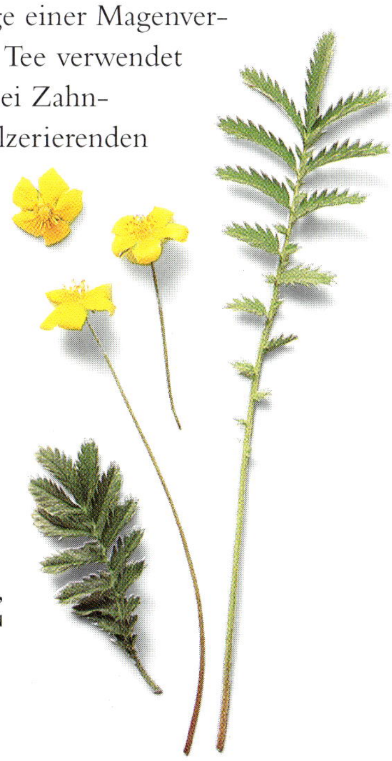

GÄNSE-FINGERKRAUT, BLÄTTER UND BLÜTEN

ZUBEREITUNG UND DOSIERUNG

AUFGUSS

2 TEELÖFFEL TROCKENGUT IN EINER TASSE KOCHENDHEISSEM WASSER 15 MINUTEN ZIEHEN LASSEN: DREIMAL TÄGLICH TRINKEN.

KOMPRESSE

1–2 ESSLÖFFEL KLEINGEHACKTES KRAUT IN 1 L WASSER AUFKOCHEN UND 20 MINUTEN ZIEHEN LASSEN. DIE LAUWARME FLÜSSIGKEIT ZU FEUCHTER KOMPRESSE VERWENDEN; WIEDERBEFEUCHTEN, SOBALD SIE TROCKNET.

TINKTUR

DREIMAL TÄGLICH 2–4 ML EINNEHMEN.

SAMMELGUT *Getrocknete oberirdische Pflanzenteile*

SAMMELZEIT *Im Frühsommer sammeln, aber keine verfärbten oder von Insekten angefressenen Blätter! Im Schatten trocknen.*

INHALTSSTOFFE *Gerbstoffe, Flavonoide, Bitterstoff, organische Säuren*

WIRKUNG *Adstringierend, antikatarrhalisch, diuretisch, örtlich entzündungshemmend*

Potentilla erecta

PFLANZENFAMILIE: ROSACEAE

TORMENTILL

Dieses sehr nützlich Adstringens hilft bei akutem oder nervös bedingtem Durchfall. Tormentill wird auch zur Behandlung der Kolitis, der schleimigen wie der ulzerierenden herangezogen. Für Mund und Hals ergibt Tormentill ein gutes adstringierendes Gurgelwasser, das man bei Hals- und Kehlkopfentzündung, bei Zahnfleischbluten, Geschwüren und ähnlichen Beschwerden verwendet. Die Lotion benutzt man zur äußerlichen Behandlung von Hämorrhoiden. Als Salbe, Lotion, Kompresse oder Breiumschlag beschleunigt Tormentill die Wundheilung.

ZUBEREITUNG UND DOSIERUNG

ABKOCHUNG
1–2 TEELÖFFEL GETROCKNETE RHIZOME IN EINER TASSE WASSER AUFKOCHEN UND 10–15 MINUTEN LEICHT WEITERKOCHEN LASSEN: DREIMAL TÄGLICH TRINKEN.

TINKTUR
DREIMAL TÄGLICH 2–4 ML EINNEHMEN.

SAMMELGUT *Rhizome*

SAMMELZEIT *Rhizome im Herbst ausgraben; kleinschneiden, waschen, dann trocknen.*

INHALTSSTOFFE *15% Gerbstoffe, Glykoside, roter Farbstoff*

WIRKUNG *Adstringierend, wundheilend*

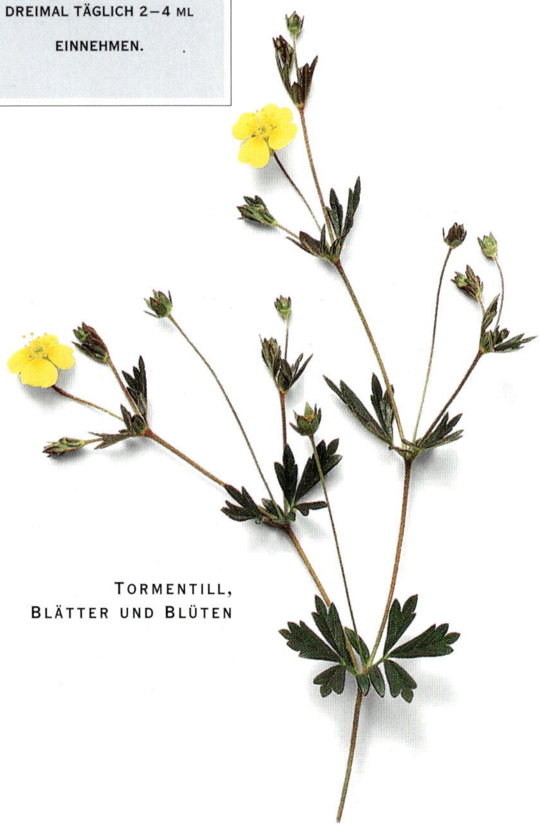

TORMENTILL, BLÄTTER UND BLÜTEN

Primula veris

PFLANZENFAMILIE: PRIMULACEAE

PRIMEL

Sie ist ein hervorragendes Universalmittel zur Beruhigung und Entspannung, lindert die Folgen von Streß und Nervosität, dämpft Erregung und führt einen erholsamen Schlaf herbei. Sie kann ohne Risiko bei Bronchitis, Erkältungen, Fieberschauer und Husten, außerdem bei nervösen Kopfschmerzen und Schlaflosigkeit verwendet werden.

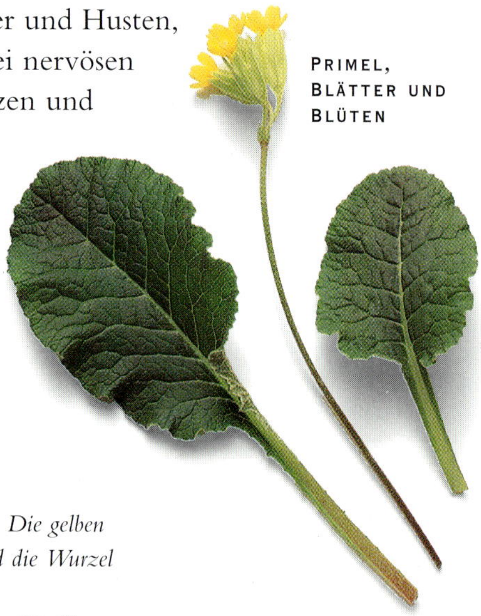

PRIMEL, BLÄTTER UND BLÜTEN

SAMMELGUT *Die gelben Blütenblätter und die Wurzel*

SAMMELZEIT *Die Blüte ohne den grünen Kelch während des Frühlings sammeln und umgehend im Schatten trocknen. Die Wurzel entweder vor der Blüte oder im Herbst ausgraben. Durch übermäßiges Sammeln ist diese Pflanze immer seltener geworden. Daher nur dort in kleiner Menge mitnehmen, wo sie reichlich wächst.*

INHALTSSTOFFE *Bis zu 10% Saponine, Glykoside, ätherisches Öl, Flavonoide*

WIRKUNG *Beruhigend, krampflösend, auswurffördernd*

ZUBEREITUNG UND DOSIERUNG

ABKOCHUNG DER WURZEL
1 TEELÖFFEL WURZELMATERIAL IN EINER TASSE WASSER AUFKOCHEN UND 5 MINUTEN WEITERKOCHEN LASSEN: DREIMAL TÄGLICH TRINKEN.

TINKTUR
DREIMAL TÄGLICH 2–4 ML EINNEHMEN.

KOMBINATIONEN

Bei streßbedingten Beschwerden mit nervenstärkendem Pflanzenmaterial wie Lindenblüten oder Helmkraut. Bei Husten mit Huflattich und Anis

Prunella vulgaris

PFLANZENFAMILIE: LABIATAE

GEMEINE BRAUNELLE

Sie dient seit alter Zeit der Wundheilung. Aus den frischen Blättern macht man einen Breiumschlag oder eine Kompresse, um bei Wunden und Schnittverletzungen den Heilungsprozeß zu unterstützen. Als mildes Adstringens kann man die Gemeine Braunelle bei Durchfall, Hämorrhoiden und leichten Blutungen innerlich anwenden. Bei Heiserkeit benutzt man sie, mit Honig gesüßt, zum Gurgeln. Bei blutenden Hämorrhoiden hilft sie als Salbe oder Lotion. Sie ist ein gutes Frühjahrstonikum und ein Kräftigungsmittel für Genesende.

ZUBEREITUNG UND DOSIERUNG

AUFGUSS

1–2 TEELÖFFEL TROCKENGUT IN EINER TASSE KOCHENDHEISSEM WASSER 10 MINUTEN ZIEHEN LASSEN: DREIMAL TÄGLICH TRINKEN. KANN AUCH ZUM GURGELN ODER EINREIBEN VERWENDET WERDEN.

TINKTUR

DREIMAL TÄGLICH 1–2 ML EINNEHMEN.

SAMMELGUT *Oberirdische Pflanzenteile*

SAMMELZEIT *Junge Schößlinge und Blätter vor der Blüte im Frühsommer sammeln.*

INHALTSSTOFFE *Ätherisches Öl, Bitterstoff, Gerbstoff*

WIRKUNG *Adstringierend, wundheilend, tonisierend*

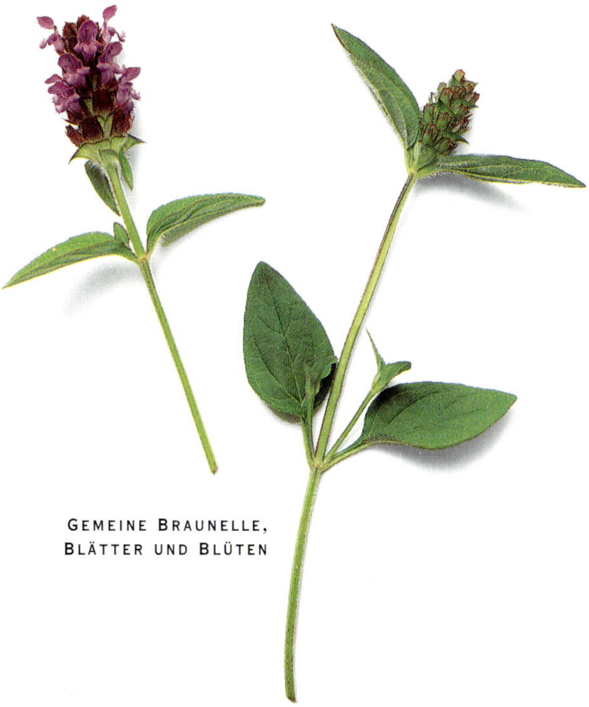

GEMEINE BRAUNELLE, BLÄTTER UND BLÜTEN

Prunus persica

PFLANZENFAMILIE: ROSACEAE

PFIRSICH

Die Blätter dieses Baums, dem wir die schmackhafte Frucht verdanken, ergeben einen lindernden Schleimstoff zur Unterstützung des Verdauungstrakts, etwa bei Entzündungen der Magenschleimhaut. Traditionell ist ihre Verwendung bei Bronchitis und Keuchhusten.

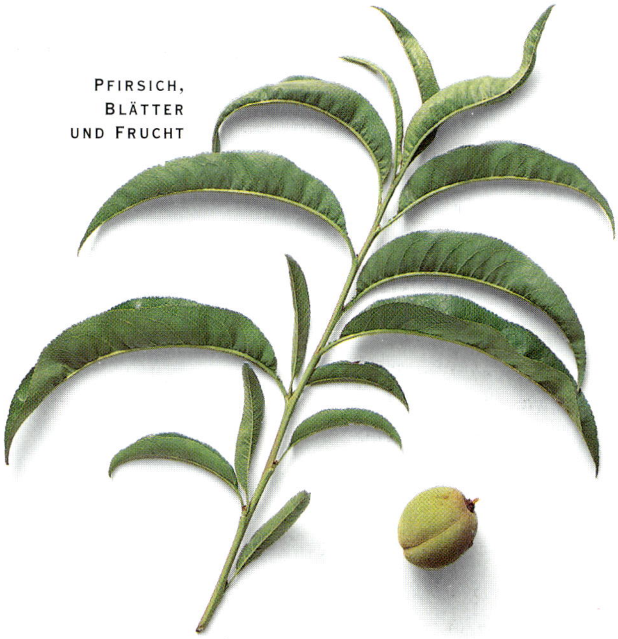

PFIRSICH, BLÄTTER UND FRUCHT

ZUBEREITUNG UND DOSIERUNG

AUFGUSS

1 TEELÖFFEL RINDE ODER 2 TEELÖFFEL BLÄTTER IN EINER TASSE KOCHENDHEISSEM WASSER 10 MINUTEN ZIEHEN LASSEN: DREIMAL TÄGLICH TRINKEN.

SAMMELGUT *Blätter oder Rinde*

SAMMELZEIT *Die Rinde junger Bäume wird im Frühling gesammelt, das Blatt zwischen Frühsommer und Sommermitte.*

INHALTSSTOFFE *Die Blätter enthalten ein zyanogenes Glykosid.*

WIRKUNG *Reizlindernd, sedativ, diuretisch, auswurffördernd, brechreizberuhigend*

Prunus serotina

PFLANZENFAMILIE: ROSACEAE

Schwarze Kirsche

Wegen ihrer stark dämpfenden Wirkung auf den Hustenreflex wird die Rinde der Schwarzen Kirsche hauptsächlich bei Bronchitis und Keuchhusten und bei Asthma in Kombination mit anderen Heilpflanzen verwendet. Es ist jedoch zu bedenken, daß Unterdrückung des Hustens keineswegs die Ausheilung einer behandlungsbedürftigen Brustinfektion bedeutet. Als Bitterstoff empfiehlt sich die Schwarze Kirsche bei träger Verdauung. Der abgekühlte Auszug aus der Rinde ist zur Spülung entzündeter Augen geeignet.

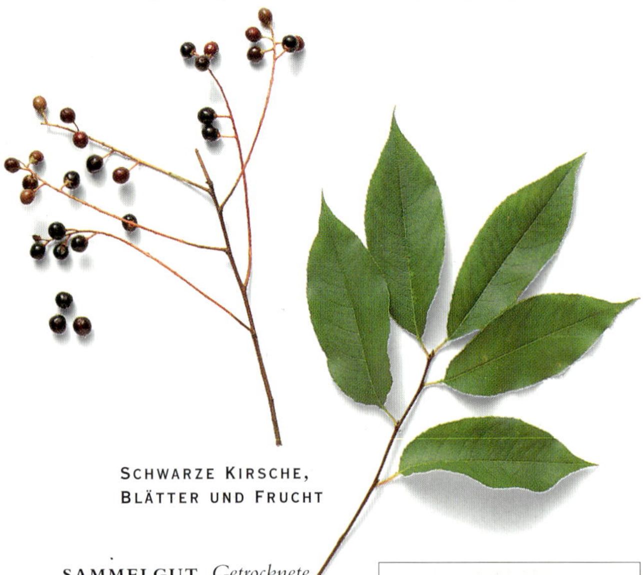

SCHWARZE KIRSCHE, BLÄTTER UND FRUCHT

SAMMELGUT *Getrocknete Rinde*

SAMMELZEIT *Die Rinde von jungen Bäumen im Herbst sammeln. Innere Rinde von der äußeren trennen, sorgsam im Schatten trocknen und lichtgeschützt in einem luftdichten Behältnis lagern.*

INHALTSSTOFFE *Zyanogene Glykoside, u.a. Prunasin; ätherisches Öl, Kumarine, Gallitannine, Harz*

WIRKUNG *Hustenreizberuhigend, auswurffördernd, adstringierend, beruhigend, verdauungsfördernd (Bittermittel)*

ZUBEREITUNG UND DOSIERUNG

AUFGUSS

1 TEELÖFFEL GETROCKNETE RINDE UND BLÄTTER IN EINER TASSE KOCHENDHEISSEM WASSER 10–15 MINUTEN ZIEHEN LASSEN: DREIMAL TÄGLICH TRINKEN.

TINKTUR

DREIMAL TÄGLICH 1–2 ML EINNEHMEN.

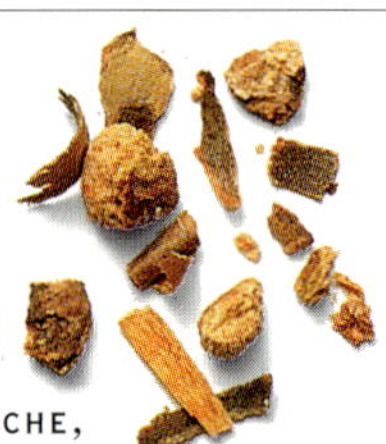

SCHWARZE KIRSCHE, GETROCKNETE RINDE

Psychotria ipecacuanha

PFLANZENFAMILIE: RUBIACEAE

Brechwurz

Sie wird vor allem als Expektorans bei Bronchitis, Keuchhusten und ähnlichen Erkrankungen verwendet. In hoher Dosierung ist die Brechwurz, wie der Name schon sagt, ein starkes Emetikum, das zur Behandlung von Vergiftungen geeignet ist. Diese Heilpflanze ist mit Vorsicht zu verwenden. Nach hochdosierter Verabreichung als Brechmittel sollte der Patient viel Wasser trinken. Brechwurz regt die Speichelsekretion an und fördert als Expektorans die Schleimabsonderung.

ZUBEREITUNG UND DOSIERUNG

AUFGUSS

NUR IN KLEINER DOSIS ANWENDEN. 0,01–0,25 G GENÜGEN FÜR EINEN AUFGUSS: EIN ERBSENGROSSES QUANTUM PFLANZENMATERIAL IN EINER TASSE KOCHENDHEISSEM WASSER 5 MINUTEN ZIEHEN LASSEN UND DREIMAL TÄGLICH TRINKEN. WILL MAN EIN STARKES EMETIKUM ZUBEREITEN, DANN 1–2 G ODER 1/4–1/2 TEELÖFFEL NEHMEN.

SAMMELGUT *Wurzel und Rhizome*

SAMMELZEIT *Die Wurzel dieses kleinen südamerikanischen Strauchs kann ganzjährig gesammelt werden, obwohl die Indianer dies nur zur Blütezeit, von Mitte bis Ende des Winters, tun.*

INHALTSSTOFFE *Alkaloide, u.a. Emetin und Cephalin; Ipecacuanhasäure und Ipecacuanhin, zwei glykosidale Gerbstoffe; Ipecosid, Stärke, Kalziumoxalat*

WIRKUNG *Auswurffördernd, emetisch, Speichelfluß anregend, wirksam gegen Protozoen*

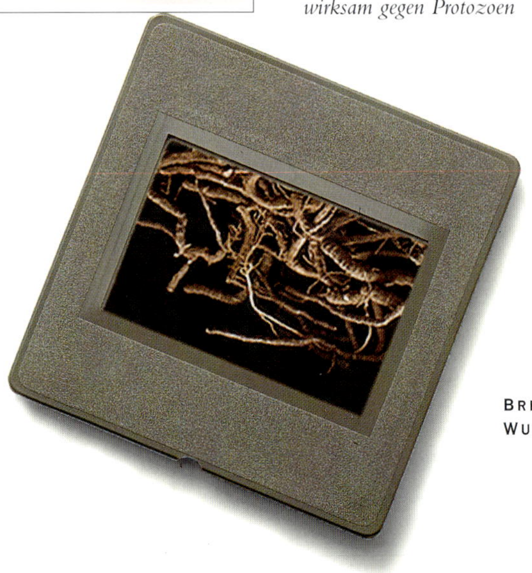

BRECHWURZ WURZELN

Kombinationen

Bei Bronchialbeschwerden mit Andorn, Huflattich und Grindelia; gegen Amöbenruhr mit Geflecktem Storchenschnabel oder Sonnenhut

Pulmonaria officinalis

PFLANZENFAMILIE: BORAGINACEAE

LUNGENKRAUT

Für das Lungenkraut gibt es zwei Hauptanwendungsgebiete. Zum einen dient es, wie sein Name andeutet, der Behandlung von Husten und Bronchitis, insbesondere bei starker Verschleimung der oberen Luftwege. Zum anderen ist es ein Adstringens, und das erklärt seine Verwendung bei Durchfall, vor allem in der Kindermedizin, und bei Hämorrhoiden. Auf diese beiden Körperbereiche bezieht sich die Gesamtwirkung dieser Heilpflanze. Äußerlich wird das Lungenkraut zur Wundheilung verwendet.

ZUBEREITUNG UND DOSIERUNG

AUFGUSS

EINE TASSE KOCHENDHEISSES WASSER AUF 1–2 TEELÖFFEL DES GETROCKNETEN KRAUTS 10–15 MINUTEN ZIEHEN LASSEN: DREIMAL TÄGLICH TRINKEN.

TINKTUR

1–4 ML DREIMAL TÄGLICH EINNEHMEN.

SAMMELGUT *Blätter*

SAMMELZEIT *Die Blätter sollten während und nach der Blüte, zwischen Frühjahr und Frühherbst, gesammelt werden.*

INHALTSSTOFFE *Schleimstoffe, Siliziumsäure, Gerbstoffe, Saponine, Allantoine, Quercetine, Kampfer, Vitamin C*

WIRKUNG *Reizlindernd, auswurffördernd, adstringierend, wundheilend, brustwirksam*

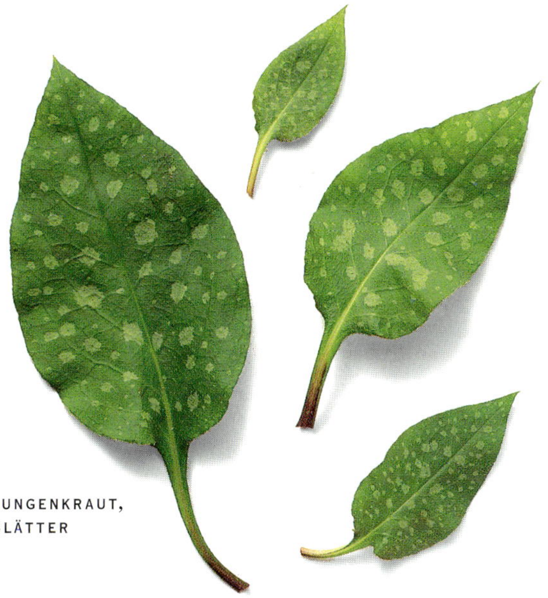

LUNGENKRAUT, BLÄTTER

KOMBINATIONEN

Bei Lungenerkrankungen ist eine Mischung mit Andorn, Huflattich und Lobelie möglich.

Pulsatilla vulgaris

PFLANZENFAMILIE: RANUNCULACEAE

KÜCHENSCHELLE

Die Küchenschelle ist ein hervorragendes entspannendes Nervenmittel, das bei nervösen Spannungen und Krampfzuständen der Geschlechtsorgane, bei Regelstörungen, schmerzenden Eierstöcken oder Hoden risikolos eingesetzt werden kann. Auch Begleiterscheinungen, wie etwa Kopfschmerzen, vermag die Küchenschelle zu beheben. Sie hilft ferner bei Schlaflosigkeit oder hektischer Überaktivität. Aufgrund ihrer keimtötende Wirkung ist sie zur Behandlung von eitrigen Hautinfektionen geeignet. Ebenso nützlich ist sie bei Infektionen der Atemwege und bei Asthma. Das Öl oder die Tinktur kann Ohrenschmerzen lindern.

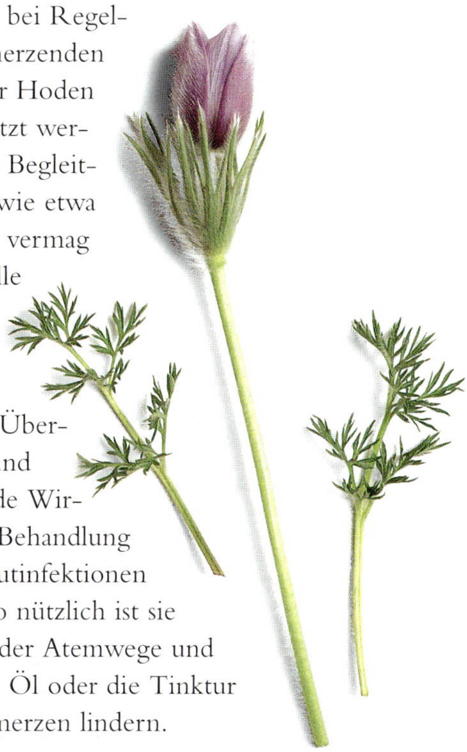

KÜCHENSCHELLE, SCHÖSSLINGE UND BLÄTTER

VORSICHT

NICHT DIE FRISCHE PFLANZE VERWENDEN!

SAMMELGUT *Oberirdische Pflanzenteile*

SAMMELZEIT *Stengel im frühen bis mittleren Frühling während der Blüte abschneiden.*

INHALTSSTOFFE *Glykoside, Saponine, Gerbstoffe, Harze*

WIRKUNG *Beruhigend, schmerzlindernd, krampflösend, keimtötend, menstruationsfördernd, nervenstärkend*

ZUBEREITUNG UND DOSIERUNG

AUFGUSS

EINE TASSE KOCHENDHEISSES WASSER AUF 1/2–1 TEELÖFFEL DES TROCKENGUTS GIESSEN UND 10–15 MINUTEN ZIEHEN LASSEN: DREIMAL TÄGLICH ODER BEI BEDARF TRINKEN.

TINKTUR

DREIMAL TÄGLICH 1–2 ML EINNEHMEN.

KOMBINATIONEN

Bei schmerzhafter Menstruation mit dem Gemeinen Schneeball, bei Hauterkrankungen mit Sonnenhut

Punica granatum

PFLANZENFAMILIE: LYTHRACEAE

GRANATBAUM

Verschiedene seiner Teile sind medizinisch verwendbar, die Rinde beispielsweise gegen Bandwurm. Ihre starke Wirkung kann allerdings eine Strapaze für den Körper sein, da sie nicht selten Übelkeit und Erbrechen hervorruft. Zur Bandwurmkur gehört ein strenges Fasten, dem Abführmittel oder Einläufe folgen sollten.

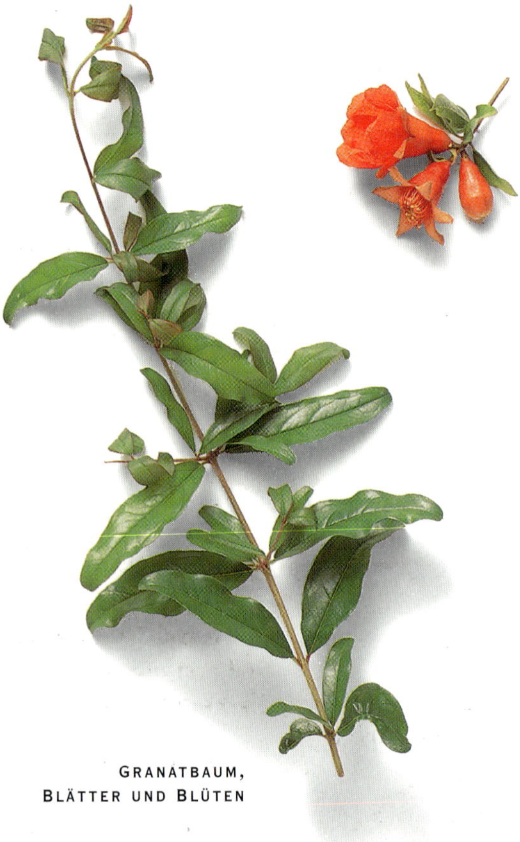

GRANATBAUM, BLÄTTER UND BLÜTEN

SAMMELGUT *Die Rinde*

SAMMELZEIT *Die Rinde von Stamm oder Wurzel wird vom gepflanzten Baum genommen.*

INHALTSSTOFFE *Gerbstoffe, Alkaloide*

WIRKUNG *Bandwurm vertreibend*

ZUBEREITUNG UND DOSIERUNG

ABKOCHUNG

NACH ANGABEN VON MRS. GRIEVE: 120 G RINDE IN 500 ML WASSER ABKOCHEN UND DAVON 15 ML EINNEHMEN.

Quercus robur

PFLANZENFAMILIE: FAGACEAE

EICHE

Ihre Rinde verwendet man, wenn ein wirksames Adstringens erforderlich ist, etwa bei Durchfall, Ruhr oder Hämorrhoiden. Die Abkochung dient zum Gurgeln bei Mandel-, Hals- und Kehlkopfentzündung, zum Einlauf bei Hämorrhoiden, zur Scheidenspülung bei Leukorrhö. Bei Durchfall sollte die Abkochung schluckweise, aber häufig getrunken werden.

ZUBEREITUNG UND DOSIERUNG

ABKOCHUNG

1 TEELÖFFEL RINDE IN EINER TASSE WASSER AUFKOCHEN UND 10–15 MINUTEN WEITERKOCHEN LASSEN: DREIMAL TÄGLICH TRINKEN.

TINKTUR

1–2 ML DREIMAL TÄGLICH EINNEHMEN.

SAMMELGUT *Rinde*

SAMMELZEIT *Die junge Rinde wird im mittleren bis späten Frühling sorgfältig von Stämmen und Ästen abgeschält, die nicht mehr als 10 cm dick sind. Nur kleine Stücke abnehmen, niemals ganze Ringe, denn das würde den Baum töten. Die Rinde sollte glatt und makellos sein.*

INHALTSSTOFFE *Bis zu 20% Gerbstoffe, Gallussäure, Ellagitannin*

WIRKUNG *Adstringierend, entzündungshemmend, antiseptisch*

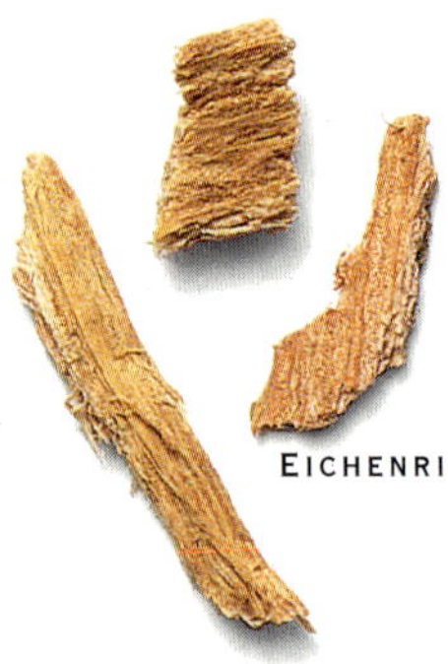

EICHENRINDE

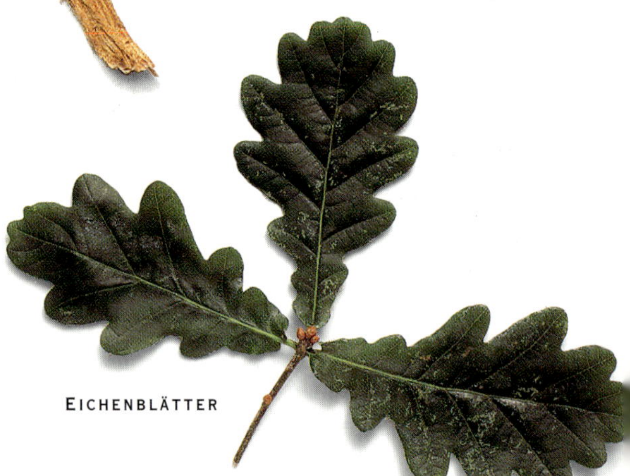

EICHENBLÄTTER

KOMBINATIONEN

Wird häufig mit Ingwer vor dem Essen gereicht.

Ranunculus ficaria

PFLANZENFAMILIE: RANUNCULACEAE

SCHARBOCKSKRAUT

Dies ist vor allem ein Spezifikum zur Behandlung von Hämorrhoiden. Zu diesem Zweck wird es innerlich angewendet oder zu einer sehr wirksamen Salbe verarbeitet. Durch seine Scharfstoffe ist das Scharbockskraut in allen Fällen nützlich, in denen ein Adstringens nötig ist.

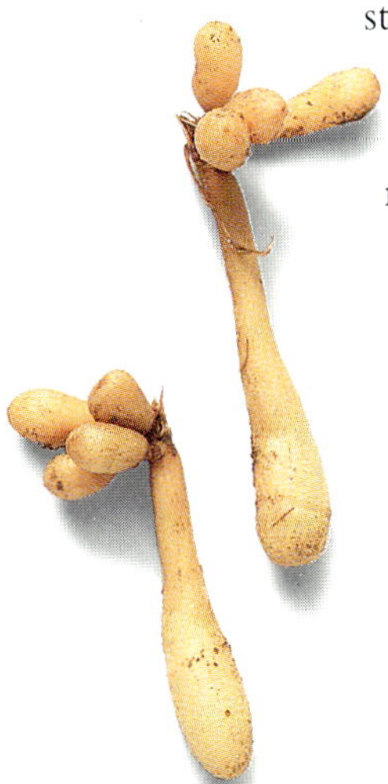

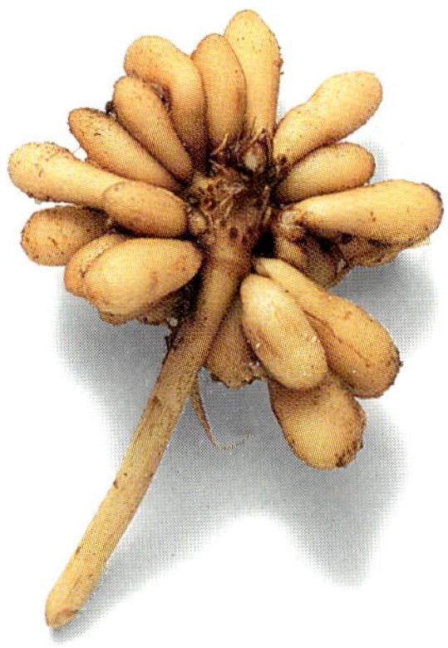

SCHARBOCKSKRAUT, WURZEL

ZUBEREITUNG UND DOSIERUNG

AUFGUSS

1–2 TEELÖFFEL TROCKENGUT IN EINER TASSE KOCHENDHEISSEM WASSER 10 MINUTEN ZIEHEN LASSEN: DREIMAL TÄGLICH TRINKEN.

SALBE

WIE AUF SEITE 22–31 BESCHRIEBEN, WIRD DIESE SALBE AM BESTEN AUF VASELINEGRUNDLAGE HERGESTELLT.

TINKTUR

DREIMAL TÄGLICH 2–4 ML EINNEHMEN.

SAMMELGUT *Wurzel*

SAMMELZEIT *Wurzel im späten Frühling bis zum Frühsommer ausgraben.*

INHALTSSTOFFE *Anemonin, Protoanemonin, Gerbstoffe*

WIRKUNG *Adstringierend*

KOMBINATIONEN

Zur internen Hämorrhoidenbehandlung mit Plantane, Ringelblume oder Odermennig

Rhamnus cathartica

PFLANZENFAMILIE: RHAMNACEAE

PURGIER-KREUZDORN

Wie sein lateinischer Name schon andeutet, ist dies ein sehr wirksames und sicheres Abführmittel. Die Dosierung beachten, sonst sind heftige Reaktionen möglich.

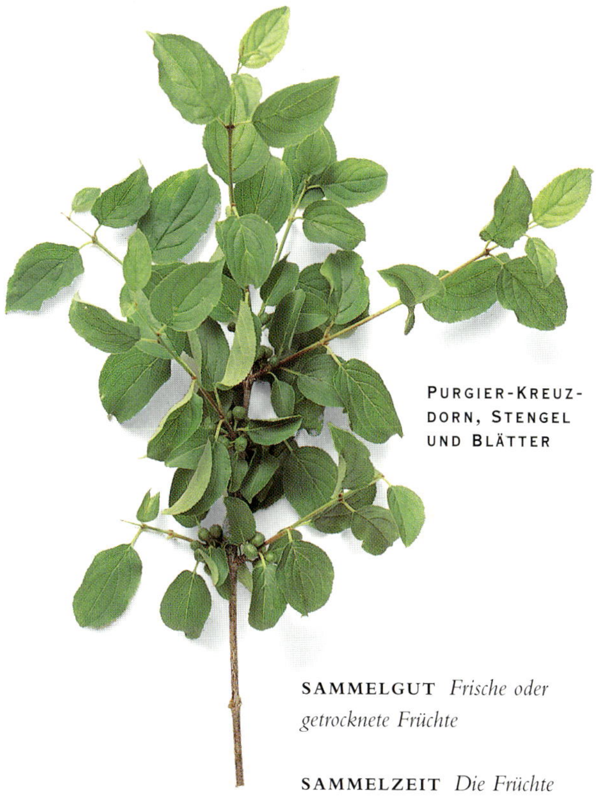

PURGIER-KREUZDORN, STENGEL UND BLÄTTER

SAMMELGUT *Frische oder getrocknete Früchte*

SAMMELZEIT *Die Früchte sollten im frühen bis mittleren Herbst geerntet werden.*

INHALTSSTOFFE *Anthraquinonderivate, darunter Rhamnocarthrin; Vitamin C*

WIRKUNG *Abführend, diuretisch, alterativ*

ZUBEREITUNG UND DOSIERUNG

AUFGUSS

2 TEELÖFFEL DER FRUCHT IN EINER TASSE KOCHENDHEISSEM WASSER 10–15 MINUTEN ZIEHEN LASSEN: MORGENS ODER ABENDS TRINKEN, DENN ER WIRKT ERST NACH 12 STUNDEN. AUSSERDEM KÖNNEN DIE SAMEN (ETWA 10) MORGENS VOR DEM FRÜHSTÜCK ZERKAUT WERDEN. ZU HOHE DOSIERUNG KANN SEHR STARKEN DURCHFALL UND SOGAR ERBRECHEN AUSLÖSEN.

TINKTUR

ABENDS UND MORGENS 1–2 ML EINNEHMEN.

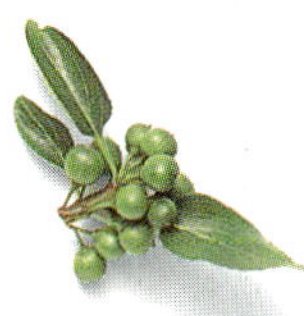

PURGIER-KREUZDORN, FRUCHT

Rhamnus purshiana

PFLANZENFAMILIE: RHAMNACEAE

FAULBAUM

Seine Rinde wird bei chronischer Verstopfung verwendet, da sie die Peristaltik des Darms anregt und die erschlafften Muskeln des Verdauungstrakts kräftigt.

ZUBEREITUNG UND DOSIERUNG

ABKOCHUNG

1–2 TEELÖFFEL GETROCKNETE RINDE IN EINER TASSE WASSER AUFKOCHEN UND 10 MINUTEN ZIEHEN LASSEN: VOR DEM SCHLAFEN TRINKEN.

TINKTUR

VOR DER NACHTRUHE 1–2 ML EINNEHMEN.

SAMMELGUT *Getrocknete Rinde*

SAMMELZEIT *Die Rinde wird im Frühling und Sommer vom Stamm dieses nordamerikanischen Baums geschält, der danach einige Jahre lang Ruhe braucht. Durch rücksichtslosen Raubbau der weißen Siedler im vorigen Jahrhundert ist die Zahl der wildwachsenden Bäume stark zurückgegangen.*

INHALTSSTOFFE *Anthraquinone, Gerbstoffe, ätherisches Öl*

WIRKUNG *Abführend, bitter, tonisierend*

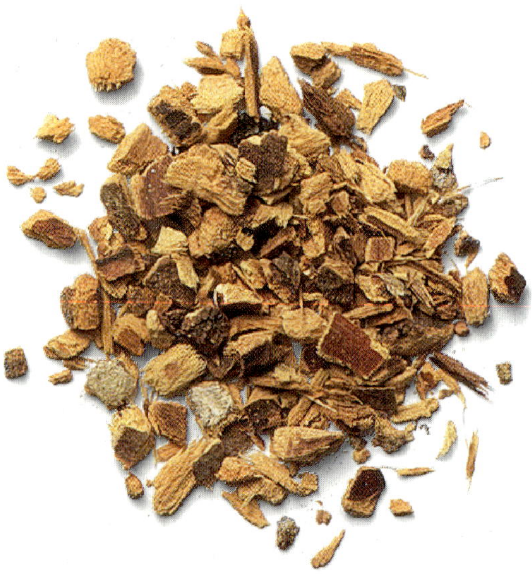

FAULBAUM, GETROCKNETE RINDE

KOMBINATIONEN

Der Faulbaumrinde sollte man aromatische und karminative Wirkstoffe, am besten Lakritze, beimischen.

Rheum palmatum

PFLANZENFAMILIE: POLYGONACEAE

RHABARBER

Die Wurzel wird zur Behandlung von Verstopfungen verwendet. Sie hat eine abführende Wirkung, der ein adstringierender Effekt folgt. Daher ist die Pflanze zur gründlichen Reinigung des Darms von Abfallstoffen geeignet und besitzt als Adstringens außerdem antiseptische Eigenschaften. *Man beachte: Rhabarber kann den Urin gelb oder rot färben.*

RHABARBER, WURZEL UND STAMM

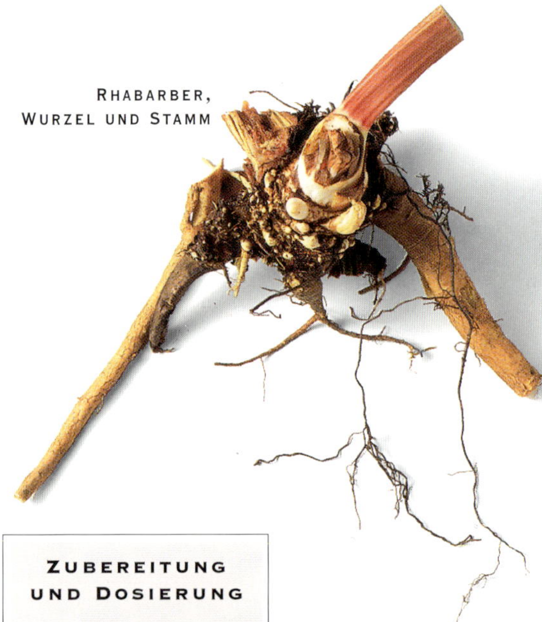

ZUBEREITUNG UND DOSIERUNG

ABKOCHUNG

1/2–1 TEELÖFFEL WURZELMATERIAL IN EINER TASSE WASSER AUFKOCHEN UND 10 MINUTEN LEICHT WEITERKOCHEN LASSEN: MORGENS UND ABENDS TRINKEN.

TINKTUR

DREIMAL TÄGLICH 1–2 ML EINNEHMEN.

SAMMELGUT *Rhizome des* Rheum palmatum *und verwandter Arten (nicht des Rhabarber aus dem Garten)*

SAMMELZEIT *Die Wurzel wird in China und in der Türkei gesammelt.*

INHALTSSTOFFE *Anthraquinone, Gerbstoffe, bittere und aromatische Stoffe*

WIRKUNG *Magenbitter, adstringierend, abführend*

KOMBINATIONEN

Möglichst mit karminativen Heilpflanzen, um gegebenenfalls krampfartige Schmerzen zu lindern

Rhus aromatica

PFLANZENFAMILIE: ANACARDIACEAE

GEWÜRZSUMACH

Dies ist ein sehr nützliches Adstringens, das sich zur Behandlung von Inkontinenz bei alt und jung empfiehlt. Es kann risikolos verwendet werden, wann immer adstringierende Wirkstoffe, beispielsweise bei Durchfall oder Blutungen, erforderlich sind. Dem Gewürzsumach geht der Ruf voraus, daß er den Blutzuckerspiegel senkt. Seine diesbezüglichen Eigenschaften sind aber noch umstritten.

SAMMELGUT *Rinde der Wurzel*

SAMMELZEIT *Im frühen Herbst*

INHALTSSTOFFE *Gerbstoffe*

WIRKUNG *Adstringierend*

ZUBEREITUNG UND DOSIERUNG

ABKOCHUNG

1 TEELÖFFEL RINDE VON DER WURZEL IN EINER TASSE WASSER AUFKOCHEN UND 10 MINUTEN WEITERKOCHEN LASSEN: DREIMAL TÄGLICH TRINKEN.

TINKTUR

DREIMAL TÄGLICH 1–2 ML EINNEHMEN.

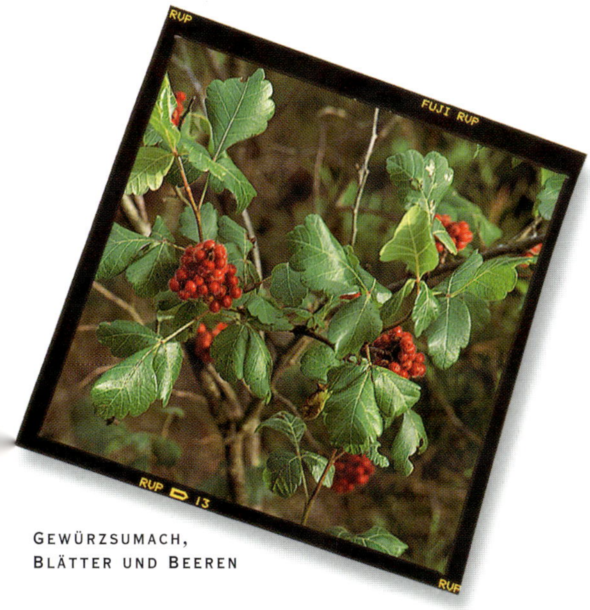

GEWÜRZSUMACH, BLÄTTER UND BEEREN

KOMBINATIONEN

Gegen Inkontinenz der Blase mit Zinnkraut und Odermennig

Rosa canina

PFLANZENFAMILIE: ROSACEAE

HAGEBUTTE

Sie ist eine der besten natürlichen, frei verfügbaren Vitamin-C-Quellen und in allen Fällen verwendbar, in denen dieses die Abwehrkräfte des Körpers gegen Infektionen, insbesondere Erkältungen, stärkende Vitamin benötigt wird. Die Hagebutte ist ein ausgezeichnetes Frühjahrstonikum, das bei Abgeschlagenheit und Erschöpfung hilft. Außerdem hat sie eine wohltuende Wirkung bei Verstopfung und Erkrankungen von Gallenblase, Nieren und Blase.

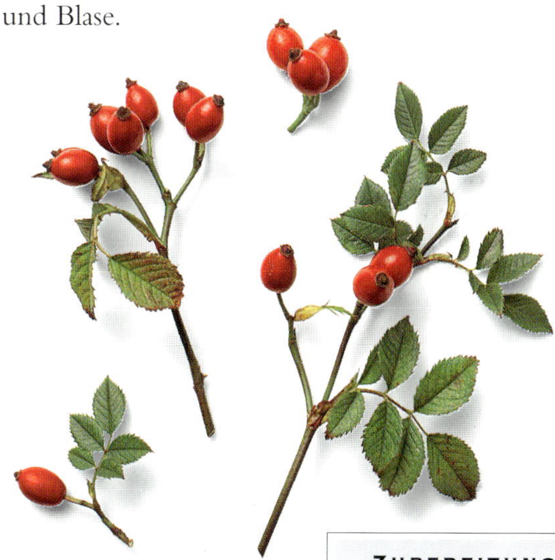

HAGEBUTTE

SAMMELGUT *Früchte und Samen*

SAMMELZEIT *Im Herbst*

INHALTSSTOFFE *Vitamin C, Gerbstoff, Pektin, Karotin. Fruchtsäuren, fettes Öl*

WIRKUNG *Nahrhaft, leicht abführend, mild diuretisch, mild adstringierend*

ZUBEREITUNG UND DOSIERUNG

ZUR ABKOCHUNG ODER ZUBEREITUNG EINES SIRUPS KANN MAN NACH BELIEBEN VERFAHREN.

ABKOCHUNG

2 1/2 TEELÖFFEL HAGEBUTTEN IN EINER TASSE WASSER AUFKOCHEN UND 10 MINUTEN LEICHT WEITERKOCHEN LASSEN.

SIRUP

ZU DIESEM UND ANDEREN KULINARISCHEN GENÜSSEN FINDET MAN NÄHERES AUF SEITE 22–31. WICHTIG IST VOR ALLEM, DASS VON DEN HAGEBUTTEN ZUVOR DIE SAMEN UND FEINEN BORSTIGEN HAARE ENTFERNT WERDEN.

TINKTUR

DREIMAL TÄGLICH 2–4 ML EINNEHMEN.

Rosmarinus officinalis

PFLANZENFAMILIE: LABIATAE

ROSMARIN

Diese Gewürz- und Heilpflanze regt den Kreislauf an und stärkt die Nerven. Sie wirkt tonisierend und beruhigend auf das Verdauungssystem und bei psychischen Spannungen, die sich in Magenverstimmung, Kopfschmerzen, Niedergeschlagenheit und Schwächegefühl äußern. Äußerlich wird Rosmarin zur Linderung von Muskelschmerzen, Ischias und Neuralgien angewendet. Wegen seiner stimulierenden Wirkung auf die Haarbälge ist das Öl ein Mittel gegen vorzeitigen Haarausfall.

SAMMELGUT *Blätter und Zweige*

SAMMELZEIT *Jederzeit im Sommer, zur Blüte sind die Blätter am besten.*

INHALTSSTOFFE *1% ätherisches Öl, darunter Borneol, Linalol, Camphen, Cineol und Kampfer; Gerbstoffe, Bitterstoff, Harze*

WIRKUNG *Karminativ, aromatisch, krampflösend, antidepressiv, durchblutungsfördernd, parasitizid, keimtötend, adstringierend, menstruationsfördernd, nervenstärkend, stimulierend*

ZUBEREITUNG UND DOSIERUNG

AUFGUSS

1–2 TEELÖFFEL TROCKENGUT IN EINER TASSE KOCHENDHEISSEM WASSER 10–15 MINUTEN ZUGEDECKT ZIEHEN LASSEN: DREIMAL TÄGLICH TRINKEN.

TINKTUR

DREIMAL TÄGLICH 1–2 ML EINNEHMEN.

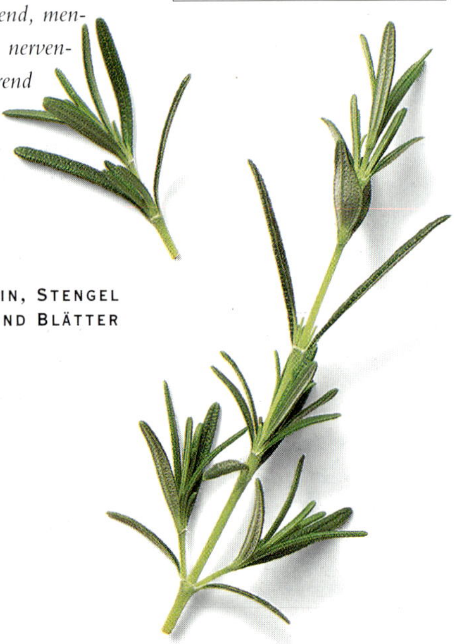

ROSMARIN, STENGEL UND BLÄTTER

KOMBINATIONEN

Bei depressiver Verstimmung mit Helmkraut, Kolanuß und Hafer

Rubus idaeus

PFLANZENFAMILIE: ROSACEAE

HIMBEERE

Ihre Blätter werden seit alters her während der Schwangerschaft zur Kräftigung der Gebärmutter verwendet, um deren Muskelarbeit bei der Geburt zu unterstützen und Blutungen zu verhindern. Das Mittel wirkt, wenn es in den Monaten vor der Geburt regelmäßig und auch noch nach Beginn der Wehen genommen wird. Als Adstringens findet die Himbeere eine breite Verwendung, so auch bei Durchfall, Leukorrhö und anderen Störungen, die bei schwachem Gewebetonus auftreten. Sie lindert Zahnfleischbluten und -entzündungen.

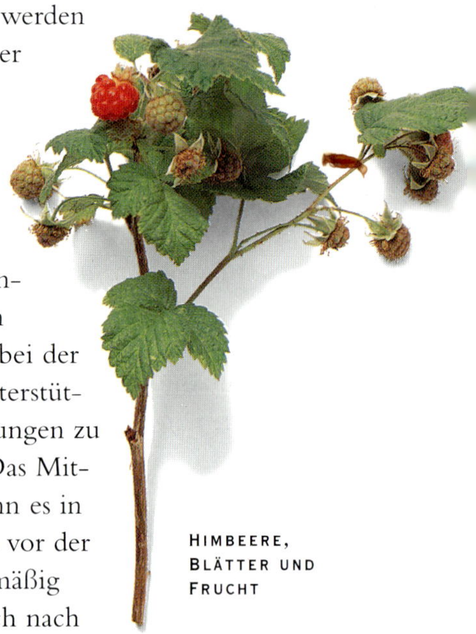

HIMBEERE, BLÄTTER UND FRUCHT

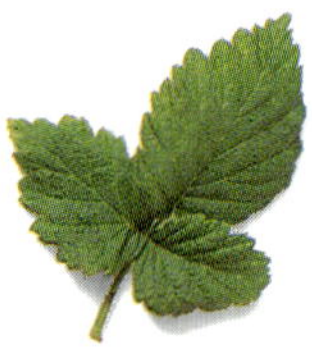

SAMMELGUT *Blätter und Frucht*

SAMMELZEIT *Blätter in der Wachstumsperiode sammeln, langsam und bei guter Belüftung trocknen, damit sich die Eigenschaften nicht verlieren.*

INHALTSSTOFFE *In den Blättern: Fruchtzucker, ätherisches Öl, Pektin, Zitronensäure, Apfelsäure*

WIRKUNG *Adstringierend, tonisierend, fiebersenkend, geburtserleichternd, menstruationsfördernd, kühlend*

ZUBEREITUNG UND DOSIERUNG

AUFGUSS

2 TEELÖFFEL TROCKENGUT IN EINER TASSE KOCHENDHEISSEM WASSER 10–15 MINUTEN ZIEHEN LASSEN: NACH BELIEBEN TRINKEN.

TINKTUR

DREIMAL TÄGLICH 2–4 ML EINNEHMEN.

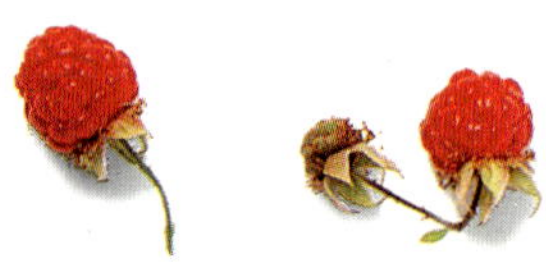

KOMBINATIONEN

Zur Behandlung von Hautleiden mit Klette, Krausem Ampfer, Klebkraut und Buntfarbiger Schwertlilie

Rumex crispus

PFLANZENFAMILIE: POLYGONACEAE

KRAUSER AMPFER

Er findet ausgedehnte Anwendung bei chronischen Hautleiden wie etwa Schuppenflechte. Die in der Pflanze enthaltenen Anthraquinone reinigen den Darm auf milde Weise, da vermutlich die Gerbstoffe im Krausen Ampfer ein Gegengewicht bilden. So haben wir hier ein wertvolles Mittel gegen Verstopfungen, das weit mehr bewirkt als lediglich eine Anregung der Darmperistaltik. Das Kraut fördert den Gallenfluß und hat einen blutreinigenden Einfluß. Seine Beziehung zur Gallenblase macht ihn zur Behandlung einer stauungsbedingten Gelbsucht geeignet.

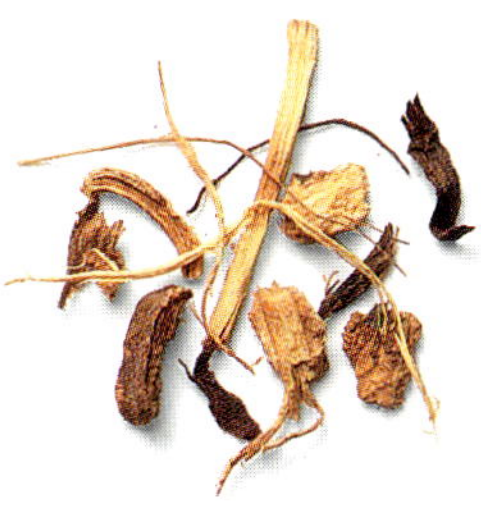

KRAUSER AMPFER, GETROCKNETE WURZEL

SAMMELGUT *Die Wurzel*

SAMMELZEIT *Wurzel zwischen Spätsommer und Herbstmitte ausgraben: sorgfältig säubern, in Längsrichtung aufschneiden, dann trocknen.*

INHALTSSTOFFE *Anthraquinone, Glykoside, Gerbstoffe*

WIRKUNG *Alterativ, gallentreibend, leberstärkend, abführend, tonisierend*

ZUBEREITUNG UND DOSIERUNG

ABKOCHUNG

1–2 TEELÖFFEL WURZELMATERIAL IN EINER TASSE WASSER AUFKOCHEN UND 10–15 MINUTEN LEICHT WEITERKOCHEN LASSEN: DREIMAL TÄGLICH TRINKEN.

TINKTUR

DREIMAL TÄGLICH 1–4 ML EINNEHMEN.

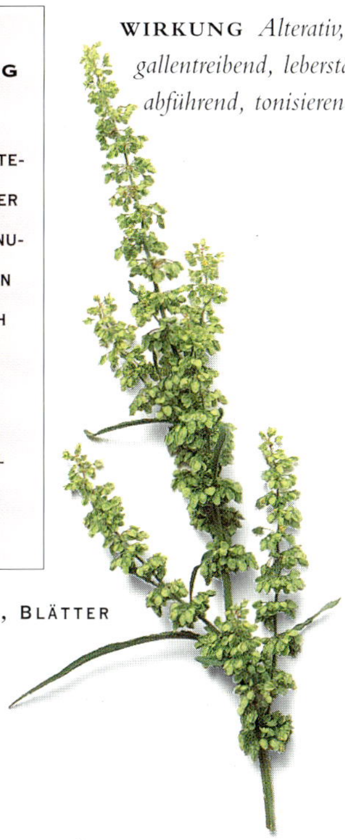

KRAUSER AMPFER, BLÄTTER

KOMBINATIONEN

Mit Löwenzahn, Klette und Klebkraut

Ruta graveolens

PFLANZENFAMILIE: RUTACEAE

GARTENRAUTE

Ihre heilkundliche Geschichte reicht weit zurück bis in die Antike. Das lateinische *ruta* (deutsch Raute, Kraut) wird vom griechischen *rhyomai* (retten, schützen) oder auch *rhyo* (fließen machen) abgeleitet. Der Name scheint somit »Schutz gegen Krankheit« oder auch eine bestimmte Wirkungsweise anzudeuten. Die Gartenraute dient hauptsächlich bei unterdrückter Menstruation zur Regulierung des Zyklus. Als starkes Abortivum sollte sie während der Schwangerschaft gemieden werden. Eine andere Verwendung beruht auf ihrer krampflösenden Wirkung. Sie entspannt die glatte Muskulatur vor allem des Verdauungstrakts und lindert Leibschmerzen. Auch bei Krampfhusten kommt diese Eigenschaft der Gartenraute zum Tragen. Ferner regt sie die periphere Durchblutung an und senkt den Blutdruck.

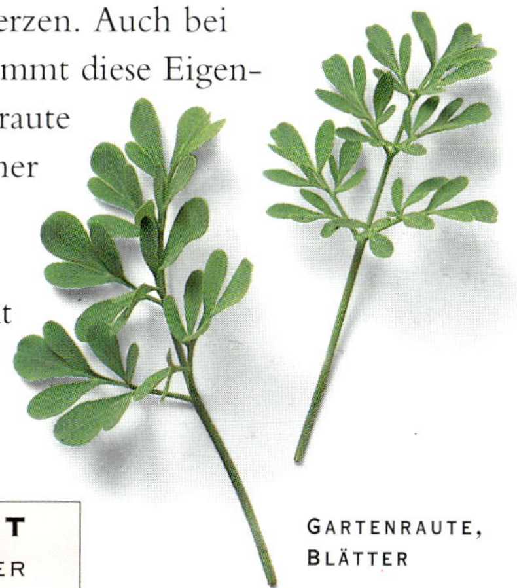

GARTENRAUTE, BLÄTTER

VORSICHT

WÄHREND DER SCHWANGERSCHAFT MEIDEN!

SAMMELGUT *Getrocknete oberirdische Teile*

SAMMELZEIT *Im Sommer sammeln, bevor sich die Blüten öffnen, und im Schatten trocknen.*

INHALTSSTOFFE *Ätherisches Öl, Rutin, Furanokumarine, Alkaloide, Gerbstoffe*

WIRKUNG *Krampflösend, menstruationsfördernd, Hustenreiz beruhigend, abortiv, Würmer vertreibend, keimtötend, bitter, durchblutungsfördernd, stimulierend*

ZUBEREITUNG UND DOSIERUNG

AUFGUSS

1–2 TEELÖFFEL TROCKENGUT IN EINER TASSE KOCHENDHEISSEM WASSER 10–15 MINUTEN ZIEHEN LASSEN: DREIMAL TÄGLICH TRINKEN.

TINKTUR

DREIMAL TÄGLICH 1–4 ML EINNEHMEN.

KOMBINATIONEN

Zur Regulierung des Menstruationszyklus mit dem Falschen Einkorn und dem Goldgelben Kreuzkraut

Salix nigra und *alba*

PFLANZENFAMILIE: SALICACEAE

WEIDE

Sie ist eine natürliche, ungefährliche Quelle aspirinähnlicher Stoffe, was ihren Ruf als Mittel gegen rheumatische und arthritische Schmerzen und Entzündungen erklärt. Im Rahmen einer umfassenderen Behandlung wird sie darüber hinaus gegen jede Art bindegeweblicher Entzündung verwendet, außerdem auch bei fiebrigen Erkrankungen wie Grippe.

ZUBEREITUNG UND DOSIERUNG

ABKOCHUNG

1–2 TEELÖFFEL RINDE IN EINER TASSE WASSER AUFKOCHEN UND 10 MINUTEN WEITERKOCHEN LASSEN: DREIMAL TÄGLICH TRINKEN.

TINKTUR

DREIMAL TÄGLICH 2–4 ML EINNEHMEN.

SAMMELGUT *Die Rinde*

SAMMELZEIT *Rinde im Frühling sammeln, wenn die neue Wachstumsphase beginnt.*

INHALTSSTOFFE *Salicin, Gerbstoff*

WIRKUNG *Entzündungshemmend, fiebersenkend, schmerzlindernd, antiseptisch, adstringierend, wundheilend*

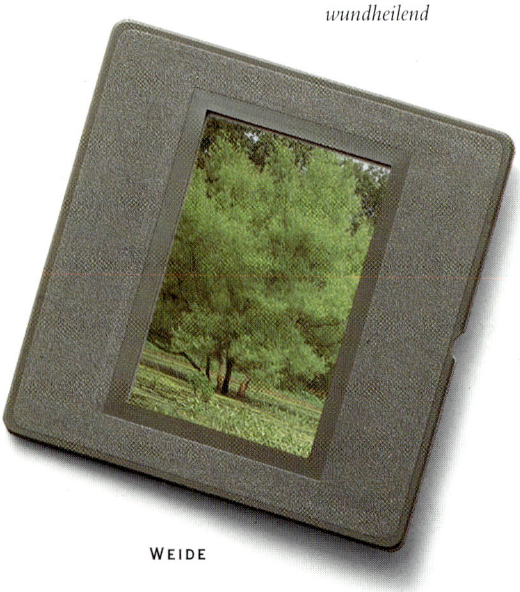

WEIDE

KOMBINATIONEN

Zur Behandlung rheumatischer Arthritis mit Frauenwurzel, Selleriesamen, Guajak und Magenklee

Salvia officinalis

PFLANZENFAMILIE: LABIATEAE

SALBEI

Ein klassisches Heilmittel bei Entzündungen im Mundraum ist der Salbei durch sein ätherisches Öl, das Schleimhautreizungen lindert. Er wird innerlich und auch zur Mundspülung verwendet, hilft als Gurgelwasser bei Entzündungen von Hals und Kehlkopf sowie bei entzündeten oder eitrigen Mandeln. Bei Magenverstimmungen ist er ein geschätztes Karminativum. Außerdem kräftigt er die Uterusmuskulatur, mindert die Schweißabsonderung und senkt die Milchproduktion der Brust. Eine Salbeikompresse fördert die Wundheilung.

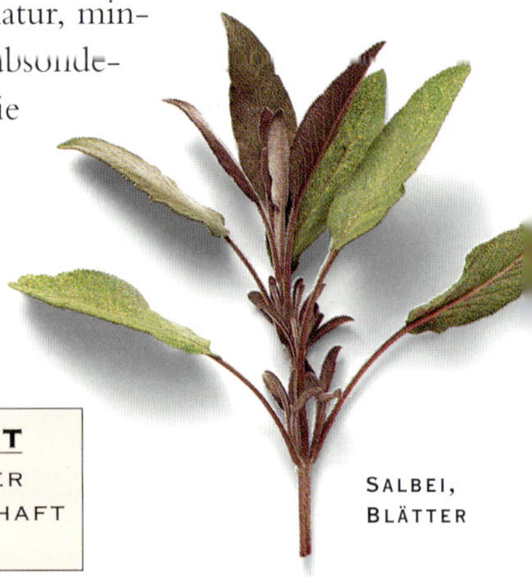

SALBEI, BLÄTTER

VORSICHT

WÄHREND DER SCHWANGERSCHAFT MEIDEN!

ZUBEREITUNG UND DOSIERUNG

AUFGUSS

1–2 TEELÖFFEL BLÄTTER IN EINER TASSE KOCHENDHEISSEM WASSER 10 MINUTEN ZIEHEN LASSEN: DREIMAL TÄGLICH TRINKEN.

MUNDSPÜLUNG

2 TEELÖFFEL BLÄTTER IN 1/2 L WASSER AUFKOCHEN UND 15 MINUTEN ZUGEDECKT ZIEHEN LASSEN: 5–10 MINUTEN MIT DER HEISSEN FLÜSSIGKEIT MEHRMALS TÄGLICH INTENSIV GURGELN.

TINKTUR

DREIMAL TÄGLICH 2–4 ML EINNEHMEN.

SAMMELGUT *Die Blätter*

SAMMELZEIT *Blätter zu Beginn der Blüte im Spätfrühling oder Frühsommer sammeln. Im Schatten bei Temperaturen nicht über 35°C trocknen.*

INHALTSSTOFFE *Ätherisches Öl, darunter 30% Thujon, 5% Cineol, Linalol, Borneol, Kampfer, Salven, Pinen; ein Bitterstoff, Gerbstoffe, Triterpenoide, Flavonoide, Östrogenvorstufen, Harze*

WIRKUNG *Karminativ, krampflösend, adstringierend, schweißhemmend, antikatarrhalisch, keimtötend, menstruationsfördernd, temperatursenkend, stimulierend*

KOMBINATIONEN

Bei Halsschmerzen zum Gurgeln mit Tormentill und Nordamerikanischer Balsampappel; bei Verdauungsstörungen mit Mädesüß und Kamille

Sambucus nigra

PFLANZENFAMILIE: CAPRIFOLIACEAE

SCHWARZER HOLUNDER

Er ist wahrhaftig schon für sich allein ein ganzer Arzneischrank. Die Blätter werden hauptsächlich bei Prellungen, Zerrungen, Hautverletzungen und Frostbeulen verwendet. Eine aus den Blättern zubereitete Salbe soll bei Hauttumoren hilfreich sein. Die Blüten sind ein ideales Mittel gegen Erkältungen und Grippe. Sie sind bei allen katarrhalischen Entzündungen der oberen Luftwege und der Nebenhöhlen, außerdem bei Heuschnupfen empfehlenswert. Die Beeren besitzen ähnliche Eigenschaften wie die Blüten und wirken darüber hinaus auch bei Rheuma.

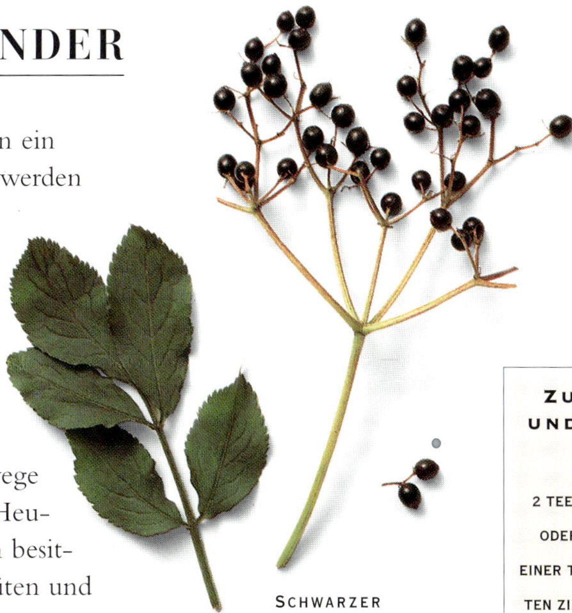

SCHWARZER HOLUNDER, BEEREN UND BLÄTTER

SAMMELGUT *Rinde, Blüten, Beeren und Blätter*

SAMMELZEIT *Die Blüten im Frühling und Frühsommer sammeln und umgehend im Schatten trocknen, Rinde und Beeren im Spätsommer und Frühherbst.*

INHALTSSTOFFE *Blüten: Flavonoide, darunter Rutin, Isoquercitrin und Kampferol; Sambunigrin, ein Hydrozyanglykosid; Gerbstoffe, ätherisches Öl*
Beeren: Invertzucker, Fruchtsäuren, Gerbstoff, Vitamin C und P, Anthrozyanpigmente, Spuren von ätherischem Öl

WIRKUNG *Rinde: Abführend, brechreizauslösend, diuretisch*
Blätter, äußerliche Anwendung: Hautglättend, wundheilend; innerliche Anwendung: Abführend, auswurflösend, diuretisch, schweißtreibend
Blüten: Schweißtreibend, antikatarrhalisch, brustwirksam
Beeren: Schweißtreibend, diuretisch, abführend

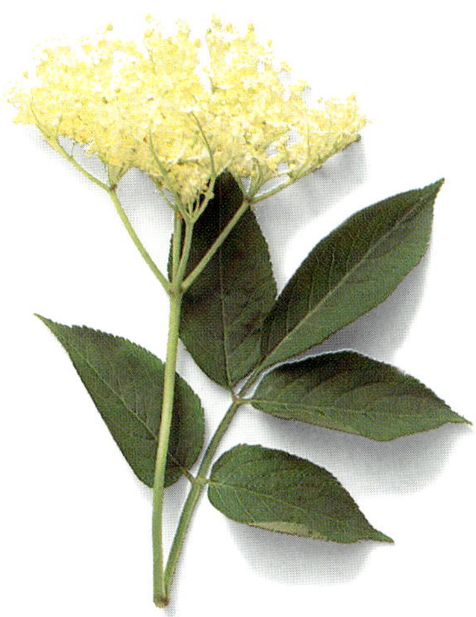

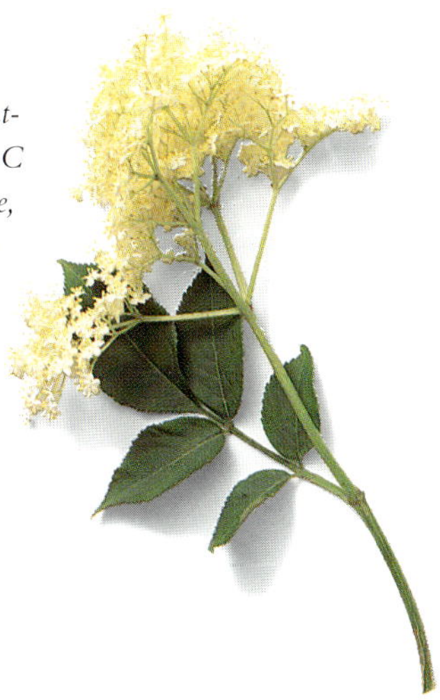

SCHWARZER HOLUNDER, BLÜTEN

ZUBEREITUNG UND DOSIERUNG

AUFGUSS

2 TEELÖFFEL GETROCKNETE ODER FRISCHE BLÜTEN IN EINER TASSE WASSER 10 MINUTEN ZIEHEN LASSEN: DREIMAL TÄGLICH TRINKEN.

SAFT

FRISCHE BEEREN 2–3 MINUTEN IN WASSER KOCHEN, DANN DEN SAFT AUSPRESSEN. ZUM EINMACHEN DEN SAFT MIT HONIG IM VERHÄLTNIS VON 10 ZU 1 AUFKOCHEN: MIT HEISSEM WASSER VERDÜNNT ZWEIMAL TÄGLICH 1 GLAS TRINKEN.

SALBE

FRISCHE HOLUNDERBLÄTTER ZU 3 TEILEN MIT 6 TEILEN GESCHMOLZENER VASELINE ERHITZEN, BIS DIE BLÄTTER HART WERDEN: ABSIEBEN UND LAGERN. MRS. GRIEVE SCHLÄGT EIN HERVORRAGENDES REZEPT FÜR EINE KÜHLENDE HEILSALBE VOR: 225 G FRISCHE HOLUNDERBLÄTTER, 120 G FRISCHE WEGERICHBLÄTTER, 60 G GUNDERMANN, 120 G WERMUT; ALLES KLEINGEHACKT IN 1,8 KG VASELINE ERHITZEN, BIS DIE BLÄTTER HART SIND: ABSIEBEN, SALBE AUSPRESSEN, LAGERN.

TINKTUR

DREIMAL TÄGLICH 2–4 ML DER BLÜTENTINKTUR EINNEHMEN.

KOMBINATIONEN

Bei Erkältungen und Fieber mit Pfefferminze, Gemeiner Schafgarbe oder Ysop; bei Grippe mit Wasserhanf; bei Katarrh mit Goldrute

Sanguinaria canadensis

PFLANZENFAMILIE: PAPAVERACEAE

Kanadische Blutwurzel

Sie wird vorzugsweise bei allen Formen von Bronchitis verwendet. Mit ihren stimulierenden Eigenschaften, die sie als Emetikum und Expektorans beweist, verbindet sich ein entspannender Einfluß auf die bronchiale Muskulatur. Daher wird sie zur Behandlung von Asthma, Krupp und Laryngitis herangezogen. Als Stimulans regt sie eine unzureichende periphere Durchblutung an. Bei Nasenpolypen wird sie geschnupft.

SAMMELGUT *Getrocknete Rhizome*

SAMMELZEIT *Rhizome im späten Frühling bis in den frühen Sommer, dann wieder im Herbst, wenn die Blätter verdorren, ausgraben. Sie sollten sorgsam im Schatten getrocknet werden.*

INHALTSSTOFFE *Alkaloide, u.a. Sanguinarin, Chelerythrin, Protopin und Homochelidin; rotes Harz, Zitronensäure, Apfelsäure*

WIRKUNG *Auswurffördernd, krampflösend, emetisch, katarrhalisch, antiseptisch, herzaktivierend, örtlich durchblutungsfördernd, brustwirksam*

ZUBEREITUNG UND DOSIERUNG

ABKOCHUNG

½ TEELÖFFEL RHIZOME IN EINE TASSE KALTES WASSER GEBEN, AUFKOCHEN UND 10 MINUTEN ZIEHEN LASSEN: DREIMAL TÄGLICH TRINKEN.

TINKTUR

DREIMAL TÄGLICH 0,5–1 ML EINNEHMEN.

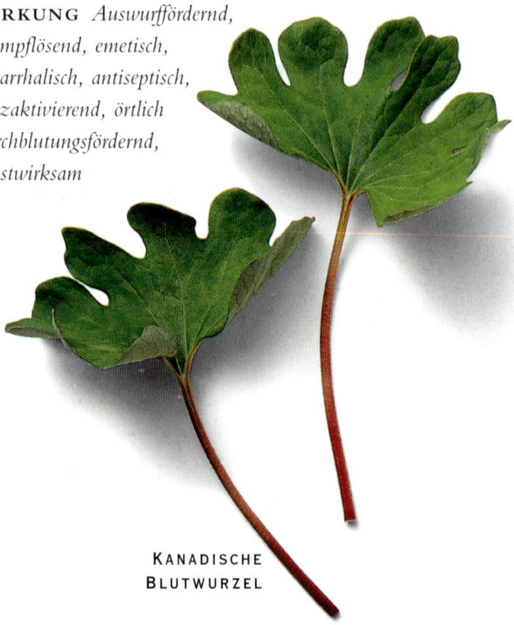

KANADISCHE BLUTWURZEL

KOMBINATIONEN

Bei Bronchialasthma mit Lobelie; bei Halsentzündung mit Salbei und einer Prise Cayennepfeffer

Saponaria officinalis

PFLANZENFAMILIE: CARYOPHYLLACEAE

Seifenkraut

Dieses wirkungsvolle Expektorans wird bei Bronchitis und trockenem Husten verwendet. Auch bei Gallensteinen soll das Seifenkraut helfen. In hoher Dosierung ist es ein starkes Abführmittel, das jedoch Magenbeschwerden hervorrufen kann. Die Flüssigkeit wird zur äußerlichen Behandlung der Haut bei Ekzem empfohlen.

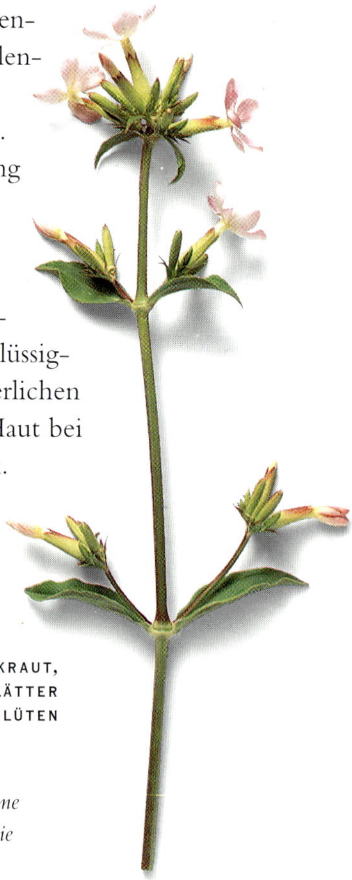

SEIFENKRAUT, SCHÖSSLING, BLÄTTER UND BLÜTEN

SAMMELGUT *Rhizome und Wurzeln, weniger die oberirdischen Teile*

SAMMELZEIT *Wurzeln und Rhizome im frühen bis mittleren Herbst ausgraben; Blätter zwischen Mitte und Ende des Sommers sammeln.*

INHALTSSTOFFE *Saponine*

WIRKUNG *Auswurffördernd, abführend, mild diuretisch*

SEIFENKRAUT, GETROCKNETE WURZELN

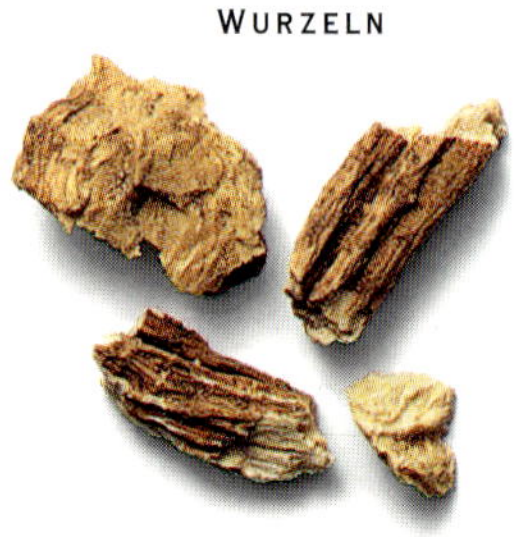

ZUBEREITUNG UND DOSIERUNG

ABKOCHUNG

AM BESTEN 4 ESSLÖFFEL GETROCKNETE WURZEL (ODER 2 ESSLÖFFEL FEINGESCHNITTENE FRISCHE WURZEL) IN 1 L KALTES WASSER GEBEN, 5 STUNDEN DARIN EINWEICHEN, DANN AUFKOCHEN UND 10 MINUTEN WEITERKOCHEN LASSEN: DREI BIS VIERMAL TÄGLICH TRINKEN.

TINKTUR

DREIMAL TÄGLICH 1–2 ML EINNEHMEN.

Sassafras albidum

PFLANZENFAMILIE: LAURACEAE

SASSAFRASBAUM

Seine Wurzelrinde verwendet man hauptsächlich bei Hautleiden wie Ekzem und Schuppenflechte. Darüber hinaus ist eine systemische Wirkung unverkennbar, die der Behandlung von Rheuma und Gicht zugute kommt. Die schweißtreibenden Eigenschaften des Sassafrasbaums sind bei Fieber und systemischen Infektionen nützlich. Ferner eignet er sich zur desinfizierenden Mund- und Zahnpflege, außerdem ist er ein Spezifikum gegen Kopfläuse und anderen Ungezieferbefall.

SASSAFRASBAUM, GETROCKNETE RINDE

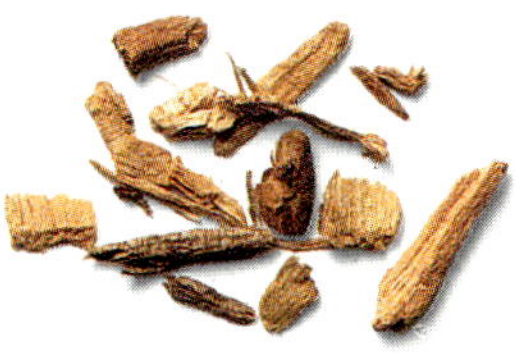

ZUBEREITUNG UND DOSIERUNG

AUFGUSS

1–2 TEELÖFFEL TROCKENGUT IN EINER TASSE KOCHENDHEISSEM WASSER 10–15 MINUTEN ZIEHEN LASSEN: DREIMAL TÄGLICH TRINKEN.

ÖL

DAS ÖL DES SASSAFRASBAUMS SOLLTE NUR ÄUSSERLICH GEGEN UNGEZIEFER, NIEMALS INNERLICH ANGEWENDET WERDEN.

TINKTUR

DREIMAL TÄGLICH 1–2 ML EINNEHMEN.

SAMMELGUT *Die Rinde der Wurzel*

SAMMELZEIT *Die in Nordamerika weit verbreitete Pflanze wird zusammen mit der Wurzel ausgegraben.*

INHALTSSTOFFE *Ätherisches Öl, u.a. Safrol; Sesamin, Gerbstoffe, Harz*

WIRKUNG *Alterativ, karminativ, schweißtreibend, diuretisch*

SASSAFRASBAUM, BLÄTTER

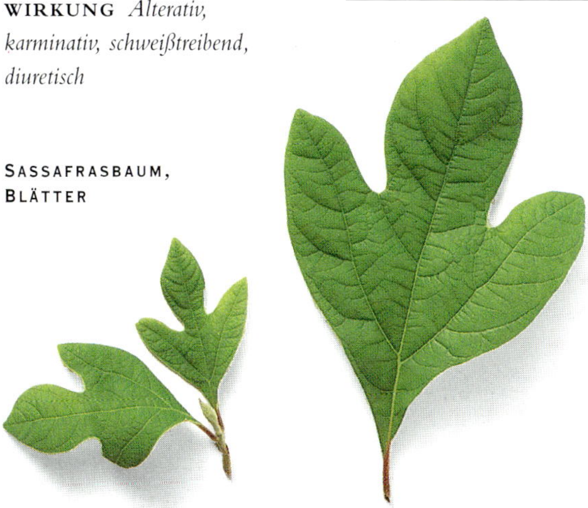

KOMBINATIONEN

Bei Hauterkrankungen mit Klette, Brennessel und Krausem Ampfer

Scrophularia nodosa

PFLANZENFAMILIE: SCROPHULARIACEAE

BRAUNWURZ

Sie dient vornehmlich der Behandlung von Hauterkrankungen und wirkt im wesentlichen durch innere Reinigung des Körpers und Stärkung ihrer Funktionen. Die Heilkraft der Braunwurz beruht auf ihren abführenden und diuretischen Eigenschaften. Man verwendet sie bei Ekzem, Schuppenflechte und allen Hautbeschwerden, die mit Jucken und Reizzuständen verbunden sind. Als mildes Laxativ hilft sie auch bei Verstopfungen. Da sie das Herz anregt, sollte Braunwurz bei abnorm beschleunigtem Herzschlag gemieden werden.

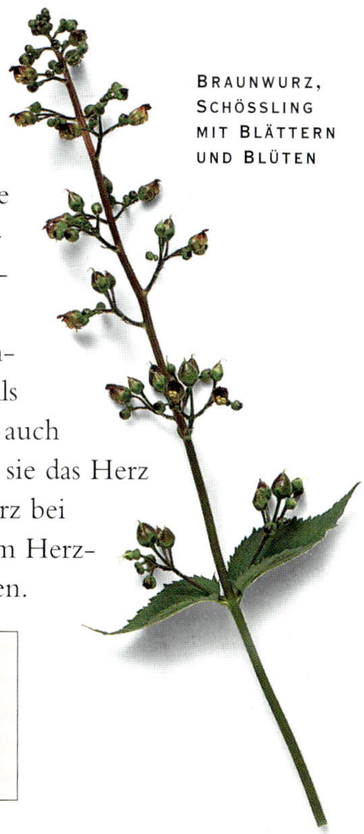

BRAUNWURZ, SCHÖSSLING MIT BLÄTTERN UND BLÜTEN

VORSICHT

NICHT ANWENDEN BEI ABNORM BESCHLEUNIGTEM PULS!

SAMMELGUT *Oberirdische Pflanzenteile*

SAMMELZEIT *Stengel und Blätter von Anfang bis Ende des Sommers sammeln.*

INHALTSSTOFFE *Saponine, herzaktivierende Glykoside, Flavonoide, Harz, Zucker, organische Säuren*

WIRKUNG *Alterativ, diuretisch, mild abführend, herzanregend*

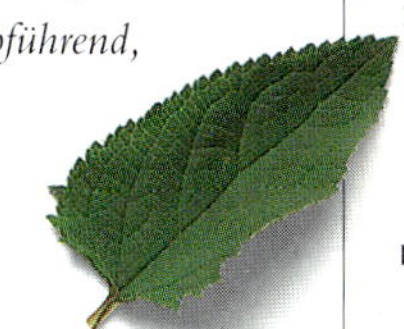

ZUBEREITUNG UND DOSIERUNG

AUFGUSS

1–3 TEELÖFFEL GETROCKNETE BLÄTTER IN EINER TASSE KOCHENDHEISSEM WASSER 10–15 MINUTEN ZIEHEN LASSEN: DREIMAL TÄGLICH TRINKEN.

TINKTUR

DREIMAL TÄGLICH 2–4 ML EINNEHMEN.

KOMBINATIONEN

Zur Behandlung von Hauterkrankungen mit Krausem Ampfer und Klette

Scutellaria laterifolia

PFLANZENFAMILIE: LABIATAE

HELMKRAUT

Von allen Nervenmitteln der Heilkräuterkunde hat dieses das vielleicht breiteste Anwendungsspektrum. Helmkraut wirkt entspannend, und zugleich stärkt und belebt es das Zentralnervensystem. Es wird bei Erschöpfung und depressiver Verstimmung empfohlen und ist für die Behandlung von Schlaganfällen, hysterischen Zuständen sowie von Epilepsie von spezieller Bedeutung. Darüber hinaus vermag es prämenstruelle Spannungen zu lindern.

SAMMELGUT *Oberirdische Pflanzenteile*

SAMMELZEIT *Das ganze Kraut zur späten Blüte sammeln, Ende des Sommers oder Herbstanfang.*

INHALTSSTOFFE *Flavonoide Glykoside, u.a. Scutellarin und Scutellarein; eine Spur ätherisches Öl, Bitterstoff*

WIRKUNG *Nervenstärkend, sedativ, krampflösend, schmerzlindernd, einschläfernd*

ZUBEREITUNG UND DOSIERUNG

AUFGUSS

1–2 TEELÖFFEL TROCKENGUT IN EINER TASSE KOCHENDHEISSEM WASSER 10–15 MINUTEN ZIEHEN LASSEN: DREIMAL TÄGLICH ODER NACH BEDARF TRINKEN.

TINKTUR

DREIMAL TÄGLICH 2–4 ML EINNEHMEN.

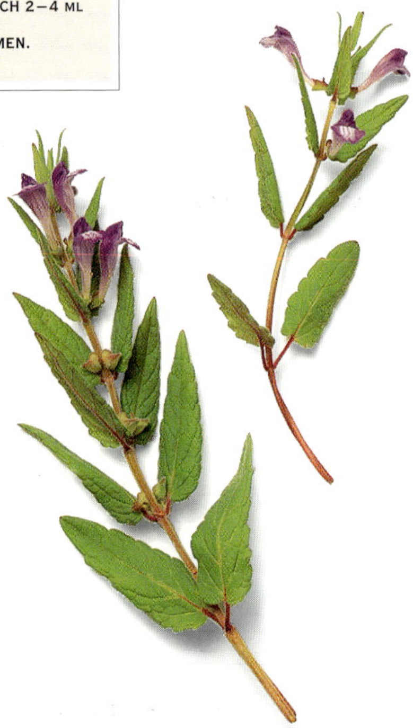

HELMKRAUT, BLÄTTER UND BLÜTEN

KOMBINATIONEN

Gute Mischung mit Baldrian

Selenicereus grandiflorus

PFLANZENFAMILIE: CACTACEAE

KÖNIGIN DER NACHT

Als Heilpflanze ist sie sehr nützlich bei Herzschwäche und ihren Begleitsymptomen – Wassersucht und Atemnot. Auch bei nervös bedingtem Herzjagen ist sie zu empfehlen. Die Pflanze enthält jedoch keine herzwirksamen Glykoside und kann diese auch nicht ersetzen, wenn sie erforderlich sind.

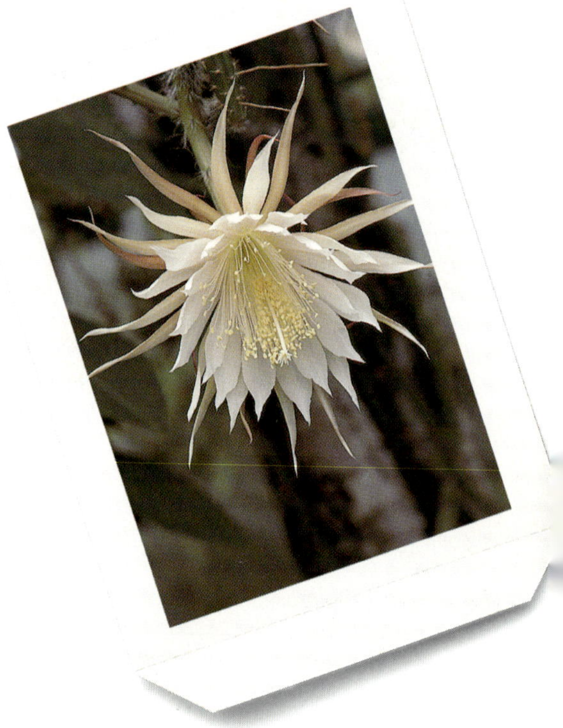

KÖNIGIN DER NACHT, BLÜTE

SAMMELGUT *Frische Stämme*

SAMMELZEIT *Stämme und Blüten der Sukkulenten werden gesammelt, wenn sie blühen.*

INHALTSSTOFFE *Flavone, Phenylalkylamine (z.B. Hordenin), Alkaloide (z.B. Grandifolin)*

WIRKUNG *Herzstärkend*

ZUBEREITUNG UND DOSIERUNG

DREIMAL TÄGLICH 1,25–1,5 ML DER TINKTUR EINNEHMEN.

Senecio jacobaea

PFLANZENFAMILIE: COMPOSITAE

JAKOBSKRAUT

Für die Leber ist das Jakobskraut potentiell giftig und darf daher auf keinen Fall innerlich verwendet werden. Als Einreibemittel empfiehlt es sich bei Muskelrheuma aufgrund seiner stimulierenden und erwärmenden Wirkung.

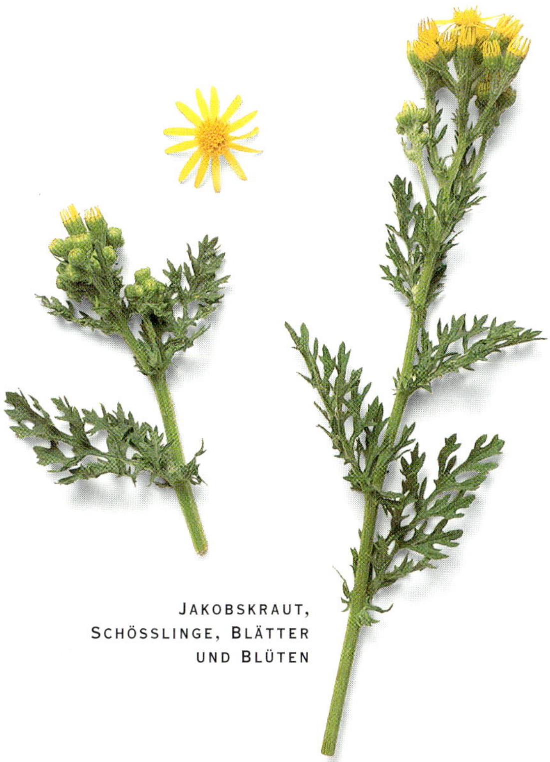

JAKOBSKRAUT, SCHÖSSLINGE, BLÄTTER UND BLÜTEN

SAMMELGUT *Oberirdische Pflanzenteile*

SAMMELZEIT *Zur Blüte, zwischen Frühsommer und Frühherbst, sammeln.*

INHALTSSTOFFE *Ätherisches Öl, Rutin, ein Alkaloid, Schleimstoff*

WIRKUNG *Fördert die periphere Durchblutung*

VORSICHT

NIEMALS INNERLICH ANWENDEN!

ZUBEREITUNG UND DOSIERUNG

BREIUMSCHLAG

NÄHERES DAZU IM KAPITEL »AUFBEREITUNG VON ARZNEIPFLANZEN« (S. 22–31).

Senna alexandrina

PFLANZENFAMILIE: LEGUMINOSAE

SENNA

Sennaschoten enthalten ein starkes, bei Verstopfung wirksames Abführmittel. Zu bedenken ist jedoch, daß Darmverstopfungen anderweitige Ursachen haben, die herausgefunden und behandelt werden müssen. Mehr Informationen darüber im Abschnitt über das Verdauungssystem.

ZUBEREITUNG UND DOSIERUNG

AUFGUSS

DIE TROCKENEN SCHOTEN SOLLTEN FÜR 6–12 STUNDEN IN WARMEM WASSER EINGEWEICHT WERDEN. VON DEN SCHOTEN AUS ALEXANDRIA GIBT MAN 3–6 IN EINE TASSE WASSER, VOM TINNEVELLY-SENNA NIMMT MAN 4–12. DIE GENANNTEN BEZEICHNUNGEN SIND DIE HANDELSNAMEN VON ZWEI VERSCHIEDENEN SORTEN.

TINKTUR

DREIMAL TÄGLICH 2–7 ML EINNEHMEN.

SAMMELGUT *Getrocknete Fruchtschoten*

SAMMELZEIT *Die Schoten werden während des Winters in Ägypten, im Sudan, in Jordanien und Indien gesammelt.*

INHALTSSTOFFE *Anthraquinone*

WIRKUNG *Abführend*

SENNA, SCHOTEN

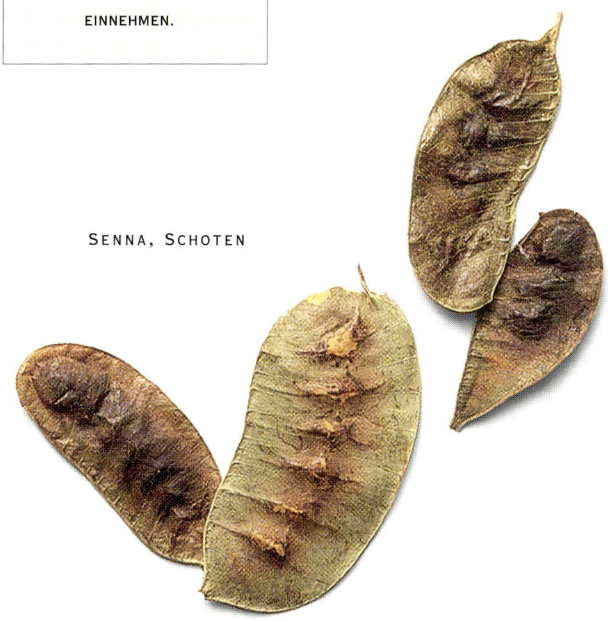

KOMBINATIONEN

Zur Aufbesserung des Geschmacks und Verhinderung von Bauchschmerzen mischt man Senna mit aromatischen, karminativen Pflanzen wie Kardamom, Ingwer oder Fenchel.

Seronoa repens

PFLANZENFAMILIE: PALMAE

SABAL

Die Beeren dieser Pflanze wirken tonisierend und vitalisierend auf die männlichen Geschlechtsorgane. Sie sind ungefährlich und fördern die Produktion der männlichen Sexualhormone. Sabal gilt als Spezifikum bei Prostatavergrößerung. Die Beeren sind auch ein geschätztes Mittel gegen Infektionen des Magens und der Harnwege.

SABAL, GETROCKNETE BEEREN

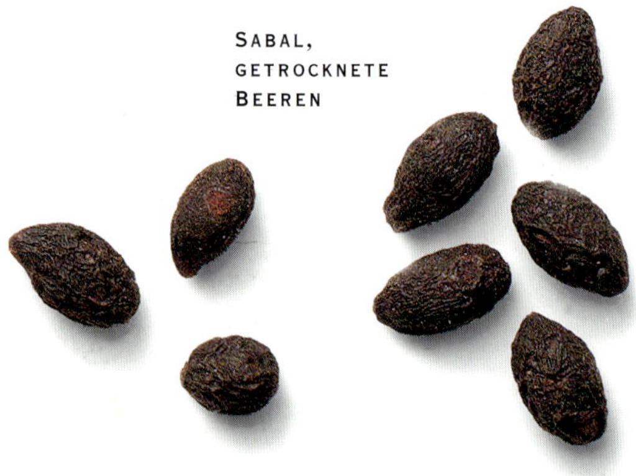

ZUBEREITUNG UND DOSIERUNG

ABKOCHUNG

1/2–1 TEELÖFFEL BEEREN IN EINER TASSE WASSER AUFKOCHEN UND 5 MINUTEN LEICHT WEITERKOCHEN LASSEN: DREIMAL TÄGLICH TRINKEN.

TINKTUR

DREIMAL TÄGLICH 1–2 ML EINNEHMEN.

SAMMELGUT *Die Beeren*

SAMMELZEIT *Die Früchte dieser imposanten Palme werden im Herbst bis zur Wintermitte geerntet.*

INHALTSSTOFFE *Ätherisches Öl, Steroide, Dextrose, Harze*

WIRKUNG *Diuretisch, harnentgiftend, die endokrinen Drüsen anregend*

KOMBINATIONEN

Bei Schwäche der Sexualorgane gut mit Damiana und Kolanuß; zur Behandlung einer vergrößerten Prostata mit Zinnkraut und Strauchhortensie

Silybum marianum

PFLANZENFAMILIE: COMPOSITAE

MARIENDISTEL

Sie wird auch Milchdistel genannt, und wie dieser Name andeutet, fördert sie den Milchfluß. Von stillenden Müttern kann sie risikolos verwendet werden. Außerdem vermag die Mariendistel die Sekretion der Leber und der Gallenblase anzuregen; sie empfiehlt sich bei allen mit der Galle zusammenhängenden Beschwerden.

ZUBEREITUNG UND DOSIERUNG

AUFGUSS

1 TEELÖFFEL TROCKENGUT IN EINER TASSE KOCHENDHEISSEM WASSER 10–15 MINUTEN ZIEHEN LASSEN: DREIMAL TÄGLICH ODER NACH BEDARF TRINKEN.

TINKTUR

DREIMAL TÄGLICH 1–2 ML EINNEHMEN.

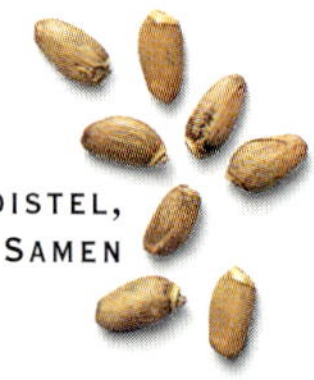

MARIENDISTEL, SAMEN

SAMMELGUT *Die Samen*

SAMMELZEIT *Die reifen Achänen (Schließfrüchte) abschneiden und an warmer Stelle lagern; nach einigen Tagen aufschlagen und die Samen entnehmen.*

INHALTSSTOFFE *Flavone: Silybin, Silydianin und Silychristin; ätherisches Öl, Bitterstoff, Schleimstoff*

WIRKUNG *Gallentreibend, Milchfluß anregend, reizlindernd*

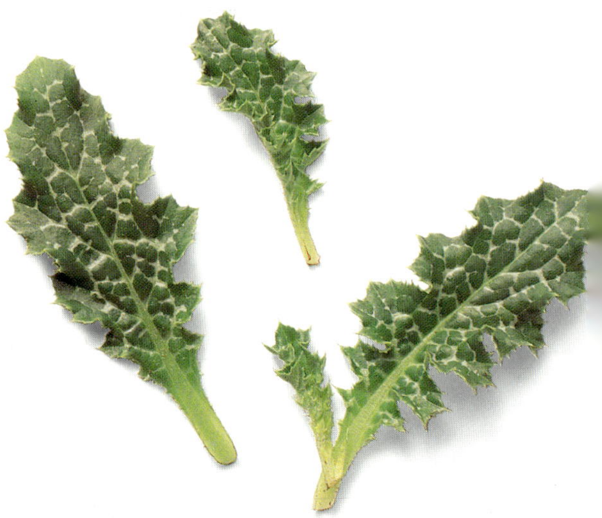

MARIENDISTEL, BLÄTTER

Smilax regelii

PFLANZENFAMILIE: LILIACEAE

SARSAPARILLE

Sie wird vielseitig verwendet zur »Umstimmung« des Körpers und Normalisierung seiner Funktionen, außerdem zur Behandlung diffuser systemischer Probleme, wie sie bei Haut- und rheumatischen Leiden auftreten. Als besonders nützlich erweist sich die Sarsaparille bei Schuppenflechte, die mit starken Hautreizungen einhergeht. Sie sollte bei rheumatischer Arthritis im Rahmen einer umfassenderen Behandlung herangezogen werden. In der Sarsaparille nachgewiesene chemische Substanzen regen im Körper die Testosteronproduktion an.

SAMMELGUT *Wurzel und Rhizome*

SAMMELZEIT *Wurzel und Rhizome können während des ganzen Jahres ausgegraben werden.*

INHALTSSTOFFE *Sapogenine, Glykoside, ätherisches Öl, Harz*

WIRKUNG *Alterativ, antirheumatisch, diuretisch, schweißtreibend, tonisierend*

ZUBEREITUNG UND DOSIERUNG

ABKOCHUNG

1–2 TEELÖFFEL WURZELMATERIAL IN EINE TASSE WASSER GEBEN, AUFKOCHEN UND 10–15 MINUTEN WEITERKOCHEN LASSEN: DREIMAL TÄGLICH TRINKEN.

TINKTUR

DREIMAL TÄGLICH 1–2 ML EINNEHMEN.

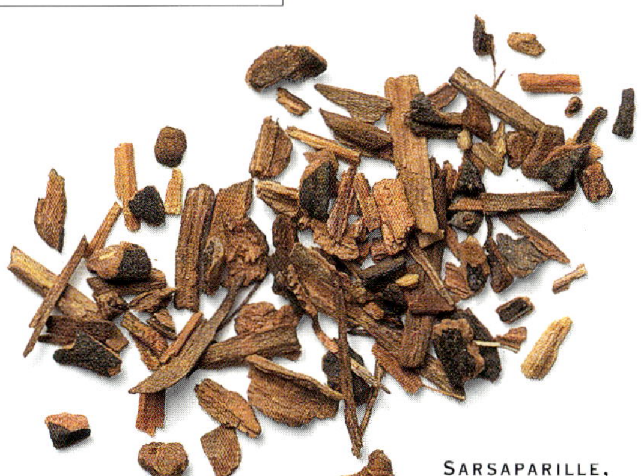

SARSAPARILLE, GETROCKNETE WURZEL

KOMBINATIONEN

Gegen Schuppenflechte mit Klette, Krausem Ampfer und Klebkraut

Solanum dulcamara

PFLANZENFAMILIE: SOLANACEAE

BITTERSÜSS

Hauptanwendungsbereich sind Haut- und rheumatische Erkrankungen. Bittersüß dient zur Behandlung von Schuppenflechte, Ekzem und Pityriasis (Kleienflechte); bewirkt Linderung und Besserung bei rheumatischen und arthritischen Entzündungen, außerdem bei Durchfall und Ruhr, Gelbsucht und Erkrankungen der Leber. Aus den Stengeln und vor allem den Blättern wird eine Salbe hergestellt, die bei Ekzem, Schuppenflechte und Hautgeschwüren Verwendung findet.

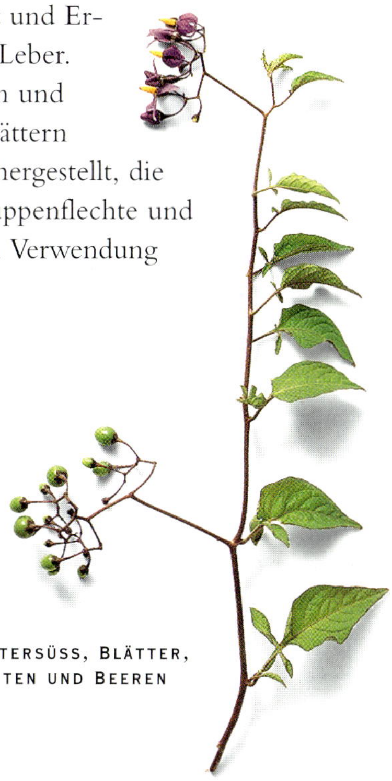

BITTERSÜSS, BLÄTTER, BLÜTEN UND BEEREN

VORSICHT

DIE BEEREN SIND ZU MEIDEN, DENN SIE KÖNNEN AUFGRUND IHRES SEHR VIEL HÖHEREN GEHALTS AN ALKALOIDEN GIFTIG SEIN!

ZUBEREITUNG UND DOSIERUNG

AUFGUSS

1 TEELÖFFEL TROCKENGUT IN EINER TASSE KOCHENDHEISSEM WASSER 10 MINUTEN ZIEHEN LASSEN: ZWEIMAL TÄGLICH TRINKEN.

TINKTUR

DREIMAL TÄGLICH 1–2 ML EINNEHMEN.

SAMMELGUT *Blätter und Stengel*

SAMMELZEIT *Die Stengel werden Anfang bis Mitte Herbst, die Blätter im Sommer gesammelt.*

INHALTSSTOFFE *Dulcamarin, Gerbstoff, Gummi, 1% Alkaloide, u.a. Solanidin*

WIRKUNG *Diuretisch, alterativ, antirheumatisch, auswurffördernd, mild sedativ*

Solidago virgauria

PFLANZENFAMILIE: COMPOSITAE

GOLDRUTE

An diese Pflanze sollte man bei akutem oder chronischem Katarrh der oberen Luftwege zuerst denken. Bei Grippe kann man sie in Kombination mit anderen Heilpflanzen verwenden. Als Karminativum wird sie zur Behandlung von Magenverstimmungen und Blähungen herangezogen. Für die Harnwege ist sie ein entzündungshemmendes Antiseptikum, das bei Zystitis, Urethritis und dergleichen hilft. Goldrute dient auch der Wundheilung und wird bei Hals- und Kehlkopfentzündung zum Gurgeln benutzt.

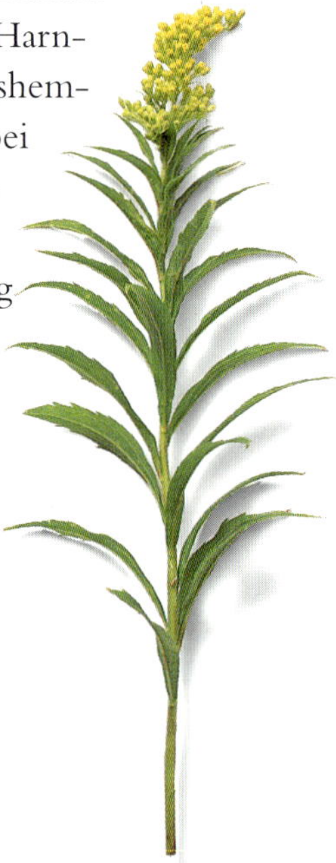

GOLDRUTE,
BLÄTTER UND BLÜTEN

ZUBEREITUNG UND DOSIERUNG

AUFGUSS
2–3 TEELÖFFEL TROCKENGUT IN EINER TASSE KOCHENDHEISSEM WASSER 10–15 MINUTEN ZIEHEN LASSEN: DREIMAL TÄGLICH TRINKEN.

TINKTUR
DREIMAL TÄGLICH 2–4 ML EINNEHMEN.

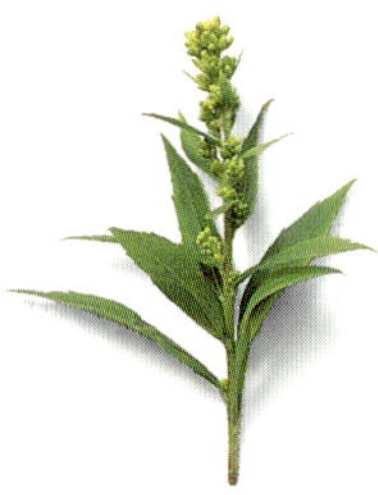

SAMMELGUT *Getrocknete oberirdische Pflanzenteile*

SAMMELZEIT *Stengel zur Blüte, zwischen Sommer- und Herbstmitte, möglichst von Pflanzen sammeln, die noch nicht blühen; im Schatten oder bei Temperaturen nicht über 40°C trocknen.*

INHALTSSTOFFE *Saponine, ätherisches Öl, Bitterstoff, Gerbstoffe, Flavonoide*

WIRKUNG *Antikatarrhalisch, entzündungshemmend, antiseptisch, schweißtreibend, karminativ, diuretisch*

KOMBINATIONEN
Bei Katarrh der oberen Luftwege mit Sumpfruhrkraut, Sonnenhut, Kermesbeere und Indigo

Stachys officinalis

PFLANZENFAMILIE: LABIATAE

GEMEINER ZIEST

Er nährt und stärkt das Zentralnervensystem und beruhigt es zudem. Man verwendet ihn bei nervöser Schwäche, die mit Angst und Spannungen verbunden ist. Der Gemeine Ziest vermag Kopfschmerzen und Neuralgien nervösen Ursprungs zu lindern.

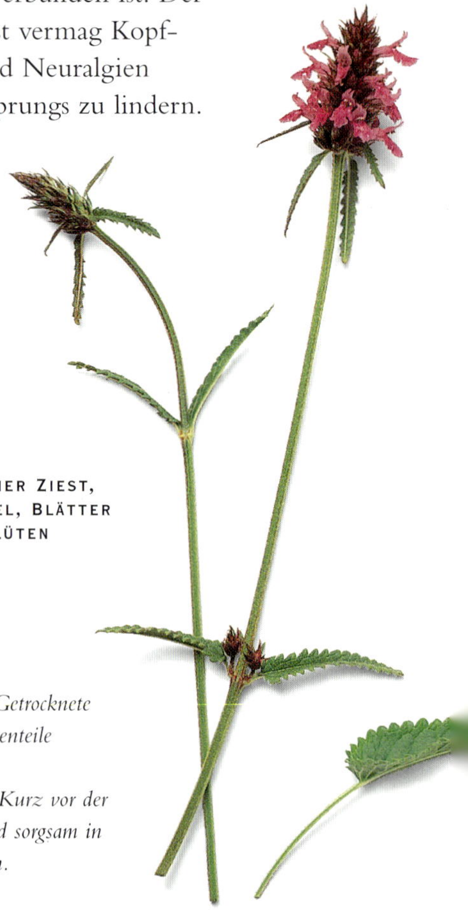

GEMEINER ZIEST,
STENGEL, BLÄTTER
UND BLÜTEN

SAMMELGUT *Getrocknete oberirdische Pflanzenteile*

SAMMELZEIT *Kurz vor der Blüte sammeln und sorgsam in der Sonne trocknen.*

INHALTSSTOFFE *Alkaloide, u.a. Betonicin, Stachydren und Trigonellin*

WIRKUNG *Sedativ, nervenstärkend, bitter, aromatisch, wundheilend*

ZUBEREITUNG UND DOSIERUNG

AUFGUSS
1–2 TEELÖFFEL TROCKENGUT IN EINER TASSE KOCHENDHEISSEM WASSER 10–15 MINUTEN ZIEHEN LASSEN: DREIMAL TÄGLICH TRINKEN.

TINKTUR
DREIMAL TÄGLICH 2–6 ML EINNEHMEN.

KOMBINATIONEN
Gegen Kopfschmerzen gut mit Helmkraut

Stachys palustris

PFLANZENFAMILIE: LABIATAE

SUMPFZIEST

Er ist ein seit alters her geschätzter Wundheiler und in dieser Wirkung der Beinwurz ähnlich. Als Salbe oder Kompresse kann er unmittelbar auf die verletzte Hautstelle gebracht werden. Die innerliche Anwendung lindert Krämpfe und Gelenkschmerzen und hilft außerdem bei Durchfall und Ruhr.

ZUBEREITUNG UND DOSIERUNG

AUFGUSS

1 TEELÖFFEL TROCKENGUT IN EINER TASSE KOCHENDHEISSEM WASSER 10–15 MINUTEN ZIEHEN LASSEN: DREIMAL TÄGLICH TRINKEN.

ÄUSSERLICHE ANWENDUNG

NÄHERES IM KAPITEL »AUFBEREITUNG VON ARZNEIPFLANZEN« (S. 22–31).

TINKTUR

DREIMAL TÄGLICH 1–2 ML EINNEHMEN.

SAMMELGUT *Oberirdische Pflanzenteile*

SAMMELZEIT *Mitte des Sommers, zu Beginn der Blüte*

INHALTSSTOFFE *Flavonoide, Iridoide*

WIRKUNG *Wundheilend, antiseptisch, krampflösend, adstringierend*

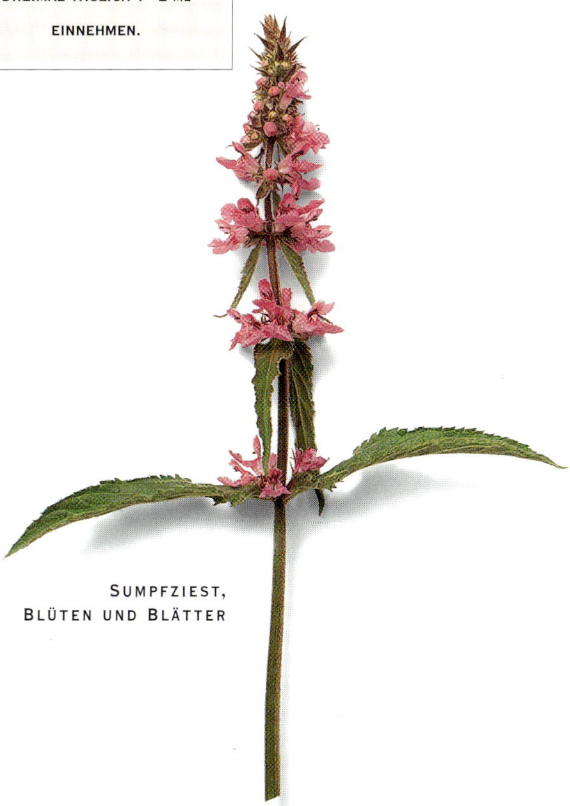

SUMPFZIEST, BLÜTEN UND BLÄTTER

Stellaria media

PFLANZENFAMILIE: CARYOPHYLLACEAE

VOGELMIERE

Sie ist ein Allerweltsmittel zur äußerlichen Wundbehandlung und vor allem zu empfehlen, wenn bei Ekzem oder Schuppenflechte auch Jucken und Hautreizungen hinzukommen. Die Vogelmiere ist außerdem ein geschätztes, innerlich anzuwendendes Rheumamittel.

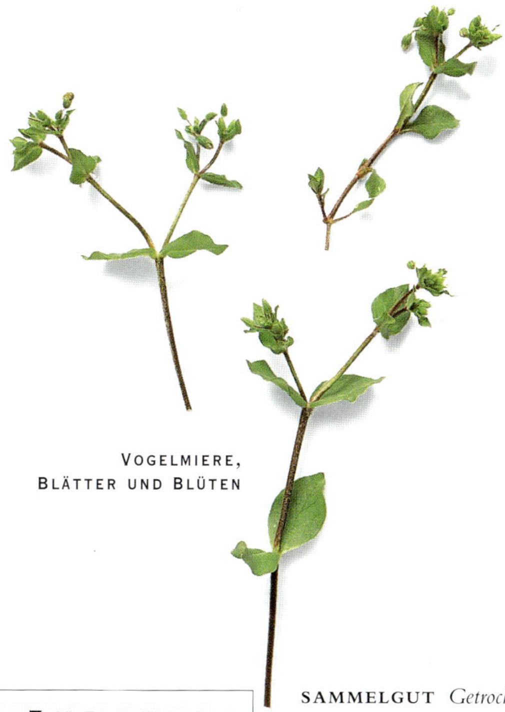

VOGELMIERE, BLÄTTER UND BLÜTEN

ZUBEREITUNG UND DOSIERUNG

AUFGUSS

2 TEELÖFFEL TROCKENGUT IN EINER TASSE KOCHENDHEISSEM WASSER 5 MINUTEN ZIEHEN LASSEN: DREIMAL TÄGLICH TRINKEN.

ÄUSSERLICHE ANWENDUNG

GEGEN JUCKREIZ KANN VON FRISCHEN PFLANZENTEILEN EIN STÄRKERER AUFGUSS ALS BADEWASSERZUSATZ VERWENDET WERDEN. AUCH DIE ZUBEREITUNG EINER SALBE IST MÖGLICH.

SAMMELGUT *Getrocknete oberirdische Pflanzenteile*

SAMMELZEIT *Dieses in Gärten und Feldern weit verbreitete Unkraut kann jederzeit gesammelt werden, wenngleich es im Winter nicht so reichlich anzutreffen ist.*

INHALTSSTOFFE *Saponine*

WIRKUNG *Antirheumatisch, wundheilend, hautglättend*

KOMBINATIONEN

Aus Vogelmiere und beigemischtem Echtem Eibisch läßt sich eine ausgezeichnete Salbe herstellen.

Stillingia sylvatica

PFLANZENFAMILIE: EUPHORBIACEAE

STILLINGIE

Diese nordamerikanische Heilpflanze hilft bei chronischen Hautleiden wie Ekzem und Schuppenflechte. Die Behandlung muß allerdings über längere Zeit fortgesetzt werden. Bei diesen Hauterkrankungen können zahlreiche Faktoren im Spiel sein, und die Stillingie ist besonders bei Mitbeteiligung der Lymphdrüsen zu empfehlen. Des weiteren ist sie bei Bronchitis und Kehlkopfentzündung sowie vor allem bei starker Heiserkeit nützlich. Als Adstringens findet sie vielfältige Verwendung, vorzugsweise bei Hämorrhoiden.

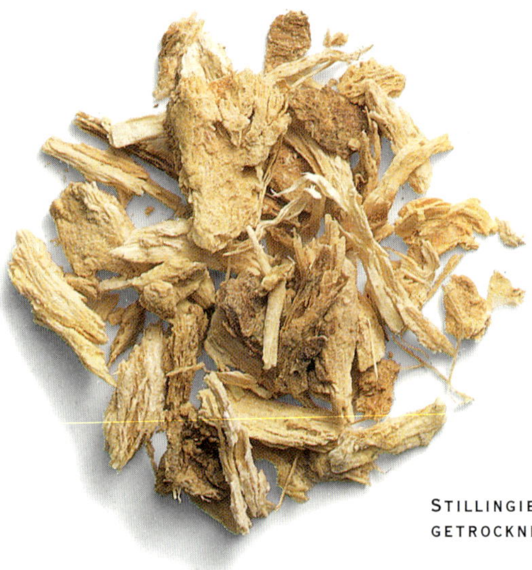

STILLINGIE, GETROCKNET

ZUBEREITUNG UND DOSIERUNG

ABKOCHUNG

1/2–1 TEELÖFFEL GETROCKNETE WURZEL IN EINE TASSE WASSER GEBEN, AUFKOCHEN UND 10–15 MINUTEN LEICHT WEITERKOCHEN LASSEN: DREIMAL TÄGLICH TRINKEN.

TINKTUR

DREIMAL TÄGLICH 1–2 ML EINNEHMEN.

SAMMELGUT *Die Wurzel*

SAMMELZEIT *Mitte des Sommers, nach der Blüte, ausgraben.*

INHALTSSTOFFE *Diterpene, fette und ätherische Öle, Harze*

WIRKUNG *Alterativ, auswurffördernd, schweißtreibend, speichelflußanregend, adstringierend, krampflösend*

KOMBINATIONEN

Zur Behandlung von Hauterkrankungen mit Klette, Krausem Ampfer, Klebkraut und Buntfarbiger Schwertlilie

Symphytum officinale

PFLANZENFAMILIE: BORAGINACEAE

BEINWELL

Er entfaltet seine große Heilkraft bei Magen- und Zwölffingerdarmgeschwüren, bei Zwerchfellhernie und *Colitis ulcerosa*. Seine adstringierenden Eigenschaften helfen bei allen Blutungen. Der Beinwell ist auch bei Bronchitis und Reizhusten von Nutzen, denn er lindert die Irritationen und fördert den Auswurf. Seine äußerliche Anwendung beschleunigt die Wundheilung und schützt gegen fehlerhafte Vernarbung. Er wirkt hervorragend bei chronisch ulzerierenden Krampfadern.

VORSICHT

GEFAHR DER VEREITERUNG, WENN SICH DURCH DIE BEHANDLUNG MIT BEINWELL NEUES GEWEBE BILDET, BEVOR EINE TIEFE WUNDE DARUNTER AUSGEHEILT IST!

SAMMELGUT *Wurzeln, Rhizome, Blätter*

SAMMELZEIT *Wurzeln im Frühling oder Herbst ausgraben, dann ist der Allantoingehalt am größten. In der Mitte in Längsrichtung teilen und bei Temperaturen von 40°–60°C trocknen.*

INHALTSSTOFFE *Schleimstoff, Gummi, Allantoin, Gerbstoff, Alkaloide, Harz, ätherisches Öl*

WIRKUNG *Wundheilend, reizlindernd, adstringierend, auswurffördernd, hautglättend, brustwirksam, tonisierend*

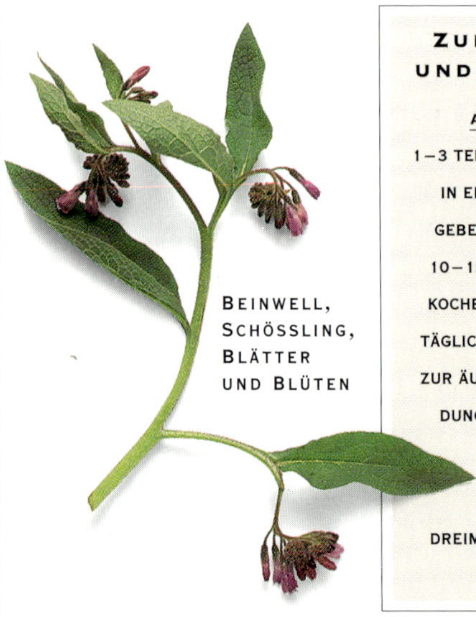

BEINWELL, SCHÖSSLING, BLÄTTER UND BLÜTEN

ZUBEREITUNG UND DOSIERUNG

ABKOCHUNG

1–3 TEELÖFFEL TROCKENGUT IN EINE TASSE WASSER GEBEN, AUFKOCHEN UND 10–15 MINUTEN WEITERKOCHEN LASSEN: DREIMAL TÄGLICH TRINKEN. NÄHERES ZUR ÄUSSERLICHEN ANWENDUNG IM KAPITEL ÜBER DIE HAUT.

TINKTUR

DREIMAL TÄGLICH 2–4 ML EINNEHMEN.

KOMBINATIONEN

Bei Geschwüren oder Entzündungen des Magens mit Echtem Eibisch und Mädesüß; bei Erkrankungen des Brustraums und der Bronchien mit Huflattich, Andorn oder Alant

Symplocarpus foetidus

PFLANZENFAMILIE: ARACEAE

DRACHENKRAUT

Es ist bei Spannungs- oder Krampfzuständen in der Lunge zu empfehlen, wirkt entspannend, lindert Reizhusten und kann bei Asthma, Bronchitis und Keuchhusten verwendet werden. Als Diaphoretikum ist es hilfreich bei Fieberattacken.

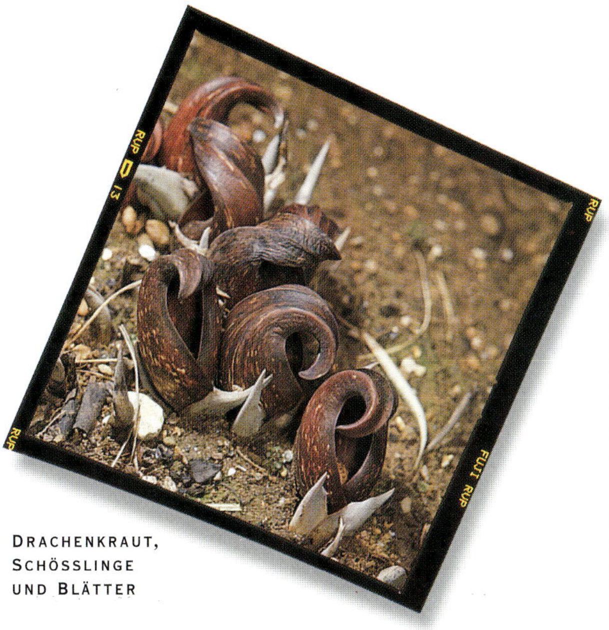

DRACHENKRAUT, SCHÖSSLINGE UND BLÄTTER

ZUBEREITUNG UND DOSIERUNG

NACH ALTEM REZEPT PFLEGTE MAN DRACHENKRAUT ALS PULVER MIT HONIG IM VERHÄLTNIS VON 1 ZU 8 ZU MISCHEN UND DAVON DREIMAL TÄGLICH 1/2–1 TEELÖFFEL EINZUNEHMEN. EINEN TEE KANN MAN MIT 1/2 TEELÖFFEL PFLANZENMATERIAL ALS AUFGUSS ODER ABKOCHUNG ZUBEREITEN.

TINKTUR

DREIMAL TÄGLICH 1/2–1 ML EINNEHMEN.

SAMMELGUT *Wurzel und Rhizome*

SAMMELZEIT *Im Herbst oder zu Anfang des Frühlings ausgraben. Nicht länger als ein Jahr aufbewahren, da die unterirdischen Pflanzenteile durch Alter und Austrocknung unbrauchbar werden.*

INHALTSSTOFFE *Ätherisches Öl, Harz, ein saures Prinzip*

WIRKUNG *Krampflösend, schweißtreibend, auswurffördernd*

KOMBINATIONEN

Zur Behandlung asthmatischer Erkrankungen mit Grindelia, Pillenwolfsmilchkraut und Lobelie

Syzygium aromaticum

PFLANZENFAMILIE: MYRTACEAE

GEWÜRZNELKE

Sie ist bei Übelkeit, Erbrechen und Blähungen nützlich und regt das Verdauungssystem an. Die Gewürznelke ist ein starkes, lokal wirkendes Antiseptikum und ein mildes Schmerzmittel, das bei Zahnschmerzen äußerlich angewendet wird.

ZUBEREITUNG UND DOSIERUNG

AUSSER ZUM WÜRZEN VON SPEISEN WIRD DIE GEWÜRZNELKE ALS TEE VERWENDET: EINIGE KNOSPEN IN EINER TASSE KOCHENDHEISSEM WASSER 10 MINUTEN ZIEHEN LASSEN. GEGEN ZAHNSCHMERZEN HÄLT MAN EINE KNOSPE AN DEN SCHMERZENDEN ZAHN. MAN KANN DAZU AUCH EINEN IM ÖL DER GEWÜRZNELKE GETRÄNKTEN WATTEBAUSCH VERWENDEN.

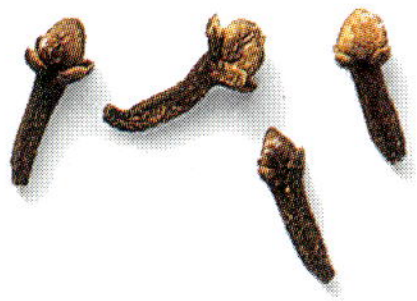

GEWÜRZNELKE

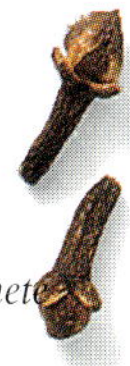

SAMMELGUT *Getrocknete Blüten und Öl*

SAMMELZEIT *Die grünen Knospen werden gesammelt, wenn sich der untere Teil purpurrot verfärbt. Die Gewürznelke wächst in den Ländern am Indischen Ozean.*

INHALTSSTOFFE *Bis zu 20% ätherisches Öl*

WIRKUNG *Stimulierend, karminativ, aromatisch, brechreizberuhigend, keimtötend*

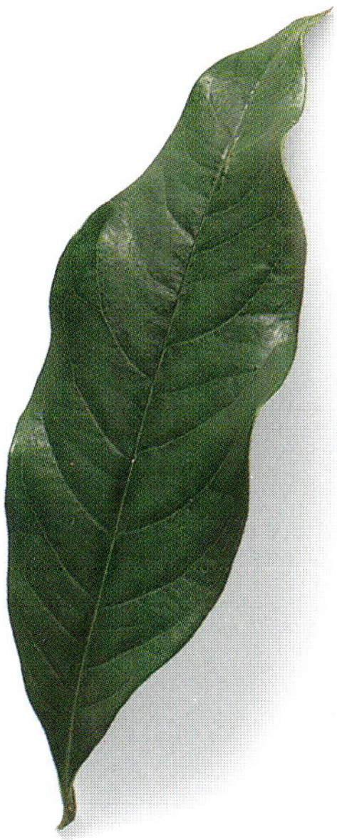

GEWÜRZNELKE, BLATT UND KNOSPEN

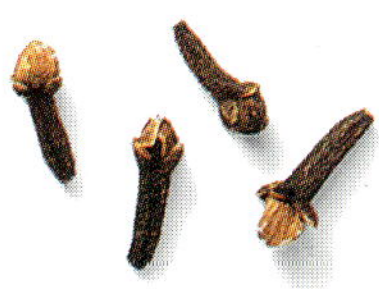

Syzygium cumini

PFLANZENFAMILIE: MYRTACEAE

JAMBULBAUM

Er hilft bei Durchfall und allen Beschwerden, die ein mildes, wirksames Adstringens erfordern. Sein ätherisches Öl beseitigt Blähungen und ist ein ideales Mittel, wenn Durchfall mit kolikartigen Schmerzen verbunden ist. Die orthodoxe Medizin verwendet die Heilkräfte des Jambulbaums in der Diabetesbehandlung.

SAMMELGUT *Getrocknete Früchte*

SAMMELZEIT *Die Früchte des in Indien und Australien beheimateten Baums werden im Spätsommer gesammelt.*

INHALTSSTOFFE *Ätherisches Öl, fettes Öl, Harz mit Ellagsäure, Gerbstoff*

WIRKUNG *Adstringierend, karminativ, angeblich blutzuckersenkend*

ZUBEREITUNG UND DOSIERUNG

AUFGUSS

1–2 TEELÖFFEL GETROCKNETE FRÜCHTE IN EINER TASSE KOCHENDHEISSEM WASSER 10–15 MINUTEN ZIEHEN LASSEN: DREIMAL TÄGLICH TRINKEN.

TINKTUR

DREIMAL TÄGLICH 1–4 ML EINNEHMEN.

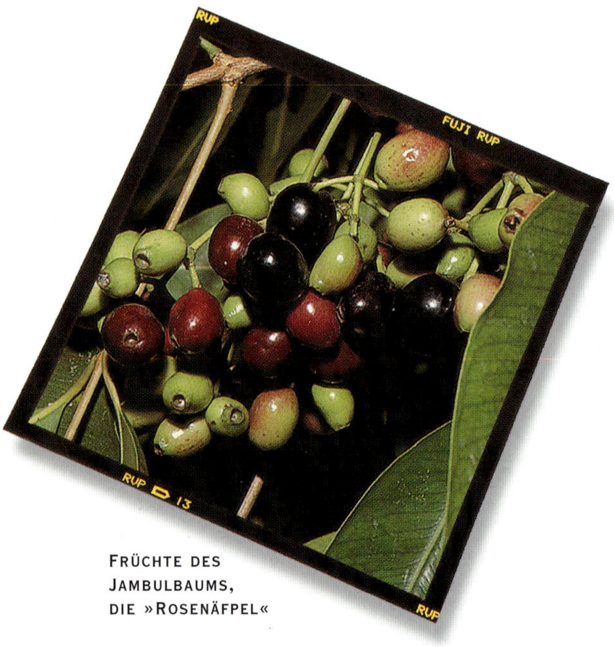

FRÜCHTE DES JAMBULBAUMS, DIE »ROSENÄPFEL«

Tanacetum parthenium

PFLANZENFAMILIE: COMPOSITAE

MUTTERKRAUT

Diese Heilpflanze hat ihren alten Ruf als erstklassiges Mittel gegen jene Migräneform wiedergewonnen, die durch Wärmezufuhr zum Kopf gelindert wird. Auch in der schmerzhaften, entzündlichen Phase der Arthritis hilft sie. Schwindelgefühl und Ohrengeräusch (Tinnitus) bessern sich durch Mutterkraut in Kombination mit anderen Arzneien. Außerdem vermag es eine schmerzhafte und träge Menstruation zu erleichtern.

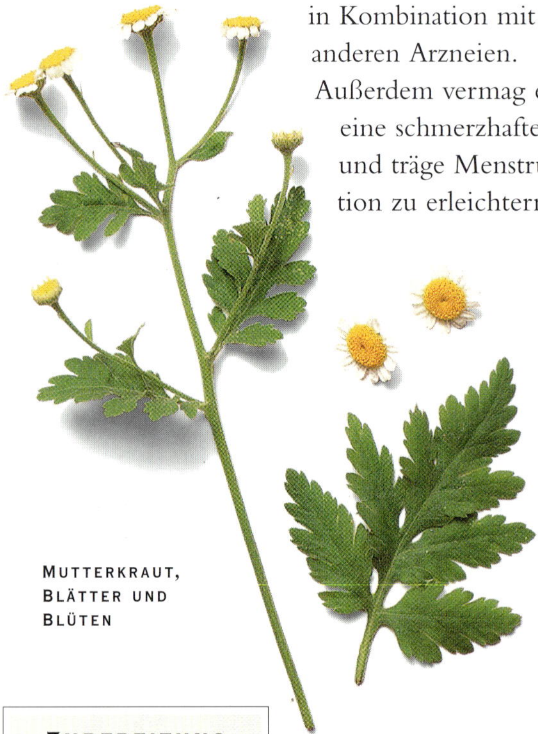

MUTTERKRAUT, BLÄTTER UND BLÜTEN

ZUBEREITUNG UND DOSIERUNG

AM BESTEN DREIMAL TÄGLICH DIE EINEM EINZELNEN FRISCHEN BLATT ENTSPRECHENDE MENGE, FRISCH ODER TIEFGEFROREN, EINNEHMEN.

VORSICHT

WEGEN DER STIMULIERENDEN WIRKUNG AUF DIE GEBÄRMUTTER WÄHREND DER SCHWANGERSCHAFT NICHT VERWENDEN. DIE FRISCHEN BLÄTTER KÖNNEN BEI EMPFINDLICHKEIT ENTZÜNDUNGEN DER MUNDSSCHLEIMHAUT VERURSACHEN.

SAMMELGUT *Die Blätter*

SAMMELZEIT *Im Frühling und Sommer, am besten jedoch vor der Blüte.*

INHALTSSTOFFE *Sesquiterpen-Laktone, u. a. Parthenolid; ätherische Öle*

WIRKUNG *Entzündungshemmend, gefäßerweiternd, entspannend, verdauungsfördernd (Bittermittel), uterusstimulierend*

Tanacetum vulgare

PFLANZENFAMILIE: COMPOSITAE

RAINFARN

Dies ist ein gutes Mittel zur Reinigung des Darms von Würmern und in dieser Hinsicht frei von Risiken. Allzu langfristige Einnahme ist dennoch nicht ratsam, da gewisse Bestandteile des ätherischen Öls in hoher Dosierung nicht ungefährlich sind. Der Rainfarn wirkt gegen Rund- und Fadenwürmer und ist als Brechmittel auch für Kinder geeignet. Als Bittermittel regt er die Verdauung an und lindert Magenverstimmungen. Er kann die Menstruation auslösen und verstärken, ist daher während der Schwangerschaft zu meiden. Äußerlich wird Krätze erfolgreich mit der Lotion behandelt.

VORSICHT
WÄHREND DER SCHWANGERSCHAFT MEIDEN!

ZUBEREITUNG UND DOSIERUNG

AUFGUSS
1 TEELÖFFEL TROCKENGUT IN EINER TASSE KOCHENDHEISSEM WASSER 10–15 MINUTEN ZIEHEN LASSEN: ZWEIMAL TÄGLICH TRINKEN.

TINKTUR
DREIMAL TÄGLICH 1–2 ML EINNEHMEN.

SAMMELGUT *Oberirdische Pflanzenteile*

SAMMELZEIT *Blätter und Blüten zur Blütezeit sammeln, vom Frühsommer bis zum Frühherbst.*

INHALTSSTOFFE *Ätherisches Öl mit Thujon, bittere Glykoside, Sesquiterpen-Laktone, Terpenoide, Flavonoide, Gerbstoff*

WIRKUNG *Würmer vertreibend, verdauungsfördernd (Bittermittel), karminativ, menstruationsfördernd, stimulierend*

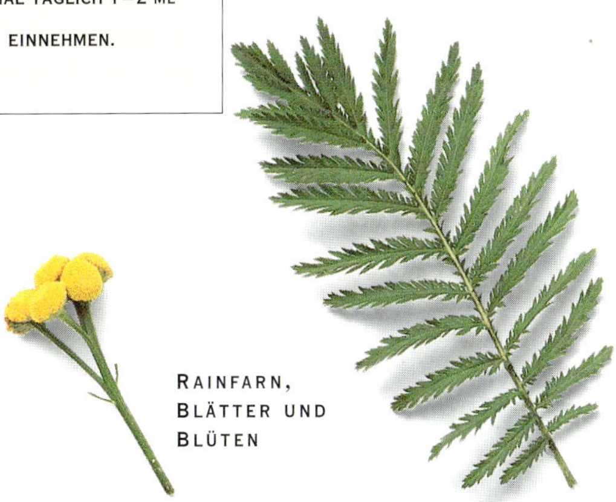
RAINFARN, BLÄTTER UND BLÜTEN

KOMBINATIONEN
Gegen Wurmbefall mit Wermut, dazu ein Karminativum wie Kamille und ein Abführmittel wie Senna

Taraxacum officinale

PFLANZENFAMILIE: COMPOSITAE

LÖWENZAHN

Er ist ein sehr starkes Diuretikum und eine der besten natürlichen Kaliumquellen. Seine harntreibende und entwässernde Wirkung ist daher in idealer Weise ausgeglichen; er eignet sich daher zur Anwendung bei Herzschwäche, auch wenn deren Ursache Wassersucht ist. Löwenzahn fördert außerdem die Gallensekretion und hilft bei Entzündung und Stauung der Leber oder Gallenblase. Er gilt als Spezifikum zur Behandlung der Gelbsucht.

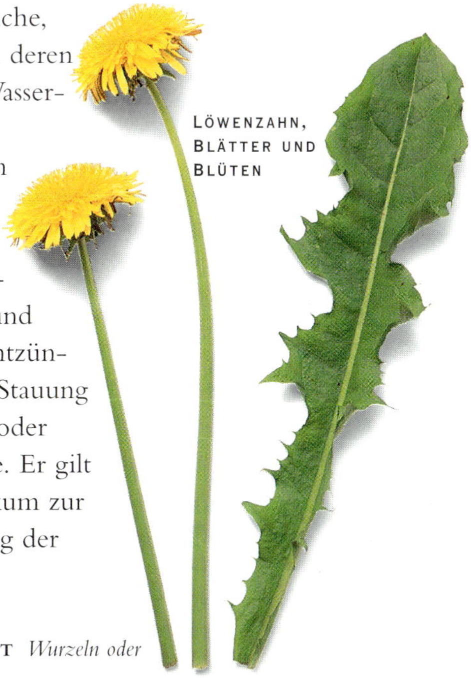
LÖWENZAHN, BLÄTTER UND BLÜTEN

SAMMELGUT *Wurzeln oder Blätter*

SAMMELZEIT *Wurzeln am besten während des Sommers, wenn sie am bittersten sind, ausgraben und vor dem Trocknen in Längsrichtung teilen. Die Blätter können jederzeit gesammelt werden.*

INHALTSSTOFFE *Glykoside, Triterpenoide, Cholin, bis zu 5% Kalium*

WIRKUNG *Diuretisch, gallenanregend, antirheumatisch, abführend, tonisierend, gallenabführend, leberstärkend*

ZUBEREITUNG UND DOSIERUNG

ABKOCHUNG
2–3 TEELÖFFEL WURZELMATERIAL IN EINER TASSE WASSER AUFKOCHEN UND 10–15 MINUTEN LEICHT WEITERKOCHEN LASSEN: DREIMAL TÄGLICH TRINKEN. DIE BLÄTTER KÖNNEN ROH DEM SALAT BEIGEMISCHT WERDEN.

TINKTUR
DREIMAL TÄGLICH 5–10 ML EINNEHMEN.

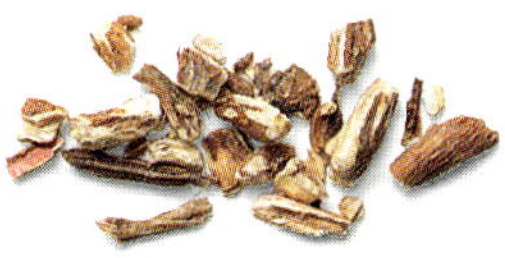
GETROCKNETE LÖWENZAHNWURZEL

KOMBINATIONEN
Bei Erkrankungen der Leber und Gallenblase mit Quecke oder Schafgarbe

Teucrium scorodonia

PFLANZENFAMILIE: LABIATAE

GAMANDER

Er ist bei allen Infektionen der oberen Luftwege, insbesondere bei Erkältungen und Grippe zu verwenden, wirkt schweißtreibend und fiebersenkend. Auch in gewissen Fällen von Rheuma kann er sich als hilfreich erweisen. Gamander regt außerdem die Magensäfte an, unterstützt dadurch die Verdauung und vertreibt Blähungen. Seine äußerliche Anwendung beschleunigt die Heilung von Wunden und Furunkeln.

ZUBEREITUNG UND DOSIERUNG

AUFGUSS

1–2 TEELÖFFEL TROCKENGUT IN EINER TASSE KOCHENDHEISSEM WASSER 10 MINUTEN ZIEHEN LASSEN: DREIMAL TÄGLICH TRINKEN.

TINKTUR

DREIMAL TÄGLICH 2–4 ML EINNEHMEN.

SAMMELGUT *Oberirdische Pflanzenteile*

SAMMELZEIT *Zur Blüte, während des Sommers, sammeln.*

INHALTSSTOFFE *Ätherisches Öl, Bitterstoff, Gerbstoff, Polyphenole, Flavonoide, Saponine*

WIRKUNG *Adstringierend, schweißtreibend, karminativ, wundheilend, antirheumatisch, keimtötend*

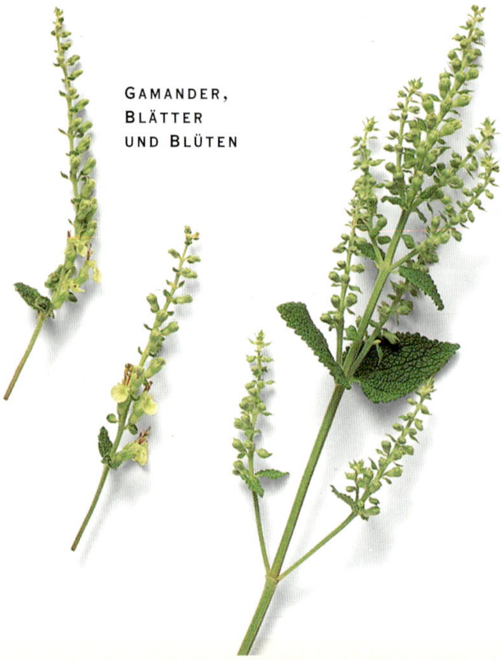

GAMANDER, BLÄTTER UND BLÜTEN

KOMBINATIONEN

Zur Behandlung von Erkältungen und Grippe mit Schafgarbe, Pfefferminze und Schwarzem Holunder; bei Anwendung als Breiumschlag oder Salbe mit Vogelmiere

Thuja occidentalis

PFLANZENFAMILIE: CUPRESSACEAE

THUJA

Ihre Heilkraft beruht vornehmlich auf einem belebenden, reinigenden ätherischen Öl. Bei Bronchialkatarrh verbindet sie eine auswurffördernde mit einer ganzheitlich vitalisierenden Wirkung, die besonders bei gleichzeitiger Herzschwäche wohltuend ist. Thuja aktiviert den Uterus und kann eine verzögerte Menstruation auslösen, sollte daher von Schwangeren gemieden werden. Des weiteren hilft diese Heilpflanze bei Inkontinenz infolge eines geschwächten Muskeltonus, ebenso bei Schuppenflechte und Rheuma. Äußerlich verwendet man sie bei Warzen.

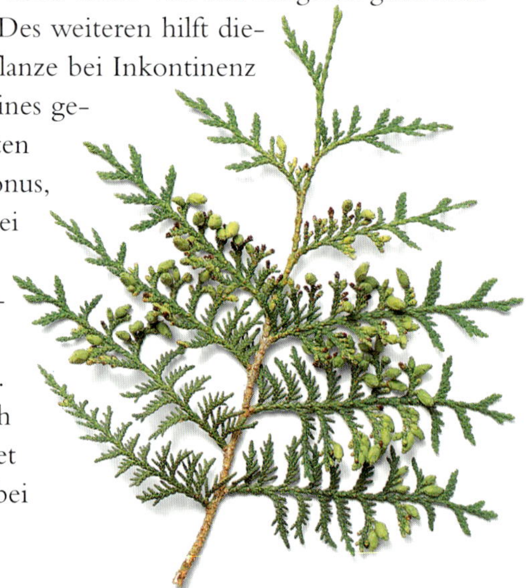

THUJA, ZWEIG UND BLÄTTER

VORSICHT

WÄHREND DER SCHWANGERSCHAFT MEIDEN!

SAMMELGUT *Junge Zweige*

SAMMELZEIT *Die Zweige dieses immergrünen Nadelbaums können das ganze Jahr hindurch, am besten jedoch während des Sommers gesammelt werden.*

INHALTSSTOFFE *1% ätherisches Öl mit Thujon, Flavonglykosid, Schleimstoff, Gerbstoff*

WIRKUNG *Auswurffördernd, die glatte Muskulatur stimulierend, diuretisch, adstringierend, alterativ, Würmer vertreibend, schweißtreibend*

ZUBEREITUNG UND DOSIERUNG

AUFGUSS

1 TEELÖFFEL TROCKENGUT IN EINER TASSE KOCHENDHEISSEM WASSER 10–15 MINUTEN ZIEHEN LASSEN: DREIMAL TÄGLICH TRINKEN.

TINKTUR

DREIMAL TÄGLICH 1–2 ML EINNEHMEN.

KOMBINATIONEN

Zur Behandlung von Lungenerkrankungen mit Senegawurzel, Grindelia oder Lobelie

Thymus vulgaris

PFLANZENFAMILIE: LABIATAE

THYMIAN

Mit seinem hohen Anteil an ätherischem Öl ist er ein bei Magenverstimmung und Verdauungsträgheit brauchbares Karminativum. Dieses Öl ist zudem ein starkes Antiseptikum. So erklärt sich die Vielseitigkeit des Thymians. Seine äußerliche Anwendung als Lotion hilft bei infizierten Wunden, die innerliche bei Infektionen der Atemwege und Verdauungsorgane. Als Gurgelwasser, bei Kehlkopf- und Mandelentzündung zu empfehlen, lindert er Halsschmerzen und Reizhusten. Durch seine auswurffördernde, entkrampfende Wirkung ist er nützlich bei Bronchitis und Asthma. Als mildes Adstringens eignet er sich für Kinder bei Durchfall und Bettnässen.

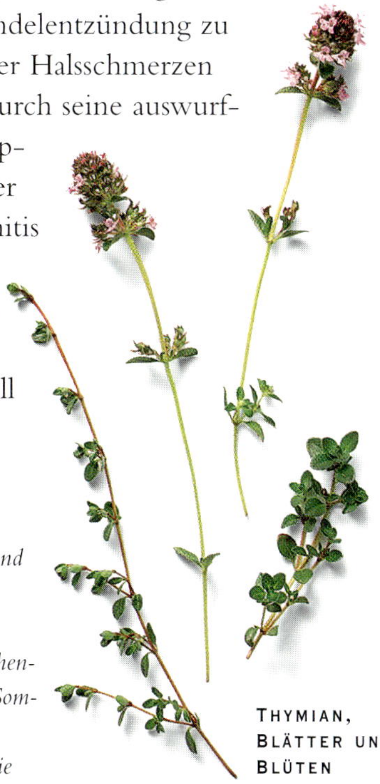

THYMIAN, BLÄTTER UND BLÜTEN

SAMMELGUT *Blätter und blühende Spitzen*

SAMMELZEIT *Die blühenden Stengel während des Sommers an einem trockenen, sonnigen Tag sammeln. Die Blätter von den getrockneten Stengeln abnehmen.*

INHALTSSTOFFE *Über 1% ätherisches Öl, darunter Thymol, Carvacrol, Cymol, Linalol und Borneol; Bitterstoffe, Gerbstoff, Flavonoide, Triterpenoide*

WIRKUNG *Karminativ, keimtötend, krampflösend, auswurffördernd, adstringierend, Würmer vertreibend, antikatarrhalisch, schweißtreibend, tonisierend, wundheilend*

ZUBEREITUNG UND DOSIERUNG

AUFGUSS

2 TEELÖFFEL TROCKENGUT IN EINER TASSE KOCHENDHEISSEM WASSER 10 MINUTEN ZIEHEN LASSEN: DREIMAL TÄGLICH TRINKEN.

TINKTUR

DREIMAL TÄGLICH 2–4 ML EINNEHMEN.

KOMBINATIONEN

Bei Asthma mit Lobelie und Ephedra, denn sie steigern die keimtötenden Eigenschaften des Thymian; bei Keuchhusten mit Schwarzer Kirsche und Sonnentau

Tilia x vulgaris

PFLANZENFAMILIE: TILIACEAE

LINDE

Lindenblüten sind bekannt für ihre beruhigende Wirkung bei nervöser Spannung. Sie sind ein geschätztes Mittel zur Prophylaxe gegen Arteriosklerose und Bluthochdruck und gelten als Spezifikum zur Behandlung von Hochdruckkranken, die gleichzeitig an Arteriosklerose und Übernervosität leiden. Eine nervenberuhigende und allgemein günstige Wirkung auf den Kreislauf empfehlen sie zur Behandlung einiger Formen von Migräne, während ihre schweißtreibenden und zugleich entspannenden Eigenschaften ihren Nutzen bei fiebrigen Erkältungen und Grippe erklären.

SAMMELGUT *Getrocknete Blüten*

SAMMELZEIT *Lindenblüten unmittelbar nach der Baumblüte, Mitte des Sommers, sammeln und sorgsam im Schatten trocknen.*

INHALTSSTOFFE *Ätherisches Öl mit Farnesol, Schleimstoff, Flavonoiden, Hesperidin, Fraxosid (ein Kumarin), Vanillin*

WIRKUNG *Nervenstärkend, krampflösend, schweißtreibend, diuretisch, mild adstringierend, tonisierend*

ZUBEREITUNG UND DOSIERUNG

AUFGUSS

1 TEELÖFFEL LINDENBLÜTEN IN EINER TASSE KOCHENDHEISSEM WASSER 10 MINUTEN ZIEHEN LASSEN: DREIMAL TÄGLICH TRINKEN. UM BEI FIEBER EINE SCHWEISSTREIBENDE WIRKUNG ZU ERZIELEN, 2–3 TEELÖFFEL PRO TASSE NEHMEN.

TINKTUR

DREIMAL TÄGLICH 1–2 ML EINNEHMEN.

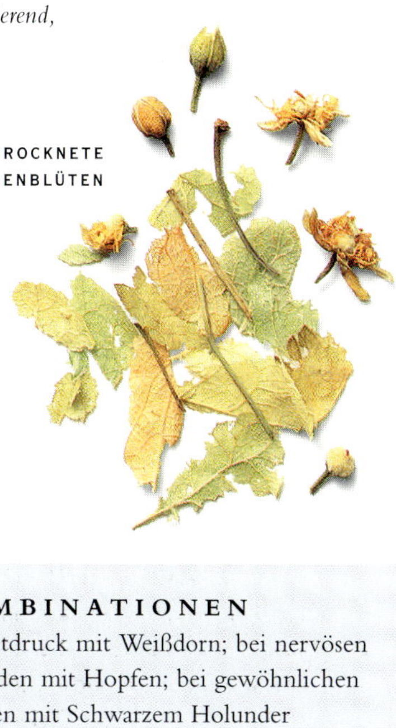

GETROCKNETE LINDENBLÜTEN

KOMBINATIONEN

Bei erhöhtem Blutdruck mit Weißdorn; bei nervösen Spannungszuständen mit Hopfen; bei gewöhnlichen Erkältungen mit Schwarzem Holunder

Trifolium pratense

PFLANZENFAMILIE: PAPILIONACEAE

WIESENKLEE

Er ist für Kinder mit Hautproblemen ein hervorragendes Heilmittel, das gefahrlos in allen Fällen von Ekzem angewendet werden kann. Auch bei anderen chronischen Hautleiden wie etwa Schuppenflechte ist Wiesenklee hilfreich. Das gilt vor allem für Kinder, doch auch für Erwachsene. Durch seine auswurffördernde und entkrampfende Wirkung eignet er sich zur Behandlung von Husten und Bronchitis, insbesondere Keuchhusten. Seine alterativen Eigenschaften empfehlen ihn aus ganzheitlicher Sicht bei zahlreichen medizinischen Problemen. Manches deutet darauf hin, daß er bei Tieren krebsverhütend wirkt.

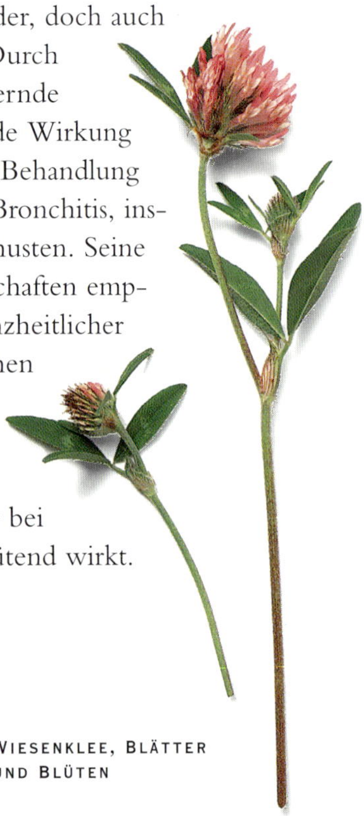

WIESENKLEE, BLÄTTER UND BLÜTEN

ZUBEREITUNG UND DOSIERUNG

AUFGUSS

1–3 TEELÖFFEL TROCKENGUT IN EINER TASSE KOCHEND-HEISSEM WASSER 10–15 MINUTEN ZIEHEN LASSEN: DREIMAL TÄGLICH TRINKEN.

TINKTUR

DREIMAL TÄGLICH 2–6 ML EINNEHMEN.

SAMMELGUT *Blütenköpfe*

SAMMELZEIT *Vom Spätfrühling bis zum Frühherbst sammeln.*

INHALTSSTOFFE *Phenolglykoside, Flavonoide, Kumarine, zyanogene Glykoside*

WIRKUNG *Alterativ, auswurffördernd, krampflösend, nervenstärkend, beruhigend, tonisierend*

KOMBINATIONEN

Bei Hauterkrankungen mit Krausem Ampfer und Brennessel

Trigonella foenum-graecum

PFLANZENFAMILIE: PAPILIONACEAE

BOCKSHORNKLEE

Die Geschichte dieser Heilpflanze reicht bis ins Altertum. Viel verwendet zur Wundheilung und bei entzündlichen Prozessen nach Verletzungen, bei Eiterbeulen, Fisteln und Tumoren, hilft Bockshornklee darüber hinaus bei Bronchitis; außerdem eignet er sich bei Halsschmerzen und zum Gurgeln. Die Bitterstoffe erklären seine lindernde Wirkung bei Magenverstimmungen. Er fördert bei jungen Müttern auf gefahrlose Weise die Produktion von Milch und gilt als Stimulans für die Entwicklung der weiblichen Brust.

SAMMELGUT *Samen*

SAMMELZEIT *Im Herbst sammeln*

INHALTSSTOFFE *Sterin-Saponine, insbesondere Diosgenin; Alkaloide, 30% Schleimstoff, Bitterstoff, ätherisches und fettes Öl*

WIRKUNG *Auswurffördernd, reizlindernd, tonisierend, Milchfluß anregend, menstruationsfördernd, hautglättend, wundheilend*

ZUBEREITUNG UND DOSIERUNG

BREIUMSCHLAG

ZUR ÄUSSERLICHEN ANWENDUNG SOLLTEN DIE SAMEN ZU PULVER GEMAHLEN WERDEN.

ABKOCHUNG

ZUR STEIGERUNG DER MILCHSEKRETION LÄSST MAN 1 1/2 TEELÖFFEL SAMEN IN EINER TASSE WASSER 10 MINUTEN LEICHT KOCHEN: DREIMAL TÄGLICH TRINKEN. DAMIT ES BESSER SCHMECKT, 1 TEELÖFFEL ANIS BEIGEBEN.

TINKTUR

DREIMAL TÄGLICH 1–2 ML EINNEHMEN.

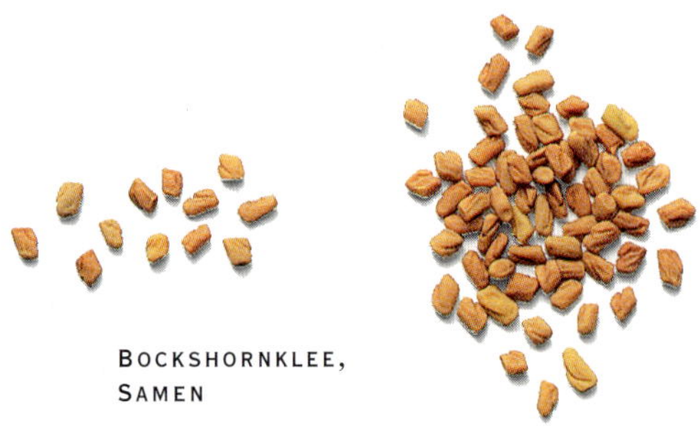

BOCKSHORNKLEE, SAMEN

Trillium erectum

PFLANZENFAMILIE: LILIACEAE

WALDLILIE

Sie enthält gewisse Vorstufen weiblicher Sexualhormone, die der Körper nur bei Bedarf nutzt. Dadurch ist sie ein Beispiel für die ausgleichende, normalisierende Wirkung mancher Heilpflanzen. Die Waldlilie ist ein ausgezeichnetes Uterustonikum. Als Adstringens beruhigt sie Blutungen und empfiehlt sich daher bei zu starker Menstruation (Menorrhagie) oder Blutverlust zwischen den Perioden (Metrorrhagie). Sie gilt als Spezifikum bei klimakterisch bedingtem Blutverlust. Bei Leukorrhö kann sie zu Spülungen, bei äußerlichen Geschwüren als Breiumschlag oder Salbe verwendet werden. Durch ihre adstringierenden Eigenschaften ist sie in allen Fällen von Durchtrittsblutungen im Körper ein geeignetes Heilmittel, vorausgesetzt, die Ursache wird mitbehandelt.

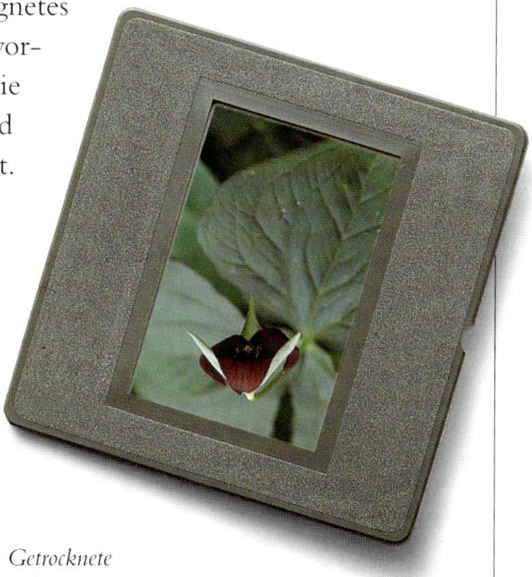

WALDLILIE, BLÄTTER UND BLÜTEN

SAMMELGUT *Getrocknete Rhizome oder Wurzel*

SAMMELZEIT *Wurzel und Rhizome im Spätsommer oder Frühherbst ausgraben.*

INHALTSSTOFFE *Sterin-Saponine, Sterin-Glykoside, Gerbstoffe, fettes Öl*

WIRKUNG *Uterus kräftigend, adstringierend, auswurffördernd, menstruationsfördernd, Uterus aktivierend*

ZUBEREITUNG UND DOSIERUNG

ABKOCHUNG

1–2 TEELÖFFEL GETROCKNETES PFLANZENMATERIAL IN EINER TASSE WASSER 10 MINUTEN KOCHEN LASSEN: DREIMAL TÄGLICH TRINKEN.

TINKTUR

DREIMAL TÄGLICH 1–4 ML EINNEHMEN.

KOMBINATIONEN

Bei übermäßig starker Menstruation mit dem Großen Immergrün oder dem Gefleckten Storchenschnabel

Tropaeolum majus

PFLANZENFAMILIE: TROPAEOLACEAE

KAPUZINERKRESSE

Sie hat starke keimtötende Eigenschaften und empfiehlt sich daher zur Behandlung lokaler Infektionen. Auch die interne Anwendung der Kapuzinerkresse hilft gegen bakterielle Infektionen jeder Art, insbesondere bei solchen der Atemwege, wie etwa Bronchitis, desgleichen bei Grippe und gewöhnlichen Erkältungen. Einige Heilpflanzenkundige berichten außerdem von einer günstigen Wirkung bei Infektionen der weiblichen Sexualorgane.

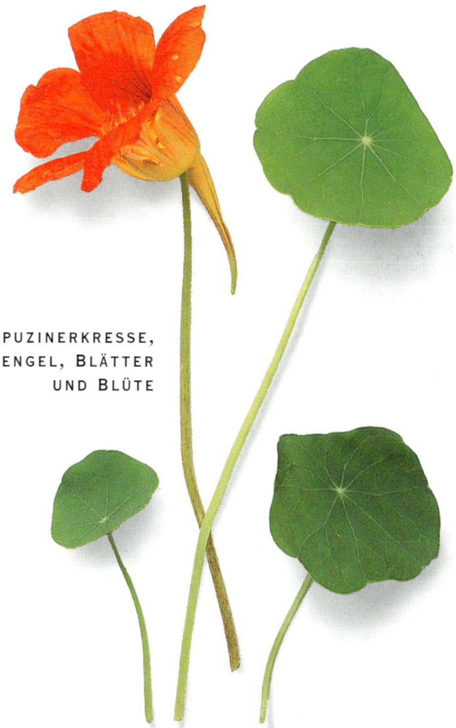

KAPUZINERKRESSE, STENGEL, BLÄTTER UND BLÜTE

SAMMELGUT *Oberirdische Pflanzenteile*

SAMMELZEIT *Blätter und Blüten von Sommer bis Herbstmitte sammeln.*

INHALTSSTOFFE *Glukosilinate, eine unbekannte keimtötende Substanz, Vitamin C*

WIRKUNG *Keimtötend*

ZUBEREITUNG UND DOSIERUNG

IN FRISCHEM ZUSTAND IST DIE KAPUZINERKRESSE AM WIRKSAMSTEN, AUCH BEI ÄUSSERLICHER ANWENDUNG ALS BREIUMSCHLAG ODER KOMPRESSE.

AUFGUSS

1–2 TEELÖFFEL FRISCHE BLÄTTER IN EINER TASSE KOCHENDHEISSEM WASSER 10–15 MINUTEN ZIEHEN LASSEN: DREIMAL TÄGLICH TRINKEN.

TINKTUR

DREIMAL TÄGLICH 1–4 ML EINNEHMEN.

Turnera diffusa var. aphrodisiaca

PFLANZENFAMILIE: TURNERACEAE

DAMIANA

Sie ist ein ausgezeichnetes Stärkungsmittel für das Nervensystem. Außerdem gilt sie schon seit alters her als Aphrodisiakum. Das mag wahr sein oder nicht, jedenfalls wirkt die Damiana spürbar tonisierend auf das Zentralnerven- und das Hormonsystem. Der pharmakologischen Analyse zufolge könnten ihre Alkaloide ähnliche Eigenschaften besitzen wie das Testosteron, das männliche Sexualhormon. Damiana gilt als Antidepressivum, als Spezifikum gegen Angst und Niedergeschlagenheit, wenn gleichzeitig eine sexuelle Komponente vorliegt.

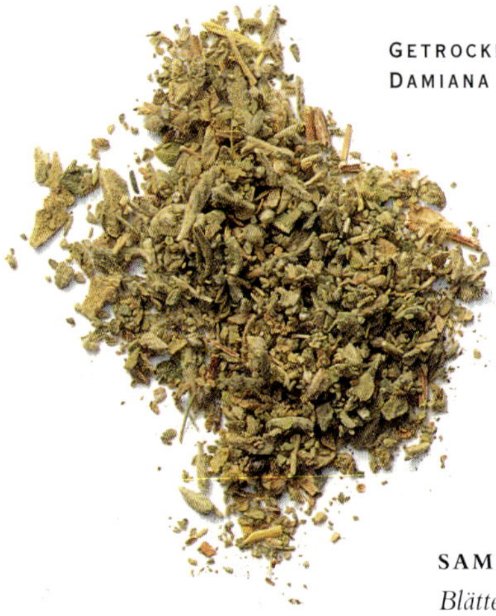

GETROCKNETE DAMIANA

SAMMELGUT *Getrocknete Blätter und Stengel*

SAMMELZEIT *Blätter und Stengel zur Blüte sammeln.*

INHALTSSTOFFE *Ätherisches Öl mit Pinen, Cineol, Cymol, Arbutin, Cymen, Cadinen und Copanen; Alkaloide, Bitterstoff, Flavonoid, Zyanglykosid, Gerbstoffe, Harz*

WIRKUNG *Nervenstärkend, antidepressiv, harnentgiftend, abführend*

ZUBEREITUNG UND DOSIERUNG

AUFGUSS

1 TEELÖFFEL GETROCKNETE BLÄTTER IN EINER TASSE KOCHENDHEISSEM WASSER 10–15 MINUTEN ZIEHEN LASSEN: DREIMAL TÄGLICH TRINKEN.

TINKTUR

DREIMAL TÄGLICH 1–2 ML EINNEHMEN.

KOMBINATIONEN

Zur Stärkung des Nervensystems mit Hafer; ansonsten je nach Situation mit Kolanuß oder Helmkraut

Tussilago farfara

PFLANZENFAMILIE: COMPOSITAE

HUFLATTICH

Er vereinigt milde auswurffördernde mit krampflösenden Eigenschaften. Seine Blätter enthalten Zink, einen entzündungshemmenden Mineralstoff, in wirksamer Menge. Huflattich wird bei chronischer und akuter Bronchitis, Reizhusten, Keuchhusten und Asthma verwendet. Es ist sein auswurffördernder Einfluß, der ihn für die meisten Atemwegserkrankungen, auch für chronisches Emphysem empfiehlt. Als reizlinderndes Diuretikum hilft er bei Zystitis. Die frischen Blätter, leicht zerdrückt, eignen sich zur Behandlung von Furunkeln, Abszessen und eitrigen Geschwüren.

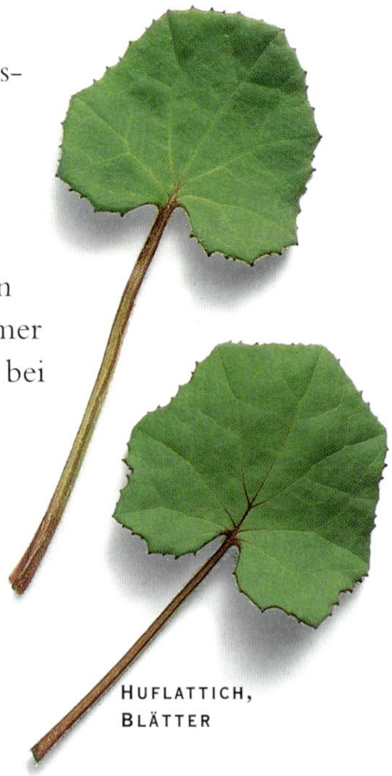

HUFLATTICH, BLÄTTER

SAMMELGUT *Getrocknete Blüten und Blätter*

SAMMELZEIT *Blüten, kurz bevor sie voll aufgegangen sind, gegen Ende des Winters bis Frühlingsmitte sammeln und sorgsam im Schatten trocknen. Die Blätter am besten zum Frühlingsende bis in den frühen Sommer sammeln und vor dem Trocknen und Lagern kleinschneiden. Bis in den Herbst kann man die frischen Blätter verwenden.*

INHALTSSTOFFE *Blüten: Schleim, flavonoides Rutin und Karotin, Taraxanthin, Arnidiol und Faradiol, Gerbstoff, ätherisches Öl*
Blätter: Schleim, viel Gerbstoff, glykosidaler Bitterstoff, Inulin, Sitosterol, Zink

WIRKUNG *Auswurffördernd, hustenreizmindernd, reizlindernd, antikatarrhalisch, diuretisch, hautglättend, brustwirksam, tonisierend*

ZUBEREITUNG UND DOSIERUNG

AUFGUSS

1–2 TEELÖFFEL GETROCKNETE BLÜTEN ODER BLÄTTER IN EINER TASSE KOCHENDHEISSEM WASSER 10 MINUTEN ZIEHEN LASSEN: DREIMAL TÄGLICH SO HEISS WIE MÖGLICH TRINKEN.

TINKTUR

DREIMAL TÄGLICH 2–4 ML EINNEHMEN.

KOMBINATIONEN

Zur Behandlung von Husten und Hustenreiz mit Andorn und Wollblume

Ulmus rubra

PFLANZENFAMILIE: ULMACEAE

FLATTERULME

Sie ist als reizlinderndes Mittel besonders gut geeignet für empfindliche oder entzündete Schleimhäute des Verdauungstrakts und kann bei Gastritis, Magen- oder Zwölffingerdarmgeschwür, bei Enteritis, Kolitis und ähnlichen Erkrankungen verwendet werden. Häufig dient die Flatterulme Rekonvaleszenten als Nahrungsmittel, da der Organismus sie, ohne mit Beschwerden zu reagieren, annimmt. Sie ergibt auch einen hervorragenden Breiumschlag für Geschwüre.

SAMMELGUT *Die Innenseite der Rinde*

SAMMELZEIT *Die Rinde wird im Frühling vom Stamm und größeren Ästen gerissen. Die kommerzielle Ernte nimmt dem Baum so viel an Substanz, daß er meist abstirbt. Am besten ist die Rinde der zehn Jahre alten Bäume.*

INHALTSSTOFFE *Schleimstoff, Gerbstoff*

WIRKUNG *Reizlindernd, hautglättend, nahrhaft, adstringierend, wundheilend*

ZUBEREITUNG UND DOSIERUNG

ABKOCHUNG

PULVERISIERTE RINDE UND WASSER IM VERHÄLTNIS VON 1 ZU 8 MISCHEN; PULVER ZUVOR IN ETWAS WASSER VERRÜHREN, DAMIT ES SICH GUT LÖST: AUFKOCHEN UND 10–15 MINUTEN LEICHT WEITERKOCHEN LASSEN. DREIMAL TÄGLICH EINE TASSE DAVON TRINKEN.

BREIUMSCHLAG

GROB GEMAHLENE RINDE MIT SO VIEL WASSER VERRÜHREN, DASS EINE PASTE ENTSTEHT.

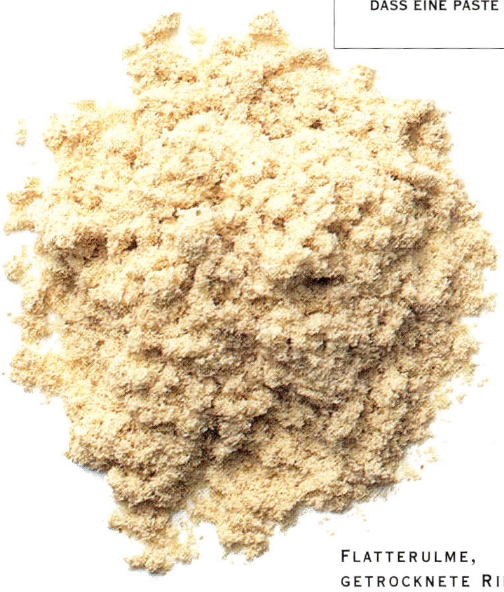

FLATTERULME, GETROCKNETE RINDE

KOMBINATIONEN

Bei Verdauungsstörungen mit Echtem Eibisch

Umbilicus rupestris

PFLANZENFAMILIE: CRASSULACEAE

NABELKRAUT

Nach meiner Erfahrung ist Nabelkraut ein Spezifikum gegen Ohrenschmerzen, ich habe jedoch in der Literatur keinen Hinweis darauf gefunden. Mit Hilfe eines Metallsiebs läßt sich der in frischen Blättern reichlich vorhandene Saft auspressen und mit einem darin getränkten Wattebausch ins Ohr einführen. Ich habe erlebt, wie selbst starke Ohrenschmerzen auf diese Weise rasch und völlig verschwanden. Auch für kleine Kinder kann dieses Mittel ohne Risiko empfohlen werden, nicht jedoch bei Verdacht einer Verletzung des Trommelfells.

NABELKRAUT, BLÄTTER

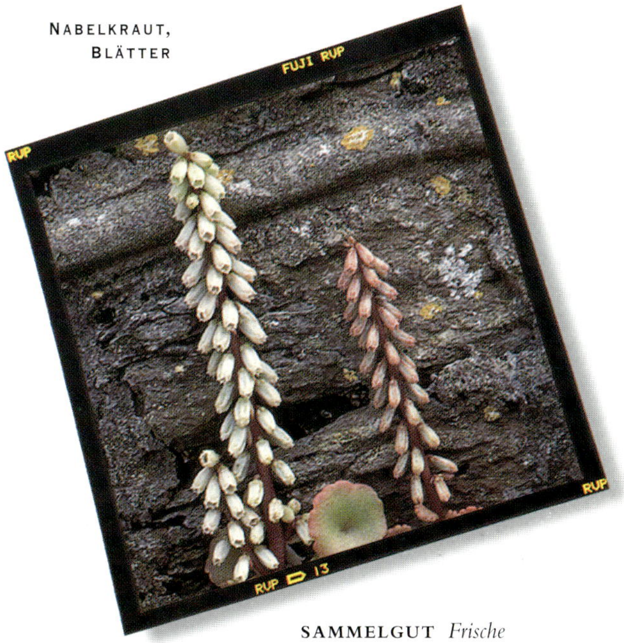

SAMMELGUT *Frische Blätter*

WIRKUNG *Reizlindernd, schmerzlindernd*

ZUBEREITUNG UND DOSIERUNG

ÄUSSERLICHE BEHANDLUNG

AUS AUSGESUCHTEN BLÄTTERN DEN SAFT AUSPRESSEN UND ÄUSSERLICH ANWENDEN.

Urginea maritima

PFLANZENFAMILIE: LILIACEAE

MEERZWIEBEL

Als starkes Expektorans eignet sie sich zur Behandlung einer hartnäckigen Bronchitis mit trockenem Reizhusten. Die Meerzwiebel löst den Auswurf und erleichtert das Aushusten. Zugleich lindert und entspannt ihr Schleimstoffgehalt die Bronchien, so daß die stimulierende Wirkung ihrer Glykoside wieder ausgeglichen wird. Man verwendet die Meerzwiebel auch bei Asthma und Keuchhusten. Sie regt außerdem die Herztätigkeit an und vermag bei Herzversagen und durch Herzschwäche bedingter Wassersucht zu helfen.

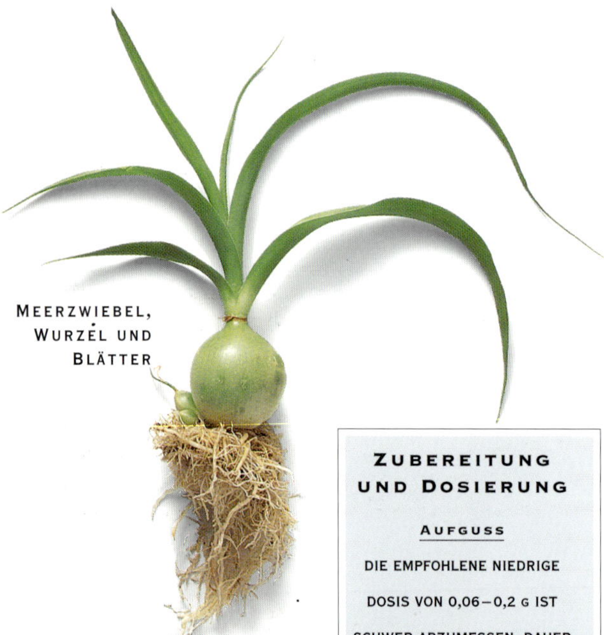

MEERZWIEBEL, WURZEL UND BLÄTTER

ZUBEREITUNG UND DOSIERUNG

AUFGUSS

DIE EMPFOHLENE NIEDRIGE DOSIS VON 0,06–0,2 G IST SCHWER ABZUMESSEN. DAHER GIBT MAN $^{1}/_{2}$–1 TEELÖFFEL ZWIEBELMATERIAL IN $^{1}/_{2}$ L KOCHENDES WASSER UND LÄSST ES 10–15 MINUTEN ZIEHEN: IN DEN KÜHLSCHRANK STELLEN UND DREIMAL TÄGLICH EINE TASSE DAVON TRINKEN.

TINKTUR

DREIMAL TÄGLICH $^{1}/_{2}$–1 ML EINNEHMEN.

SAMMELGUT *Die Zwiebel*

SAMMELZEIT *Zwiebeln bald nach der Blüte sammeln.*

INHALTSSTOFFE *Herzwirksame Glykoside, Schleimstoff, Gerbstoff*

WIRKUNG *Auswurflösend, stark abführend, brechreizauslösend, herzaktivierend, diuretisch*

KOMBINATIONEN

Bei Bronchitis mit Andorn und Huflattich; gegen Keuchhusten mit Sonnentau

Urtica dioica

PFLANZENFAMILIE: URTICACEA

BRENNESSEL

Sie ist eine vielseitig verwendbare Heilpflanze, die den Körper kräftigt und unterstützt. Brennessel gilt für Kinder als Spezifikum gegen Ekzem und hilft bei den verschiedenen Formen dieser Erkrankung, insbesondere wenn sie nervlich bedingt ist. Als Adstringens wird sie gegen Nasenbluten verwendet und vermag zumindest die Symptome aller im Körper auftretenden Blutungen zu mildern, so etwa Uterusblutungen.

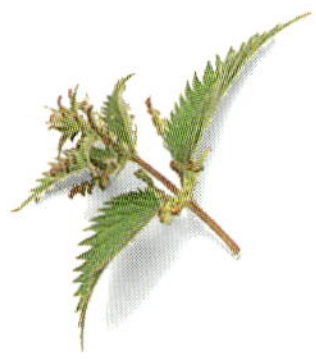

SAMMELGUT *Oberirdische Pflanzenteile*

SAMMELZEIT *Sammeln, wenn die Brennessel blüht.*

INHALTSSTOFFE *Histamin, Ameisensäure, Chlorophyll, Glukoquinin, Eisen, Vitamin C*

WIRKUNG *Adstringierend, diuretisch, tonisierend, alterativ, peripher durchblutend*

ZUBEREITUNG UND DOSIERUNG

AUFGUSS

1–3 TEELÖFFEL TROCKENGUT IN EINER TASSE KOCHENDHEISSEM WASSER 10–15 MINUTEN ZIEHEN LASSEN: DREIMAL TÄGLICH TRINKEN.

TINKTUR

DREIMAL TÄGLICH 1–4 ML EINNEHMEN.

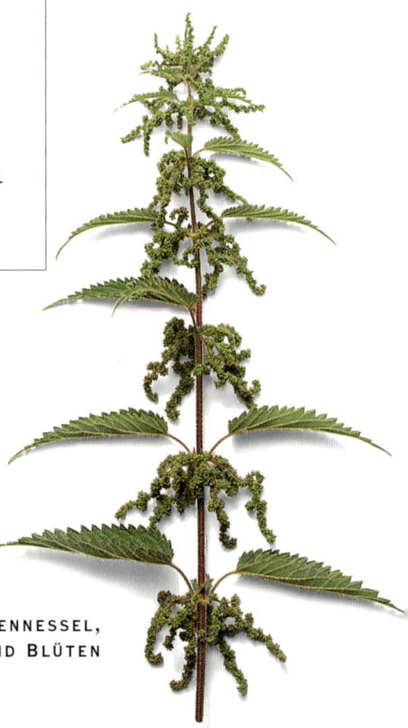

BRENNESSEL, BLÄTTER UND BLÜTEN

KOMBINATIONEN

Zur Behandlung von Ekzem mit Braunwurz und Klette

Valeriana officinalis

PFLANZENFAMILIE: VALERIANACEAE

BALDRIAN

Dieses ist unter den entspannenden Nervenmittel eines der nützlichsten und von der Medizin allgemein anerkannt, wie seine Apothekenpflichtigkeit zeigt. Es kann risikolos zur Minderung von Spannungs- und Angstzuständen, von Übererregbarkeit und Hysterie angewendet werden. Baldrian hilft bei Schlafstörungen und führt einen natürlichen, heilenden Schlaf herbei. Er wirkt krampflösend, lindert Darmkoliken sowie menstruelle Schmerzen und Krämpfe. Als Schmerzmittel empfiehlt er sich vor allem, wenn die Schmerzen mit Spannungszuständen einhergehen; außerdem lindert er Migräne und Rheuma.

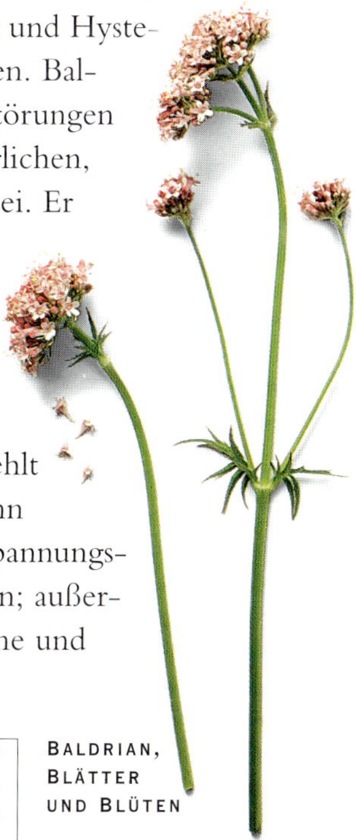

BALDRIAN, BLÄTTER UND BLÜTEN

ZUBEREITUNG UND DOSIERUNG

AUFGUSS

1–2 TEELÖFFEL WURZELMATERIAL IN EINER TASSE KOCHENDHEISSEM WASSER 10–15 MINUTEN ZIEHEN LASSEN: NACH BEDARF TRINKEN.

TINKTUR

DREIMAL TÄGLICH 2–4 ML EINNEHMEN.

SAMMELGUT *Rhizome und Wurzel*

SAMMELZEIT *Wurzel im Spätherbst ausgraben, gründlich säubern und im Schatten trocknen.*

INHALTSSTOFFE *Ätherisches Öl mit Valeriansäure, Isovaleriansäure, Borneol, Pinen, Kampfer; ätherische Alkaloide*

WIRKUNG *Sedativ, einschläfernd, krampflösend, blutdrucksenkend, karminativ, aromatisch, nervenstärkend*

BALDRIAN, GETROCKNETE WURZEL

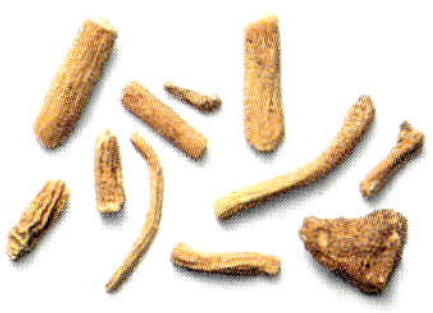

KOMBINATIONEN

Bei nervösen Spannungszuständen sehr wirkungsvoll mit Helmkraut; bei Schlaflosigkeit mit Passionsblume und Hopfen; zur Behandlung von Krämpfen mit dem Gemeinen Schneeball

Verbascum thapsus

PFLANZENFAMILIE: SCROPHULARIACEAE

WOLLBLUME

Sie ist ein wohltuendes Heilmittel für die Atemorgane, das bei den meisten Erkrankungen dieses lebenswichtigen Systems von Nutzen ist. Als solches wirkt es tonisierend auf die Schleimhäute, lindert Entzündungen, regt zugleich die Sekretion flüssigen Schleims an und erleichtert dadurch das Aushusten. Die Wollblume gilt als Spezifikum gegen Bronchitis mit hartnäckigem Husten und rauhem Hals. Ihre entzündungshemmenden Eigenschaften empfehlen sie auch bei Tracheitis und ähnlichen Beschwerden. Zur äußerlichen Anwendung auf entzündeten Hautstellen ist ein wundheilender Auszug in Olivenöl geeignet.

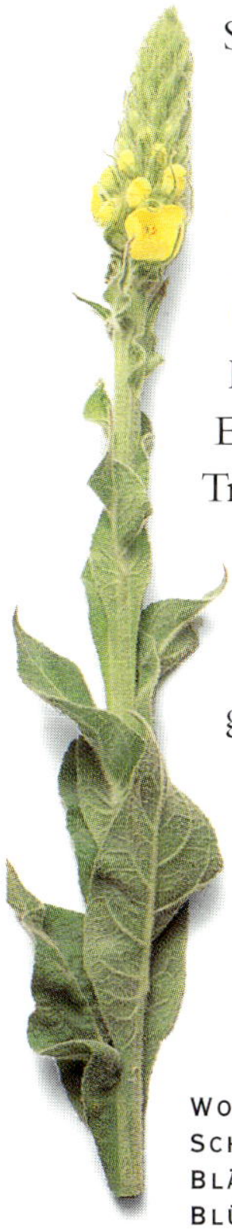

WOLLBLUME, SCHÖSSLING, BLÄTTER UND BLÜTEN

SAMMELGUT *Getrocknete Blätter und Blüten*

SAMMELZEIT *Die Blätter, bevor sie braun werden, Mitte des Sommers sammeln und im Schatten trocknen. Die Blüten zwischen Sommermitte und Frühherbst bei trockenem Wetter sammeln und im Schatten oder bei künstlicher Wärme nicht über 40°C trocknen. Feuchte Blüten verfärben sich bräunlich und verlieren ihre Wirksamkeit.*

ZUBEREITUNG UND DOSIERUNG

AUFGUSS

1–2 TEELÖFFEL GETROCKNETE BLÄTTER ODER BLÜTEN IN EINER TASSE KOCHENDHEISSEM WASSER 10–15 MINUTEN ZIEHEN LASSEN: DREIMAL TÄGLICH TRINKEN.

TINKTUR

DREIMAL TÄGLICH 1–4 ML EINNEHMEN.

INHALTSSTOFFE *Schleimstoff und Gummi, Saponine, ätherisches Öl, Flavonoide (Hesperidin und Verbascosid), Glykoside, u.a. Aucubin*

WIRKUNG *Auswurffördernd, reizlindernd, diuretisch, sedativ, wundheilend, antikatarrhalisch, hautglättend, brustwirksam*

KOMBINATIONEN

Bei Bronchitis mit Andorn, Huflattich und Lobelie

Verbena officinalis

PFLANZENFAMILIE: LABIATAE

VENUSKRAUT

Dieses Heilkraut stärkt das Nervensystem und hilft bei Spannungszuständen und Streß. Es vermag depressive Verstimmungen zu erleichtern, insbesondere wenn sie als Folge einer Grippe auftreten. Auch bei krampfartigen Anfällen und Hysterie wird es empfohlen. Als schweißtreibendes Mittel findet das Venuskraut im Frühstadium von Fieber Verwendung. Seine leberstärkenden Eigenschaften erweisen sich als nützlich bei Entzündungen der Gallenblase und bei Gelbsucht. Bei Karies und Zahnfleischerkrankungen dient es zur Mundspülung.

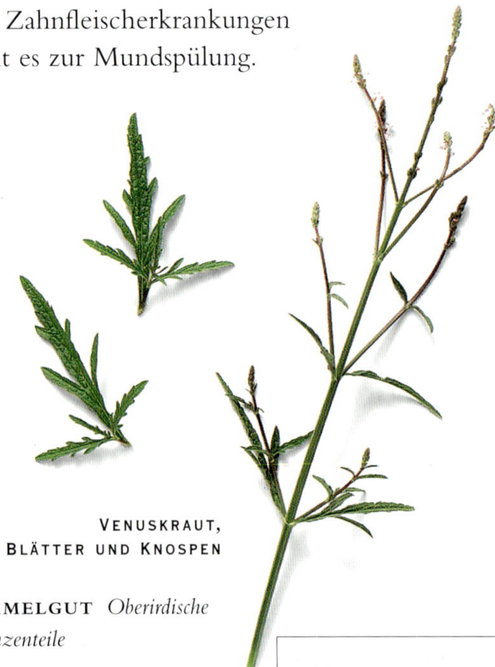

VENUSKRAUT, BLÄTTER UND KNOSPEN

SAMMELGUT *Oberirdische Pflanzenteile*

SAMMELZEIT *Sammeln, bevor sich die Blüten öffnen, gewöhnlich zur Sommermitte. Umgehend trocknen.*

INHALTSSTOFFE *Bitterglykoside, u.a. Verbenalin; ätherisches Öl, Schleimstoff, Gerbstoff*

WIRKUNG *Nervenstärkend, sedativ, krampflösend, schweißtreibend, möglicherweise Milchfluß anregend, leberstärkend, schmerzlindernd, gallenabführend, menstruationsfördernd, auswurflösend, brustwirksam*

ZUBEREITUNG UND DOSIERUNG

AUFGUSS

1–3 TEELÖFFEL TROCKENGUT IN EINER TASSE KOCHENDHEISSEM WASSER 10–15 MINUTEN ZIEHEN LASSEN: DREIMAL TÄGLICH TRINKEN.

TINKTUR

DREIMAL TÄGLICH 2–4 ML EINNEHMEN.

KOMBINATIONEN

Zur Behandlung von Depressionen mit Helmkraut, Hafer und Frauenschuh

Veronicastrum virginicum

PFLANZENFAMILIE: SCROPHULARIACEAE

VIRGINISCHER EHRENPREIS

Er wird bei Leberstauungen und Gallenblasenentzündung (Cholezystitis) verwendet, desgleichen bei Gelbsucht infolge von Leberstauung, denn der Virginische Ehrenpreis hilft bei jeder Art von Leberstörung. Wenn chronische Verstopfung durch eine Dysfunktion der Leber bedingt ist, ist diese Heilpflanze das ideale Mittel.

SAMMELGUT *Rhizome und Wurzel*

SAMMELZEIT *Diese Wurzel, deren Kenntnis die Europäer den Seneca-Indianern verdanken, sollte im Herbst ausgegraben und vor Gebrauch ein Jahr lang gelagert werden.*

INHALTSSTOFFE *Leptandrin, ein Bitterstoff; Glykoside, Phytosterole, Saponine, Gerbstoffe, Harz*

WIRKUNG *Gallentreibend, mild abführend, schweißtreibend, krampflösend, leberstärkend, tonisierend*

ZUBEREITUNG UND DOSIERUNG

ABKOCHUNG

1–2 TEELÖFFEL TROCKENGUT IN EINER TASSE KALTEM WASSER AUF- UND 10 MINUTEN WEITERKOCHEN LASSEN: DREIMAL TÄGLICH EINE TASSE TRINKEN.

TINKTUR

DREIMAL TÄGLICH 2–4 ML EINNEHMEN.

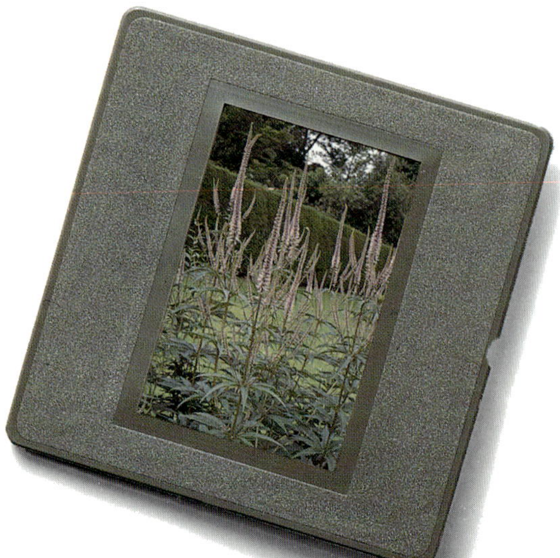

VIRGINISCHER EHRENPREIS, SCHÖSSLINGE

KOMBINATIONEN

Gut mit Berberitze und Löwenzahn

Viburnum opulus

PFLANZENFAMILIE: CAPRIFOLIACEAE

GEMEINER SCHNEEBALL

Seine muskelentspannenden und krampflösenden Eigenschaften weisen ihm zwei Hauptanwendungen zu: Er dient zum einen der Lösung von Muskelkrämpfen, zum anderen der Beeinflussung muskulärer Probleme der Eierstöcke und des Uterus. Der Gemeine Schneeball wirkt entspannend auf den Uterus und erleichtert dadurch Regelschmerzen. Außerdem schützt er auf diese Weise gegen Fehlgeburt. Als Adstringens kann er auch zur Behandlung von überstarkem menstruellem Blutverlust herangezogen werden.

ZUBEREITUNG UND DOSIERUNG

ABKOCHUNG

2 TEELÖFFEL GETROCKNETE RINDE IN EINER TASSE WASSER AUFKOCHEN UND 10–15 MINUTEN WEITERKOCHEN LASSEN: DREIMAL TÄGLICH HEISS TRINKEN.

TINKTUR

DREIMAL TÄGLICH 4–8 ML EINNEHMEN.

SAMMELGUT *Getrocknete Rinde*

SAMMELZEIT *Mitte bis Ende des Frühlings sammeln, kleinschneiden und trocknen.*

INHALTSSTOFFE *Viburnin, ein Bitterstoff; Valeriansäure, Salicoside, Harz, Gerbstoff*

WIRKUNG *Krampflösend, sedativ, adstringierend, menstruationslösend, nervenstärkend*

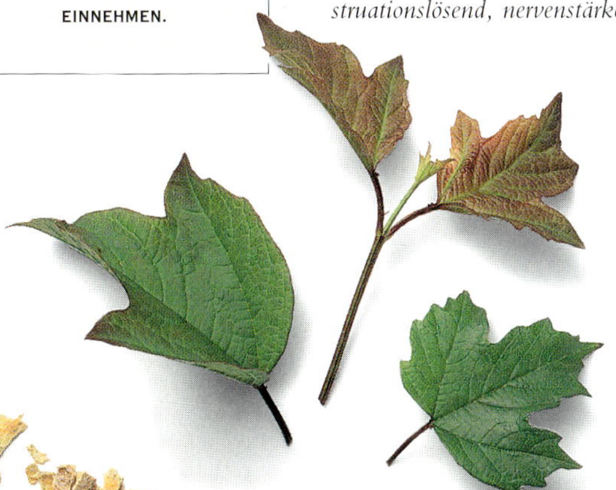

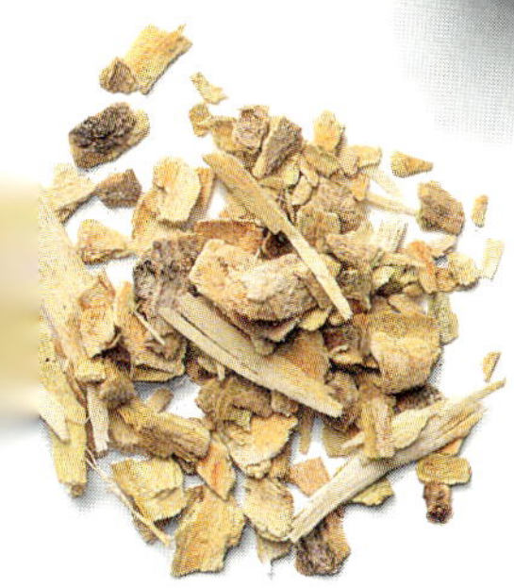

GEMEINER SCHNEEBALL, BLÄTTER UND GETROCKNETE RINDE

KOMBINATIONEN

Zur krampflösenden Wirkung mit Gelbholz und Yamswurzel; bei Schmerzen im Uterus oder in den Eierstöcken sowie drohender Fehlgeburt mit Amerikanischem Schneeball und Baldrian

Viburnum prunifolium

PFLANZENFAMILIE: CAPRIFOLIACEAE

AMERIKANISCHER SCHNEEBALL

Diese Heilpflanze bietet ähnliche Möglichkeiten wie der ihm nahverwandte Gemeine Schneeball. Für den Uterus ist sie ein starkes Entspannungsmittel, das bei schmerzhaften Regelstörungen, außerdem bei drohender Fehlgeburt verwendet wird. Die entspannenden und beruhigenden Eigenschaften erklären die blutdrucksenkende Wirkung.

AMERIKANISCHER SCHNEEBALL, BLÜTEN

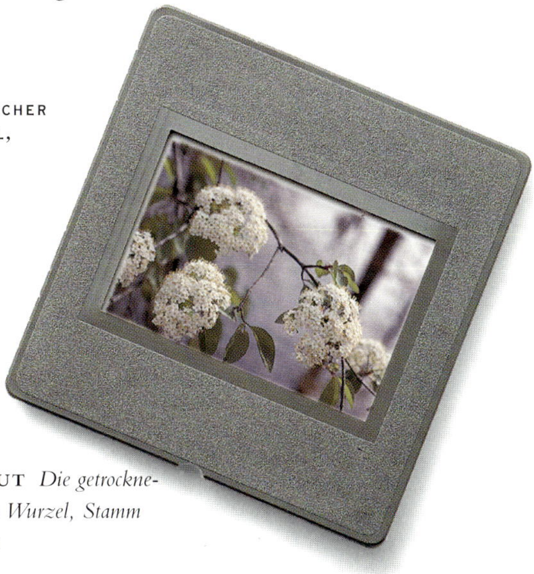

SAMMELGUT *Die getrocknete Rinde von Wurzel, Stamm und Zweigen*

SAMMELZEIT *Die Rinde von Wurzel und Stamm im Herbst sammeln: Pflanze ausgraben, Rinde abziehen. Die Rinde der Zweige im Frühling und Sommer sammeln. In allen Fällen im Schatten trocknen.*

INHALTSSTOFFE *Triterpenoide, Kumarine, Bitterstoff, Valeriansäure, Salicoside, Gerbstoff*

WIRKUNG *Krampflösend, sedativ, blutdrucksenkend, adstringierend, menstruationsfördernd, nervenstärkend, tonisierend*

ZUBEREITUNG UND DOSIERUNG

ABKOCHUNG

2 TEELÖFFEL GETROCKNETE RINDE IN EINER TASSE WASSER AUFKOCHEN UND 10 MINUTEN WEITERKOCHEN LASSEN: DREIMAL TÄGLICH TRINKEN.

TINKTUR

DREIMAL TÄGLICH 5–10 ML EINNEHMEN.

KOMBINATIONEN

Bei drohender Fehlgeburt gut mit Falschem Einkorn und Gemeinem Schneeball

Vinca major

PFLANZENFAMILIE: APOCYNACEAE

GROSSES IMMERGRÜN

Dies ist ein vielseitiges, innerlich wie äußerlich anwendbares Adstringens, das hauptsächlich zur Behandlung überstarker menstrueller Blutungen während der Periode (Menorrhagie) oder in den Intervallen (Metrorrhagie) herangezogen wird. Bei Erkrankungen des Verdauungssystems wie Kolitis oder Durchfall mindert es den Flüssigkeits- oder Blutverlust und kräftigt zugleich die Schleimhäute. Es hilft auch bei Nasen- und Zahnfleischbluten, Geschwüren im Mund oder rauhem Hals und vermag die Diabetesbehandlung sinnvoll zu unterstützen.

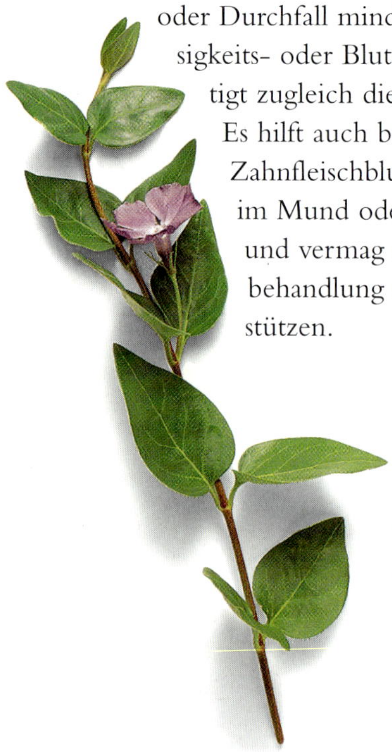

GROSSES IMMERGRÜN, BLÄTTER UND BLÜTE

ZUBEREITUNG UND DOSIERUNG

AUFGUSS

1–2 TEELÖFFEL TROCKENGUT IN EINER TASSE KOCHENDHEISSEM WASSER 10–15 MINUTEN ZIEHEN LASSEN: DREIMAL TÄGLICH TRINKEN.

TINKTUR

DREIMAL TÄGLICH 1–2 ML EINNEHMEN.

SAMMELGUT *Oberirdische Pflanzenteile*

SAMMELZEIT *Im Frühling sammeln*

INHALTSSTOFFE *Alkaloide, Gerbstoffe*

WIRKUNG *Adstringierend, sedativ*

KOMBINATIONEN

Gut mit Geflecktem Storchenschnabel und Odermennig. Bei Menstruationsstörungen mit Waldlilie

Viola odorata

PFLANZENFAMILIE: VIOLACEAE

VEILCHEN

Diese bekannte Blume ist ein ebenso altbekanntes Hustenmittel, das auch zur Behandlung von Bronchitis dient und bei Katarrhen der oberen Luftwege unterstützend wirkt. Durch die Kombination seiner Eigenschaften ist das Veilchen bei Hauterkrankungen wie Ekzem und außerdem, langfristig angewendet, bei Rheuma nützlich. Es wird auch bei Harnwegsinfektionen zur Behandlung herangezogen. Das Veilchen gilt ferner als Mittel zur Krebsbekämpfung und spielt als solches eine Rolle in der ganzheitlichen Therapie.

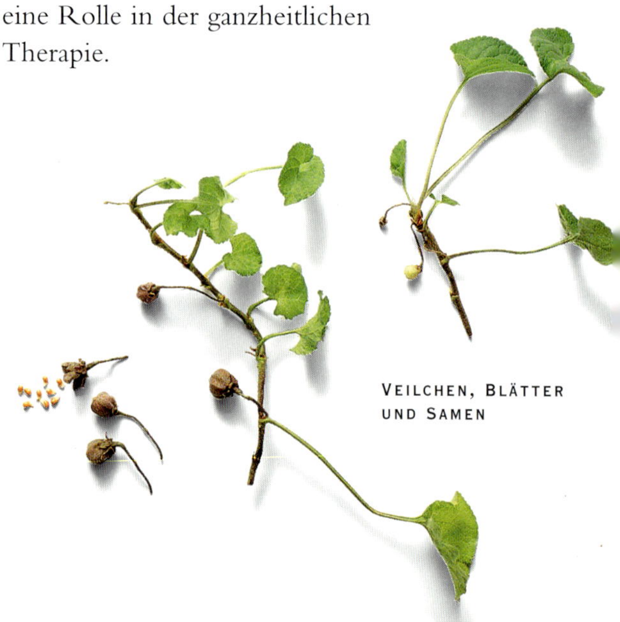

VEILCHEN, BLÄTTER UND SAMEN

ZUBEREITUNG UND DOSIERUNG

AUFGUSS

1 TEELÖFFEL PFLANZENMATERIAL IN EINER TASSE KOCHENDHEISSEM WASSER 10–15 MINUTEN ZIEHEN LASSEN: DREIMAL TÄGLICH TRINKEN.

TINKTUR

DREIMAL TÄGLICH 1–2 ML EINNEHMEN.

SAMMELGUT *Blätter und Blüten*

SAMMELZEIT *Mitte bis Ende des Frühlings sammeln und sorgsam trocknen.*

INHALTSSTOFFE *Saponine, Menthylsalizylat, Alkaloide, Flavonoide, ätherisches Öl*

WIRKUNG *Auswurffördernd, alterativ, entzündungshemmend, diuretisch, krebshemmend*

Viola tricolor

PFLANZENFAMILIE: VIOLACEAE

STIEFMÜTTERCHEN

Es hat drei Hauptanwendungsbereiche: Haut, Lunge und Harnwege. Mit dem Stiefmütterchen behandelt man Ekzem und andere Hautausschläge mit Exsudat. Als entzündungshemmendes Expektorans ist es bei Keuchhusten und akuter Bronchitis nützlich, denn es bringt Linderung und fördert die Selbstheilung des Körpers. Bei Harnwegserkrankungen hilft es, eine Zystitis auszuheilen, und erleichtert Symptome wie häufigen Harndrang und schmerzhafte Entleerung der Blase.

SAMMELGUT *Oberirdische Pflanzenteile*

SAMMELZEIT *Während der Wachstumsperiode, von Frühlingsanfang bis in den Spätsommer, sammeln.*

INHALTSSTOFFE *Salizylate, Saponine, Alkaloid, Flavonoide, Gerbstoff, Schleimstoff*

WIRKUNG *Auswurffördernd, diuretisch, entzündungshemmend, antirheumatisch, abführend*

ZUBEREITUNG UND DOSIERUNG

AUFGUSS

1–2 TEELÖFFEL TROCKENGUT IN EINER TASSE KOCHENDHEISSEM WASSER 10–15 MINUTEN ZIEHEN LASSEN: DREIMAL TÄGLICH TRINKEN.

TINKTUR

DREIMAL TÄGLICH 2–4 ML EINNEHMEN.

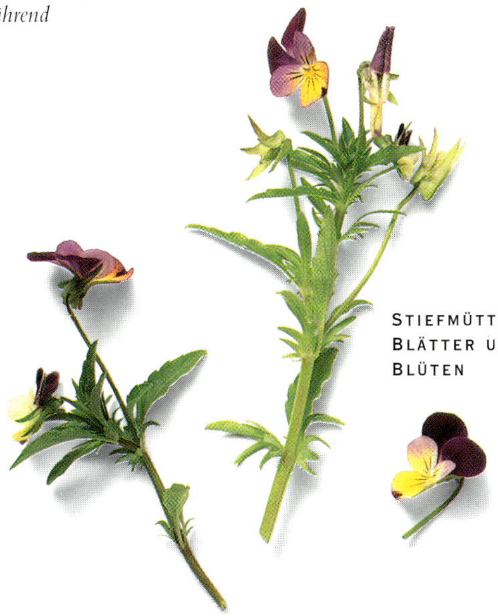

STIEFMÜTTERCHEN, BLÄTTER UND BLÜTEN

KOMBINATIONEN

Bei Lungenerkrankungen mit Huflattich; bei Hauterkrankungen mit Wiesenklee, Brennessel und Klebkraut; bei Zystitis mit Quecke und Bukkostrauch

Viscum alba

PFLANZENFAMILIE: LORANTHACEAE

MISTEL

Dies ist eine hervorragende, vielseitig verwendbare Heilpflanze, die entspannend, beruhigend, reizlindernd und kräftigend auf das Nervensystem wirkt. Ihr vagotroper Einfluß verlangsamt den Herzschlag und stärkt die Blutgefäßwände. Auf diese Weise senkt die Mistel den Blutdruck und mindert die Arteriosklerose. Bei nervöser Beschleunigung der Pulsfrequenz (Tachykardie) vermag sie zu helfen, desgleichen bei Kopfschmerzen, die durch Bluthochdruck bedingt sind. Die Krebsforschung hat ergeben, daß sie dem Wachstum von Tumoren entgegenwirkt.

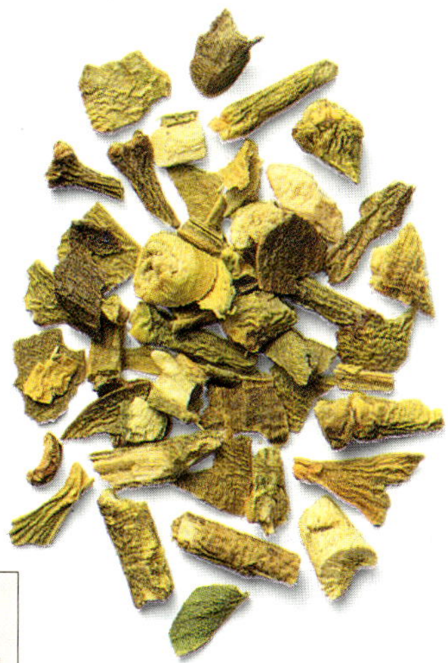

GETROCKNETE MISTELZWEIGE

VORSICHT

NICHT DIE BEEREN VERWENDEN!

SAMMELGUT *Getrocknete Zweige mit jungen Blättern*

SAMMELZEIT *Im Frühling sammeln*

INHALTSSTOFFE *Viscotoxin (ein herzanregendes Polypeptid), triterpenoide Saponine, Cholin, Histamin, gegen Krebs schützende Proteine*

WIRKUNG *Nervenstärkend, blutdrucksenkend, herzfrequenzsenkend, möglicherweise krebshemmend, krampflösend, einschläfernd, tonisierend*

ZUBEREITUNG UND DOSIERUNG

AUFGUSS

1–2 TEELÖFFEL TROCKENGUT IN EINER TASSE KOCHENDHEISSEM WASSER 10–15 MINUTEN ZIEHEN LASSEN: DREIMAL TÄGLICH ODER NACH BEDARF TRINKEN.

TINKTUR

DREIMAL TÄGLICH 1–4 ML EINNEHMEN.

KOMBINATIONEN

Zur Behandlung von Blutdruck mit Weißdorn und Lindenblüten

Vitex agnus-castus

PFLANZENFAMILIE: VERBENACEAE

MÖNCHSPFEFFER

Auch Keuschlamm oder Abrahamstrauch genannt, stimuliert er die Hirnanhangsdrüse und normalisiert ihre Funktionen, insbesondere die von Progesteron. Man kann den Mönchspfeffer als amphoterisch charakterisieren, da er anscheinend gegensätzliche Eigenschaften besitzt, obwohl er einen normalisierenden Einfluß ausübt. So steht er einerseits im Ruf eines Aphrodisiakums, andererseits aber soll er den Geschlechtstrieb mindern! Sein größter Nutzen liegt im ausgleichenden Einfluß auf die weiblichen Hormone. Das empfiehlt ihn bei schmerzhafter Menstruation, prämenstrueller Spannung und anderen hormonell bedingten Beschwerden. Wohltuend begleitet er die hormonelle Umstellung im Klimakterium oder während einer Pillenpause.

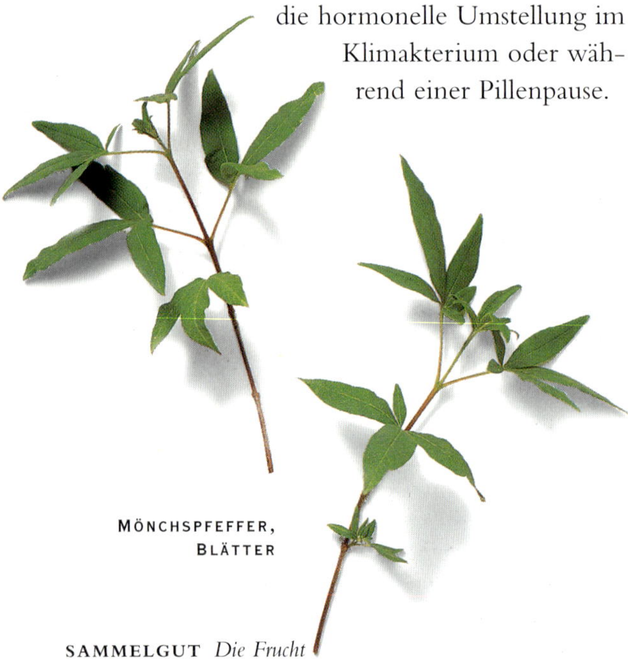

MÖNCHSPFEFFER, BLÄTTER

SAMMELGUT *Die Frucht*

SAMMELZEIT *Die sehr dunklen Beeren sammeln, wenn sie reif sind, Mitte bis Ende des Herbstes. Sie können in der Sonne oder im Schatten getrocknet werden.*

INHALTSSTOFFE *Iridoide Glykoside, u.a. Auchin und Agnosid; Flavonoide, darunter Casticin, Isovitexin und Orientin; ätherisches Öl*

WIRKUNG *Menstruationsfördernd, tonisierend*

ZUBEREITUNG UND DOSIERUNG

AUFGUSS

1 TEELÖFFEL REIFE BEEREN IN EINER TASSE KOCHENDHEISSEM WASSER 10–15 MINUTEN ZIEHEN LASSEN: DREIMAL TÄGLICH TRINKEN.

TINKTUR

DREIMAL TÄGLICH 1–2 ML EINNEHMEN.

Zanthoxylum americanum

PFLANZENFAMILIE: RUTACEAE

GELBHOLZ

Man verwendet es, obwohl in seiner Wirkung langsamer, in ähnlicher Weise wie den Cayennepfeffer bei chronischem Rheuma und chronischen Hautleiden. Alle Beschwerden, die auf schwache Durchblutung zurückzuführen sind, wie Frostbeulen, Wadenkrämpfe, Krampfadern und ulzerierende Venengeflechte, verlangen gleichsam nach dem Gelbholz. Bei Rheuma und Bindegewebsentzündungen dient es als Reizmittel zum Einreiben. Wegen seines stimulierenden Einflusses auf Lymphdrüsen, Kreislauf und Schleimhäute findet es in der ganzheitlichen Therapie vielseitige Verwendung.

ZUBEREITUNG UND DOSIERUNG

AUFGUSS

1–2 TEELÖFFEL RINDE IN EINER TASSE KOCHENDHEISSEM WASSER 10–15 MINUTEN ZIEHEN LASSEN: DREIMAL TÄGLICH TRINKEN.

TINKTUR

DREIMAL TÄGLICH 2–4 ML EINNEHMEN.

SAMMELGUT *Rinde und Beeren*

SAMMELZEIT *Die Beeren im Spätsommer sammeln; die Rinde im Frühling vom Stamm des Strauchs abnehmen.*

INHALTSSTOFFE *Alkaloide, ätherisches Öl in den Beeren*

WIRKUNG *Stimulierend (insbesondere für den Kreislauf), tonisierend, alterativ, karminativ, schweißtreibend, leberstärkend, speichelflußanregend*

GELBHOLZ, BLÄTTER UND BEEREN

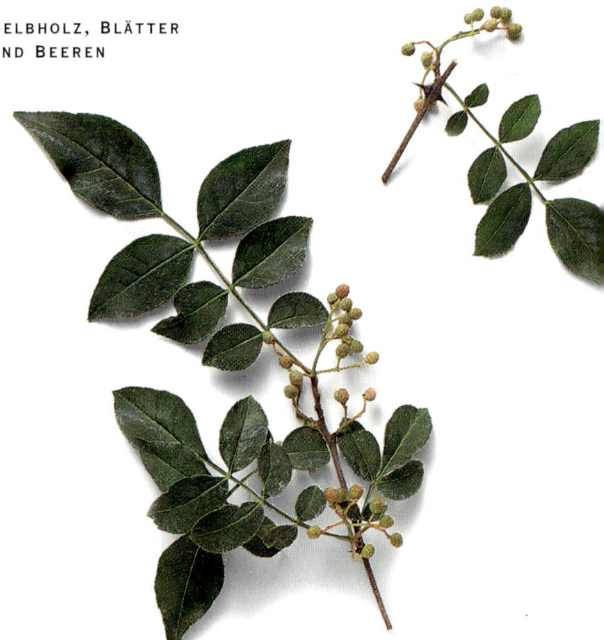

Zea mays

PFLANZENFAMILIE: GRAMINACEAE

MAIS

Als reizlinderndes Diuretikum ist er bei allen Erkrankungen der Harnwege nützlich. Mais findet bei nierenkranken Kindern Anwendung und wird als milder Schleimstoff zur Behandlung von Zystitis, Urethritis, Prostatitis und dergleichen mit anderen Heilpflanzen kombiniert.

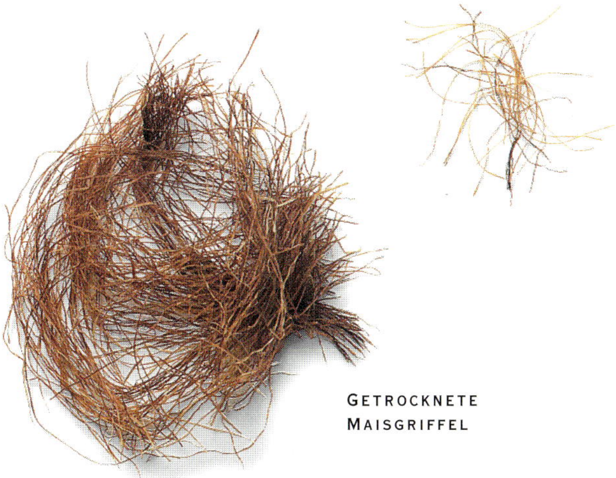

GETROCKNETE MAISGRIFFEL

SAMMELGUT *Griffel der weiblichen Maisblüten: Fäden von 10–20 cm Länge*

SAMMELZEIT *Die Maisgriffel sollten kurz vor der Bestäubung gesammelt werden; der Zeitpunkt ist klimatisch bedingt. Am besten verwendet man frische Fäden, da ihre Wirkung allmählich nachläßt.*

INHALTSSTOFFE *Saponine, ein ätherisches Alkaloid, Sterole, Allantoin, Gerbstoff*

WIRKUNG *Diuretisch, reizlindernd, tonisierend, der Bildung von Steinen entgegenwirkend*

ZUBEREITUNG UND DOSIERUNG

AUFGUSS

2 TEELÖFFEL FRISCHES ODER GETROCKNETES PFLANZENMATERIAL IN EINER TASSE KOCHENDHEISSEM WASSER 10–15 MINUTEN ZIEHEN LASSEN: DREIMAL TÄGLICH TRINKEN.

TINKTUR

DREIMAL TÄGLICH 3–6 ML EINNEHMEN.

KOMBINATIONEN

Zur Behandlung einer Zystitis mit Quecke, Bärentraube oder Schafgarbe

Zingiber officinale

PFLANZENFAMILIE: ZINGIBERACEAE

INGWER

Bei Kreislaufschwäche, Frostbeulen und Muskelkrämpfen regt er die periphere Durchblutung an. Als schweißtreibendes Mittel wirkt er fiebersenkend. Als Karminativum fördert er die Magensekretion und wird bei Verdauungsschwäche, Blähungen und Koliken verwendet. Bei rauhem Hals kann man Ingwer zum Gurgeln benutzen. In seiner äußerlichen Anwendung ist er die Grundlage vieler Medikationen gegen Bindegewebsentzündung und Muskelzerrungen.

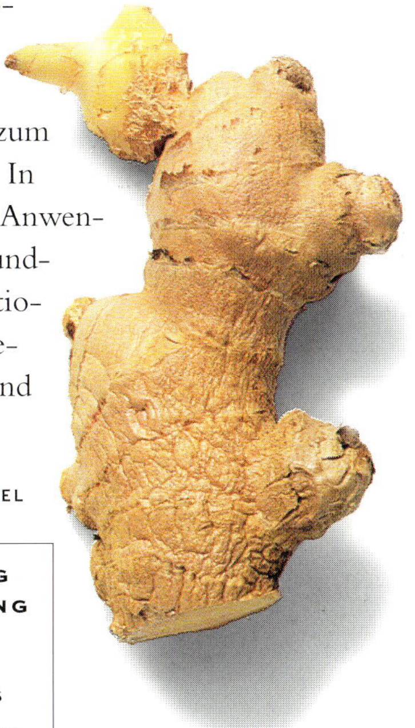

INGWER, WURZEL

ZUBEREITUNG UND DOSIERUNG

AUFGUSS

1 TEELÖFFEL FRISCHES WURZELMATERIAL IN EINER TASSE KOCHENDHEISSEM WASSER 5 MINUTEN ZIEHEN LASSEN: NACH BEDARF TRINKEN.

ABKOCHUNG

WIRD DIE GETROCKNETE WURZEL ALS PULVER ODER FEINGESCHNITTEN VERWENDET, GIBT MAN ZUR ABKOCHUNG 1 1/2 TEELÖFFEL IN EINE TASSE WASSER; DANN AUFKOCHEN UND 5–10 MINUTEN WEITERKOCHEN LASSEN: NACH BEDARF TRINKEN.

TINKTUR

SIE IST ALS SCHWACHE UND STARKE TINKTUR IM HANDEL ERHÄLTLICH. VON ERSTERER NIMMT MAN 1,5–3 ML DREIMAL TÄGLICH, VON DER STARKEN TINKTUR DREIMAL TÄGLICH 0,25–0,5 ML.

SAMMELGUT *Der Wurzelstock*

SAMMELZEIT *Ausgraben, wenn die Blätter vertrocknet sind; Reste von Stamm und Wurzelfasern entfernen; gründlich waschen und in der Sonne trocknen.*

INHALTSSTOFFE *Reich an ätherischem Öl, darunter Zingiberen, Zingiberol, Phellandren, Borneol, Cineol, Citral; Stärke, Schleimstoff, Harz*

WIRKUNG *Stimulierend, karminativ, durchblutungsfördernd, schweißtreibend, aromatisch, menstruationsfördernd, speichelflußanregend*

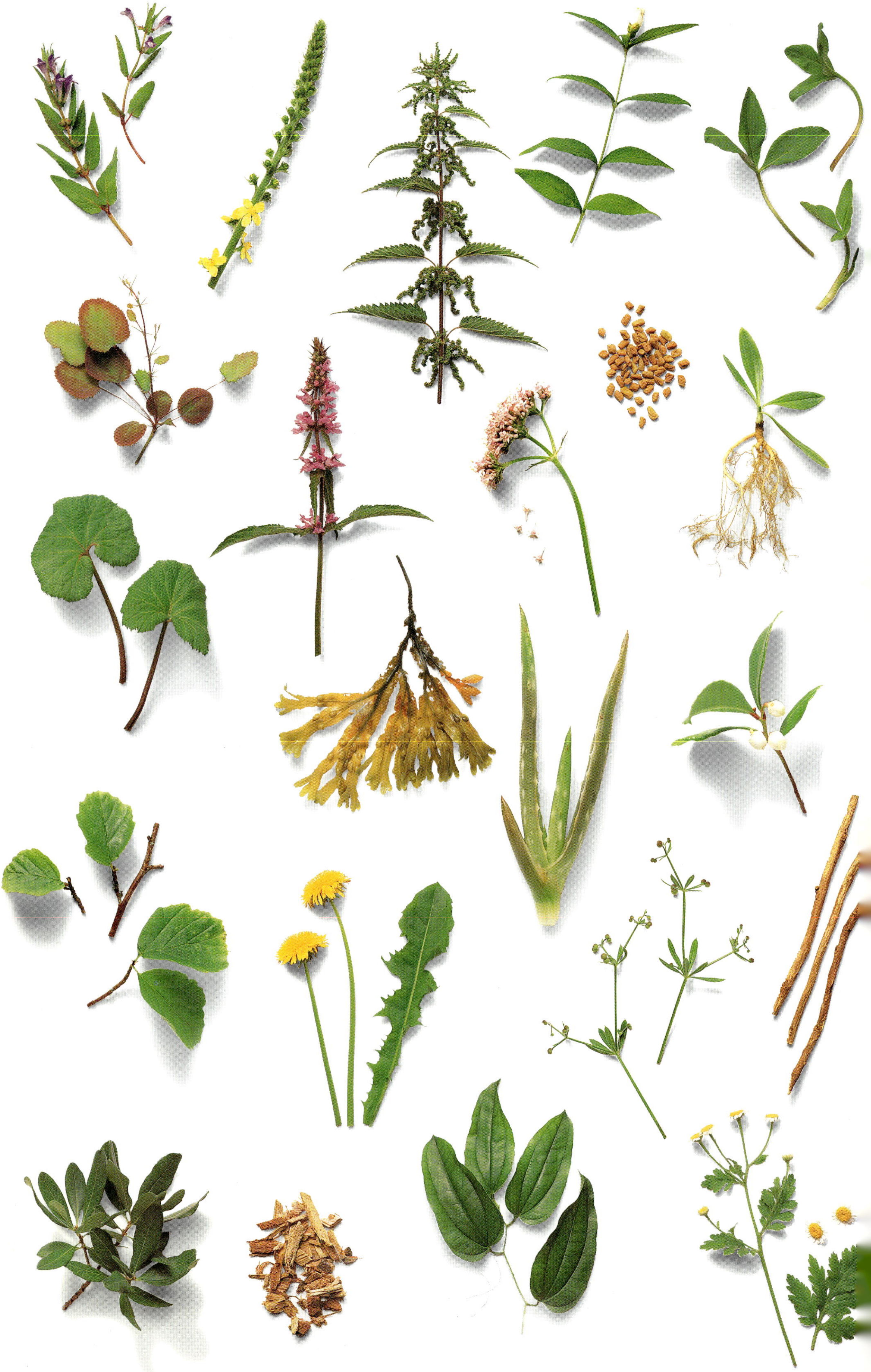

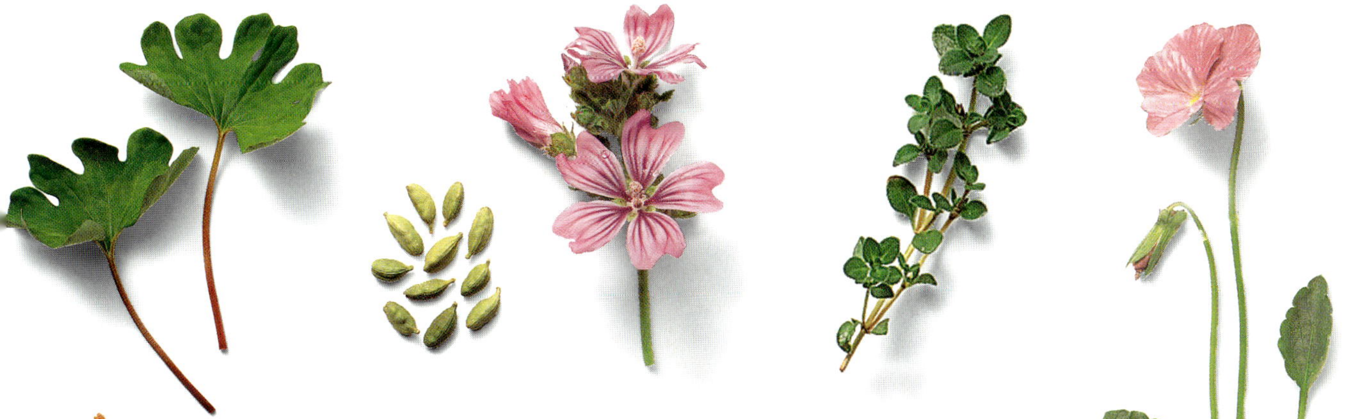

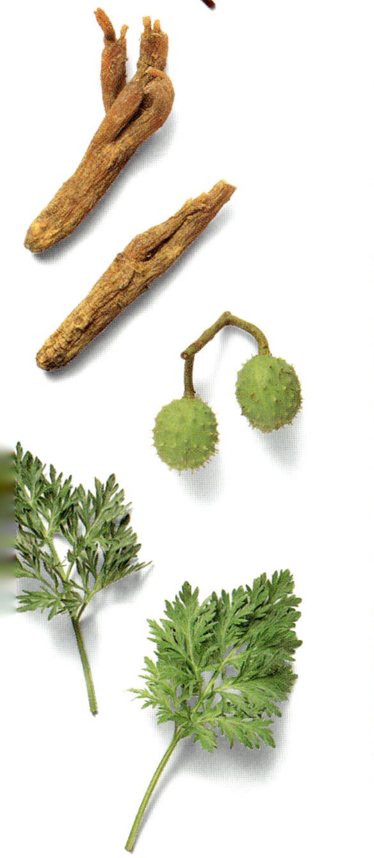

TEIL VIER

SYSTEME DES KÖRPERS

In diesem Teil werden die großen Organsysteme (Blutkreislauf, Atemwege, Verdauung, Nervensystem, Geschlechtsorgane, Drüsen und Harnwege) sowie wichtige Organe wie Ohren, Augen, Nase, Hals und Haut behandelt. Die Systeme bzw. Organe werden in knapper Form vorgestellt und anschaulich illustriert, danach folgen dafür besonders geeignete Heilpflanzen. Als nächstes werden typische Erkrankungen der jeweiligen Systeme beschrieben und Rezepte für Aufgüsse und Abkochungen sowie Anweisungen für äußerliche Heilmaßnahmen gegeben.

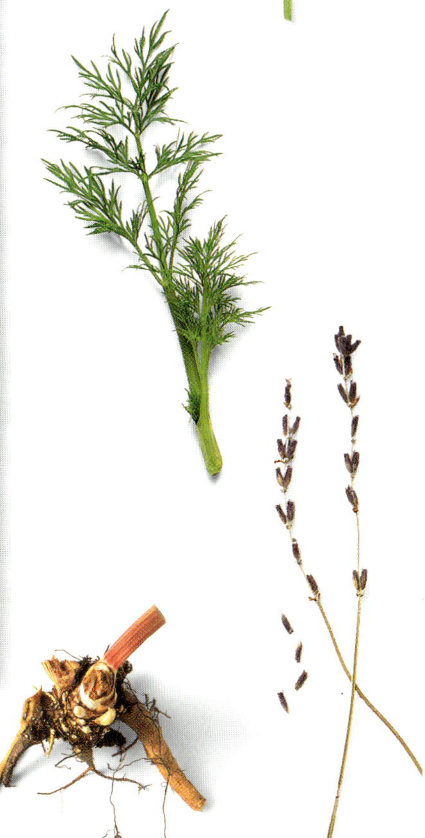

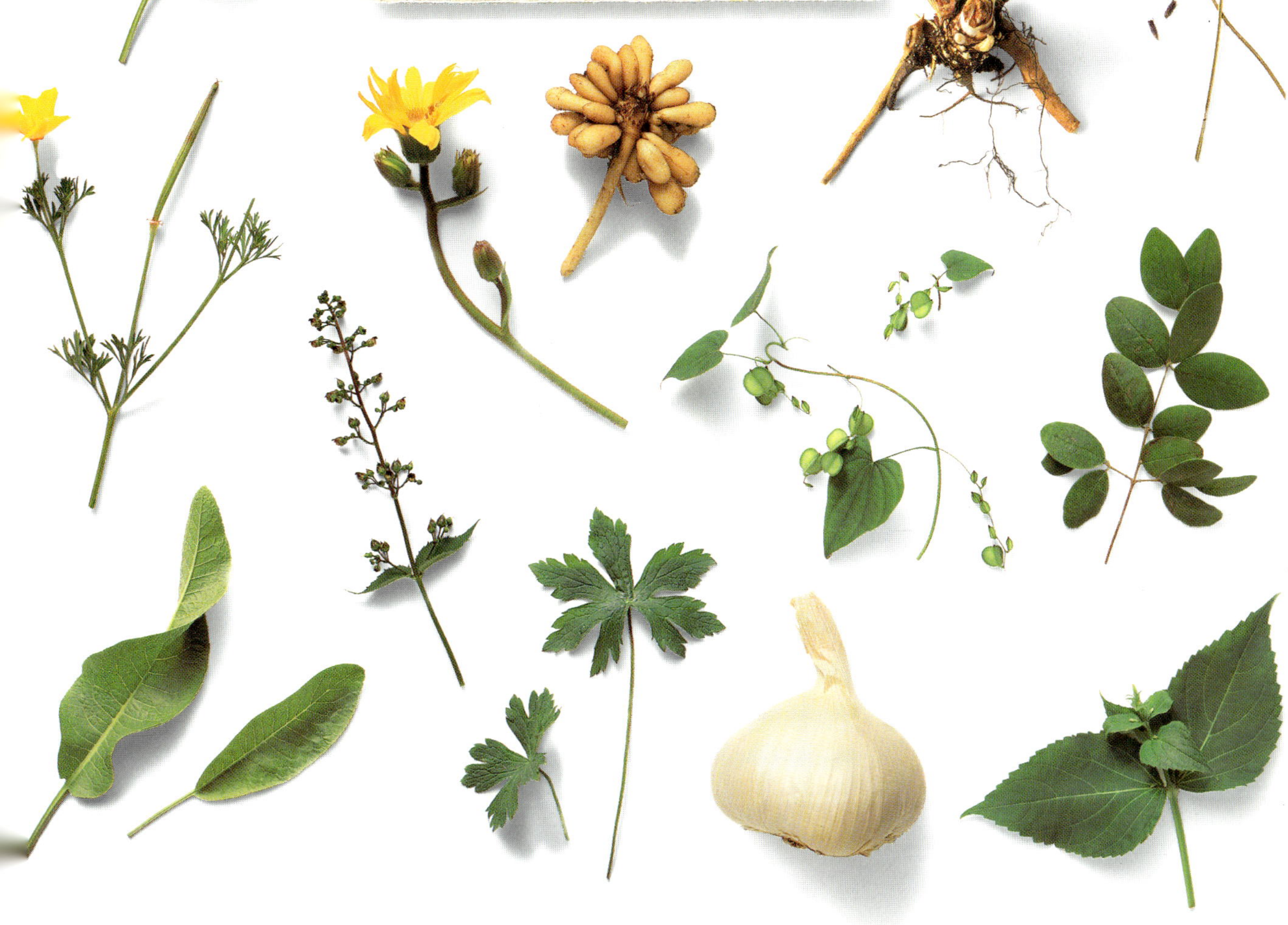

Der Blutkreislauf

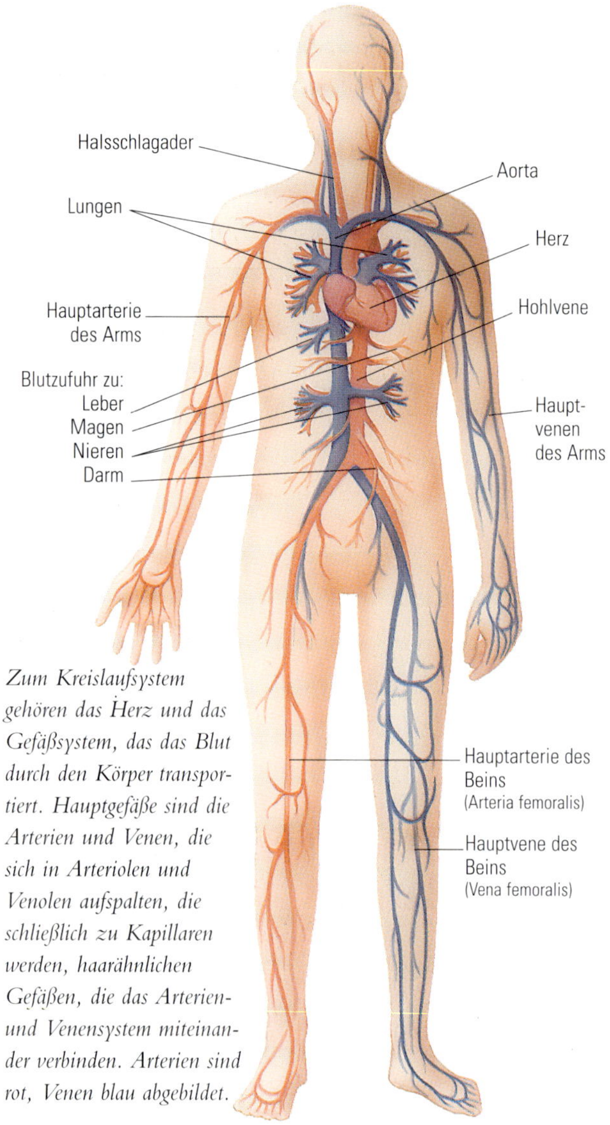

Zum Kreislaufsystem gehören das Herz und das Gefäßsystem, das das Blut durch den Körper transportiert. Hauptgefäße sind die Arterien und Venen, die sich in Arteriolen und Venolen aufspalten, die schließlich zu Kapillaren werden, haarähnlichen Gefäßen, die das Arterien- und Venensystem miteinander verbinden. Arterien sind rot, Venen blau abgebildet.

Wir beginnen unsere Reise durch die Organsysteme mit dem Blutkreislauf, da er mit allen anderen Systemen verbunden ist und sich auf jedes von ihnen auswirkt.

Wer den Körper ganzheitlich betrachtet und dies bei der Behandlung berücksichtigt, wird erkennen, daß alle Organe und Organsysteme miteinander verbunden sind und sich gegenseitig beeinflussen. Wir müssen wissen, welchen Beitrag sie im einzelnen zum Gesamtbild leisten. Die Herzkranzgefäße können bei allen Erkrankungen in Mitleidenschaft gezogen sein. Deshalb müssen sie während des Genesungsprozesses unterstützt werden.

Vitalität und Tonus des gesamten Blutkreislaufs sind für das Leben insgesamt wie für das harmonische Zusammenspiel aller Körperbereiche von fundamentaler Bedeutung. Schwäche oder lokaler Blutandrang wirkt sich erheblich auf die betroffenen Gewebe und Organe aus. Wenn die Organe nicht genügend mit Blut versorgt werden, kommt

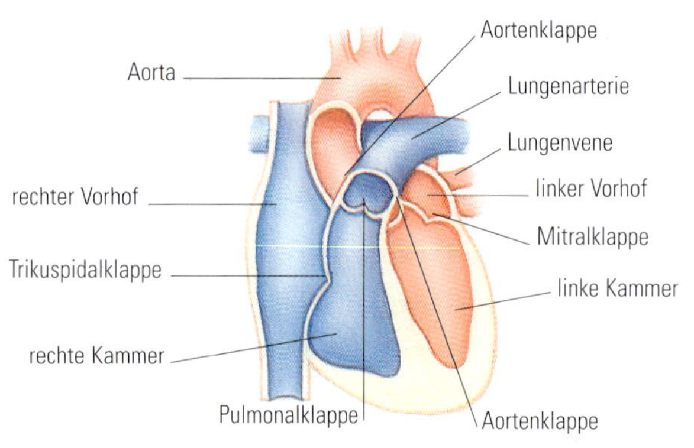

Ein Längsschnitt durch das Herz macht die vier Kammern und die Aorta, die größte Arterie des Körpers, sichtbar.

es zu Problemen. Ebenso führt ein ungenügender Abbau der Stoffwechselprodukte rasch zu einer Schädigung des Gewebes.

Kreislaufproblemen vorzubeugen ist nicht schwer; weiter unten finden Sie einige Richtlinien dazu. Seien Sie aber vorsichtig, falls bereits größere Probleme mit dem Herzen vorliegen. Die Pflanzenheilkunde hat eine Menge zur Heilung von Herzinsuffizienz und Herzleiden zu bieten, doch jede Behandlung muß ärztlich überwacht werden. Unterrichten Sie Ihren Arzt über alle pflanzlichen Heilmittel, die Sie anwenden.

Vorbeugung von Kreislauferkrankungen

Es ist immer besser, Krankheiten vorzubeugen, als ein bereits vorhandenes Leiden zu behandeln. Vorbeugen heißt, zu Ausgeglichenheit von Körper, Geist und Bewußtsein zu finden. Deshalb sollten Sie bestimmte Richtlinien beachten, die das Herz-Kreislauf-System betreffen. Diese gelten nicht nur für Menschen, die damit bereits Probleme haben oder aufgrund ihrer Lebensweise zur Hochrisikogruppe für Kreislauferkrankungen gehören, sondern auch für jene, die es gar nicht erst soweit kommen lassen wollen.

Bewegung und Ernährung

Es ist für den Körper insgesamt unerläßlich, daß er beansprucht – zeitweilig auch stark beansprucht – und richtig versorgt wird.

Was den Kreislauf angeht, so ist der wichtigste Einzelfaktor, der hier zu Problemen führt, der Fettverzehr. Die meisten Menschen im Westen ernähren sich zu fettreich. In den letzten Jahren war viel die Rede vom Zusammenhang zwischen dem Verzehr von gesättigten Fettsäuren und der Höhe des Cholesterinspiegels im Blut, weil dies zu verschiedenen Kreislaufproblemen führt. Es wurde empfohlen, ungesättigte statt der gefährlichen gesättigten Fette zu essen, also pflanzliche statt tierische Fette. Doch so einfach ist es nicht. Nach den neuesten Forschungsergebnissen ist auch die Aufnahme ungesättigter Fette nicht ungefährlich; das Vernünftigste scheint es nach gegenwärtigem Stand der Wissenschaft zu sein, den Fettverbrauch insgesamt einzuschränken und lieber geringe Mengen eines zusatzfreien tierischen Fetts, wie beispielsweise Butter, zu essen als größere Mengen von übertrieben be- und verarbeiteten »Leicht«-Produkten. Dies bedeutet, sich nicht nur bei den sichtbaren Fetten (in Fleisch, Butter, Speiseölen) zurückzuhalten, sondern auch bei den versteckten (in Gebäck, Suppen, Mayonnaise, Milchprodukten, Eiern), die oft den überwiegenden Teil unserer Fettaufnahme ausmachen. Statt dessen sollte unsere Nahrung vor allem aus frischem Obst und Gemüse, Vollkornprodukten und Hülsenfrüchten bestehen, wobei Bohnen und Erbsen sogar als cholesterinsenkend gelten. Mit Salz sollte sparsam umgegangen werden.

Tabak und Alkohol

Jeder, der sich um seine Gesundheit, insbesondere die der Herz- und Blutgefäße, sorgt, sollte das Rauchen einstellen und nur in Maßen Alkohol zu sich nehmen.

Umgang mit Stress

Es besteht ein enger Zusammenhang zwischen dem Streß, unter dem wir Tag für Tag leiden, und dem Auftreten gesundheitlicher Probleme, insbesondere des Herz-Kreislauf-Systems. Da Streß aber ein relativer Begriff ist, sollte unser Augenmerk nicht dem Streß an sich gelten, sondern der Art und Weise, wie wir mit ihm umgehen.

Bewegung

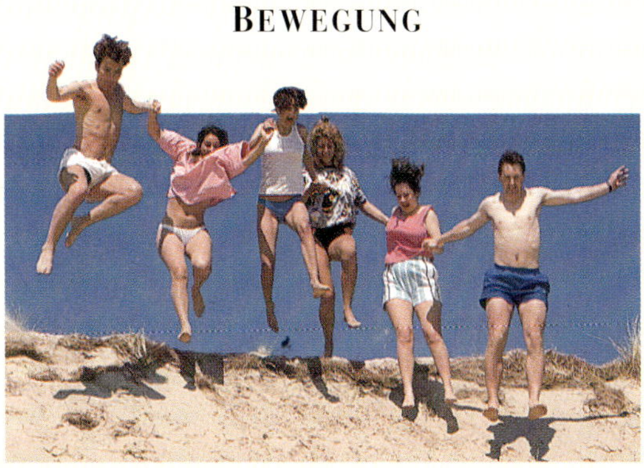

Nur aktive Bewegung, bei der der Puls schneller geht und man außer Atem kommt, ist eine Garantie, daß die Herz- und Blutgefäße ausreichend beansprucht werden. Das heißt aber nicht, daß man jeden Tag bis zur Erschöpfung joggen muß! Regelmäßige Bewegung, bei der man sich wohl fühlt, ist der Schlüssel zur Gesundheit. »Halte Maß in allen Dingen« – das gilt auch beim Sport!

Es gibt heute eine Reihe von Möglichkeiten, wie wir uns eigenverantwortlich verhalten und mit Streß und psychischer Anspannung besser umgehen können. Pflanzliche Heilmittel helfen zwar, wenn wir sehr angespannt sind, doch weit besser und realistischer ist es, den inneren Ursachen nachzugehen und hier etwas zu ändern. Dies erfordert Selbsterforschung und manchmal auch Mut. Entspannungstherapie, Meditation und eine Überprüfung unserer Lebens- und Denkgewohnheiten sind Möglichkeiten, Streßauslöser zu identifizieren.

Durch mehr Ruhe und Ausgeglichenheit läßt sich Krankheiten vorbeugen. Seelisch-geistige Harmonie bereitet den Boden für körperliche Harmonie.

Ausgewogene Ernährung

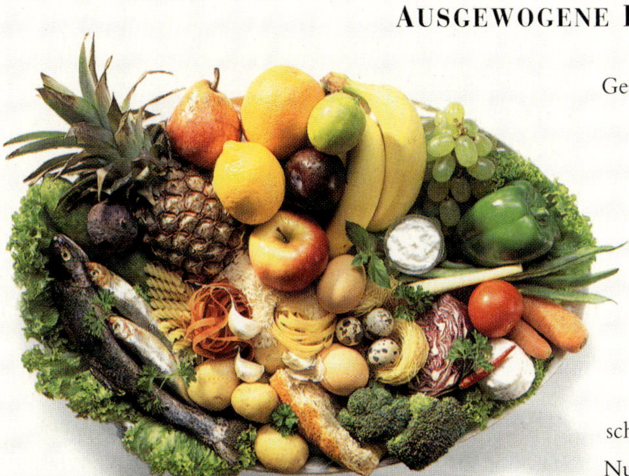

Gesundes Essen spielt eine wesentliche Rolle in der vorbeugenden Medizin. Bei einer guten Ernährung wird der Körper mit Nährstoffen versorgt, die zum Erhalt seiner Organsysteme beitragen, und nicht mit unnötigem Fett und Zucker überschwemmt, was insbesondere zu Herz- und Gefäßerkrankungen führen kann. Gutes Essen muß nicht fade sein. Wenn Sie befürchten, daß Sie zu viele industriell behandelte Produkte, Fertiggerichte oder leere Kalorien zu sich nehmen, sollten Sie Ihre Ernährung schrittweise umstellen und mehr frisches Obst und Gemüse, Nudeln, Vollkornprodukte und fettreiche wie -arme Fische essen, jedoch weniger rotes Fleisch, Fett und Zucker. Ersetzen Sie Kuhmilchprodukte durch Ziegenmilch und -käse.

Heilpflanzen für Herz und Kreislauf

Bestimmte Heilpflanzen einem bestimmten Organsystem zuzuordnen, ist notwendigerweise eine Simplifizierung der Tatsachen. Der Körper ist ein unteilbares Ganzes, und die Pflanzenheilkunde berücksichtigt dies. Probleme, die in einem bestimmten System auftreten, können durch eine Gesundheitsstörung in einem ganz anderen Teil des Körpers hervorgerufen worden sein. Daraus folgt, daß grundsätzlich jede Heilpflanze für die Behandlung jedes der Organsysteme eine Rolle spielen kann. Um aber die Grundlagen der Pflanzenheilkunde mit unserem begrenzten Vorstellungsvermögen zu erfassen, ist es zulässig, Heilpflanzen eine bestimmte Rolle in einem Organsystem zuzuweisen.

Zur Vereinfachung unterscheiden wir hier nur zwei Gruppen von Heilpflanzen: Die einen wirken direkt auf das Herz, die anderen auf die Gefäße.

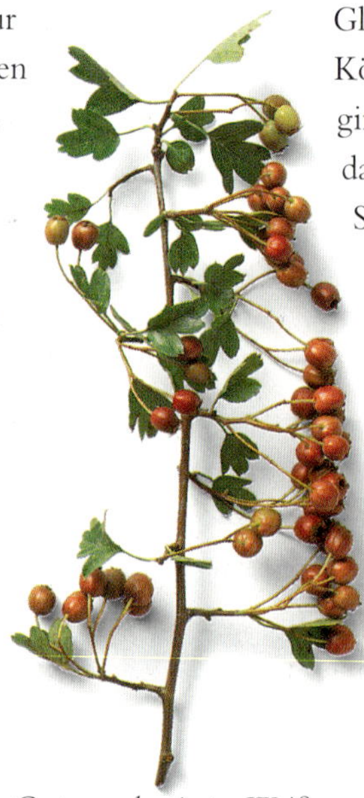
Crataegus laevigata, Weißdornbeeren, *normalisieren das Herz.*

HERZTONIKA

Zu den wichtigsten pflanzlichen Mitteln zur Behandlung des Herzens gehören *Besenginster, Braunwurz, Gemeiner Wolfstrapp, Herzgespann, Königin der Nacht, Maiglöckchen* und *Weißdornbeeren.*

In dieser Aufzählung fehlen *Fingerhut* (Digitalis) und *Meerzwiebel,* obwohl sie in der Schulmedizin in großem Umfang als wirksames Mittel bei Herzinsuffizienz eingesetzt werden. Da der Gebrauch von *Fingerhut* mit erheblichen Gefahren verbunden ist, haben wir diese Giftpflanze hier weggelassen. Dies bedeutet aber nicht, daß uns keine wirksamen Herzmittel zur Verfügung stehen. Das wichtigste der oben genannten ist das *Maiglöckchen.*

• Maiglöckchen: eine Fallstudie

Die häufig angewendeten Herzmittel enthalten einen hohen Anteil einer Gruppe von chemischen Stoffen, die als herzwirksame Glykoside bezeichnet werden (siehe Seite 35). Diese komplexen chemischen Stubstanzen stimulieren die Herzmuskulatur, fördern ihre Kontraktion und bewirken, daß mehr Blut durch den Körper gepumpt wird. Zugleich sorgen sie auch dafür, daß der Sauerstoffverbrauch des Herzmuskels trotz der Steigerung der Herzleistung nicht erhöht wird. Daher braucht man sich wegen eines möglichen Sauerstoffmangels keine Sorgen zu machen.

Beim Fingerhut besteht jedoch die Gefahr, daß sich einige seiner Bestandteile im Körper ansammeln und ihn allmählich vergiften. Beim *Maiglöckchen* geschieht dies nicht. Wie eine pharmakologische Analyse zeigt, enthält es ein Reihe von unterschiedlichen herzwirksamen Glykosiden, von denen aber nur zwei direkt auf das Herz wirken; das wichtigere der beiden ist das Convallatoxin. Ein Chemiker könnte deshalb meinen, daß der Rest weiter keinen Nutzen hat; das ist aber keineswegs der Fall, denn man hat herausgefunden, daß Convallatoxin die Löslichkeit der anderen Herzglykoside bis auf das Fünfhundertfache steigert. Dies bedeutet, daß man eine geringere Dosis geben kann, da eine verbesserte Löslichkeit auch die Bioverfügbarkeit erhöht. Außerdem hat man herausgefunden, daß trotz der schnellen Wirkungsweise des Convallatoxins und obwohl es sehr rasch oxydiert und ausgeschieden wird, die Pflanze insgesamt über eine längere Wirkzeit im Körper verfügt. Einige der scheinbar inaktiven Glykoside werden, wenn es nötig ist, durch den Körper in direkt aktive umgewandelt. Eine Vergiftungsgefahr besteht bei *Maiglöckchen* nicht, da seine Glykoside eine einzigartige chemische Struktur haben, die dafür sorgt, daß sie leicht ausgeschieden werden und sich nicht im Körper ansammeln. Trotzdem sollten Sie bei Anwendung dieser Arzneipflanze immer einen Experten zu Rate ziehen.

Das *Maiglöckchen* ist ein gutes Beispiel für die synergetische Wirkungsweise von Heilpflanzen, also für ihr harmonisches Zusammenspiel mit dem Organismus. Viele analytische und biochemische Untersuchungen führen uns deutlich vor Augen, daß das Ganze tatsächlich mehr als die Summe seiner Teile ist. Die Wirkung der gesamten Pflanze läßt sich nicht anhand ihrer einzelnen chemischen Bestandteile vorhersagen, da sie auf komplexen, ineinandergreifenden Wechselwirkungen beruht.

Sehen wir uns nun die oben erwähnten spezifischen Herztonika näher an. Alle wirken sich tonisierend und kräftigend auf die Herzfunktionen aus. Ihre Anwendung für das Kreislaufsystem wird hier nur kurz angedeutet. Wenn Sie Genaueres darüber wissen wollen, schlagen Sie in Teil III nach.

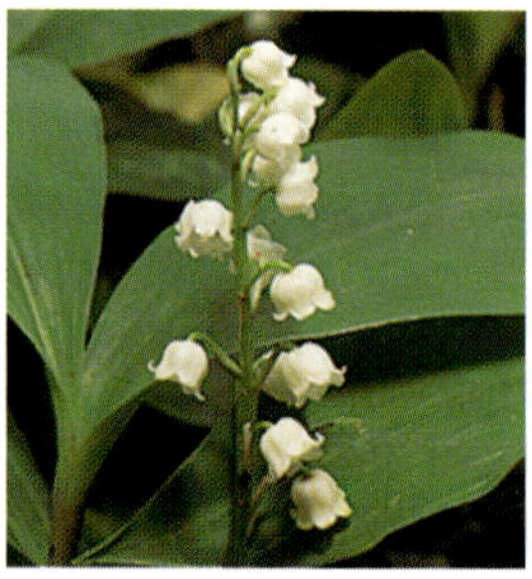
Convallaria majalis, Maiglöckchen, *hat eine starke Wirkung auf das Herz.*

• **Maiglöckchen** kann bei ungenügender Leistungsfähigkeit des Herzens angewendet werden, etwa bei *Angina pectoris* oder zur Behandlung des Altersherzens, insbesondere bei Ablagerungen in den Blutgefäßen.

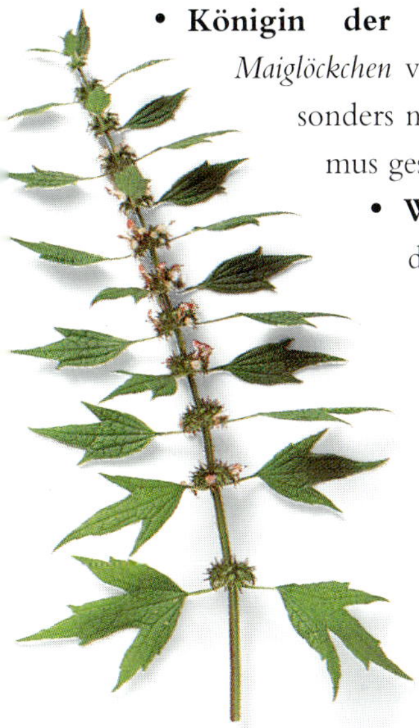

Leonurus cardiaca, Herzgespann, *fördert die normale Herzfunktion.*

- **Königin der Nacht** kann ähnlich wie *Maiglöckchen* verwendet werden und ist besonders nützlich, wenn der Herzrhythmus gestört ist.
- **Weißdornbeeren** sind eines der wertvollsten Heilmittel für das Herz-Kreislauf-System, weil sie die Kontraktion des Herzmuskels stärken und zugleich die Herzkranzgefäße weiten. Sie können bei den meisten Kreislaufproblemen angewendet werden, da sie amphoter sind, das heißt, je nach Notwendigkeit eine Beruhigung oder Anregung des Herzens bewirken und die Herzfunktion normalisieren.
- **Herzgespann** wirkt entspannend auf das Nervensystem und fördert das Eintreten der Menstruation.
- **Besenginster** kann man als bedeutendstes herzkräftigendes Diuretikum bezeichnen. Er hat zwei sich ergänzende Wirkungen: Er stärkt und normalisiert den Herzschlag und befreit den Körper von Wassereinlagerungen, die durch eine Herzschwäche verursacht werden. Vorsicht ist aber geboten, da er auch den Blutdruck erhöhen kann.
- **Braunwurz** ist zwar am bekanntesten als Heilmittel bei Hautproblemen, doch steigert sie auch die Stärke der Herzkontraktionen.
- **Gemeiner Wolfstrapp** steigert die Stärke des Herzschlags und senkt zugleich die Herzfrequenz. Außerdem ist er ein wertvolles Relaxans.

Heilpflanzen für den Kreislauf

Wie bei den Arzneipflanzen für das Herz gibt es auch bei den Mitteln zur Heilung und Unterstützung der Blutgefäße eine große Auswahl. Wir beschränken uns hier aber auf die Spezifika. Zu den wichtigsten pflanzlichen Heilmitteln für den Blutkreislauf zählen *Buchweizen, Cayennepfeffer, Gemeine Schafgarbe, Ginster, Ingwer, Lindenblüte, Löwenzahn, Mistel, Roßkastanie* und *Weißdorn.*

Wie man sieht, sind einige davon zugleich auch Herztonika, bei anderen handelt es sich um Diaphoretika, die die periphere Durchblutung fördern (wie *Cayennepfeffer* und *Ingwer*), oder Diuretika (wie die *Gemeine Schafgarbe*). Dies erklärt sich wieder durch die Tatsache, daß infolge der wechselseitigen Abhängigkeit aller Systeme lokal auftretende Probleme auf den verschiedensten Ursachen und Einflüssen beruhen.

Diuretika

Bei Kreislaufproblemen ist es oft nötig, den Körper bei der Ausscheidung von Wasser zu unterstützen. Wenn das Herz schwach ist und die Nieren ungenügend durchblutet sind, kann dies zu Wasseransammlungen im Organismus führen. In solchen Fällen können wirksame Diuretika wie *Gemeine Schafgarbe, Ginster, Löwenzahn* und *Maiglöckchen* helfen.

Das vielleicht wichtigste Diuretikum bei Kreislaufproblemen ist *Löwenzahn*. Bei allen anderen herzstärkenden Mitteln besteht die Gefahr, daß es zu einem Kaliummangel kommt, was das Herzleiden noch verschlimmern würde. *Löwenzahn* dagegen enthält einen hohen Kaliumanteil, und wenn er als Diuretikum eingesetzt wird, kommt es insgesamt zu einer Zunahme von Kalium im Körper, und das macht ihn so wertvoll.

Die herzwirksamen Heilpflanzen *Besenginster* und *Maiglöckchen* gehören deshalb hierher, weil *Besenginster* ein starkes Diuretikum ist und auch *Maiglöckchen* stark harntreibend wirkt, wenn die Beschwerden herzbedingt sind.

Nervina

Angst und Streß können zu Herz- und Gefäßproblemen führen, und oft läßt sich keine eindeutige Ursache feststellen. Jedes spezielle Problem ist ein Ausdruck des Gesamtzusammenhangs von Lebensführung, innerer Sicht und körperlichen Anlagen. Bei allen kardiovaskulären Problemen muß man die Nervenrelaxanzien in Betracht ziehen, da in vielen Fällen Angst und Streß eine Rolle spielen oder auch erst infolge der Erkrankung auftreten.

Die besten Nervina bei Kreislaufproblemen sind *Baldrian, Helmkraut, Herzgespann, Hopfen, Küchenschelle, Lindenblüte* und *Melisse.* Jeder Fall muß für sich betrachtet werden. Was im Einzelfall angezeigt ist, läßt sich durch einen Vergleich der jeweiligen Wirkungsweisen in Teil III herausfinden (siehe Seite 52–165).

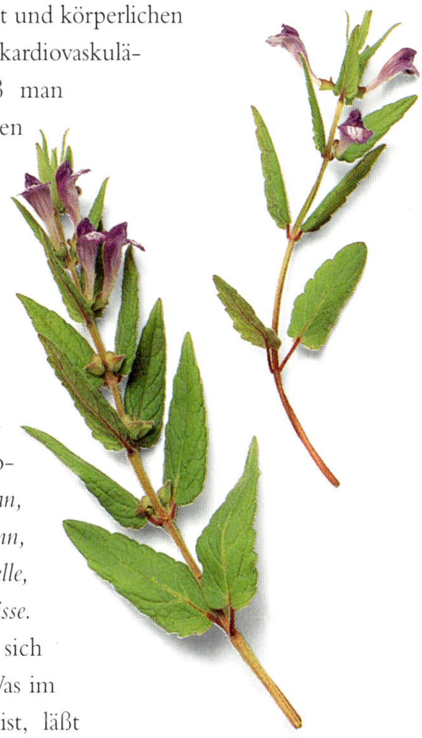

Scutellaria laterifolia, Helmkraut, *nützt bei streßbedingten Herz-Kreislauf-Problemen.*

Formen der Gefäßkrankheiten

Die Schulmedizin unterteilt die Herzleiden in viele Unterarten, doch bei Anwendung pflanzlicher Heilmittel ist dies normalerweise nicht nötig, weil die empfohlenen Heilpflanzen eine rundum stärkende Wirkung haben.

HERZSCHWÄCHE

Zur Stärkung des Herzens folgende Mischung dreimal täglich über längere Zeit anwenden:

Weißdornbeeren	*2 Teile*
Herzgespann	*2 Teile*
Maiglöckchen	*1 Teil*

Sie trinken dreimal täglich eine Tasse davon. Bei Wassereinlagerungen einen Teil *Löwenzahn* hinzufügen. Bei nervlicher Anspannung oder Angstzuständen folgende Kombination anwenden:

Melisse	*1 Teil*
Lindenblüten	*1 Teil*

Auch diesen Tee dreimal täglich oder nach Bedarf trinken.

Ist die Wirkung nicht stark genug, statt dessen *Helmkraut* und *Baldrian* nehmen, wie im Abschnitt über das Nervensystem beschrieben (Seite 202–211).

HERZKLOPFEN

Herzklopfen kann unabhängig von organischen Herzleiden auftreten und wird von unterschiedlichen Ursachen hervorgerufen, wie zum Beispiel Klimakterium, Allergien, Angst und sexuelle Erregung.

Eine Reihe von wirkungsvollen Mitteln reduzieren unregelmäßigen und schnellen Herzschlag, ohne das Herz negativ zu beeinflussen. Zusätzlich zu den genannten Mitteln zur Normalisierung der Herztätigkeit sind *Baldrian, Besenginster, Gemeiner Wolfstrapp, Herzgespann, Mistel* und *Passionsblume* angezeigt.

Eine häufige Erscheinung ist die Beschleunigung der Herzfrequenz bei Angstzuständen und Streß. Das folgende Grundrezept ist für dieses Problem sehr gut geeignet:

Herzgespann	*2 Teile*
Mistel	*1 Teil*
Baldrian	*1 Teil*

Diesen Tee dreimal täglich oder nach Bedarf trinken.

Bei einer Neigung zu Bluthochdruck oder Herzbeschwerden sollte man *Weißdornbeeren* hinzufügen.

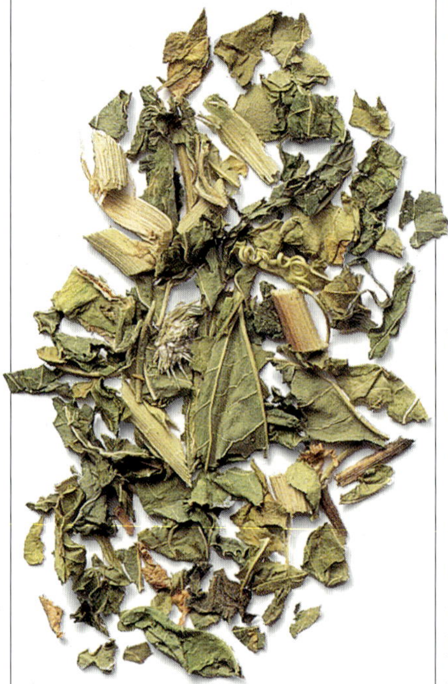

Passiflora incarnata, Passionsblume, *hilft gegen Herzrasen.*

ANGINA PECTORIS

Zu diesem schmerzhaften und bedrückenden Leiden kommt es bei defizitärer Blutversorgung des Herzens, die zu einem Mangel an nutzbarem Sauerstoff im Herzmuskel führt. Häufige Ursachen sind körperliche Überlastung oder emotionaler Streß.

Hier ist eine zweigleisige Vorgehensweise erforderlich. Anfangs lassen sich die Gefäße noch erweitern, so daß mehr Blut hindurchfließt, doch auf lange Sicht müssen auch eventuell vorhandene Gefäßverschlüsse beseitigt werden. Eine Schlüsselstellung nehmen dabei *Weißdornbeeren* ein, die bei regelmäßiger, langfristiger Einnahme beides leisten.

Ein Zusatz von *Lindenblüten* führt zu ausgezeichneten Ergebnissen, da sie Cholesterinablagerungen in den Gefäßen abbauen und vor neuen schützen. Hier die Grundmischung:

Weißdornbeeren	*3 Teile*
Herzgespann	*2 Teile*
Lindenblüten	*2 Teile*
Maiglöckchen	*1 Teil*

Diesen Tee längere Zeit dreimal täglich trinken; er kann aber eine Schmerzattacke nicht umgehend lindern.

Bei zusätzlichem Bluthochdruck *Mistel* zu der Mischung hinzufügen.

Bei *Angina pectoris* muß immer der gesundheitliche Gesamtzustand berücksichtigt werden; der Betroffene soll unter Einbeziehung eventuell vorhandener anderer Leiden in seiner Ganzheit behandelt werden.

BLUTHOCHDRUCK

Hoher Blutdruck (Hypertonie) ist in unserer Gesellschaft weit verbreitet. Er kann durch eine Reihe primär physischer Probleme verursacht werden, die dann als Ursache zu betrachten sind; er kann aber auch ohne eindeutige Ursache auftreten.

Oft liegt eine genetische Disposition vor, die sich aber nicht körperlich auswirken muß, sofern vorbeugende Maßnahmen ergriffen werden.

Streß und Angst spielen hier eine große Rolle. Emotionale Probleme, Arbeitsdruck und die Umwelt insgesamt können zu einer Bewußtseinslage beitragen, die sich im Körper in Form von Verspannung, Unbeweglichkeit und Enge spiegelt; es kommt zu einer umfassenden Verengung und Verkrampfung und damit zu einer Erhöhung des Blutdrucks. Die durch Nerven vermittelte direkte Interaktion zwischen Geist und Körper führt zu einer Verengung der peripheren Blutgefäße und beeinflußt die Herzaktion.

In solchen Fällen sind Entspannungstherapien und Körperbehandlungen wie Massage äußerst nützlich, da sie den Körper lockern.

Es gibt eine Reihe von Heilpflanzen, die die peripheren Blutgefäße erweitern und so das Gesamtvolumen des Kreislaufs vergrößern. Ebenso gibt es Pflanzen, die die Nieren bei der Ausscheidung unterstützen, so daß die Flüssigkeitsmenge im System verringert wird. Andere normalisieren die Herztätigkeit, wobei sie auf unschädliche Weise den Druck, mit dem das Blut durch den Körper gepumpt wird, verringern. Zu den wichtigsten zählen hier *Buchweizen, Gemeine Schafgarbe, Gemeiner Schneeball, Knoblauch, Lindenblüten, Mistel* und *Weißdornbeeren*.

Und auch hier richtet sich die Zubereitung wieder nach dem Individuum. Orientieren Sie sich an der folgenden Grundmischung:

Weißdornbeeren	*2 Teile*
Lindenblüten	*2 Teile*
Gemeine Schafgarbe	*2 Teile*
Mistel	*1 Teil*

Dieser Tee sollte dreimal täglich getrunken werden.

Zusätzlich kann man *Knoblauch* essen, vorzugsweise roh. Wenn der Körper sehr verspannt ist, einen Teil *Gemeiner Schneeball* hinzufügen. Bei starken Ängsten und Streß *Helmkraut* und *Baldrian* zugeben. Wenn bei Bluthochdruck Kopfschmerzen auftreten, einen Teil *Gemeine Ziest* zusetzen.

WARNUNG: *Bei Bluthochdruck keinen* Besenginster *als Diuretikum anwenden!*

Wenn diese Teemischung längere Zeit getrunken wird, normalisiert sich der Blutdruck wieder. Sie ist ungefährlich und senkt den Blutdruck nicht künstlich.

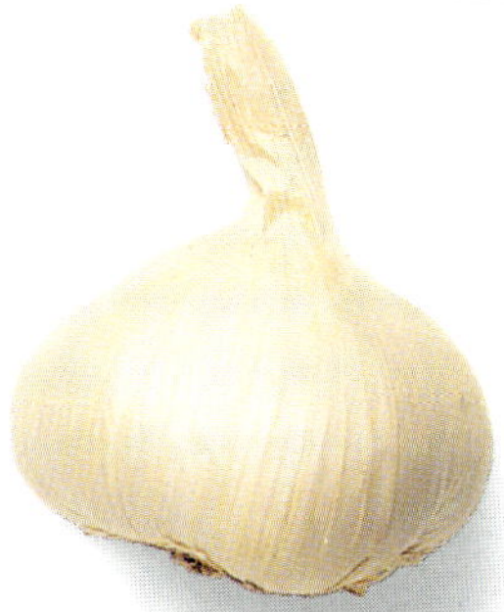

Allium sativum, Knoblauch, *gilt in der Volksmedizin als Blutreinigungsmittel, das den Cholesterinspiegel niedrig halten kann.*

ARTERIOSKLEROSE

Bei der Arterienverkalkung verdicken und verhärten sich die Arterienwände, so daß der Blutfluß zu den Körperzellen behindert wird. Cholesterin-, Kalk- und Fettablagerungen an den Arterienwänden führen zu einer raschen Degeneration der Gefäße und verursachen schwerwiegende Probleme.

Diese Ablagerungen nennt man Atherome. Sie können sich in der Aorta, den Herz-, Gehirn- und sonstigen Arterien bilden.

Arteriosklerose ist eine der häufigsten Todesursachen in der westlichen Welt.

Arteriosklerose ist vorrangig die Folge einer ungesunden Lebensweise. Durch Ernährungsumstellung, Bewegung, Streßabbau sowie Verzicht auf Tabak und Alkohol läßt sich viel erreichen.

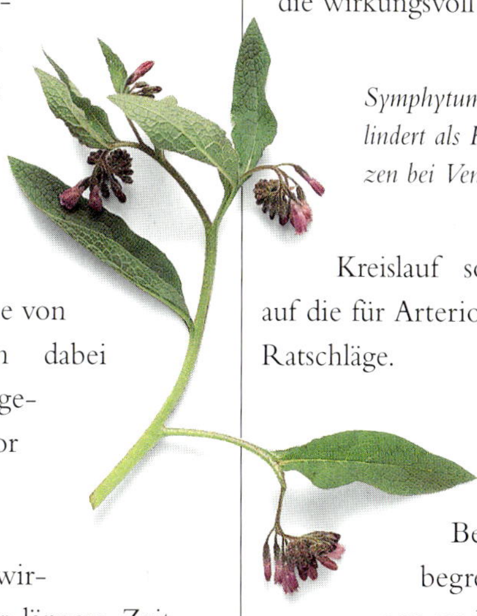

Symphytum officinale, Beinwell, *lindert als Kompresse die Schmerzen bei Venenentzündung.*

Auch eine Reihe von Heilpflanzen kann dabei wirkungsvoll eingesetzt werden – vor allem *Lindenblüten,* die der Atherombildung entgegenwirken. Bei einer über längere Zeit andauernden Einnahme verhüten sie die Ablagerung von Cholesterin und unterstützen den Körper, bereits vorhandene Plaques abzubauen. Einen ähnlichen Effekt hat die Langzeitaufnahme von *Knoblauch* (als Pille oder als Nahrungsbestandteil).

Spezifika für Arteriosklerose sind *Schafgarbe, Knoblauch, Lindenblüten, Mistel* und *Weißdornbeeren,* die auch bei Bluthochdruck, der oft mit Arterienverkalkung einhergeht, äußerst wirkungsvoll sind.

Man kann deshalb denselben Tee wie bei Bluthochdruck trinken, nur muß der *Lindenblüten*anteil auf drei Teile erhöht werden.

THROMBOSE UND VENENENTZÜNDUNG

Wenn sich Atherome bilden, besteht zusätzlich die Gefahr, das sich Plaque oder geronnenes Blut löst und in die Blutbahn gerät. Beides kann zu einer Gefäßverstopfung führen, was einen Sauerstoffmangel im jeweiligen Versorgungsgebiet zur Folge hat.

Die Gefährlichkeit einer Thrombose hängt davon ab, an welcher Stelle des Körpers sie auftritt. Sie kann harmlos sein, aber unter Umständen auch zum Tod führen (Embolie). Um eine erneute Atherombildung zu verhindern, muß eine sofortige Behandlung eingeleitet werden. Diese stützt sich einerseits auf die Heilpflanzen, die wirkungsvoll für einen gesunden Kreislauf sorgen, andererseits auf die für Arteriosklerose gegebenen Ratschläge.

Venenentzündungen treten besonders an den Beinen auf. Bei lokal begrenzten Entzündungen und Schmerzen helfen Lotionen, Kompressen oder Breiumschläge mit *Arnika, Beinwell, Ringelblume* oder *Weißdornbeeren.*

Krampfadern

Durch Bewegungsmangel, Übergewicht, Schwangerschaft und Durchblutungsstörungen infolge enger Kleidung oder dem Sitzen mit übergeschlagenen Beinen können Krampfadern (Varizen) – dicke, erweiterte, geschlängelte Venen – entstehen. Sie

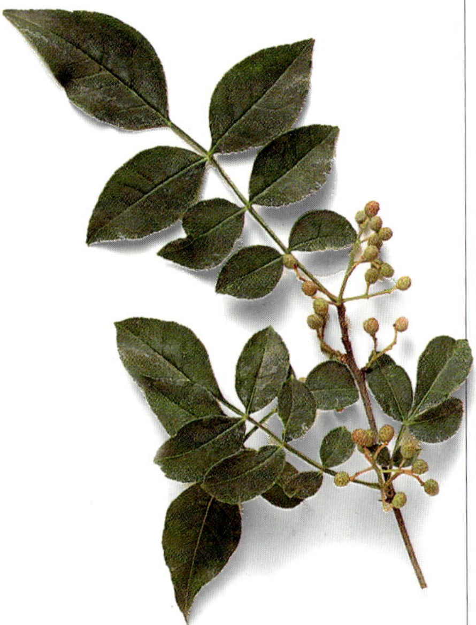

Zanthoxylum americanum, Gelbholz, *lindert Krampfadern durch Anregung des Blutabflusses.*

treten überall im Körper auf, finden sich aber am häufigsten an den Beinen. Deshalb muß man unbedingt Beingymnastik treiben und beim längeren Sitzen die Füße hochlegen, um der Schwerkraft entgegenzuwirken.

Hier läßt sich mit Heilpflanzen viel erreichen, vorausgesetzt, man unterstützt ihre Wirkung durch Gymnastik und ißt viel Obst und grünes Blattgemüse.

Vermeiden Sie Verstopfung. Ergänzen Sie Ihre Ernährung mit Vitaminen des B-Komplexes sowie mit Vitamin C und E. Zur Behandlung verwenden Sie Heilpflanzen, die den peripheren Kreislauf anregen und so die Durchblutung der Beine fördern.

Geeignet sind *Cayennepfeffer, Gelbholzrinde* (oder *-beeren*) und *Ingwer,* des weiteren Pflanzen zur Stärkung der Gefäße, wie zum Beispiel *Buchweizen, Roßkastanie* oder *Weißdornbeeren.* Bei Wassereinlagerungen, die zu Schwellungen führen, muß ein Diuretikum wie *Löwenzahn* oder *Gemeine Schafgarbe* hinzukommen. Folgende Mischung geht das Leiden von allen Seiten an:

Weißdornbeeren	*3 Teile*
Roßkastanie	*3 Teile*
Gelbholzrinde*	*2 Teile*
Gemeine Schafgarbe	*2 Teile*
Ingwer	*1 Teil*
*oder Beeren	

Sie sollte dreimal täglich getrunken werden.

Eine schmerzhafte, lokal begrenzte Entzündung läßt sich oft durch eine Lotion oder Kompresse mit *Hamamelis* lindern, auch *Ringelblume, Beinwell* und *Weißdornbeeren* können äußerlich angewendet werden.

Krampfadergeschwüre

Wenn Krampfadern chronisch werden, führen die veränderten Druckverhältnisse in den Kapillaren zu einem Eiweißverlust und zu Fibrinablagerungen im Extrazellulargewebe. Die Haut wird dadurch verletzungsanfälliger und heilt langsamer, es bilden sich Krampfadergeschwüre. Diese heilen im allgemeinen schwer. Zweckmäßige Gymnastik und das Hochlagern der Füße ist dann ganz besonders wichtig.

Es sind dieselben Heilpflanzen wie bei Krampfadern angezeigt, nur muß man den Anteil von Diuretika und Alteranzien erhöhen.

Sehr wichtig ist die äußerliche Behandlung. Eventuelle Sekundärinfektionen können durch eine Kompresse mit *Ringelblume, Echtem Eibisch* und *Sonnenhut* behandelt werden, die oft gewechselt werden muß. Ist die Infektion abgeklungen, sind statt Kompressen Breiumschläge angezeigt. Dafür

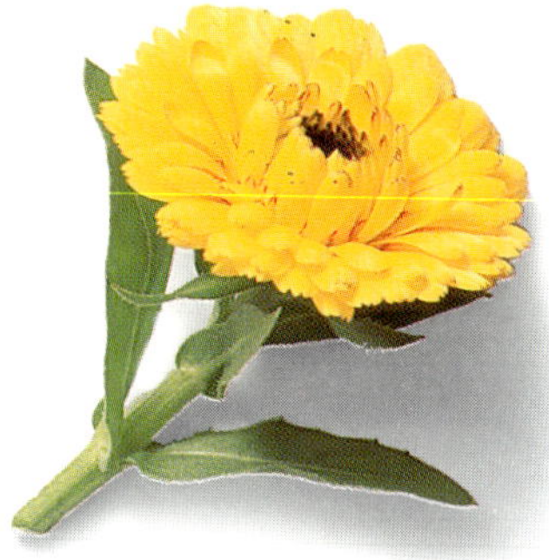

Calendula officinalis, Ringelblume, *lindert als Breiumschlag Krampfadergeschwüre.*

eine dicke Paste aus feingemahlenem *Beinwell, Ringelblume* und *Echtem Eibisch* auf die Umgebung des Geschwürs auftragen und mit einer elastischen Binde befestigen.

Mangeldurchblutung und Frostbeulen

Bei schlechter Durchblutung der Extremitäten, die sich in kalten Händen und Füßen äußert, hilft folgende Mischung:

Gelbholzrinde*	*3 Teile*
Weißdornbeeren	*3 Teile*
Ingwer	*1 Teil*
*oder Beeren	

Sie sollte dreimal täglich getrunken werden.

Frostbeulen, die nicht aufgeplatzt sind, lassen sich mit einer hauchdünnen Schicht *Cayennepfeffer*salbe wirkungsvoll behandeln.

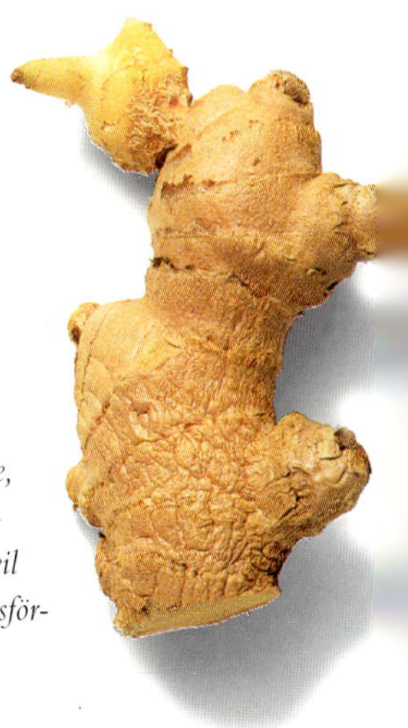

Zingiber officinale, Ingwer, *ein wärmender Bestandteil von durchblutungsfördernden Mitteln.*

DAS LYMPHSYSTEM

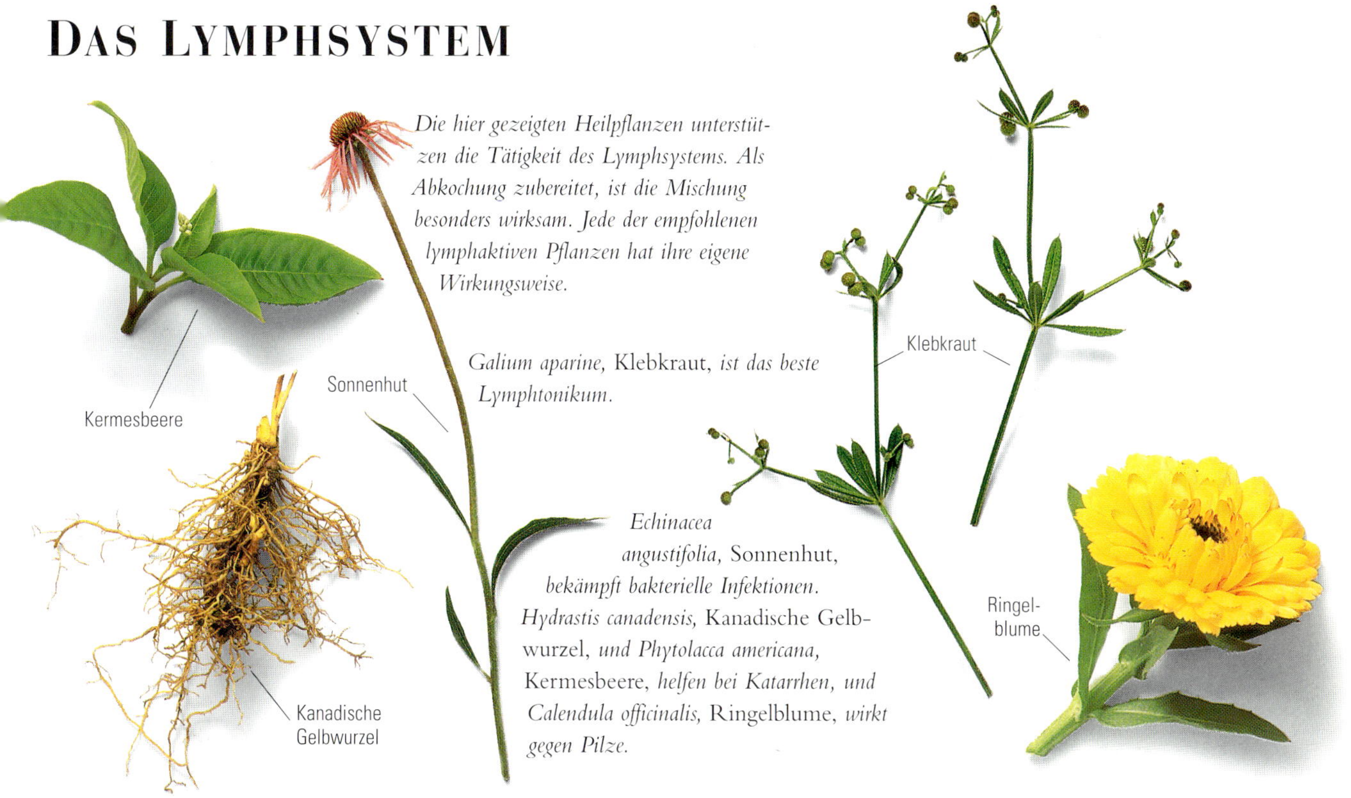

Die hier gezeigten Heilpflanzen unterstützen die Tätigkeit des Lymphsystems. Als Abkochung zubereitet, ist die Mischung besonders wirksam. Jede der empfohlenen lymphaktiven Pflanzen hat ihre eigene Wirkungsweise.

Galium aparine, Klebkraut, *ist das beste Lymphtonikum.*

Echinacea angustifolia, Sonnenhut, *bekämpft bakterielle Infektionen. Hydrastis canadensis,* Kanadische Gelbwurzel, *und Phytolacca americana,* Kermesbeere, *helfen bei Katarrhen, und Calendula officinalis,* Ringelblume, *wirkt gegen Pilze.*

Das Lymphsystem besteht aus einer Reihe von Gefäßen, die parallel zum Kreislaufsystem verlaufen und deren Aufgabe es ist, die inter- und intrazelluläre Gewebsflüssigkeit in den Blutkreislauf zurückzuführen.

Bei dieser scheinbar passiven Transportarbeit werden jedoch lebenswichtige Leistungen erbracht. Die Lymphe fließt durch die Zellen, Gewebe und Organe und reinigt sie dabei. Gerichteter Fluß und Zusammenspiel des Lymphsystems sind deshalb für die Funktion des Körpers von vitaler Bedeutung und müssen bei einem ganzheitlichen Vorgehen beachtet werden.

Eine weitere wichtige Aufgabe dieses Systems erfüllen die Lymphknoten, denn hier findet ein Teil der antimikrobiellen Aktivität des Körpers statt. Diese Funktion wird in diesem Buch insbesondere in dem Abschnitt über Ohren, Nase, Hals und Augen behandelt (Seite 184–187). An allen Stellen, an denen sich Lymphknoten befinden, zum Beispiel am Hals, unter der Achsel, an den Brüsten und in der Leistenbeuge, kann es zu Anschwellungen kommen. Heilpflanzen wie *Kanadische Gelbwurzel, Kermesbeere, Klebkraut, Ringelblume* und *Sonnenhut* kann man als Lymphreiniger bezeichnen und sie bei Bedarf entsprechend anwenden.

Eine Entschlackungsdiät, am besten auf der Grundlage von Obst, ist angezeigt, sobald Verdacht auf ein lymphatisches Leiden besteht. Dabei sollten die folgenden Nahrungsmittel weggelassen oder auf ein Minimum reduziert werden, damit sich das Lymphsystem von dem Überangebot unzuträglicher Nahrungbestandteile erholt:

- *Rotes Fleisch (Rind und Lamm)*
- *Fette und fritierte Speisen*
- *Käse, Butter, Sahne, Milch*
- *Essig und Essigkonserven*
- *Alkohol*
- *Zucker und zuckerhaltige Produkte*
- *chemische Zusätze, Konservierungsmittel, Farb- und Aromastoffe*

Das Meiden dieser Nahrungsmittel ist für den Körper bereits eine Hilfe, doch erst durch den Verzehr der richtigen Nahrung – in diesem Fall Rohkost – kommt es zu einer aktiven Blutreinigung. Zur gründlichen Entschlackung sollte man maximal drei bis vier Tage Diät halten und dann wieder normal essen. Hier eine kurze Liste geeigneter Nahrungsmittel:

- *Rohes Obst, insbesondere Orangen, Weintrauben und Äpfel*
- *Rohes Blattgemüse (Kohl, Salat, Spinat)*
- *Geflügel, Kalb und fettarmer Fisch, wenn gewünscht*

Konsultieren Sie Ihren Arzt, bevor Sie eine Entschlackungsdiät machen oder Obsttage einlegen. Keine extreme Diät während der Schwangerschaft!

Hier eine Heilpflanzenmischung, die das Lymphsystem generell unterstützt:

Sonnenhut	*2 Teile*	
Klebkraut	*1 Teil*	
Kanad. Gelbwurzel	*1 Teil*	
Kermesbeere	*1 Teil*	

Diesen Tee sollten Sie am besten dreimal täglich trinken.

Der Tee kann auch bei anderen Leiden angewendet werden, sofern man glaubt, den Lymphabfluß fördern zu müssen.

DIE ATEMWEGE

Wenn wir Luft holen, ist dies eine Form der spirituellen Ökologie. Mit jedem lebenspendenden Atemzug teilen wir uns die Luft mit der gesamten Menschheit und allem, was sonst noch auf unserem Planeten lebt. Durch die Atmung manifestiert sich unsere Einheit mit den Bäumen, und unsere Verbindung zu den Ozeanen wirkt sich dabei unmittelbar auf uns aus.

In einer Minute atmen wir, meist unbewußt, zehn- bis fünfzehnmal ein und aus. Die von uns an einem Tag geatmete Luft würde ausreichen, um Tausende von Ballons aufzublasen. Bei diesem Vorgang holt sich der Körper den notwendigen Sauerstoff aus der Luft und scheidet überflüssiges Kohlendioxyd wieder aus.

Die Luft besteht nur zu einem Fünftel aus Sauerstoff, doch jede Zelle unseres Körpers benötigt ihn, um die in der Nahrung eingeschlossene Energie freizusetzen. Viele Zellen können eine Zeitlang ohne Sauerstoff überleben, andere sind auf eine ständige Zufuhr angewiesen. Unsere Gehirnzellen sterben bei Sauerstoffmangel schon nach wenigen Minuten unwiederbringlich ab. Für die Versorgung der Zellen mit Sauerstoff sind die Organsysteme Atmung und Kreislauf verantwortlich. Unser Gehirn kontrolliert diesen Vorgang mittels des verlängerten Rückenmarks im Stammhirn, wo Informationen über die Blutzusammensetzung in andere Informationen integriert werden, um die Atem- und Herzfrequenz entsprechend zu regulieren.

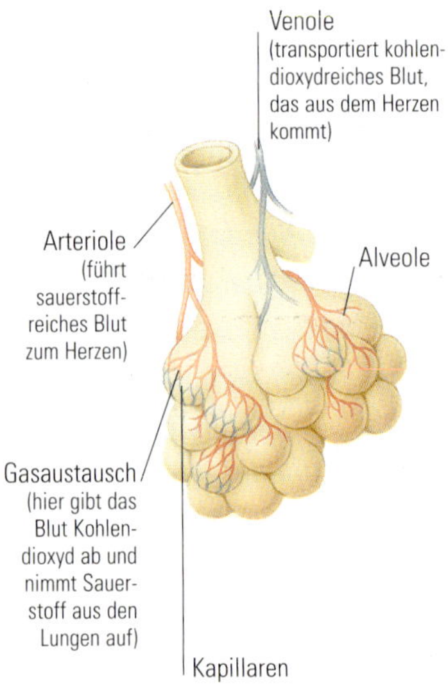

In den Alveolen nimmt das Blut frischen Sauerstoff auf und gibt Kohlendioxyd ab.

Wenn durch Störungen der Atemwege der Gasaustausch in den Lungen eingeschränkt wird, kann es zum Nachlassen der körperlichen Vitalität, zur Zunahme von Stoffwechselstörungen und Degeneration von Gewebe kommen.

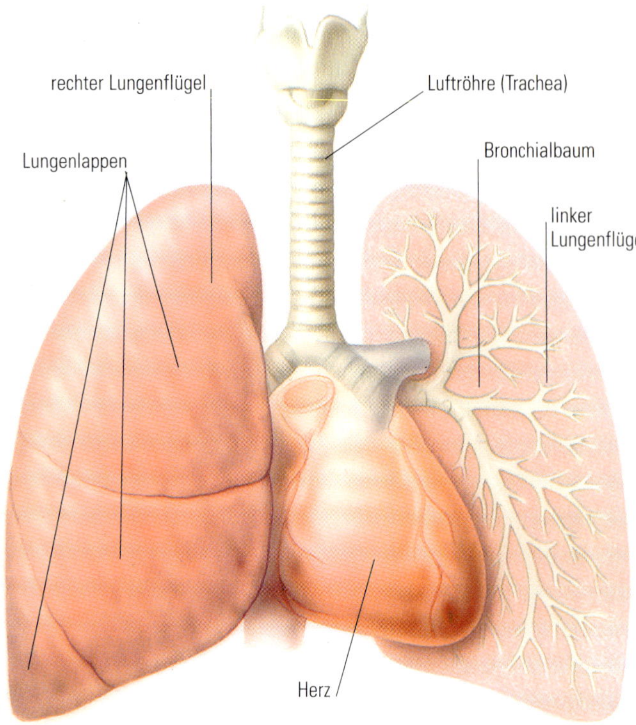

Beim Atmen leitet die Luftröhre die Luft in die Lunge. Die von Blutgefäßen umgebenen Bronchialbäume in den Lungenflügeln dienen dem Gasaustausch, der in den traubenartigen Alveolen (Lungenbläschen) stattfindet. Dabei wird Sauerstoff aufgenommen und Kohlendioxyd abgegeben.

Bau und Funktion dieses Organsystems verkörpern unsere innere Einheit und Ganzheit auf komplexe, wunderbare Weise.

Vorbeugung gegen Atemwegserkrankungen

Der Mensch ist nicht nur, was er ißt, sondern auch, was er einatmet. Alle Probleme beim Atmen wirken sich nicht nur auf andere Organe und Systeme aus, sie können sogar zu deren Erkrankung führen. Da der Körper eine Einheit bildet, trifft auch das Gegenteil zu: Falls die Lungen behandlungsbedürftig sind, müssen wir auch den Kreislauf beobachten; das über Herz und Kreislauf Gesagte gilt weitgehend auch für die Lunge. Ebenso sollten wir den Zustand des Verdauungsapparats, insbesondere der Ausscheidungsorgane, berücksichtigen, da die Lunge, wie der Verdauungstrakt, die Nieren und die Haut, ein Aus-

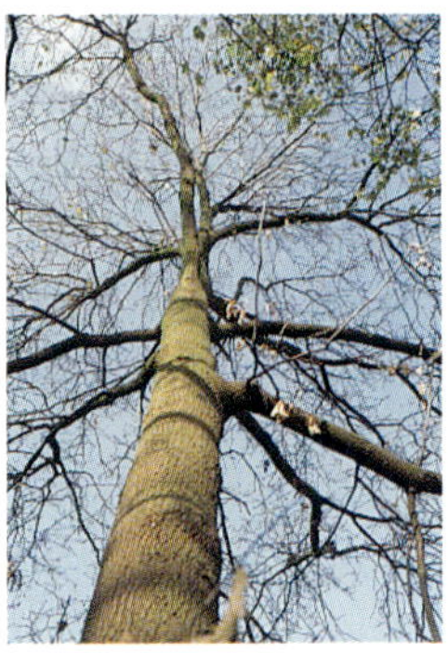

Der Bau der Lunge ähnelt einem Baum mit einem Stamm und vielen Ästen, die sich immer weiter verzweigen.

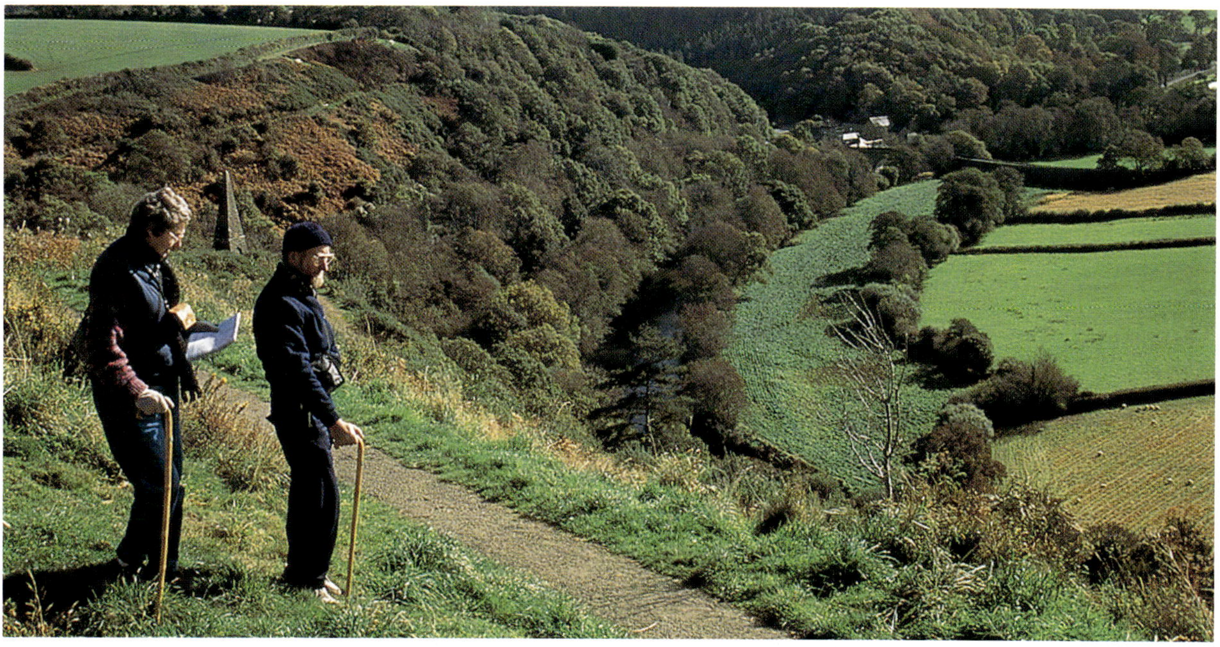

Bei einem Ausflug ins Grüne atmen Sie saubere Luft und tun Ihren Atemwegen etwas Gutes.

scheidungsorgan ist. Kränkelt eines dieser Systeme, gleicht der Körper dies aus, indem er die anderen stärker belastet. Die Ausscheidungsfähigkeit der Lunge stößt an ihre Grenzen, wenn beispielsweise eine Verstopfung vorliegt. Den meisten krankhaften Gewebsveränderungen kann man durch eine gute Sauerstoffversorgung der Zellen vorbeugen. Die Sauerstoffmenge, mit der der Blutkreislauf das Gewebe versorgt, hängt weitgehend von der Atmung ab.

Daran wird deutlich, daß die beste Vorbeugung von Atemwegserkrankungen regelmäßige körperliche Bewegung und richtiges Atmen sind. Wir mögen die Atmung für selbstverständlich halten, doch sogar die Schulmedizin mißt dem bewußten, richtigen Atmen hohen Wert bei. Bezeichnenderweise nimmt das Atmen auch in der Spiritualität vieler Völker eine zentrale Rolle ein.

Wie bei allen Krankheiten ist eine vernünftige Lebensführung die beste Vorbeugung. Ernährung, körperliche Bewegung und die Lebensqualität wirken sich nachhaltig auf den Zustand der Lunge aus.

Um sie gesund zu erhalten, muß in unserem Innern wie in unserer Umwelt Harmonie herrschen. Wenn die Luft, die wir atmen, verschmutzt ist, zerstört dies die Ökologie der Lunge genauso wie die des Waldes. Eine mit Chemikalien und Staub, Gas und Rauch verunreinigte Luft sollte man meiden. Und damit sind wir schon beim Tabak! Durch die Ablagerung des in ihm enthaltenen Teers kann ein reibungsloser Luftaustausch stattfinden. Dies führt zu unterschiedlichen Gesundheitsstörungen, von Bronchitis bis zu Lungenkrebs, von den zahlreichen Auswirkungen auf die übrigen Körperbereiche ganz zu schweigen. Vollwerternährung und gesunde Landluft richten nicht viel aus, wenn man zwanzig Zigaretten am Tag raucht!

Es gibt natürlich noch andere Gefahren, die wir erkennen und vermeiden können. Bei Infektionskrankheiten etwa ist es das Einfachste, Ansteckungen aus dem Weg zu gehen.

Da dies jedoch nicht immer möglich ist, müssen wir unsere natürlichen Abwehrkräfte stärken. An dieser Stelle bietet es sich an, über den fragwürdigen oder zu häufigen Einsatz von Antibiotika zu sprechen.

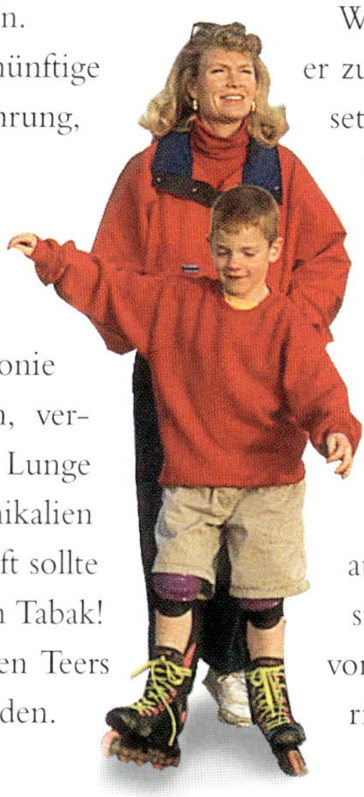

Wenn Sport Spaß macht, wird er leichter zur guten Gewohnheit.

Wenn man dem Körper eine Chance dazu läßt, ist er zu großartigen Abwehrleistungen fähig, vorausgesetzt, wir bemühen uns um eine gesunde Lebensweise. In diesem Zusammenhang ist es von fundamentaler Bedeutung, den Gebrauch von Antibiotika einzuschränken. Diese Medikamente können zwar, richtig und zur rechten Zeit angewendet, Leben retten, sie können aber auch das körpereigene Immunsystem schwächen, ja unwirksam machen. Neben der Beeinträchtigung der Abwehr bewirken sie auch, daß sich auf die Dauer – evolutionär gesehen – hochresistente Bakterien entwickeln und die Behandlung von Infektionskrankheiten dadurch immer schwieriger wird. In den letzten dreißig Jahren haben die Ärzte diesbezüglich alarmierende Beobachtungen gemacht. Wenn man vernünftig lebt und bei Bedarf pflanzliche Heilmittel anwendet, lassen sich Antibiotika oft vermeiden.

Heilpflanzen für die Atemwege

Alle Teile des Atmungssystems können vom Einsatz entsprechender pflanzlicher Heilmittel profitieren. Heilpflanzen unterstützen die Tätigkeit der Schleimhäute und sorgen dafür, daß der dort erfolgende Gasaustausch funktioniert; sie aktivieren die Sekretion des Lungengewebes, so daß die Atemluft ausreichend befeuchtet und die Schleimhäute geschützt werden; sie steigern die neurologischen Reaktionen, die die Atmung regulieren; sie regen den Kreislauf an und sorgen dafür, daß das Gewebe richtig durchblutet und durch die Anregung der Drüsentätigkeit ein sauberes und harmonisches inneres Milieu geschaffen wird.

Obwohl es nicht ratsam ist, eine strenge Aufteilung der Heilpflanzen nach ihren Wirkungsweisen vorzunehmen, mag es doch sinnvoll sein, ein paar grobe Richtlinien vorzugeben. Wir betrachten im folgenden anregende, entspannende, amphotere und reizlindernde Arzneimittel.

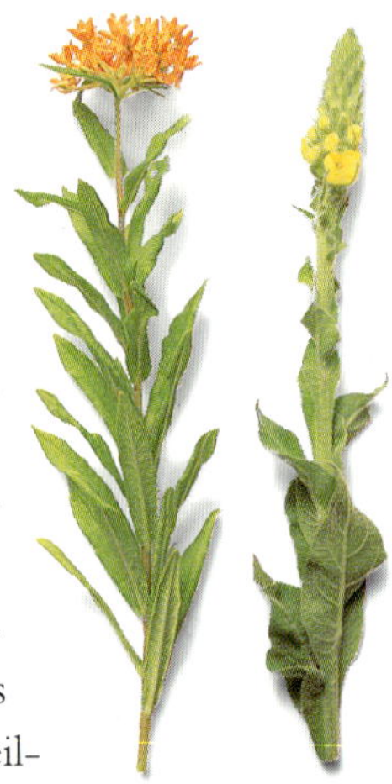

Asclepias tuberosa, Knollige Seidenpflanze *(links), und Verbascum thapsus,* Wollblume *(rechts), sorgen für ein ausgeglichenes Säure-Basen-Verhältnis in den Atemwegen.*

Atemwegsstimulanzien

Hierzu gehören Heilpflanzen, die durch das Auslösen eines neurologischen Reflexes in den sensorischen Enden des Verdauungssystems die Nerven und Muskeln des Atemwegssystems reizen, was zum Abhusten führt, der Expektoration. Schleimlösende und auswurffördernde Arzneimittel werden auch als Expektoranzien bezeichnet. Folgende Heilpflanzen zählen dazu: *Bittersüß, Gänseblümchen, Meerzwiebel, Primel, Seifenkraut, Senegawurzel* und *Thuja.*

Atemwegsrelaxanzien

Diese Heilpflanzen führen primär zur Entspannung des Lungensystems, was bei Leiden, die mit Verkrampfung und Hyperaktivität zu tun haben, besonders angebracht ist. Das Nachlassen der Spannung fördert den Schleimabfluß, so daß er abgehustet werden kann. Diese Eigenschaft haben viele Heilpflanzen; Musterbeispiele sind *Alant, Anis, Engelwurz, Ephedra, Giftlattich, Grindelia, Huflattich, Leinsamen, Pillenwolfsmilchkraut, Schwarzkirschenrinde, Sonnentau, Thymian, Wegerich* und *Ysop.*

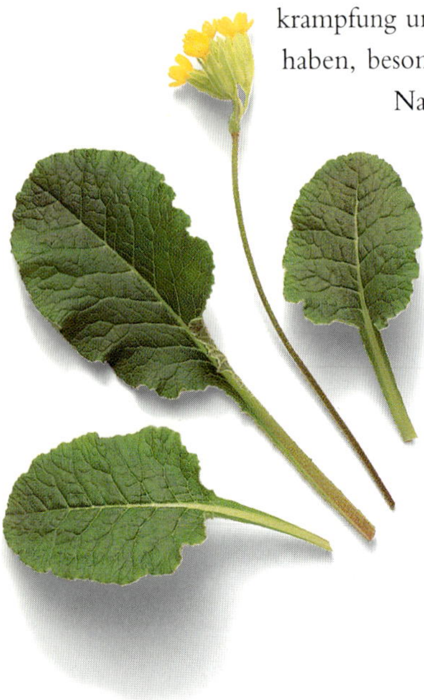

Primula veris, Primelblüten, *die immer seltener werden, mildern die Auswirkung von Streß und fördern den Schlaf.*

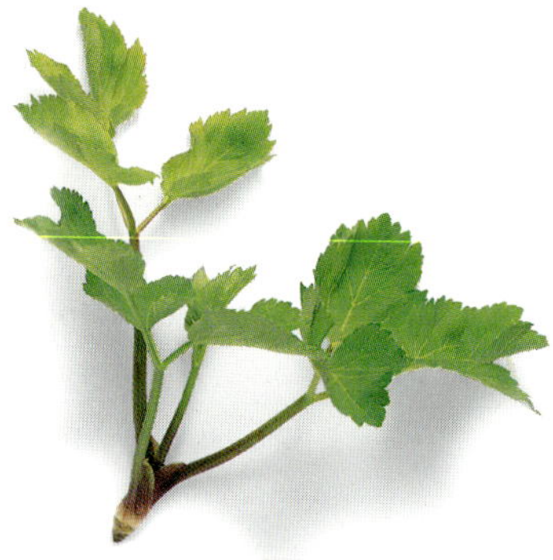

Angelica archangelica, Engelwurz, *gehört zu den Heilpflanzen, die das Lungengewebe entspannen.*

Amphotere Mittel

Der Begriff »amphoter« (»zwitterhaft«) leistet gute Dienste zum Verständnis der scheinbar widersprüchlichen Wirkungsweisen vieler Pflanzen. Der der Chemie entlehnte Begriff bezeichnet dort einen Stoff, der sich teils als Säure, teils als Base verhält. Amphotere Heilpflanzen wirken normalisierend, sie verändern ihre Wirkung je nach den Umständen. Amphotere Heilpflanzen wirken immer so, wie es dem aktuellen Zustand des Systems entspricht, sie nützen die Weisheit des Körpers, um das Richtige zu bewirken. Die besten amphoteren Heilpflanzen sind *Andorn, Aufgeblasene Lobelie, Kanadische Blutwurzel, Knollige Seidenpflanze* und *Wollblume.*

Demulzenzien

Diese Mittel beruhigen und lindern gereizte oder entzündete Schleimhäute, da sie dank ihrer schleimig-feuchten Beschaffenheit diese und andere Gewebeoberflächen überziehen, schützen und befeuchten. Durch diesen Schutz kommt es zur Abheilung.

Viele der bereits erwähnten Heilpflanzen wirken reizlindernd, wobei folgende für die Lunge am geeignetsten sind: *Beinwellwurzel, Eibischblätter, Huflattich, Leinsamen, Lungenflechte, Süßholzstrauch* und *Wollblume.*

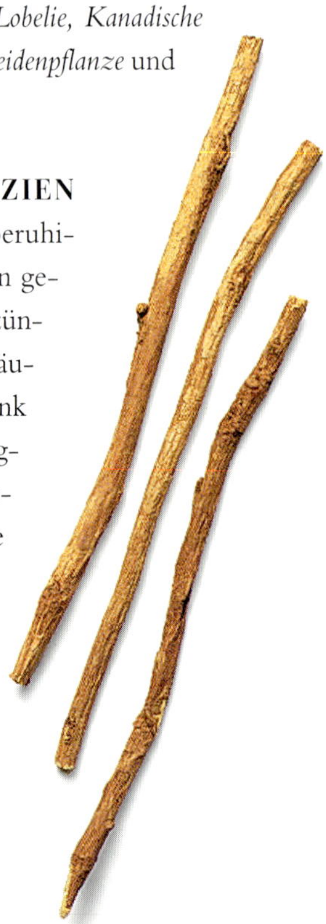

Glycyrrhiza glabra, Süßholz, *hier die Wurzel, lindert und beruhigt Schleimhautentzündungen.*

Formen der Atemwegserkrankungen

Die unterschiedlichen Atemwegserkrankungen und -syndrome lassen sich grundsätzlich als Ausprägung zweier Arten von Störungen verstehen: Kongestion (Sekretstau) oder Spasmus (Krampf). Ein Sekretstau wird durch eine Überlastung der Lunge mit Schleim hervorgerufen, sei es durch Überproduktion oder durch ungenügenden Abtransport, was auf Dauer Degeneration zur Folge hat. Krämpfe der Bronchialmuskulatur, die die zweite Gruppe von Atemwegsproblemen bilden, können auf verschiedenen Ursachen beruhen.

Sekretstau

Organismen müssen ein geeignetes Milieu vorfinden, um sich im Körper auszubreiten. In der Lunge bereitet ein Sekretstau den Boden für Infektionen. Doch dies ist keineswegs etwas Gesundes und Normales, und deshalb genügt es nicht, nur die Infektion auszuräumen; auch das Problem, das dahinter steckt, der Sekretstau, muß behandelt werden, um ein Wiederaufflammen der Symptome zu verhindern.

Im Zusammenhang mit Sekretstau spielt der Schleimgehalt der Nahrung eine wichtige Rolle. Wenn der Körper über Bedarf mit schleimbildenden Nährstoffen versorgt wird, befreit er sich davon durch verstärkte Sekretbildung, auch in den Lungen. Wird der natürliche Reinigungsprozeß des Körpers durch Antibiotika gestört, kann der Sekretstau den Grundstein zu chronischen und auch degenerativen Erkrankungen legen.

Deshalb ist es bei allen Atemwegserkrankungen mit übermäßiger Schleimbildung wichtig, die Ernährung so umzustellen, daß sie möglichst wenig schleimbildende Bestandteile enthält. Bei einem Katarrh, etwa in den Nebenhöhlen, sollte deshalb die Zufuhr von Nahrung, die die Schleimbildung fördert, eingeschränkt werden. Selbst unter normalen Umständen nimmt man an, daß sich dort, wo sich Schleim ansammelt, auch Stoffwechselabfallprodukte und Giftstoffe anhäufen, die schließlich zu einer Überlastung des Körpers und einer degenerativen Erkrankung führen können. Grundsätzlich ist Schleim nichts Schlechtes; er ist ein natürliches Körperkohlenhydrat, das als Gleitmittel und zum Abfalltransport dient. Nur ein Zuviel müssen wir beobachten sowie Nahrungsmittel meiden, die die Schleimbildung fördern wie:

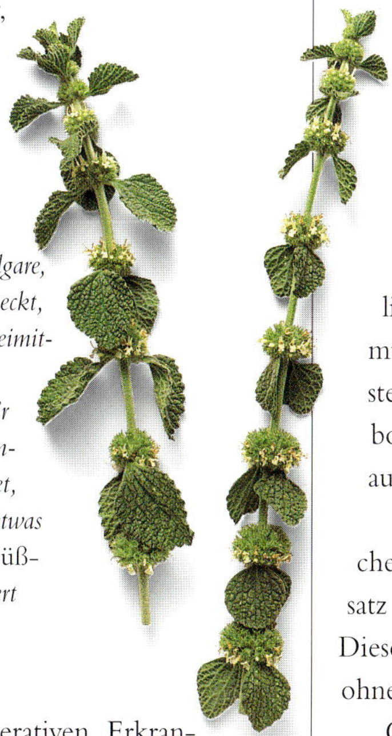

Marrubium vulgare, Andorn, *schmeckt, wie viele Arzneimittel, scheußlich, doch er hilft. Er wird als Hustenmittel verwendet, muß aber mit etwas Süßem, etwa* Süßholz, *kombiniert werden.*

- *Milchprodukte, inklusive Ziegenmilch und Joghurt*
- *Eier*
- *Getreide, insbesondere glutenreiche wie Weizen, Hafer, Roggen und Gerste*
- *Zucker*
- *Kartoffeln und stärkehaltige Wurzel- und Knollengemüse*

Bei einer schleimfreien Diät ersetzen Sie diese durch rohes Obst und Säfte.

Husten

Husten läßt sich auf vielerlei Art mit Heilpflanzen behandeln, und jeder Naturheilkundige hat sein Lieblingsrezept. Das beste Standardmittel ist *Huflattich.* Manchmal ist eine Mischung noch wirksamer. Ein Grundrezept, das einen angenehmen Geschmack hat, läßt sich mit folgenden Heilpflanzen herstellen:

Huflattich	*1 Teil*	
Wollblume	*1 Teil*	
Süßholz	*1 Teil*	

Man kann den Tee dreistündlich trinken, dreimal täglich ist aber besser.

Ein weiteres hochwirksames Mittel ist *Andorn,* dem man jedoch wegen seines unangenehmen Geschmacks reichlich *Süßholz* oder *Anis* zusetzen muß. Vormals diente er zur Herstellung der klassischen Hustenbonbons, die aus einem Andornaufguß mit viel Zucker bestanden.

Wenn der Husten ein schwaches Herz belastet, könnte ein Zusatz von *Herzgespann* nützlich sein. Dieses unterstützt die Herztätigkeit, ohne sie zu forcieren.

Gegen trockenen Reizhusten helfen Atemwegsrelaxanzien und Demulzenzien, insbesondere *Giftlattich* und *Huflattich.* Wenn ein solcher Husten nervösen Ursprungs ist, empfiehlt sich der Gebrauch von nervenwirksamen Relaxanzien.

Bronchitis

Bronchitis ist eine Infektion der Bronchien, den Ästen der Luftröhre. Die besten Mittel dagegen ver-

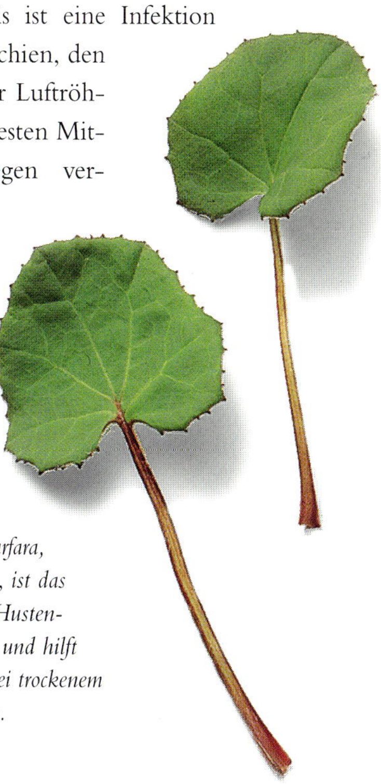

Tussilago farfara, Huflattich, *ist das beliebteste Hustenspezifikum und hilft besonders bei trockenem Reizhusten.*

KRÄUTERBAD

Für ein wohltuendes Bad zur Linderung von Bronchitis und anderen Atemwegsinfektionen nimmt man Eukalyptus- und Thymianblätter zu gleichen Teilen, zusammen ca. 4–5 Teelöffel. 1 l kochendes Wasser darübergießen und 30 Minuten stehenlassen. Durchseihen und ins Badewasser geben. Etwa 15 Minuten bei 38 Grad in der Wanne bleiben.

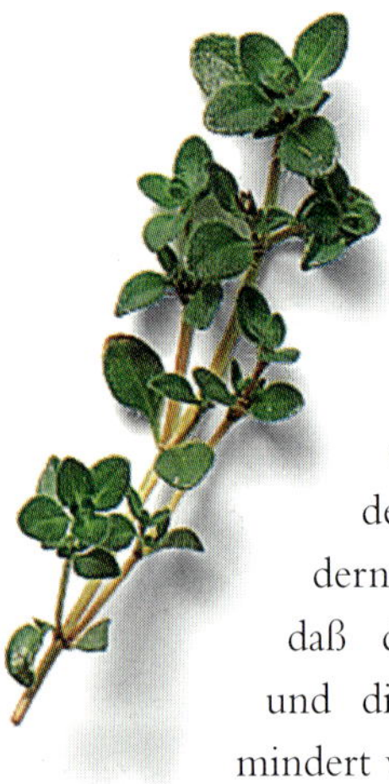

Thymus vulgaris, Thymian, *wirkt schleim- und krampflösend; sehr nützlich bei Bronchitis.*

einigen auswurffördernde und reizlindernde Eigenschaften, so daß der Schleim gelöst und die Entzündung gemindert wird. Zu den Brustmitteln gehören *Alantwurzel, Andorn, Anis, Aufgeblasene Lobelie, Beinwell, Habichtskraut, Huflattich, Kanadische Blutwurzel, Leinsamen, Lungenflechte, Senegawurzel, Thymian, Wollblume* und *Ysop.* Um die geeignetste Pflanze bzw. Pflanzenmischung für den jeweiligen Fall herauszufinden, schlagen Sie am besten in Teil III nach.

Auch antibakterielle Heilpflanzen sind zur Bekämpfung von Infektionen angezeigt. Die erste Stelle unter ihnen nimmt wohl *Knoblauch* in jeder Form ein – roh oder als *Knoblauch*öl in Kapseln.

Das antiseptische Öl in *Knoblauch* wird durch die Lunge ausgeschieden und wirkt sich dort direkt auf eventuell vorhandene Bakterien aus. Andere gute antibakterielle Mittel bei Bronchitis sind *Sonnenhut, Eukalyptus* und *Thymian.* Die antiseptischen ätherischen Öle in *Eukalyptus* und *Thymian* kann man auch in Dampf- oder Kräuterbädern inhalieren.

Zusätzlich könnte es auch zweckmäßig sein, das Lymphsystem zu unterstützen, vor allem bei geschwollenen Lymphknoten. Da auch eine Anregung der Ausscheidung vorteilhaft ist, können auch *Klebkraut* und *Kermesbeere* empfohlen werden.

RIPPENFELLENTZÜNDUNG

Hat sich aus einer Infektion eine Rippenfell- oder Lungenentzündung entwickelt, muß man vordringlich das Fieber des Kranken behandeln, was für den gesamten Körper und besonders die Brust gut ist. Dazu dienen Diaphoretika, die meist mit brustwirksamen Demulzenzien kombiniert werden. *Beinwell, Cayennepfeffer, Knoblauch, Knollige Seidenpflanze, Wasserhanf, Wollblume* und *Ysop* sind besonders gut geeignet. Stellen Sie die Mittel entsprechend Ihrer körperlichen Verfassung zusammen, und bereiten Sie einen Aufguß.

Bei Rippenfellentzündung ist außerdem eine äußerliche Behandlung mit Breiumschlag oder Kompresse angezeigt.

Als Alternative kann eine Kompresse mit einem *Cayennepfeffer*aufguß nützlich sein (siehe Teil II, Seite 22–31).

KEUCHHUSTEN

Da diese Erkrankung Komplikationen und eine spätere konstitutionelle Schwäche nach sich ziehen kann, sollte sie möglichst nachhaltig behandelt werden.

Sonnentau (der den Urin dunkel verfärben kann) und *Habichtskraut* können als Spezifika betrachtet werden und sollten nicht in der Mischung fehlen:

Habichtskraut	*2 Teile*
Sonnentau	*1 Teil*
Huflattich	*1 Teil*
Thymian	*1 Teil*
Andorn	*1 Teil*

SO MACHEN SIE EINEN LEINSAMEN-BREIUMSCHLAG

Ein Breiumschlag aus *Leinsamen* ist gut bei Beschwerden in der Brust.

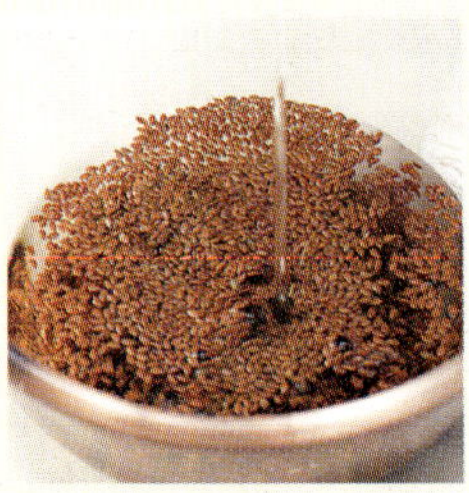

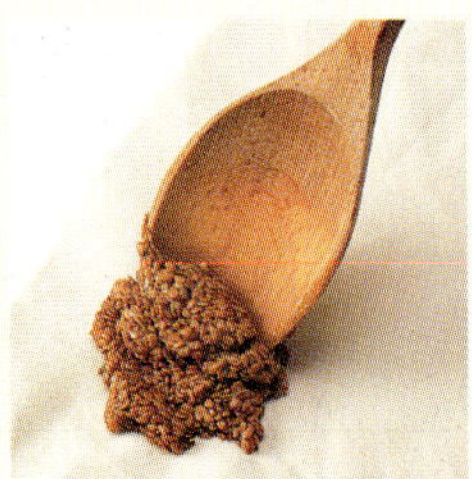

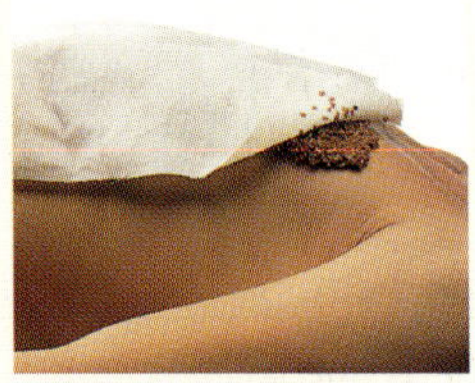

1 *Eine Handvoll* Leinsamen *gründlich in kochendem Wasser verrühren, bis ein dicker Brei entsteht.*

2 *Den Brei etwa 1 cm dick auf ein Leintuch streichen, dabei die Ränder freilassen und Klumpen vermeiden.*

3 *Möglichst heiß für zwei Stunden auf die ganze Brust legen. Nach einigen Stunden oder am Tag darauf wiederholen.*

Nach Entfernen des Breiumschlags die Haut mit warmem Wasser abwaschen und gut abtrocknen. Zur Intensivierung der Wirkung können Sie *Senfpulver* darüberstreuen, jedoch nicht bei Kindern oder bei Personen mit empfindlicher Haut.

Heilpflanzen bei Asthma

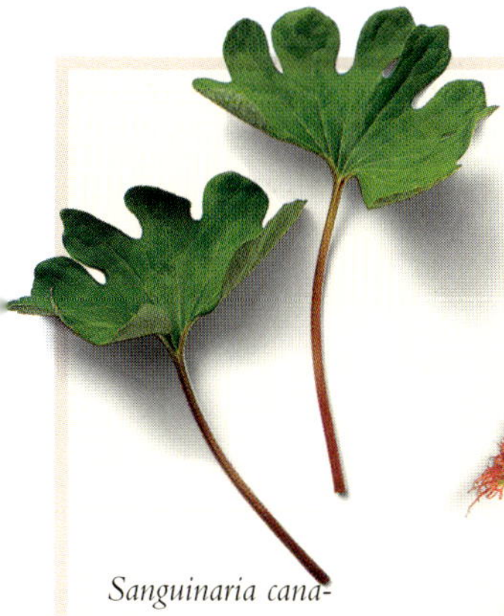

Sanguinaria canadensis, Kanadische Blutwurzel, *fördert den Schleimauswurf.*

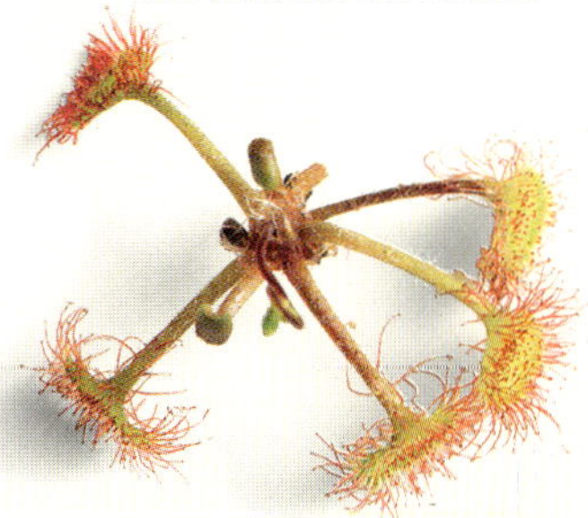

Drosera rotundifolia, Sonnentau, *reduziert Anfälle und erleichtert das Atmen.*

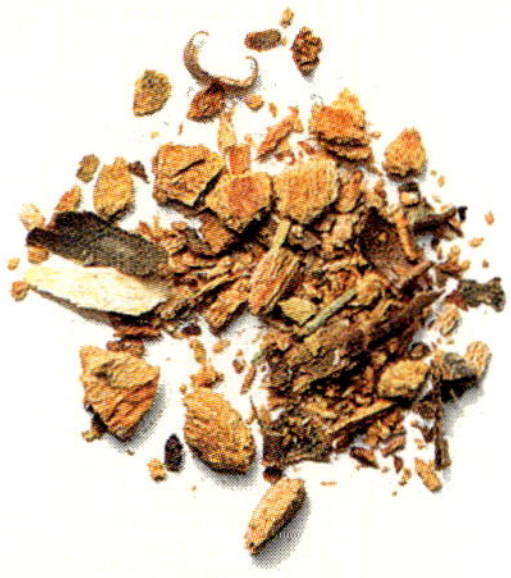

Prunus serotina, Schwarzkirschenrinde, *Sedativum zur Eindämmung von Anfällen und Husten.*

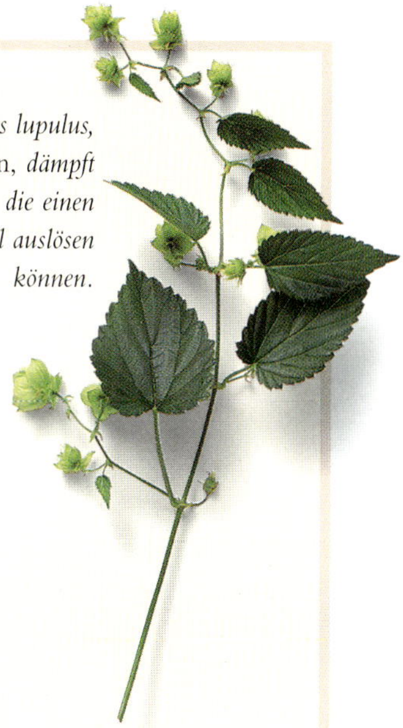

Humulus lupulus, Hopfen, *dämpft Ängste, die einen Anfall auslösen können.*

Dreimal täglich trinken.

Für einen besseren Geschmack *Anis* oder *Süßholz* zusetzen. Sind die Hustenanfälle mit Erbrechen verbunden, das Getränk erst hinterher geben, damit es im Körper bleibt. Auch ein Breiumschlag aus *Leinsamen* kann nützlich sein.

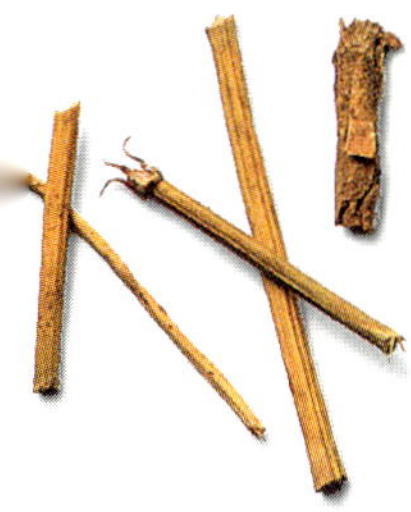

Ephedra sinica, Ephedra, *in der chinesischen Heilkunde auch Ma Huang genannt, hilft bei allergiebedingten Asthmaanfällen.*

Bei der Behandlung von ernsteren oder chronischen Atemwegserkrankungen wie Emphysem oder Bronchiektasie können Heilpflanzen eine große Rolle spielen.

Das gilt insbesondere für Mittel, die den Auswurf fördern, wie *Alant* oder *Beinwell.* Die bei Asthma empfohlenen Heilpflanzen helfen, den Gewebetonus wiederherzustellen, aber am allerwichtigsten ist Atemgymnastik.

Asthma

Asthma kann unterschiedliche Ursachen haben. Oft löst eine allergische Komponente die Anfälle aus. In manchen Fällen ist die Ursache rein genetisch, in anderen handelt es sich um eine erworbene Reaktion aufgrund eines ständigen Reizes. Auch Nervenanspannung kann zu Asthmaanfällen führen. Bei prädisponierten Personen können Angst, Hyperaktivität oder Erschöpfung soviel Streß auslösen, daß es zu einem Anfall kommt. Ebenso können Anfälle oder Atembeschwerden durch Besonderheiten von Knochen verursacht werden, die zufällig dort zum Tragen kommen, wo die Rippennerven aus der Wirbelsäule treten.

Asthma reagiert gut auf pflanzliche Heilmittel, doch es gibt keine Rezeptur, das für alle Fälle geeignet ist. Zu den Heilpflanzen, die Anfälle verringern helfen und das Atmen erleichtern, gehören *Aufgeblasene Lobelie, Grindelia, Habichtskraut, Pillenwolfsmilchkraut, Schwarzkirschenrinde* und *Sonnentau.*

Bei vermehrter Sekretbildung fördern *Anis, Beinwell, Huflattich, Kanadische Blutwurzel, Senegawurzel* und *Süßholz* den Auswurf des Schleims.

Wenn Allergien im Spiel sind, sollte man auch an die chinesische Heilpflanze *Ephedra* denken.

Falls die Anfälle, was häufig der Fall ist, ein schwaches Herz überanstrengen, ist *Herzgespann* mit seiner sanften stärkenden Wirkung ein ausgezeichnetes Mittel.

Wird der Organismus noch zusätzlich durch erhöhten Blutdruck belastet, sind *Weißdornbeeren* und *Lindenblüten* zweckdienlich. Angstgefühle und Anspannung werden am besten mit *Hopfen, Helmkraut* oder *Baldrian* behandelt.

Manchmal zeigt sich allein schon bei Anwendung von Nervina eine gute Reaktion, da Angst zu den stärksten Auslösern von Asthmaanfällen zählt, sogar die vor dem Anfall selbst. Daher sind alle Maßnahmen angezeigt, die das Selbstwertgefühl stärken. Die Nervina unterstützen diesen Prozeß, doch am meisten kann eine zusätzliche psychotherapeutische Behandlung bewirken. Auch Entspannungstechniken sind hilfreich. Beispiele finden Sie auf den Seiten 204–205.

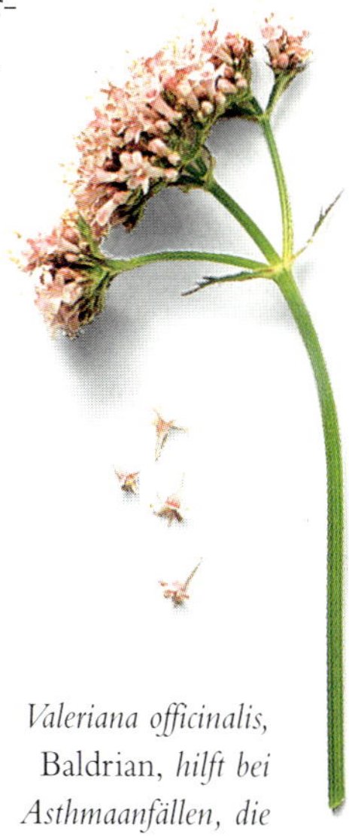

Valeriana officinalis, Baldrian, *hilft bei Asthmaanfällen, die durch Nervosität, Angst oder Anspannung ausgelöst werden.*

Ohren, Nase, Hals und Augen

Die in diesem Abschnitt behandelten Organe liegen nicht nur nah beieinander, es besteht auch ein funktioneller Zusammenhang zwischen ihnen. Sie bilden eine wichtige Schnittstelle zwischen Innen- und Außenwelt, sowohl in physischer Hinsicht (zum Beispiel findet beim Atmen ein Gasaustausch statt, beim Essen eine Aufnahme von Nahrung) als auch im Hinblick auf Wahrnehmung und Kommunikation.

Mit den Ohren vernehmen wir die Geräusche unserer Welt, und zugleich spiegelt sich im Gehörsinn die geistige Dimension unseres Erkenntnisvermögens wider. Mit der Nase riechen wir, sie reflektiert spirituelles Empfinden. Der Mund eröffnet uns die Welt des Geschmacks, die ein Zugang zur Urteilsfähigkeit ist. Die im Hals erzeugte Stimme ermöglicht die Kommunikation. Durch die Augen enthüllt sich uns das Licht und zugleich der Weg zum Göttlichen.

Durch diese Wechselwirkung erklären sich viele der Beschwerden an den genannten Organen. Natürlich kann man sie leicht als bakterielle Infektion abtun oder bestimmte Graspollen für eine allergische Reaktion verantwortlich machen, doch ist dies eine sehr eingeschränkte Sichtweise. Anstatt sich auf die Symptome zu beschränken, sollte man herausfinden, wo die körperliche Ursache für das Nachlassen der Abwehr oder die immunologische Sensibilisierung liegt.

Ohren, Nase, Hals und Atmungsorgane sind eng verbunden. Ein gutes Beispiel für das harmonische Zusammenspiel und die Selbstheilungskräfte des Körpers ist die Art, wie Schleimhäute und Schleim zusammenwirken. Der Schleim hat unter anderem die Funktion, Krankheitserreger am Eindringen in den Körper zu hindern. Entfernt wird er durch die »Flimmerhärchen-Rolltreppe«. Auf der obersten Zellschicht der Schleimhäute von Nase und Rachen befinden sich kleine Härchen, die sich in immer gleicher Schlagrichtung bewegen und so die Stoffe stetig weiterbefördern, durch die Speiseröhre in den sterilisierenden Magen. Die Flimmerhärchen der Bronchien transportieren Stoffe zum gleichen Zweck nach oben. Dies funktioniert normalerweise perfekt, außer wenn sich die Konsistenz des Schleims ändert. Bei Schleimhautproblemen zielt die Pflanzentherapie daher auf eine Veränderung der Schleimkonsistenz ab – den Rest erledigen die Flimmerhärchen.

Die Sinnesorgane Augen, Ohren, Nase und Zunge (rechts) sind eng miteinander verbunden und informieren das Gehirn über die Lage des Körpers.

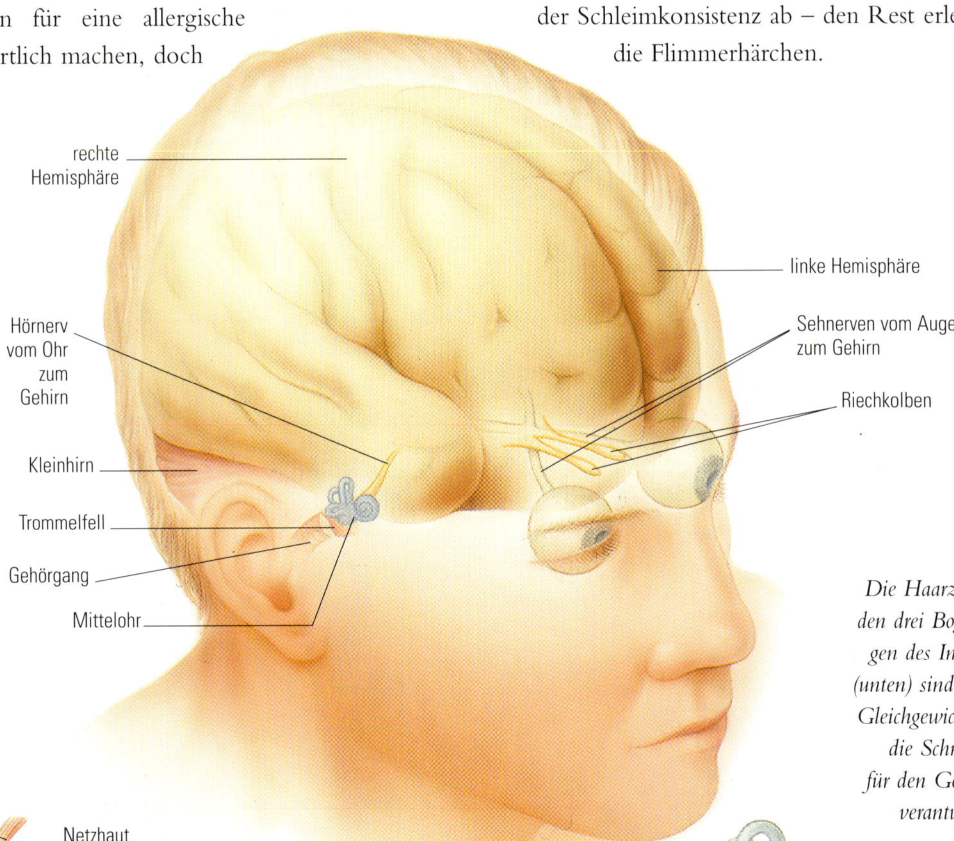

Der Augapfel (unten) mißt ca. 2,5 cm im Durchmesser. Die Pupille ist ein Loch in der Iris, die vor der Linse sitzt.

Die Haarzellen in den drei Bogengängen des Innenohrs (unten) sind für den Gleichgewichtssinn, die Schnecke ist für den Gehörsinn verantwortlich.

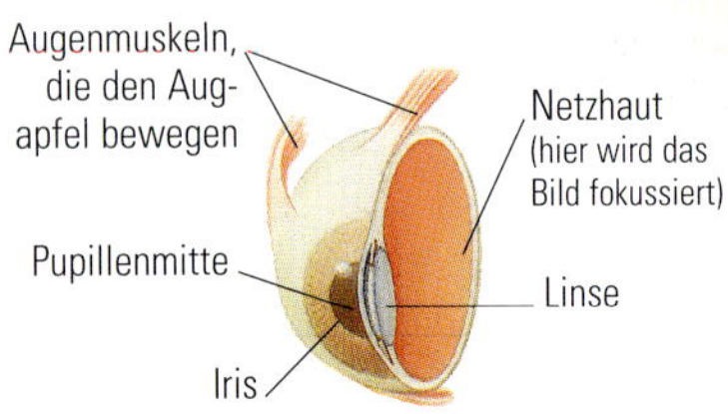

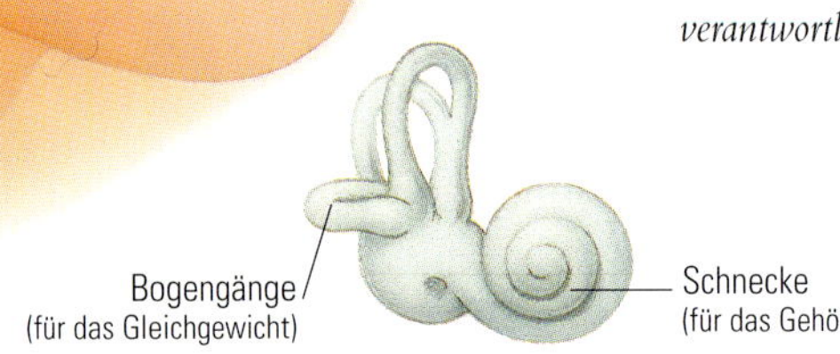

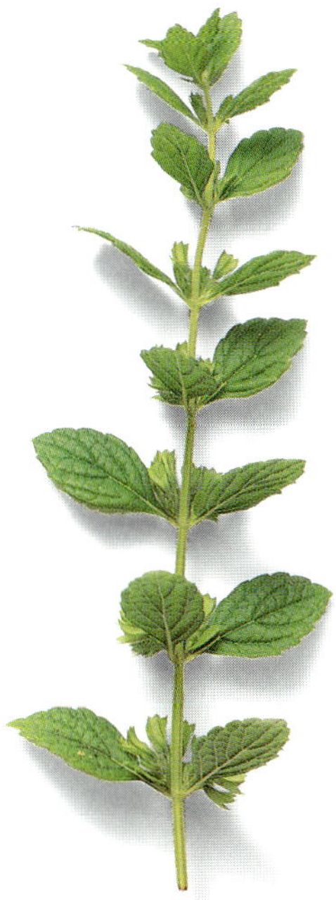

Melissa officinalis, Melisse. *Das Gewürzkraut enthält viele ätherische Öle, die man leicht an ihrem Geruch erkennt.*

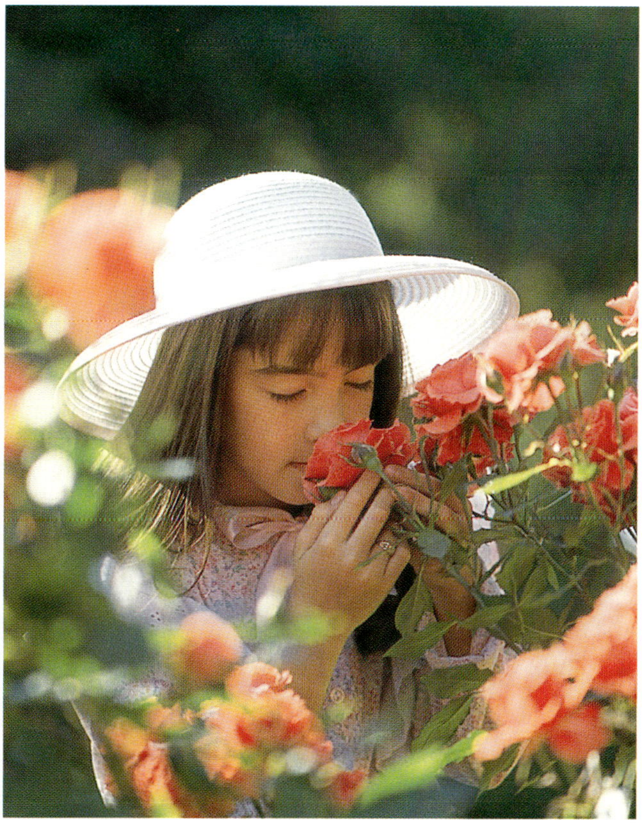

Wenn wir an einer Blüte riechen, spürt unsere Nase Moleküle der ätherischen Pflanzenöle auf. Diese wirken beruhigend, anregend oder entspannend auf den Körper, und daher kann Blumenduft unsere Stimmung stark beeinflussen.

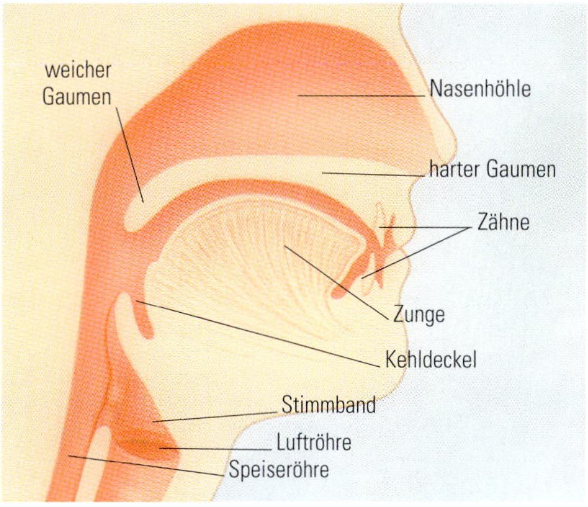

Geruchs- und Geschmackssinn (oben) sind eng verbunden. Durch die Luft übertragene Geruchsmoleküle werden in der Nasenhöhle von der Riechschleimhaut festgehalten, die von mit Härchen ausgestatteten Riechzellen bedeckt ist. Gerüche werden im Riechzentrum des Gehirns analysiert. Auf der Zunge befinden sich Gruppen von Geschmacksknospen. Bitteres wird hinten wahrgenommen, Saures an den Seiten, Salziges vorn, Süßes an der Zungenspitze.

Wenn weißes Licht durch ein Prisma fällt, sieht man, daß es sich aus einem Spektrum von sieben Farben zusammensetzt (unten). Das menschliche Auge sieht am besten bei Tageslicht und in Farbe. Die Netzhaut ist mit einer Schicht spezieller Zellen ausgestattet: Stäbchen zum Hell-Dunkel-, Zapfen zum Farbig-Sehen.

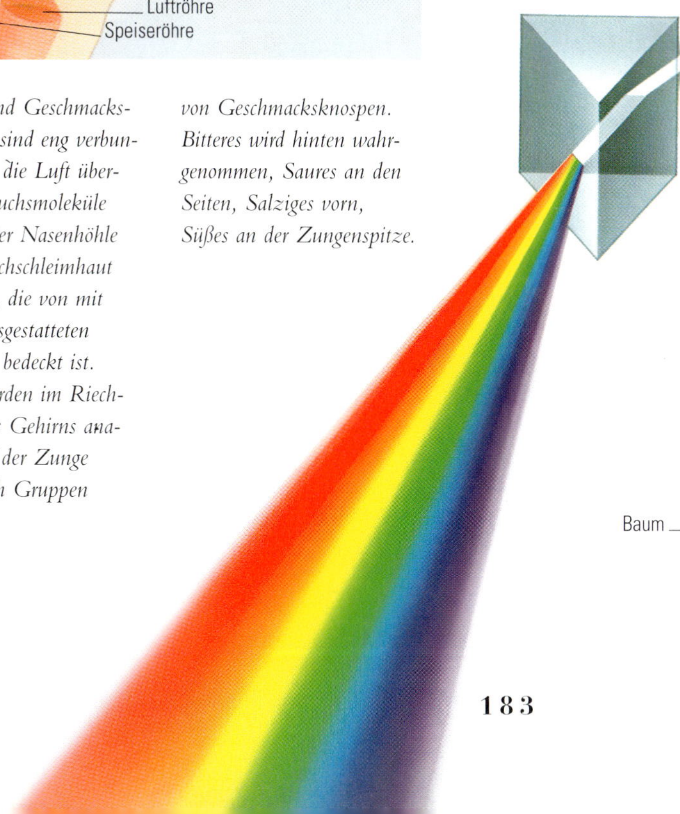

Das von einem Objekt reflektierte Licht tritt durch die Hornhaut ins Auge und wird auf dem Augenhintergrund umgekehrt.

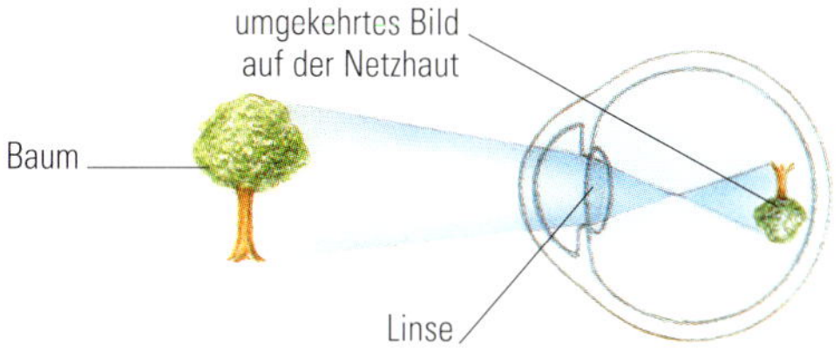

Heilpflanzen für Ohren, Nase, Hals und Augen

Da die meisten Erkrankungen dieses Organsystems von der Schleimhaut herrühren, haben wir es vor allem mit Katarrhen und Infektionen zu tun. Wie wir wissen, müssen Erkrankungen immer im Gesamtzusammenhang behandelt werden, doch sind bestimmte Kategorien von Heilmitteln hier besonders angezeigt. Bei Katarrh (Schleimhautentzündung) verwenden wir adstringierende und schleimlösende Heilpflanzen, mitunter auch Pflanzen mit ätherischen Ölen. Bei Infektionen kommen die Mikrobizide in Frage sowie Alteranzien zur Unterstützung der Abwehr- und Reinigungsarbeit des Lymphsystems (vgl. Seite 175).

Besonders geeignet sind *Augentrost, Eibischblätter, Gänsefingerkraut, Goldrute, Holunderblüte, Indigo, Kanadische Gelbwurzel, Kermesbeere, Balsampappel, Pfefferminze, Salbei, Sonnenhut, Wasserhanf* und *Ysop.*

Krankheitsformen

Die Ohren

Bei den Ohren denken wir in erster Linie ans Hören, doch sind sie nicht nur für die Wahrnehmung von Schallwellen zuständig, sondern senden auch Impulse ans Gehirn, die dieses über die Stellung und Bewegung unseres Körpers in den drei Dimensionen des Raums informieren. Zur Erfüllung dieser komplexen Aufgaben hat der Körper Strukturen von großer Schönheit entwickelt, die Erstaunliches leisten.

Es würde den Rahmen dieses Buches sprengen, auf Störungen des Innenohrs einzugehen. Wir beschränken uns hier auf katarrhalische und infektiöse Beschwerden, die wir selbst behandeln können.

• **Infektionen** des Mittelohrs entstehen oft im Hals und verbreiten sich durch die Eustachische Röhre. Die wichtigsten Heilpflanzen dafür sind Mikrobizide, die auch schleimlösend und entschlackend wirken, wie *Buntfarbige Schwertlilie, Indigo, Knoblauch* und *Sonnenhut,* wobei letzterer bei sämtlichen Infektionen von Hals, Nase und Ohr am geeignetsten ist.

Pflanzen, die antiseptische Öle enthalten, können auch helfen, sind aber vor allem bei Hals- oder Nasenbeschwerden angezeigt.

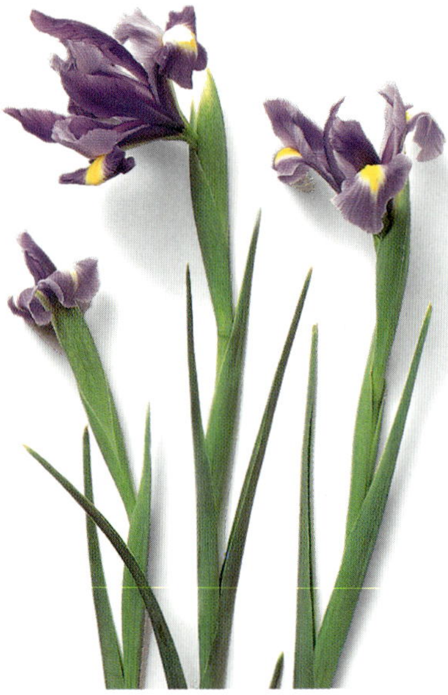

Iris versicolor, Buntfarbige Schwertlilie, *ist wegen der antimikrobiellen Wirkung gut bei Mittelohrentzündung.*

Lymphtonika wie *Klebkraut* und *Kermesbeere* müssen ebenso in Betracht gezogen werden wie *Holunderblüten, Goldrute* und *Kanadische Gelbwurzel,* die schleimlösend wirken und die Schleimhaut stärken.

Aus den ausgewählten passenden Pflanzen bereiten Sie einen Tee (nur *Kanadische Gelbwurzel* gibt man häufig, besonders bei Kindern, wegen ihres bitteren Geschmacks als Pulver in Kapselform).

Bei Ohrenschmerzen kann zusätzlich eine äußerliche Behandlung nötig sein.

• **Ohrenschmerzen** können besonders Kindern zusetzen, doch gibt es dafür einige schmerzlindernde Mittel. Nach meiner Erfahrung wirkt *Nabelkraut*saft am schnellsten.

Dafür ein paar Blätter in einem Sieb zerdrücken und den Saft auffangen. Zwei bis drei Tropfen des grünen Safts körperwarm in das betroffene Ohr träufeln und mit Watte verschließen.

Man kann dafür auch *Wollblumen*öl, warmes *Mandel*öl oder *Lobelien*tinktur nehmen.

Sind diese nicht vorrätig, einen starken Aufguß von *Kamille, Schafgarbe* oder *Ysop* herstellen und ein paar Tropfen in derselben Weise verwenden.

Diese Mittel wirken zwar beruhigend und lindernd, doch muß natürlich in jedem Fall die Ursache der Ohrenschmerzen, die Infektion, behandelt werden.

• **Mastoiditis** ist eine nicht seltene Entzündung des Warzenfortsatzes gleich hinter dem Ohr, der zu einer Schwellung oder einem Abszeß im Gehörgang oder Mittelohr führen kann. Sie sollte, ähnlich wie Furunkel, als systemische Infektion behandelt werden (siehe Seite 212–214).

• **Taubheit und Schwerhörigkeit** können neurologische Ursachen haben oder auf einem katarrhbedingten Verschluß des Mittelohrs beruhen. Letzterer kann

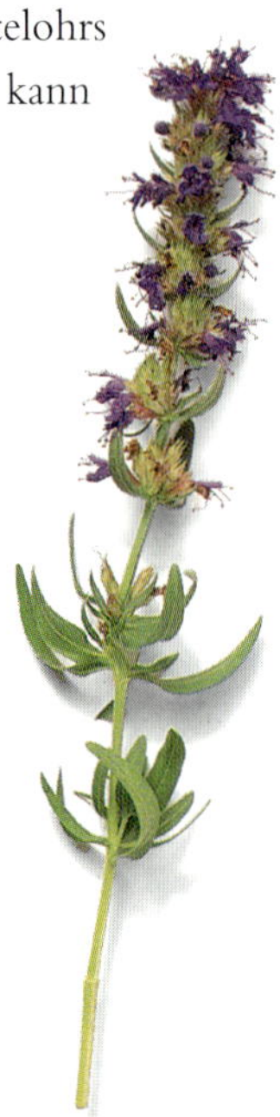

Hyssopus officinalis, Ysop, *ist als Aufguß ein wirkungsvolles Mittel bei Ohrenschmerzen.*

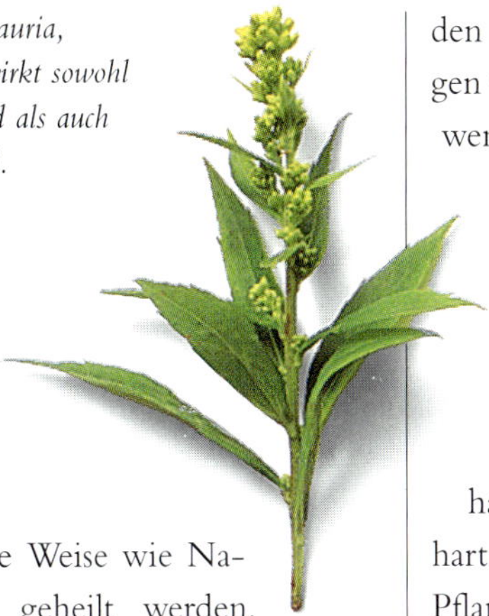

Solidago virgauria, Goldrute, *wirkt sowohl adstringierend als auch schleimlösend.*

auf dieselbe Weise wie Nasenkatarrh geheilt werden. Auch ein Ohrenschmalzpfropf im äußeren Gehörgang kann zu Taubheit führen und sollte vom Arzt entfernt werden.

- **Tinnitus** (Ohrgeräusch) kann unter anderem von einer katarrhalischen Stauung ausgelöst werden. In jedem Fall ist eine Langzeitbehandlung mit *Kanadischer Gelbwurzel* oder *Wanzenkraut,* in Tee- oder Kapselform, wirkungsvoll.

Die Nase

Die Nasenhöhle ist mit Schleimhaut ausgekleidet, die ständig Sekret produziert, um die tieferliegenden Hautschichten vor Austrocknung zu schützen und beim Atmen eingedrungene Reizstoffe zu entfernen und unschädlich zu machen. Die natürliche Produktion von Nasensekret kann durch verschiedene Faktoren so sehr angeregt werden, daß es zu einer übermäßigen Schleimabsonderung kommt, wie bei Katarrh und Schnupfen. Die Ursache sind zum Beispiel äußere Reizstoffe wie Tabak, Benzindämpfe, Staubpartikel oder Bakterien, häufiger werden sie aber durch innere Probleme verursacht – Ansammlungen von Giftstoffen aufgrund einer ungesunden Lebensweise, insbesondere falscher Ernährung (Seite 195).

In diesem Fall benutzt der Körper den Schleim der oberen Atemwege als Vehikel der Schlackenausscheidung. Als erstes muß man bei solchen Leiden die Ernährung überprüfen. Bei den folgenden Behandlungsvorschlägen wird vorausgesetzt, daß möglichst wenig schleimbildende Nahrungsmittel verzehrt werden.

- **Katarrh** Nasenkatarrh kann mit Systemerkrankungen wie auch mit Infektionen und Allergien zusammenhängen. Zur Behandlung dieses manchmal sehr hartnäckigen Problems können wir Pflanzen heranziehen, die heilend auf die Nasenschleimhäute wirken, während wir zugleich den Gesamtorganismus behandeln.

Heilpflanzen wie *Goldrute, Holunderbeere* und *Augentrost* helfen hier besonders, weil sie entzündungshemmend und adstringierend sind, wobei *Goldrute* meist am wirksamsten ist. *Kanadische Gelbwurzel,* ein weiteres Spezifikum für Nasenkatarrh, sollte mit Vorsicht angewendet werden, da ihre austrocknende Wirkung als zu stark empfunden wird.

Da ein Katarrh häufig in Begleitung einer Infektion auftritt, sollte man keimtötende Heilmittel wie *Sonnenhut, Knoblauch* und *Indigo* anwenden. Wegen der gleichzeitigen Belastung des Lymphsystems sollte *Kermesbeere* hinzugefügt werden, weil sie den Organismus stärkt und zugleich entzündungshemmend wirkt.

Außer den Kräutertees kann man gegen die Nasenverstopfung auch einen ausgezeichneten Balsam aus antiseptischen ätherischen Ölen herstellen. Zur Inhalation entweder eine winzige Portion ins Nasenloch geben oder abends die Brust damit einreiben. Für den Balsam brauchen Sie folgende Zutaten:

Pfefferminzöl	*15ml/1 TL*
Eukalyptusöl	*15ml/1 TL*
Kiefernnadelöl	*15ml/1 TL*
Vaseline	*500g*

Vaseline vorsichtig erwärmen. Sobald sie flüssig wird, die Öle hinzufügen und verrühren. Die Mischung in Gefäße füllen und fest verschließen, sobald der Balsam Raumtemperatur erreicht hat.

Zum Inhalieren von ätherischen Ölen sind auch Dampfbäder geeignet. Dazu die Salbe oder eine aromatische Heilpflanze wie *Eukalyptus, Fichtennadeln* oder sogar *Kamille* verwenden.

Ein Eukalyptus-Dampfbad zum Inhalieren

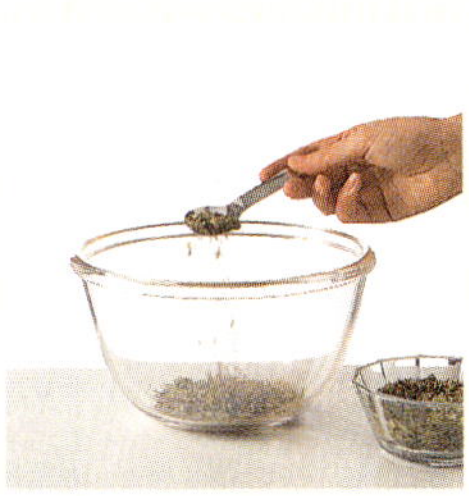

1 Für ein Dampfbad drei Teelöffel Eukalyptusblätter in eine Schüssel geben.

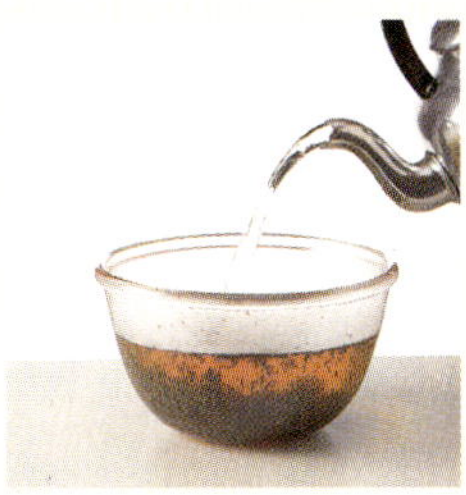

2 2 l kochendes Wasser auf die Eukalyptusblätter gießen.

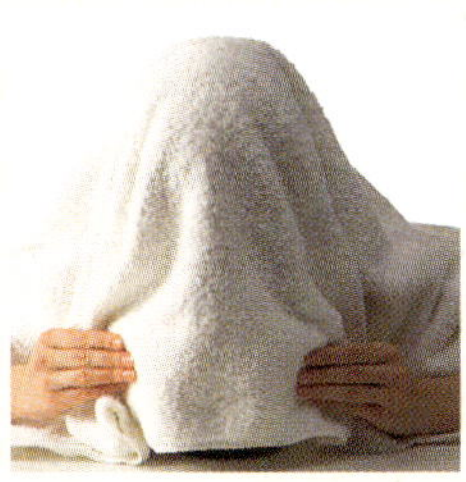

3 Den Kopf über die Schüssel beugen und mit einem Handtuch bedecken, damit die ätherischen Öle nicht entweichen. 10 Minuten durch die Nase inhalieren.

Gehen Sie danach nicht gleich nach draußen, da die Schleimhäute eine Weile sehr empfindlich sind. Zwei- bis dreimal am Tag wiederholen.

• **Schnupfen** gilt normalerweise als eine lästige Angelegenheit, die so schnell wie möglich unterdrückt werden muß – ein typisches Beispiel für unsere Einstellung zu Krankheiten, die wir meist als etwas betrachten, das bekämpft werden muß, statt als Hinweis, daß die Harmonie des Körpers gestört ist. Statt den Hinweis zu unterdrücken und den unausgewogenen Zustand zu belassen, sollte unser Ziel sein, zur inneren Ausgeglichenheit zurückzufinden, so daß das Symptom überflüssig wird. Denn wir »holen« uns einen Schnupfen, wenn unser Körper einem Virus förderliche Bedingungen bietet. Wenn unsere innere Welt gesund und harmonisch ist, bekommen wir keinen Schnupfen, auch wenn uns noch so viele Viren »anfliegen«.

Als erste Maßnahme bei Schnupfen geht man daher gegen die Ursachen der vermehrten Schleimbildung (siehe Katarrh) vor. Meist bedeutet das, alle schleimbildenden Nahrungsmittel zu streichen.

Als nächstes werden zur Behandlung von Schnupfen Heilpflanzen eingesetzt. Am liebsten verwende ich eine Mischung aus *Holunderblüten* (entzündungshemmend und schleimhautstärkend), *Pfefferminze* (anregend und sekretionshemmend) und *Schafgarbe* (schweiß- und harntreibend) zu gleichen Teilen. Den Tee mindestens dreimal täglich möglichst heiß trinken.

Falls außerdem noch leichtes Fieber auftritt, ein weiteres schweißtreibendes Mittel wie *Wasserhanf* der Mischung beifügen.

Vergessen Sie nicht das Vitamin C, denn es ist unersetzlich zur Behandlung wie zur Vorbeugung von Schnupfen. Ich empfehle, von den ersten Anzeichen einer Erkältung bis zum Abklingen 2 g Vitamin C über den Tag verteilt einzunehmen, danach nur noch 500 mg, und zwar in Form von *Hagebutten* oder *Acerolabeeren* bzw. deren Extrakten, da beide reichlich Bioflavonoide enthalten, die für die Aufnahme und Wirksamkeit von Vitamin C nötig sind.

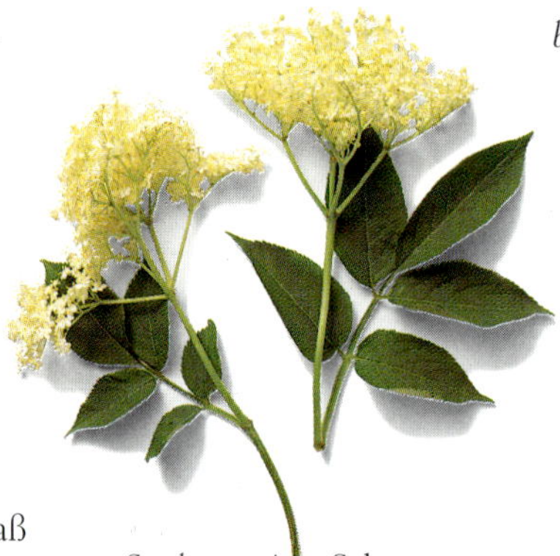

Sambucus nigra, Schwarzer Holunder, *wirkt reizlindernd und entzündungshemmend und kann bei Schnupfen und Grippe helfen. Gut zu kombinieren mit* Schafgarbe *und* Pfefferminze.

• **Grippe** Für den Fall einer Grippeerkrankung sollte man immer *Wasserhanf* im Haus haben, weil diese Heilpflanze sowohl die Schmerzen als auch die Abgeschlagenheit bei dieser unangenehmen Infektion lindert. Hier eine geeignete Mischung:

Wasserhanf	*2 Teile*	
Schwarzer Holunder	*1 Teil*	
Pfefferminze	*1 Teil*	

Zweistündlich eine Tasse davon möglichst heiß trinken. Falls der Tee, besonders für Kinder, zu bitter ist, *Süßholz* zusetzen.

Helmkraut oder *Venuskraut* können die bei oder nach einer Grippe gelegentlich auftretende Depression lindern. Nach einer Antibiotikabehandlung ist es gut, Vitamin C zu nehmen und naturbelassenen Joghurt zu essen. Vitamin C mildert die körperliche Belastung durch Antibiotika und Fieber. Joghurt unterstützt die Neubildung nützlicher Darmbakterien, die von den Antibiotika oft vollständig vernichtet werden.

• **Sinusitis,** die Nasennebenhöhlenentzündung, geht oft aus dem akuten in ein chronisches Stadium über und wird dann zu einem sehr hartnäckigen Dauerzustand. Ein wirkungsvolle Kurzzeitbehandlung können sie mit folgender Mischung durchführen:

Sonnenhut	*1 Teil*	
Goldrute	*1 Teil*	
Kanad. Gelbwurzel	*1 Teil*	
Eibischblätter	*1 Teil*	

Alle zwei Stunden eine Tasse von diesem Tee trinken.

Diese Mischung vereinigt die keimtötenden Eigenschaften des *Sonnenhuts,* die entzündungshemmende Wirkung der *Kanadischen Gelbwurzel* und die besonders wertvolle reizlindernde der *Eibischblätter.* Neben dem Tee können auch der bei Nasenkatarrh empfohlene Balsam und ein Dampfbad wohltuend sein (siehe Seite 185).

• **Heuschnupfen** und sonstiger allergischer Schnupfen werden durch eine immunologische Reaktion auf eine äußere allergieauslösende Substanz verursacht. Zur Behandlung und Linderung der Symptome kann die folgende Mischung sehr wirkungsvoll sein:

Schwarzer Holunder	*2 Teile*	
Ephedra	*1 Teil*	
Augentrost	*1 Teil*	
Kanad. Gelbwurzel	*1 Teil*	

Zwei- bis dreimal täglich eine Tasse davon trinken.

Zur nachhaltigen Vorbeugung von Heuschnupfen sollte die Behandlung mindestens einen Monat vor der individuellen Heuschnupfenzeit des Betroffenen beginnen, da es einige Zeit dauert, bis die kräftigende und antiallergische Wirkung einsetzt. Auch hier ist eine schleimarme Ernährung förderlich sowie regelmäßige Einnahme von Vitamin C und reichlicher Verzehr von *Knoblauch* (bzw. *Knoblauch*kapseln, wenn Sie Knoblauch lieber nicht roh essen wollen).

• **Polypen** Wucherungen in der Nase können ein wiederkehrendes Problem sein. Sie müssen im Gesamtzusammenhang des Körpers betrachtet und behandelt werden. Lokal lassen sie sich am besten mit einem Mittel zum Aufschnupfen behandeln, das zu gleichen Teilen aus *Kanadischer Blutwurzel* und einem Adstringens, etwa *Ratanhia,* besteht, das zu feinem Pulver zerstoßen wird. Dies über längere Zeit zweimal täglich schnupfen. Zusätzlich kann man Nasenpolypen zweimal täglich mit flüssigem *Thuja*extrakt einpinseln.

• **Nasenbluten** ist nur ein Symptom dafür, daß im Körper eine Störung vorliegt. Es kann sich um ein geringfügiges Problem, aber auch um eine Allgemeinerkrankung, wie zum Beispiel Bluthochdruck, handeln. Bei häufigem Auftreten den Arzt konsultieren.

Das Symptom selbst läßt sich leicht mit einem Adstringens behandeln: Einen Wattebausch in destillierte *Hamamelis* tauchen und ins Nasenloch einführen.

Der Hals

Der Hals kann bei Erkrankungen von Lunge, Nase, Nebenhöhlen, Magen oder Mund in Mitleidenschaft gezogen werden, zum Beispiel in Form von Mandel- oder Kehlkopfentzündung, die man deshalb immer im Gesamtzusammenhang betrachten muß. Ein gutes Beispiel dafür ist die ganzheitliche Behandlung einer Mandelentzündung.

• **Mandelentzündung** Das als Mandeln bezeichnete Drüsengewebe ist eine Abart des lymphatischen Gewebes und spielt zusammen mit anderen Lymphorganen eine Rolle bei der Infektionsabwehr. Eine Entzündung der Mandeln zeigt, daß die Drüsen ihre Schutzfunktion erfüllen. Eine angemessene Behandlung zielt darauf ab, den Körper pflanzlich zu unterstützen, um den Drüsen bei ihrer Aufgabe zu helfen. Dazu eignen sich Mikrobizide wie *Myrrhe, Salbei* oder *Sonnenhut,* gemeinsam mit stärkenden Lymphtonika wie *Kermesbeere, Klebkraut, Ringelblume* oder *Kanadische Gelbwurzel.* Auch Adstringenzien und Demulzenzien kommen in Frage. Ein gute Mischung zur inneren Anwendung ist:

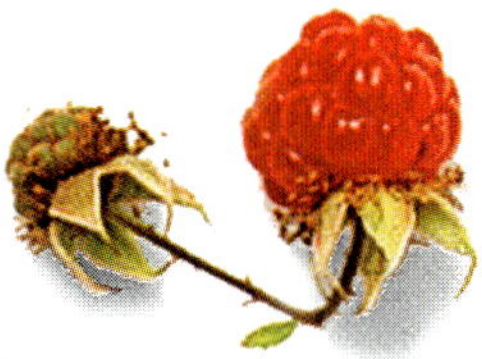

Rubus idaeus, Himbeere, *kann bei Mandelentzündung helfen, als Tee oder Gurgelwasser.*

Sonnenhut	*2 Teile*	
Kermesbeere	*2 Teile*	
Salbei	*2 Teile*	
Nordam. Balsampappel	*1 Teil*	

Zweistündlich eine Tasse trinken, eventuell mit *Süßholz* süßen.

Auch *Odermennig* und *Himbeere* werden gern bei Mandelentzündung gegeben. Dazu aus gleichen Teilen einen Aufguß herstellen und dreimal täglich trinken. Nehmen Sie ihn auch zum Gurgeln.

Auch *Salbei* oder *Kanadische Gelbwurzel* eignen sich zum Gurgeln oder zum Benetzen der Mandeln mit Hilfe eines Handsprühgeräts (Apotheke).

• **Kehlkopfentzündung** (Laryngitis) Hier gilt das gleiche wie für Mandelentzündung. *Echter Salbei* – notfalls auch *Wiesensalbei* – ist ausgezeichnet als Mundwasser und Gurgellösung geeignet. Dazu 2 Teelöffel *Salbeiblätter* in 500 ml kaltes Wasser geben und zum Kochen bringen. Zudecken und 10 Minuten ziehen lassen. Häufig gurgeln, dazu die Flüssigkeit jedesmal wieder erwärmen.

Die Augen

Eine Behandlung der Augen sprengt den Rahmen dieses Buches. Beschwerden an den Augenlidern und Tränendrüsen lassen sich jedoch mit Heilpflanzen behandeln.

An hervorragender Stelle steht dabei *Augentrost.* Diese Pflanze kann bei allen Augenbeschwerden innerlich und äußerlich angewendet werden. Sie ist hilfreich für den Augapfel und das ihn umgebende Gewebe. Man kann sie auch mit anderen Heilpflanzen kombinieren. Bei Gerstenkörnern, Lidrandentzündung oder Infektionen wie Bindehautentzündung ist es am besten, sie zugleich innerlich und äußerlich anzuwenden.

Heilpflanzen zur inneren Behandlung sollten eine antimikrobielle, entgiftende und tonisierende Wirkung auf den ganzen Körper haben, so daß er die Infektion selbst abwehren kann. Hier ein gutes Beispiel für eine solche Mischung:

Buntfarb. Schwertlilie	*1 Teil*	
Klebkraut	*1 Teil*	
Sonnenhut	*1 Teil*	
Augentrost	*1 Teil*	
Kermesbeere	*1 Teil*	

Davon dreimal täglich eine Tasse trinken.

Äußerlich kann *Augentrost* als Augenspülung oder Kompresse angewendet werden. Dazu 1 Teelöffel getrocknetes Kraut in 500 ml Wasser geben, 10 Minuten kochen, dann abkühlen lassen.

Für eine Kompresse Watte, Mullbinde oder Baumwollstoff mit der warmen Flüssigkeit tränken und ca. 15 Minuten auf die Augen legen. Mehrmals täglich wiederholen.

Zur äußerlichen Anwendung eignen sich auch *Ringelblume* und *Kanadische Gelbwurzel.*

Euphrasia officinalis, Augentrost, *ist die wichtigste Heilpflanze bei Augenleiden und sowohl innerlich als auch äußerlich anwendbar.*

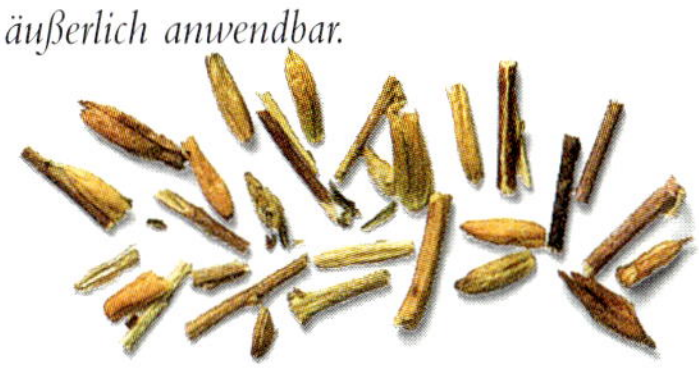

Das Verdauungssystem

Das Verdauungssystem wird manchmal als ein Schlauch beschrieben, der sich durch den Körper zieht – eine Art Fabrik, in der die Nahrung verarbeitet und für den Körper verfügbar gemacht wird. Diese Beschreibung zeigt, wie beschränkt unser Körperbewußtsein heute oft ist. Tatsächlich ist der Verdauungsapparat eine der wichtigsten Schnittstellen zwischen unserer inneren und äußeren Welt, mit einer mehr als hundertmal so großen Gesamtoberfläche wie die Haut und so komplexen Reaktionen, daß wir sie noch immer nicht alle verstehen. Zum Beispiel ist die Zahl der Mikroorganismen, die das Verdauungssystem bewohnt, ebenso groß wie die unserer Körperzellen insgesamt, und doch ist noch weitgehend unerforscht, wie diese unterschiedlichen Mikroben unser Befinden beeinflussen und wie sie wiederum durch unseren Gesundheitszustand beeinflußt werden.

Das Verdauungssystem ist reichhaltig mit Nerven ausgestattet, die ein integriertes regelndes Netzwerk bilden, das mit einem breiten Spektrum von lokalen wie systemischen Hormonen gekoppelt ist. Dies wird auch als enterisches Gehirnnetz bezeichnet. Enterisch weist auf den Zusammenhang mit dem Darm (Enteron) hin, wobei in diesem Kontext das auf den Verdauungstrakt beschränkte Nervensystem gemeint ist. Dieses »Darmhirn« kann das Verdauungssystem normalerweise völlig angemessen lenken. Der Grad der Interaktion und Synergie zwischen den verschiedenen Teilen des Verdauungstrakts ist erstaunlich.

Da der Mensch ist, was er ißt, hängt unsere Gesundheit in hohem Maß davon ab, wie gut die Bereitstellung der Bausteine für unseren Körper durch das Verdauungssystem funktioniert. Es geht also nicht nur darum, welche Art Nahrung wir zu uns nehmen, sondern ganz wesentlich um die Frage, wie diese aufgespalten wird, damit der Körper sie verwerten und nutzen kann.

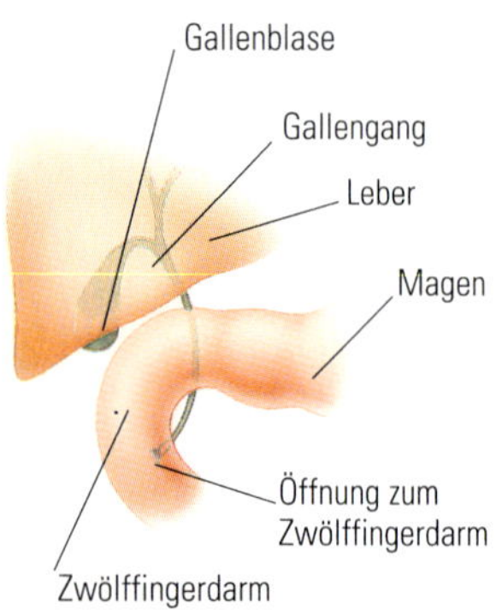

Der Gallengang (oben) entleert Galle aus der Gallenblase, die sich direkt hinter der Leber befindet, in den Zwölffingerdarm, dem Darmanfang. Die Entleerung wird ausgelöst, sobald Nahrung in den Zwölffingerdarm gelangt. Galle unterstützt den Körper bei der Fettverdauung.

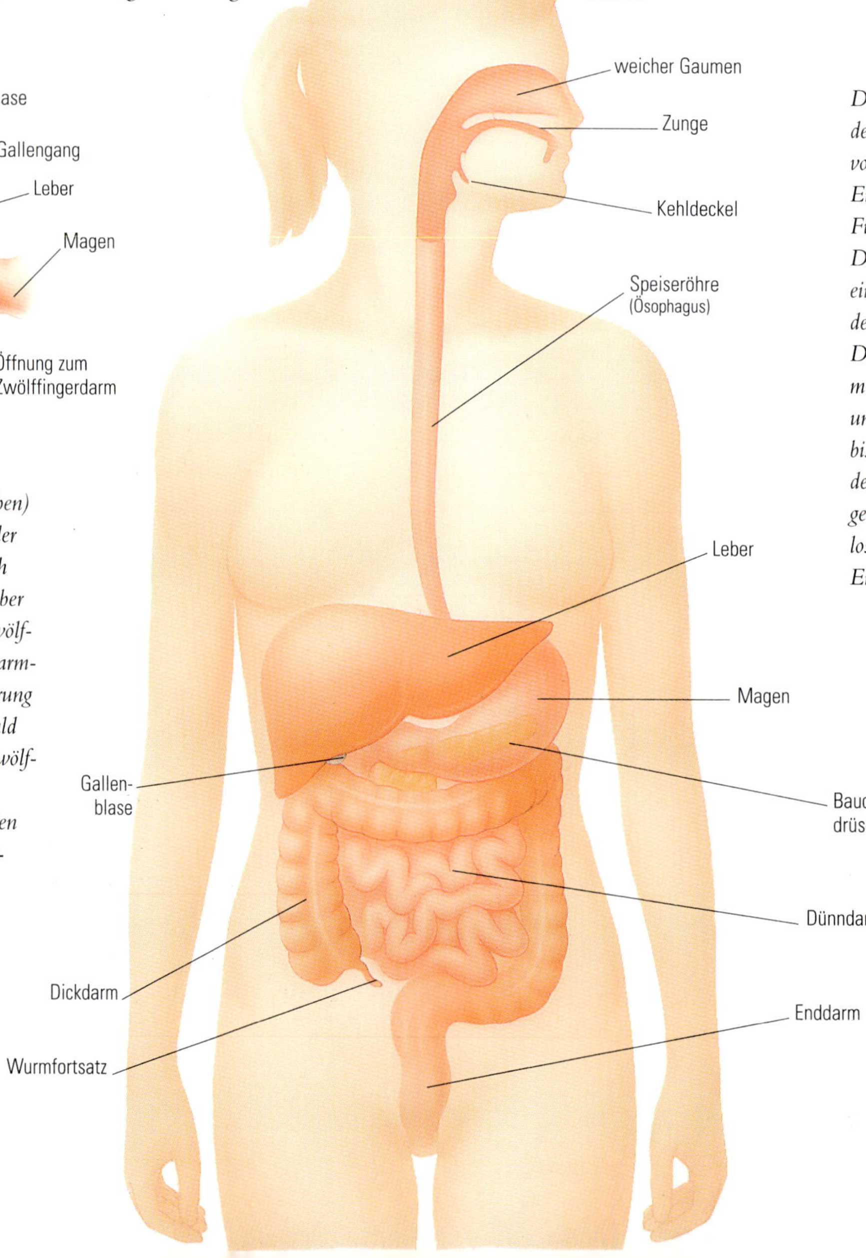

Die einzelnen Bereiche des Verdauungstrakts, vom Mund bis zum Enddarm, bilden eine Funktionseinheit (links). Die Verdauung setzt ein, sobald Nahrung in den Mund gelangt. Der Speichel beginnt mit ihrer Aufspaltung, und diese setzt sich fort, bis alle Nährstoffe aus der Nahrung herausgelöst sind. Der wertlose Teil wird über den Enddarm ausgeschieden.

Bei einer Funktionsstörung der Verdauung wird die Nahrung nicht richtig absorbiert, und es kommt zu einem Mangelzustand. Dies betrifft aber nur funktionelle Probleme, bei denen das System nicht so gut arbeitet, wie es könnte, und keine organischen Leiden, die durch Schäden oder Fehlbildungen der betroffenen Organe und Gewebe verursacht werden. Zum Beispiel handelt es sich nicht um ein organisches, sondern ein funktionelles Problem, wenn eine Verdauungsstörung aufgrund von unregelmäßiger oder hastiger Nahrungsaufnahme auftritt. Gelangt die Nahrung zu schnell in den unvorbereiteten Darm, nimmt der Körper sie nicht richtig auf, und dies führt zu Beschwerden. Ursache können Eßgewohnheiten, Gehalt oder Menge der Verdauungssäfte oder eine Fehlfunktion der Darmwände sein. Solche Probleme können eine Vielzahl von Krankheiten auslösen.

Eine ebenso wichtige Funktion des Verdauungssystems ist die Ausscheidung. Nicht alles, was wir essen, wird vom Organismus aufgenommen. Ein Teil davon ist unverdaulich und muß wieder ausgeschieden werden. Außerdem produziert der Körper eine Reihe von Stoffwechselabbauprodukten, die er zum Teil durch das Verdauungssystem ausscheiden muß. Der Zustand des Darms und seines Inhalts beeinflußt den übrigen Körper ganz wesentlich. Zusätzlich zu den physiologischen Einflüssen, die sich auf das Funktionieren und die Gesundheit des Verdauungsapparats auswirken, gibt es eine ständige Wechselwirkung zwischen Gemütslage und Verdauung. Unsere Gefühle beeinflussen sowohl die Funktion wie auch die Struktur des Magen- und Darmgewebes. Zur Heilung von Verdauungsbeschwerden auf ganzheitlichem Weg müssen wir diese psychischen Einflüsse immer mit einbeziehen.

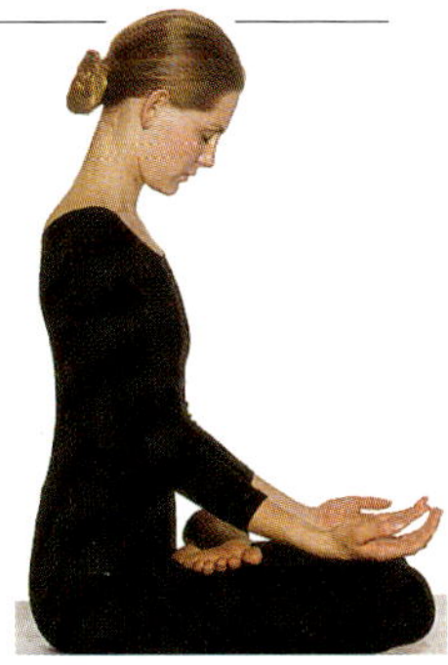

Yoga ist eine sanfte, wirkungsvolle Körpertherapie, die zur Entspannung verhilft und somit streßbedingte Verdauungsstörungen verringern kann.

Vorbeugung von Magen-Darm-Leiden

Die meisten der üblichen Verdauungsbeschwerden lassen sich durch Veränderung der Lebensgewohnheiten vermeiden, insbesondere hinsichtlich Alkohol, Tabak, Streß und Nahrungsmittel. Zuviel Alkohol reizt die Darmwände und schädigt die Leber. Im Idealfall sollte man nur minimale Mengen trinken. Für das Rauchen gilt das gleiche. Es ist erwiesen, daß Nikotin die Heilung von Magengeschwüren verzögert und das Entstehen von Zwölffingerdarmgeschwüren fördert. Der beim Rauchen aufgenommene Teer wirkt als Reizstoff.

Streß und Angstzustände tragen wesentlich zum Entstehen von Krankheiten bei und erschweren die Heilung. Sie wirken sich über den Einfluß des vegetativen Nervensystems besonders stark auf den Verdauungsvorgang aus. Deshalb sollten Streß, Ärger und Sorgen bewußt reduziert werden. Unsere Nahrung sollte so vielfältig, naturbelassen und ballaststoffreich wie möglich sein. Chemische Zusätze sind zu meiden.

Ballaststoffe in der Nahrung

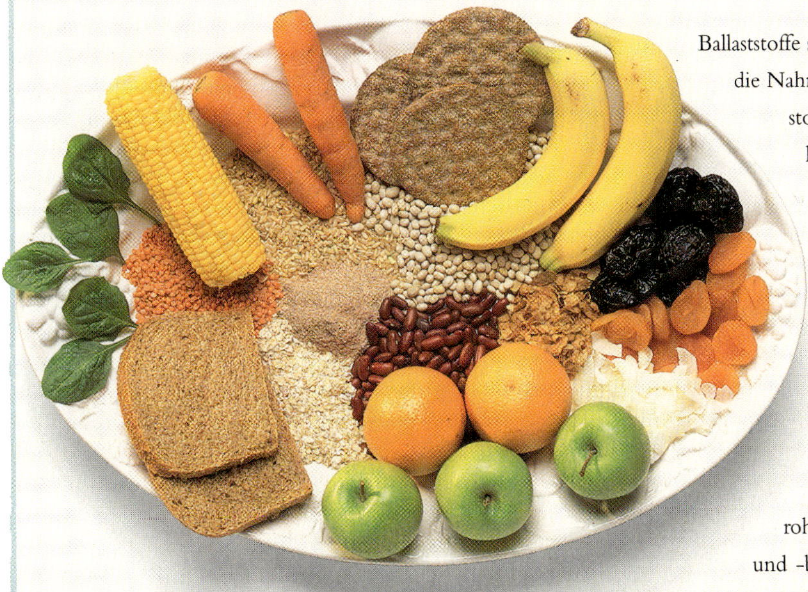

Ballaststoffe sind Pflanzenfasern, die dafür sorgen, daß die Nahrung den Körper zügig passiert, und Verstopfung verhindern. Bei Ballaststoffmangel kann es zu kräftezehrenden Leiden wie beispielsweise Divertikulitis kommen. Diese Entzündung entsteht, wenn Nahrungspartikel an den Darmwänden hängenbleiben, weil nicht genügend Ballaststoffe vorhanden sind, um sie weiterzutransportieren. Ballaststoffe lassen sich mühelos in den Speiseplan aufnehmen. Einen hohen Anteil daran haben Weizenkleie, Bohnen, rohe Kokusnuß, Cornflakes, Vollkornmehl und -brot, Müsli, Trockenobst, Spinat, Linsen, Bananen, Karotten, Äpfel, Orangen und Hafermehl.

Heilpflanzen für das Verdauungssystem

Es gibt eine Fülle pflanzlicher Heilmittel zur Behandlung von Verdauungsstörungen. Das ist nicht verwunderlich, wenn man Heilpflanzen als Nahrungsmittel betrachtet, nämlich als Wildgemüse! Im Mund aufgenommen, werden sie im Verdauungsapparat absorbiert, wo ihre Heilkräfte sofort wirksam werden.

Statt sämtliche verdauungswirksame Heilpflanzen aufzuzählen, ordnen wir sie hier nach ihrer Wirkungsweise und führen nur einige herausragende Beispiele an. Eine vollständigere Liste finden Sie auf Seite 36–39. Sie lassen sich grob in zwei Gruppen einteilen: die Verdauungsstimulanzien (regen Teile des Systems zur Steigerung oder Verbesserung ihrer Tätigkeiten an) und die Verdauungsrelaxanzien (Pflanzen, die das Gewebe entspannen oder eine Überaktivität im System dämpfen).

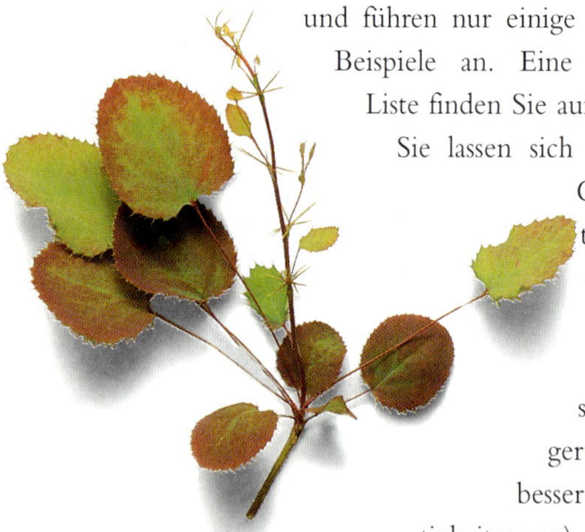

Berberis vulgaris, Berberitze, *eignet sich vorzüglich zum Korrigieren der Leberfunktion sowie bei Gallenblasenproblemen.*

Verdauungsstimulanzien

• **Bittermittel** Den Bitterkräutern gemeinsam ist der intensiv bittere Geschmack. Bitterstoffe fördern den Appetit und unterstützen die Verdauung. In Kapselform kommen ihre verdauungsfördernden Eigenschaften jedoch nicht zum Tragen. Die wertvollsten der vielen Bitterkräuter sind *Andorn, Berberitze, Enzianwurzel, Kanadische Gelbwurzel, Tausengüldenkraut* und *Wermut.*

Natürlich haben sie auch eine Vielzahl anderer Eigenschaften. Zum Beispiel kann *Andorn* bei Bronchialleiden verwendet werden, wenn diese mit Appetitmangel und Darmträgheit einhergehen, oder als Verdauungsmittel im Fall von Lungenschwäche.

• **Sialagoga** regen den Speichelfluß an. Die Bedeutung des Speichels für die Verdauung kann man nicht genug betonen, denn die Verdauung beginnt bereits im Mund. Hier wird der Prozeß eingeleitet, der sich dann im Darm fortsetzt. Der Speichel spaltet die Kohlenhydrate in ihre kleineren Bestandteile auf, so saß sie dann in anderen Teilen des Systems weiterverarbeitet werden können. Kaut man zu wenig, wird die Nahrung nicht genügend eingespeichelt und dadurch der Verdauungsvorgang eingeschränkt. Außer den Bittermitteln gehören auch *Cayennepfeffer, Ingwer, Rhabarberwurzel* und *Süßholz* zu den Sialagoga.

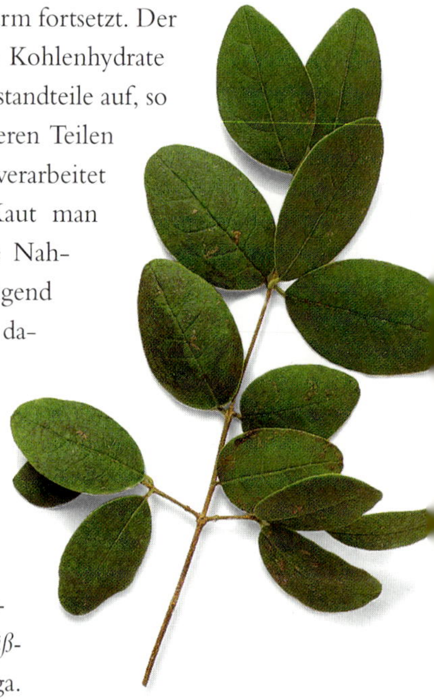

Peumus boldo, Boldo, *ist ein Spezifikum für Gallenblasenentzündung oder Gallensteine.*

• **Hepatika** sind Pflanzen, die die sekretorische Funktion der Leber anregen und so den Gallenfluß verstärken. Heilmittel, die auch die Ausscheidung der Galle in den Zwölffingerdarm fördern, nennt man Cholagoga.

Bei einer ganzheitlichen Behandlung des Körpers ist es ratsam, die Leberfunktion zu unterstützen, da dieses Organ für die Gesundheit aller Körperfunktionen und Gewebe eine wichtige Rolle spielt.

Die wirksamsten Lebermittel sind *Berberitze, Boldo, Buntfarbige Schwertlilie, Glatte Chelone, Kanadische Gelbwurzel, Krauser Ampfer, Löwenzahnwurzel, Schneeflockenstrauchrinde, Pfaffenhütchen, Venuskraut, Virginischer Ehrenpreis* und *Yamswurzel.*

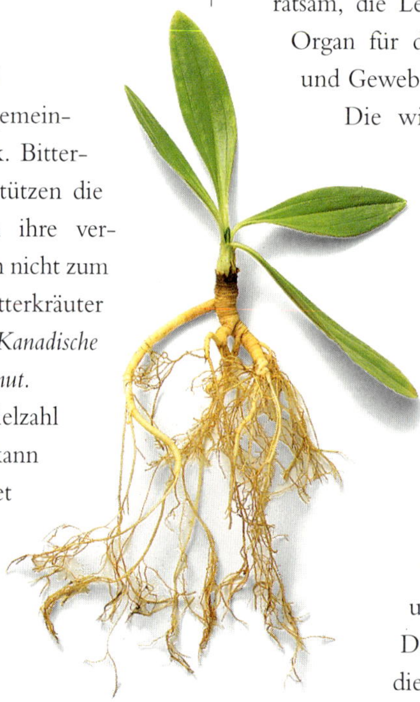

Gentiana lutea, Enzianwurzel, *ist ein Bittermittel, das die Verdauung fördert, Blähungen bekämpft und den Appetit anregt.*

• **Abführmittel** Viele Heilpflanzen fördern die Darmentleerung, wobei die Wirkung von mild bis drastisch reicht. Stärkere Abführmittel (Purgativa) nur im Extremfall und unter ärztlicher Aufsicht anwenden! Die besten Abführmittel sind solche, die die natürliche Sekretion der Verdauungssäfte anregen und so die Entleerung fördern, wie zum Beispiel die gallenanregenden Cholagoga. Zu diesen gehören *Berberitze, Glatte Chelone, Krauser Ampfer, Löwenzahnwurzel, Pfaffenhütchen* und *Süßholz.*

Als stärkeres Abführmittel eignet sich *Rhabarberwurzel*, die in kleinen Dosen auch ein mildes Adstringens ist. Außerdem auch *Aloe, Faulbaum, Purgier-Kreuzdorn* und *Senna*. Ihre Wirkung beruht hauptsächlich auf chemischer oder neurologischer Anregung; sie reizen die Darmschleimhaut und verursachen einen aktiven Ausstoß des Darminhalts.

• **Brechmittel** In manchen Situationen ist eine rasche Entleerung des Mageninhalts erwünscht; bei Vergiftungen ist es oft lebensnotwendig, einen Brechreiz hervorzurufen. Es gibt viele Pflanzen, die diesen Reflex auslösen können, sei es durch Beeinflussung der sie steuernden Nerven oder Reizung der Magenwände. Empfehlenswerte Emetika sind *Aufgeblasene Lobelie, Brechwurz, Melisse* und *Senegawurzel*.

• **Wurmmittel** Die sogenannten Anthelmintika sind eine Gruppe von anregenden Pflanzen, die nicht direkt auf das Verdauungssystem einwirken, sondern auf eventuell vorhandene schmarotzende Würmer. Genaueres darüber erfahren Sie im Abschnitt über Infektionen und Parasitenbefall (Seite 40–45).

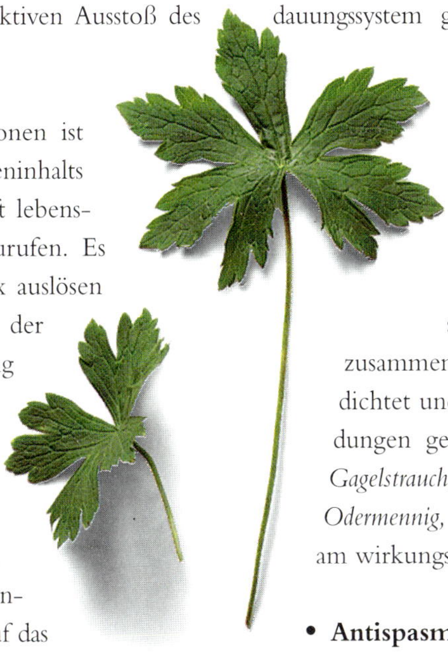

Geranium maculatum, Gefleckter Storchenschnabel, *ist ein nützliches Adstringens bei Durchfall und Hämorrhoiden.*

VERDAUUNGSRELAXANZIEN

• **Demulzenzien**

Wenn die Schleimhäute des Verdauungstrakts gereizt oder entzündet sind, können diese reizlindernden Heilpflanzen sie beruhigen und schützen. Von den vielen, auf unterschiedliche Körperteile wirkenden Demulzenzien eignen sich die folgenden am besten für das Verdauungssystem: *Beinwell, Eibischwurzel, Flatterulme, Hafer, Hopfen, Irländisches Moos, Isländisch Moos* und *Quittensamen*.

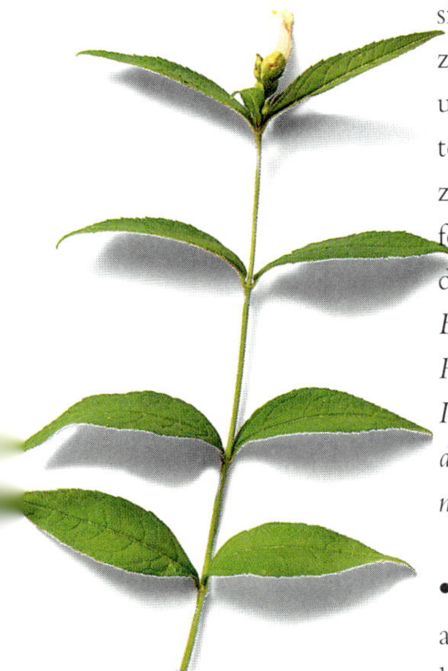

Chelone glabra, Glatte Chelone, *ist ein Verdauungstonikum, das bei Leberleiden hilft, sowie ein wirksames Abführmittel.*

• **Karminativa** Viele aromatische Kräuter enthalten ätherische Öle, die auf die Verdauung einwirken, weil sie die Magenmuskulatur entspannen, die Darmperistaltik verstärken und die Gasproduktion des Verdauungssystems einschränken. Auf diese Weise unterstützen sie die Fortbewegung des Speisebreis durch das System und lindern die durch Gas verursachten Blähungen. Zu den am besten für das Verdauungssystem geeigneten Karminativa gehören *Anis, Cayennepfeffer, Engelwurz, Fenchel, Ingwer, Kalmus, Kamille, Kardamom, Koriander, Kümmel, Pfefferminze* und *Thymian*.

• **Adstringenzien** Die Wirkung der Adstringenzien beruht hauptsächlich auf ihrer Fähigkeit, Zellwände zusammenzuziehen, so daß sich das Gewebe verdichtet und fester wird und ungewollte Ausscheidungen gestoppt werden. *Brennessel, Eichenrinde, Gagelstrauch, Gefleckter Storchenschnabel, Mädesüß, Odermennig, Scharbockskraut* und *Tormentill* sind hier am wirkungsvollsten.

• **Antispasmodika** sind Mittel, die Nervosität, die Darmkrämpfe oder Kolik verursachen, rasch auflösen. Der Streß des modernen Lebens kann sich in mancherlei Verdauungsbeschwerden niederschlagen, die die Anwendung von entspannenden Nervenmitteln (Nervina) und muskelkrampflösenden Arzneien (Antispasmodika) nötig machen.

Die besten Antispasmodika bei Verdauungsproblemen sind *Aufgeblasene Lobelie, Baldrian, Helmkraut, Hopfen, Kamille, Küchenschelle* und *Mistel*. Lesen Sie in Teil III nach, um herauszufinden, welche Pflanzen oder -kombination im individuellen Fall anzuwenden sind.

• **Antimikrobielle Mittel** Infektionen können Verdauungsprobleme verursachen, treten aber auch dann auf, wenn das Verdauungssystem durch Krankheit geschwächt ist. In jedem Fall ist die Anwendung von keimtötenden Pflanzen hilfreich. Dazu gehören viele der bereits erwähnten, wie zum Beispiel *Küchenschelle, Thymian* und *Wermut*, aber vor allem *Sonnenhut* und *Myrrhe*.

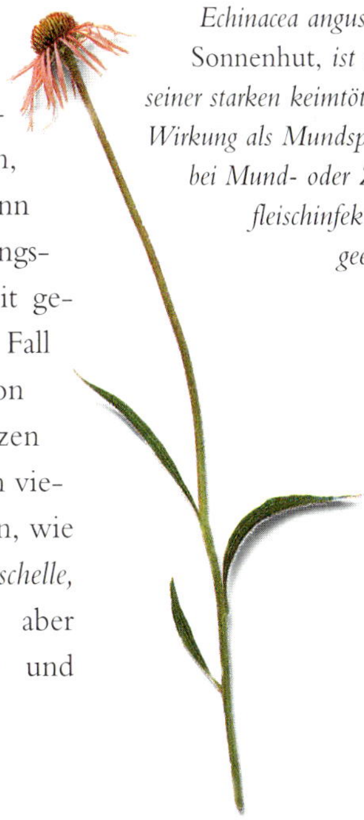

Echinacea angustifola, Sonnenhut, *ist wegen seiner starken keimtötenden Wirkung als Mundspülung bei Mund- oder Zahnfleischinfektionen geeignet.*

Erkrankungen des Verdauungssystems

In diesem Abschnitt geht es um verbreitete Beschwerden des Verdauungssystems, von der Mundhöhle bis zum Enddarm, wobei deren Behandlung immer im größeren Zusammenhang betrachtet wird. Zuvor stellen wir zweckmäßigerweise eine Reihe von Symptomen vor, die im Zuge vieler Allgemeinerkrankungen auftreten, aber mit dem Verdauungssystem in Zusammenhang stehen. Es handelt sich dabei um Verstopfung, Durchfall, Erbrechen, Leibschmerzen und Appetitmangel.

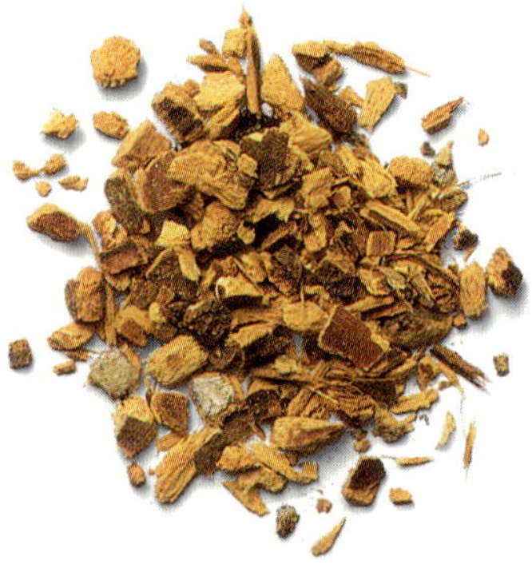

Rhamnus pushiana, Faulbaumrinde, *ist ein bewährtes Heilmittel, das seit langem in der Volksmedizin verwendet wird. Sie wirkt zuverlässig bei chronischer Verstopfung.*

Allgemeine Symptome

• **Verstopfung** Anders als gemeinhin angenommen, ist Verstopfung keine Krankheit, sondern ein Symptom. Sie weist zum Beispiel auf ungenügende Ernährung, ein Leberleiden oder sogar eine mechanische Blockade im System hin. Besonders bei Personen über Fünfzig kann Verstopfung Symptom einer ernsteren Krankheit sein. Dauert die Verstopfung länger als eine Woche, sollte der Arzt aufgesucht werden.

In jedem Fall muß die Ursache gefunden und behandelt werden, da der Langzeitgebrauch von Abführmitteln bei chronischer Verstopfung zu anderen Symptomen wie Kopfschmerzen, Kolik oder sogar Gelbsucht führen kann. Bei chronischer Verstopfung ist ein Training der Darmmuskulatur angebracht. Die Bewegungen des Darmrohrs sind ein Beispiel komplexer, zusammenwirkender muskulärer Steuerung, mit dem Ziel, den Darminhalt zur richtigen Zeit und mit der richtigen Kraft vorwärts zu schieben. Diese natürliche peristaltische Bewegung kann durch dauernden Abführmittelgebrauch erlahmen. Zur Erziehung des Darms sind zwei Dinge nötig: Regelmäßige Mahlzeiten (immer zur gleichen Zeit) und kleine Dosen geeigneter Heilpflanzen zur Anregung der Peristaltik, wie etwa *Faulbaum.*

Ein weiterer, nicht zu unterschätzender Faktor ist die seelische Einstellung und die gegenwärtige Verfassung des Betroffenen. Nervöse, angespannte Menschen, die krampfhaft an allem festhalten, sich an andere anklammern und nicht entspannen und loslassen können, leiden häufig an Verstopfung. In diesem Fall sind Entspannungsübungen oder Meditation die besten Abführmittel.

Falls die Verstopfung infolge einer Krankheit auftritt, muß das Symptom – natürlich bei gleichzeitiger Behandlung der Ursache – unbedingt behoben werden, denn sonst könnte der Körper einen Teil der Giftstoffe des Darminhalts absorbieren.

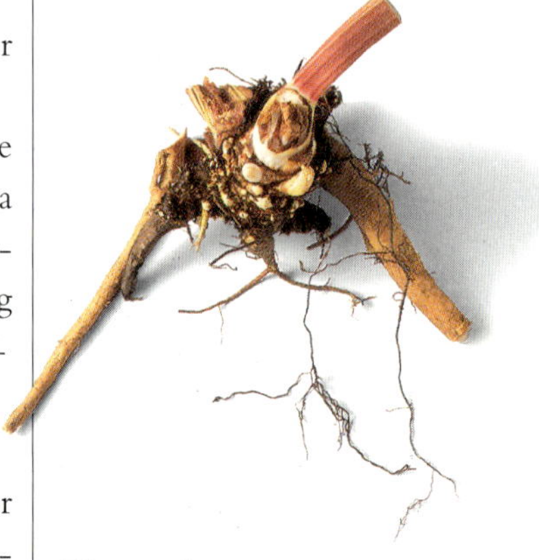

Rheum palmatum, Rhabarberwurzel, *wirkt abführend. Außerdem regt sie die Tätigkeit der Darmwände an und fördert den Appetit.*

Von den abführenden Heilpflanzen ist wohl die *Rhabarberwurzel* am vielseitigsten einsetzbar, denn sie ist ein hervorragendes darmregulierendes Heilmittel. In großen Dosen eingenommen, wirkt sie stark abführend, doch in kleinen Mengen stärkt sie die Darmwände, fördert den Appetit und befreit von Blähungen.

Zwar wirken alle abführenden Heilpflanzen gut für sich allein, doch bei der folgenden Mischung verbinden sich mehrere wichtige Wirkungen. *Berberitze* unterstützt Leber und Gallenblase, *Boldo* regt die Verdauung an, *Faulbaum* beeinflußt die peristaltische Bewegung, *Ingwer* schützt vor Kolik, *Rhabarber* gehört aus den bereits genannten Gründen dazu, und *Süßholz* dient hauptsächlich dazu, den bitteren Geschmack einiger dieser Kräuter zu verbessern.

Berberitze	*2 Teile*
Boldo	*2 Teile*
Faulbaum	*1 Teil*
Süßholz	*1 Teil*
Rhabarberwurzel	*1 Teil*
Ingwer	*1 Teil*

Eine Tasse des Tees vor dem Zubettgehen trinken.

Als Alternative kann man *Löwenzahn* statt *Boldo* und *Fenchel* statt *Ingwer* verwenden, jeweils in derselben Menge.

• **Durchfall** Ein nur ein bis zwei Tage anhaltender Durchfall ist ein häufiges Symptom, zum Beispiel bei einer akuten Infektion oder Entzündung im Darmbereich oder bei psychischem Streß wie Aufregungen oder Reisefieber. Bei länger anhaltendem Durchfall, insbesondere von Kindern oder älteren Personen, den Arzt konsultieren.

In den meisten Fällen kommt es zu Durchfall, wenn der Körper Gift-

Filipendula ulmaria, Mädesüß, *ist eines der besten Universalmittel bei Verdauungsproblemen. Man verwendet Blätter und Blüten. Da es die zu Sodbrennen und Gastritis führende Übersäuerung auf besonders milde Weise reduziert, ist es auch für Kinder geeignet.*

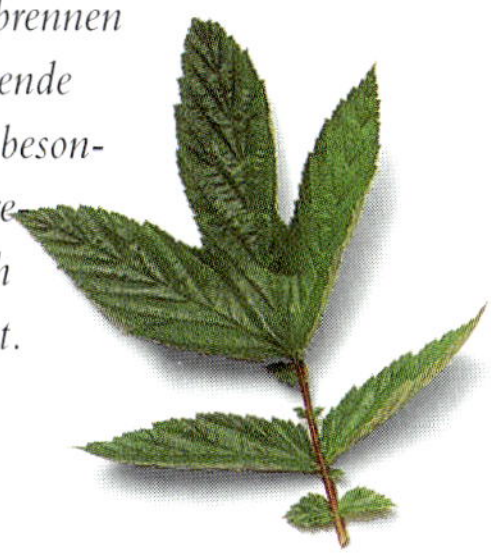

stoffe ausscheiden muß. Er sollte daher nicht unterdrückt werden.

Es kann jedoch angebracht sein, den Vorgang zu steuern und das System mit Heilpflanzen zu unterstützen, die die Darmschleimhaut stärken und eine leicht adstringierende Wirkung haben. Bei länger anhaltendem Durchfall einen Arzt zu Rate ziehen.

Das beste milde Adstringens für die Verdauung ist *Mädesüß*, das man gefahrlos bei allen Durchfallserkrankungen anwenden kann.

Ein probates Mittel für Kinder ist ein Tee, der zu gleichen Teilen aus *Frauenmantel* und *Mädesüß* besteht. Er kann mit Honig gesüßt und sollte reichlich getrunken werden. Eine ausgezeichnete Mischung für Erwachsene bei starkem Durchfall ist folgende:

Gefl. Storchenschnabel	*1 Teil*
Gagelstrauch	*1 Teil*
Mädesüß	*1 Teil*
Eichenrinde	*1 Teil*

Diesen Tee stündlich trinken, bis die Symptome nachlassen, danach vor jeder Mahlzeit, bis die Verdauung wieder normal ist.

• **Schmerzen** im Verdauungssystem zeigen, um welche Krankheit es sich gerade handelt. Bei extrem heftigen Leibschmerzen umgehend einen Arzt hinzuziehen.

Weniger starke Schmerzen sind meist Begleiterscheinungen von Verdauungsstörungen. Koliken und kneifende Leibschmerzen werden von

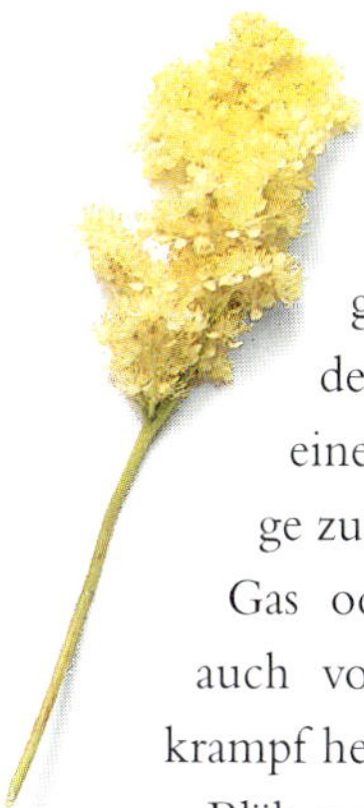

starken Muskelkrämpfen im Darm verursacht und zeigen im allgemeinen an, daß der Körper versucht, eine mechanische Enge zu beseitigen, die von Gas oder Kot, eventuell auch von einem Muskelkrampf herrührt.

Blähungsschmerzen werden durch Karminativa erleichtert, doch um den Schmerz gänzlich zu beseitigen, müssen die Ursachen behandelt werden. Zur Lösung der Krämpfe sind *Baldrian, Ingwer, Kümmel* und *Yamswurzel* gut geeignet.

Schmerzen bei Magengeschwüren und ähnlichen Leiden können durch Demulzenzien wie *Echter Eibisch* oder *Beinwell* erleichtert werden. Selbstverständlich steht in Fällen, in denen der Schmerz ein Symptom ist, die Ursachenbehandlunge im Vordergrund.

• **Appetitmangel** Der Appetit kann ein gutes Indiz für den Zustand des Verdauungssystems sein. Bei Magenbeschwerden läßt der Appetit meist einige Zeit nach. Auf diese Weise kann sich der Magen besser regenerieren, da er weniger Nahrung verarbeiten muß. Dasselbe gilt für Leberbeschwerden aufgrund von Überlastung.

Bei Appetitmangel in der Genesungszeit nach einer Krankheit wie etwa Grippe sollten verdauungsanregende Mittel wie *Gelber Enzian* oder *Wermut* verwendet werden, um die gesunde Eßlust wieder herzustellen. Anhaltende Appetitlosigkeit ist ein ernstes Symptom – Arzt aufsuchen!

• **Magersucht (Anorexia nervosa)** Typisch sind extremer Appetitmangel, praktisch schon eine Aversion gegen das Essen, und häufig die Unfähigkeit, Nahrung aufzunehmen. Dies hat einen drastischen Gewichtsverlust zur Folge. Da der Magersucht seelische Konflikte zugrunde liegen, muß sie unter ärztlicher Aufsicht psychotherapeutisch behandelt werden. Heilpflanzen können die Therapie unterstützen:

Kamille	*1 Teil*
Condurango	*1 Teil*
Gelber Enzian	*1 Teil*
Helmkraut	*1 Teil*

Dreimal täglich trinken.

Der Mund

Die Gesundheit der Mundhöhle, dem Eingang zum Verdauungssystem, wirkt sich auf den gesamten Organismus aus.

Chronisch kranke Zähne, die das richtige Kauen beeinträchtigen, oder Infektionen, wie zum Beispiel ein Abszeß, wirken sich auf den nachfolgenden Systemabschnitt aus.

Auch bei ungenügender Absonderung oder unzureichender Zusammensetzung des Speichels wird der Verdauungsprozeß gestört. Deshalb ist Mundhygiene so wichtig. Darmprobleme können auch zu Mundgeruch oder wiederkehrenden Geschwüren am Zahnfleisch führen.

• **Zähne** Zahnprobleme gehören in die Hand des Zahnarztes, doch können Heilpflanzen dem Zahnverfall vorbeugen.

Althaea officinalis, Eibischwurzel, *wirkt reizlindernd und wird bei allen Entzündungen des Verdauungstrakts empfohlen.*

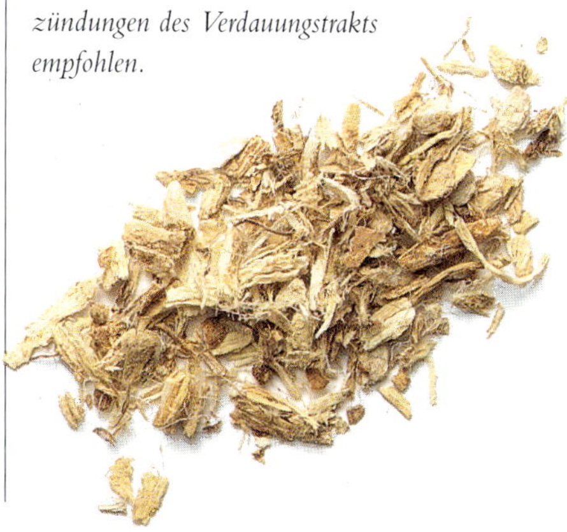

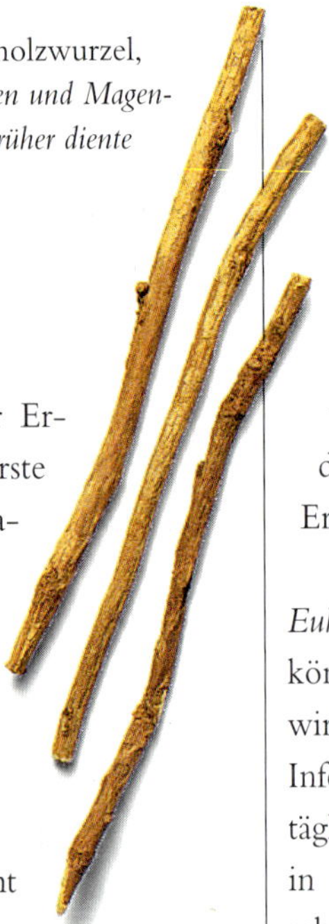

Glycyrrhiza glabra, Süßholzwurzel, *wird bei Gastritis, Koliken und Magengeschwüren verwendet. Früher diente sie auch als natürliche Zahnbürste.*

Schon lange vor Erfindung der Zahnbürste mit Natur- oder Plastikborsten benutzte man die Wurzeln von *Alfalfa, Eibisch, Meerrettich* oder *Süßholz* zur Zahnreinigung. Bei *Süßholzwurzeln* braucht man nur die Rinde an der Spitze abzuschälen und die Fasern zu spalten.

Falls Sie Zahnpasta benutzen wollen, finden Sie auch pflanzliche im Angebot. Am besten sind Pasten, die antimikrobielle Wirkstoffe enthalten wie *Myrrhe* oder *Sonnenhut.*

Zur Ersten Hilfe bei Zahnschmerzen kauen Sie *Gewürznelken,* da sie das schmerzstillende Öl Eugenol enthalten. Sie können auch einen Wattebausch in *Nelkenöl* tauchen und an den Zahn legen. Auch *Pfefferminzöl* wirkt schmerzstillend, Ist aber nicht so wirkungsvoll.

- **Zahnfleischentzündung** (Gingivitis) ist eine verbreitete Infektion des äußeren Zahngewebes, verursacht durch mangelnde Mundhygiene und ungesunde Ernährung.

Antimikrobielle Pflanzen wie *Eukalyptus, Myrrhe* und *Sonnenhut* können in Form von Tinkturen sehr wirkungsvoll sein. Je nach Stärke der Infektion kann man das Zahnfleisch täglich mit einer *Myrrhen*tinktur oder in schwereren Fällen mit einer Mischung aus gleichen Teilen von *Myrrhen-* und *Sonnenhut*tinktur spülen.

Oder massieren Sie statt dessen das Zahnfleisch vor dem Zubettgehen mit *Eukalyptus*öl, und spülen Sie morgens den Mund mit destilliertem *Hamamelis* aus.

- **Parodontose** Diese chronische degenerative Zahnfleischerkrankung muß systemisch durch Alteranzien, die auch antimikrobiell und lymphreinigend wirken, behandelt werden.

So stellen Sie eine Naturzahnbürste her

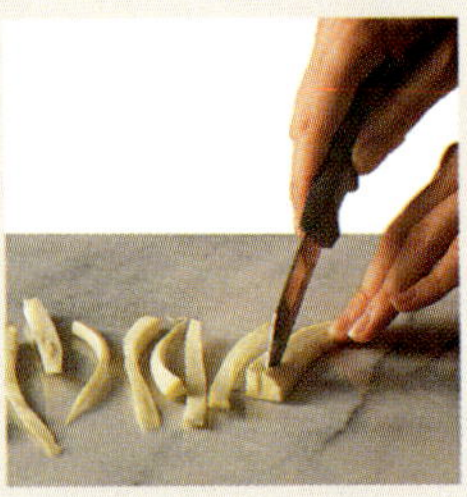

1 *Eine gerade Eibischwurzel in etwa 12 cm lange Stücke schneiden.*

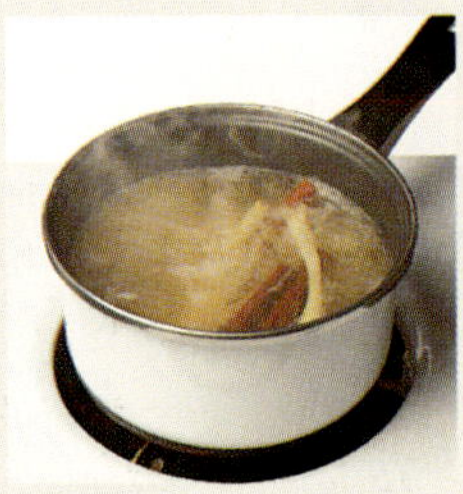

2 *Schälen und mit Zimtstangen und Nelken so lange kochen, bis die Stangen weich sind.*

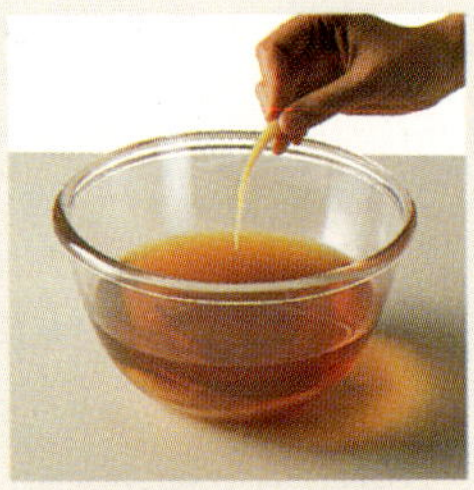

3 *Vorsichtig (weil die Stücke leicht brechen) in Weinbrand legen und einen Tag darin ziehen lassen.*

Herausnehmen und trocknen lassen. Vor Gebrauch die Stücke jeweils kurze Zeit in heißem Wasser einweichen. Sie benötigen hierbei keine Zahnpasta, da die Wurzel bereits alle wesentlichen Stoffe enthält.

Befolgen Sie die unter Zahnfleischentzündung beschriebenen Maßnahmen zur Behandlung des Zahnfleischs in Kombination mit einer hohen Vitamin-C-Gabe. Am wichtigsten ist die Anwendung folgender Mischung, aus der Sie eine Abkochung bereiten:

Sonnenhut	*2 Teile*	
Buntf. Schwertlilie	*1 Teil*	
Klebkraut	*1 Teil*	
Kermesbeere	*1 Teil*	

Diesen Tee einige Wochen dreimal täglich trinken, bis die Beschwerden abgeklungen sind.

- **Abszeß** Am besten können Sie diesem äußerst schmerzhaften Leiden abhelfen, indem Sie den unter Parodontose angegebenen Tee trinken. Damit wird auch das gesamte System vor einer möglichen Ausbreitung der Infektion geschützt, denn das Auftreten eines Abszesses deutet auf eine geschwächte Abwehr des Körpers hin. Vermeiden Sie jede Behandlung, die die Absorption des Eiters fördern könnte.

- **Aphthen** Zahnfleischgeschwüre deuten sehr oft auf einen Erschöpfungszustand hin und werden am besten durch eine Verbesserung des Allgemeinzustands behandelt.

Häufig treten sie nach Gaben von Antibiotika oder nach einer Grippe auf. In beiden Fällen war der Körper erheblichem physischem Streß ausgesetzt, der zu einer allgemeinen Schwäche geführt hat. Diese wiederum wirkt sich auf die normale Mikrobiologie der Mundhöhle und anderer Gebiete aus, und ein Symptom dafür kann eine Aphthe sein. Solche Geschwüre können auch bei psychischem Streß auftreten.

Eine einfache, aber wirkungsvolle Behandlung ist eine Mundspülung mit *Salbei* (vorzugsweise ein Aufguß von frischen Blättern). Man kann auch frische Salbeiblätter kauen. Eine meist ebenso wirksame Alternative ist eine Mundspülung mit *Myrrhen*tinktur, eins zu eins mit Wasser vermischt.

Gleichzeitige Einnahme von Vitamin B und C hilft bei der Streßbewältigung, gleich, welcher Ursache. Heilen die Geschwüre nicht, ärztlichen Rat einholen.

Der Magen

Der Magen ist das Organ, das die Hauptlast unseres willkürlichen Umgangs mit Speisen und Getränken tragen muß. Zuviel Alkohol, chemisch behandelte Nahrung, Zigaretten und Medikamente wirken sich negativ auf den Magen aus.

Die Hauptaufgabe des Magens ist die Vorbereitung der Nahrung für die weitere chemische Umwandlung im Dünndarm durch die Vermischung mit Salzsäure und Enzymen.

Bevor wir jedoch zum Magen kommen, wollen wir uns zwei Problemen der Speiseröhre zuwenden. Symptome wie ein Brennen in der Speiseröhre oder das Aufsteigen von Säure bis in den Mund sind auf Magenprobleme zurückzuführen. Sie lassen sich zwar mit Hilfe von Demulzenzien behandeln, doch geben sie Rückschlüsse auf den Zustand des Magens. Schluckstörungen sollten ärztlich abgeklärt werden. Häufig haben sie mit nervöser Anspannung und Angstzuständen zu tun und können mit Mitteln wie *Baldrian, Giftlattich* oder *Hopfen* gelindert werden.

• **Magenverstimmung** Dieser Begriff wird auf die verschiedensten Symptome angewendet, die aber alle Folge von Funktionsstörungen des Magens aufgrund schlechter Eßgewohnheiten sind.

Magenverstimmung kann von Schmerzen, Blähungen, Sodbrennen und anderen Symptomen begleitet sein. Ihre Ursachen lassen sich in vier Gruppen aufteilen.

• **Unregelmäßige Mahlzeiten** Die körperlichen Funktionen sind durch Rhythmen gekennzeichnet, dabei bildet der Magen – wie das Verdauungssystem insgesamt – keine Ausnahme. Bei unregelmäßiger Nahrungsaufnahme werden diese Rhythmen gestört, und es können Funktionsstörungen auftreten.

• **Zu reichliches und hastiges Essen** Bei überreichlicher Nahrungszufuhr, sei es bei einer Mahlzeit oder im Lauf des Tages, wird der Magen überladen und arbeitet dann weniger effizient. Die Überlastung führt zu Problemen, die den gesamten Organismus beeinträchtigen können. Fettleibigkeit ist die häufigste Folge. Auch wenn die Nahrung nicht gründlich gekaut wird, kommt es zu Problemen; das Essen wird nicht richtig verdaut und kann in unverdauter Form das System passieren.

• **Unverträgliche Nahrungsmittel** Viele Menschen sind gegen bestimmte Speisen allergisch, ohne daß die Symptome besonders auffallen. Jedes Nahrungsmittel, das zu Beschwerden führt, sollte aus dem Speiseplan gestrichen werden.

• **Streß** Nervliche Anspannung und Sorgen schlagen sich leicht auf den Magen und das gesamte Verdauungssystem nieder.

Wenn Sie diese Ursachen berücksichtigen und Ihre Ernährung und Lebensführung entsprechend ändern, lassen sich Magenverstimmungen erfolgreich behandeln. Es gibt eine Reihe von Heilpflanzen, die die Heilung beschleunigen, doch müssen sie entsprechend der Ursache ausgewählt werden.

Das wichtigste Heilmittel ist *Mädesüß*. Es beruhigt den Magen und baut übermäßige Säure ab. Demulzenzien können sehr wirksam sein, empfehlenswert ist zum Beispiel *Irländisches Moos*.

Bei Darmträgheit helfen Bitterpflanzen wie *Gelber Enzian, Kanadische Gelbwurzel* und *Wermut*.

Bei Blähungen sollten auch Karminativa verwendet werden. Für den Magen gut geeignet sind *Anis, Fenchel, Kardamom, Melisse* und *Pfefferminze*.

Bei Streß sind nervenentspannende Mittel angezeigt, besonders, wenn sie auch die Verdauung fördern, wie *Baldrian, Hopfen, Kamille, Lavendel* und *Rosmarin*. In jedem Fall in Teil III nachlesen, um die im Einzelfall geeignetste Heilpflanze oder -kombination auszuwählen.

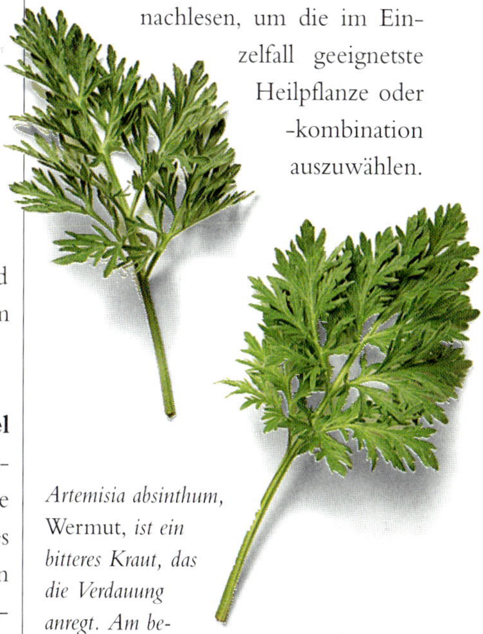

Artemisia absinthum, Wermut, *ist ein bitteres Kraut, das die Verdauung anregt. Am bekanntesten wohl als Hauptbestandteil des gleichnamigen Aperitifs.*

• **Gastritis** Wenn aus einer funktionellen Störung wie Magenverstimmung eine strukturelle wird, kommt es als erstes zu einer Entzündung der Magenschleimhaut. Sie kann sich aufgrund einer Infektion oder als Reaktion auf ein Nahrungsmittel entwickeln und kurzfristig bestehenbleiben oder eher chronisch verlaufen. Dauert sie länger, sollte man nach den Ursachen fahnden: unverträgliche Lebensmittel, Alkohol, Zigaretten (der geschluckte Teerstoff!) und Streß. Meistens handelt es sich um eine Kombination dieser Faktoren.

Gastritis wird mit Diät und Heilpflanzen behandelt. Bei der Diät ist die wichtigste Erstmaßnahme, Reize zu vermeiden, die die Entzündung verursachen oder verschlimmern können, wie Hitze und Kälte sowie chemische oder mechanische Reize.

• **Sehr heiße Speisen und Getränke** sollten vermieden werden, da sie die Entzündung verschlimmern. Kaltes hat meist den gleichen Effekt. Alle stark gewürzten, schweren und fettreichen Speisen ziehen unangenehme Folgen nach sich.

• **Chemische Reize** haben eine sofortige Wirkung. Gebräuchliche Würzmittel, die Essig enthalten, also verdünnte Essigsäure, meiden. Keinen Essig beim Kochen verwenden; auch sauer eingelegtes Gemüse streichen.

• **Alkohol** in jeder Form ist verboten, da er ähnlich wie Essig auf die Magenschleimhaut wirkt. Ebenso verstärkt Tabak das Leiden, da ein Großteil des Teerstoffs geschluckt wird.

• **Mechanische Reize** führen ebenfalls zu Beschwerden. Bei einer akuten Entzündung ist eine ballaststoffarme Diät anzuraten, da die Pflanzenfasern ähnlich wie Sandpapier auf einer Schnittwunde wirken.

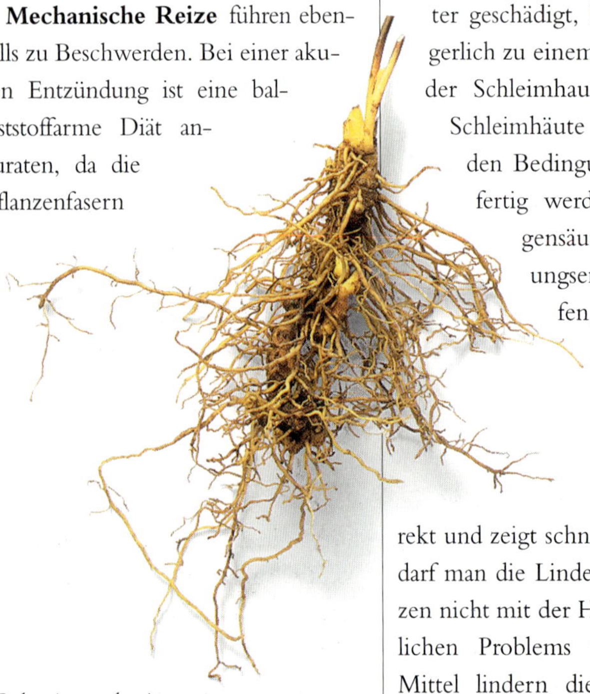

Hydrastis canadensis,
Kanadische Gelbwurzel, *ist vielfältig einsetzbar, doch besonders nützlich bei Gastritis, Kolitis und Magengeschwüren.*

Eine reizarme Kost ohne Vollkornbrot, Nüsse, Tomaten usw. ist angezeigt.

Sobald eine Besserung eingetreten ist, wieder mit dem Ballaststoffverzehr beginnen, denn diese Nahrungsmittel sind ein wesentlicher Bestandteil der gesunden Ernährung.

Die folgende Teemischung lindert und heilt die Magenschleimhäute wirkungsvoll.

Beinwell	*2 Teile*	
Eibischwurzel	*2 Teile*	
Mädesüß	*2 Teile*	
Kanad. Gelbwurzel	*1 Teil*	

Bis zum vollständigen Abklingen der Beschwerden den Tee nach jeder Mahlzeit trinken.

Ist die Entzündung von vielen Blähungen begleitet, einen Teil *Kalmus* hinzufügen. Spielt Streß eine Rolle, zur Nervenberuhigung *Baldrian* dazugeben.

• **Magengeschwür** Wird der Magen, eventuell unbewußt, immer weiter geschädigt, kommt es unweigerlich zu einem Zusammenbruch der Schleimhautbarriere. Da die Schleimhäute mit den ungesunden Bedingungen nicht mehr fertig werden, können Magensäure und Verdauungsenzyme sie angreifen, ein Magengeschwür entsteht. Die heilpflanzliche Behandlung ist einfach und direkt und zeigt schnell Wirkung, doch darf man die Linderung der Schmerzen nicht mit der Heilung des eigentlichen Problems verwechseln. Die Mittel lindern die Symptome und beschleunigen den Heilungsprozeß, doch eine völlige Ausheilung braucht einige Zeit und setzt eine kritische

Acorus calamus,
Kalmus, *regt den Appetit an und ist ein sehr gutes Tonikum für das gesamte Verdauungssystem. Er ist besonders wirksam bei blähungsbedingter Kolik.*

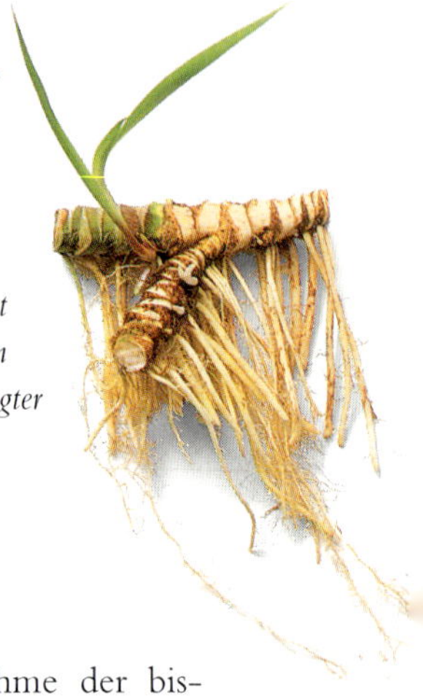

Bestandsaufnahme der bisherigen Lebensweise voraus.

Durch ein Magen- oder Zwölffingerdarmgeschwür will der Körper uns sagen, daß an unserem gesamten Lebensgefüge etwas nicht stimmt. Vielleicht ist wirklich nur die Ernährung schuld, doch oft sind es auch die Arbeitsgewohnheiten oder psychische Belastungen.

Heilpflanzen können das Geschwür heilen, doch kann es rasch zu einem Rückfall kommen, wenn keine Lehren daraus gezogen und Veränderungen vorgenommen werden.

Die Behandlung besteht aus einer Diät und der Anwendung von Heilpflanzen. Hier ein wirksamer Kräutertee, der kalt getrunken wird:

Beinwell	*1 Teil*	
Kanad. Gelbwurzel	*1 Teil*	
Eibischwurzel	*1 Teil*	
Mädesüß	*1 Teil*	

Ein kalter Auszug der Demulzenzien ist schleimbildend und lindert besser als ein Tee oder eine Tinktur. Mehr darüber lesen Sie im Abschnitt über die Aufbereitung von Heilpflanzen (Seite 22–31).

Beinwell und *Echter Eibisch* sind ausgezeichnete Mittel, um die gereizten Schleimhäute zu beruhigen, und zugleich wirken sie heilend.

Flatterulme kann mit der Nahrung aufgenommen oder in Tablettenform genommen werden. *Mädesüß* beruhigt den Magen und mindert die Wirkung der Übersäuerung.

Kanadische Gelbwurzel hat einen heilenden Einfluß auf die Schleimhäute, stärkt das Gewebe und zugleich den gesamten Körper. Bei Magenbluten kann man der Teemischung *Gefleckten Storchenschnabel* zusetzen. Spielt Streß eine Rolle – was häufig der Fall ist –, kann man auch *Baldrian* oder *Hopfen* in Betracht ziehen.

Die Kost sollte während der akuten Phase der Krankheit sehr ballaststoffarm sein und außerdem nur wenig Eiweiß enthalten, damit der Magen nicht zu sehr beansprucht wird. Wenn die Symptome nachlassen, können Faserstoffe und verschiedene Proteine langsam wieder hinzukommen. Äußerst wichtig ist der Verzicht auf Alkohol und Tabak. Der Tabakentzug kann zu Nervosität führen, wodurch der Zustand noch verschlimmert wird. Versuchen Sie trotzdem, standhaft zu bleiben – Sie waren abhängig!

Der Dünndarm

Der Dünndarm bildet mit einer Länge von etwa sechs Metern den längsten Teil des Verdauungssystems. Er besteht aus drei Abschnitten: Zwölffingerdarm, Leerdarm und Krummdarm (Duodenum, Jejunum, Ileum). Auf dieser langen Strecke wird der größte Teil der Nahrung vom Körper aufgenommen. Daher wirken sich alle Störungen im Dünndarm auf den Ernährungszustand aus und verursachen Mangelzustände, denen Resorptionsstörungen zugrunde liegen. Wie die Zwölffingerdarmgeschwüre zeigen, hat Streß einen erheblichen Einfluß auf diesen Teil des Körpers.

• **Zwölffingerdarmgeschwüre** Der Zwölffingerdarm, der erste Abschnitt des Dünndarms, beginnt am Magenpförtner, einer Klappe am Magenausgang. Diese Klappe steuert den Auslaß von Teilen des Mageninhalts in den Zwölffingerdarm; wenn sie nicht richtig schließt, kann zuviel Magensäure dorthin gelangen und zu Problemen führen.

Wenn zuviel hochsaurer Magensaft in den laugenhaften Zwölffingerdarm sickert, entzünden sich dessen Wände, und schließlich kommt es zu Geschwüren.

Dieses Einsickern kann durch verschiedene Faktoren ausgelöst werden, die häufigsten sind Streß und nervöse Anspannung.

Die Behandlung eines Zwölffingerdarmgeschwürs muß an drei Punkten ansetzen: Anwendung von Heilpflanzen, Ernährungsumstellung und Überprüfung der Streßursachen.

Die Wahl der Heilpflanzen richtet sich nach deren Wirkung. Man

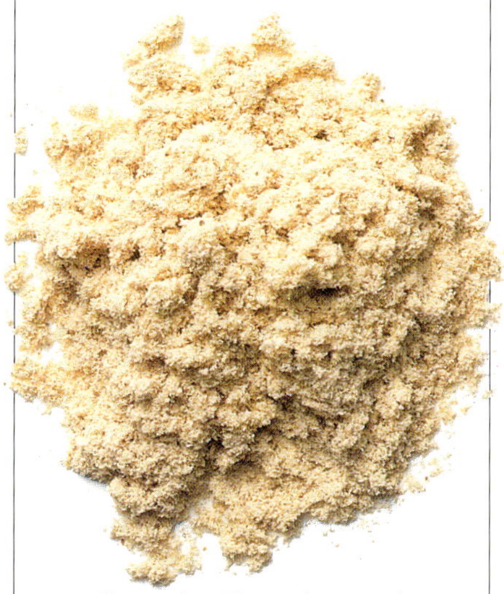

Ulmus rubra, Flatterulmenrinde, *ein weiteres bekanntes Mittel gegen Verdauungsbeschwerden, beruhigt und ist besonders geeignet bei empfindlichem Darm oder für Rekonvaleszenten.*

braucht Demulzenzien, um das Geschwür und das umgebende Gewebe zu beruhigen. Kann man die Heilung durch eine wundheilende Pflanze beschleunigen, um so besser. Dafür eignen sich sowohl *Echter Eibisch* als auch *Beinwell.* Als Schleimhautspezifikum unterstützt *Kanadische Gelbwurzel* die Heilung der Darmschleimhaut. Zur Stärkung des Gewebes braucht man ein passendes Adstringens, etwa *Gefleckten Storchenschnabel.* Da infolge des Eintritts der Giftstoffe aus dem Geschwür in das Blut- und Lymphsystem häufig auch Schwäche und Vitalitätsverlust auftreten, sollten auch geeignete Alteranzien und Lymphtonika wie *Sonnenhut* nicht fehlen. Eine gute Grundmischung besteht daher aus folgenden Heilpflanzen:

Beinwell	*2 Teile*	
Eibischwurzel	*2 Teile*	
Gefl. Storchenschnabel	*1 Teil*	
Sonnenhut	*1 Teil*	
Kanad. Gelbwurzel	*1 Teil*	

Diesen Tee dreimal täglich vor dem Essen trinken. Falls Sie fasten, trinken Sie ihn zu den üblichen Essenszeiten.

Solange die Symptome andauern, sollten Sie sich ballaststoff- und eiweißarm ernähren, danach gehen Sie nach und nach zur normalen Vollwerternährung über. Eine ausgezeichnete beruhigende Kost auf dem Höhepunkt der Beschwerden ist *Flatterulme.* Man kann daraus einen dicken, nahrhaften Brei zubereiten, der eine reizlindernde Wirkung auf das geschwürige Gewebe ausübt.

Zur Bewältigung von Streß und Anspannung sind Nervina angezeigt – doch nur zur vorübergehenden Behandlung, denn der Körper sendet durch das Auftreten des Geschwürs ein deutliches Signal aus. Beachten Sie den Wink, und nehmen Sie Ihr Leben unter die Lupe! Ist es befriedigend und sinnvoll? Es gibt viele gute Methoden, die Ihnen bei der Bestandsaufnahme und der Überwindung von Problemen helfen können; sie reichen von einfachen Entspannungstechniken bis zur Psychotherapie. Entspannung und Umgang mit Streß werden im folgenden Abschnitt behandelt.

Eine gute Mischung von Nervina zur Behandlung von Streß besteht zu gleichen Teilen *Helmkraut* und *Baldrian.* Den Tee können Sie ganz nach

Bedarf trinken. Weitere, nicht ganz so stark wirkende, zur Entspannung beitragende Heilpflanzen sind *Kamille, Lavendel, Lindenblüte* und *Melisse.* Auch diese Tees können nach Bedarf getrunken werden.

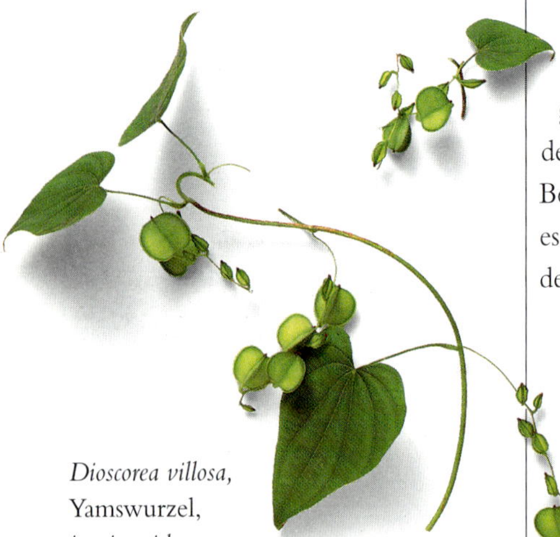

Dioscorea villosa, Yamswurzel, *ist ein wirksames entzündungshemmendes Mittel, besonders bei Divertikulitis.*

• **Enteritis** ist eine Entzündung, die an allen Teilen des Dünndarms auftreten kann, manchmal sogar den gesamten Dünndarm befällt.

Tritt sie nur in einem Abschnitt auf, wird sie entsprechend als Duodenitis, Jejuvenitis oder Ileitis bezeichnet, doch die Behandlung ist in jedem Fall die gleiche. Meist reichen die für ein Zwölffingerdarmgeschwür angezeigten Richtlinien und Maßnahmen aus. Gut wäre es, zur weiteren Entzündungs- und Schmerzlinderung noch einen Teil *Yamswurzel* der genannten Teemischung beizufügen.

• **Malabsorption** Ein sehr häufiges, wenn auch oft nicht erkanntes Leiden ist die ungenügende Aufnahme von Nahrung oder bestimmten Nahrungsbestandteilen, wie etwa Mineralstoffen aus dem Dünndarm. Dies kann zu Symptomen der Unterernährung führen, zu Mineralstoff- oder Vitaminmangel, Anämie und Gewichtsverlust, Leibschmerzen oder, tückischer, nur einem vagen Unwohlsein.

Am häufigsten wird die Malabsorption von einer allergischen Reaktion auf bestimmte Nahrungsmittel verursacht, die zu Problemen an den Schleimhäuten der Darmwand führen. Die allergische Reaktion kann eine extreme, auffällige Form annehmen, wie beispielsweise bei Zöliakie, bei der eine starke Allergie gegen Gluten vorliegt, oder eine milde Form ohne auffällige Symptome. Bei Verdacht auf Malabsorption lohnt es sich immer, potentielle Allergene in der Nahrung zu meiden.

Eine vollständige Liste dieser Allergene würde sämtliche Nahrungsmittel umfassen, da jedes eine allergische Reaktion hervorrufen kann. Die häufigsten Auslöser sind aber nur vier Arten von Nahrungsmitteln: glutenhaltige Speisen, in erster Linie alle Weizenprodukte; Milch und Milchprodukte wie Käse und Butter; Zucker; Speisen mit hohem Zucker- und Eianteil. Verzichten Sie einige Wochen auf diese Nahrungsmittel, und beobachten Sie eventuelle Veränderungen. Entfernen Sie gegebenenfalls das allergieauslösende Nahrungsmittel aus ihrem Speiseplan; wenn keine Veränderungen beobachtet wurden, achten Sie auf sonstige verdächtige Allergene wie Kaffee, Tee oder Tomaten.

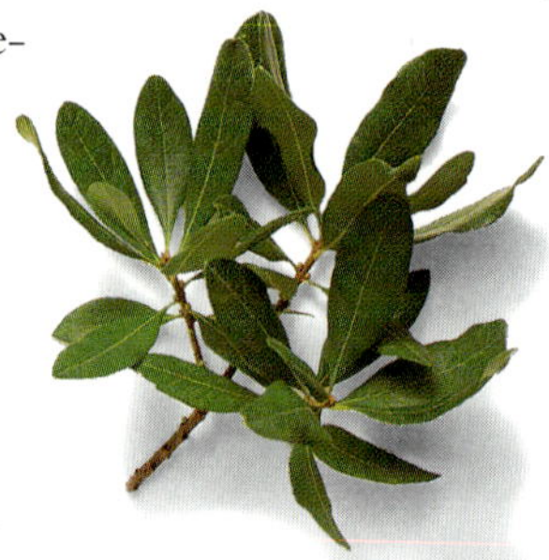

Myrica cerifera, Gagelstrauch, *ist ein Adstringens, das bei Durchfall und Ruhr hilft.*

Pflanzliche Mittel können dazu beitragen, die Darmoberfläche zu beruhigen, zu heilen und zu erneuern. Demulzenzien wie *Beinwell, Echter Eibisch* und *Flatterulme* beruhigen die Schleimhäute. Auch entzündungshemmende Mittel wie *Yamswurzel* und *Mädesüß* sowie Adstringenzien wie *Gagelstrauch, Odermennig* und *Mädesüß* kommen dafür in Frage. Karminativa wie *Hopfen, Kamille* und *Kardamom* sind unverzichtbar, wobei die beiden erstgenannten auch als entspannungsfördernde Nervina wirken. Wenn ein Schutz vor Infektionen nötig ist, wäre *Sonnenhut* angebracht.

Bei schwereren Erkrankungen in diesem Bereich, wie Zöliakie oder Morbus Crohn, sollten Sie ärztlichen Rat einholen.

Der Dickdarm

Die Hauptfunktion des Dickdarms (Kolon) ist die Absorption von Wasser und Mineralstoffen. Nahrung wird hier kaum oder gar nicht aufgenommen, da dies bereits im Dünndarm geschehen ist. Die Darmbakterien (Darmflora) stellen hier einige unserer Vitamine her und schützen vor schädlichen Bakterien.

• **Kolitis,** Dickdarmentzündung, ist das verbreitetste Leiden in diesem Bereich. Die Stärke und spezifischen Symptome hängen vom Ausmaß der Entzündung ab. Zwar können die Symptome von Person zu Person etwas variieren, doch typisch sind für Kolitis Durchfälle, die sich mit Verstopfung abwechseln, ein allgemeiner Vitalitätsverlust und häufig Depression. Dieses das Allgemeinbefinden stark beeinträchtigende Leiden reagiert gut auf pflanzliche Behandlung und eine geeignete Diät. Hilfreich ist folgende Mischung:

Yamswurzel	*3 Teile*	
Gagelstrauch	*2 Teile*	
Odermennig	*1 Teil*	
Beinwell	*1 Teil*	
Kanad. Gelbwurzel	*1 Teil*	
Eibischwurzel	*1 Teil*	

Den Tee dreimal täglich trinken.

Dieser Tee beruhigt und heilt die Dickdarmwände durch die Kombination von Demulzenzien *(Beinwell, Echter Eibisch)*, Adstringenzien *(Gagelstrauch, Odermennig, Beinwell)* und einer entzündungshemmenden Substanz *(Yamswurzel)*. Als Adstringenzien kommen auch *Eichenrinde, Gefleckter Storchenschnabel, Großes Immergrün* und *Hirtentäschel* in Frage. Unter Umständen muß man Alteranzien und antimikrobielle Mittel wie *Sonnenhut* oder *Knoblauch* hinzufügen.

Ist die Kolitis von Streß und Angstzuständen begleitet, sollte man auch an Nervina wie *Baldrian, Helmkraut* und *Lindenblüten* denken.

Bei der Ernährung muß alles, was die Darmwand reizen könnte, gemieden werden, also Dinge, die physisch durch ihre Temperatur oder ihre chemische Wirkung irritieren oder als Allergen wirken.

• **Physische Reizung** läßt sich durch den Verzicht auf ballaststoffhaltige Nahrung vermeiden, wie zum Beispiel Kleie, Vollkornmehl, rohes Gemüse, Obstschalen, Beerenobst, Nüsse und gekochte faserreiche Gemüse wie Kohl. Die Speisen sollten gut temperiert sein; auf heiße oder kalte Speisen und Getränke verzichten.

• **Chemische Reizstoffe** vermeiden, insbesondere Alkohol, Essig und Essigmarinaden, scharfe Gewürze, pikanten Käse und Gebratenes.

• **Allergieauslösende Nahrungsmittel,** wie etwa Kuhmilchprodukte, sind ebenso zu meiden wie Kaffee und Schweinefleisch. Kuhmilch kann durch Ziegen- oder Sojamilch ersetzt werden. Ferner sind erlaubt: Eier, zartes helles Fleisch, Fisch, Leber, Geflügel, milde Suppen, kurz gekochtes Gemüse und gekochtes Obst (Bananen und Avocados dürfen roh verzehrt werden), Produkte aus ungebleichtem Weißmehl, zarte Getreideflocken und der heilend wirkende *Flatterulmenbrei* (siehe »Zwölffingerdarmgeschwüre«, Seite 197).

Nehmen Sie mehrere kleine Mahlzeiten zu sich statt drei großer. Halten Sie die Diät bis zum Abklingen der Symptome ein, dann sollten ballaststoffreiche Nahrungsmittel langsam wieder in den Speiseplan aufgenommen werden. Chemische Reizstoffe und allergieauslösende Speisen jedoch auf Dauer meiden.

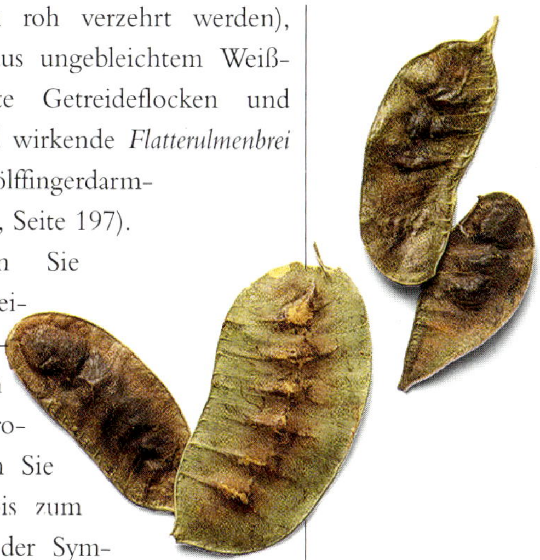

Senna alexandrina, Senna, *gehört zu den bekanntesten Heilpflanzen. Sennesblätter wirken stark abführend und sollten mit Vorsicht verwendet werden.*

• **Divertikulitis** Wegen der unnatürlichen und ungesunden Kost, die durchweg in der »zivilisierten« Welt gegessen wird, ist Darmwandschwäche heute weit verbreitet. Diese Schädigung kann dazu führen, daß sich sackförmige Ausstülpungen, sogenannte Divertikel, in der Darmwand bilden. Es können wenige, aber auch sehr viele kleine Divertikel entstehen, und häufig werden daraus große. Sie machen oft wenig oder keine Beschwerden, doch kann es zu Entzündungen kommen, und Nahrungs- und Kotbestandteile setzen sich darin fest. Bei einer Entzündung kann jede faserige oder unverdauliche Substanz, wie zum Beispiel Tomatenhaut, schmerzhafte Beschwerden hervorrufen.

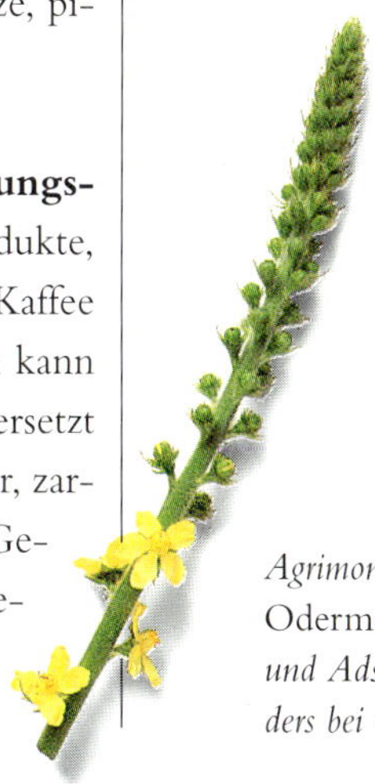

Agrimonia eupatoria, Odermennig, *ist ein Tonikum und Adstringens. Es hilft besonders bei Colitis mucosa.*

Divertikulitis, also die Entzündung von Divertikeln, kann durch eine Kombination von Heilpflanzen und Diät behandelt werden.

Hier ein wirksames Grundrezept für einen Tee:

Yamswurzel	*3 Teile*
Echte Kamille	*2 Teile*
Echter Eibisch	*1 Teil*
Kalmus	*1 Teil*

Dreimal täglich trinken.

Treten bei Divertikulitis Blähungen auf, noch Karminativa wie *Ingwer* und *Kalumba* hinzufügen, bei gleichzeitiger Verstopfung evtl. Laxative wie *Rhabarberwurzel* oder *Senna.*

Die Diätempfehlung ist scheinbar paradox, denn obwohl das Problem durch einen langzeitigen Mangel an Ballaststoffen entsteht, würden diese eine akute Entzündung noch verstärken. Also Ballaststoffe meiden und für eine milde, faserarme Kost mit vielen reizlindernden Substanzen wie etwa *Flatterulme* sorgen. Erst wenn die Entzündung unter Kontrolle ist, können vollwertige und faserreiche Nahrungsmittel allmählich wieder gegessen werden. Auf lange Sicht ist eine gesunde, natürliche Ernährung das Beste.

• **Appendizitis** Eine Entzündung des Wurmfortsatzes (Appendix), volkstümlich Blinddarmentzündung genannt, kann sich auf zweierlei Weise äußern, in einem akuten schweren Anfall oder in eher chronischer Form. Bei einem plötzlichen schmerzhaften Anfall muß man sofort zum Arzt, denn wenn der Appendix platzt, kann es zu der sehr gefährlichen Bauchfellentzündung kommen.

Symptome einer chronischen Infektion können in Form von wiederkehrenden Leibschmerzen auf der unteren rechten Seite auftreten, die verbunden sind mit Temperaturanstieg, Übelkeit und möglicherweise Erbrechen.

Diese Symptome mit folgender Kräutermischung behandeln:

Sonnenhut	*2 Teile*
Yamswurzel	*2 Teile*
Odermennig	*1 Teil*
Kamille	*1 Teil*

Den Tee eine Zeitlang dreimal täglich trinken.

Diese Mischung kann zwar die Symptome einer akuten Appendizitis lindern, doch ist bei einem plötzlichen Anfall sofortige ärztliche Hilfe angezeigt. Obwohl Appendizitis oft von Verstopfung begleitet ist, keine Abführmittel benutzen, da sie die Beschwerden verschlimmern können.

• **Hämorrhoiden** führen zu Beschwerden an Enddarm und After. Es gibt innere und äußere Hämorrhoiden. Meistens reagieren sie rasch und gut auf pflanzliche Heilmittel, die innerlich oder äußerlich angewendet werden.

Vor allem muß die Ursache des Problems herausgefunden und vorrangig behandelt werden. Unterläßt man dies, treten sie immer wieder auf. Die häufigste Ursache ist chronische Verstopfung, deren Behandlung wir schon beschrieben haben. Eine andere häufige Ursache ist eine Leberstauung.

Das folgende Vorgehen hilft meist auch in sehr hartnäckigen Fällen. Als wichtigste Heilpflanzen benötigt man hier Adstringenzien, insbesondere solche, die auch die betroffenen Blutgefäße stärken. Das Mittel der Wahl ist *Scharbockskraut.* Außerdem kann man *Hamamelis, Großes Immergrün* und *Tormentill* verwenden, wenn eine einfache *Scharbockskraut*infusion nicht genügen sollte. Wenn die Verstopfung von einer Leberstauung verursacht wird, können Hepatika mit ihrer sanft abführenden und tonisierenden Wirkung helfen, zum Beispiel *Berberitze, Kanadische Gelbwurzel, Krauser Ampfer* oder *Löwenzahnwurzel.*

Mit *Scharbockskraut* kann auch eine gute lindernde Hämorrhoidensalbe hergestellt werden, die nach jedem Stuhlgang aufgetragen wird.

Leber und Gallenblase

Die Leber, die größte Drüse des menschlichen Körpers, ist, direkt oder indirekt, an allen physiologischen Stoffwechselvorgängen beteiligt. Es ist hier nicht der Ort, die Aufgaben dieses vielseitigen Organs zu untersuchen, doch ist es angebracht, seine Hauptfunktionen kurz zu beschreiben, um die Bedeutung seiner Gesundheit für den Körper zu demonstrieren.

• Die Leber ist am Kohlenhydratabbau beteiligt und das wichtigste Organ zur Aufrechterhaltung des Blutzuckerspiegels.

• Sie ist am Eiweißabbau beteiligt und hat eine beherrschende Stellung bei der Aufspaltung der Aminosäuren und der Synthese der Blutplasmaproteine, wie etwa Globuline und Gerinnungsfaktoren.

• Sie ist am Fettabbau beteiligt, zum Beispiel an der Synthese des Cholesterins und seiner nachfolgenden Aufspaltung in Gallensalze.

• Die Leber ist an Speicherung und Abbau der Vitamine beteiligt. Die Absorption der fettlöslichen Vitamine hängt von der Galle ab; die Vitamine A, D, K und B_{12} werden in der Leber gespeichert, und viele Vitamine werden dort abgebaut.

• Die Leber ist an der Inaktivierung der Hormone beteiligt, zum Beispiel der Östrogene, Kortikosteroide und sonstiger Steroide.

• Die Leber ist an der Entgiftung des Körpers von Medikamenten beteiligt, um das innere Milieu vor Störungen durch Arzneimittel, verunreinigende Substanzen, chemische Nahrungsmittelzusätze und andere potentiell giftige Substanzen zu bewahren. Wenn sie ständig damit beschäftigt ist, gerät die Leber unter Streß.

• Die Leber produziert und scheidet Galle aus, einen für die Verdauung essentiellen Saft.

Schon diese Beispiele zeigen, welche integrale Rolle die Leber zur Erhaltung der Blutgesundheit, zur richtigen Funktion des Drüsensystems und der Verdauung sowie des gesamten Stoffwechsels spielt. Da sie mit vielen anderen Organfunktionen in Verbindung steht, wird sie von jeder Störung oder Krankheit in Mitleidenschaft gezogen. Andersherum kann sich eine geringfügige Leberfunktionsstörung als Symptom in einem von der Leber weit entfernten Körperteil manifestieren, etwa als Hautkrankheit.

Man kann die Leber durch Hepatika unterstützen; zu den wichtigsten gehören *Berberitze, Boldo, Buntfarbige Schwertlilie, Glatte Chelone, Kanadische Gelbwurzel, Krauser Ampfer, Löwenzahn, Schneeflockenstrauch, Pfaffenhütchen, Venuskraut, Virginischer Ehrenpreis* und *Yamswurzel.*

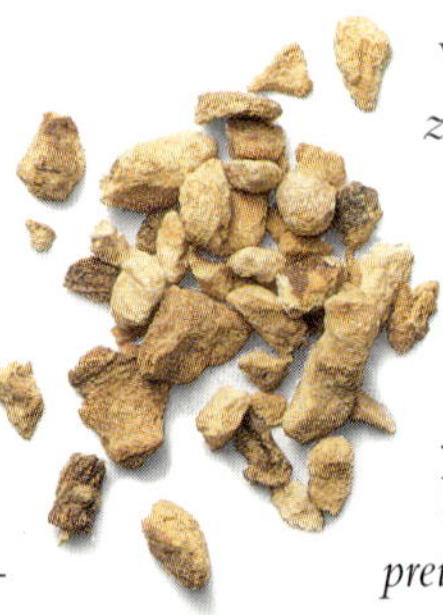

Chionanthus virginicus, Schneeflockenstrauch, *wirkt besonders bei Leberleiden und allen Formen damit verbundener Gelbsucht.*

• **Unterstützung der Leber** Die Leber zu unterstützen, ist auch dann notwendig, wenn keine bestimmte Krankheit vorliegt, sondern man es nur »mit der Leber hat«. Dabei können nämlich zahlreiche funktionelle Probleme auftreten.

Die Frühjahrskuren der Volksmedizin basierten oft auf Leberstimulanzien. Sie sollten die Leber nach der vitaminarmen Ernährung im Winter stärken, so daß sie wieder zur Entschlackung und Kräftigung des ganzen Organismus beitragen konnte.

Die heutige Ernährung in den entwickelten Ländern kann zwar während des ganzen Jahres ausgewogen und nahrhaft sein, doch ist sie durch eine Reihe chemischer Zusätze belastet, mit denen der Körper nur schwer fertig wird. Eine »Frühjahrskur« ist deshalb zu allen Jahreszeiten empfehlenswert.

Die einfachste Art, die Leberfunktion und den gesamten Verdauungsprozeß zu fördern, ist die Anwendung von Bitterstoffen wie *Gelber Enzian, Kanadische Gelbwurzel* oder *Wermut*. Spezifischer wirken sämtliche oben erwähnten Hepatika. *Löwenzahn* ist am einfachsten anzuwenden. Seine Wurzeln und Blätter sind ausgezeichnete Hepatika, die auch auf die Niere wirken und damit die Entschlackung des Körpers durch dieses Organ günstig beeinflussen. Zweckmäßigerweise sollte man zugleich den Magen durch *Mädesüß* unterstützen. Auch sonstige hilfsbedürftige Teil des Systems sollten berücksichtigt werden. Ein gutes Lebertonikum ist die folgende Mischung:

Löwenzahn	*2 Teile*
Mädesüß	*2 Teile*
Schneeflockenstrauch	*1 Teil*
Kanad. Gelbwurzel	*1 Teil*

Dieser Aufguß soll nach jeder Mahlzeit getrunken werden.

• **Leber- und Gallenblasendiät** Bei jedem mit der Funktion von Leber oder Gallenblase zusammenhängenden Problem sollte man unbedingt eine strenge Diät einhalten, um die Belastung der Leber durch die Verdauung zu erleichtern und das Auftreten unnötiger Schmerzen zu verhindern. Die diätetischen Richtlinien sind einfach: Keine fetten und gebratenen Speisen essen, den Fettverzehr auf das Minimum reduzieren, sich bei Alkohol mäßigen.

• **Gelbsucht** ist ein Symptom, keine Krankheit. Sie deutet auf eine Leberstauung hin, die zur Ansammlung von Galle im Blut führt. Diese verursacht auch die Gelbfärbung der Haut. Man muß die Ursache der Stauung herausfinden, um eine Heilung zu ermöglichen. Sie kann durch eine Überlastung mit chemischen Stoffen oder eine Infektion entstehen. Die Behandlung richtet sich nach der Ursache, kann aber durch eine Abkochung unterstützt werden, die bei den meisten Formen der Gelbsucht hilfreich ist:

Glatte Chelone	*1 Teil*
Virgin. Ehrenpreis	*1 Teil*
Löwenzahn	*1 Teil*
Schneeflockenstrauch	*1 Teil*
Kanad. Gelbwurzel	*1 Teil*

Solange noch Symptome vorhanden sind, alle zwei Stunden eine kleine Tasse davon trinken.

• **Gallenblasenentzündung** Dieses äußerst schmerzhafte Leiden reagiert im allgemeinen gut auf pflanzliche Heilmittel. Die Ernährung muß genau überwacht und die oben genannten Diätempfehlungen sollten strikt befolgt werden.

Hier eine Heilkräutermischung, die die Schmerzen lindert und die Entzündung eindämmt:

Echter Eibisch	*2 Teile*
Löwenzahn	*1 Teil*
Schneeflockenstrauch	*1 Teil*
Pfaffenhütchen	*1 Teil*
Mahonie	*1 Teil*

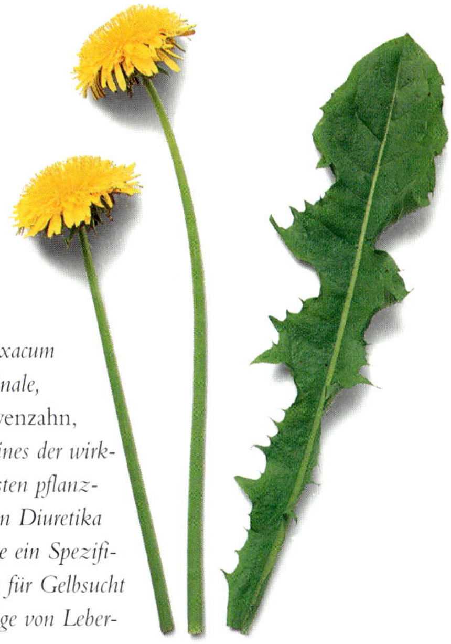

Taraxacum officinale, Löwenzahn, *ist eines der wirksamsten pflanzlichen Diuretika sowie ein Spezifikum für Gelbsucht infolge von Leberstauung.*

Dreimal täglich trinken.

Da das Leiden häufig von extremen Schmerzen begleitet wird, können entspannende Nervina wie *Baldrian* nützlich sein.

• **Gallensteine** Die Ursache ihrer Entstehung ist nicht ganz geklärt. In manchen Fällen können Heilpflanzen den Körper darin unterstützen, die Steine mit einem Minimum an Schmerzen auszuscheiden. Dies braucht allerdings seine Zeit. Hier eine Mischung, die dies leisten kann:

Echter Eibisch	*2 Teile*
Glatte Chelone	*1 Teil*
Boldo	*1 Teil*
Schneeflockenstrauch	*1 Teil*
Kanad. Gelbwurzel	*1 Teil*

Den Tee dreimal täglich trinken.

Die *Kanadische Gelbwurzel* in dieser Mischung kann durch *Berberitze* oder *Mahonie* ersetzt werden, da alle sehr ähnliche Alkaloide enthalten.

Bei Gallensteinen braucht das gesamte Verdauungssystem Unterstützung, deshalb ist die Behandlung mit geeigneten Digestiva angezeigt. Bei nervöser Anspannung sollte auch das Nervensystem entsprechende Hilfe erhalten.

DAS NERVENSYSTEM

Das Nervensystem wird vom Gehirn gesteuert, seine Funktionen erfolgen über Nervenbündel, die vom Rückenmark ausgehen. Nerven überwachen den Zustand des Körpers, geben die Information an das Gehirn weiter, das daraufhin Befehle aussendet oder Änderungen veranlaßt, um das System im Gleichgewicht zu halten.

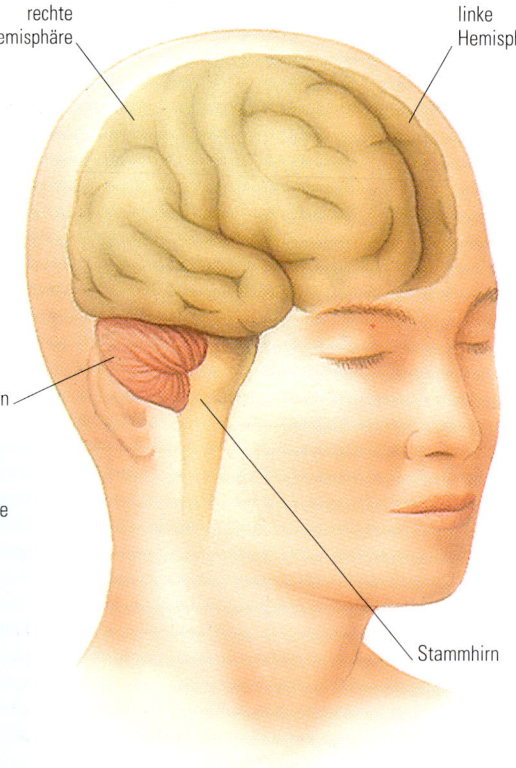

Zum Kleinhirn gehören linke und rechte Gehirnhälfte (Hemisphäre), die beide mit dem Stammhirn verbunden sind.

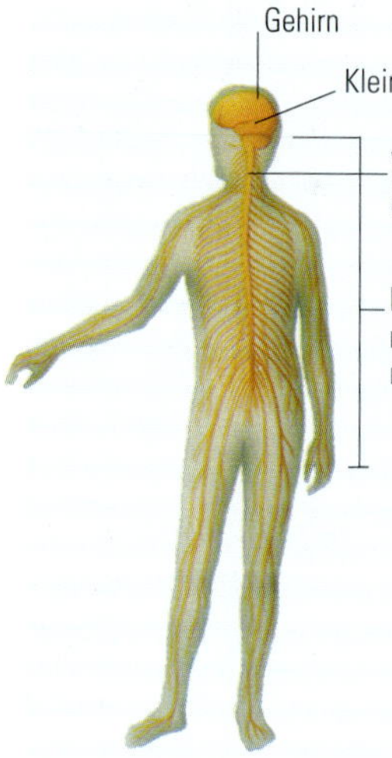

Die Nerven sind in zwei Hauptsysteme unterteilt (oben): zentrales Nervensystem (Gehirn und Rückenmark) und peripheres Nervensystem, mit 31 Paaren von Rückenmarksnerven.

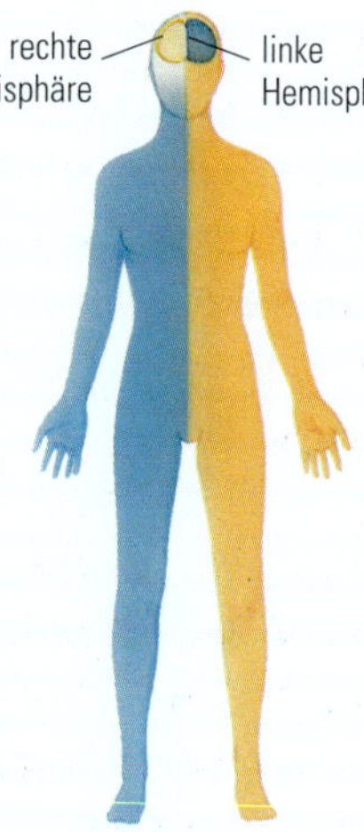

Die linke Gehirnhälfte steuert die rechte Seite des Körpers und umgekehrt.

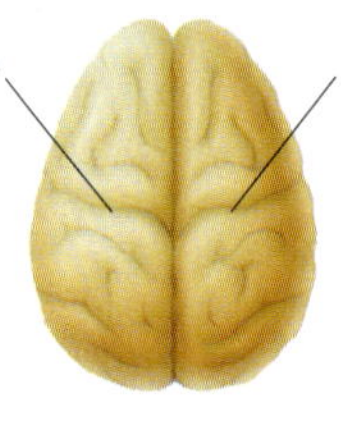

Die beiden Gehirnhälften von oben gesehen, mit der Spalte, die sie voneinander trennt.

An keinem anderen Organsystem wird die Verbindung zwischen den körperlichen und seelischen Ausprägungen unseres Seins so offensichtlich wie am Nervensystem. Es handelt sich fraglos um einen Teil unserer körperlichen Ausstattung und ebenso zweifelsfrei zugleich um den Ort, an dem sämtliche psychischen Prozesse ablaufen. Eine seelische Erkrankung spiegelt sich also unweigerlich auf der körperlichen Ebene wider und umgekehrt.

Der ganzheitliche Ansatz der Pflanzenheilkunde geht von dieser wechselseitigen Abhängigkeit aus und betrachtet das Nervengewebe und seine Funktionen als ein Element von elementarer Bedeutung bei der Behandlung des ganzen Menschen.

Die traditionelle allopathische Medizin neigt dazu, psychische Probleme auf die rein biochemische Ebene zu reduzieren und zu erwarten, daß die »passenden« Medikamente das Leiden beheben oder zumindest soweit überdecken, daß das »normale« Leben weitergehen kann. Viele Verfahren der alternativen Medizin gehen dagegen vom anderen Extrem aus, daß nämlich psychologische Faktoren die Ursache sämtlicher Krankheiten sind und die Behandlung der Psyche der einzig wahre Weg zur Heilung ist, womit sich jedes körperliche Leiden beherrschen läßt. Nur wenn wir diese beiden Vereinfachungen zusammenbringen, kommen wir dem ganzheitlichen Ansatz näher; mit Heilpflanzen können wir das Nervensystem und damit einen Teil des Gesamtorganismus behandeln, wir können es nähren und kräftigen und so die Psyche unterstützen. Um wirklich gesund zu sein, müssen wir durch ausgewogene Ernährung und Lebensführung für unser körperliches Wohl Sorge tragen, doch sind wir zugleich auch für unser seelisches Wohlbefinden verantwortlich.

Heilpflanzen für das Nervensystem

Heilpflanzen können außer durch ihre anregende und entspannende Wirkung auch noch auf komplexere Weise Einfluß auf das Nervensystem nehmen.

Nerventonika

Der vielleicht wichtigste Beitrag, den die Heilpflanzentherapie für das Nervensystem leisten kann, ist dessen Stärkung und Ernährung. In Fällen von Schock, Streß oder Nervenschwäche kräftigen die Nerventonika die Gewebe ganz direkt.

Eine der besten und sicher die am vielseitigsten anwendbare Pflanze zur Nervennahrung ist *Hafer.* Er kann entweder in Form von Tinkturen oder nach Bedarf kombiniert mit Relaxanzien, Stimulanzien oder sonstigen angezeigten Heilmitteln eingenommen werden, oder einfach nur in Form des guten alten Haferbreis (keine Instantprodukte!).

Weitere Nerventonika, die außerdem entspannend wirken, sind *Damiana, Gemeiner Ziest, Helmkraut* und *Venuskraut.* Von diesen ist *Helmkraut* häufig am wirksamsten, besonders bei streßbedingten Leiden.

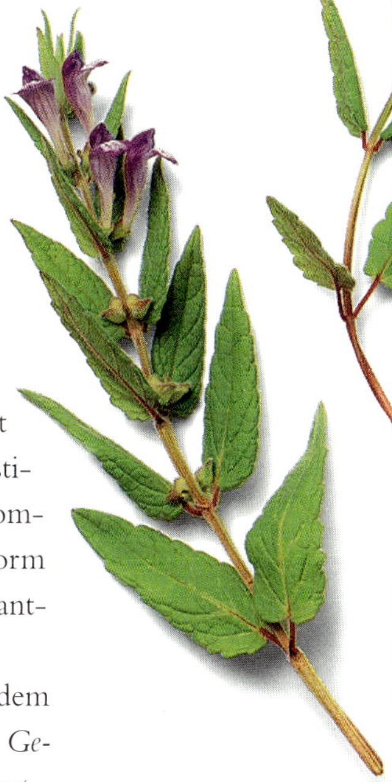

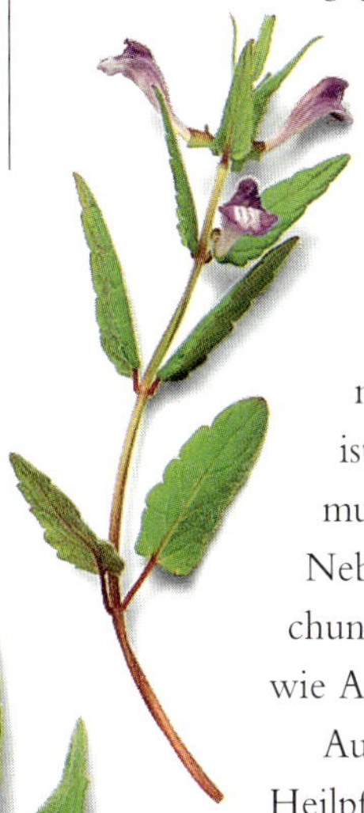

Scutellaria laterifolia, Helmkraut, *ist ein wirksames Nerventonikum, insbesondere bei streßbedingten Nervenleiden.*

Nervenrelaxanzien

Bei Streß und Anspannung können Mittel zur Nervenentspannung viel dazu beitragen, den Zustand zu bessern. Hier eine repräsentative Auswahl: *Amerikanischer* und *Gemeiner Schneeball, Baldrian, Frauenschuh, Helmkraut, Herzgespann, Hopfen, Johanniskraut, Kalifornische Mohnblume, Kamille, Küchenschelle, Lavendel, Lindenblüte, Mistel, Passionsblume, Piscidiabaum, Rosmarin, Wanzenkraut, Ysop.* Wie Sie sehen, haben viele Relaxanzien noch weitere Wirkungen und lassen sich entsprechend einsetzen.

Neben den Heilpflanzen, die direkt auf das Nervensystem einwirken, können krampflösende Heilpflanzen, die die peripheren Nerven und das Muskelgewebe beeinflussen, einen indirekten Entspannungseffekt auf das gesamte System haben. Auch ein entspannter Körper fördert die seelische Ausgeglichenheit.

Außerdem können Demulzenzien in Kombination mit den Nervina hilfreich sein, da sie gereiztes Gewebe beruhigen und vor weiterer Schädigung schützen und so deren Heilung vorantreiben.

Nervenstimulanzien

Eine direkte Anregung des Nervengewebes ist nicht sehr oft erforderlich. In den meisten Fällen ist es eher angezeigt, die körpereigene Vitalität mit Hilfe von Nerven- oder Verdauungstonika anzuregen, die die physische Ausgeglichenheit fördern und auf diese Weise einen tiefergehenden und nachhaltigeren Effekt haben als die Nervenstimulanzien. Sofern eine direkte Anregung der Nerven angezeigt ist, ist *Kolanuß* das beste Mittel. Auch *Kaffee, Matetee* und *schwarzen Tee* sollte man in Betracht ziehen. Problematisch ist bei diesen weithin verwendeten Stimulanzien nur, daß sie eine Reihe von Nebeneffekten haben und zur Verursachung vieler kleinerer psychischer Probleme wie Angst und Nervosität beitragen können.

Auch einige ätherische Öle enthaltenden Heilpflanzen sind wertvolle Stimulanzien. Am besten ist *Pfefferminze.*

Bachblüten

Die Bachblütentherapie, die von Dr. Edward Bach (1887–1936) entwickelt wurde, ist eine Form der Heilpflanzentherapie, die ein alchimistisches Amalgam von spirituellen Blütenessenzen und emotionalen bzw. mentalen Bedürfnissen des Individuums darstellt.

Bachblüten werden nicht gezielt bei physischen Krankheiten angewendet, sondern individuell bei Kummer, Sorgen, Depression, Angst und Reizbarkeit. Die innere Befindlichkeit hat einen wesentlichen Einfluß auf die Entstehung, Entwicklung und Heilung jeder physischen Krankheit. Die Mittel scheinen die Lebenskraft zu beeinflussen, indem sie ihr ermöglichen, ungehindert durch oder um die Blockade zu strömen und so die Heilung und Rückkehr zur Ganzheit zu fördern.

Diese Blüten sind ideale Heilmittel zum Selbstgebrauch. Sie haben keine unangenehmen Nebenwirkungen und können von jedermann angewendet werden. Insgesamt gibt es achtunddreißig Mittel, die zum Beispiel auch in Apotheken erhältlich sind.

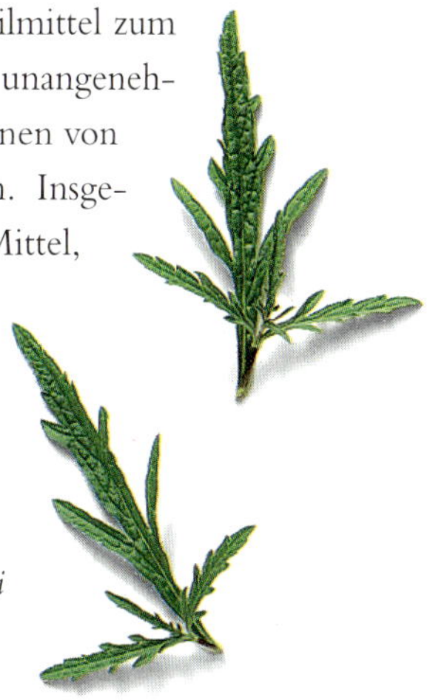

Verbena officinalis, Venuskraut, *wirkt beruhigend und ist besonders geeignet bei Depressionen nach Viruserkrankungen.*

Formen der Nervenkrankheiten

Der Zusammenhang physischer und psychischer Faktoren bei Krankheiten wird von der Schulmedizin in der Psychosomatik berücksichtigt. Psychische Faktoren können für physische Leiden anfällig machen oder sie erschweren (psychosomatisches Konzept), physische Faktoren können den Zustand der Psyche beeinflussen (somatopsychisches Konzept). Es ist wohl angemessener, jede Krankheit als Teil der tiefgehenden Beziehung von Körper, Geist und Seele aufzufassen.

Eine Reihe von Leiden hat eine besonders enge Beziehung zum Nervensystem, ohne neurologische Symptome hervorzubringen. Sie lassen sich oft durch Stärkung der Nerven und Tonisieren des Gesamtsystems sehr gut beeinflussen. Hier eine repräsentative Liste:

- Kreislaufsystem: hoher Blutdruck und koronare Herzkrankheit.
- Atemsystem: Asthma, Heuschnupfen und Reizhusten.
- Verdauungssystem: Geschwürleiden, Darmstörungen, Blähungen und Verdauungsstörungen, Durchfall
- Haut: Ekzem, Psoriasis
- Drüsensystem: Schilddrüsenprobleme und andere endokrine Störungen
- Fortpflanzungssystem: viele mit der Menstruation zusammenhängende Probleme

Bei ·den hier aufgeführten Beschwerden sind oft nervenwirksame Mittel angebracht. Das soll nicht heißen, daß es sich um »eingebildete« Krankheiten handelt, sondern daß das Nervensystem, wenn wir die Heilung des ganzen Menschen erreichen wollen, manchmal mehr Unterstützung als üblich braucht.

Unter sämtlichen Organsystemen ist das Nervensystem vielleicht dasjenige, bei dem man am ehesten begreift, warum man besser von Disharmonie als von Krankheit reden sollte. Es mag haarspalterisch erscheinen, aber darin zeigt sich die ganzheitliche Anschauung, daß man das richtige Funktionieren des Gesamtorganismus als einen Ausdruck von Harmonie und stetigem Energiefluß sehen kann. Wenn man Krankheiten aus diesem Blickwinkel betrachtet, ist es – ohne Rückgriff auf die dualistische Trennung in Leib und Seele – möglich, zwischen psychologischen und neurologischen Problemen zu differenzieren.

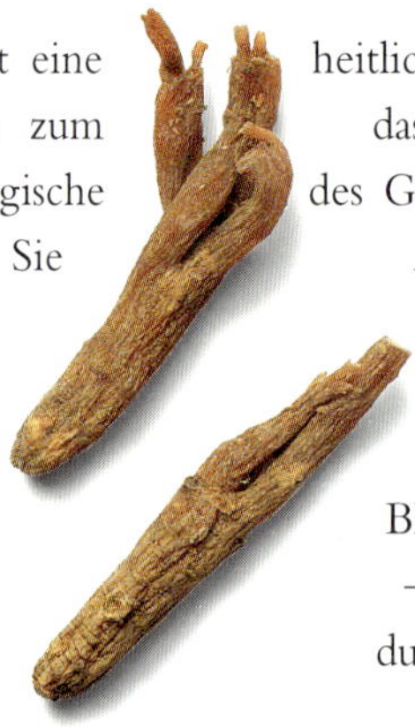

Panax ginseng, Ginseng, *ein exzellentes Verjüngungsmittel, das bei seelischer und geistiger Erschöpfung und Depression hilft.*

Es gibt eine Fülle von Entspannungs- und Meditationstechniken, die zu mehr Gelassenheit führen. Jeder muß selbst herausfinden, was für ihn das Beste ist. Manchen Menschen helfen komplexe Programme, anderen genügt ein Spaziergang in der frischen Luft. Meditation kann von einem inneren Ruhigwerden bis zu einem profunden Prozeß innerer Transzendenz reichen. Da dies nicht der Ort für eine gründliche Abhandlung ist, stellen wir nur einige einfache, aber wirkungsvolle Methoden vor.

Entspannungsübungen

Die Atmung hat eine große Bedeutung für die Entspannung, besonders im Anfangsstadium. Menschen, die mit sich und der Welt im Einklang sind, atmen langsam, tief und regelmäßig. Die Atmung ist die einzige autonome Funktion, die wir bewußt steuern können. Dadurch ist es möglich, alle autonomen und bis zu einem gewissen Grad auch emotionalen Reaktionen zu beeinflussen.

Eine bewährte Grundübung zur Entspannung

Es wird empfohlen, sie zweimal täglich 5 bis 15 Minuten lang in ruhiger, störungsfreier Umgebung durchzuführen.

1 Auf den Rücken legen, Kopf und Hals mit Kissen stützen.

2 Die Hände auf den Oberbauch legen, Augen schließen und eine bequeme Lage einnehmen.

3 Langsam, tief und regelmäßig atmen. Die Luft langsam, ohne zu forcieren einziehen. Dabei im Geist bis 4, 5 oder 6 zählen, so wie Sie sich wohl fühlen.

4 Nach vollständigem Einatmen langsam durch die Nase ausatmen. Dabei genauso weit zählen wie beim Einatmen. Das Ausatmen soll so lange wie das Einatmen dauern, ohne daß Sie sich anstrengen. Wenn Sie zu Anfang das Gefühl haben, Sie hätten bereits bei 3 so tief wie möglich eingeatmet, ist das in Ordnung. Den Atemrhythmus allmählich verlangsamen, bis Sie bei 5 oder 6 angelangt sind. Zwischen Ein- und Ausatmen liegt eine Pause von 2 oder 3.

5 Das Ganze 15- bis 20mal wiederholen. Da jedes Ein- und Ausatmen etwa 15 Sekunden beansprucht, dauert die gesamte Übung ca. 5 Minuten.

6 Sobald Sie diese Übung beherrschen, versuchen Sie sich beim Einatmen vorzustellen, daß mit dem Atem Wärme und Energie in Ihren Körper strömen. Beim Ausatmen spüren Sie, wie Sie tiefer in den Boden sinken.

7 Am Ende nicht gleich aufstehen, sondern ein bis zwei Minuten ausruhen und evtl. Empfindungen von Stille, Wärme oder Schwere bewußt nachspüren.

Führen Sie diese Übung in schwierigen Situationen aus. Sie können sich darauf verlassen, daß Sie hinterher nicht mehr so hektisch sind und die Situation besser im Griff haben.

Oft setzt sich die innere Anspannung in der Muskulatur fest. Dann kann die folgende Übung die Verkrampfung lösen – und Sie werden gelassener. Am besten atmen Sie vorher ein paarmal tief durch.

1 Auf einen verstellbaren Liegesessel setzen oder legen.

2 Ablenkungen ausschalten, beengende Kleidung ablegen.

3 Sie beginnen mit den Füßen. Versuchen Sie zu spüren, ob die Muskeln dort locker sind.

4 Dann die Muskeln bewußt anspannen, Zehen einkrallen und die Spannung 5 bis 10 Sekunden halten.

5 Einige Sekunden noch stärker anspannen, dann die gesamte Spannung lösen und das wunderbare Gefühl des Loslassens wahrnehmen.

6 Der Empfindung bewußt nachspüren, besonders im Vergleich zu der vorherigen Muskelanspannung.

7 Nun dasselbe mit den Wadenmuskeln. Zuerst ihren Zustand wahrnehmen, dann anspannen, halten, dann noch stärker anspannen und wieder loslassen. Genießen Sie das Gefühl der Gelöstheit. Bei einem Muskelkrampf sofort loslassen und zur nächsten Stelle übergehen.

8 Nach der Wade folgen die Knie, dann Oberschenkel, Gesäß, Rücken, Bauch, Brust, Schultern, Arme, Hände, Hals, Kopf und Gesicht. Die genaue Abfolge muß nicht eingehalten werden, wichtig ist nur, daß alle Bereiche an die Reihe kommen.

9 Manche Zonen erfordern vielleicht mehr Aufmerksamkeit. Beim Bauch kann die Muskelanspannung sowohl durch Einziehen des Bauchs (Kontraktion) als auch durch Herausdrücken (Dehnung) erreicht werden. Diese Abwandlung der Übung läßt sich auch bei vielen anderen Muskeln anwenden.

10 Es gibt 20 bis 25 solcher »Zonen«, je nachdem, wie Sie vorgehen. Jede mindestens 5 bis 10 Sekunden anspannen und weitere 5 bis 10 Sekunden loslassen und die Empfindungen passiv wahrnehmen. Auf diese Weise dauert die Übung insgesamt 8 bis 10 Minuten. Danach folgen einige Minuten, in denen Sie ohne Eile dem Gefühl von Wärme, Entspannung und Ruhe nachspüren.

11 Konzentrieren Sie Ihre Wahrnehmung nun auf den gesamten Körper. Er ist schwer und zufrieden, frei von Anspannung. Sie können dies Gefühl durch mehrmalige tiefe Atmung verstärken.

12 Dann ausgiebig recken und strecken und den normalen Tageslauf fortsetzen.

Passiflora incarnata, Passionsblume, *ist ein wirkungsvolles, dabei mildes Sedativum und Hypnotikum, das beste Mittel bei chronischer Schlaflosigkeit.*

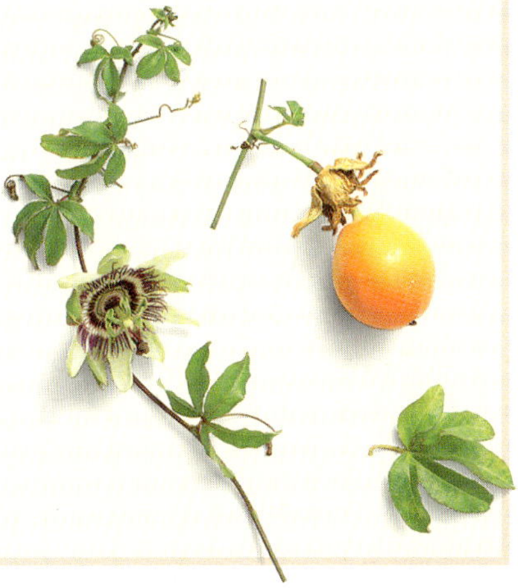

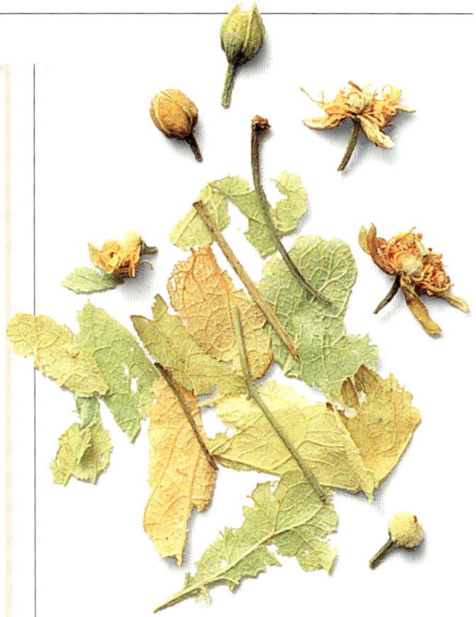

Tilia x *vulgaris,* Linde, *wirkt entspannend und wird zur Senkung von Bluthochdruck und Nervenanspannung verwendet. Lindenblütentee ist sehr wohlschmeckend.*

Psychische Krankheiten

Unsere Gesellschaft leidet an Selbstzweifeln, Angst und Entfremdung, Menschenverachtung und Gewalt. Es ist also kaum verwunderlich, daß die Wartezimmer der Ärzte überfüllt sind mit Menschen, die an den Folgen von Streß leiden.

• **Streß** Darunter kann man alle Reize oder Veränderungen in der inneren oder äußeren Welt verstehen, die die Homöostase, das innere Gleichgewicht, stören. Das können Arbeitsbedingungen, Beziehungs- und Gesundheitsstörungen oder auch das Wetter sein. Auch auf Streß, bei dem es zu hormonalen oder Verhaltensreaktionen kommt, reagiert der Körper in gleicher Weise.

Bis zu einem gewissen Grad sind Streßreaktionen unerläßlich für das Überleben in der modernen Großstadt; zu Problemen kommt es erst, wenn sie so stark sind, daß sie uns nicht mehr nützen, sondern beeinträchtigen.

So verstanden ist Streß selbst nicht therapierbar, da er eine natürliche Reaktion auf die heutigen Lebensbedingungen ist. Alles, was man tun kann, ist, den darauf reagierenden Organismus zu unterstützen, zum Beispiel mit Heilpflanzen und Vitaminen. Noch wichtiger sind vielleicht Entspannungsübungen, damit der Körper Gelegenheit zur Erholung hat. Außerdem sollte man sich die Umstände ansehen, die den Streß verursachen. Verändern Sie nicht Ihre Reaktion auf den Streß, sondern die Umstände selbst!

Streßbedingte Gesundheitsprobleme lassen sich auf unterschiedliche Weise behandeln. Vor allem muß die Ernährung ausgewogen sein. Oft ist eine zusätzliche Versorgung des Körpers mit Vitamin C und B-Vitaminen angebracht, da er unter Streß mehr davon benötigt. Die Nerventonika nähren und tonisieren das Nervensystem. Am besten sind *Helmkraut* und *Hafer*, je nach Symptom können auch andere Mittel angezeigt sein. *Ginseng*, über längere Zeit eingenommen, ist ein hervorragendes Mittel, um Streß zu begegnen. Ein Adaptogen von gleicher Bedeutung und Potenz ist *Sibirischer Ginseng*.

• **Ängste** Jeder Mensch kennt Angstzustände, die aber in der Regel nicht lange andauern und meist von einem wichtigen realen Problem ausgelöst wurden. Manchmal jedoch wird Angst zu einem Dauerzustand, der unser Denken und Verhalten prägt. Dann nehmen wir die Welt nur noch durch den Filter unserer Verunsicherung wahr und verhalten uns dementsprechend. Damit beginnt ein Teufelskreis, in dem Angst immer neue Angst erzeugt.

Psychotherapeutische Techniken und Pflanzenheilkunde können diesen Zustand mildern.

Alle Nervenrelaxanzien lindern Angst und Verkrampfung, wobei die Auswahl individuell getroffen werden muß, da je nach Veranlagung manche Mittel besser helfen als andere. Die größte Wirkung haben *Baldrian*, *Frauenschuh*, *Helmkraut*, *Lindenblüten* und *Mistel*.

Zusätzlich zu diesen sind krampflösende Heilpflanzen nützlich, da bei Ängsten oft auch die Muskeln verspannt sind. Eine Lockerung der Muskulatur hilft uns insgesamt, zur inneren Ruhe zurückzufinden, der idealen Voraussetzung für eine Heilung.

Am besten eignet sich meist eine Mischung, die zu gleichen Teilen aus

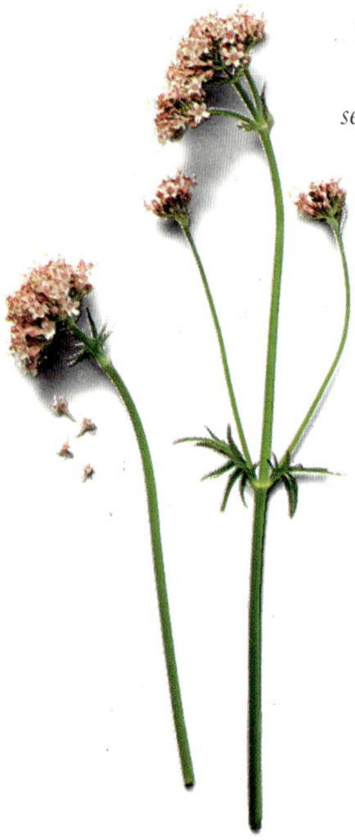

Valeriana officinalis, Baldrian, *ist ein sehr nützliches Relaxans und Sedativum, das häufig bei Schlaflosigkeit angewendet wird. Es ist in der Schulmedizin wie in der Pflanzenheilkunde und Homöopathie anerkannt.*

ADAPTOGENE

Zum besseren Verständnis erläutern wir hier den Begriff der Adaptogene.

In der westlichen Medizin und Naturheilkunde ist er relativ neu, während er in der fernöstlichen Medizin geradezu die Grundlage ihrer auf Vorbeugung ausgerichteten Einstellung zur Gesundheit bildet. Die Wirkung der Adaptogene beruht auf einer Verbesserung der Anpassungsfähigkeit. Anders gesagt, verhelfen sie dem Körper zu einer im Umgehen des Problems bestehenden Anpassung, so daß es erst gar nicht zu einem Zusammenbruch oder einer Überlastung kommen kann.

Inzwischen beschäftigt sich die Forschung intensiv mit diesen erstaunlichen Heilmitteln. Das Entscheidende scheint zu sein, daß sie dem Körper helfen, mit Streß fertig zu werden. Bekanntlich hat die Unfähigkeit, mit äußerem Druck umzugehen, innere Auswirkungen, die zu Erkrankungen führen. Die Adaptogene scheinen die Schädigungsschwelle zu erhöhen, indem sie die Funktion der Nebenniere und auch der Hypophyse unterstützen.

Hierzu gehören *Borretsch*, *Brennessel*, *Ginseng*, *Kamille*, *Sibirischer Ginseng*, *Süßholzstrauch* und *Yamswurzel*. Sie bewirken über die Hypophyse oder andere endokrine Drüsen eine Modifizierung von Hormonproduktion und -ausstoß. Mehr dazu im Kapitel über das Drüsensystem (Seite 226–229).

Bei weiter Auslegung des Begriffs kann man die Adaptogene mit den bisher als Tonika bezeichneten Mitteln gleichsetzen. Dies ist immer dann besonderes relevant, wenn Heilpflanzen eine normalisierende Wirkung haben, das heißt, je nach Bedürfnis des Körpers unterschiedliche Wirkungen hervorrufen. Diese Eigenschaft ist ein allgemeines, einzigartiges Merkmal pflanzlicher Arzneien.

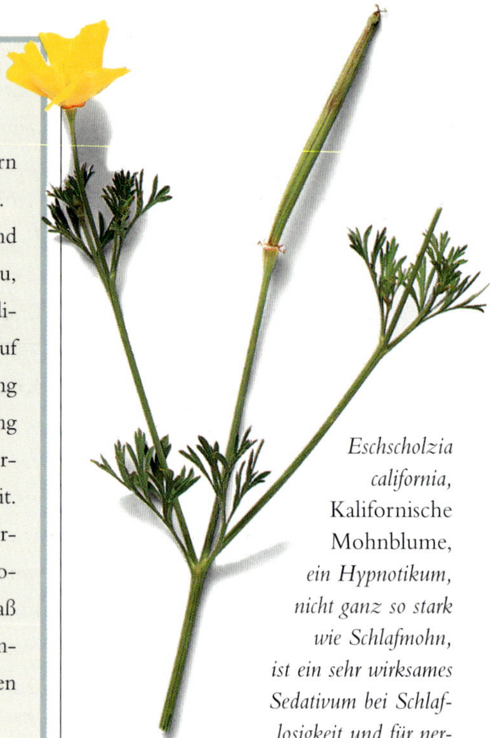

Eschscholzia california, Kalifornische Mohnblume, *ein Hypnotikum, nicht ganz so stark wie Schlafmohn, ist ein sehr wirksames Sedativum bei Schlaflosigkeit und für nervöse Kinder.*

Helmkraut und *Baldrian* besteht. Ihr einziger Nachteil ist der nicht gerade angenehme Geschmack.

Helmkraut	*1 Teil*	
Baldrian	*1 Teil*	

Dieser Tee kann dreimal täglich oder nach Bedarf getrunken werden. Da er auch in höherer Dosis für die meisten Menschen harmlos ist, trinken Sie soviel davon, wie Sie brauchen.

• **Prämenstruelles Syndrom (PMS)** Diese mit dem Menstruationszyklus verbundenen Beschwerden können zu Gefühlsausbrüchen und seelischen Erschütterungen führen. Als Soforthilfe sind *Helmkraut* und *Baldrian* sehr wirkungsvoll. Um das Problem jedoch wirklich zu lösen, muß die allgemeine hormonelle Balance untersucht und behandelt werden. Genaueres dazu finden Sie im Abschnitt über das Fortpflanzungssystem (Seite 230–239).

• **Hyperaktivität** Dieses Phänomen ist, besonders bei Kindern, zunehmend zu beobachten. Hyperaktivität läßt sich nicht leicht definieren oder diagnostizieren. Viele normale, gesunde Kinder werden als hyperaktiv bezeichnet, nur weil sie temperamentvoller als ihre Spielgefährten oder Eltern sind. Falls ein Kind zu Recht als hyperaktiv eingestuft wird, sollte man eine Reihe von Maßnahmen ergreifen. Eine der Hauptursachen, die zu Hyperaktivität führen, ist die Ansammlung von Schwermetallen im Körper. Durch die zunehmende Industrialisierung sind Luft und Nahrung durch diese Substanzen erheblich verunreinigt.

Als erste Maßnahme bei Hyperaktivität muß man für eine möglichst reine und naturbelassene Nahrung ohne synthetische Zusatzstoffe sorgen. Anscheinend ist das junge, noch in der Entwicklung befindliche Nervensystem besonders anfällig dafür, von Nahrungsmittelzusätzen geschädigt oder gereizt zu werden. Die Folge ist eine übermäßige Aktivität bei geringem Schlafbedürfnis und damit eine verstärkte Unfallgefährdung. Es besteht auch ein Zusammenhang mit Ekzem und Asthma, die beide durch Hyperaktivität verstärkt werden. Auch können Probleme beim Sprechen und Lernen auftreten, selbst wenn das Kind einen hohen IQ hat.

Eltern, bei deren Kind ein Verdacht auf Hyperaktivität vorliegt, stehen selbst stark unter Streß. Deshalb muß man sowohl überlegen, wie man dem Kind hilft, als auch, wie die Eltern damit fertig werden sollen.

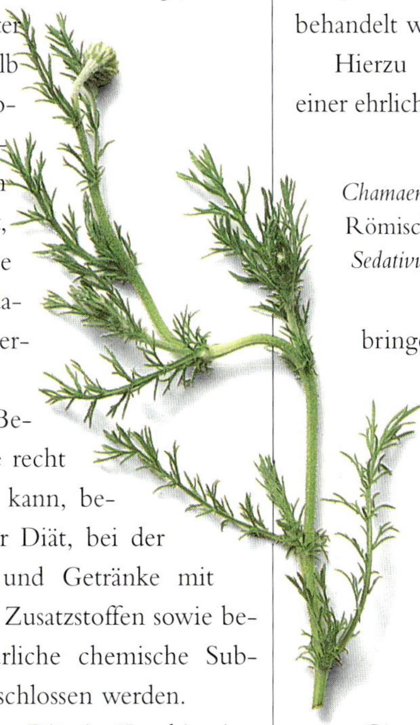

Chamaemelum nobile, Römische Kamille, *ist ein sanftes Sedativum, besonders für Kinder.*

Eine Behandlung, die recht wirksam sein kann, beruht auf einer Diät, bei der alle Speisen und Getränke mit synthetischen Zusatzstoffen sowie bestimmte natürliche chemische Substanzen ausgeschlossen werden.

Eine solche Diät in Kombination mit einer guten Heilpflanzenbehandlung etwaiger körperlicher Symptome des Kindes könnte das Problem lösen.

Um den Körper von den bereits angesammelten chemischen Stoffen zu befreien, sollten über längere Zeit Alteranzien genommen werden. *Wiesenklee* eignet sich hier am besten, da er auch als Nervenrelaxans wirkt. Zur kurzfristigen Linderung können weitere starke Relaxanzien hinzugefügt werden.

Außerdem sollte die Person auch gegen Streß behandelt werden (da der Körper sich in ständiger Alarmbereitschaft befindet), und zwar mit *Hafer* und *Venuskraut* sowie Vitamin C und B-Vitaminen. Sanfte Bittertonika wie *Löwenzahn* oder *Tausendgüldenkraut* beschleunigen die Rückkehr zur Stabilität.

• **Depression** kann als eine Reaktion auf äußere Faktoren entstehen oder eine durch seelische Störungen hervorgerufene Stimmungslage sein. Oft handelt es sich auch um eine Kombination von beidem. Heilpflanzen können zur Erhellung der Depression beitragen, doch muß gleichzeitig die Ursache der Verstimmung behandelt werden.

Hierzu sollte man den Mut zu einer ehrlichen Bestandsaufnahme aufbringen, da Heilpflanzen allein den zugrundeliegenden Konflikt nicht lösen. Sie können allerdings helfen, die dafür nötige Ruhe aufzubringen. Zu den besten antidepressiven Pflanzen gehören *Baldrian, Damiana, Frauenschuh, Ginseng, Hafer, Helmkraut, Kolanuß, Lavendel, Lindenblüte, Rosmarin* und *Venuskraut.*

Wenn die Depression mit einem Erschöpfungszustand einhergeht, ist die folgende Mischung angezeigt:

Kolanuß	*2 Teile*	
Damiana	*1 Teil*	
Lavendel	*1 Teil*	
Hafer	*1 Teil*	
Rosmarin	*1 Teil*	

Diesen Tee sollten Sie dreimal täglich trinken.

Wenn Sie sich nicht so schwach fühlen, wenden Sie folgende Mischung an:

Kolanuß	*1 Teil*	
Lindenblüte	*1 Teil*	
Helmkraut	*1 Teil*	

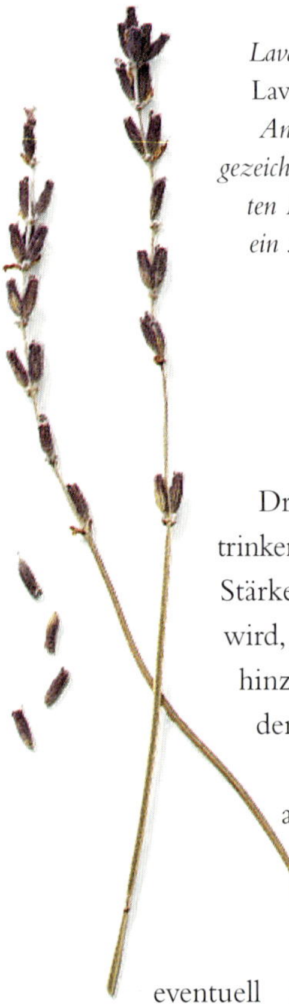

Lavandula angustifolia, Lavendel, *ist ein gutes Antidepressivum, ausgezeichnet bei streßbedingten Kopfschmerzen und ein sanftes Mittel gegen Schlaflosigkeit.*

Dreimal täglich trinken. Wenn etwas Stärkeres benötigt wird, kann *Baldrian* hinzugefügt werden.

Wie für alle anderen Empfehlungen gilt auch hier, daß dieses Rezept eventuell Ihren persönlichen Bedürfnissen nicht entspricht. Da alle im Buch genannten Heilpflanzen (in normaler Dosierung) harmlos sind, können Sie auch eine andere Mischung ausprobieren. Schlagen Sie in Teil III nach, und wählen Sie dann die für Sie passenden Kräuter aus. Trinken Sie den Tee zwei bis drei Tage lang, damit er seine Wirkung entfalten kann. Im Zweifelsfall wenden Sie sich an einen (bewährten) Naturheilkundigen oder Heilpraktiker. Wenn Sie jemandem Ihre Probleme anvertrauen wollen, sollten Sie dort auf einen verständnisvollen Zuhörer treffen.

• **Schlaflosigkeit** Jeder hat mal eine schlaflose Nacht; der Streß des vergangenen oder die Angst vor dem nächsten Tag kann uns die ganze Nacht so beschäftigen, daß wir keinen Schlaf finden können. Geschieht dies nur ab und zu, ist das nicht weiter schlimm, wird es jedoch zum Dauerzustand, leidet der gesamte Körper, denn Schlaf wirkt heilsam und schenkt uns neue Kraft. Es gibt viele wirksame pflanzliche Hypnotika, die zu einem erholsamen Schlaf verhelfen, doch häufig genügt schon sanfte Entspannung durch ein Nervenrelaxans, damit der Schlaf ganz natürlich eintritt.

Schlaffördernd wirken *Baldrian, Hopfen, Kalifornischer Mohn, Passionsblume* und *Piscidiabaum,* wobei die letztgenannte Heilpflanze besonders geeignet ist, wenn uns Schmerzen am Einschlafen hindern. Hier eine sehr wirksame Mischung:

Passionsblume	*1 Teil*	
Baldrian	*1 Teil*	

Den Tee kurz vor dem Zubettgehen trinken. Probieren Sie selbst aus, wie stark er sein muß. Die Mischung ist harmlos, und bei diesen Heilpflanzen ist eine Überdosierung ausgeschlossen. Die meisten Nervenrelaxanzien fördern den erholsamen, natürlichen Schlaf. *Kamille, Lindenblüten* und *Wiesenklee* sind besonders gut und wohlschmeckend. Sie sollten vor dem Zubettgehen getrunken werden, um die Anspannung des Tages zu lösen und Sie in den Schlaf zu geleiten.

Sie können sich diese Heilpflanzen auch auf andere Weise zuführen, nämlich durch die Haut. Ein Kräuterbad ist sehr angenehm und besonders geeignet für Kinder, die schlecht schlafen. Ein Bad mit *Lindenblüten* vor dem Zubettgehen fördert das Einschlafen, ein *Kamillenbad* hilft außerdem, wenn das Kind zahnt.

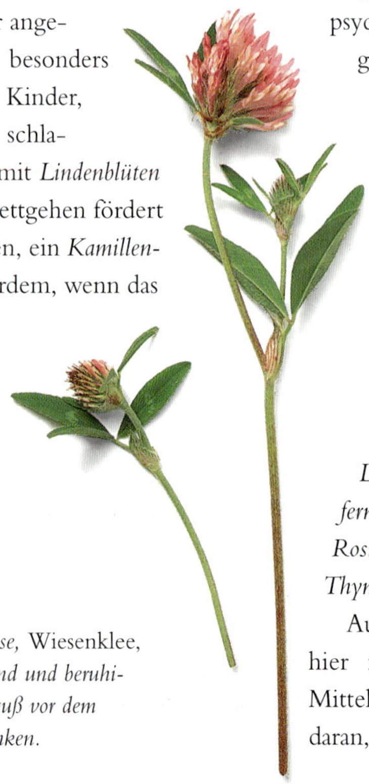

Trifolium pratense, Wiesenklee, *wirkt entspannend und beruhigend. Den Aufguß vor dem Zubettgehen trinken.*

Rezept für ein Lindenblütenbad

Bei diesem Rezept können Sie statt *Lindenblüten* auch eine der anderen genannten Heilpflanzen verwenden. Eine bis zwei Hände voll *Lindenblüten* mit 3/4 l kochendem Wasser übergießen, eine halbe Stunde ziehen lassen, dann durchseihen und ins Badewasser gießen. Nehmen Sie das Bad kurz vor dem Zubettgehen, als Voll-, Fuß- oder Handbad. Zünden Sie eine Kerze an, schalten Sie das Licht aus, lesen Sie ein Märchen und entspannen Sie!

Neurologische Erkrankungen

Bis jetzt haben wir Beschwerden behandelt, die vor allem psychisch bedingt sind. Wir kommen nun zur Heilbehandlung von Leiden, die sich am Nervengewebe selbst zeigen. Dazu gehören offenkundig organische Erkrankungen, wie die multiple Sklerose, oder geringere funktionelle, wie Kopfschmerzen.

• **Kopfschmerzen** werden durch psychische und physische Störungen verursacht, von Streß und Verkrampfung bis zu Verdauungsproblemen und Haltungsfehlern.

Daher ist die Liste potentiell hilfreicher Heilpflanzen lang. Dazu gehören *Baldrian, Cayennepfeffer, Frauenschuh, Gartenraute, Gemeiner Ziest, Gundermann, Helmkraut, Kamille, Lavendel, Melisse, Oregano, Pfefferminze, Piscidiabaum, Rainfarn, Rosmarin, Schwarzer Holunder, Thymian* und *Wermut.*

Aus der Liste ist ersichtlich, daß hier nicht nur schmerzlindernde Mittel helfen. Das liegt natürlich daran, daß Kopfschmerzen verschiedene Ursachen haben können, die von Luftverschmutzung, schlechter Beleuchtung oder ausströmendem Gas (auch geringste Mengen) bis zu Nackenverspannung, ermüdeten Augen, Haltungsproblemen, Ernährungsfehlern, Allergien und anderen Faktoren reichen.

Ein Rat vorweg: Sie können ein Entspannungsbad mit jeder der oben genannten Heilpflanzen machen, wobei möglichst *Lavendel* dabeisein sollte. Oder nehmen Sie eine Pflanze, die ätherische Öle enthält (bei Kopfschmerzen sind *Lavendel, Rosmarin, Majoran* und *Pfefferminze* am besten), und zwar in Form von Ölen oder als starken Aufguß. Reiben Sie Stirn und Schläfen damit ein, oder inhalieren Sie den Dampf, beides vertreibt den Schmerz erstaunlich schnell. Außerdem nützen auch Entspannungsübungen, ein Spaziergang, Meditation oder was Ihnen sonst gut hilft.

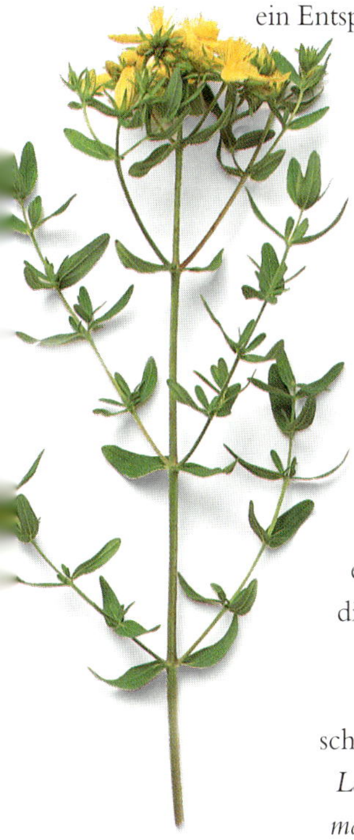

Hypericum perforatum, Johanniskraut, *ist ein sehr vielseitiges Heilkraut. Getrocknet oder als ätherisches Öl lindert es Neuralgien und viele andere Schmerzen.*

Die verbreitetsten physischen Ursachen von Kopfschmerzen sind Verdauungsstörungen, wie zum Beispiel Magenverstimmung und Verstopfung, Muskel- und Nervenanspannung sowie Menstruationsbeschwerden.

Bei magenbedingtem Kopfschmerz sind Karminativa und Bitterstoffe angezeigt. Folgende Mischung hilft in vielen Fällen:

Helmkraut	*1 Teil*
Baldrian	*1 Teil*

Der Tee kann nach Bedarf getrunken werden.

Wenn Sie ihn häufig benötigen, sollten Sie auf Ihre Verdauung und Ernährung achten. Bei chronischer Verstopfung befolgen Sie die Ratschläge im Kapitel über das Verdauungssystem.

Nacken- und Schulterverspannung, ob durch psychischen Streß oder Haltungsfehler (meist beides) bedingt, lösen häufig Kopfschmerzen aus. Diese Art des Kopfschmerzes kann durch Nervenrelaxanzien zum Abklingen gebracht werden, wobei in vielen Fällen *Baldrian* am wirksamsten ist.

Menstruationsbeschwerden können ebenfalls Kopfschmerzen auslösen und werden am besten durch eine Korrektur der Hormonbalance behandelt, die später im Kapitel über das Fortpflanzungssystem beschrieben wird.

Zur Linderung des Schmerzes ist der folgende Tee hilfreich:

Melisse	*1 Teil*
Lavendel	*1 Teil*
Mädesüß	*1 Teil*

Bei Bedarf eine Tasse davon trinken.

• **Migräne** Dieser qualvolle, intensive Kopfschmerz wird oft von Verdauungsstörungen wie Übelkeit und Erbrechen und von Sehstörungen und Lichtscheu begleitet und kann Stunden oder Tage anhalten.

Eine Migräne wird ähnlich wie Kopfschmerzen durch eine Reihe von Faktoren ausgelöst. Zur Therapie gehören meist sowohl die langfristige Behandlung der Ursache wie spezifische Medikamente für den einzelnen Anfall. Um die Ursache herauszufinden, muß man meist Rat beim Fachmann einholen, da eine Selbstdiagnose schwierig ist.

Hier muß das unschätzbare *Mutterkraut* genannt werden. Es ist zwar nicht ganz so ein Wundermittel, wie uns die Medien weismachen wollen, doch häufig führt die regelmäßige Anwendung – frisch, als Tablette oder Tee – nach etwa einem Monat zum Verschwinden der Migräne. Eine Reihe von Heilpflanzen wirkt bei einem Anfall schmerzlindernd, wenn sie beim ersten Anzeichen genommen wird. Dazu gehören *Baldrian, Gemeiner Ziest, Passionsblume, Piscidiabaum* und *Weide.*

Treten auch Symptome wie Übelkeit, Erbrechen oder saures Aufstoßen auf, können *Kamille, Kanadische Gelbwurzel, Mädesüß* und *Stinkandorn* helfen. Schlagen Sie in Teil III nach, um die im individuellen Fall geeignetste Heilpflanze bzw. -mischung herauszufinden.

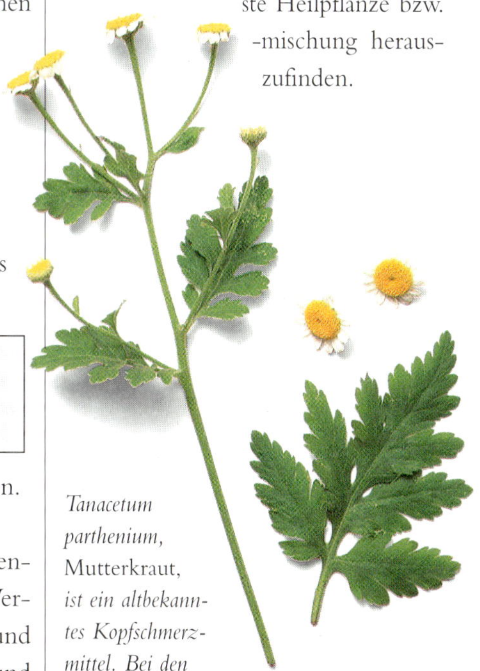

Tanacetum parthenium, Mutterkraut, *ist ein altbekanntes Kopfschmerzmittel. Bei den ersten Anzeichen die frischen Blätter kauen. Auch bei Migräne nützlich.*

Ein Migräneanfall kann eine einzige Ursache haben, oft spielen aber mehrere Faktoren eine Rolle. Die häufigsten gehören zu einer der folgenden Kategorien.

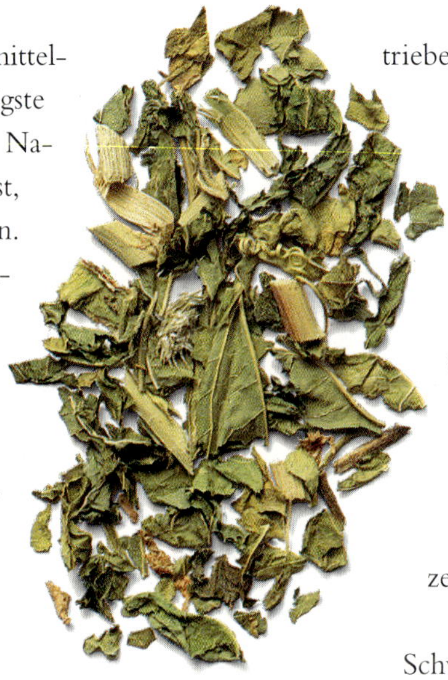

Passiflora incarnata, Passionsblume, *wirkt schmerzstillend und hilft bei Neuralgien und Gürtelrose. Sie kann auch Krampfanfälle lindern.*

• ***Ernährung*** Lebensmittelallergien sind die häufigste Ursache von Migräne. Nahezu alles, was eßbar ist, kann Allergien auslösen. Die häufigsten Verursacher sind rotes Fleisch (besonders Schweinefleisch), Schokolade, Milchprodukte, Kaffee, starker Tee, Weißzucker, Hefeprodukte, Vitamin-B-Zusätze, saure Gurken und andere gesäuerte Nahrungsmittel, tierische Fette und Alkohol (vor allem Rotwein, Sherry und Portwein).

Oft ist kein einzelnes Nahrungsmittel verantwortlich, sondern es summieren sich mehrere Faktoren, so daß die kritische Schwelle überschritten wird. Wenn Sie etwas Derartiges bei sich vermuten, fasten Sie zwei Tage, und führen Sie dann nach und nach verschiedene Nahrungsmittel wieder ein. Falls Migräne auftritt, steht ein Auslöser fest, den Sie künftig meiden können.

Zur Unterstützung des Verdauungssystems sollten Sie einige Monate regelmäßig *Glatte Chelone, Kanadische Gelbwurzel, Mädesüß* oder *Wermut* anwenden. Dann wiederholen Sie den Test und sehen, ob die Reaktion immer noch auftritt.

• ***Streß,*** der zur Belastung wird, ist ein weiterer starker Auslöser von Migräne. Man begegnet ihm am besten mit Entspannungstechniken, manchmal auch mit psychotherapeutischen Verfahren. Für Menschen, die zu streßbedingter Migräne neigen, ist es typisch, daß sie es entweder nicht schaffen, ihren Verpflichtungen nachzukommen, und daher ständig frustriert sind, oder im Gegenteil von zwanghaftem Perfektionismus angetrieben werden. In beiden Fällen ist die neurotische Anspannung entscheidend. Für solche Menschen sind nervenwirksame Relaxanzien und Tonika wie *Baldrian, Hafer, Helmkraut, Hopfen* und *Mistel* angezeigt. Falls Migräne aber mit einem Schwächezustand einhergeht, sind Nervenstimulanzien wie *Damiana* und *Kolanuß* das Richtige. *Ginseng* ist in sämtlichen Fällen streßbedingter Migräne verwendbar. Es dauert allerdings mehrere Wochen, bis er eine erkennbare Wirkung zeigt.

• ***Hormonelle Probleme*** Eine weit verbreitete Migräneursache bei Frauen sind hormonelle Probleme, die mit dem Beginn der Regel oder auch der Wechseljahre zusammenhängen. Zur Wiederherstellung des hormonellen Gleichgewichts längere Zeit *Falsches Einkorn, Goldgelbes Kreuzkraut, Mönchspfeffer, Wanzenkraut* oder *Yamswurzel* nehmen.

Mehr darüber finden Sie im Kapitel über das Fortpflanzungssystem (Seite 230–239).

• ***Strukturelle Probleme*** Migräne kann auch entstehen, wenn Probleme im Nacken- oder Wirbelsäulenbereich zu Muskel- oder Nervenbeschwerden führen. Wenn Sie dies vermuten, suchen Sie einen guten Orthopäden, Osteopathen oder Chiropraktiker auf.

• **Neuralgie** oder »Nervenschmerz« tritt in Form unerträglicher Schmerzen im gesamten Verlauf eines Nervs oder dort, wo er die Haut erreicht, auf. Der Schmerz kann durch Infektionen oder Knochenleiden verursacht werden, am häufigsten jedoch durch einen allgemeinen Schwächezustand infolge falscher Ernährung, Streß und mangelnder Ruhe.

Bei der Heilung einer Neuralgie muß die eigentliche Ursache berücksichtigt werden. Ist ein Schwächezustand dafür verantwortlich, sollte man seine Ernährung optimieren, das heißt viel Blattgemüse und frisches Obst essen und zeitweilig auch Vitamine der B-Gruppe zu sich nehmen. Ebenso wichtig sind Ruhe und Entspannung.

Baldrian, Ginseng, Hopfen, Johanniskraut, Küchenschelle, Passionsblume und *Piscidiabaum* sind besonders nützlich. Zusätzlich zu den Teezubereitungen können Einreibungen mit *Rosmarin-* und *Lavendelliniment* und *Johanniskrautöl* den Schmerz lindern.

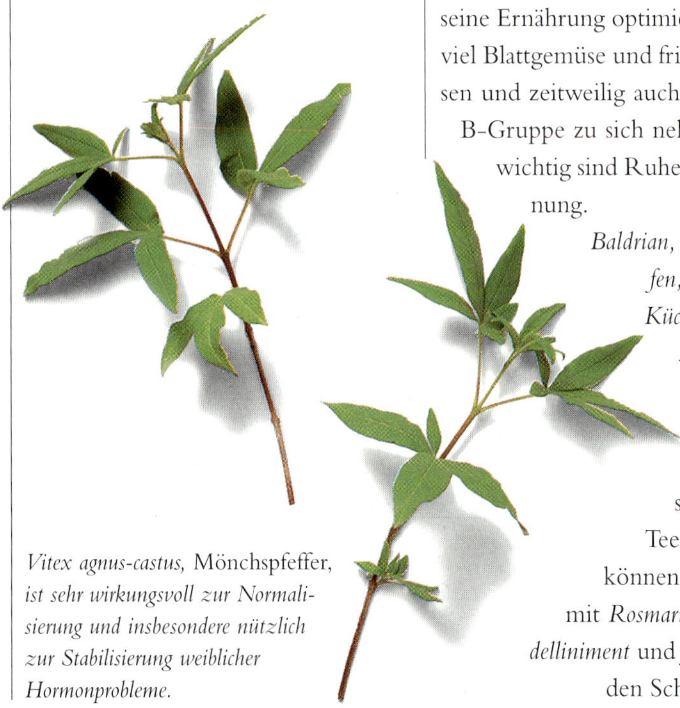

Vitex agnus-castus, Mönchspfeffer, *ist sehr wirkungsvoll zur Normalisierung und insbesondere nützlich zur Stabilisierung weiblicher Hormonprobleme.*

Sehr empfehlenswert bei allen nervösen Zuständen ist auch der reichliche Genuß von *Hafer,* eventuell auch als Aufguß im Badewasser. Bei gleichzeitiger Gürtelrose nehmen Sie außerdem mindestens drei Monate lang *Sonnenhut* und *Ringelblume* ein, als Tee oder Tinktur.

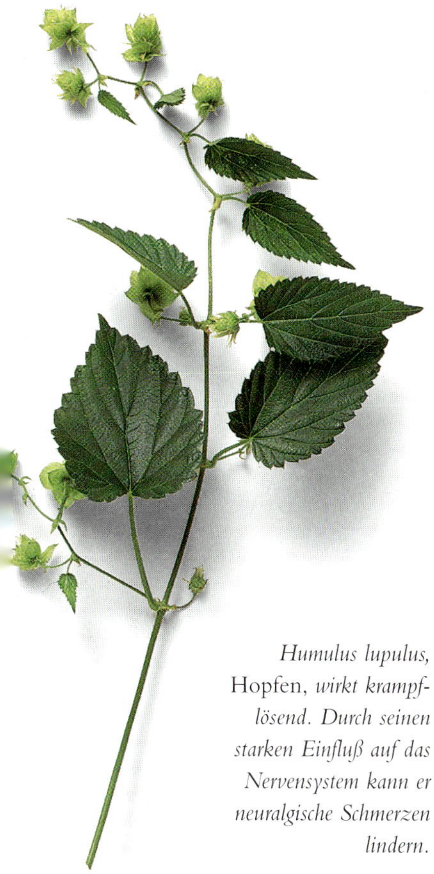

Humulus lupulus, Hopfen, *wirkt krampflösend. Durch seinen starken Einfluß auf das Nervensystem kann er neuralgische Schmerzen lindern.*

• **Multiple Sklerose** ist eine chronische degenerative Erkrankung des Zentralnervensystems. Die Ursache ist nicht völlig geklärt, möglicherweise spielen Viren oder das Immunsystem eine Rolle.

Aus ganzheitlicher Sicht gehört sie eindeutig zu den Krankheiten, die bei einer Störung der inneren Harmonie entstehen, was degenerative Veränderungen zur Folge hat. Die Behandlung der multiplen Sklerose zielt daher auf Wiederherstellung des Gleichgewichts. Mit geeigneten Heilpflanzen und durch sorgfältige Überwachung der Verdauung ist eine deutliche Besserung möglich.

Ernährungsratschläge finden sich in jedem guten Vollwert-Kochbuch, das von einer ganzheitlichen Betrachtungsweise geprägt ist; wichtig ist vor allem der völlige Verzicht auf Milchprodukte, eventuell auch auf glutenhaltige Lebensmittel. Außerdem statt gesättigter Fette möglichst nur ungesättigte pflanzliche Fette verwenden.

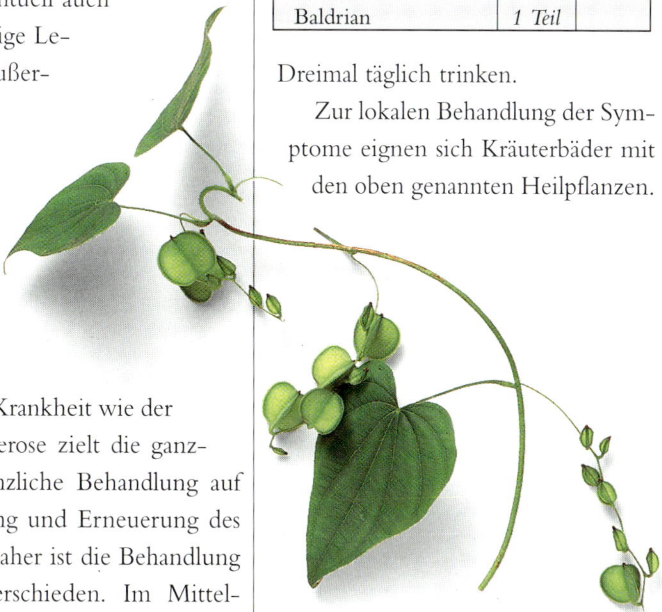

Bei einer Krankheit wie der multiplen Sklerose zielt die ganzheitliche pflanzliche Behandlung auf eine Kräftigung und Erneuerung des Systems ab. Daher ist die Behandlung individuell verschieden. Im Mittelpunkt stehen nervenstärkende und -anregende sowie Verdauungstonika. In allen Fällen angebracht ist nur das an mehrfach ungesättigten Fettsäuren reiche *Nachtkerzenöl.* Es wird in Kapselform eingenommen. Um die Erneuerung des Nervenmarks erfolgreich zu fördern, sollten Sie mit einer langen Anwendungszeit rechnen.

Bei dieser sehr komplexen Krankheit sollte grundsätzlich der Arzt hinzugezogen werden.

• **Gürtelrose** wird durch eine Virusinfektion der Nervenganglien hervorgerufen. Nicht richtig behandelt, kann sie äußerst schmerzhaft und langwierig sein. Die Infektion wird meist von Bläschenbildung auf der Haut begleitet.

Zur Behandlung der Gürtelrose dienen Nerventonika zur Stärkung der Nervenzellen, keimtötende Mittel zur Bekämpfung der Infektion sowie schmerzstillende Mittel in Form von Nervenrelaxanzien zur Linderung der Schmerzen.

Eine wirksame Mischung ist zum Beispiel:

Sonnenhut	*2 Teile*	
Piscidiabaum	*1 Teil*	
Hafer	*1 Teil*	
Passionsblume	*1 Teil*	
Johanniskraut	*1 Teil*	
Baldrian	*1 Teil*	

Dreimal täglich trinken.

Zur lokalen Behandlung der Symptome eignen sich Kräuterbäder mit den oben genannten Heilpflanzen.

Dioscorea villosa, Yamswurzel, *ist sehr vielseitig. Unter anderem wirkt sie normalisierend auf die weiblichen Hormone.*

Die Behandlung sollte über längere Zeit durchgeführt werden. Achten Sie auch auf eine gesunde Ernährung mit Extragaben von Vitaminen der B-Gruppe.

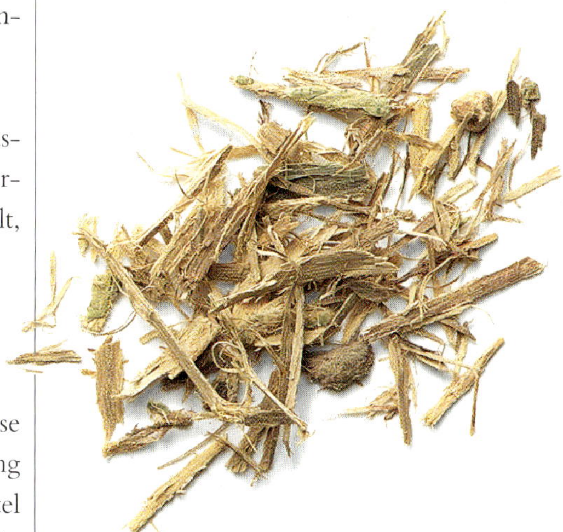

Piscidia piscipula, Piscidiabaum, *lindert hervorragend schmerzhafte Zustände wie Migräne und Regelstörungen.*

DIE HAUT

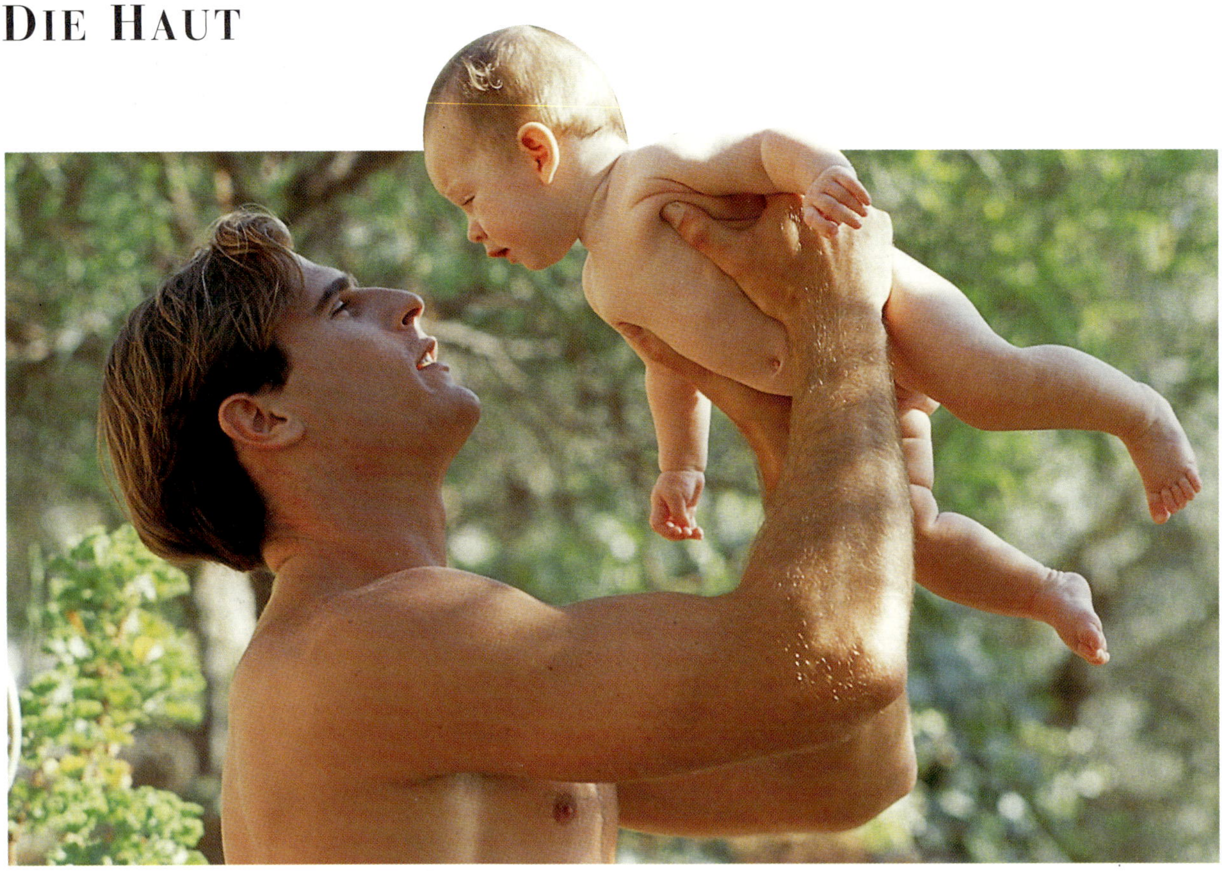

Unsere Haut hat viele Funktionen. Sie ist das wichtigste Schutzorgan des Körpers; ohne eine intakte Haut würden wir rasch an massiver Infektion oder allergischem Schock sterben, denn die Haut schützt den Körper vor Verletzungen, Licht und chemischen Stoffen, vor extremen Temperaturen und dem Eindringen von Krankheitserregern. Einige der Schutzfunktionen werden durch komplexe mikrobiologische Prozesse aufrechterhalten, etwa der Infektionsschutz. Die Haut scheidet nicht nur keimtötende Substanzen aus, sondern beherbergt auch eine nützliche natürliche Bakterienkolonie. Diese schützt die Haut vor dem Eindringen schädlicher Mikroorganismen, indem sie für ein Milieu sorgt, das diesen keine Lebensgrundlage bietet.

Eines der potentiellen Probleme einer Antibiotikabehandlung ist die Zerstörung der nützlichen Bakterien, so daß es zu Infektionen über die Haut kommen kann. In ähnlicher Weise vernichten chemische Deodoranzien und Antiperspiranzien die natürlichen Hautbakterien und stören damit dieses empfindliche Gleichgewicht.

Die Haut sorgt auch für die Ausscheidung von etwa einem Viertel der körperlichen Stoffwechselprodukte. Ist diese Funktion gestört, werden die anderen drei Ausscheidungsorgane, Niere, Lunge und Darm, belastet, da diese dann Mehrarbeit leisten müssen. Ein Problem in diesem Bereich kann zu sekundären Störungen in den anderen Organen und zu Hautproblemen führen. Die Haut spielt

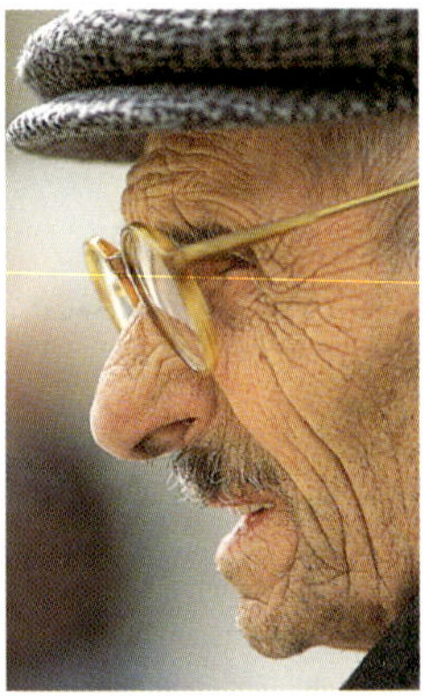

Die Haut ist das größte Organ des Körpers. Sie ist elastisch, wasser- und lichtundurchlässig und selbstheilend, erneuert sich ständig und »sitzt« in jedem Alter – ob Säugling, Mann oder Greis (oben und links).

auch eine Rolle bei der Steuerung der Temperatur, da ihre Schweißdrüsen die Wasserverdunstung regulieren. Außerdem ist sie das Organ, durch das wir in direkten physischen Kontakt mit unserer Umwelt treten, da sie über die gesamte Fläche sensorische Nervenendigungen aufweist. Es ist bemerkenswert, daß sich die Haut beim Embryo aus derselben Substanz wie das Nervengewebe entwickelt. Dieser gemeinsame Ursprung weist auf die enge Beziehung von Haut und Nervensystem hin; man kann dies als physischen Ausdruck der engen Verbindung zwischen unserer inneren Befindlichkeit und der Art, wie sich diese nach außen spiegelt, betrachten. Daher sind Hautkrankheiten häufig äußerer Ausdruck seelischer Probleme, was bei der Behandlung zu berücksichtigen ist. Nur selten, etwa bei Prellungen und Wunden, kann man die Haut isoliert betrachten.

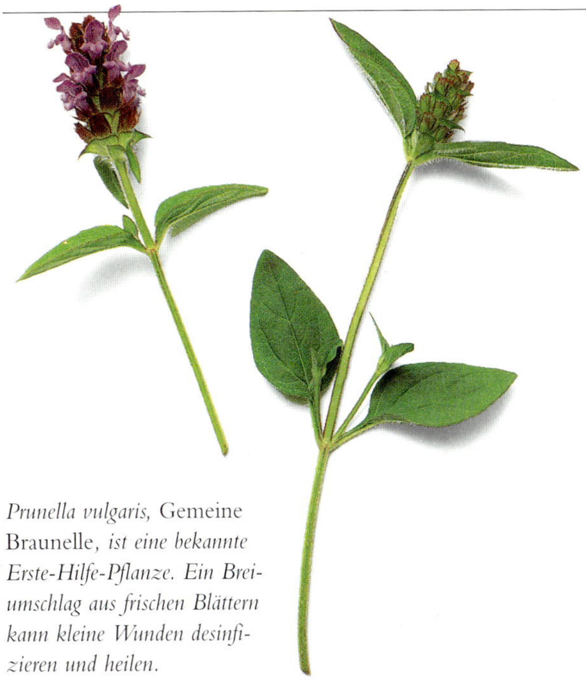

Prunella vulgaris, Gemeine Braunelle, *ist eine bekannte Erste-Hilfe-Pflanze. Ein Breiumschlag aus frischen Blättern kann kleine Wunden desinfizieren und heilen.*

Heilpflanzen für die Haut

Auch wenn Hautprobleme eine ganze Reihe von inneren Ursachen widerspiegeln und sämtliche Gruppen von Heilpflanzen eine Rolle bei deren Behandlung spielen, sind bestimmte Arten besonders angezeigt, insbesondere wundheilungsfördernde, umstimmende, schweißtreibende, keimtötende und nervenwirksame Mittel.

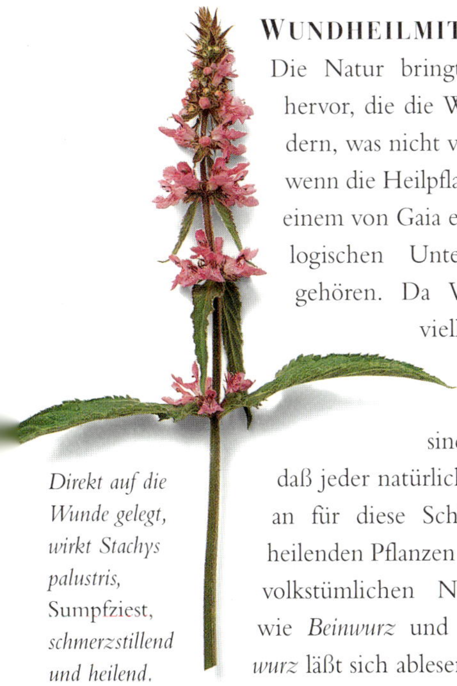

Direkt auf die Wunde gelegt, wirkt Stachys palustris, Sumpfziest, *schmerzstillend und heilend.*

Wundheilmittel

Die Natur bringt viele Pflanzen hervor, die die Wundheilung fördern, was nicht verwunderlich ist, wenn die Heilpflanzen wirklich zu einem von Gaia erschaffenen ökologischen Unterstützungssystem gehören. Da Verletzungen die vielleicht häufigsten körperlichen Schädigungen sind, stellen wir fest, daß jeder natürliche Standort reich an für diese Schädigungen heilenden Pflanzen ist. An volkstümlichen Namen wie *Beinwurz* und *Heilwurz* läßt sich ablesen, daß ihre heilkräftige Wirkung schon lange überliefert ist.

Manche von ihnen sind Adstringenzien, deren Wirkung zum Teil darauf beruht, daß sie Blutungen stillen und Gewebe zusammenziehen. Die häufigsten und nützlichsten Wundheilmittel sind *Aloe, Beinwell, Echter Eibisch, Flatterulme, Gefleckter Storchenschnabel, Gemeine Braunelle, Hamamelis, Irländisches Moos, Kanadische Gelbwurzel, Ringelblume, Schwarzer Holunder (Beeren und Blüten), Sumpfziest, Vogelmiere* und *Zinnkraut.* Manche werden nur äußerlich angewendet, andere äußerlich und innerlich. In Teil III können Sie sich im einzelnen darüber informieren.

Alteranzien

Diese Mittel verändern und reinigen nach und nach »verdorbenes« Blut und sorgen für bessere Körperfunktionen. Wir wissen nicht genau, wie sie wirken, nur daß sie es tun. Sie gehören wohl zu den am häufigsten bei Hautproblemen angewendeten Heilpflanzen, weil hier ein enger Zusammenhang mit dem individuellen Stoffwechsel besteht. Sie entschlacken den gesamten Körper, doch konzentriert sich ihre Wirkung jeweils auf bestimmte Gebiete, zum Beispiel auf Niere oder Leber. Deshalb muß man sie nach der spezifischen Indikation aus wählen.

Zu den Alteranzien zählen *Braunwurz, Brennessel, Buntfarbige Schwertlilie, Erdrauch, Kanadische Gelbwurzel, Klebkraut, Klette, Krauser Ampfer, Mahonie, Sarsaparille, Sassafrasbaum, Thuja* und *Wiesenklee.*

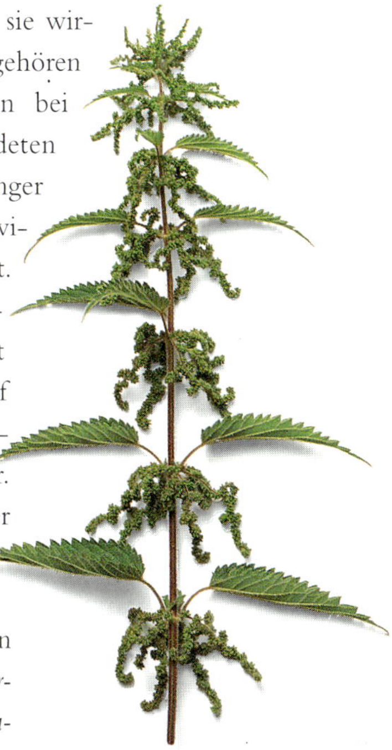

Urtica dioica, Brennessel, *ist ein Adstringens für Säuglingsekzem.*

Antimikrobielle Mittel

Bei manchen Hautproblemen muß man keimtötende Mittel anwenden, um den Körper von eingedrungenen oder auf der Oberfläche wirksamen Mikroorganismen zu befreien. Hier helfen Heilpflanzen wie *Indigo, Knoblauch, Küchenschelle, Myrrhe, Ringelblume, Sonnenhut, Thuja, Thymian* und *Vogelmiere.*

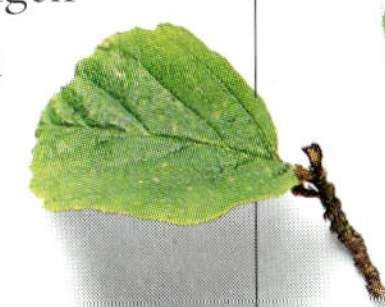

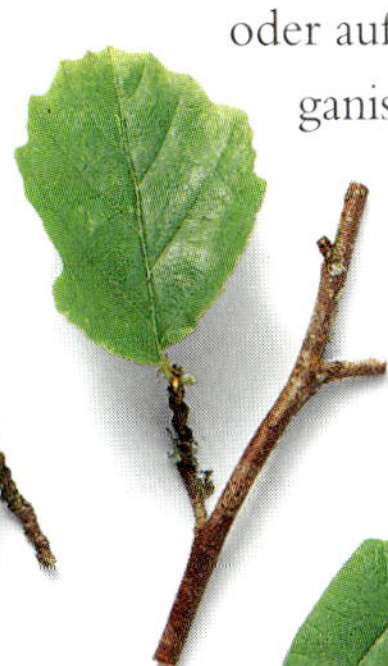

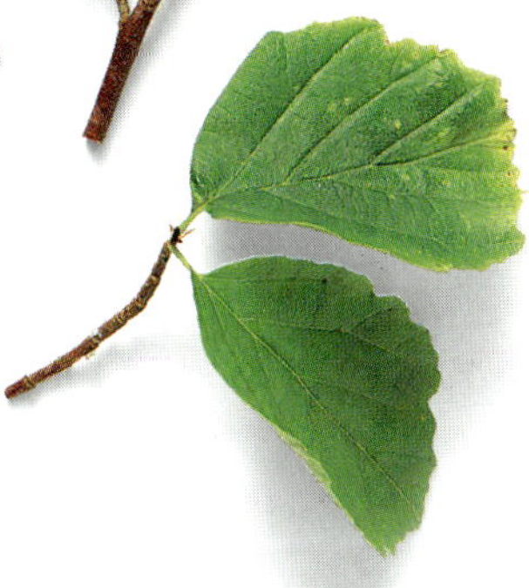

Hamamelis virginiana, Hamamelis, *ist ein sehr nützliches heilendes Adstringens, besonders bei Prellungen.*

Formen der Hautkrankheiten

Hautveränderungen können Ausdruck innerer Probleme sein und sollten nicht als nur lokale Erscheinungen betrachtet werden. Nützlich ist eine Dreiteilung der Ursachen. Die Hautkrankheiten beruhen entweder allein auf inneren Ursachen, einer inneren Disharmonie, zum Beispiel bei Psoriasis oder bestimmten Ekzemen, oder die inneren Ursachen sind Reaktionen auf äußere Faktoren; der Körper wird zum Beispiel mit einem Allergen nicht fertig, oder das Hautproblem ist die direkte Folge eines äußeren Einflusses (zum Beispiel Wunden, Prellungen oder Sonnenbrand).

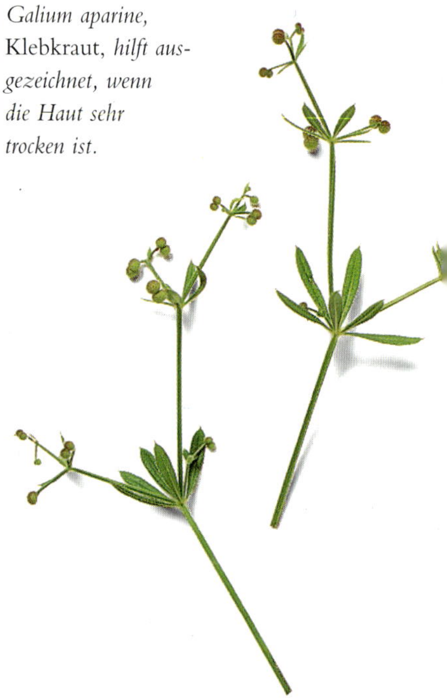

Galium aparine, Klebkraut, *hilft ausgezeichnet, wenn die Haut sehr trocken ist.*

Innere Ursachen

Die meisten hartnäckigen oder chronischen Hautprobleme sind eine Folge innerer Vorgänge. Da unsere Haut die Schnittstelle zur Außenwelt darstellt, ist dies oft der Ort, an dem Disharmonien unseres Lebens konkret zutage treten.

• **Psoriasis** (Schuppenflechte) kann durch zahlreiche Faktoren verursacht werden, die sich häufig potenzieren; daher richtet sich die Behandlung nach den individuellen Erfordernissen. Man muß die Wurzel des Problems finden, ob sie nun physischer, psychischer oder spiritueller Natur ist. Auch wenn bestimmte Heilpflanzen traditionell bei Psoriasis angezeigt sind, ist die richtige Diagnose und die Kenntnis der individuellen Bedürfnisse wichtig. Die Heilmittel sind meist Alteranzien wie *Braunwurz, Klebkraut, Klettenwurzel, Krauser Ampfer, Löwenzahn, Mahonie, Sarsaparille, Thuja* und *Wiesenklee.* Manche davon sind auch Lebermittel *(Braunwurz, Klebkraut, Löwenzahn).* Oft sind auch Nerventonika angebracht, um die nervliche Reaktion auf Streß zu stärken, besonders bei Bluthochdruck oder Herzklopfen, etwa *Herzgespann* und *Lindenblüten,* aber auch *Baldrian, Helmkraut* und *Mistel.*

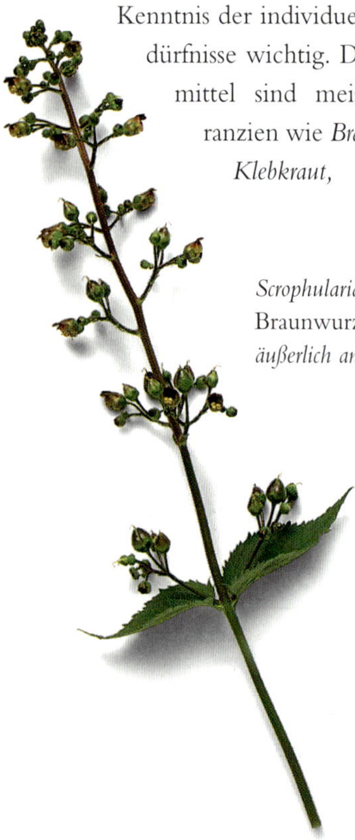

Scrophularia nodosa, Braunwurz, *wird äußerlich angewendet.*

Dies alles vorausgesetzt, empfiehlt sich folgende Grundmischung, die auch durch weitere Zusätze abgewandelt werden kann:

Klette	*1 Teil*	
Sarsaparille	*1 Teil*	
Klebkraut	*1 Teil*	
Krauser Ampfer	*1 Teil*	

Diesen Tee sollten Sie dreimal täglich trinken, und zwar über einen längeren Zeitraum; zugleich auf gesunde Ernährung und ausreichende Bewegung achten.

Äußere Anwendungen können Reizungen lindern oder das Ablösen der Schuppen fördern, helfen aber nicht dauerhaft. Dazu dienen Salben, die aus *Beinwell, Eibisch* oder *Vogelmiere* hergestellt werden.

• **Ekzem** Auch hier muß man nach den inneren Ursachen forschen. Ist eine allergische Reaktion im Spiel, muß man das Allergen finden und ausschalten. Der Körper hat sonst keine Chance zur Selbstheilung und kann auch nicht von den Heilpflanzen profitieren. Diese werden nach den individuellen Erfordernissen ausgewählt, doch sollte man auf jeden Fall die Verdauung untersuchen und vielleicht bittere, blähungstreibende oder abführende Heilpflanzen einsetzen.

Falls eine Störung der Leberfunktion vermutet wird, können Galle- oder Lebermittel nötig sein; wenn die Nieren nicht richtig arbeiten, sind Diuretika angezeigt. Auch Nervina können in manchen Fällen angebracht sein.

Die Einnahme von Heilpflanzen wie *Braunwurz, Brennessel, Erdrauch, Klettenwurzel, Mahonie, Stiefmütterchen* und *Wiesenklee* hat sich bei der innerlichen Ekzembehandlung bewährt.

Hier eine gut wirksame Grundmischung:

Braunwurz	*1 Teil*	
Brennessel	*1 Teil*	
Wiesenklee	*1 Teil*	

Der Tee wird dreimal täglich getrunken und ist besonders hilfreich bei Säuglingsekzem.

Ausgezeichnete Kompressen und Salben kann man aus *Beinwell, Hamamelis, Kanadischer Gelbwurzel, Klette, Ringelblume, Stiefmütterchen* oder *Vogelmiere* herstellen.

So stellen Sie eine Klettensalbe her

Eine sehr gute, einfache Salbe läßt sich mit *Klette* herstellen. Eine frische Wurzel zerquetschen und den Saft mit Vaseline mischen, bis er die richtige Konsistenz hat. Kann mehrmals täglich auf die gereizte Haut aufgetragen werden.

• **Akne** Bei Stoffwechselproblemen oder zu fett- oder kohlenhydratreicher Ernährung kann Akne entstehen oder sich verschlimmern.

Die Heilpflanzenbehandlung zielt darauf ab, den Stoffwechsel dieser Nahrungsbestandteile sowie den Lymphfluß und die Ausscheidung zu unterstützen. Alteranzien wie *Braunwurz, Klebkraut, Krauser Ampfer, Mahonie* und *Wiesenklee* sind besonders nützlich, doch sollte man auch an lymphatische Mittel wie *Kermesbeere* und *Sonnenhut* sowie Lebermittel wie *Buntfarbige Schwertlilie* und *Löwenzahn* denken.

Man kann eine Zeitlang eine Mischung wie die folgende anwenden:

Schwertlilie	*1 Teil*
Klebkraut	*1 Teil*
Sonnenhut	*1 Teil*
Braunwurz	*1 Teil*
Kermesbeere	*1 Teil*

Dreimal täglich trinken.

Äußerlich kann eine Lotion oder ein Aufguß aus *Ringelblume, Vogelmiere* und destilliertem *Hamamelis* (zu gleichen Teilen) nützlich sein sowie häufiges Waschen mit reiner Seife.

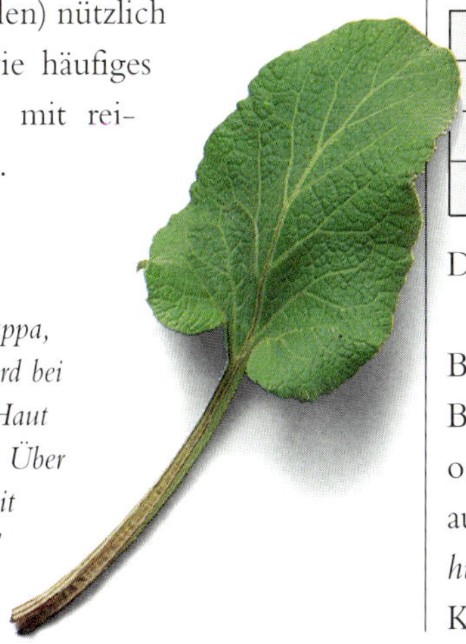

Arctium lappa, Klette, *wird bei trockener Haut verwendet. Über längere Zeit anwenden!*

Innere Reaktionen auf äussere Einflüsse

Manchmal zeigt die Haut Reaktionen auf äußere Faktoren, wie zum Beispiel Bakterien, die innere Prozesse ausgelöst haben, sich aber äußerlich statt innerlich manifestieren.

Zwar müssen auch die Hautsymptome behandelt werden, doch das wahre Problem stellt das geschwächte Immunsystem dar. Es muß tonisiert und gestärkt werden, damit sich der Körper selbst von der Infektion befreit.

Auch hier gelten die allgemeinen Richtlinien für die Infektbehandlung. Nach einer Antibiotikabehandlung mindestens ein Gramm Vitamin C täglich einnehmen.

• **Furunkel** Wenn der Körper geschwächt ist, kann eine Staphylokokkenbesiedlung stattfinden und zu Furunkeln führen. Um diese vollständig zu beseitigen, ist eine innerliche wie äußerliche Heilkräuteranwendung nötig. Am besten geschieht dies mit einer Kombination antimikrobieller Pflanzen und Alteranzien, dazu eventuell Bittermittel.

Als Spezifika für Furunkel gelten *Sonnenhut, Küchenschelle* und *Indigo,* am besten kombiniert mit Pflanzen, die dem lymphatischen System guttun, wie zum Beispiel die folgende Teemischung:

Sonnenhut	*1 Teil*
Indigo	*2 Teile*
Küchenschelle	*1 Teil*
Kermesbeere	*1 Teil*

Dreimal täglich trinken.

Äußerlich werden Salben oder Breiumschläge angewendet. Einen Breiumschlag können Sie mit *Eibisch-* oder *Kohlblättern,* die den Eiter herausziehen, herstellen, während *Sonnenhut* oder *Myrrhe* die Infektion unter Kontrolle bringen.

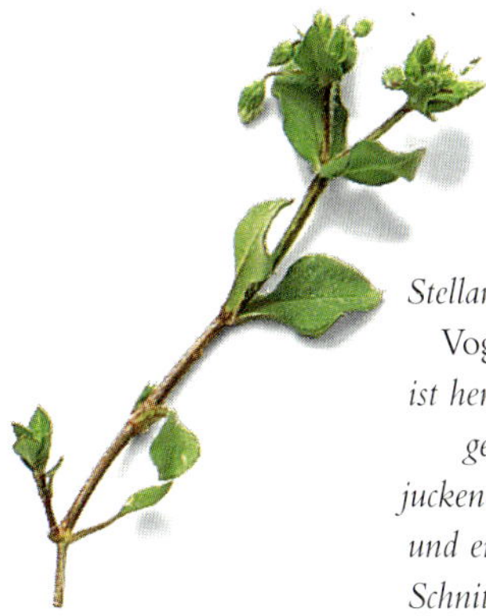

Stellaria media, Vogelmiere, *ist hervorragend geeignet für juckende Stellen und entzündete Schnittwunden.*

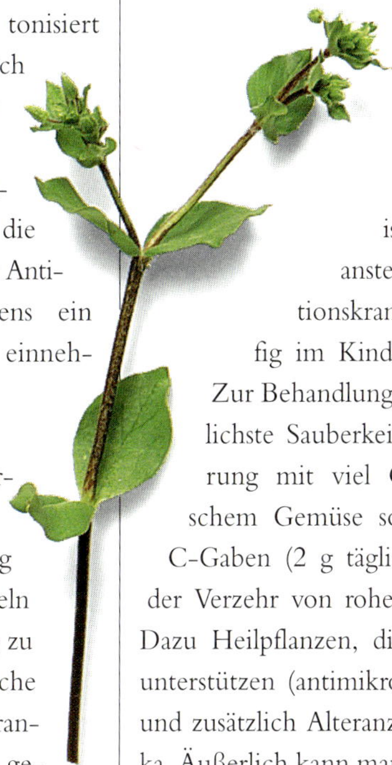

• **Impetigo** (Eiterflechte) ist eine sehr ansteckende Infektionskrankheit, die häufig im Kindesalter auftritt. Zur Behandlung gehören peinlichste Sauberkeit, eine Ernährung mit viel Obst und frischem Gemüse sowie Vitamin-C-Gaben (2 g täglich), außerdem der Verzehr von rohem Knoblauch. Dazu Heilpflanzen, die die Abwehr unterstützen (antimikrobielle Mittel), und zusätzlich Alteranzien und Tonika. Äußerlich kann man zur Bekämpfung der Infektion eine Lotion aus einer oder mehreren Heilpflanzen wie *Indigo, Myrrhe, Ringelblume* oder *Sonnenhut* anwenden. Dies wirkt aber nur in Kombination mit einer inneren Behandlung (siehe Furunkel).

So stellen Sie einen Kohlblattumschlag her

Für einen Breiumschlag einige Innenblätter von *Weißkohl* verwenden, gut waschen und vorsichtig trockentupfen. Die großen Rippen werden entfernt. Mit einem Nudelholz die Blätter weich klopfen, auf die betreffende Stelle legen und mit einem lockeren Verband befestigen. Eine halbe Stunde einwirken lassen, dann den Vorgang mit frischen Blättern wiederholen.

Chelidonium majus, Schöllkraut, *kann bei Hautpilz äußerlich angewendet werden.*

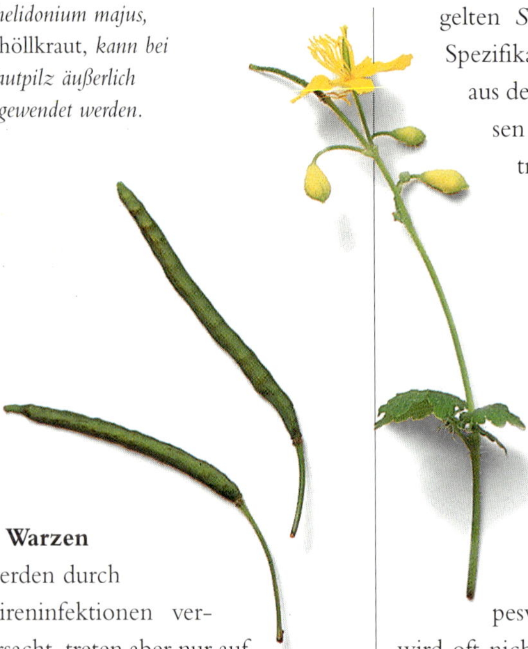

• **Warzen** werden durch Vireninfektionen verursacht, treten aber nur auf, wenn der »Nährboden« vorhanden ist. Deshalb ist es Ziel der Heilpflanzenbehandlung, eine gereinigte innere Umgebung herzustellen. Ernährung und Lebensführung sollten gesund und lebensbejahend sein. Zur inneren Anwendung kommen *Gelbholz, Kermesbeere, Klebkraut, Knoblauch* oder *Wermut,* also lymphreinigende und -tonisierende Mittel. Außerdem täglich zwei Gramm Vitamin C einnehmen. Zur äußerlichen Behandlung und schnellen Entfernung der Warzen gelten *Schöllkraut* und *Thuja* als Spezifika. Bei *Schöllkraut* den Saft aus den frischen Stengeln pressen und direkt auf die Warze träufeln, bei *Thuja* eine Lotion oder Tinktur bereiten und häufig auftragen.

Thuja occidentalis, Thuja, *ist gut zur äußerlichen Behandlung von Warzen.*

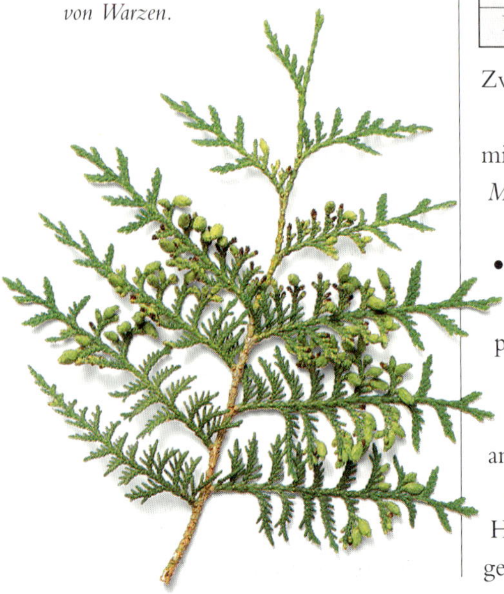

• **Herpes simplex** (Bläschenausschlag) ist eine nicht seltene Sekundärinfektion aufgrund einer meist früh erfolgten Infektion mit dem Herpesvirus. Die Erstinfektion wird oft nicht bemerkt, da das Virus bis ans Lebensende im Körper latent virulent bleiben kann und nur bei einer geschwächten Abwehr aktiv wird. Die Behandlung zielt in erster Linie auf eine Stärkung der Gesundheit durch ausgewogene Ernährung, reichlich Vitamin-C-Gaben (3–5 g täglich) und Unterstützung der Ausscheidungsvorgänge ab. Dies sollte durch langfristiges Trinken eines Kräutertees unterstützt werden, wie etwa:

Klebkraut	*2 Teile*
Sonnenhut	*2 Teile*
Hafer	*1 Teil*
Kermesbeere	*1 Teil*

Zweimal täglich trinken.

Äußerlich kann eine Behandlung mit *Sonnenhut*lotion mit oder ohne *Myrrhe* sehr hilfreich sein.

• **Hautpilz** kann verschiedene Körperbereiche befallen und Symptome wie Fußpilz auslösen. Er tritt vor allem zwischen den Zehen, in der Leistengegend oder kreisförmig an allen Körperteilen auf und wird durch Schwitzen und mangelnde Hygiene verstärkt. Zur vollständigen Heilung ist peinliche Sauberkeit nötig; an die befallenen Stellen muß Luft dringen können.

Die Pflanzenheilkunde bedient sich innerlich wie äußerlich anwendbarer Mittel zur Bekämpfung von Fußpilz. Innerlich sollte eine Mischung benutzt werden, die die Abwehr stärkt und den Lymphfluß anregt, so wie die folgende:

Sonnenhut	*2 Teile*
Klebkraut	*1 Teil*
Kermesbeere	*1 Teil*
Indigo	*1 Teil*
Krauser Ampfer	*1 Teil*

Diese Kräutermischung dreimal täglich trinken.

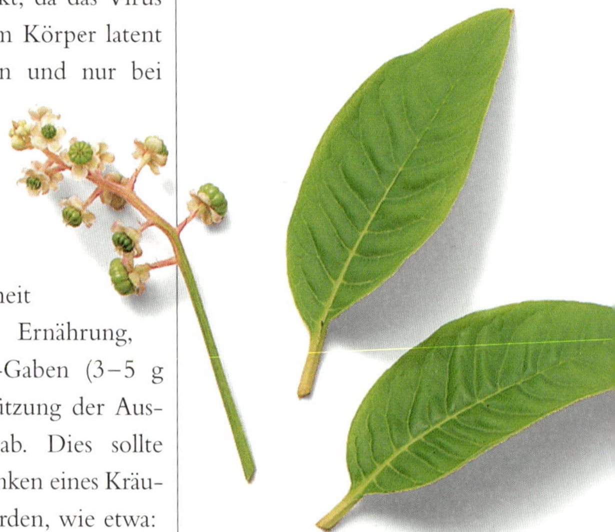

Phytolacca americana, Kermesbeere, *dient zur Unterstützung bei viralen Hautinfektionen wie Herpesbläschen.*

Äußerlich kann man Antipilzmittel wie *Kanadische Gelbwurzel, Knoblauch, Myrrhe, Ringelblume, Sonnenhut* oder *Thuja* als Lotion oder Tinktur auftragen. Am besten wirkt *Ringelblume,* insbesondere eins zu eins gemischt mit *Myrrhen*tinktur. Dreimal täglich unverdünnt auf die befallene Stelle auftragen.

ÄUSSERLICHE URSACHEN

Zur Behandlung von Wunden, Abschürfungen oder Verbrennungen ist *Ringelblume* von unschätzbarem Wert.

Sie fördert die Heilung, dämmt Entzündungen ein und wirkt gleichzeitig antimikrobiell. Deshalb ist sie die beste Sofortmaßnahme bei allen diesen Problemen.

• **Wunden** Die wichtigsten unter den zahlreichen Wundheilmitteln sind *Beinwell, Johanniskraut, Kanadische Gelbwurzel, Holunder* und *Wegerich,* doch man sollte auch daran denken, daß die Blutgerinnung die erste Phase der Wundheilung ist, und da sind die Adstringenzien besonders nützlich. *Beinwell* gilt zu Recht als besonders wirksam, was zum Teil auf dem Allantoingehalt von Wurzel und Blättern beruht. Dieser chemische Stoff regt die Zellteilung an und beschleunigt so die Granulation und völlige Abheilung. Dieses Heilkraut kann ebenso wie die anderen genannten Kräuter als Breiumschlag, Kompresse oder Salbe verwendet werden. Bei Infektionsgefahr eine antimikrobielle Pflanze wie *Sonnenhut* hinzufügen.

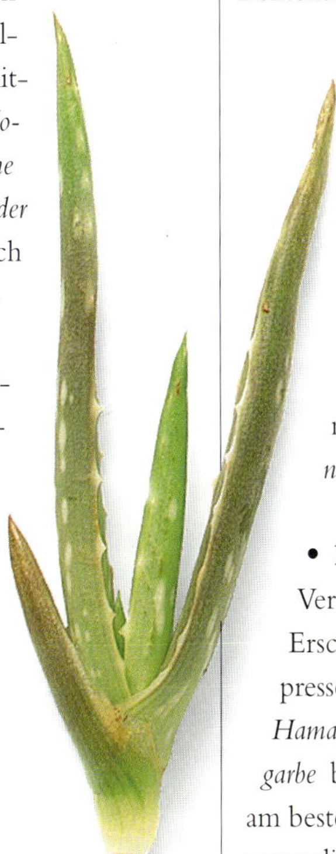

Das im Blatt von Aloe vera, Aloe, *enthaltene Gel kann bei kleineren Verbrennungen direkt angewendet werden.*

So stellen Sie eine Arnika-Kompresse her

Arnikatinktur ist sehr wirkungsvoll. Wenn Sie getrocknete Blüten verwenden, 1 Teil Blüten mit 10 Teilen Alkohol (70 %) mischen. Falls frische Blüten zur Verfügung stehen, Arnika und Alkohol zu gleichen Teilen mischen. Die Mischung zwei Wochen in ein gut verschlossenes Glas geben, an einen warmen Ort stellen und jeden Tag schütteln. Nach zwei Wochen durch ein Mulltuch seihen, dabei soviel Flüssigkeit wie möglich herausdrücken. Zur Klärung weitere zwei Tage setzen lassen, dann wieder filtern. Für eine Kompresse einen Teelöffel der Arnikatinktur mit 500 ml Wasser mischen.

• **Prellungen** Bei Prellungen, Verstauchungen und sonstigen Erschütterungen wirken Kompressen mit *Arnika, Gänseblümchen, Hamamelis, Ringelblume* und *Schafgarbe* besonders gut, wobei *Arnika* am besten ist und in kürzester Zeit zu erstaunlichen Fortschritten in der Heilung führt. Auch mit den anderen genannten Kräutern können Sie Lotionen, Tinkturen, Kompressen oder Salben zur Soforthilfe herstellen.

Wenn aus unerfindlichen Gründen häufig blaue Flecken auftreten, achten Sie auf Vitamin C in der Nahrung. Eventuell müssen Sie herausfinden, warum die Blutgefäße so leicht platzen. Regelmäßiges Trinken von *Roßkastanien-* und *Schafgarben*aufguß kann die Blutgefäßwände stärken. Auch Rutin und andere Bioflavonoide sind hilfreich, sei es als Nahrungsergänzung oder in Form von Buchweizen.

• **Verbrennungen** Bei leichten Verbrennungen und Sonnenbrand können Heilpflanzen sehr wertvoll sein, doch Vorsicht bei schwereren Schädigungen. Als Hausmittel ist *Aloe* wohl am besten. Auch *Ringelblume* oder *Johanniskraut* helfen (Seite 224). Sie sind das natürliche Mittel bei starkem Sonnenbrand, und die Haut ist danach in besserem Zustand als zuvor.

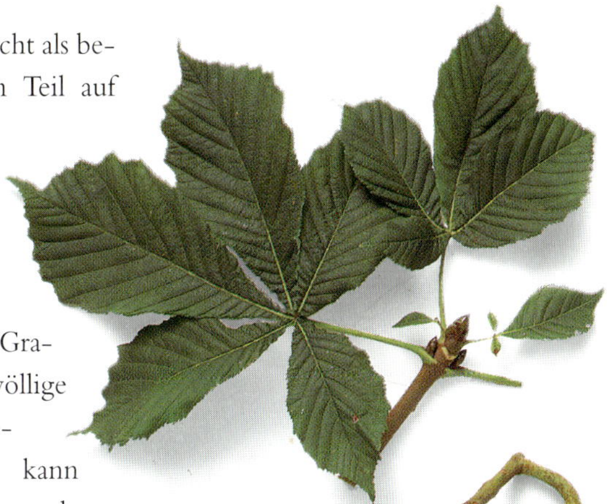

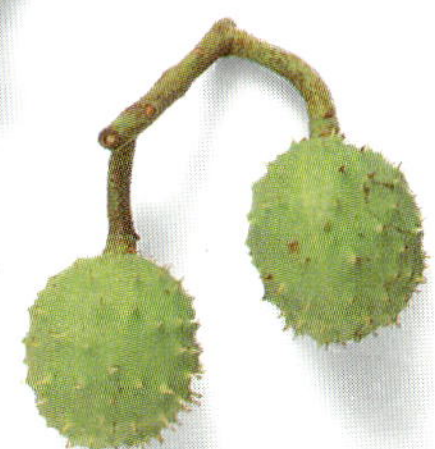

Aesculus hippocastanum, Roßkastanie, *wirkt ausgezeichnet bei Geschwüren an den Beinen.*

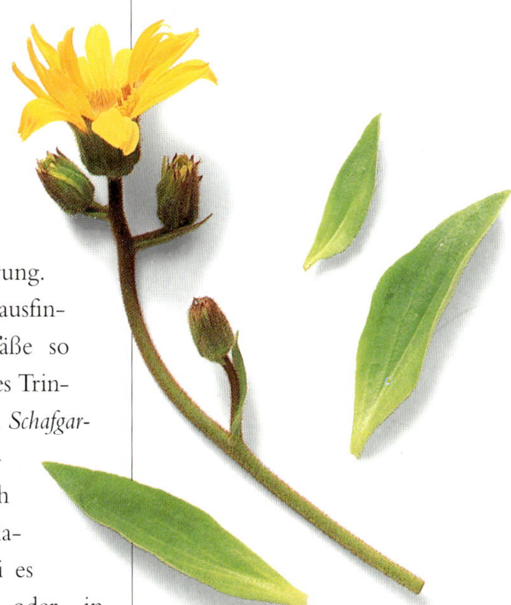

Arnica montana, Arnika, *ist die beste Heilpflanze bei Prellungen, sowohl innerlich wie äußerlich angewendet.*

DER BEWEGUNGSAPPARAT

Skelett, Bindegewebe, Muskeln und Gelenke halten uns zusammen, machen das Stehen und Gehen möglich und verleihen uns Gestalt. Sie werden intensiv gebraucht – und mißbraucht! – und weisen leicht Abnutzungserscheinungen auf. Ihr Zustand hängt aber nicht nur davon ab, wie wir sie einsetzen oder zu welchem Bereich des Organismus sie gehören, sondern im großen Maß auch von unserem inneren Zustand, das heißt vom Stoffwechsel, der Ernährung und den Lebensgewohnheiten.

Natürlich spielen auch genetisch bedingte Schwächen eine Rolle, doch hat man diese erst einmal erkannt, so ist es möglich, Vorsorge zu treffen, daß sie sich nicht zu Beschwerden auswachsen. Beruhen diese auf Fehlstellungen, läßt sich mit Hilfe von Manipulationstherapien wie Osteopathie und Chiropraktik einiges ausrichten. Manchmal ist die Skelettfehlstellung so ausgeprägt, daß die neurologischen Funktionen und die Funktion der Organe beeinträchtigt sind oder die Harmonie des gesamten Körpers gestört ist. Osteopathische und chiropraktische Techniken können dazu beitragen, den Körper wieder ins Gleichgewicht zu bringen, ebenso psychophysische Anpassungsmethoden wie Rolfing, die Alexander-Technik oder die Feldenkrais-Methode. Doch eine wichtige Ursache für die

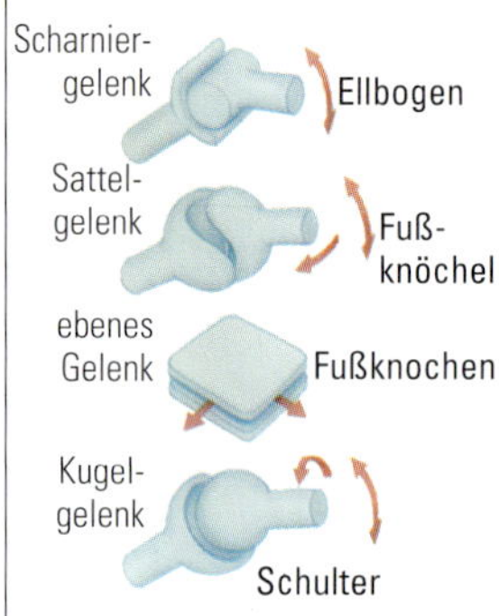

Dank der verschiedenen Gelenkformen sind unterschiedliche Bewegungen möglich. Scharniergelenke sind sehr beweglich; Sattelgelenke schränken die Bewegung auf einen bestimmten Radius ein; bei ebenen Gelenken können sich die Knochen aufeinander verschieben; Kugelgelenke sorgen für Flexibilität.

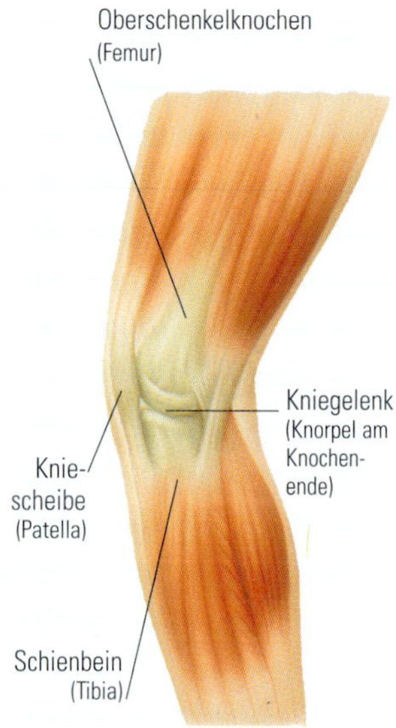

Das Kniegelenk ermöglicht es, daß sich Oberschenkelknochen und Schienbein frei gegeneinander bewegen. Starke Beinmuskeln verbinden die beiden Knochen, Bänder halten das Gelenk in Stellung, die Kniescheibe schützt es.

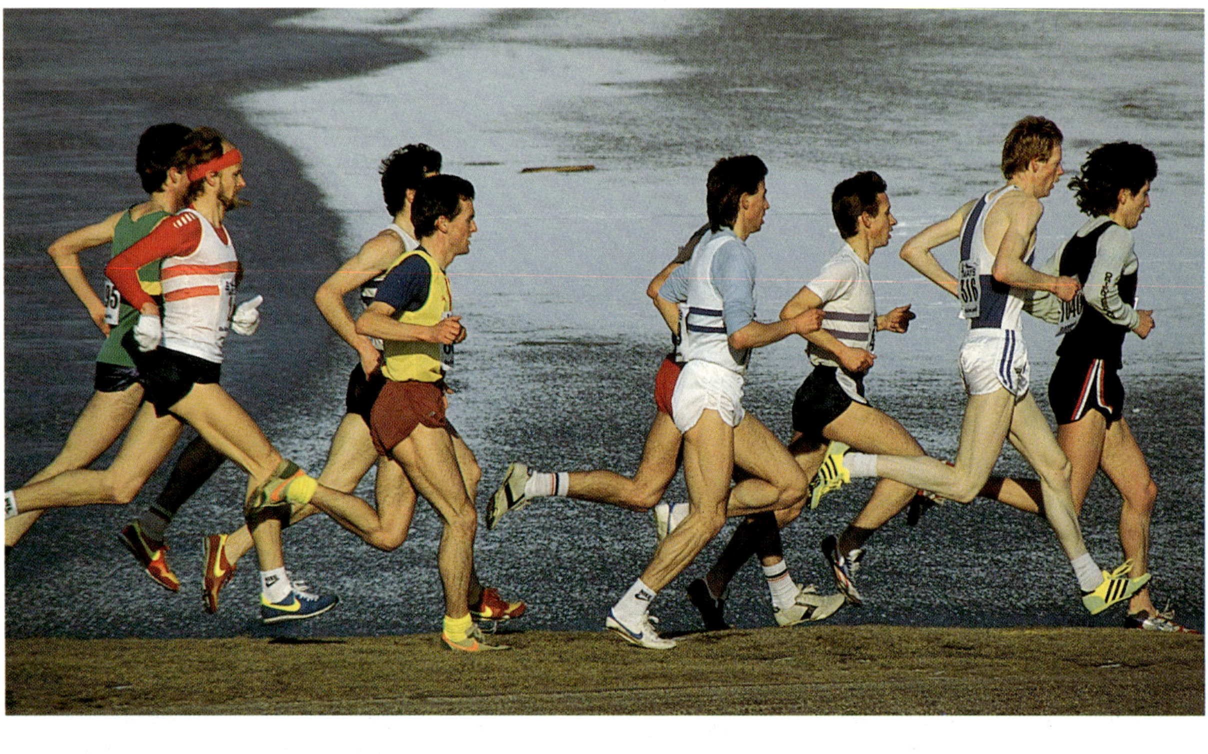

Es macht Spaß, unseren natürlichen Bewegungsdrang auszuleben. Wenn Knochen und Muskeln, wie von der Natur vorgesehen, gefordert werden, fühlen wir uns lebendig. Unsere Muskeln und Knochen sind leistungsfähig und können viel aushalten. Training, gesunde Ernährung und sanfte Heilmittel vorausgesetzt, sollten sie uns ein Leben lang gute Dienste tun.

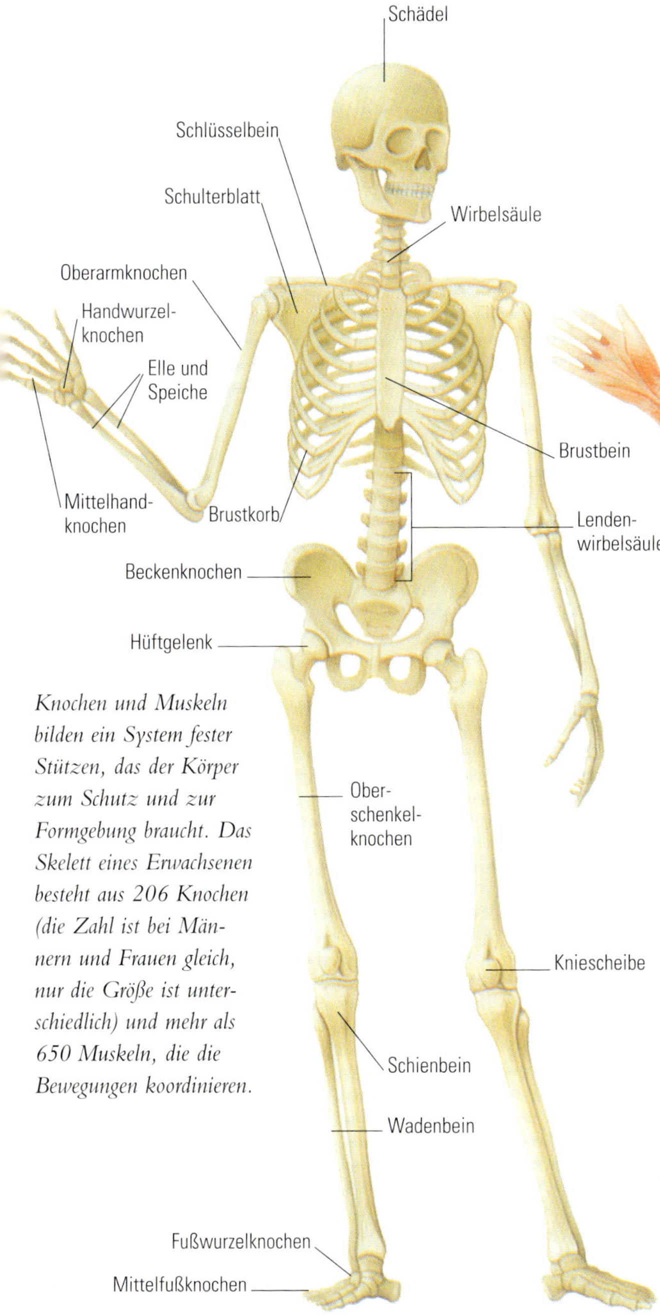

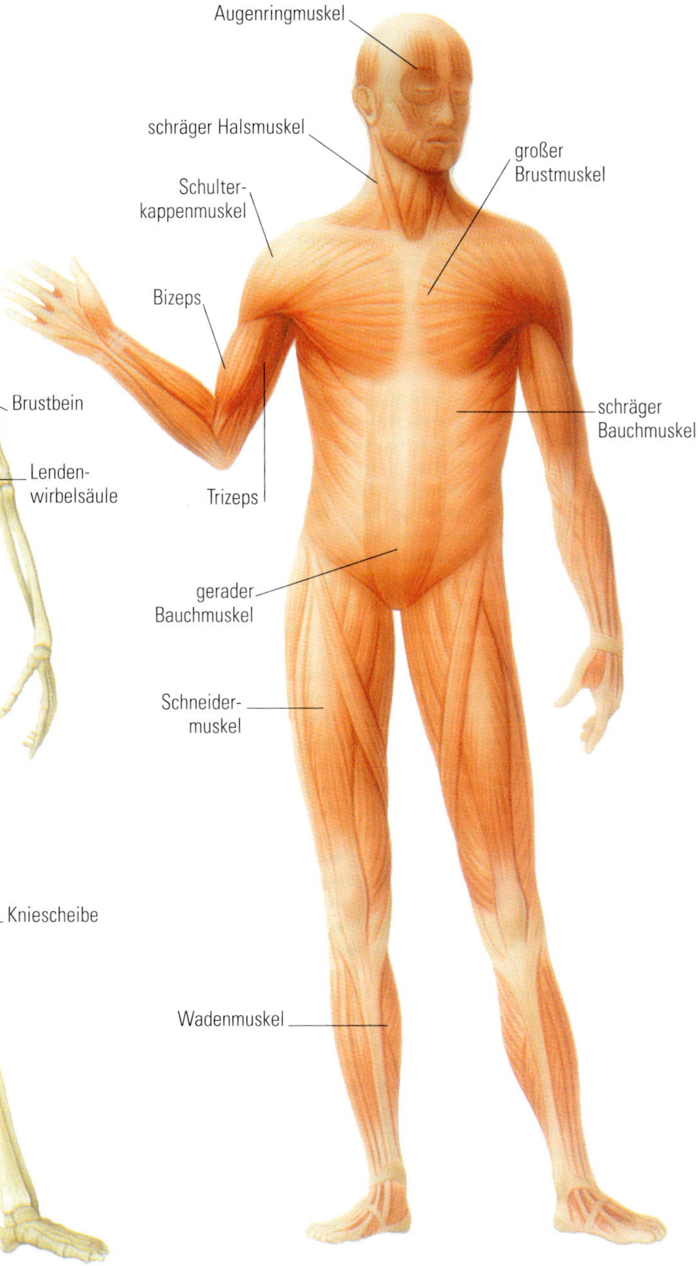

Knochen und Muskeln bilden ein System fester Stützen, das der Körper zum Schutz und zur Formgebung braucht. Das Skelett eines Erwachsenen besteht aus 206 Knochen (die Zahl ist bei Männern und Frauen gleich, nur die Größe ist unterschiedlich) und mehr als 650 Muskeln, die die Bewegungen koordinieren.

quälenden Beschwerden in diesem System ist der Allgemeinzustand. Nur wenn inneres Körpermilieu und Stoffwechsel ausgewogen sind, hat Gesundheit Bestand. Wenn die biochemischen Prozesse und Stoffwechselvorgänge nicht harmonisch ablaufen, hat der Körper große Mühe, Schlacken und Giftstoffe auszuscheiden. Hält dieser Zustand – der oft unbemerkt bleibt – jahrelang an, können sich die Gifte im Bindegewebe der Gelenke ansammeln und den Keim zu Rheuma und Arthritis legen, insbesondere dann, wenn eine genetische Disposition vorliegt.

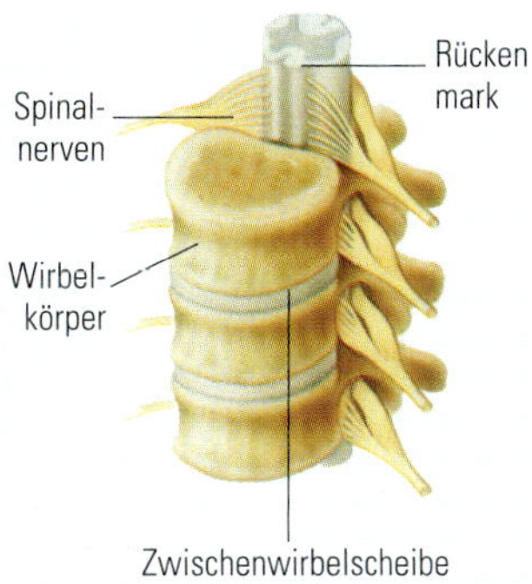

Die Spinalnerven transportieren Impulse zwischen Rückenmark, Rumpf und Gliedern. Sie treten an den Öffnungen zwischen den Wirbelkörpern aus.

Heilpflanzen für den Bewegungsapparat

Bei Erkrankungen dieses Systems, insbesondere bei Rheuma oder Arthritis, muß der Körper wieder in sein natürliches Gleichgewicht gebracht werden.

Damit die Behandlung anschlägt, müssen Verdauung, Nährstoffaufnahme und die verschiedenen Funktionen der Ausscheidung intakt sein. Beziehen Sie dies in die Auswahl der Heilpflanzen mit ein.

Antirheumatika

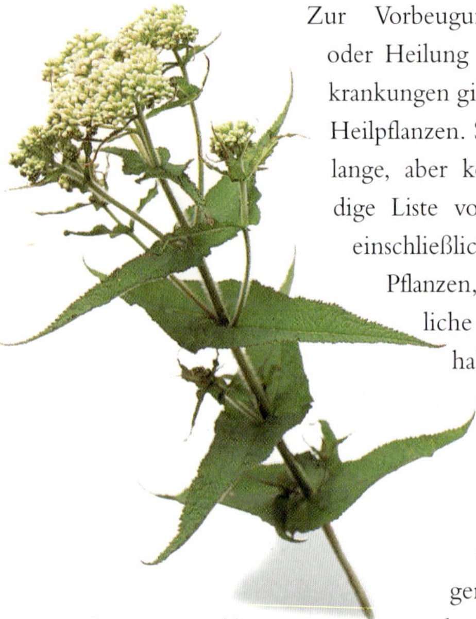

Eupatorium perfoliatum, Wasserhanf, *wird in der Volksmedizin zur Unterstützung der Heilung von Knochenbrüchen verwendet.*

Zur Vorbeugung, Linderung oder Heilung rheumatischer Erkrankungen gibt es eine Fülle von Heilpflanzen. Sie finden hier eine lange, aber keineswegs vollständige Liste von Antirheumatika, einschließlich verschiedener Pflanzen, die unterschiedliche Primärwirkungen haben. Sie können Ihre Wahl nach den Bedürfnissen des gesamten Körpers treffen, da sich darunter blutreinigende, entzündungshemmende, hautrötende, harntreibende, anregende und verdauungsfördernde Mittel befinden: *Bärentraube, Blasentang, Brennessel, Buntfarbige Schwertlilie, Cayennepfeffer, Engelwurz, Gelbholz, Guajak, Ingwer, Jakobskraut, Kermesbeere, Klette, Krauser Ampfer, Löwenzahn, Magenklee, Mahonie, Quecke, Schafgarbe, Sarsaparille, Selleriesamen, Senf, Teeheide, Teufelskralle, Wacholder, Wanzenkraut, Wasserhanf, Wermut, Yamswurzel, Zitterpappel.*

Alteranzien

Die Alteranzien entschlacken nach und nach das Blut und sorgen für eine

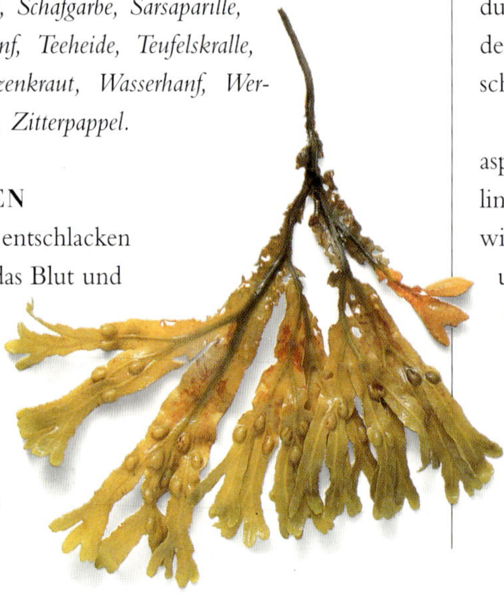

Fucus vesiculosus, Blasentang, *wird äußerlich bei entzündeten Gelenken angewendet.*

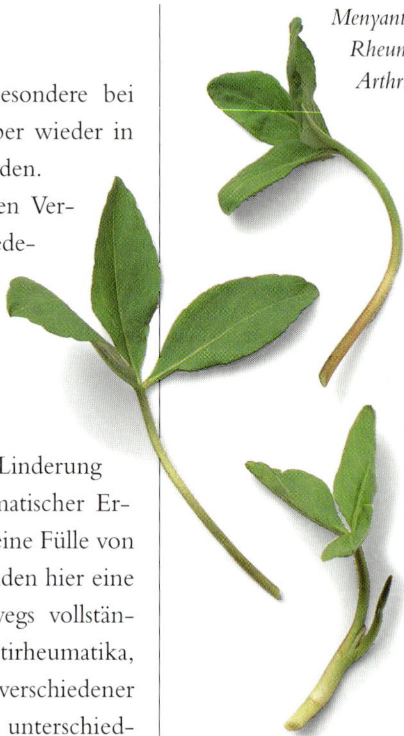

Menyanthes trifoliata, Magenklee, *wird bei Rheumatismus, Arthritis und rheumatoider Arthritis empfohlen.*

bessere Funktion des Blutkreislaufs. Sie wirken auf noch nicht völlig geklärte, unterschiedliche Weise und sind bei einer großen Anzahl von Beschwerden wirksam, inklusive Rheuma.

Fast alle Mittel helfen bei den hier angesprochenen Problemen; am häufigsten verwendet werden *Guajak, Magenklee, Sarsaparille, Selleriesamen, Teufelskralle* und *Wanzenkraut.* Die meisten rheumatischen und arthritischen Beschwerden verbessern sich durch deren revitalisierende und entschlackende Wirkung.

Entzündungshemmende Mittel

Die Bezeichnung »entzündungshemmend« ist möglicherweise irreführend, da die ganzheitliche Behandlung nicht darauf abzielt, Entzündungen zu unterdrücken, denn diese gehören im allgemeinen zu einer gesunden physischen Reaktion. Vielmehr reduzieren diese Mittel Entzündungen, indem sie den Körper unterstützen, mit dem Problem fertig zu werden. Sie sind besonders bei rheumatischen und arthritischen Erkrankungen hilfreich, weil eine ständige Entzündung von Gelenken und anderen Geweben den Körper schwächt.

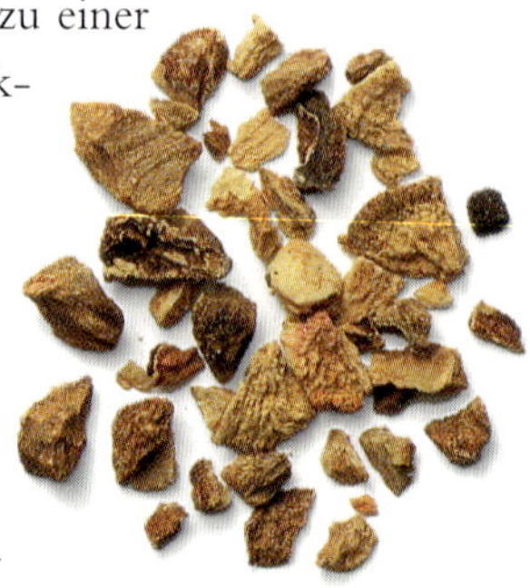

Harpagophytum procumbens, Teufelskralle, *ist bei Arthritis besonders wirksam.*

Ein gutes Mittel ist *Mädesüß;* es enthält eine natürliche aspirinähnliche Substanz, die Schwellungen und Schmerz lindert und zugleich harntreibend und leberstärkend wirkt, wodurch sie den Körper bei seiner Entschlackung unterstützt und die Entzündungsursache, die Ansammlung von Schlacken und Toxinen, behebt.

Zu den wirkungsvollsten Kräutern zählen *Guajak, Mädesüß, Teufelskralle, Weide, Zitterpappel* und *Yamswurzel.* Anders als entzündungshemmende Medikamente sind diese Mittel dank ihrer natürlichen Verdünnung und Ausgewogenheit auch in hohen Dosen harmlos.

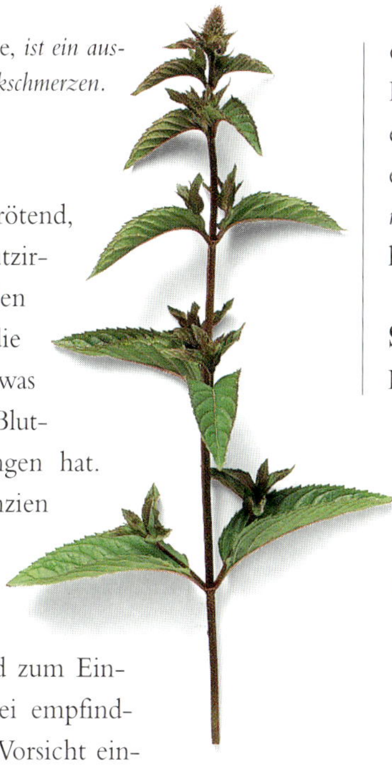

Mentha x piperita, Pfefferminze, *ist ein ausgezeichnetes Liniment bei Gelenkschmerzen.*

Rubefazienzien

Diese Mittel wirken hautrötend, das heißt, sie regen die Blutzirkulation an der betreffenden Stelle an. Dies verstärkt die Durchblutung insgesamt, was positive Auswirkungen auf Blutstauungen und Entzündungen hat. Daher wirken Rubefazienzien in Salbenform besonders gut bei Muskelverspannungen.

Die meisten Mittel sind zum Einnehmen zu stark. Auch bei empfindlicher Haut sollten sie mit Vorsicht eingesetzt werden, bei Wunden überhaupt nicht. Die Anwendung wird auf Seite 223–224 beschrieben; am meisten bewirken *Cayennepfeffer, Ingwer, Jakobskraut, Meerrettich, Pfefferminze, Rosmarin* (beide als Öl), *Senf* und *Teeheide.*

Diuretika

Harntreibende Mittel unterstützen die Nierentätigkeit und damit die Ausscheidung von Stoffwechselschlacken und Toxinen. Da diese oft Urheber von Beschwerden wie Arthritis und Rheuma sind, ist eine Ausscheidung unbedingt erforderlich. Auch mögliche Nierenprobleme müssen behandelt werden. Zur allgemeinen Unterstützung dieses Organs kann man *Schafgarbe, Sellerie, Wacholderbeeren* oder *Wasserhanf* nehmen. *Selleriesamen* sind ein Spezifikum für Rheumatismus.

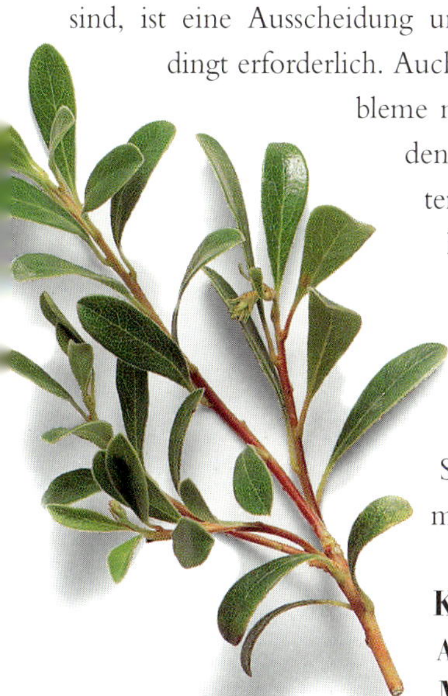

Arctostaphylos uva-ursi, Bärentraube, *ist ein Diuretikum, das die rasche Ausscheidung von Giften unterstützt.*

Kreislaufanregende Mittel

Die Anregung des Kreislaufs und damit die verstärkte Durchblutung von Muskeln und Gelenken ist eine weitere Methode zur Beseitigung von Giftstoffen. Dies läßt sich ohne Belastung des Herzens mit Mitteln erreichen, die die periphere Durchblutung anregen, wie etwa *Cayennepfeffer, Gelbholz, Ingwer, Kermesbeere* oder *Rosmarin.* Natürlich müssen auch eventuell vorhandene Kreislauf- oder Herzprobleme behandelt werden.

Schmerzstillende Mittel

Der Purist behandelt keine Symptome, der Naturheilkundige hingegen ist auch bestrebt, Schmerzzustände zu lindern. Bei Leiden wie Rheuma sind die Schmerzen oft so stark, daß entsprechende Heilpflanzen angezeigt sind, allerdings immer nur im Rahmen einer die Ursachen bekämpfenden Behandlung. Entzündungshemmende Mittel können zwar bis zu einem gewissen Grad Schmerzen lindern, doch um sie wirklich zu beseitigen, muß das zugrundeliegende Problem angegangen werden. In Frage kommen Heilkräuter wie *Baldrian, Guajak, Johanniskraut* oder *Piscidiabaum.* Für sich allein angewendet, ist ihre Wirkung geringer.

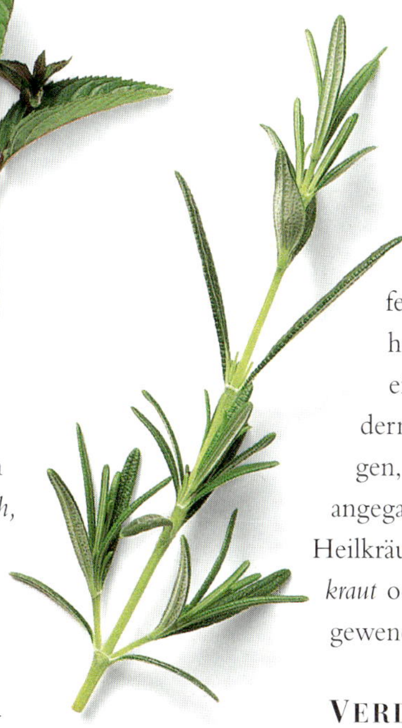

Rosmarinus officinalis, Rosmarin, *regt die Durchblutung an und fördert so die Ausscheidung von Giftstoffen.*

Verdauungstonika

Die Verdauung sollte gut funktionieren, sonst werden die Nährstoffe nicht richtig absorbiert, und der Bewegungsapparat wird geschädigt. Daher können bittere Tonika wie *Gelber Enzian, Kanadische Gelbwurzel, Schafgarbe* und *Wermut* hilfreich sein.

Bei träger Verdauung und Verstopfung sind Abführmittel angebracht, insbesondere leberanregende wie *Boldo, Krauser Ampfer* oder *Rhabarberwurzel.*

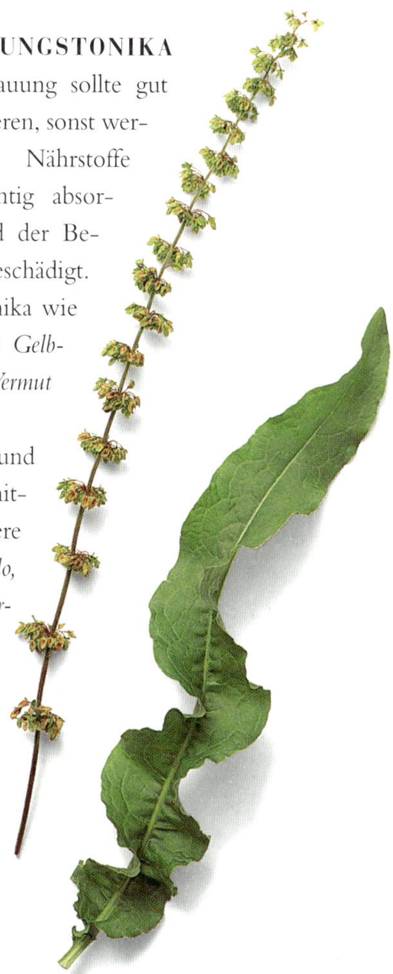

Rumex crispus, Krauser Ampfer, *fördert die Verdauung und stellt die Funktion der Nahrungsabsorption und -verwertung wieder her.*

Formen der Muskel- und Knochenerkrankungen

Die meisten dieser Krankheiten – Rheuma, Arthritis, Osteoporose, Osteoarthritis – sind degenerativ und haben mit dem Alter zu tun, sind aber keineswegs unvermeidlich. Viele Beschwerden lassen sich reduzieren oder sogar vermeiden, wenn man früh genug auf Ernährung und Bewegung achtet. Berufskrankheiten wie Schleimbeutel- oder Sehnenscheidenentzündung kann man nicht so leicht aus dem Weg gehen, doch ist es möglich, ihnen durch spezielle gymnastische Übungen oder bessere Arbeitsbedingungen zu begegnen. Ein wahrhaft ganzheitlicher Ansatz, mit einer Kombination aus Diät, Bewegung und relevanten Heilpflanzen, kann bei der Behandlung der üblichen Knochen- und Gelenkprobleme sehr viel bewirken.

Apium graveolens, Selleriesamen, *ist ein hervorragendes Heilmittel bei Gicht, Arthritis und Rheuma.*

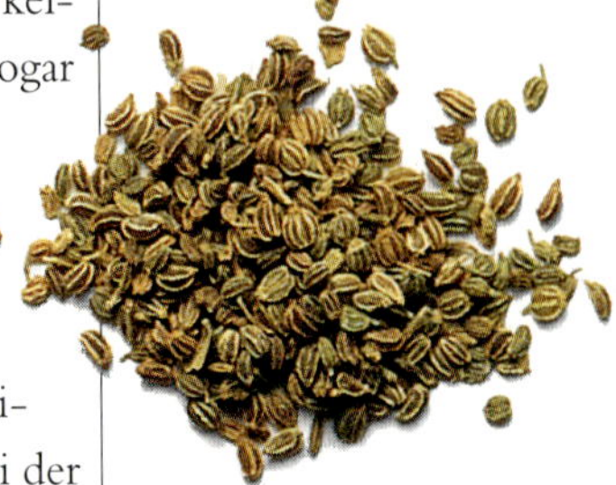

Rheuma und Arthritis

Wir gehen hier nicht auf die verschiedenen Formen rheumatischer und arthritischer Erkrankungen ein, denn es ist fraglich, ob für eine ganzheitliche Behandlung eine differenzierte Diagnose nötig ist. Man muß jedoch die allgemeinen und besonderen Ursachen und genetischen Einflüsse herausfinden, denn diese Beschwerden treten auf, weil der Körper nicht mit den schädlichen Auswirkungen falscher Ernährung und Lebensführung oder sonstigen Streßfaktoren fertig wird.

Die Heilbehandlung richtet sich nicht auf das Symptom, sondern soll Gesundheit und Vitalität des Individuums wiederherstellen, damit sich der Körper selbst mit den Symptomen auseinandersetzen kann.

Ein guter Ansatz zum besseren Verständnis dieser Beschwerden ist die Bedeutung der Reibung. Bei einer Arthritis führen die Gelenkveränderungen dazu, daß die Knochen sich aneinander reiben, doch häufig hat schon die Vorgeschichte der physischen Veränderungen etwas mit Reibung zu tun, sei es aufgrund von Arbeitsbedingungen (zum Beispiel bekommen Bauern Schultergelenksentzündungen durch jahrelanges Tragen von Heuballen) oder durch Muskelverspannungen, die die Gelenke zu straff fixieren, was meist auch mit »Reibungen« im Leben zu tun hat.

Reibung wird definiert als »ein Widerstand, der im Bewegungsverhältnis zweier Körper zueinander entsteht; ... Streitigkeit oder Konflikt«. Auch im Hinblick auf die Ursachen von rheumatischen und arthritischen Beschwerden trifft diese Definition in jeder Hinsicht zu, ob es sich nun bei den »Körpern« um Knochen, Menschen oder differierende Gefühle und Überzeugungen handelt.

Konflikte und die dabei entstehenden »Reibereien« können in vielen Formen auftreten, doch handelt es sich im Grunde um einen inneren Vorgang. Manche Menschen haben ihre Konflikthaltung als Lebenseinstellung verinnerlicht. Der wahre Konflikt läuft in ihrem Innern ab, an ihm wird eine psychische Disharmonie manifest. Äußerlich nimmt er die Form von Beziehungs- oder Meinungsstreitigkeiten an, doch sein Ursprung liegt oft tief in der Psyche verborgen.

Zur Schaffung der richtigen inneren Vorbedingungen für eine Heilung ist emotionale und mentale Harmonie ebenso wichtig, wie es Ernährung und pflanzliche Arzneimittel sind.

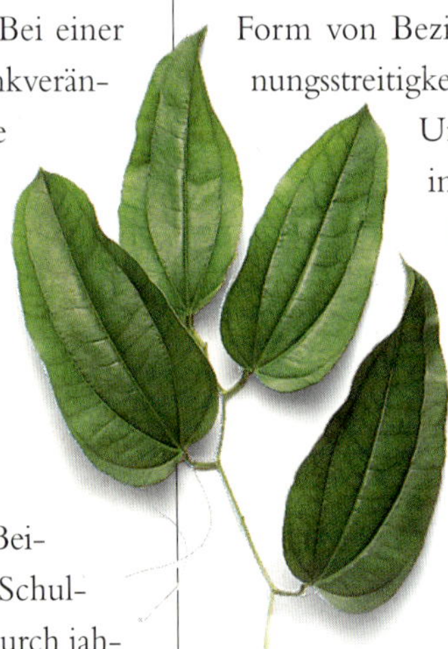

Smilax regelii, Sarsaparille, *kann in Kombination mit anderen Heilpflanzen bei chronischem Rheuma helfen.*

Eine angespannte, defensive Grundhaltung und ein Mangel an Sensibilität und Offenheit sind ein guter Nährboden für Rheuma. Kommt es zu einer inneren Entspannung, nimmt die emotionale Reibung ab, und ein freierer Umgang mit anderen Menschen, Gefühlen und Anschauungen wird möglich.

Damit ist die Voraussetzung zur Selbstheilung geschaffen, die von Heilpflanzen noch gefördert wird.

- **Giftansammlung** Eine der Ursachen von Rheuma und Arthritis ist die Ansammlung von Toxinen oder Schlacken im Gewebe. Dabei spielt die Ernährung eine wichtige Rolle, ob nun bestimmte Lebensmittel für Sie ungeeignet sind oder so denaturiert und industriell behandelt, daß sie in jedem Fall den Organismus schädigen.

Grundsätzlich sind alle Lebensmittel aus dem Speiseplan zu streichen, die eine Übersäuerung im Körper hervorrufen sowie Verdauungsprobleme oder leichte allergische Reaktionen verursachen.

Anstelle stark verfeinerter Nahrungsmittel mit chemischen Zusätzen sollten Sie Produkte essen, die so frisch und naturbelassen sind wie möglich.

Ins Auge fallende allergische Reaktionen sowie unauffällige, etwa

Sodbrennen oder Blähungen, werden oft von Gluten (hauptsächlich enthalten in Weizenprodukten) und Milchprodukten hervorgerufen und sind zu meiden. Fleisch (vor allem rotes), Eier und Milchprodukte, raffinierte Kohlenhydrate und Zucker sowie die meisten Gewürze verursachen saure Reaktionen.

Zu meiden sind auch oxalsäurehaltige Lebensmittel wie Rhabarber, Stachelbeeren, schwarze und rote Johannisbeeren, außerdem Kaffee, schwarzer Tee, Alkohol, dunkle Trauben, Zucker und Salz, denn sie alle tragen auf ihre Weise zur Ansammlung von Giftstoffen bei und sind der Entschlackung abträglich.

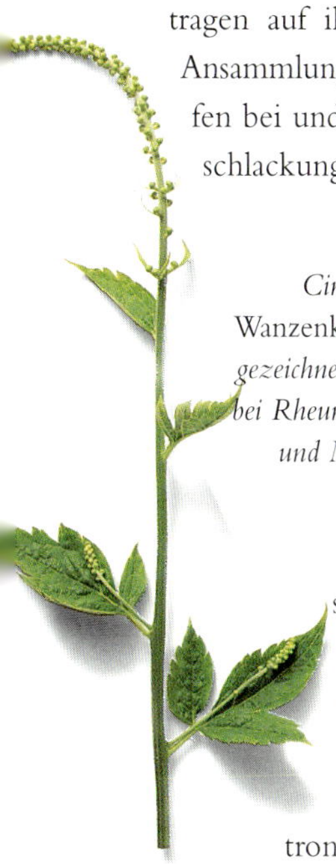

Cimicifuga racemosa, Wanzenkraut, *ist ein ausgezeichnetes Schmerzmittel bei Rheuma, Osteoarthritis und Muskelschmerzen.*

Statt dessen sollte man viel Obst (inklusive Zitrusfrüchte, die trotz der Zitronensäure anscheinend eine basische Wirkung auf den Stoffwechsel haben) und Gemüse in seinen Speiseplan aufnehmen, insbesondere Blatt- und Wurzelgemüse, sowie täglich mindestens 1,5 l Flüssigkeit trinken, um dem Körper genug Feuchtigkeit zuzuführen; am besten ist mineralstoffarmes Wasser oder Wasser mit etwas Apfelessig oder -saft vermischt. Empfohlen wird die tägliche Einnahme von mindestens 500 mg Vitamin C. Erlaubt sind Fisch und Geflügel.

• **Entschlackungskur.** Durch Anwendung geeigneter Heilpflanzen in Verbindung mit weiteren Maßnahmen zur Unterstützung des ganzen Körpers kann man den Organismus entschlacken und das rheumatische oder arthritische Geschehen an der Wurzel packen. Dies braucht allerdings seine Zeit, da sich der über viele Jahre entwickelnde degenerative Prozeß nicht in vier Wochen umkehren läßt. Doch bei richtiger Behandlung hört man häufig, lange bevor Schmerzen und Steifigkeit verschwunden sind, Äußerungen wie: »Innerlich geht's mir schon viel besser.«

Abgesehen von der generellen Notwendigkeit einer Entschlackung, muß man jeden an Rheuma oder Arthritis Erkrankten als Einzelfall betrachten und bei der Behandlung entsprechend individuell vorgehen.

Braucht das Verdauungssystem Hilfe? Arbeiten die Nieren richtig? Leidet die Person unter Streß? Arbeitet das Drüsensystem ausgewogen? Wie sieht die Ernährung aus?

Vor allem bei rheumatischen und arthritischen Beschwerden muß immer der ganze Mensch behandelt werden, sonst bleibt die Besserung mäßig oder hält nur vorübergehend an. Ein individuelles Eingehen auf den Fall eröffnet dagegen ans Wunderbare grenzende Heilungsaussichten.

Nach diesen eindringlichen Vorbemerkungen hier nun ein Grundrezept für rheumatische und arthritische Leiden:

Magenklee	*2 Teile*
Wanzenkraut	*1 Teil*
Selleriesamen	*1 Teil*
Mädesüß	*1 Teil*
Gemeine Schafgarbe	*1 Teil*

Der Tee wird längere Zeit dreimal täglich getrunken.

Dies ist nur ein Beispiel. Befolgen Sie bei der Wahl der Spezifika für den individuellen Fall die Vorschläge auf Seite 220 bis 221.

Bei starker Entzündung oder Schmerzen sollten Sie auch an entzündungshemmende und eventuell schmerzlindernde Mittel denken; hier kommen dann *Guajak, Weide* oder *Yamswurzel* in Frage.

Auch bei schmerzbedingtem Schlafmangel muß unbedingt etwas unternommen werden, da viele Heilungsprozesse im Schlaf stattfinden. Nachfolgend eine gut wirksame Kombination von Heilpflanzen, die den Schlaf fördert und Schmerzen lindert:

Piscidiabaum	*1 Teil*
Baldrian	*1 Teil*
Passionsblume	*1 Teil*

Den Tee eine halbe Stunde vor dem Zubettgehen trinken. Die Mischung ist harmlos. Wenn nötig, kann man mehr als die üblichen ein bis zwei Teelöffel einnehmen.

• **Äußerliche Maßnahmen** Zusätzlich können äußerliche Mittel angewendet werden, die schmerzlindernd und entzündungshemmend wirken und zugleich die Giftausscheidung durch Anregung der Durchblutung unterstützen. Dies allein bewirkt noch keine großartige Veränderung, doch fördert es den Gesamtvorgang und lindert Beschwerden.

Eine stark erwärmende und anregende Salbe läßt sich aus gleichen Teilen *Cayennepfeffer* und Glyzerin herstellen. Nur zum Einmassieren von Gelenken oder Muskeln verwenden, nicht auf Wunden oder empfindliche Gesichtshaut bringen! Sie ist harmlos, doch es kann »brennen«, bis das

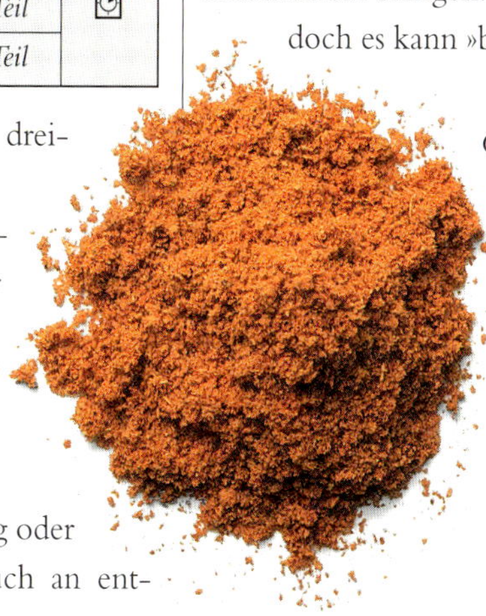

Capsicum annuum, Cayennepfeffer, *regt die Durchblutung der Glieder an und beugt Frostbeulen vor.*

Zum Einreiben: Johanniskraut-Liniment

Bei Muskelschmerzen oder jeder Art von Nervenschmerz kann ein flüssiges Einreibemittel (Liniment) mit *Johanniskraut* sehr wirkungsvoll sein. Sie können es selbst herstellen, indem Sie die Blüten im Spätsommer sammeln und in Öl legen.

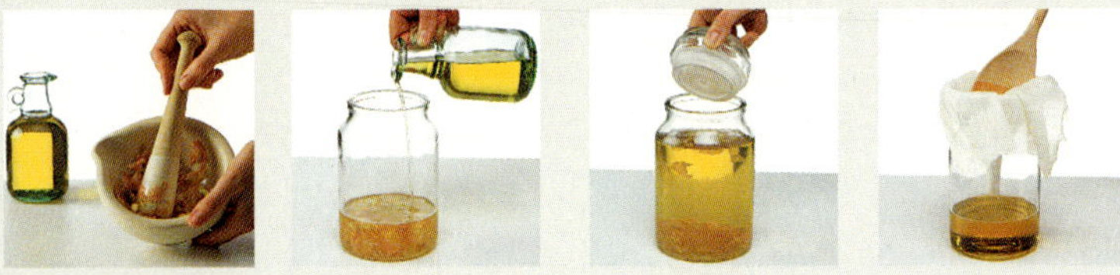

1 *120 g frisch erblühte Blütenköpfe in einem Teelöffel Oliven- oder Sonnenblumenöl zerdrücken.*

2 *500 ml desselben Öls dazugeben, gut mischen und in ein farbloses Glasbehältnis abfüllen.*

3 *Zum Fermentieren den offenen Behälter drei bis fünf Tage an einen warmen Ort stellen. Dann dicht verschließen und drei bis sechs Wochen in die Sonne oder an einen anderen warmen Ort stellen. Täglich schütteln, bis das Öl rosenrot geworden ist.*

4 *Danach durch ein Tuch drücken und einen Tag stehenlassen, bis sich Öl und Wasser getrennt haben. Es wird nur das Öl verwendet. Dieses vorsichtig abgießen und in einem luftdichten, lichtundurchlässigen Behältnis aufbewahren.*

ätherische Öl verflogen oder abgewaschen ist. Es handelt sich dabei um die gleiche Wärme, die bei kalten, schmerzenden Gelenken und Muskelsteife den Schmerz lindert.

Man kann zum Einreiben auch *Johanniskraut*öl verwenden, nicht nur bei rheumatischen, sondern auch bei neuralgischen Beschwerden oder Ischiasschmerzen und bei leichten Verbrennungen.

Sie können auch andere Öle herstellen, indem Sie die nötige Grundlage selbst bereiten oder eine Basis mit ätherischen Ölen verwenden.

Im letzten Fall zu einer Basis aus *Mandel-*, *Oliven-* oder *Sonnenblumen*öl 2–3 ml eines geeigneten Öls, zum Beispiel *Lavendel-*, *Majoran-*, *Pfefferminz-* oder *Rosmarin*öl, hinzufügen. Man kann diese verschiedenen Öle auch miteinander vermischen, um eine gute Wirkung zu erzielen.

Einfach anzuwenden, aber wirkungsvoll bei Schmerzen und Schwellungen sind auch wechselnde Umschläge mit warmem und kaltem Wasser – eine ausgezeichnete Soforthilfe, wenn Öle und Heilpflanzen nicht zur Hand sind.

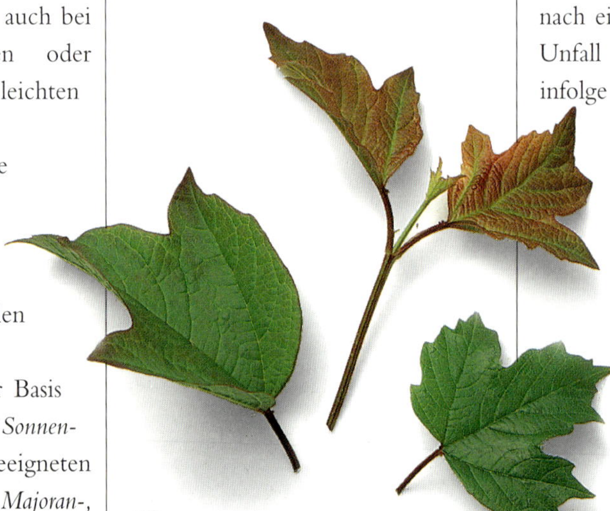

Viburnum opulus,
Gemeiner Schneeball,
ist gut geeignet, um Muskel- und sonstige Krämpfe zu lindern.

Weichteilrheumatismus

Hier gelten dieselben Ratschläge wie für Rheuma und Arthritis.

Muskelkrampf

Einen Krampf hat jeder schon einmal gehabt. Er tut weh, ist aber nicht weiter gefährlich. Gehäuft auftretende Krämpfe sollten jedoch behandelt werden, nicht nur zur Vermeidung der unangenehmen Symptome, sondern weil sie durch Sauerstoffmangel entstehen, was auf eine Durchblutungsstörung hindeutet.

Folgende Heilpflanzenmischung – konsequent angewendet – ist hilfreich:

Schneeball	*6 Teile*	
Gelbholz	*2 Teile*	
Ingwer	*1 Teil*	

Die Abkochung mehrere Monate lang dreimal täglich trinken.

Schleimbeutelentzündung

Die Schleimbeutel an Knie und Ellbogengelenken wirken wie kleine wassergefüllte Polster zwischen den größeren Sehnen und Knochen. Eine Schleimbeutelentzündung (Bursitis) an den Knien wird auch als »Dienstmädchenknie« bezeichnet, am Ellbogen als Tennisarm. Sie kann auch nach einem starken Stoß oder einem Unfall auftreten oder sich allmählich infolge rheumatischer Tendenzen entwickeln. Im letzten Fall sollte die Behandlung dieselbe wie bei Rheuma sein. Wenn die Entzündung erst seit kurzem besteht, kann man dem Gewebe am besten durch eine Kompresse oder Einreibung mit einem Liniment helfen (siehe Kasten). Beides wirkt entzündungshemmend und schmerzstillend. Hält der Zustand an, beginnt man mit einer innerliche Behandlung wie bei Rheuma und Arthritis.

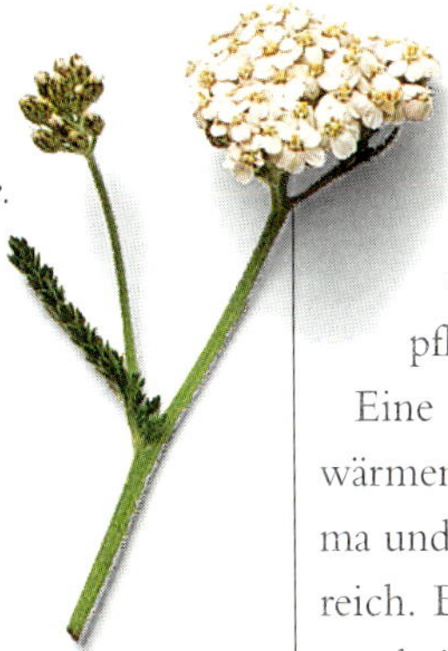

Achillea millefolium, Schafgarbe, *lindert als Diuretikum Gichtsymptome.*

GICHT

Diese Variante der Gelenkprobleme beruht auf einem Harnsäurestau im Körper und geht mit außerordentlich schmerzhaften Entzündungen einher. Um den Körper, insbesondere die Niere, beim Ausscheidungsvorgang zu unterstützen, werden harntreibende sowie antirheumatische Heilpflanzen angewendet. *Schafgarbe, Sellerie, Wasserhanf* und *Wilde Möhre* sind besonders geeignete Diuretika. Probieren Sie folgende Mischung:

Klettenwurzel	*1 Teil*
Selleriesamen	*1 Teil*
Schafgarbe	*1 Teil*

Den Aufguß längere Zeit dreimal täglich trinken. Bei starken Schmerzen eventuell *Thuja* hinzufügen.

Vordringlich zur Behandlung und Vorbeugung von Gicht ist eine säurearme Diät unter strikter Vermeidung von purinreichen Lebensmitteln, die beim Stoffwechsel zu Harnsäure umgewandelt werden, das heißt keine Sardinen, Anchovis, Fischrogen, Muscheln, Krebse, Leber, Niere und Bohnen, kein Bries sowie Kaffee und Tee! Jeder übermäßige Genuß ist verboten, Alkohol muß ganz gestrichen werden.

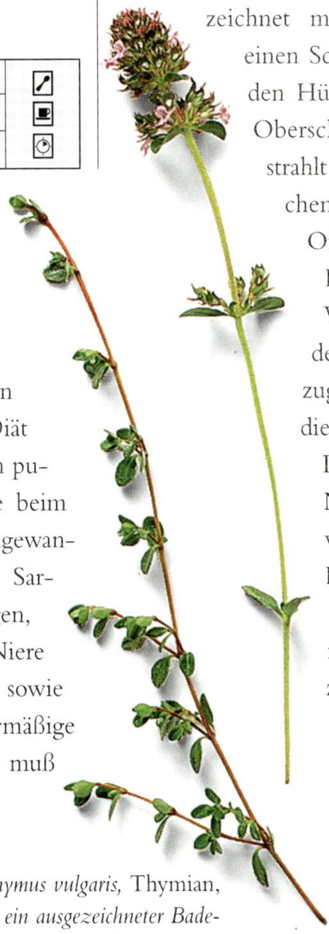

Thymus vulgaris, Thymian, *ist ein ausgezeichneter Badezusatz bei Muskelzerrungen.*

LUMBAGO

Bezeichnung allgemeiner Art für Schmerzen im unteren Rücken, hervorgerufen durch verschiedene Ursachen, wie zum Beispiel Störungen der Nieren und Geschlechtsorgane, Rheuma und Rückenprobleme (Hexenschuß). Man muß die Ursache herausfinden und sie entsprechend behandeln, sei es pflanzlich oder osteopathisch.

Eine durchblutungsfördernde, erwärmende Einreibung, wie bei Rheuma und Arthritis beschrieben, ist hilfreich. Bis die Ursache feststeht, können heiße Kompressen als Sofortmaßnahme dienen.

ISCHIAS

Genaugenommen handelt es sich um eine Form der Neuralgie, gekennzeichnet durch heftige Schmerzen im Bereich des Ischiasnervs, des längsten Nervs des Körpers, der von der Rückseite der Oberschenkel bis zur Wade verläuft. Vielfach bezeichnet man mit Ischias einen Schmerz, der von den Hüften bis zu den Oberschenkeln ausstrahlt und viele Ursachen haben kann. Oft liegt eine Fehlstellung der Wirbelsäule oder der Hüftknochen zugrunde, durch die schmerzhafter Druck auf den Nerv ausgeübt wird. In diesem Fall sind chiropraktische Maßnahmen angezeigt. Liegt eine Neuralgie vor, helfen entspannende Nervina und Tonika (siehe Nervensystem, Seite 202–211). Häufig rühren die Schmerzen auch von einer Stauung im Unterleib her. Man muß unbedingt dafür sorgen, daß eine eventuelle Verstopfung beseitigt wird und die Nieren störungsfrei arbeiten. Gegen Verstopfung hilft in erster Linie *Krauser Ampfer*, zur Unterstützung der Nierenfunktion ist *Bärentraube* oder *Löwenzahn* zu empfehlen.

Die allgemeinen Richtlinien für Rheuma und Arthritis (siehe Seite 222–224) gelten gleichermaßen für Ischias. Auch eine Massage des unteren Rückens kann hilfreich sein.

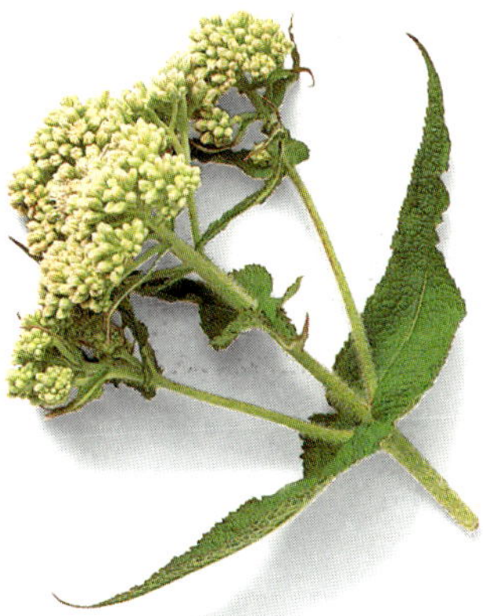

Eupatorium perfoliatum, Wasserhanf, *dient zum Lösen von Verspannungen bei rheumatischen Erkrankungen.*

ZERRUNGEN

Bei Unfällen können Muskeln, Bänder und Sehnen gezerrt werden. Heiße Voll- bzw. Fußbäder mit einem anregenden Heilpflanzenzusatz fördern die Durchblutung in dem betroffenen Körperteil und beschleunigen dadurch die Heilung. *Rosmarin* oder *Thymian* eignen sich dafür besonders gut.

Auf 500 ml heißes Wasser 30 bis 60 g getrocknetes Kraut nehmen und den betreffenden Körperteil 15 Minuten darin baden oder eine in der warmen Lösung getränkte Bandage oder Mullbinde auflegen. Alle vier Stunden wiederholen. Sind Schwellung und Schmerzen deutlich zurückgegangen, bandagieren Sie den betreffenden Köperteil mit einer Mullbinde; befeuchten Sie diese mit *Hamamelis*.

DAS DRÜSENSYSTEM

Die Weisheit des Körpers zeigt sich in der Art und Weise, in der er seine innere Stabilität aufrechterhält und sich selbst reguliert. In jedem Vorgang ist der Einfluß des Gehirns, des »führenden Kopfs«, und seines Personals, des endokrinen und des Nervensystems, spürbar.

Die endokrinen Drüsen befinden sich in verschiedenen Teilen des Körpers. Charakteristisch für sie ist, daß sie ihre Hormone, die chemischen Botenstoffe, unmittelbar in die Blutbahn abgeben. So gelangen diese zu den Zellen in allen Teilen des Körpers. Jede Zellmembran verfügt über Rezeptoren für eines oder mehrere Hormone, und die Bindung eines Hormons an seine spezifische Rezeptorstelle löst bestimmte Veränderungen im innerer Stoffwechsel dieser »Zielzelle« aus. Zum besseren Verständnis wollen wir hier die Funktion der Hypophyse und des Hypothalamus näher betrachten. Die Aktivität dieser Drüsen wird ständig durch die sie erreichenden nervlichen, hormonellen und chemischen Informationen reguliert. Die Hormonproduktion wird in vielen Fällen durch ein negatives Feedbacksystem gesteuert, das heißt, die Überproduktion eines Hormons führt zu einer kompensatorischen Abnahme des vorgeschalteten Hormons, so lange, bis das Gleichgewicht wiederhergestellt ist. Die Hypophyse spielt in diesem komplexen Prozeß eine zentrale Rolle.

In einem kleinen Gebiet des Zwischenhirns, etwas oberhalb der Hypophyse, befindet sich das Hauptkoordinationszentrum von Drüsen- und Nervensystemen, der Hypothalamus. Er überwacht und reguliert das autonome Nervensystem sowie den Stoffwechsel, außerdem steuert er die Nahrungs- und Wasseraufnahme und die Körpertemperatur. Er beeinflußt auch den Menstruationszyklus. Vom Hypothalamus ausgesandte Hormone regulieren die Hormonsekretion des Hypophysenvorderlappens.

Zu den wichtigsten endokrinen Drüsen (rechts) des Körpers gehören Hypophyse (Hirnanhangsdrüse), Schild- und Nebenschilddrüse, Bauchspeicheldrüse (Pankreas), Nebennieren sowie weibliche und männliche Keimdrüsen (unten).

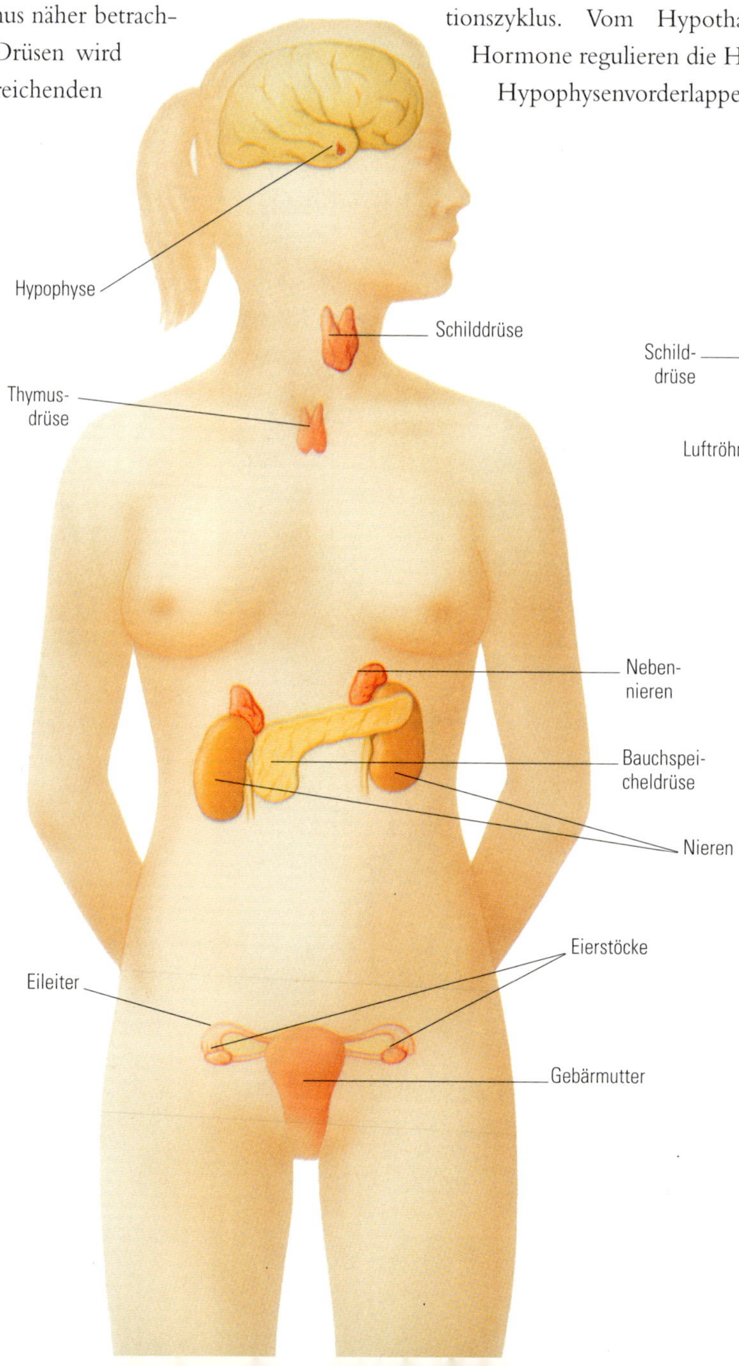

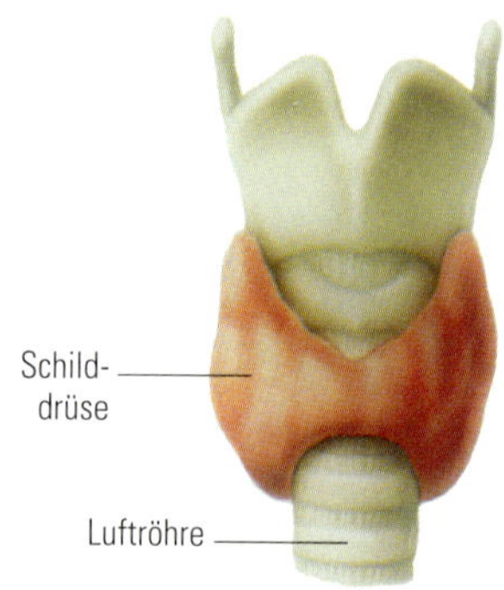

Die Schilddrüse (oben) sieht wie ein Schmetterling aus und liegt vor der Luftröhre. Sie steuert den Stoffwechsel.

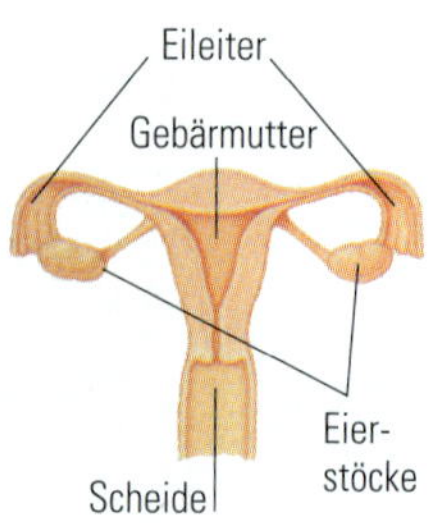

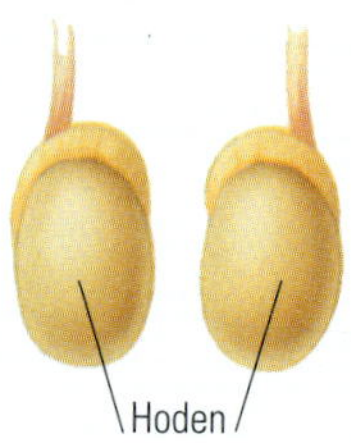

Die Hypophyse

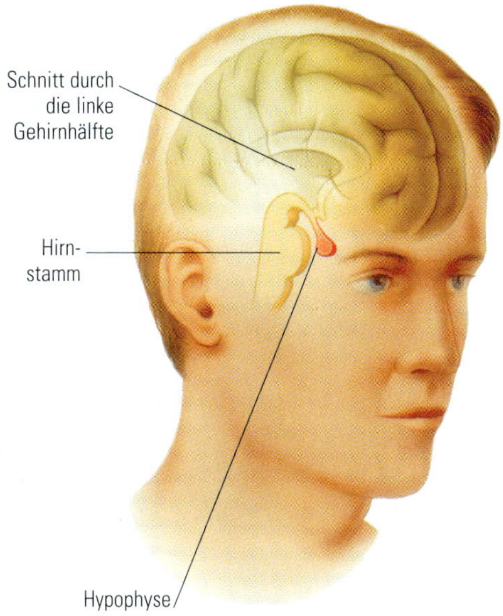

Die Hypophyse (Hirnanhangsdrüse) ist die komplexeste der endokrinen Drüsen. Der rötlich-graue Zellverband liegt direkt hinter der Nasenhöhle und produziert acht Hormone. Hier wird die Tätigkeit anderer Drüsen durch einen Feedbackmechanismus gesteuert; wenn ein bestimmtes Hormon im Körper fehlt, setzt sie ein entsprechendes Stimulationshormon frei, das mit dem Blutstrom zu der betreffenden Drüse gelangt. Daraufhin nimmt dort die Hormonproduktion wieder zu.

Drüsen und Gesundheit

Gesund sein heißt, ein ausgeglichenes, reibungslos funktionierendes endokrines System zu besitzen. Um gesund zu bleiben, ist eine im echten Sinn ganzheitliche Lebensführung nötig; dazu gehören gesunde Ernährung, lebensbejahende Gefühle und Gedanken und ein lebendiges Seelenleben. Techniken wie »Polar-Therapie« und »Energy Balancing« sind auf das Drüsensystem ausgerichtet, denn mit dessen Hilfe läßt sich der gesamte Körper heilen. Bei einer Unausgewogenheit der inneren Sekretion können diese Therapien sehr viel für deren Harmonisierung tun.

Heilpflanzen für die Drüsen

Am besten eignen sich die Bittermittel zur Behandlung der Drüsen. Sie bewirken eine Reflexanregung des gesamten Systems, was die Homöostase (Ausgeglichenheit der Körperfunktionen) fördert und sowohl Überaktivität als auch Antriebsarmut mindert. Einige Spezifika haben eine sehr starke Wirkung; die meisten dieser Heilpflanzen unterstützen jedoch den Körper insgesamt darin – wo immer nötig –, Gesundheit und Ausgeglichenheit wiederherzustellen.

Neben den Bittermitteln sind besonders die Alteranzien dank ihrer blutreinigenden und tonisierenden Wirkung nützlich. Die besten Bittermittel für das Drüsensystem sind *Beifuß*, *Gartenraute*, *Kanadische Gelbwurzel*, *Schafgarbe* und *Wermut*. Als Alteranzien sind *Klebkraut*, *Klette*, *Krauser Ampfer*, *Löwenzahn*, *Sarsaparille*, *Sonnenhut*, *Veilchenblätter* und *Wiesenklee* zu empfehlen. Drüsenspezifika sind *Blasentang*, *Borretsch*, *Geißraute*, *Gemeiner Wolfstrapp*, *Ginseng*, *Süßholzstrauch* und *Yamswurzel*. Aufgrund der Komplexität von Drüsenstörungen können aber auch Nieren- oder Leberspezifika das ideale Mittel zur Wiederherstellung der inneren Harmonie sein.

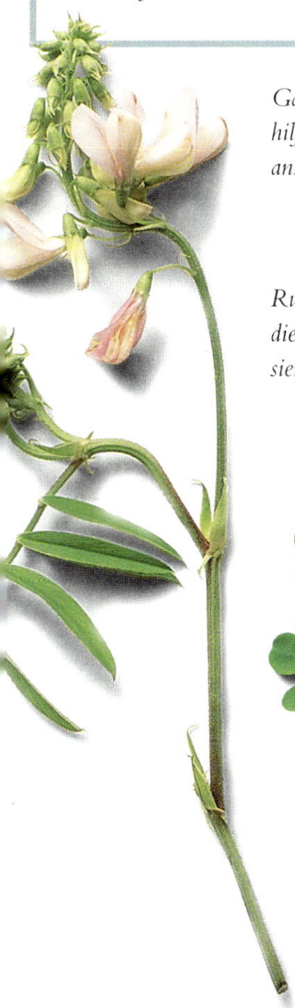

Galega officinalis, Geißraute *(links)*, *hilft, die Entwicklung der Brustdrüsen anzuregen.*

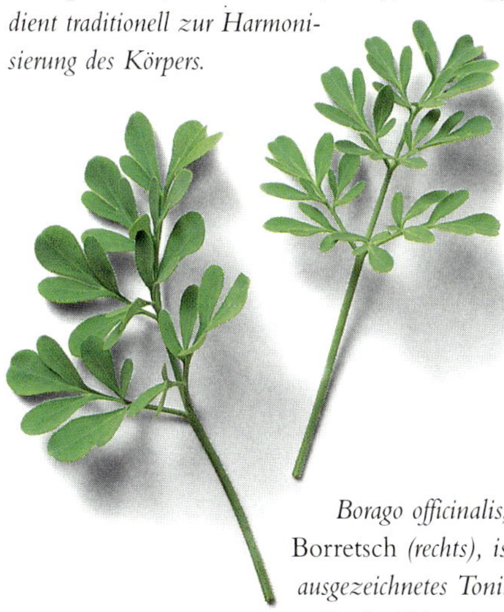

Ruta graveolens, Gartenraute *(unten)*, *dient traditionell zur Harmonisierung des Körpers.*

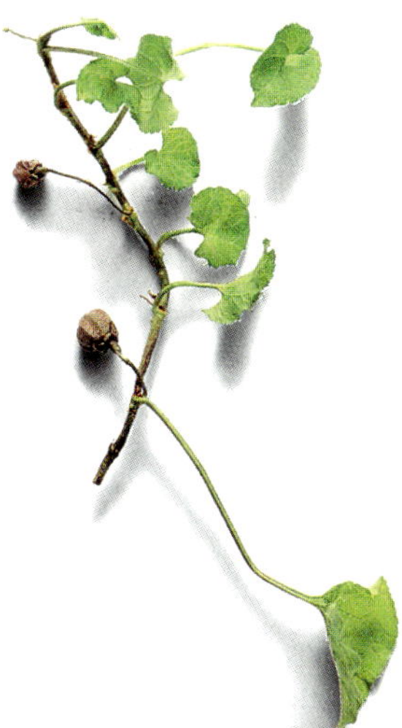

Viola odorata, Veilchen *(rechts)*, *kann zur Behandlung von Harnwegsinfektionen verwendet werden.* (Blätter und Samen)

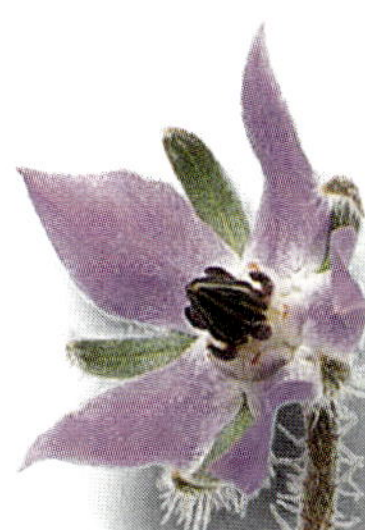

Borago officinalis, Borretsch *(rechts)*, *ist ein ausgezeichnetes Tonikum für die Nebennieren, insbesondere nach medikamentöser Behandlung.*

Formen der Drüsenerkrankungen

Drüsenprobleme haben viele Ursachen, äußere (Streßsituationen) wie auch innere (genetische Störungen). Deshalb zielt die Pflanzentherapie hier zum einen auf die Gesundheit und Vitalität des gesamten Organismus ab und verwendet zum anderen Spezifika für die verschiedenen Drüsen.

Selbst bei kleineren Funktionsstörungen kann es zu einer generellen Unausgewogenheit kommen, weil das Drüsensystem für die Gesundheit des ganzen Körpers von fundamentaler Bedeutung ist.

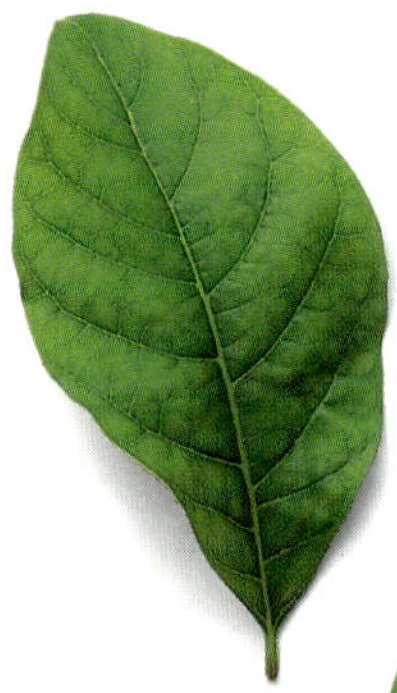

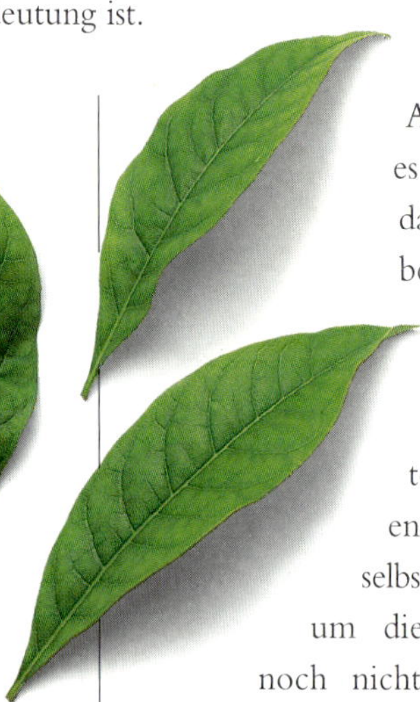

Chionanthus virginicus, Schneeflockenstrauch, *ist ein Spezifikum für die Bauchspeicheldrüse.*

Bauchspeicheldrüse

Im Gewebe der Bauchspeicheldrüse befinden sich Zellansammlungen, die sogenannten Langerhans-Inseln, die Insulin und Glukagon, die beiden wichtigsten Hormone für den Zucker- und Fettsäurestoffwechsel, produzieren.

Insulin wird bei erhöhtem Blutzucker, zum Beispiel nach einer Mahlzeit, abgegeben. Es reduziert die Glukoseproduktion der Leber und fördert zugleich den Glukoseabbau durch das Körpergewebe.

Glukagon hat die gegenteilige Wirkung auf die Leber und vermehrt die Glukoseproduktion.

- **Bauchspeicheldrüsenentzündung** ist sehr schmerzhaft und kann sich in akuten oder chronischen Anfällen äußern.

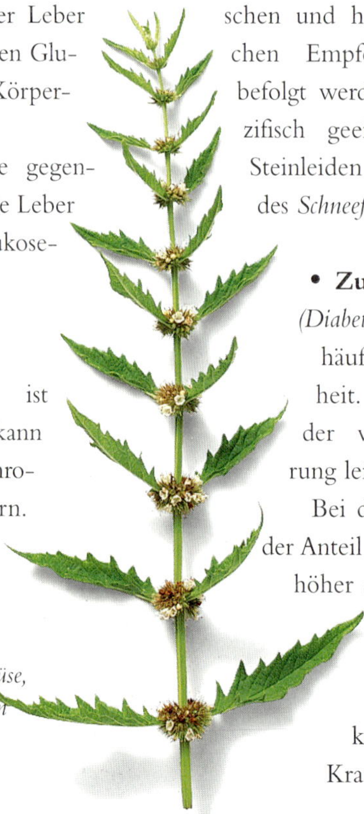

Lycopus europaeus, Gemeiner Wolfstrapp, *ist sehr nützlich bei einer Überfunktion der Schilddrüse, besonders bei Auftreten von Zittern und Herzklopfen.*

Anscheinend gibt es ein »Selbstverdauungsproblem«, bei dem die starken, von der Bauchspeicheldrüse produzierten Verdauungsenzyme das Organ selbst angreifen. Warum dies so ist, steht noch nicht fest. Mitunter sind Gallensteine die Ursache, die den gemeinsamen Ausführungsgang von Bauchspeicheldrüse und Gallenblase blockieren. Die Entzündung kann auch im Zusammenhang mit übermäßigem Alkoholgenuß auftreten.

Grundsätzlich sollten die für die Gallenblase gegebenen diätetischen und heilpflanzlichen Empfehlungen befolgt werden. Spezifisch geeignet bei Steinleiden ist die Rinde des *Schneeflockenstrauchs.*

- **Zuckerkrankheit** *(Diabetes mellitus)* ist die häufigste Drüsenkrankheit. Mehr als ein Prozent der westlichen Bevölkerung leidet daran.

Bei dieser Erkrankung ist der Anteil von Glukose im Blut höher als normal, während er in der Zelle niedrig ist. Die Ursachen dafür sind komplex, und die Krankheit kann eine Reihe von Komplikationen nach sich ziehen, die vor allem in den Arterien und Kapillaren auftreten.

Eine zentrale Rolle bei der Behandlung und Kontrolle der Zuckerkrankheit spielt die Diät. Dabei geht es nicht nur darum, kohlenhydratreiche Nahrung zu meiden, sondern einen Speiseplan aufzustellen, bei dem Glukosespitzenwerte im Blut vermieden werden. Die Diät muß immer auf den Einzelfall zugeschnitten sein.

Die Ursachen der Zuckerkrankheit sind komplex, und dort muß auch die Behandlung ansetzen. Ärztlicher Rat ist unbedingt einzuholen. Von den Heilpflanzen kommen *Brennessel, Geißraute, Gewürzsumach, Ginseng, Jambulbaum, Knoblauch* und *Schneeflockenstrauch* in Betracht, doch wird die Behandlung je nach Krankheitsbild immer unterschiedlich sein.

Schilddrüse

Die Schilddrüse spielt eine wichtige Rolle bei der Regulierung des Stoffwechsels. Die beiden wichtigsten Schilddrüsenhormone sorgen für die Aufrechterhaltung einer angemessenen Stoffwechselrate und der biochemischen Aktivität des Körpers.

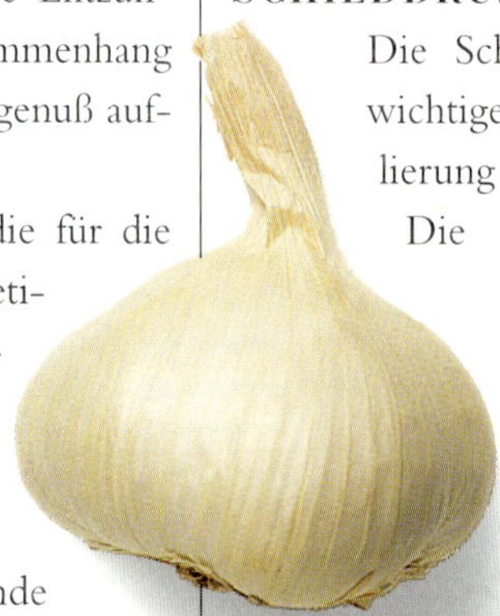

Allium sativum, Knoblauch, *die vielseitige Knolle, kann auch bei Diabetes hilfreich sein.*

- **Überfunktion** Produziert die Schilddrüse zu viele dieser Hormone, verbrennt der Körper die Nahrung schneller als normal – der Appetit nimmt zu, während das Gewicht abnimmt. Damit die Behandlung Erfolg hat, braucht man Nervenrelaxanzien zur Minderung der Erregbarkeit, Bittermittel für die Verdauung sowie ein Spezifikum, *Gemeiner Wolfstrapp.*

Hier eine nützliche Mischung:

Gemeiner Wolfstrapp	*2 Teile*	
Brennessel	*1 Teil*	
Baldrian	*1 Teil*	
Gemeine Schafgarbe	*1 Teil*	

Längere Zeit dreimal täglich trinken.

• **Unterfunktion.** Hier geschieht das Gegenteil. Der Grundumsatz des Körpers verringert sich, es kommt zu Gewichtszunahme, Lethargie und Apathie und einer Neigung zu schwerer Depression.

Günstig für dieses Krankheitsbild sind hier die Bittermittel, die Nerventonika und ein Schilddrüsenspezifikum, in diesem Fall *Blasentang.*

Nachfolgend eine geeignete Mischung:

Blasentang	*2 Teile*	
Damiana (Kolanuß)	*1 Teil*	
Brennessel	*1 Teil*	
Hafer	*1 Teil*	
Wermut	*1 Teil*	

Dreimal täglich trinken.

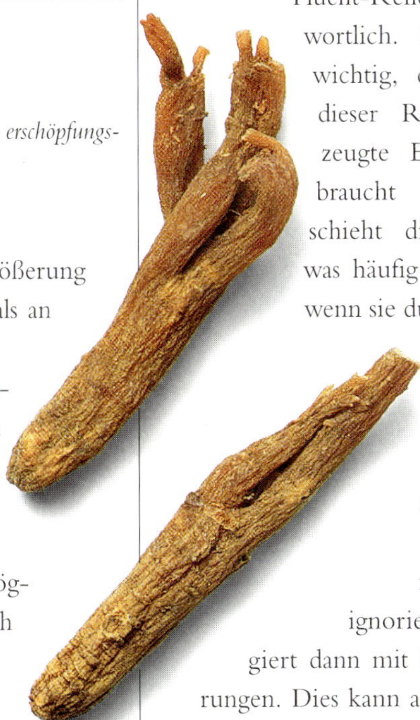

Panax ginseng, Ginseng, *kann erschöpfungsbedingte Depression mildern.*

• **Kropf** Bei dieser Vergrößerung der Schilddrüse ist der Hals an der Vorderseite verdickt.

Ein Kropf kann auf unterschiedlichen Ursachen beruhen, am häufigsten ist er durch eine Über- oder Unterfunktion der Schilddrüse bedingt, möglicherweise aber auch durch einen Jodmangel in der Nahrung. Er tritt häufig in Gebirgsgegenden auf.

Seetang ist die beste pflanzliche Jodquelle, insbesondere der *Blasentang.*

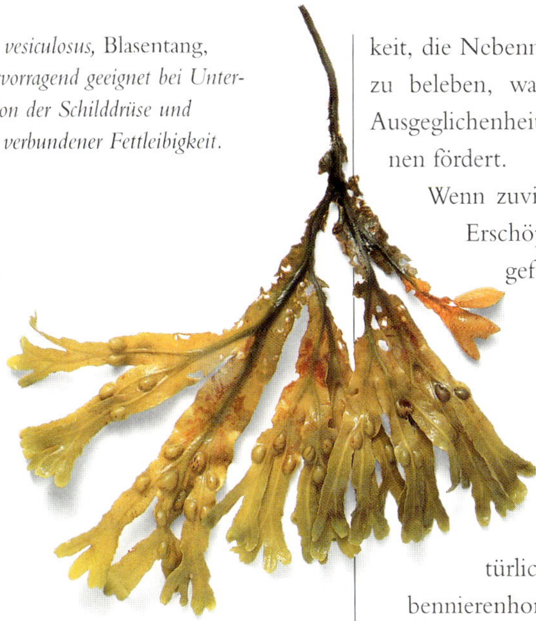

Fucus vesiculosus, Blasentang, *ist hervorragend geeignet bei Unterfunktion der Schilddrüse und damit verbundener Fettleibigkeit.*

NEBENNIEREN

Die Nebennieren sitzen den Nieren auf. Es lassen sich zwei Organteile unterscheiden, Nebennierenrinde und Nebennierenmark.

Das Mark arbeitet völlig unabhängig von der Rinde. Es erzeugt Adrenalin und Noradrenalin. Diese Hormone sind für die körperliche Streßreaktion, den sogenannten Kampf- oder-Flucht-Reflex, verantwortlich. Es ist sehr wichtig, daß die bei dieser Reaktion erzeugte Energie verbraucht wird. Geschieht dies nicht – was häufig der Fall ist, wenn sie durch Gefühle ausgelöst wird –, kann der Körper das ausgestoßene Adrenalin nicht einfach ignorieren und reagiert dann mit inneren Störungen. Dies kann auf die Dauer zu einem Erschöpfungszustand und auch zu einer chronischen Krankheit führen, die sich in irgendeinem Teil des Körpers manifestiert.

Heilpflanzen bieten die Möglichkeit, die Nebennieren zu stärken und zu beleben, was die Aktivität und Ausgeglichenheit der Körperfunktionen fördert.

Wenn zuviel Streß zu nervöser Erschöpfung und Schwäche geführt hat, kommen Heilpflanzen, die die Nebennierenfunktion unterstützen, in Frage.

Von mehreren Heilkräutern ist bekannt, daß sie natürliche Vorstufen der Nebennierenhormone enthalten (siehe »Die Chemie der Heilpflanzen«, Seite 32–35).

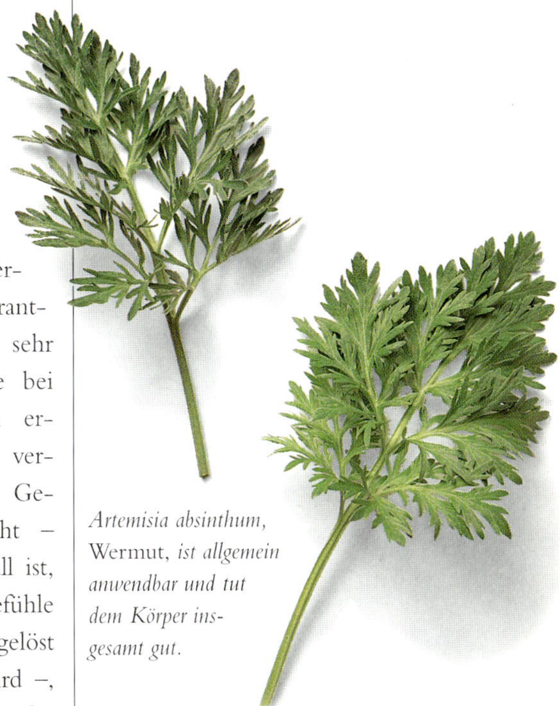

Artemisia absinthum, Wermut, *ist allgemein anwendbar und tut dem Körper insgesamt gut.*

Die wichtigsten sind *Borretsch, Ginseng, Süßholzstrauch* und *Yamswurzel.* Längerfristig angewendet, können sie für Menschen, die unter besonderem Streß stehen, sehr hilfreich sein, insbesondere das regelmäßige Trinken von *Borretsch*tee und die Einnahme von *Ginseng.* Nach einer Behandlung mit Steroiden ist *Süßholzstrauch* zur Revitalisierung der Nebennieren angezeigt.

Die Fortpflanzungsorgane

In diesem Kapitel liegt der Schwerpunkt in erster Linie auf den weiblichen Geschlechtsorganen, da dieses System zu einigen spezifischen Störungen neigt. Es liegt in der Natur der menschlichen Anatomie, daß der Aufbau und die Funktion der männlichen Geschlechtsorgane nicht ganz so komplex ist. Die wichtigste bei Männern auftretende Störung betrifft die Prostata und wird im Kapitel über das Harnsystem behandelt. Bei Infektionen der männlichen Geschlechtsorgane geht man genauso vor wie bei den weiblichen.

Damit das Fortpflanzungssystem ein funktionstüchtiges Ganzes bleibt, das ausgeglichen und harmonisch arbeitet, müssen Körper und Geist gesund sein und ein ungeteiltes Ganzes bilden. Wenn die Ernährung mangelhaft ist, können Menstruationsstörungen oder Ausfluß die Folge sein. Ist die Lebenseinstellung nicht positiv, wird das System, das der Schaf-

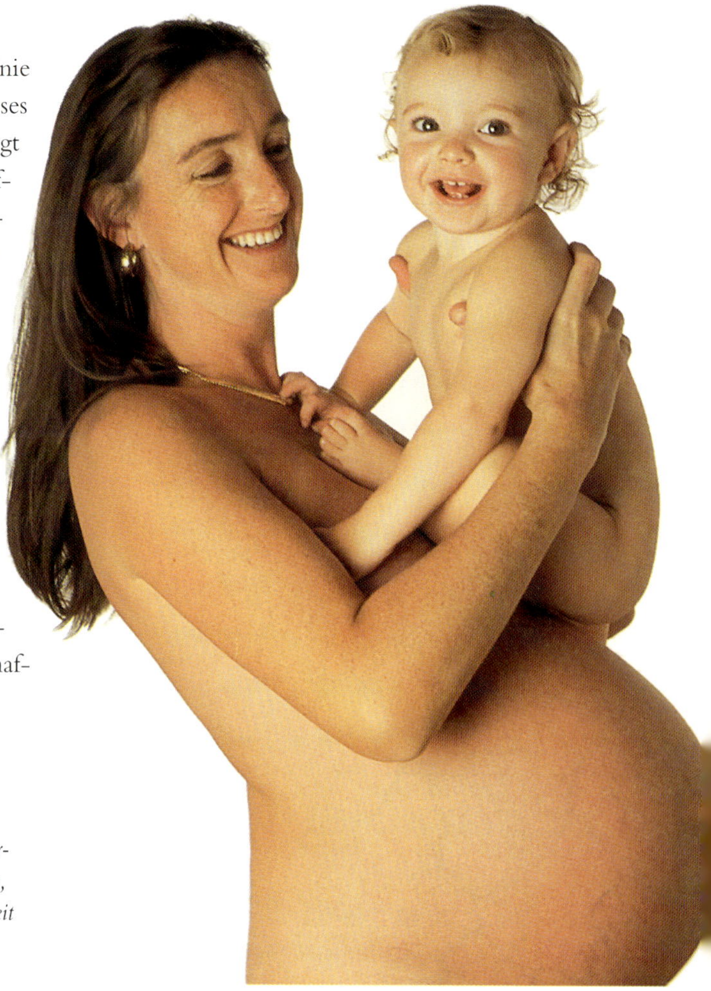

Die weiblichen Geschlechtsorgane (unten) befinden sich im Unterbauch zwischen Wirbelsäule und Schambein. Der Beckengürtel (unten rechts) schützt Eierstöcke, Eileiter und Gebärmutter.

Das äußere Umfeld der Mutter und wie gut sie vor und während der Schwangerschaft für ihren Körper sorgt, wirkt sich auf die Gesundheit ihres Kindes aus (rechts).

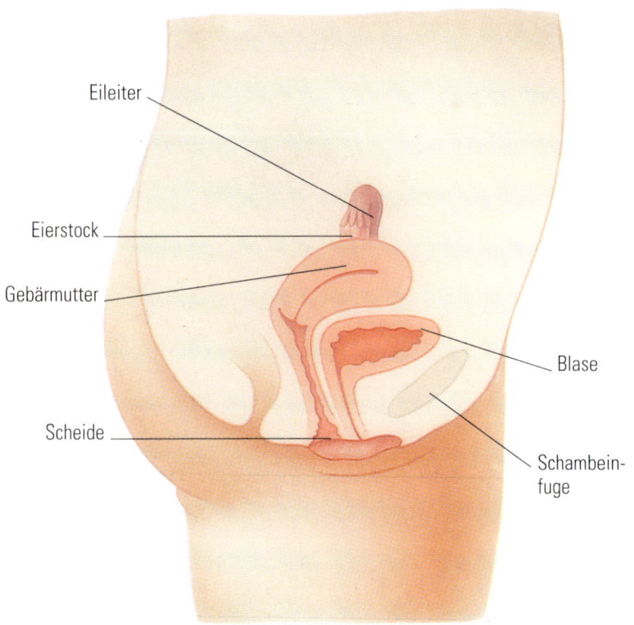

BECKENGÜRTEL

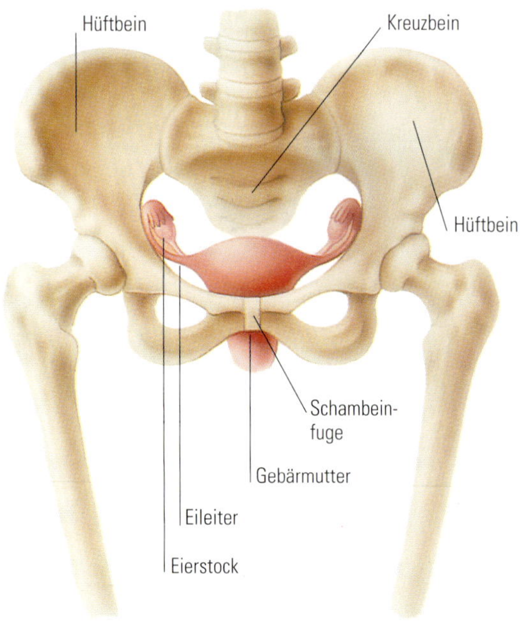

Der Menstruationszyklus

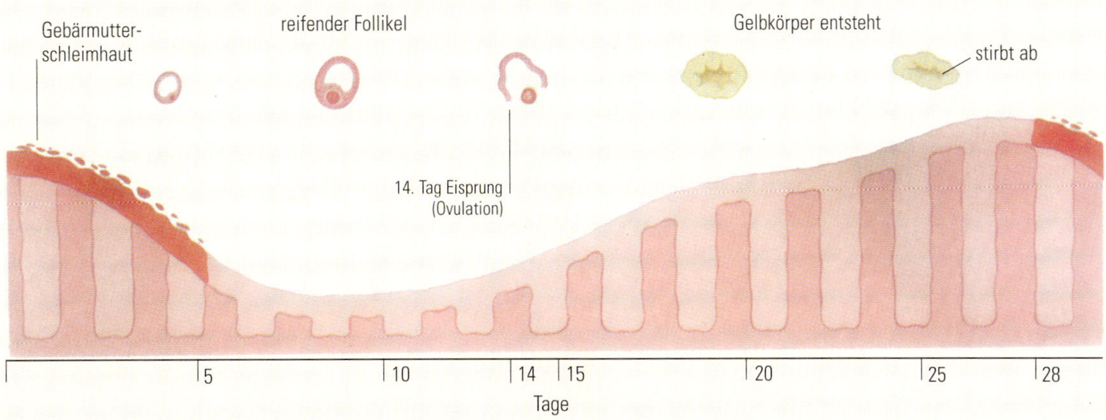

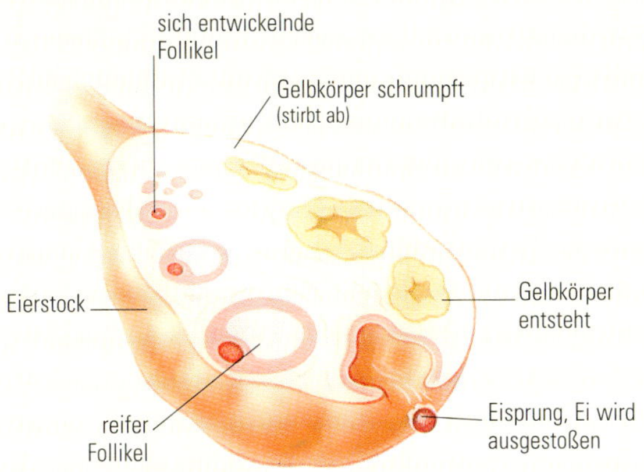

Der Menstruationszyklus richtet sich nach der Lebensdauer eines Eis. Im Eierstock entsteht der Follikel, der ein unreifes Ei enthält (links). Beim Eisprung (Ovulation) platzt der reife Follikel und entläßt das Ei in den Eileiter.

Wird das Ei nicht innerhalb von sieben Tagen befruchtet, stirbt der leere Follikel (nun Gelbkörper genannt) ab, und die gut durchblutete Gebärmutterschleimhaut wird etwa vierzehn Tage nach dem Eisprung abgestoßen. Bei der Menstruation wird das unbefruchtete Ei aus der Gebärmutter und durch die Scheide ausgeschieden.

Doch wenn ein Zyklus endet, beginnt bereits ein neuer, da ein neues Ei zu reifen beginnt.

fung neuen Lebens dient, negativ beeinflußt. Damit ein Kind gesund zur Welt kommt und sich gut entwickeln kann, sollten Sie in der Schwangerschaft so gesund leben wie nur möglich. Das bedeutet, daß Sie nicht nur sorgfältig auf Ihre Gesundheit achten müssen, sondern auch auf Ihre Beziehungen zu anderen. Sorgen Sie dafür, daß Sie liebevolle Unterstützung und emotionale Geborgenheit erfahren. Achten Sie auf Ihre Gedanken – denken Sie positiv? Was für Bücher lesen Sie, welche Filme sehen Sie, in welcher Weise engagieren Sie sich politisch? Ihre innere Energie wird durch die Energien Ihres sozialen Umfelds und – was noch wichtiger ist – durch Ihre Einstellung zum Leben beeinflußt. Leben Sie im Frieden mit sich und Ihrer Umwelt.

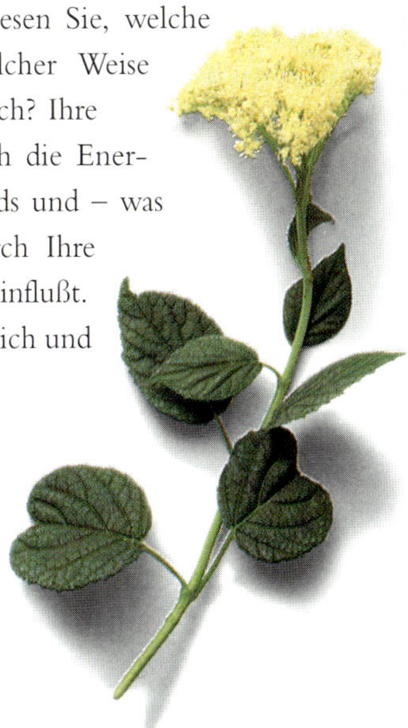

Hydrangea arborescens, Strauchhortensie, *ist sehr nützlich für die männlichen Geschlechtsorgane, speziell bei einer Entzündung oder Vergrößerung der Prostata.*

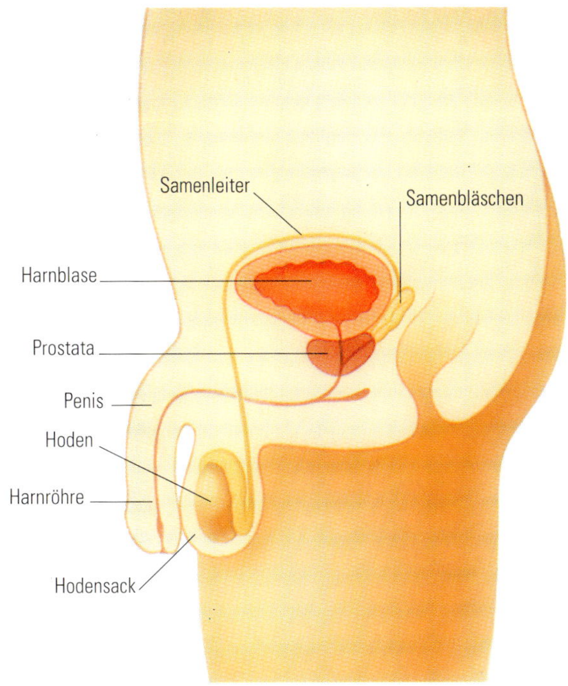

Die männlichen Geschlechtsorgane liegen teils außen, teils innen. Die Spermien wandern von den Hoden durch den Samenleiter zur Harnröhre. Sie werden zusammen mit etwas Sekret durch den Penis ausgestoßen.

Heilpflanzen für die weiblichen Geschlechtsorgane

Eine Fülle von Heilpflanzen wirken wohltuend auf das weibliche Fortpflanzungssystem. Wie zuvor stellen wir sie auch hier zum besseren Verständnis der Pflanzenheilkunde nach Wirkungen gruppiert vor.

Interessanterweise verdanken wir die Kenntnis vieler dieser Heilpflanzen – für die es keine europäischen Entsprechungen gibt – den Indianerkulturen Nordamerikas. Man kann darüber spekulieren, ob dies darauf zurückzuführen ist, daß diese Völker im Einklang mit der Natur lebten und sich dies auch konkret im physischen Bereich auswirkte, etwa in Form von Geistheilung sowie in speziell für Frauen und für das Gebären geeigneten Heilmitteln.

Gebärmuttertonika

Die Wirkung der Gebärmuttertonika betrifft das gesamte System der Fortpflanzung; sie kräftigen und stärken sowohl das Gewebe als auch die Funktionen. Jedes dieser Tonika hat seine einzigartigen Eigenschaften (lesen Sie Teil III nach, um die jeweils geeignetsten Pflanzen herauszufinden), alle unterstützen jedoch das System insgesamt. Mittel wie *Falsches Einkorn, Frauenwurzel, Goldgelbes Kreuzkraut, Herzgespann, Himbeere, Mönchspfeffer, Rebhuhnbeere* und *Wanzenkraut* werden im Sinn einer ganzheitlichen Heilung angewendet. Sie sind häufig dann angezeigt, wenn zwar keine akute Erkrankung vorliegt, aber eine Schwäche der Geschlechtsorgane den gesamten Körper beeinträchtigt.

Menstruationsauslösende Mittel

Diese Mittel wirken anregend und fördernd im Sinn einer Normalisierung der Monatsblutung. Auch viele Gebärmuttertonika sind dazu geeignet, aber es gibt eine Reihe menstruationsfördernder Arzneien, die sich nicht auf das gesamte System auswirken. Andere Heilmittel wiederum regen den Eintritt der Menstruation so stark an, daß es schon an eine Reizung grenzt. Das ist in manchen Fällen zwar günstig, kann aber auch Fehlgeburten auslösen. Im weiteren finden Sie eine Liste derjenigen Heilpflanzen, die in der Schwangerschaft zu meiden sind.

Unter der fast unbegrenzten Zahl von menstruationsfördernden Mitteln sind die nützlichsten *Falsches Einkorn, Frauenwurzel, Gartenraute, Goldgelbes Kreuzkraut, Herzgespann, Petersilie, Poleiminze, Rebhuhnbeere, Gemeine Schafgarbe* und *Stabwurz*. Um herauszufinden, welche sich am besten für eine spezifische Behandlung eignen, beachten Sie die angegebenen Wirkungsweisen.

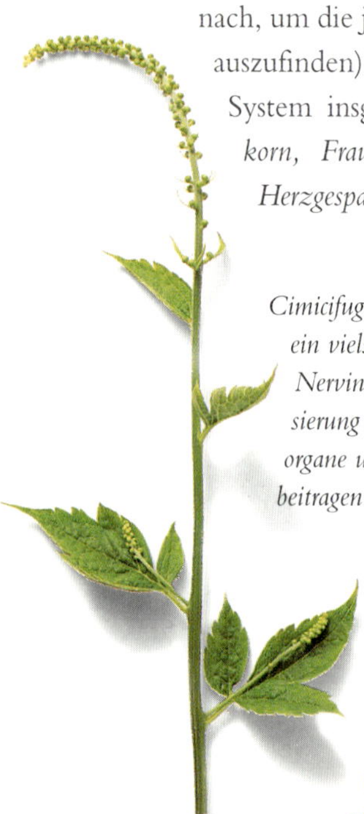

Cimicifuga racemosa, Wanzenkraut, *ein vielseitiges entspannendes Nervinum, kann zur Normalisierung der weiblichen Geschlechtsorgane und zur Wehenunterstützung beitragen.*

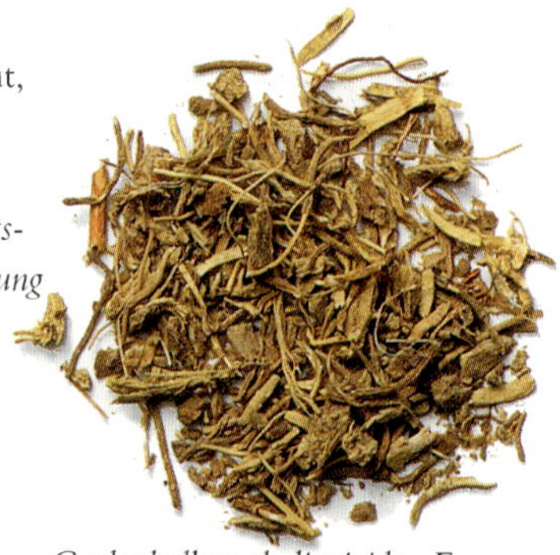

Caulophyllum thalictrioides, Frauenwurzel, *ist ein gutes Gebärmuttertonikum, das Senkwehen lindert und zu einer leichten Geburt verhilft.*

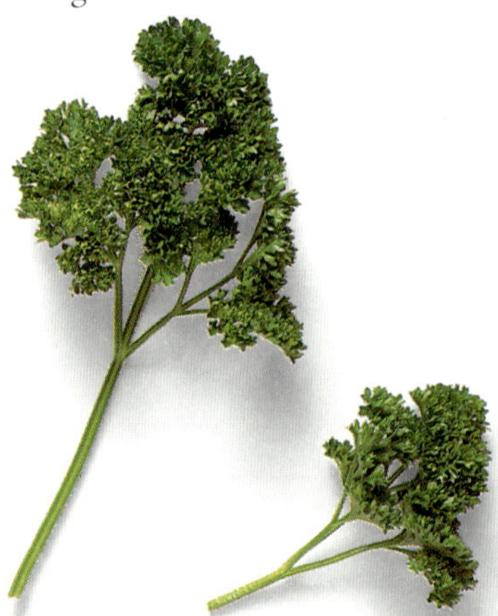

Petroselinum crispum, Petersilie, *fördert das Eintreten der Menstruation. Schwangere sollten es nicht in medizinischen Dosen verwenden, da es die Gebärmutter zu sehr anregen könnte.*

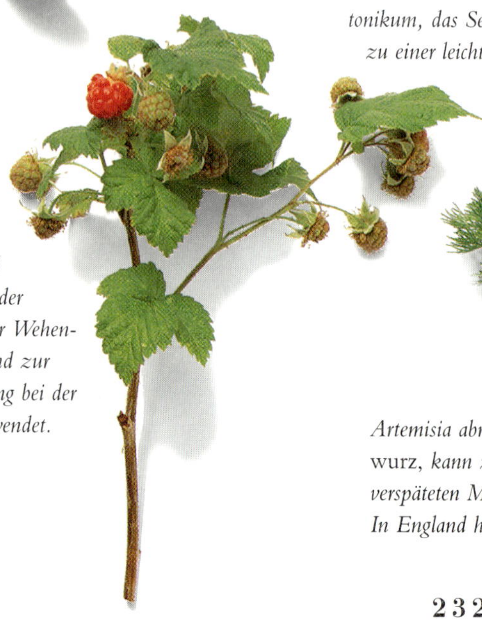

Rubus idaeus, Himbeere, *wird zur Tonisierung der Gebärmutter, zur Wehenunterstützung und zur Blutungshemmung bei der Entbindung verwendet.*

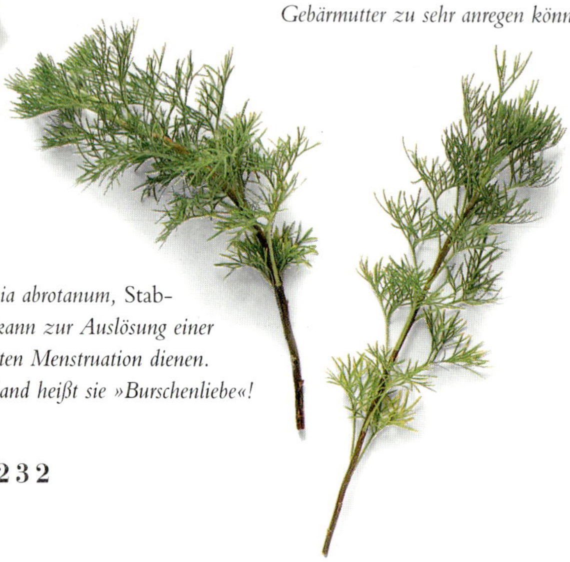

Artemisia abrotanum, Stabwurz, *kann zur Auslösung einer verspäteten Menstruation dienen. In England heißt sie »Burschenliebe«!*

Mittel zur hormonellen Normalisierung

Diese wichtige Gruppe von Heilpflanzen sorgt für eine Harmonisierung und Normalisierung der endokrinen Drüsenfunktion und unterstützt auf diese Weise die Funktion der Geschlechtsorgane. Da diese Mittel im Abschnitt über das Drüsensystem ausführlich behandelt werden, erwähne ich hier nur das wichtigste, den *Mönchspfeffer.*

Diese wertvolle Arznei normalisiert die Östrogen- und Progesterontätigkeit und ist daher bei allen Menstruationsstörungen nützlich, insbesondere in den Wechseljahren.

Adstringenzien

Diese zusammenziehenden Mittel werden häufig im Hinblick auf die Geschlechtsorgane angewendet. Die folgenden sind besonders gut geeignet: *Dreiteiliger Zweizahn, Frauenmantel, Gefleckter Storchenschnabel, Großes Immergrün, Hirtentäschel* und *Waldlilie.*

Demulzenzien

Diese reizlindernden Mittel werden oft eingesetzt, um die Schleimhäute der Geschlechtsorgane zu beruhigen und zu heilen. Oft sind Harnwegsdemulzenzien angebracht. Hierzu gehören *Bärentraube, Echter Eibisch, Frauenwurzel, Irländisches Moos, Kanadische Gelbwurzel* und *Maisgriffel.*

Antiseptika

Als keimtötendes Mittel kann man ein allgemeines oder ein speziell für die Harnwege geeignetes Antiseptikum verwenden: *Bärentraube, Schafgarbe, Indigo, Knoblauch, Quecke, Sonnenhut* und *Wacholder.*

Alteranzien und Lymphtonika

Da sich der Zustand der Geschlechtsorgane auf den gesamten Körper auswirkt, sind oft blutreinigende Mittel und Lymphtonika wie *Buntfarbige Schwertlilie, Kermesbeere, Klebkraut, Klette, Sarsaparille* und *Sonnenhut* angebracht.

Nervina

Ein gesundes Nervensystem ist für die Funktion der Geschlechtsorgane unerläßlich. Viele menstruationsfördernde Mittel stärken auch die Nerven. Daneben sollten auch Pflanzen mit entspannender Wirkung wie *Baldrian, Helmkraut* und *Gemeiner Schneeball* in Betracht gezogen werden sowie Nerventonika wie Damiana und Hafer.

Sonstige Mittel

Da es bei Beschwerden der Geschlechtsorgane häufig zu Wassereinlagerungen kommt, kann auch die Anwendung von Diuretika (harntreibenden Mitteln) nötig sein.

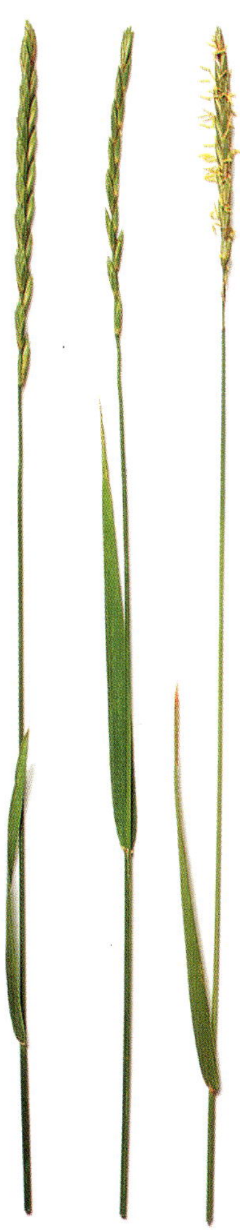

Agropyron repens, Quecke, *nützlich bei Harnwegsinfektionen wie Zystitis, Prostatitis und Urethritis.*

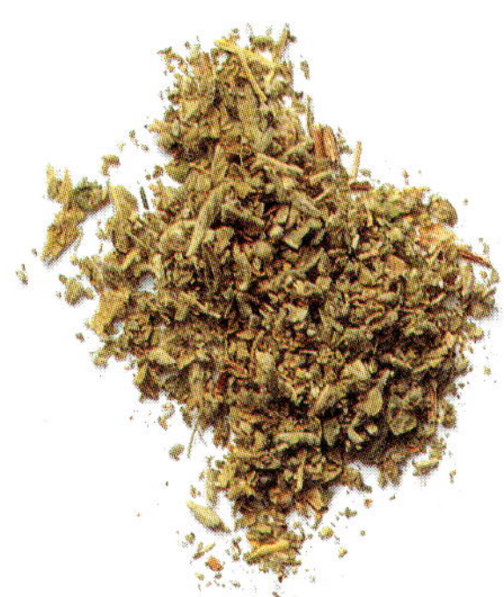

Turnera diffusa var. *aphrodisiaca,* Damiana, *wirkt tonisierend auf das Hormonsystem und soll ein Aphrodisiakum sein.*

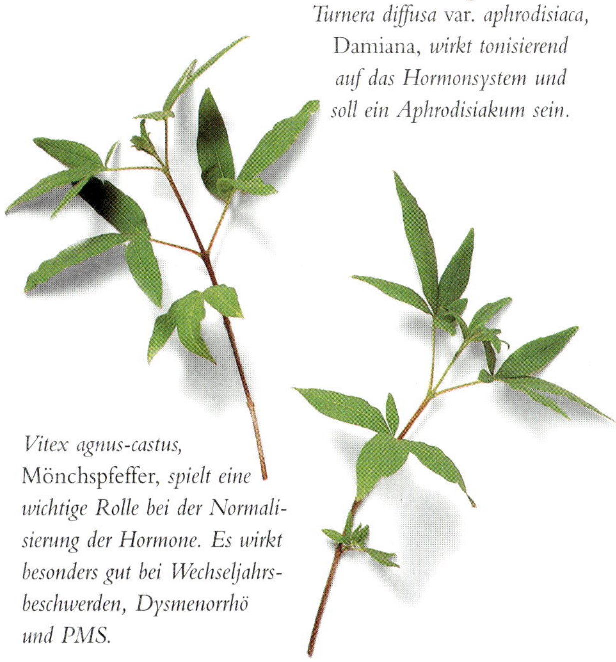

Vitex agnus-castus, Mönchspfeffer, *spielt eine wichtige Rolle bei der Normalisierung der Hormone. Es wirkt besonders gut bei Wechseljahrsbeschwerden, Dysmenorrhö und PMS.*

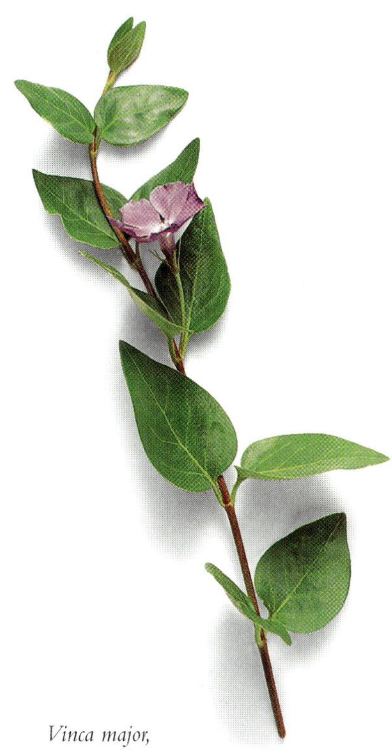

Vinca major, Großes Immergrün, *kann innerlich oder äußerlich als Adstringenz angewendet werden. Besonders hilfreich bei starker Regelblutung.*

Erkrankungen der Geschlechtsorgane

Wir behandeln hier folgende vier Gruppen: Krankheiten, die mit dem Menstruationszyklus zusammenhängen, Krankheiten, die während Schwangerschaft und Geburt auftreten sowie solche im Klimakterium, und Infektionskrankheiten.

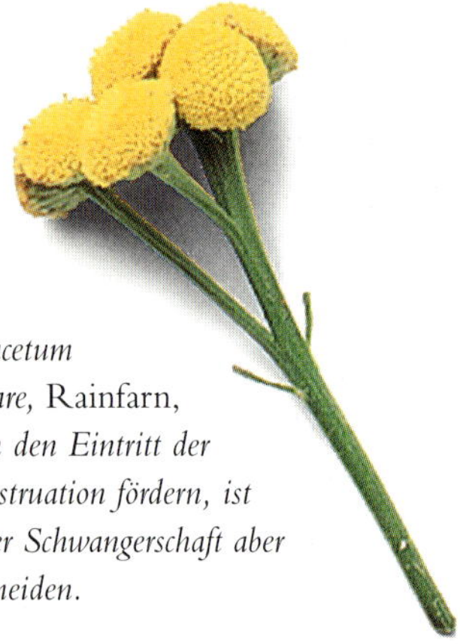

Tanacetum vulgare, Rainfarn, *kann den Eintritt der Menstruation fördern, ist in der Schwangerschaft aber zu meiden.*

Der Menstruationszyklus

Um einen normalen, leichten Verlauf des Menstruationszyklus sicherzustellen, können sämtliche Gebärmuttertonika regelmäßig oder nur in der Zeit vor dem Einsetzen der Regel angewendet werden. Natürlich gehe ich davon aus, daß Normalität relativ ist und jede Frau ihre eigene Norm hat.

Regelstörungen wie Amenorrhö, Menorrhagie, Metrorrhagie, Dysmenorrhö oder das prämenstruelle Syndrom können mit Heilpflanzen behandelt werden.

• **Amenorrhö** bezeichnet das völlige Ausbleiben der Menstruation. Bei jungen Mädchen kann sich der erste Zyklus aus vielerlei Gründen verzögern. Gebärmuttertonika helfen dem Körper bei der Ausbildung eines natürlichen Rhythmus. Die wohl besten sind *Falsches Einkorn, Frauenwurzel, Gartenraute, Mönchspfefferbeeren* und *Stabwurz*.

Auch wenn sich bei erwachsenen Frauen die Menstruation verspätet oder ganz ausbleibt, helfen die Gebärmuttertonika, insbesondere wenn dies in erster Linie am Absetzen der Pille liegt und der Körper wieder zu seinem natürlichen Rhythmus finden muß. Nützlich ist dann folgende Mischung aus *Frauenwurzel, Gartenraute, Mönchspfefferbeeren* und *Falschem Einkorn*:

Mönchspfeffer	*2 Teile*
Falsches Einkorn	*2 Teile*
Frauenwurzel	*1 Teil*
Gartenraute	*1 Teil*

Dreimal täglich trinken.

Ein hervorragendes altes Mittel für verspätet eintretende Perioden ist ein Aufguß aus gleichen Teilen *Poleiminze* und *Rainfarn*, der dreimal täglich bis zum Beginn der Regel getrunken wird.

Schwangerschaft

Das Ausbleiben der Regel kann bedeuten, daß Sie schwanger sind. Klären Sie deshalb immer erst ab, ob eine Schwangerschaft vorliegt, sonst könnten diese Pflanzen eine Fehlgeburt herbeiführen. Die westliche Pflanzenheilkunde kennt derzeit kein sicheres harmloses Abtreibungsmittel. Menstruationsfördernde Mittel zur Abtreibung zu verwenden, kann gefährlich sein. Wenn Sie ungewollt schwanger werden, sollten Sie eine Beratungsstelle aufsuchen. Ansonsten sind diese Pflanzen harmlos und heilkräftig, wenn sie nach Vorschrift angewendet werden.

• **Menorrhagie** Gelegentlich ist die Regelblutung stärker als normal und wird dann als Menorrhagie bezeichnet. Zur Normalisierung werden Adstringenzien angewendet, die die Blutung regulieren, ohne in den natürlichen Ablauf einzugreifen. Ist die Blutung über mehrere Zyklen hinweg sehr stark, sollte eine Gynäkologin aufgesucht werden, um sicherzustellen, daß dies nicht auf einen krankhaften Zustand hinweist.

Hier helfen die meisten Adstringenzien, wobei solche, die eine besondere Affinität zu Gebärmutter und ihr verwandtem Gewebe haben, sicher am besten geeignet sind (siehe Seite 233). Das genaue Studium erleichtert die Auswahl.

Hier eine Basismischung:

Gefl. Storchenschnabel	*1 Teil*
Waldlilie	*1 Teil*
Großes Immergrün	*1 Teil*

Den Tee dreimal täglich in der Woche vor der Menstruation und während der Blutung trinken. Bei anhaltender Störung den Tee während des gesamten Zyklus ein- bis zweimal am Tag trinken.

• **Metrorrhagie** Wenn eine Blutung in der Zyklusmitte oder zu einem anderen unvorhergesehenen Zeitpunkt auftritt, sind die gleichen Heilkräuter von Nutzen wie bei Menorrhagie.

Allerdings muß die Ursache festgestellt werden. In vielen Fällen legt dies die Anwendung von Gebärmuttertonika nahe, die das Problem an der Wurzel angehen. Häufig ist auch der Gebrauch von *Mönchspfefferbeeren* angezeigt.

Zum Ausgleich für den erhöhten Blutverlust muß die Nahrung viel natürliches Eisen enthalten.

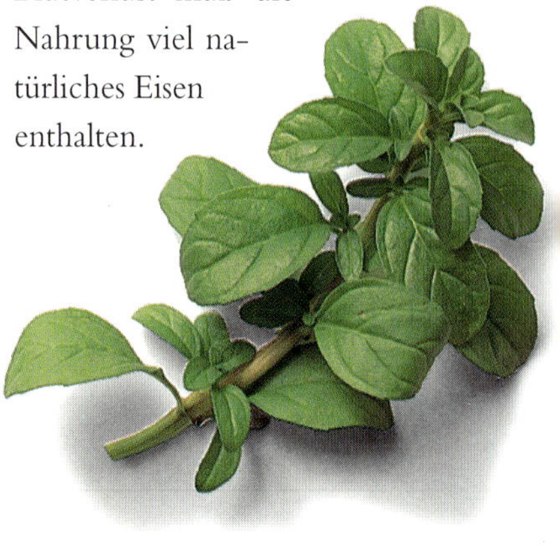

Mentha pulegium, Poleiminze, *wird hauptsächlich zur Anregung von Wehen und Menstruation verwendet. In der Schwangerschaft ist sie zu meiden.*

• **Dysmenorrhö** Bei dieser Störung wird die Regel von so starken Krämpfen begleitet, daß es zu einer erheblichen Beeinträchtigung des Wohlbefindens kommt.

Gebärmuttertonika, Nervina und krampflösende Mittel können die Schmerzen mindern. Versuchen Sie es zum Beispiel mit folgender Mischung:

Am. Schneeballrinde	*2 Teile*
Gemeiner Schneeball	*2 Teile*
Küchenschelle	*1 Teil*

Bei Bedarf dreimal täglich trinken.

Je nach den Umständen kommen auch *Falsches Einkorn, Wanzenkraut* und *Yamswurzel* in Frage.

Schlagen Sie im Pflanzenverzeichnis nach, um die jeweils geeignetste Heilpflanze bzw. Kräuterkombination herauszufinden.

• **Prämenstruelles Syndrom (PMS)** In den Tagen vor dem Beginn der Menstruation treten gelegentlich nervöse Spannungen und Ängste, Unruhe und Niedergeschlagenheit auf, manchmal begleitet von Aufgeschwemmtheit, erhöhter Empfindlichkeit der Brüste und sonstigen unangenehmen Symptomen.

Zwar werden alle diese Erscheinungen durch die Reaktion des Körpers auf die hormonelle Umstellung hervorgerufen, doch sollte man sich fragen, ob dies eine »normale« Reaktion ist oder ob auch psychologische Faktoren eine Rolle spielen. Was war zuerst da, der psychische Zustand oder das Hormonproblem?

Wir können tiefe Einsichten in das Wesen einer Kultur und ihre Beziehung zum Leben gewinnen, wenn wir über den Stellenwert der Menstruation nachdenken. Wird sie als eine geachtete, magische Zeit oder als eine Zeit der Unreinheit gewertet, die im verborgenen bleiben muß? Die

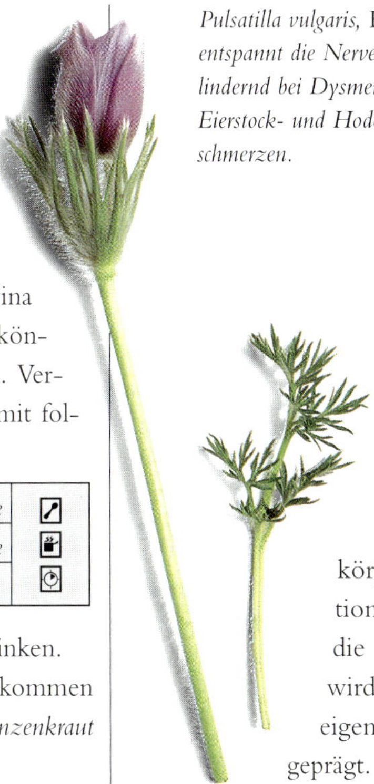

Pulsatilla vulgaris, Küchenschelle, *entspannt die Nerven und wirkt lindernd bei Dysmenorrhö, Eierstock- und Hodenschmerzen.*

körperliche Reaktion einer Frau auf die Menstruation wird durch ihre eigene Einstellung geprägt. Faktoren, die prämenstruelle Symptome verstärken, sind zum Beispiel die Einstellung zur Sexualität, die Haltung der Angehörigen, Kindheitserlebnisse sowie eine negative Erwartungshaltung, die in der Blutung nur etwas Beeinträchtigendes sieht. Ist die innere Einstellung zur Menstruation gestört, spiegelt sich dies im konkreten Erleben wieder. Ist sie dagegen – egal, ob bewußt oder unbewußt – natürlich und entspannt, wird auch die Menstruation so erlebt.

Unter Berücksichtigung dieser Tatsachen können Heilpflanzen sehr viel zur Erleichterung des PMS beitragen. Ein Aufguß aus gleichen Teilen *Helmkraut* und *Baldrian* kann so oft wie nötig getrunken werden. Bei Krämpfen eventuell *Gemeinen Schneeball* und *Küchenschelle* verwenden, bei gleichzeitigen Wassereinlagerungen *Löwenzahn* hinzufügen.

• **Hormonelle Verhütung** Zweifellos geht es in unserer überbevölkerten Welt nicht ohne empfängnisverhütende Mittel, doch bringt die in unserer Gesellschaft weithin angewendete »Pille«, die ja auf Hormonen basiert, auch neue Probleme mit sich.

In physischer Hinsicht stellt sich angesichts der Gesamtwirkung der Pille die Frage nach den Folgen einer längeren Einnahme. Die Pille ist ein gutes Beispiel für das zweischneidige Schwert der modernen Technologie, bei der jede Lösung zugleich ein neues Problem schafft.

Wird die Pille abgesetzt, braucht der Körper einige Zeit, um das natürliche Gleichgewicht wiederzuerlangen. Mittel, die ausgleichend auf die endokrinen Drüsen und stärkend auf die Gebärmutter wirken, können diesen Vorgang beschleunigen.

Wanzenkraut	*1 Teil*
Mönchspfefferbeere	*1 Teil*
Süßholzstrauch	*1 Teil*
Herzgespann	*1 Teil*

Den Tee in den ersten beiden Wochen nach Absetzen der Pille dreimal täglich trinken, in der dritten Woche zweimal und in der vierten einmal täglich.

Hierbei ist *Süßholzstrauch* für die Nebennieren hilfreich, *Wanzenkraut* und *Mönchspfefferbeeren* stärken die Gebärmutter und unterstützen die für die Sexualhormone verantwortlichen Drüsen, während *Herzgespann* nicht nur das Nervensystem stärkt, sondern auch das emotionale Gleichgewicht wiederherstellt.

Leonurus cardiaca, Herzgespann, *ist nützlich zur Linderung von Senkwehenschmerzen, Wechseljahrsbeschwerden und Nervosität, wenn die Regel ausbleibt.*

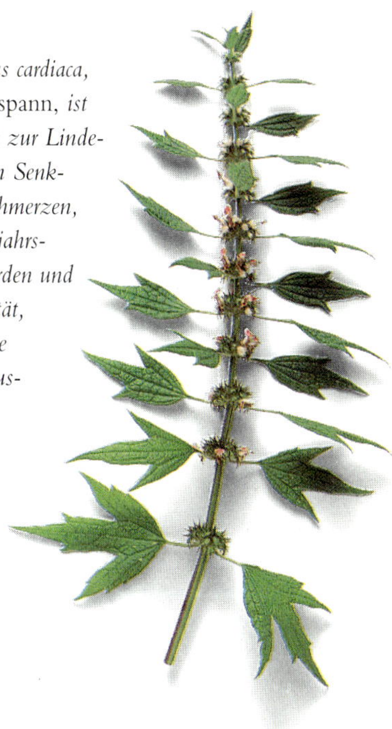

Schwangerschaft und Geburt

Die Schwangerschaft ist eine ganz besondere Zeit, für die Eltern ebenso wie für das ungeborene Kind, eine Zeit, der Achtung und Aufmerksamkeit gebührt. Ob sie eine Zeit des Friedens und der Ruhe, der Sicherheit und Geborgenheit für das Kind wird, hängt von der Lebensführung der Mutter und ihrer Umgebung ab.

Was sie ißt und trinkt, dient der Entwicklung seines Körpers, und was sie und die ihr nahestehenden Menschen denken und fühlen, beeinflußt sein Wesen. Denken Sie daran und passen Sie gut auf sich auf!

Auch wenn es die Mutter ist, die das Kind austrägt und das Wunder der Schwangerschaft unmittelbar erlebt, haben wir doch alle unser Leben im Mutterleib begonnen. Deshalb sollten sich alle Beteiligten bewußt in das Geschehen einbringen, mit Offenheit, Verständnis und Liebe, denn dies ist ausschlaggebend für das Wohl des Kindes. Entscheidend ist die liebevolle Achtsamkeit und die Bereitschaft, alles Zweckdienliche zu tun – eine Einstellung, die grundsätzlich wichtig für unsere Ganzheit ist. Heilpflanzen oder gesunde Ernährung gehören zwar dazu, garantieren aber noch keine natürliche Geburt und ein gesundes Kind.

Während die Natur dafür sorgt, daß die Plazenta und andere Mutter und Kind betreffende körperliche Vorgänge optimale Bedingungen für das neue Leben schaffen, können Sie selbst durch spezielle Maßnahmen und die Anwendung von Heilpflanzen Ihren Beitrag dazu leisten. Informieren Sie sich in der reichlich angebotenen Fachliteratur über die natürliche Geburt.

Die Natur hält ein großes Spektrum an Pflanzen für alle Abschnitte

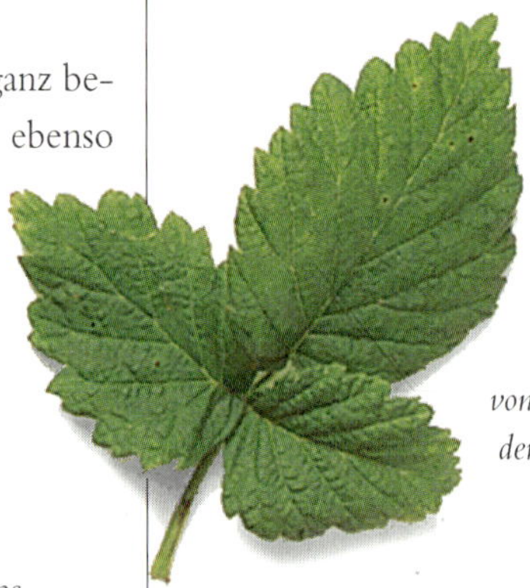

Rubus idaeus, Himbeere. *Traditionell werden die Blätter Schwangeren zur Stärkung des Gebärmuttergewebes und zur Vorbeugung von Blutungen unter der Geburt gegeben.*

der Schwangerschaft bereit. Manche können bei bestimmten Anlässen, andere während der gesamten Zeit angewendet werden, um das Gewebe zu unterstützen und zu kräftigen und die Geburt zu erleichtern. An erster Stelle stehen *Himbeerblätter* und *Rebhuhnbeere,* die einzeln oder zusammen angewendet werden können. Trinken Sie täglich eine Tasse davon, am besten während der gesamten neun Monate, auf jeden Fall aber in den letzten drei Monaten. Außer diesen beiden Tonika können auch andere Heilpflanzen die Gesundheit fördern, damit gewährleistet ist, daß Ernährung und körperliches Befinden optimal sind. Zum Beispiel kann *Brennessel*tee als Eisenquelle dienen.

Pflanzen, die Schwangere meiden müssen

Manche Heilpflanzen regen die Gebärmutter stark an; hierauf beruht die Wirkung bestimmter menstruationsfördernder Pflanzen. Meistens ist dies unerheblich, doch in der Schwangerschaft könnte eine Reizung der Gebärmutter eine Fehlgeburt auslösen.

Am verbreitetsten sind von diesen anregenden Pflanzen Alraune, *Berberitze, Gartenraute, Gemeiner Wurmfarn,* Herbstzeitlose, *Kanadische Gelbwurzel, Kermesbeere, Poleiminze, Rainfarn, Salbei, Stabwurz, Thuja, Wacholder* und *Wermut.* Sie bewirken zwar nicht in jedem Fall einen Abgang, doch um kein Risiko einzugehen, sollten Schwangere auf andere Heilpflanzen mit den gleichen erwünschten Wirkungen ausweichen.

- **Drohende Fehlgeburt** In bestimmten Situationen ist eine Fehlgeburt eine natürliche Reaktion des Körpers, und kein Arzneimittel kann ihn daran hindern. Wenn aber eine Fehlgeburt infolge ungesunder Ernährung, Streß oder Trauma droht, sind Heilpflanzen in der Lage, genau die Extraportion Kraft oder Vitalität zu geben, die eine unnötige Fehlgeburt verhüten hilft.

Auch in Fällen, wo es Spezifika gibt, können allgemeine Gebärmuttertonika wie *Amerikanischer* und *Gemeiner Schneeball, Falsches Einkorn, Frauenwurzel* oder *Sternwurzel* vor einer drohenden Fehlgeburt schützen. So nützlich diese auch sein mögen, vielleicht ist eine Kombination aus tonisierenden, krampflösenden und nervenentspannenden Mitteln noch besser wirksam.

Hier eine Teemischung:

Frauenwurzel	*2 Teile*
Falsches Einkorn	*2 Teile*
Gem. Schneeball	*1 Teil*

Den Tee dreimal täglich trinken.

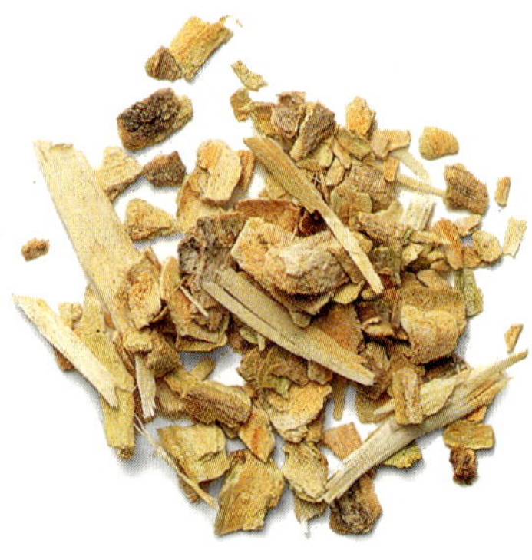

Viburnum opulus, Gemeiner Schneeball, *lindert durch Entspannung der Gebärmutter krampfartige Regelschmerzen und schützt vor Fehlgeburt.*

Bei übermäßiger Streßbelastung kommen auch stärkere Nervenmittel wie *Helmkraut* oder *Baldrian* in Frage.

- **Schwangerschaftserbrechen**

In den ersten Schwangerschaftsmonaten kommt es häufig zu Übelkeit – meist morgens, wenn der Magen noch leer ist, aber auch zu anderen Zeiten. Anscheinend wird sie von verschiedenen zusammentreffenden Faktoren ausgelöst. Der wichtigste ist die massive Veränderung der Hormonproduktion, hinzu kommen ein niedriger Blutzuckerspiegel und möglicherweise auch niedriger Blutdruck.

Aus Sicht der Naturheilkunde stellt Erbrechen eine schwangerschaftsbedingte Reinigung des Körpers von Giftstoffen dar.

Es ist zwar das beste, während der Schwangerschaft jegliche Einnahme von Medikamenten zu vermeiden, doch können einige harmlose Spezifika im Bedarfsfall angewendet werden, zum Beispiel *Amerikanischer Schneeball, Irländisches Moos* und *Mädesüß*. Auch sanfte Nervina wie *Hopfen, Kamille* und *Pfefferminze* helfen. Hilfreich ist folgende Mischung:

Mädesüß	*2 Teile*
Stinkandorn	*1 Teil*
Kamille	*1 Teil*

Den Tee dreimal täglich oder bei Bedarf trinken. Eine Frau, die sich gesund ernährt, Streß vermeidet und Körper und Seele, sich selbst und ihr Kind respektiert, braucht ihn seltener.

- **Geburt** Wenn Sie zumindest in den letzten drei Monaten dreimal täglich einen Tee aus *Himbeerblättern* und *Rebhuhnbeere* trinken, wird die Geburt wahrscheinlich leicht und dauert nicht allzu lange. Zieht sich die Entbindung aber hin, und scheint die Kraft der Gebärmutter nachzulassen, können Heilpflanzen die Wehen wieder anregen. Das bei weitem nützlichste und ungefährlichste wehenstimulierende pflanzliche Mittel ist *Kanadische Gelbwurzel*, die in der Schwangerschaft *keinesfalls* verwendet werden darf, während der Geburt jedoch den Körper bei seiner Arbeit unterstützt und stärkt.

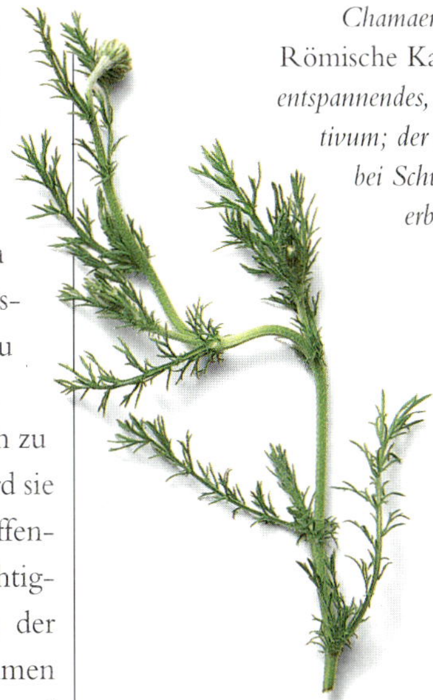

Chamaemelum nobile, Römische Kamille, *ist ein entspannendes, sanftes Sedativum; der Aufguß kann bei Schwangerschaftserbrechen helfen.*

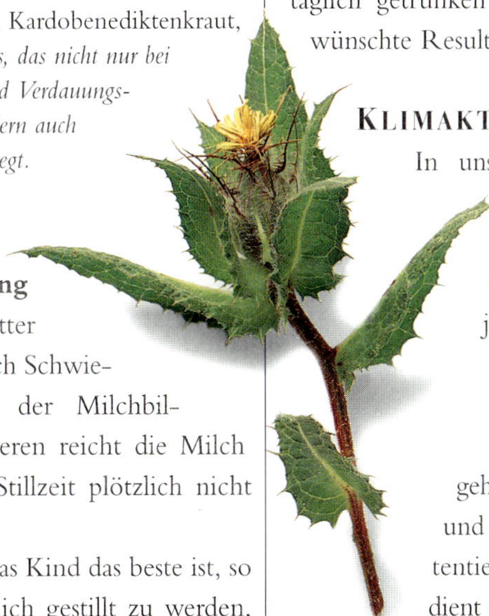

Cnicus benedictus, Kardobenediktenkraut, *ist ein Adstringens, das nicht nur bei Appetitmangel und Verdauungsstörung hilft, sondern auch den Milchfluß anregt.*

- **Milchbildung**

Manche Mütter haben anfänglich Schwierigkeiten mit der Milchbildung, bei anderen reicht die Milch während der Stillzeit plötzlich nicht mehr aus.

Da es für das Kind das beste ist, so lang wie möglich gestillt zu werden, sind Heilpflanzen, die die Milchbildung anregen, besonders wertvoll. Dazu eignen sich *Anis, Geißraute, Kardobenediktenkraut, Venuskraut* sowie *Bockshornklee-, Fenchel-* und *Kümmelsamen*. Am wirksamsten ist wohl ein Aufguß von *Geißraute* (ein bis zwei Teelöffel auf eine Tasse Wasser). Er kann unbedenklich dreimal täglich getrunken werden.

Auch die erwähnten Samen, die viele ätherische Öle enthalten, sind äußerst wirksam. Hier zwei wohlschmeckende Teemischungen:

Kümmel	*2 Teile*
Fenchel	*1 Teil*
Anis	*1 Teil*
ODER: Bockshornklee	*2 Teile*
Anis	*1 Teil*

Um diesen Tee zuzubereiten, werden zwei Teelöffel Samen zerdrückt und mit einer Tasse kaltem Wasser fast bis zum Kochen gebracht. Kurz vor dem Kochen vom Herd nehmen, zehn Minuten ziehen lassen, dabei zudecken, damit die ätherischen Öle nicht entweichen.

Dreimal täglich eine Tasse trinken.

Wenn aus irgendeinem Grund abgestillt werden muß, sollte *Wiesenklee* verwendet werden. Ist er nicht verfügbar, tut es auch ein Aufguß mit gewöhnlichem *Salbei,* der dreimal täglich getrunken wird, bis das gewünschte Resultat erreicht ist.

KLIMAKTERIUM

In unserer »zivilisierten« Gesellschaft haben viele Frauen Angst vor den Wechseljahren. Sie befürchten ihren Wert als Frau zu verlieren, nicht mehr begehrenswert zu sein und als Mütter bzw. potentielle Mütter ausgedient zu haben. Ihre Kinder sind aus dem Haus, ihre Aufgabe als Stütze des Mannes in dessen Erwerbsleben oft schon erfüllt. Da wir alle dazu neigen, unsere Identität aus gesellschaftlich definierten Rollen zu beziehen, ja mit unserer Rolle eins zu werden, scheint nicht mehr viel von unserem Selbstwertgefühl übrigzu-

Hydrastis canadensis, Kanadische Gelbwurzel, *ist ein Tonikum und Adstringens, geeignet bei Gebärmutterblutungen und Menorrhagie. Kombiniert mit anderen Mitteln wirkt sie im Klimakterium ausgleichend.*

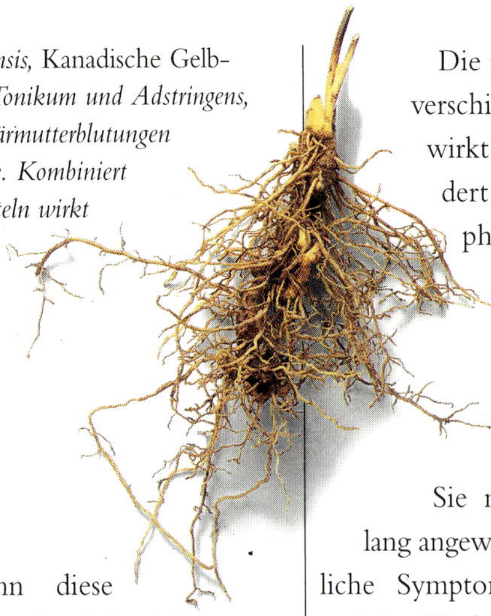

bleiben, wenn diese fortfällt. Aber wir sind nicht mit unserer Rolle identisch! Das Klimakterium kann ein Geschenk sein, eine Befreiung und ein Neuanfang. Es bietet Frauen die Möglichkeit, den Sinn ihres Lebens neu zu definieren, das Leben vielleicht neu zu gestalten und Veränderungen nicht zu fürchten, sondern sie positiv zu sehen und so mehr Erfüllung und Zufriedenheit zu finden.

Außer den psychologischen gibt es in den Wechseljahren auch hormonelle Veränderungen, die sich körperlich manifestieren und häufig Beschwerden mit sich bringen.

Am gravierendsten sind die Hitzewallungen, die durch die Störung des hormonellen Gleichgewichts verursacht werden. Als Folge der körperlichen Umstellung und deren psychischer Auswirkung kommt es zu Stimmungslabilität und seelischen Krisen. Symptome wie Neurosen oder Depressionen können durch das Zusammentreffen von hormoneller Umstellung, verändertem Selbstbild und Widerstand gegen den Wandel auftreten.

Da dies ein Buch über Heilpflanzen ist, möchte ich meinen Rat auf dieses Gebiet beschränken. Aber vergessen Sie nicht, daß es in diesem Lebensabschnitt um weit mehr als nur um hormonelle Veränderungen geht und daß Ihnen eine Reihe psychotherapeutischer Verfahren bei der Bewältigung Ihrer Probleme helfen kann.

Die folgende Mischung aus verschiedenen Heilkräutern wirkt ausgleichend und fördert die Anpassung an die physischen Veränderungen, indem sie die Stärke und Häufigkeit der Hitzewallungen reduziert – und dies ziemlich rasch. Sie muß ein paar Monate lang angewendet werden, bis sämtliche Symptome abgeklungen sind und der Wechsel abgeschlossen ist.

Mönchspfeffer	*2 Teile*
Yamswurzel	*2 Teile*
Wanzenkraut	*1 Teil*
Kanad. Gelbwurzel	*1 Teil*
Gold. Kreuzkraut	*1 Teil*
Hafer	*1 Teil*
Johanniskraut	*1 Teil*

Diesen Tee dreimal täglich trinken. Bei Herzklopfen, Bluthochdruck oder Anspannung jedoch *Herzgespann* statt *Johanniskraut* einnehmen.

Dieser Tee lindert die meisten begleitenden Beschwerden und unterstützt den Körper bei seiner Arbeit, Hormonfunktion und -ausgleich auf neuer Ebene wieder herzustellen. Denken Sie daran, der Körper weiß am besten, was ihm guttut. Treten Ängste und Depressionen auf, können Sie *Baldrian* oder *Helmkraut* hinzufügen.

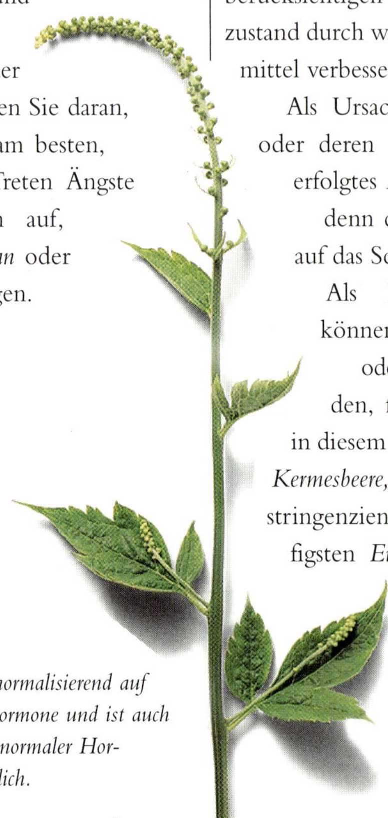

Cimicifuga racemosa, Wanzenkraut, *wirkt normalisierend auf die weiblichen Sexualhormone und ist auch zur Wiederherstellung normaler Hormontätigkeit unbedenklich.*

INFEKTIONEN

Die Geschlechtsorgane sind ebenso infektionsanfällig wie jeder andere Teil des Körpers. Da sie von außen zugänglich sind, kommt es auch zu Kontaktinfektionen. Die Beschwerden ähneln denen an Hals, Nase und Ohren auftretenden, denn auch hier sind die Schleimhäute betroffen, die Sekrete absondern.

Um Infektionen der Scheide oder anderer Geschlechtsorgane auszuheilen, müssen Mittel angewendet werden, die den gesamten Körper reinigen und unterstützen.

Mit Scheidenspülungen oder anderen lokalen Anwendungen werden die Symptome bestenfalls eine Zeitlang unterdrückt.

Um Scheideninfektionen angemessen zu behandeln, sollten Sie keimtötende mit lymphreinigenden Heilpflanzen, meist also Alteranzien, kombinieren.

Um das Abheilen des infizierten Gewebes zu fördern, sind normalerweise Adstringenzien angezeigt, insbesondere bei Schleimabsonderung. Außerdem muß man das Gesamtbild berücksichtigen und den Allgemeinzustand durch weitere geeignete Heilmittel verbessern.

Als Ursache kommt die Pille oder deren erst vor kurzer Zeit erfolgtes Absetzen in Betracht, denn dies wirkt sich häufig auf das Scheidenmilieu aus.

Als keimtötende Mittel können Sie *Indigo, Knoblauch* oder *Sonnenhut* verwenden, für den Lymphabfluß in diesem Gebiet *Klebkraut* oder *Kermesbeere,* und von den Adstringenzien kommen am häufigsten *Eiche, Falsches Einkorn, Gefleckter Storchenschnabel, Goldgelbes Kreuzkraut, Großes Immergrün* und *Waldlilie* zur Anwendung. Die meisten Adstringenzien sind auch äußerlich wirksam, immer in Kombination mit einem Tee wie diesem:

Storchenschnabel	*2 Teile*
Waldlilie	*2 Teile*
Sonnenhut	*2 Teile*
Großes Immergrün	*2 Teile*
Klebkraut	*1 Teil*

Dreimal täglich trinken.

Diese Mischung eignet sich auch als Scheidenspülung.

Zur Unterstützung der innerlichen Behandlung erfolgt die Anwendung dreimal täglich und wird nach Abklingen der Infektion noch einige Tage weitergeführt.

Auch Joghurt kann zugleich innerlich und äußerlich angewendet werden. Dadurch regeneriert sich die natürliche Bakterienflora. Dies ist besonders wichtig bei Beschwerden, die nach der Anwendung von Antibiotika auftreten. Natürlich gelten auch hier die allgemeinen Richtlinien zur Infektionsbekämpfung. Ernähren Sie sich vitamin- und mineralstoffreich, vor allem mit Obst und Gemüse. Eventuell ist eine zusätzliche Vitamin-C-Gabe angezeigt, besonders nach Antibiotikabehandlung. Ratsam ist auch der reichliche Verzehr von Knoblauch, vorzugsweise roh.

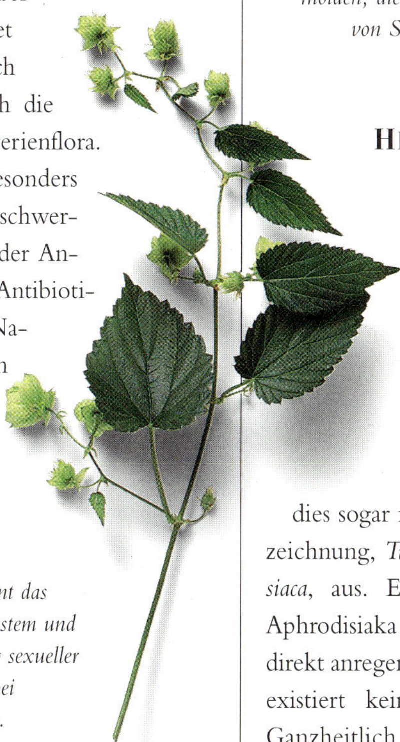

Humulus lupulus, Hopfen, *entspannt das zentrale Nervensystem und ist zur Dämpfung sexueller Übererregbarkeit bei Männern geeignet.*

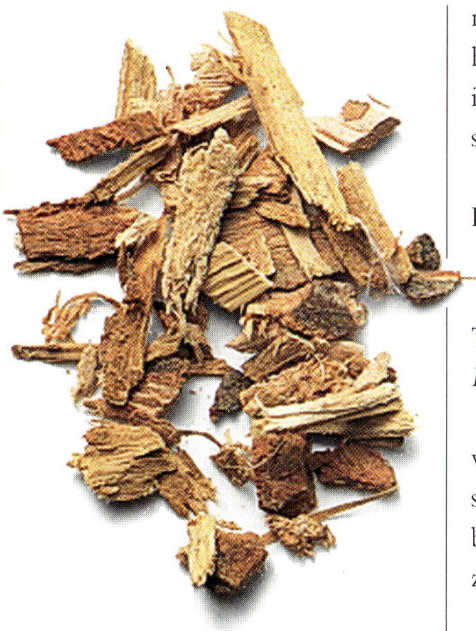

Quercus robur, Eiche, *ein wirkungsvolles Adstringens bei Durchfall und Hämorrhoiden, dient auch zur Bekämpfung von Scheideninfektionen.*

Heilpflanzen und Sexualität

Fast in allen Kulturen der Welt stehen bestimmte Pflanzen im Ruf, die Libido zu steigern und Impotenz zu heilen. Bei *Damiana* drückt sich dies sogar in ihrer botanischen Bezeichnung, *Turnera diffusa* var. *aphrodisiaca*, aus. Es ist sehr fraglich, ob Aphrodisiaka das sexuelle Begehren direkt anregen. Meiner Meinung nach existiert keine derartige Wirkung. Ganzheitlich betrachtet können pflanzliche Mittel jedoch die Sexualität insofern steigern, als sich die Vitalität eines gelösten, lebendigen Körpers und einer entspannten Seelenlage durchaus im sexuellen Erleben niederschlägt. Von daher wirken Pflanzen, die unser Wohlbefinden steigern, indirekt auch als Aphrodisiaka. Pflanzen wie *Damiana, Ginseng* und *Sabal* gelten als Tonika für die Sexualdrüsen, besonders die von Männern. Sie stärken zweifellos nicht nur die Geschlechtsorgane, sondern helfen auch, einen Menschen wieder in sein Gleichgewicht zu bringen und seine Vitalität zu steigern

Wenn das Auftreten von sexuellen Problemen im Zusammenhang mit Streß und Anspannung steht, sind nervenwirksame Relaxanzien und Tonika angezeigt, zum Beispiel *Hafer, Helmkraut* oder *Lindenblüten.*

Läßt die Gesundheit generell zu wünschen übrig, sollte man die entsprechenden Mittel einsetzen, wobei bittere Tonika die größte Wirkung zeigen.

Die alten Kräuterbücher verzeichnen außerdem zahllose triebdämpfende Mittel und jede Menge Kuren für Nymphomanie und Masturbation! Falls es angebracht sein sollte, das Empfinden und Ausleben der Sexualität einzuschränken, kann eine Kombination von Nervenrelaxanzien (zur Dämpfung der sexuellen Energie) und Nerventonika (zur Stärkung und Unterstützung des Systems) angezeigt sein; gut geeignet sind *Baldrian, Giftlattich* und *Passionsblume.* Um bei Männern sexuelle Übererregbarkeit zu dämpfen, ist *Hopfen* besonders gut geeignet.

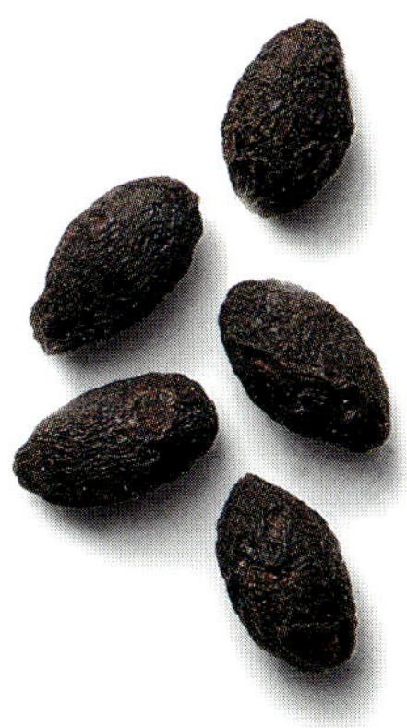

Seronoa repens, Sabalbeeren, *stärken und tonisieren die männlichen Geschlechtsorgane. Besonders wirksam bei Vergrößerung der Prostata.*

DAS HARNSYSTEM

Vieles, was sich über die Beziehung der Nieren zum Körper sagen läßt, könnte man auch über die Rolle des einzelnen bzw. einer Gruppe innerhalb eines Ökosystems in der Biosphäre, über die der Planeten in unserem Sonnensystem und so immer weiter hinaus sagen. Ein Blick nach innen, in unseren Körper und in den Aufbau der Zellen, zeigt uns ähnliche Beziehungsmuster.

Die Nieren haben vor allem die Aufgabe, zur Erhaltung eines ausgeglichenen, gesunden Milieus im Körper beizutragen. Sie sind Organe der Homöostase. Es würde den Rahmen dieses Buches sprengen, hier auf den Feinbau der Nieren und die Art und Weise, in der diese erstaunliche Struktur ihre komplexen Funktionen erfüllt, einzugehen. Doch wollen wir wenigstens einige ihrer Leistungen und Funktionsweisen genauer betrachten.

Als Hauptaufgabe der Nieren wird oft die Wasserausscheidung genannt, doch handelt es sich eher um eine Regulierung des Wasserhaushalts, denn ein Großteil der Flüssigkeit, die die Nieren passiert, wird reabsorbiert. Nur eine vergleichsweise kleine Menge, in der die Abfallprodukte gelöst sind, wird tatsächlich in die Harnblase abgegeben. Die Nieren regulieren auch den Salzhaushalt des Körpers und scheiden überflüssige Salze aus. Eine weitere wichtige Rolle spielen die Nieren beim Erhalt des Säure-Basen-Gleichgewichts im Blut. Außerdem sind sie dafür verantwortlich, Abfallprodukte und nützliche Substanzen voneinander zu trennen. Während die Nieren das Blut filtern, wechseln viele lebenswichtige Moleküle wie Glukose und Aminosäuren aus dem Blut in den Urin. Diese Moleküle werden später wieder reabsorbiert, die Abfallprodukte hingegen ausgeschieden. Der komplexe Aufbau der Nieren zeigt sich besonders in dieser Fähigkeit, Abfallprodukte von lebenswichtigen Substanzen unterscheiden zu können. Die Nieren haben auch mit der Produktion von Renin zu tun, einem Hormon, das bei der Regulation des Blutdrucks eine Rolle spielt.

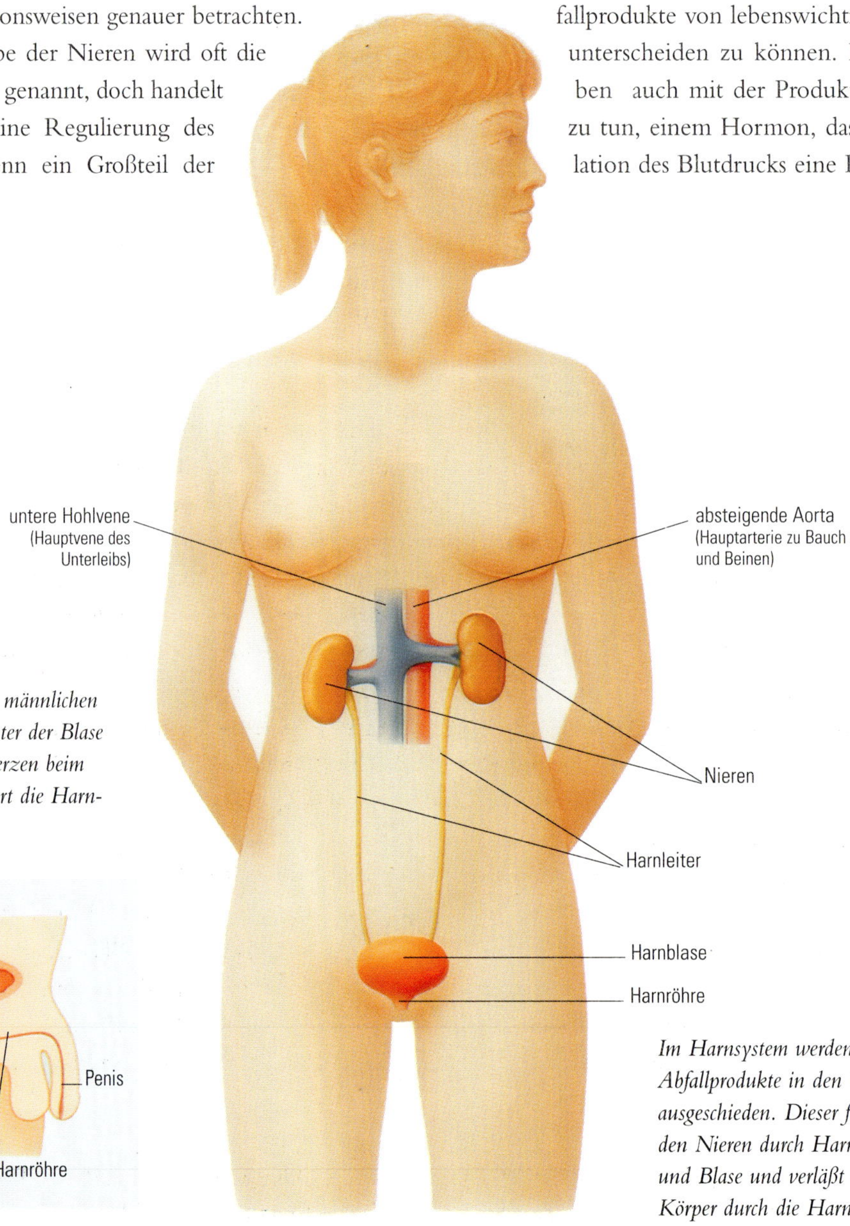

Im Harnsystem werden Abfallprodukte in den Urin ausgeschieden. Dieser fließt aus den Nieren durch Harnleiter und Blase und verläßt den Körper durch die Harnröhre.

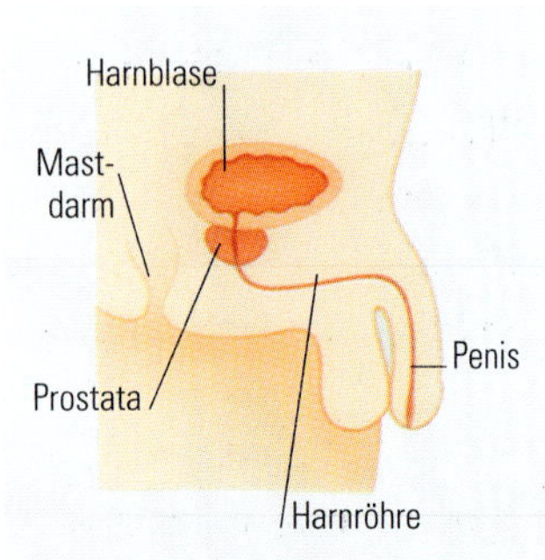

Eine Entzündung der männlichen Prostata, die direkt unter der Blase liegt, verursacht Schmerzen beim Urinieren und erschwert die Harnentleerung.

Heilpflanzen für das Harnsystem

Angesichts der wichtigen Aufgaben der Nieren ist es nicht verwunderlich, daß die Natur zahlreiche Heilpflanzen hervorbringt, die ihre Funktionen unterstützen. Betrachtet man die Rolle der Nieren aus ganzheitlicher Sicht, so wird deutlich, daß die richtige Funktion sämtlicher Körperbereiche davon abhängt, daß Abfallstoffe und Gifte nachhaltig eliminiert werden. Da unsere Nahrung heute immer mehr unnatürliche und schädliche chemische Substanzen enthält und wir weitgehend nicht mehr in Harmonie mit unserer Umwelt leben sowie die Bedürfnisse unseres Körpers mißachten, hat die Bedeutung der Nieren sogar noch zugenommen.

Der Wert von Heilpflanzen, die die Nierenfunktion unterstützen, beschränkt sich nicht auf das Harnsystem, sondern kommt immer dem ganzen Körper zugute, weil sie die Selbstreinigung des Körpers fördern.

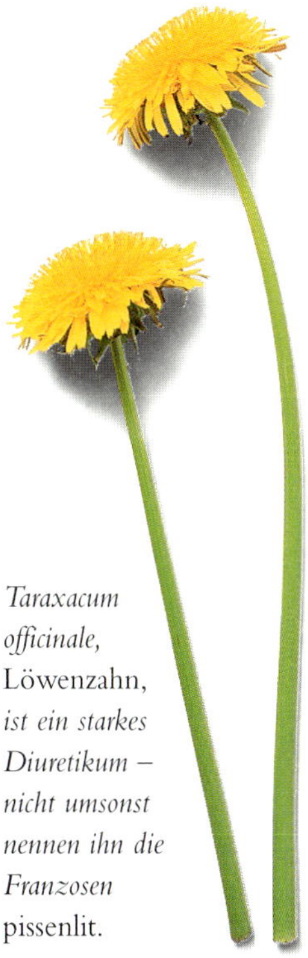

Taraxacum officinale, Löwenzahn, *ist ein starkes Diuretikum – nicht umsonst nennen ihn die Franzosen* pissenlit.

Diuretika

Im engeren Sinn sind Diuretika Pflanzen, die die Urinausscheidung und die Fließrate verstärken. Der Begriff wird aber meist für sämtliche Pflanzen gebraucht, die auf Nieren oder Harnblase einwirken. Die Liste der Diuretika ist lang, doch ist wahrscheinlich aufgrund seines hohen Wirkungsgrads und Werts zur generellen Anwendung *Löwenzahn* am geeignetsten. Er ist ebenso wirksam wie synthetische Diuretika, enthält aber darüber hinaus auch noch einen hohen Prozentsatz an Pottasche, einer Kaliumverbindung, die bei Anwendung synthetischer Diuretika häufig aus dem Körper ausgeschwemmt wird.

Alle in diesem Abschnitt genannten Heilpflanzen wirken harntreibend und haben dazu noch weitere spezifische Auswirkungen auf das Harnsystem. Erwähnt werden muß hier auch noch das Allgemeindiuretikum *Klebkraut,* da es bei den meisten Beschwerden gefahrlos angewendet werden kann. Es wirkt zugleich harntreibend und entschlackend.

Harnwegsantiseptika

Die antiseptische Wirkung mancher Diuretika beruht auf ihrem Gehalt an ätherischen Ölen oder Glykosiden, die

Peumus boldo, Boldo, *hilft bei Zystitis, da es reizlindernd und antiseptisch auf die Harnwege wirkt.*

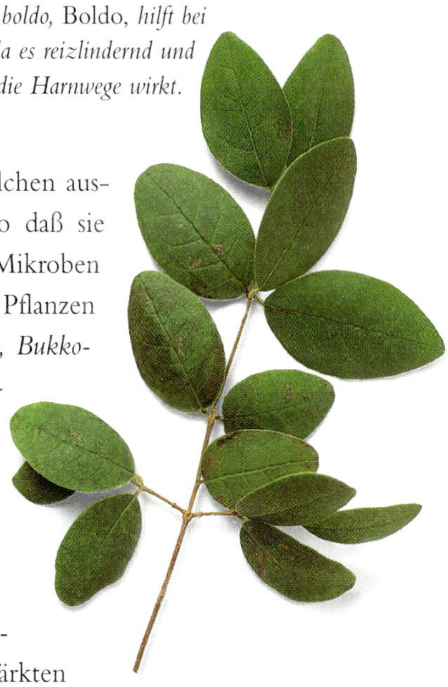

durch die Nierenkanälchen ausgeschieden werden, so daß sie unmittelbar auf die Mikroben einwirken. Solche Pflanzen sind *Bärentraube, Boldo, Bukkostrauch, Gemeine Schafgarbe, Quecke, Selleriesamen, Wacholder* und *Weißbirke.* Auch generell antimikrobiell wirkende Kräuter wie *Sonnenhut* und *Indigowurzel* haben verstärkten Einfluß durch ihre diuretischen Eigenschaften. *Engelwurz* und *Goldrute,* die primär auf die Atemwege abzielen, wirken auch im Harntrakt keimtötend.

Harnwegsdemulzenzien

Gelegentlich ist es nötig, die Harnwegsschleimhäute zu beruhigen, zum Beispiel wenn sie durch eine Infektion oder die Reibung eines Nierensteins gereizt sind. Heilpflanzen wie *Eibischblätter, Maisgriffel* oder *Quecke* wirken reizlindernd und können zusammen mit anderen Mitteln angewendet werden.

Harnwegsadstringenzien

Blut im Urin ist ein Symptom, das grundsätzlich vom Arzt beurteilt werden muß. Falls die Ursache nur geringfügig ist, kann man es mit Hilfe von Adstringenzien behandeln. Adstringenzien stillen Blutungen in Nieren, Blase, Harnröhre sowie Harnleiter und helfen auch bei der Heilung von Wunden. Die besten Adstringenzien für die Harnwege sind *Dreiteiliger Zweizahn, Waldlilie, Wegerich* und *Zinnkraut.* Ein weiteres gutes adstringierendes Mittel ist *Tormentill,* der zugleich mild antiseptisch und wundheilend wirkt.

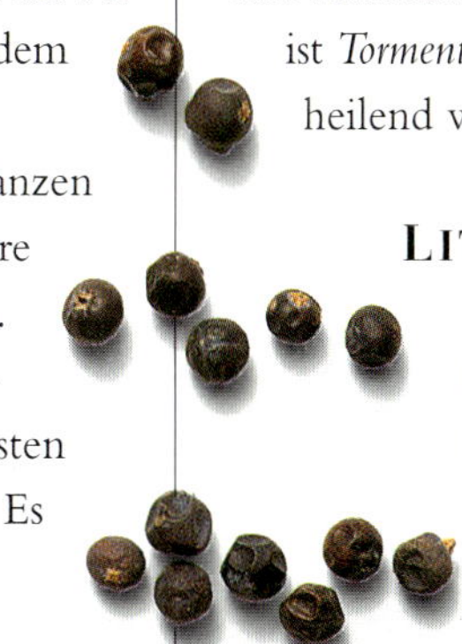

Juniperus communis, Wacholderbeeren, *wirken auch antiseptisch bei Harnwegsbeschwerden wie Zystitis.*

Lithagoga

Einige Diuretika sind auch Lithagoga, sie können die Bildung von Harnsteinen verhindern oder deren Ausschwemmung herbeiführen. Zu den wohl wirkungsvollsten steinabtreibenden Heilpflanzen gehören *Ackersinau, Aufrechtes Glaskraut, Kanadische Collinsonie, Strauchhortensie* und *Wasserdost.*

Formen der Harnwegserkrankungen

Das Harnsystem, die Nieren und die Blase neigen zu Problemen, die gesamtkörperliche Störungen widerspiegeln. Es ist am besten, Harnwegsbeschwerden als Manifestationen systemischer Störungen anzusehen, ein Ansatz, der für alle lokalen Erkrankungen gelten sollte.

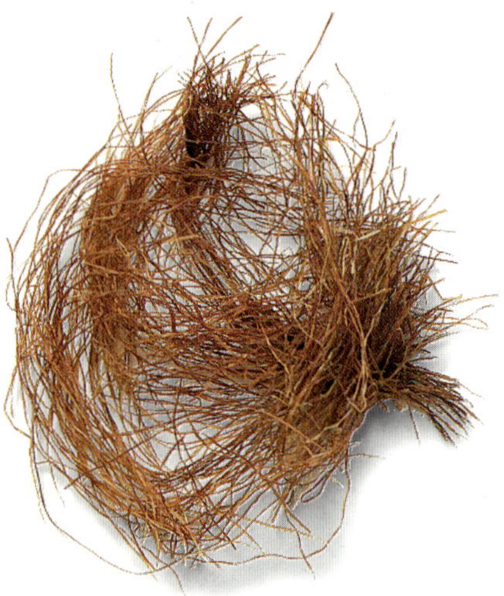

Zea mays, Maisgriffel, *sind ein beruhigendes Diuretikum, das Reizungen der Harnwege lindert. Es wird häufig bei kindlichen Nierenproblemen verwendet.*

Infektionen

Am Harnsystem können verschiedene Infektionen auftreten. Als Ursache der Abwehrschwäche kommen mangelhafte Ernährung, chronische Verstopfung oder auch der Einsatz von Antibiotika in Frage.

Bei Anwendung von Antibiotika erleidet das System einen physiologischen Schock, die innere Ökologie wird gestört. Deshalb ist es sehr wichtig, nach einer solchen Behandlung den Körper bei der Stärkung seiner Abwehr zu unterstützen, etwa durch den Genuß von Joghurt mit lebenden Bakterien, der die Bakterienflora des Darms erneuert, und durch zusätzliche Vitamin-C-Gaben.

• **Blasenkatarrh** Typisch für die Entzündung der Harnblase (Zystitis) ist ein brennender Schmerz im Unterbauch während und direkt nach dem Wasserlassen.

Zusätzlich kann auch Harnzwang, ein ständiger Drang zum Urinieren auch bei leerer Blase, auftreten. Pflanzen wie *Bärentraube, Bukkostrauch, Gemeine Schafgarbe, Quecke* und *Wacholderbeeren* können angewendet werden. *Wacholderbeeren* jedoch nicht, wenn eine Neigung zu Nierenentzündung besteht. Oft genügt schon häufiges Trinken von heißem *Wacholderbeer*tee zur Lösung des Problems. Sonst kann auch folgende Mischung helfen:

Bärentraube	*1 Teil*
Quecke	*1 Teil*
Gem. Schafgarbe	*1 Teil*

Bei akutem Auftreten den Tee alle zwei Stunden heiß trinken, danach noch einige Zeit dreimal täglich zur vollständigen Ausheilung. Bei sehr starkem Brennen oder Blut im Urin eventuell ein Demulzens, etwa *Maisgriffel,* hinzufügen.

Die Ernährung soll arm an Säuren, Zucker und künstlichen Zusatzstoffen sein.

Verwenden Sie weder vorbeugend noch im akuten Fall desodorierende Spülungen, da sie das biologische Gleichgewicht der Harnwege stören.

• **Harnröhrenentzündung (Urethritis)** kann auf die gleiche Weise wie Blasenkatarrh behandelt werden, wobei der Anteil von Demulzenzien in der Teemischung eventuell vergrößert werden sollte.

• **Prostataentzündung** Hierbei sind die Symptome weniger lokal beschränkt als bei einem Blasenkatarrh. Deshalb kann man zu den bei der Zystitis angewendeten Harnwegsantiseptika noch das systemische Antiseptikum *Sonnenhut* hinzufügen. Auch *Sabalbeeren,* ein Tonikum für die männlichen Keimdrüsen, kommen in Betracht.

Sie werden auch bei einer vergrößerten Prostata verwendet. Eine nützliche Mischung besteht aus:

Bärentraube	*1 Teil*
Quecke	*1 Teil*
Sonnenhut	*1 Teil*
Zinnkraut	*1 Teil*
Strauchhortensie	*1 Teil*

Den Tee dreimal täglich trinken.

• **Pyelonephritis** ist eine Entzündung der Nieren und des Nierenbeckens, die auch anderes Nierengewebe in Mitleidenschaft zieht und sehr schmerzhaft sein kann. Es ist ratsam, einen Arzt aufzusuchen.

Die Heilpflanzenbehandlung bekämpft die systemische Infektion und das Fieber, wobei vorrangig Antiseptika wie *Bärentraube, Bukkostrauch* und *Aufrechtes Glaskraut* verwendet werden, die auch als Spezifika für diese Erkrankung gelten.

Nierenprobleme

Heilpflanzen haben zur Behandlung von größeren wie kleineren Nierenproblemen viel zu bieten. Da jedoch diese Organe von grundlegender Bedeutung für Gesundheit und Leben sind, sollten Nierenkrankheiten grundsätzlich vom Arzt behandelt werden.

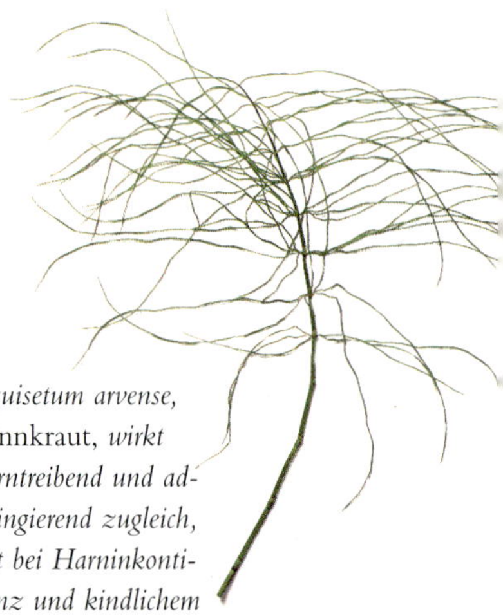

Equisetum arvense, Zinnkraut, *wirkt harntreibend und adstringierend zugleich, gut bei Harninkontinenz und kindlichem Bettnässen.*

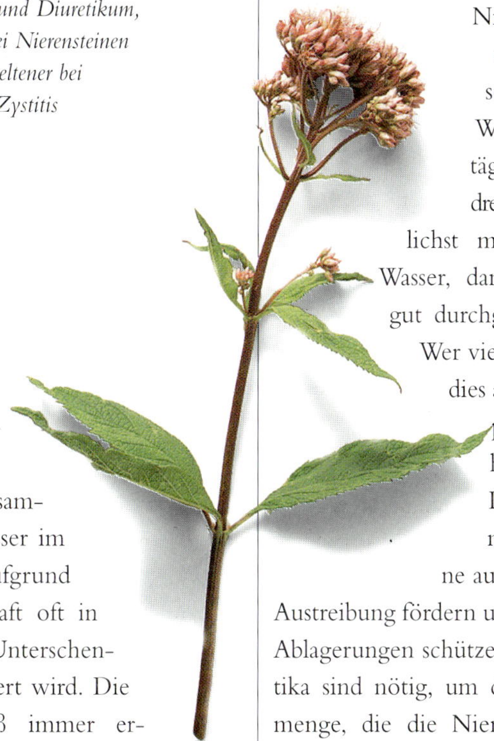

Eupatorium purpureum, Wasserdost, *ein Lithagogum und Diuretikum, wird vor allem bei Nierensteinen und -grieß und seltener bei Infektionen wie Zystitis und Urethritis angewendet.*

• **Wassereinlagerung** Bei mangelhafter Wasserausscheidung der Nieren sammelt sich Wasser im Körper, das aufgrund der Schwerkraft oft in Füßen und Unterschenkeln gespeichert wird. Die Ursache muß immer ergründet werden; meist sind es die Nieren selbst, oder es ist der Kreislauf. Wassereinlagerungen treten zum Beispiel bei prämenstruellen Spannungen, Schwangerschaft oder Herzschwäche auf. Es lassen sich keine Richtlinien für eine differenzierte Diagnose geben. Deshalb sollten Sie erst fachlichen Rat einholen, bevor Sie zu Heilpflanzen greifen. Wenn die Anwendung von harntreibenden Pflanzen innerhalb von zehn Tagen keinen Erfolg zeigt, ist ärztliche Beratung dringend erforderlich.

Wassereinlagerungen können nur durch Behandlung der Grundursache völlig beseitigt werden, doch zur Ausscheidung des eingelagerten Wassers sind sämtliche Diuretika geeignet. Am effektivsten wirken *Bärentraube, Löwenzahnblätter* und *Gemeine Schafgarbe.*

• **Nierensteine** Die Bildung von Nierensteinen oder -grieß (Mineralstoffablagerungen) ist ein Prozeß, der gut auf eine Heilpflanzenbehandlung anspricht.

Eine säurearme Ernährung und völliges Meiden oxalsäurehaltiger Lebensmittel wie Rhabarber oder Spinat sind angezeigt. Wer Nierensteine hat oder dazu neigt, sollte reichlich Wasser trinken, täglich mindestens drei Liter, und möglichst mineralstoffarmes Wasser, damit die Nieren gut durchgespült werden. Wer viel schwitzt, muß dies ausgleichen. Zur pflanzlichen Behandlung sind Lithagoga geeignet, die die Steine auflösen oder ihre Austreibung fördern und vor weiteren Ablagerungen schützen. Auch Diuretika sind nötig, um die Flüssigkeitsmenge, die die Nieren passiert, zu vergrößern und so Ablagerungen auszuschwemmen. Glücklicherweise sind die meisten Lithagoga zugleich Diuretika. Hierzu gehören *Ackersinau, Aufrechtes Glaskraut, Kanadische Collinsonie, Strauchhortensie, Wasserdost* und *Wilde Möhre.* Harnwegsdemulzenzien wie *Maisgriffel, Quecke* und *Eibischblätter* kommen zur Beruhigung der Schleimhäute und Vorbeugung von Reizungen durch Reibung ebenfalls in Betracht. Bei geringsten Anzeichen einer Infektion sind keimtötende Mittel wie *Bärentraube, Sonnenhut* oder *Schafgarbe* anzuwenden.

Eine gute generelle Behandlung für Steinleiden bietet folgende Mischung:

Maisgriffel	*1 Teil*	
Wasserdost	*1 Teil*	
Strauchhortensie	*1 Teil*	
Kanad. Collinsonie	*1 Teil*	

Die Abkochung dreimal täglich trinken.

Wer zur Bildung von Nierensteinen neigt, kann den Tee als Vorbeugungsmaßnahme regelmäßig einmal am Tag trinken.

• **Nierenkolik** Wenn ein kleiner Stein im Harnleiter steckenbleibt, kann es zu Harnstauung und einer meist sehr schmerzhaften Nierenkolik kommen. Krampflösende Mittel wie *Baldrian, Gemeiner Schneeball* oder *Stranddistel* können helfen, doch hört der Anfall erst auf, wenn der Stein sich bewegt und ausgeschieden wird.

• **Harninkontinenz** kann durch eine Reihe von physischen und psychischen Faktoren verursacht werden. Wenn keine schwerwiegende organische Ursache oder Krankheit vorliegt, kann man Inkontinenz durch Heilkräuter unter Kontrolle bringen, selbst dann, wenn sie auf einer Erschlaffung des Schließmuskels der Blase oder einer allgemeinen Muskel- oder Nervenschwäche beruht.

Eine geeignete Teemischung ist zum Beispiel:

Zinnkraut	*2 Teile*	
Odermennig	*1 Teil*	
Gewürzsumach	*1 Teil*	

Dreimal täglich trinken.

Bettnässen bei Kindern hat meist psychische Gründe, die man herausfinden und bearbeiten muß, wenn Heilpflanzen nichts ausrichten.

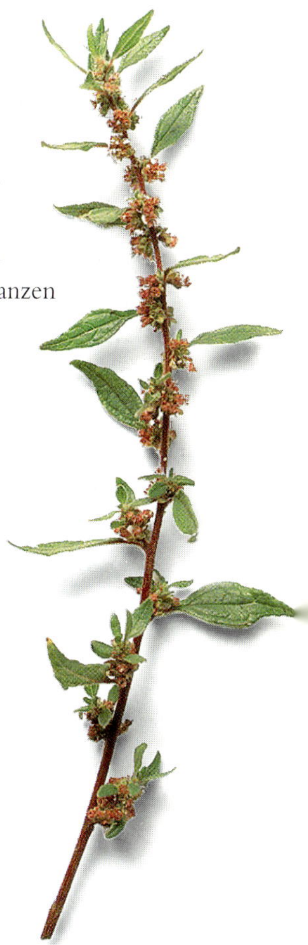

Parietaria diffusa, Aufrechtes Glaskraut, *wirkt auch bei Nierensteinen und -grieß, außerdem lindert es nierenbedingte Wassereinlagerungen.*

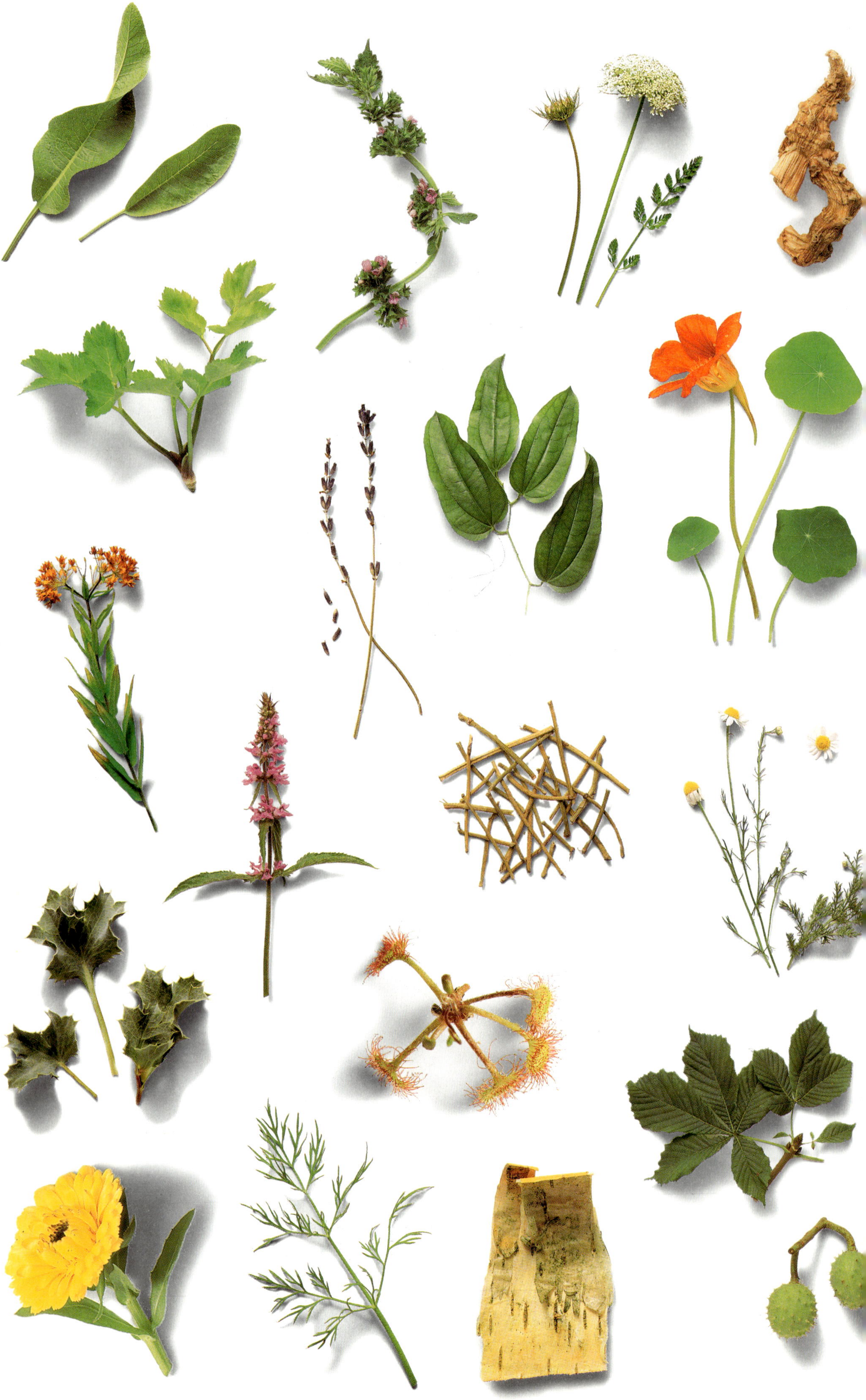

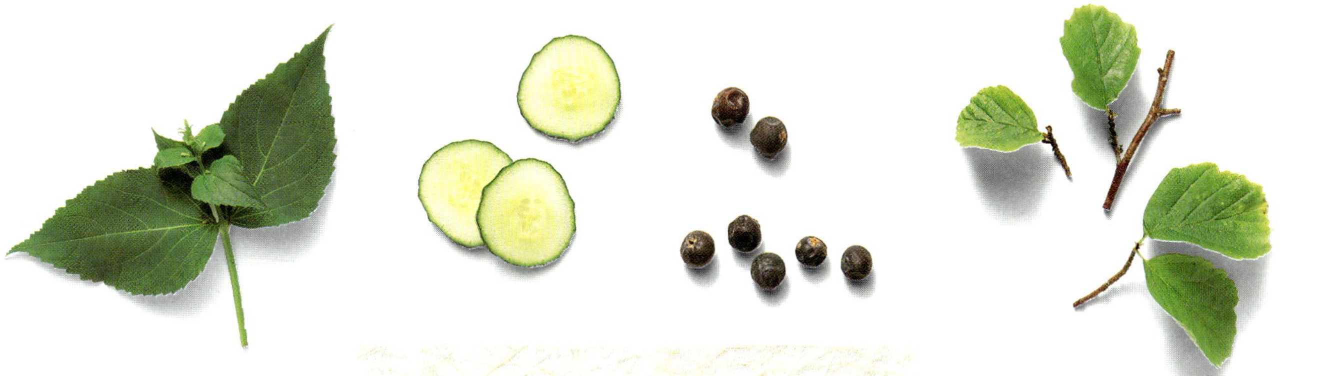

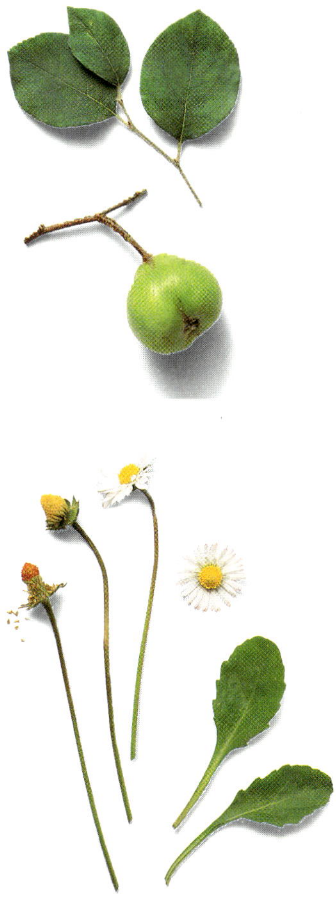

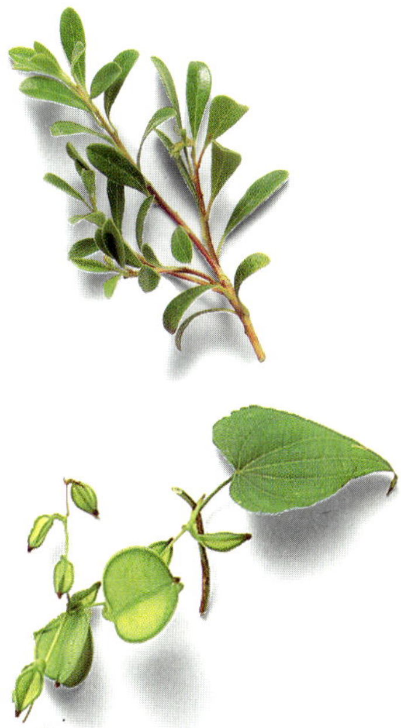

TEIL FÜNF

NÜTZLICHE INFORMATIONEN

Dieser Abschnitt dient zum Nachschlagen. Er enthält ein Verzeichnis der Sammelzeiten von wildwachsenden Heilpflanzen, ein Glossar zur Erklärung von durchgängig im Text verwendeten, aus Platzgründen dort jedoch nicht näher erläuterten medizinischen und therapeutischen Begriffen sowie einen Erste-Hilfe-Teil. Im Register sind alle lateinischen und deutschen Pflanzennamen sowie allgemeine Stichworte alphabetisch aufgeführt.

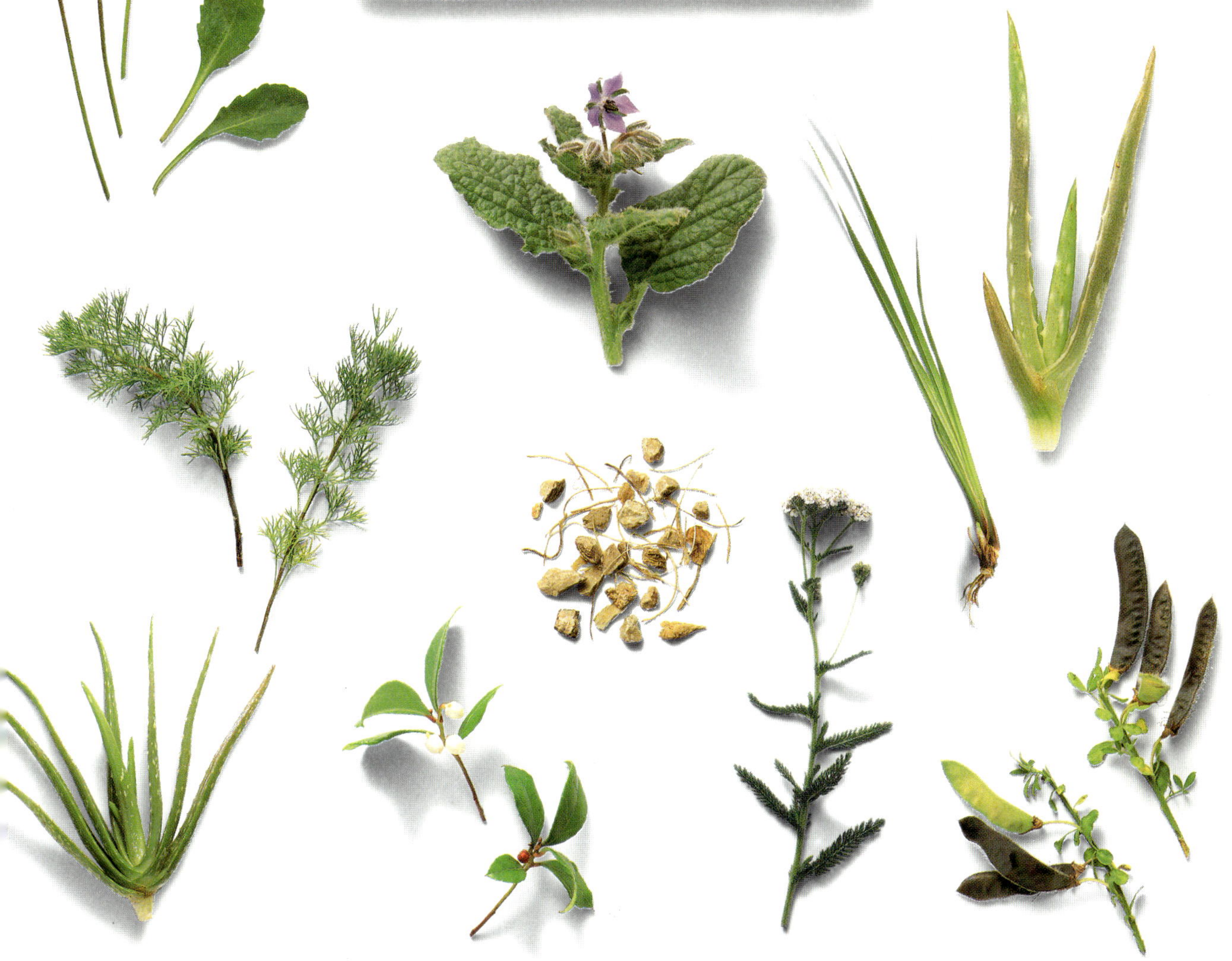

Sammelzeiten von Heilpflanzen

Heilpflanzen wachsen rund ums Jahr, doch nicht alles ist jederzeit greifbar. Entnehmen Sie der Tabelle die jeweiligen Sammelzeiten. Pflanzenteile, die zu unterschiedlichen Zeiten gesammelt werden, sind separat aufgeführt. Es handelt sich um allgemeine Angaben; die örtlichen Gegebenheiten variieren natürlich.

Name	Frühling	Sommer	Herbst	Winter
Ackersinau	–	●	–	–
Alant	–	–	●	–
Amerikanischer Schneeball	–	–	●	–
Andorn	–	●	●	–
Anis	–	●	●	–
Aufgeblasene Lobelie	–	●	●	–
Aufrechtes Glaskraut	–	●	●	–
Augentrost	–	●	●	–
Bärentraube	●	●	–	–
Baldrian	–	–	●	–
Beifuß	–	●	●	–
Beinwell	●	–	–	–
Berberitze	●	–	●	–
Besenginsterspitzen	●	●	●	–
Bittersüß	–	–	●	–
Boldo	●	●	●	●
Borretsch	●	●	●	–
Braunelle, Gemeine	–	●	–	–
Braunwurz	–	●	–	–
Brennessel	●	●	–	–
Bukkostrauch	●	●	●	–
Buntfarbige Schwertlilie	–	–	●	–
Dill	–	●	●	–
Dreiteiliger Zweizahn	–	●	●	–
Echter Eibisch, Blätter	●	●	–	–
Echter Eibisch, Wurzel	–	–	●	–
Eichenrinde	●	–	–	–
Engelwurz, Blätter	–	●	–	–
Engelwurz, Wurzel	–	–	●	–
Ephedra	–	–	●	●
Erdrauch	–	●	●	–
Falsches Einkorn	–	–	●	–
Fenchel	–	●	●	–
Frauenmantel	–	●	–	–
Frauenwurzel	–	–	●	–
Gänseblümchen	●	●	●	–

Name	Frühling	Sommer	Herbst	Winter
Gänse-Fingerkraut	–	●	–	–
Gagelstrauch	●	–	●	–
Gamander	●	●	●	–
Gartenraute	●	●	–	–
Gefleckter Storchenschnabel	–	–	●	–
Geißraute	–	●	–	–
Gelbholzrinde	–	–	●	–
Gelber Enzian	–	–	●	–
Giftlattich	–	●	–	–
Glatte Chelone	–	●	●	–
Goldgelbes Kreuzkraut	–	●	–	–
Goldrute	–	●	●	–
Großes Immergrün	●	–	–	–
Gundermann	●	●	–	–
Habichtskraut	●	●	–	–
Hafer	–	●	–	–
Hagebutte	–	–	●	–
Hamamelis	●	●	●	–
Helmkraut	–	●	●	–
Herzgespann	–	●	●	–
Himbeere	●	●	●	–
Hirtentäschel	●	●	●	●
Hopfen	–	●	●	–
Huflattich, Blätter	●	●	–	–
Huflattich, Blüten	●	–	–	●
Indigo	–	–	●	–
Isländisch Moos	●	●	●	–
Jakobskraut	–	●	●	–
Johanniskraut	–	●	●	–
Kalifornische Mohnblume	–	●	●	–
Kalmus	–	–	●	–
Kamille	●	●	–	–
Kanadische Blutwurzel	●	●	●	–
Kanadische Collinsonie	–	–	●	–
Kapuzinerkresse	–	●	●	–
Kardobenediktenkraut, oberird. Teile	–	●	–	–
Kardobenediktenkraut, Samen	–	–	●	–
Katzenminze	–	●	●	–
Kermesbeere	●	–	–	●
Kiefer, Gemeine	●	–	–	●
Klatschmohn	–	●	–	–
Klebkraut	●	–	–	–
Kleine Eberwurz	–	–	●	–
Klette	–	–	●	–
Knoblauch	–	–	●	–
Knollige Seidenpflanze	●	–	–	–

Name	Frühling	Sommer	Herbst	Winter
Koriander	–	●	–	–
Krauser Ampfer	–	●	●	–
Küchenschelle	●	–	–	–
Kümmel	–	●	–	–
Kürbis	–	●	●	–
Lavendel	–	●	●	–
Lein	–	–	●	–
Lindenblüten	–	●	●	–
Löwenzahn, Blätter	●	●	●	●
Löwenzahn, Wurzel	–	●	–	–
Lungenkraut	●	●	●	–
Mädesüß	–	●	–	–
Magenklee	●	●	–	–
Mahonie	–	–	●	–
Maiglöckchen	●	●	–	–
Meerrettich	–	–	●	●
Melisse	–	●	●	–
Mistel	●	–	–	–
Mönchspfeffer	–	–	●	●
Nelkenwurz, oberird. Teile	–	●	–	–
Nelkenwurz, Wurzel	●	–	–	–
Odermennig	–	●	–	–
Oregano	–	●	●	–
Passionsblume	●	●	–	–
Pestwurz, Gemeine, Blätter	●	●	●	–
Pestwurz, Gem., Rhizome	●	●	–	–
Pfirsich, Rinde	●	–	–	–
Pfirsich, Blätter	–	●	–	–
Poleiminze	–	●	–	–
Primel, Blüten	●	–	–	–
Primel, Wurzel	●	–	–	●
Purgier-Kreuzdorn	–	–	●	–
Quecke	●	●	●	–
Quittenbaum	–	–	●	–
Rainfarn	–	●	●	–
Rebhuhnbeere	●	●	–	–
Ringelblume	–	●	●	–
Rosmarin	–	●	●	–
Roßkastanie	–	–	●	–
Salbei	●	●	–	–
Schafgarbe, Gemeine	–	●	●	–
Scharbockskraut	●	●	–	–
Schlangenknöterich	–	●	●	–
Schneeball, Gemeiner	●	–	–	–
Schneeflockenstrauch, Wurzelrinde	●	–	●	–
Schöllkraut	–	●	●	●

Name	Frühling	Sommer	Herbst	Winter
Schwarze Kirsche	–	–	●	–
Schw. Holunder, Blüten	●	●	–	–
Schw. Holunder, Rinde, Beeren	–	●	●	–
Seifenkraut, Blätter	–	●	–	–
Seifenkraut, Wurzel, Rhizome	–	–	●	–
Sellerie	–	●	●	–
Senegawurzel	–	–	●	–
Senf	–	●	●	–
Sonnenhut	–	–	●	–
Sonnentau	–	●	–	–
Spindelstrauch	–	–	●	–
Sternwurzel	–	●	–	–
Stiefmütterchen	●	●	–	–
Stillingie	–	●	–	–
Stinkandorn	–	●	–	–
Strauchhortensie	–	–	●	–
Sumpf-Ruhrkraut	–	●	–	–
Sumpfziest	–	●	–	–
Teeheide	●	●	●	–
Thuja	●	●	●	–
Thymian	–	●	–	–
Tormentill	–	–	●	–
Veilchen	●	–	–	●
Venuskraut	–	●	–	–
Virginischer Ehrenpreis	–	–	●	–
Vogelmiere	●	●	●	●
Wacholderbeeren	–	–	●	–
Waldlilie	–	●	●	–
Wanzenkraut	–	–	●	–
Wasserdost	–	–	●	–
Wasserhanf	–	●	●	–
Wegerich	–	●	●	–
Weide	●	–	–	–
Weißbirke	●	●	–	–
Weißdornbeeren	–	–	●	–
Wermut	–	●	●	–
Wiesenklee	●	●	●	–
Wilde Malve	–	●	●	–
Wilde Möhre, oberird. Teile	–	●	–	–
Wilde Möhre, Samen	–	●	●	–
Wollblume, Blüten	–	●	–	–
Wollblume, Blätter	–	●	–	–
Wurmfarn, Gemeiner	–	–	●	–
Ysop	–	●	–	–
Zinnkraut	●	●	–	–
Zitterpappel	●	–	–	–

GLOSSAR

Weitere Definitionen der Wirkungen von Heilpflanzen finden Sie auf Seite 36–39, »Die Wirkung der Heilpflanzen«.

Abszeß
Eiterherd, verursacht durch bakterielle Entzündung

Adaptogen
Stoff, der Hormone reguliert

Addison-Krankheit
Bronzekrankheit, wird durch Funktionsschwäche der Nebennieren verursacht

Adrenalin
Hormon des Nebennierenmarks, beschleunigt den Herzschlag bei Streß

Adstringenzien
Mittel, die die Zellwände zusammenziehen und unerwünschte Absonderungen verhindern (auch Scharfstoffe genannt)

Alexander-Technik
Manipulationstechnik zur Verbesserung von Haltung und Atmung; Ende des 19. Jahrhunderts begründet von dem australischen Schauspieler F. Matthias Alexander.

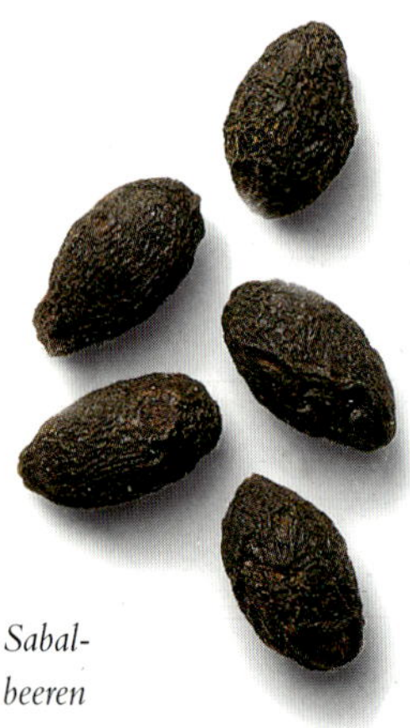

Sabalbeeren

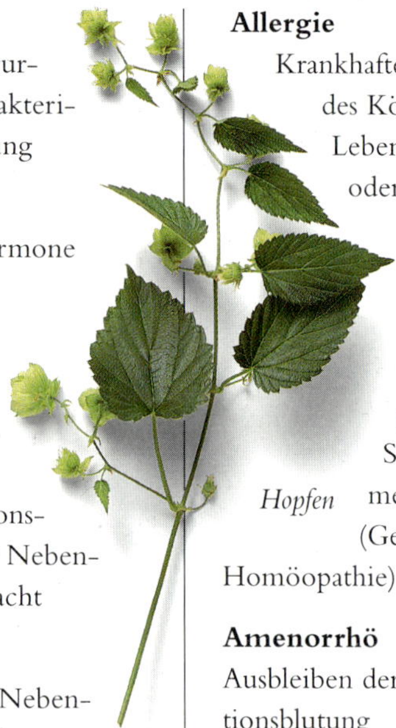

Hopfen

Allergie
Krankhafte Reaktion des Körpers auf Lebensmittel oder körperfremde Substanzen

Allopathie
Schulmedizin (Gegensatz: Homöopathie)

Amenorrhö
Ausbleiben der Menstruationsblutung

Amöbenruhr
Parasitäre Durchfallserkrankung, durch Amöben verursacht

Analfissur
Einriß in den Falten der Afterschleimhaut

Anämie
Verminderung des Hämoglobins im Blut (Blutarmut)

Angina pectoris
Anfallartig auftretende Schmerzen hinter dem Brustbein, meist auf der linken Seite

Anorexia nervosa
Magersucht. Psychische Störung, bewirkt extremen Appetitmangel und drastische Gewichtsabnahme

Antiallergikum
Mittel zur Reduzierung allergischer Reaktionen

Antidepressivum
Arzneimittel gegen Depressionen (antriebssteigernd, stimmungsaufhellend)

Antirheumatikum
Mittel gegen rheumatische Erkrankungen

Arteriosklerose
Arterienverkalkung

Arthritis
Schmerzhafte Entzündung der Gelenkgewebe

Asthma
Atemnot infolge spastischer Zusammenziehung der Lungenbronchien

Atonie
Herabsetzung des Spannungszustands der Muskeln

Bronchitis
Entzündung der Schleimhaut im Bereich der Luftröhrenäste

Brucellose
Infektiöse Allgemeinerkrankung, übertragen von Tieren. Symptome wie beim grippalen Infekt

Chiropraktik
Behandlung durch Handgriffe, bei der die Wirbelsäule, die Schaltstelle des Nervensystems, im Mittelpunkt steht. Befreit die Nerven von Druck und macht sie funktionstüchtiger. Begründet 1895 von dem amerikanischen Osteopathen David Daniel Palmer

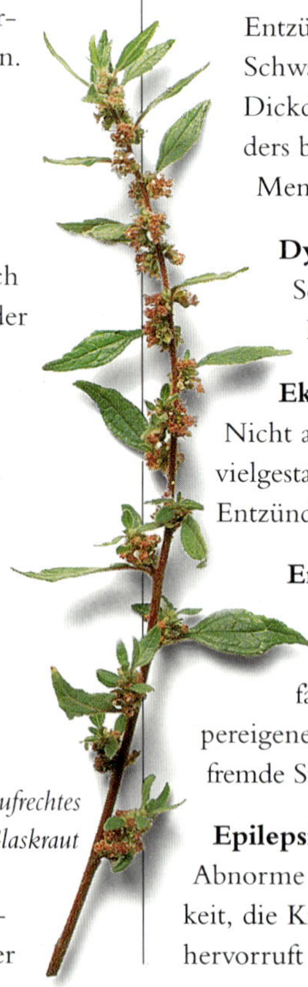

Aufrechtes Glaskraut

Colitis mucosa
Dickdarmentzündung, die zu Schleimabsonderung führt

Darmkolik
Leibschmerzen infolge vermehrter Gasansammlung im Darm

Degeneration
Krankhafte Veränderung von Gewebe

Demulzenzien
Reizlindernde Arzneimittel

Dermatitis
Entzündung der Haut

Diabetes mellitus
Zuckerkrankheit. Die Bauchspeicheldrüse produziert wenig oder kein Insulin, so daß der Blutzucker steigt. Kann zu einem Zuckerkoma führen.

Divertikulitis
Entzündung an Schwachstellen des Dickdarms (besonders bei älteren Menschen)

Dysmenorrhö
Schmerzhafte Regelblutung

Ekzem
Nicht ansteckende, vielgestaltige, juckende Entzündung der Haut

Embolie
Verstopfung eines Blutgefäßes durch körpereigene oder körperfremde Substanzen

Epilepsie
Abnorme Gehirntätigkeit, die Krampfanfälle hervorruft

Feldenkrais-Methode
Manipulative Therapie, die mit Haltung und Gestik arbeitet, um die Selbstwahrnehmung des Körperschemas zu verbessern und dadurch Denkmuster zu verändern. Begründet um 1940 von dem russischen Ingenieur und Arzt Dr. Moshe Feldenkrais

Fistel
Unnatürlicher, durch chronische Entzündung bedingter röhrenförmiger Verbindungsgang zwischen zwei Körperhöhlen

Flechte
Durch Trockenheit oder Pilzbefall verursachte Hautveränderung

Gasaustausch
Der Austausch von Kohlendioxid aus dem Blut gegen frischen Sauerstoff. Findet in den Lungenbläschen (Alveolen) statt

Gastritis
Entzündung der Magenschleimhaut

Gicht
Arthritis urica, Gelenkentzündung infolge Harnsäureansammlung

Galle
Von der Leber gebildete dicke, fettige Flüssigkeit; wichtig für die Fettverdauung

Gallenkrankheit
Starke Störung der Gallebildung

Gebärmuttertonikum
Ein das Fortpflanzungssystem tonisierendes Mittel

Gelbsucht
Symptom verschiedener Leberkrankheiten. Die Haut und das Weiße im Auge ist gelblich verfärbt.

Gerstenkorn
Eine schmerzlose Schwellung am Augenlid, die mit der Zeit störend werden kann und chirurgisch entfernt werden muß

Geschwür
Langsam heilende Wunde, innerlich oder äußerlich

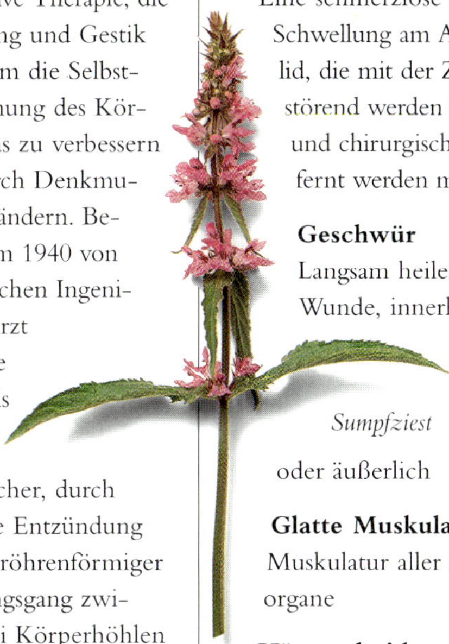

Sumpfziest

Glatte Muskulatur
Muskulatur aller Hohlorgane

Hämorrhoiden
Knotenförmige Erweiterungen des Venengeflechts im Mastdarm und After

Harninkontinenz
Teilweises oder völliges Unvermögen, den Harn zurückzuhalten

Harnsäure
Endprodukt des Stoffwechsels

Hautpilz
Durch Pilze verursachte Erkrankung der Haut, z.B. Fußpilz, Bartflechte, Kleienflechte

Herzaktives Mittel
Substanz, die die Herztätigkeit anregt

Herzklopfen
Unregelmäßiger oder beschleunigter Herzschlag

Heuschnupfen
Allergische Reaktion auf Pollen, die zu einer Entzündung der Nasen- und Augenschleimhäute führt

Homöopathie
Heilverfahren, bei dem die Kranken mit solchen Mitteln in Verdünnung behandelt werden, die in größerer Menge bei Gesunden ähnliche Krankheitserscheinungen hervorrufen

Homöostase
Gleichgewicht der physiologischen Körperfunktionen

Impetigo
Eiterflechte, sehr ansteckende Hauterkrankung, durch Bakterien bedingt

Insuffizienz
Ungenügende Funktion bzw. Leistung eines Organ(system)s

Ischiasschmerz
Schmerzen in der Hüfte, meist Anzeichen eines anderen Problems, wie z.B. ein Bandscheibenvorfall

Karbunkel
Ansammlung mehrerer Furunkel (Eitergeschwüre)

kardiovaskulär
Herz und Gefäße betreffend

Karies
Zahnfäule, chronischer Zerfall der harten Zahnsubstanz

Karzinogen
Krebserzeugende Substanz

Katarrh
Schleimhautentzündung der Atemwege

Krätze
Skabies. Parasitäre Hauterkrankung, die durch die Krätzmilbe hervorgerufen wird

Kropf
Struma. Vergrößerung der Schilddrüse, die vorn am Hals zu einer Schwellung führt

Krupp
Kehlkopfentzündung bei Kleinkindern und Säuglingen

Leishmania
Parasiten, die Hauterkrankungen verursachen

Leukorrhö
Weißfluß, weißlicher Scheidenausfluß

Lungenemphysem
Lungenblähung, übermäßige Erweiterung der Lungenbläschen und Zusammenbruch der dünnen Wände, bei der der Gasaustausch vermindert wird

Lymphknoten
Im gesamten Körper verteilte Schaltzentralen des Immunsystems

Magengeschwür
Ein Geschwür, das sich auf den Schleimhäuten des Verdauungstrakts bildet

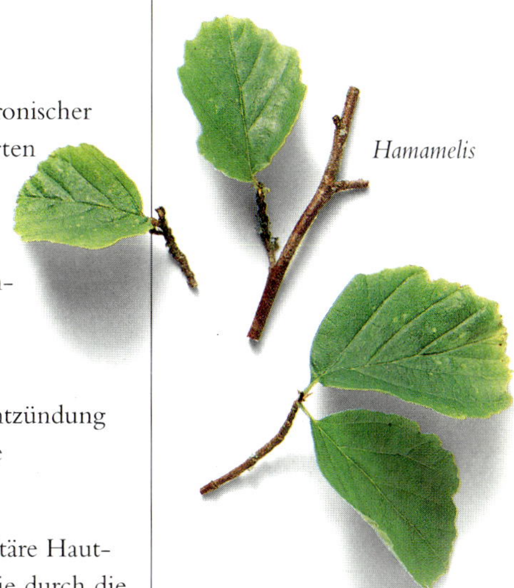

Hamamelis

Malabsorption
Ungenügende Aufnahme von Nahrungsbestandteilen im Dünndarm

Malaria
Potentiell tödliche parasitäre Krankheit, die durch weibliche Stechmücken der Gattung Anopheles übertragen wird

Mandeln
Lymphgewebe im hinteren Hals

Mastoiditis
Entzündung des Warzenfortsatzes hinter dem Ohr, die oft zu Eiterbeulen am äußeren Ohr führt

Meningitis
Entzündung der Häute, die das Gehirn schützen, Gehirnhautentzündung

Menorrhagie
Übermäßiger Blutverlust während der Menstruation

Metrorrhagie
Blutung in der Mitte des Menstruationszyklus

Mikrobizid
Keimtötendes Mittel

Milz
Abwehrorgan, das außerdem tote Blutkörperchen aus dem Blut filtert

Morbus Crohn
Crohn-Krankheit, chronische Darmentzündung

Nebennieren
Eine zweiteilige Drüse, auf beiden Nieren aufsitzend

Nervina
Arzneimittel, die auf das Nervensystem einwirken

Osteoarthritis
Verbreitetste Form der Arthritis, vor allem an Hüften, Knie und Schultern

Parkinson-Krankheit
Progressive Krankheit des Nervensystems

Parodontose
Chronische degenerative Krankheit des Zahnfleischsaums

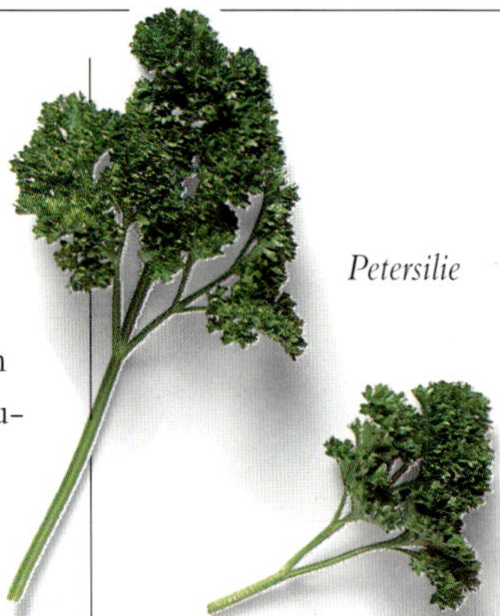

Petersilie

Peristaltik
Rhythmische Darmbewegung zur Beförderung des Darminhalts

Plaque
Kalkige, beetförmige Gewebsveränderung, z. B. bei Arteriosklerose

Polypen
Gutartige geschwulstförmige Wucherungen der Schleimhäute, z. B. an Nase, Kehlkopf, Speiseröhre

Prostata
Vorsteherdrüse. Männliches Organ, das den Anfangsteil der Harnröhre umgibt

Protozoenkrankheit
Parasiteninfektion

Psoriasis
Schuppenflechte. Hautleiden, bei dem die Haut trocken und schuppig wird

Regelblutung
Ausscheidung von Blut und Geweberesten während der Periode

Relaxanzien
Entspannungsfördernde Mittel (entweder für die Muskeln oder psychisch wirksam)

Rheuma
Jede schmerzhafte Erkrankung des Gelenkgewebes

Rolfing
Eine Form der Tiefenmassage, die sich auf das Bindegewebe auswirkt. Dient zur Korrektur von struktureller Unausgeglichenheit nach psychischem Trauma oder physischer Verletzung; begründet um 1940 von der amerikanischen Biochemikerin Dr. Ida Rolf

Ruhr
Dysenterie. Akute Darminfektion, die starke Schmerzen und Durchfall verursacht

Schilddrüse
Drüse, die die Stoffwechselaktivität reguliert, befindet sich vor der Luftröhre

Sepsis
Blutvergiftung. Ausbreitung einer bakteriellen Infektion durch den Blutstrom

Soor
Pilzinfektion, z. B. in Mund oder Scheide

Spasmolytikum
Krampflösende Mittel

Spezifikum
Arzneimittel, das gegen eine bestimmte Krankheit oder einen bestimmten Krankheitserreger wirksam ist

Synergie
Zusammenwirken, z. B. das harmonische Zusammenspiel von Muskeln

Thrombose
Bildung eines Blutpfropfs in einem Blutgefäß

Tinnitus
Wahrnehmung von Geräuschen (Rauschen, Pfeifen) ohne äußere Ursache

Tonus
Der durch Nerven beeinflußte, ständig aufrechterhaltene Spannungszustand des Gewebes, besonders der Muskeln

Tonikum
Tonisierendes, d. h. Spannungsmangel und Schwächezustände des Organismus oder einzelner Organe milderndes Mittel

Tuberkulose
Infektionskrankheit, hervorgerufen durch Bakterien, die durch die Atem- oder Verdauungswege eindringen. Befällt als erstes die Lunge

Tumor
Anomales Zellwachstum, in sämtlichen Geweben möglich

Weichteilrheumatismus
Fibrositis. Degenerative Entzündung des Bindegewebes

Zöliakie
Erkrankung des Dünndarms infolge einer starken Allergie gegen Gluten

Zoster
Virusinfektion der Nervenganglien

Zystitis
Blasenkatarrh. Entzündung der Harnblase, verbunden mit häufigem Harndrang, Schmerzen beim Wasserlassen

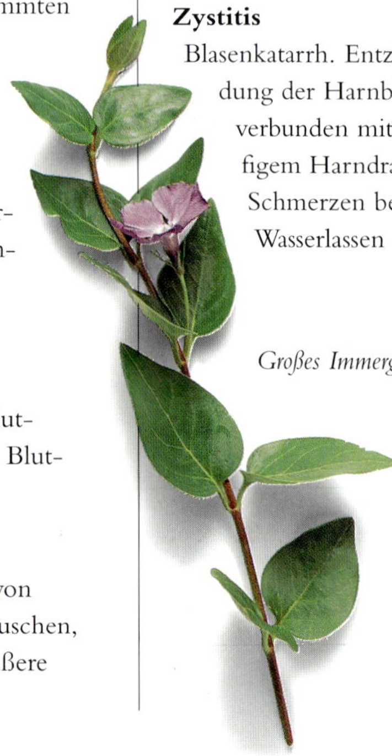

Großes Immergrün

ERSTE HILFE

Die kleineren Verletzungen und Beschwerden des Alltags sind schon zu allen Zeiten mit Kräutern behandelt worden: Abschürfungen oder Schnittwunden, Prellungen oder Zerrungen, Verbrennungen oder Insektenstiche, Schwächeanfälle oder Übelkeit. Wie leicht können Sie sich aus dem Vorratsschrank oder dem Erste-Hilfe-Kästchen bedienen, wenn Sie nur ein wenig Vorsorge getroffen haben. Schere und Verbände, Pflaster und Watte gehören da hinein und eine kleine Grundausstattung, die sich von Fall zu Fall erweitern läßt: Salben von *Ringelblumen, Arnika* und *Beinwell, Lavendel-* und *Johanniskrautöl, Hamamelistinktur, Baldriantropfen* und *Echinacea.* Honig und Essig, Zwiebel und *Knoblauch* gibt es in jeder Küche, und die übrigen Heilkräuter werden sich mit der Zeit einfinden.

KLEINERE SCHNITTWUNDEN UND OFFENE WUNDEN

Kleine Verletzungen bestreichen Sie mit einer *Beinwell*salbe, größere oder verschmutzte reinigt man zuvor mit einer Lösung von 4–5 Tropfen *Johanniskraut*tinktur in warmem Wasser. Schmerzhafte Wunden werden regelmäßig in dieser Lösung oder einem Aufguß aus *Pfefferminze* oder *Lavendel* gebadet und dann mit *Beinwell-* oder *Ringelblumen*salbe behandelt; auseinanderklaffende Wunden zieht man mit einem chirurgischen Pflaster zusammen. Zu Kompressen eignen sich auch *Kanadische Gelbwurzel, Holunder* oder *Wegerich* sowie *Sonnenhut* bei Infektionsgefahr.

LEICHTERE VERBRENNUNGEN UND VERBRÜHUNGEN

Kühlen Sie die Stelle 5–10 Minuten unter kaltem Wasser, bis der Schmerz abklingt. Dann tragen Sie frischen Saft von *Aloe, Johanniskraut-* oder *Lavendelöl* auf. Gegen anhaltenden Schmerz, Schwellungen und Blasenbildung helfen häufige Kompressen mit *Ringelblumen*tee oder *Hamamelis*destillat. Auch bei Sonnenbrand bewähren sich diese natürlichen Heilmittel oder eine Mischung von *Lavendel-* und *Johanniskraut*öl im Verhältnis 1:4. Bei schwereren Verbrennungen müssen Sie genau wie bei tiefen Wunden den Arzt aufsuchen.

PRELLUNGEN UND BLUTERGÜSSE

Quetschungen wie Erschütterungen führen leicht zu »blauen Flekken«, Blutergüssen. Ein eiskalter Umschlag wird rasch aufgelegt, während man eine Kompresse mit *Arnika-* oder *Ringelblumen*tinktur, mit *Hamamelis*destillat oder einem kalten Tee aus *Gänseblümchen* oder *Schafgarbe* vorbereitet. Später behandeln Sie die Stelle mit *Arnika-* oder *Beinwellsalbe.* Wenn Sie besonders anfällig für blaue Flecken sind, sollten Sie auf mehr Vitamin C und Bioflavonoide in Ihrer Nahrung achten.

ZERRUNGEN UND VERRENKUNGEN

Gegen Schmerzen und Schwellungen helfen zunächst kalte Umschläge mit *Hamamelis*destillat oder *Arnika*tinktur in etwas Wasser. Dann können Sie den betroffenen Körperteil in einem warmen Aufguß von einem halben Liter Wasser mit einer Handvoll *Rosmarin* oder *Thymian* baden und alle paar Stunden eine Kompresse mit diesem Aufguß oder einen Breiumschlag aus *Beinwell* oder *Ringelblume* auflegen. Klingt die Schwellung ab, bandagiert man die Stelle mit einer in *Hamamelis* getränkten Mullbinde.

INSEKTENSTICHE

Eine frische Zwiebelscheibe, eine zerquetschte *Knoblauchzehe* oder *Hamamelis*destillat bieten allererste Hilfe; bei Wespenstichen auch Obstessig oder Zitronensaft, sobald der Stachel entfernt ist. Gegen juckende Ameisenbisse wirken Zwiebel, *Knoblauch-* oder *Gurken*saft.

ÜBELKEIT UND REISEKRANKHEIT

In beiden Fällen helfen ein Kräuteraufguß oder ein paar Tropfen Tinktur von *Stinkandorn.* Auf der Reise können Sie auch frische oder kandierte *Ingwerwurzel* kauen. Gegen Übelkeit und Brechreiz wirken ein starker *Kamillen*tee oder ein Aufguß von *Mädesüß.*

SCHWÄCHE

Aufgüsse von *Rosmarin* und *Damian* oder abgekochte *Kolanuß* sind bei Schwächegefühlen, nervöser Erschöpfung oder Depression hervorragende Stärkungsmittel und mit *Hafer* und *Helmkraut* zu kombinieren. Erfrischend und belebend wirkt *Rosmarinöl* schon, wenn man ein wenig in die Schläfen reibt.

REGISTER

Angaben in **Halbfettdruck** *bezeichnen die Seiten der individuellen Pflanzenporträts im* Heilpflanzenverzeichnis *auf den Seiten 51–165.*

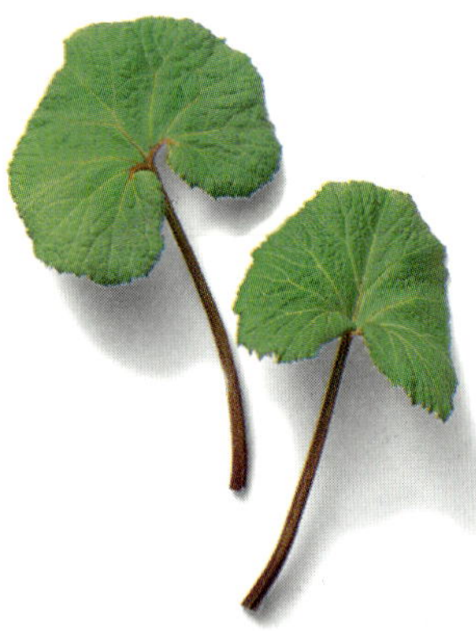

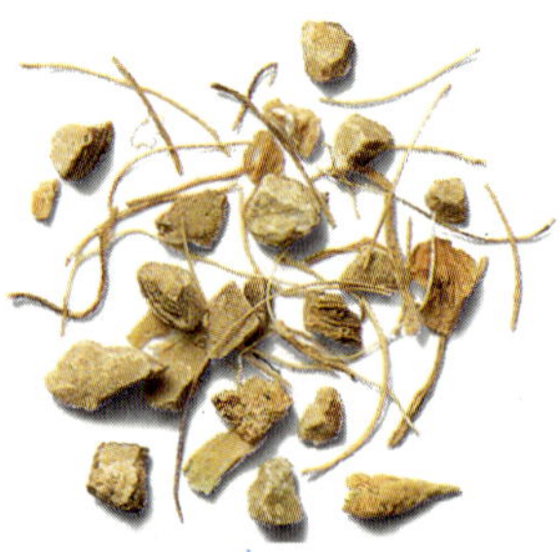

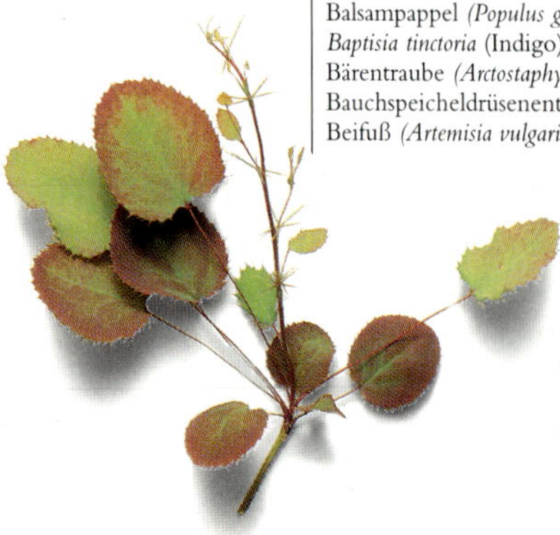

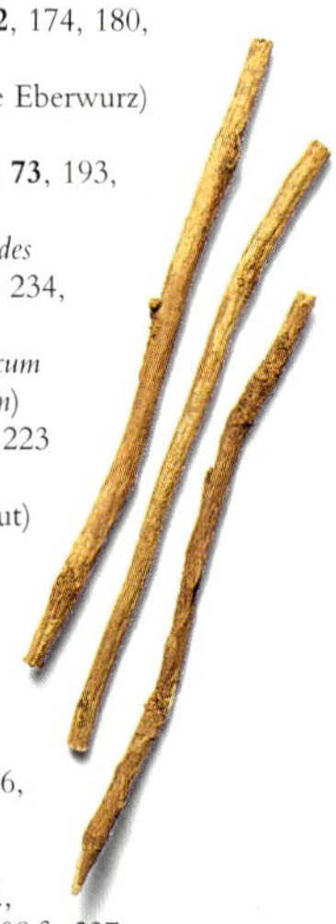

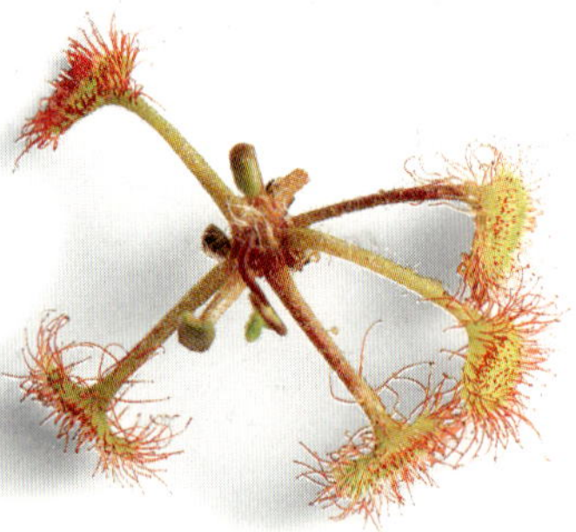

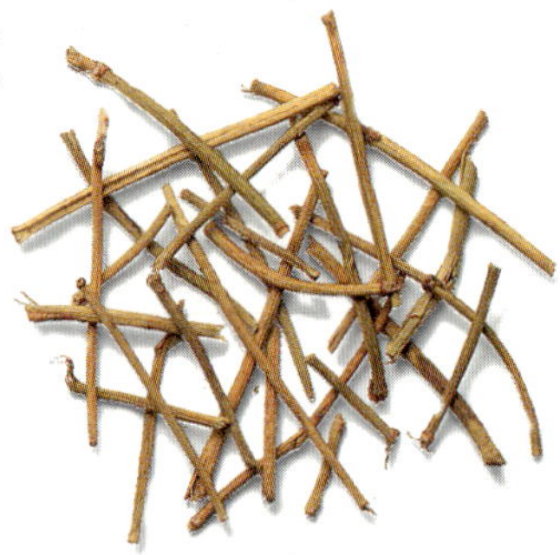

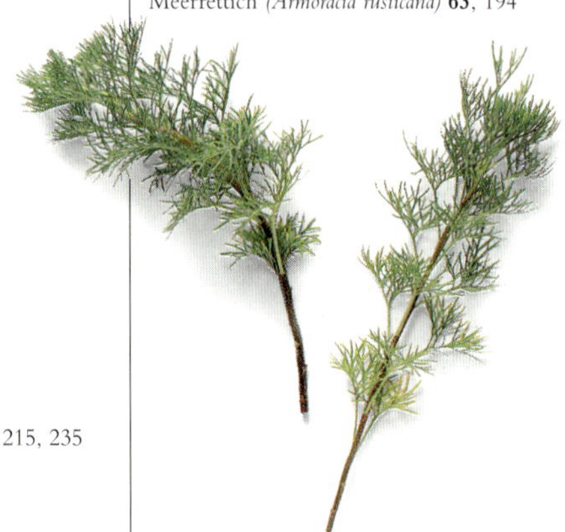

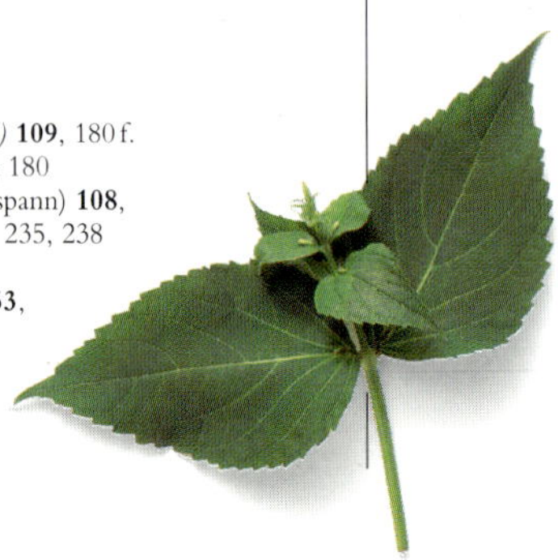

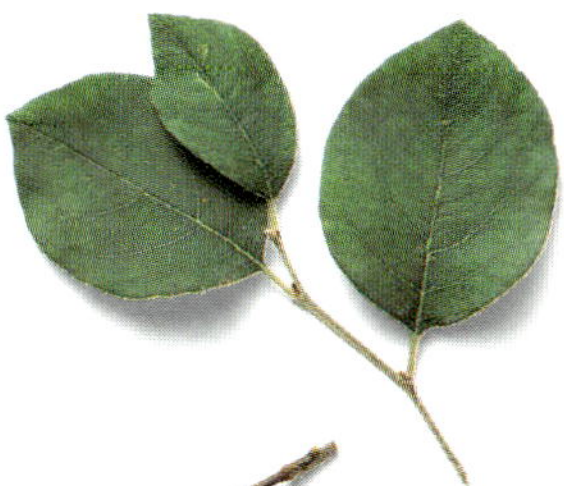

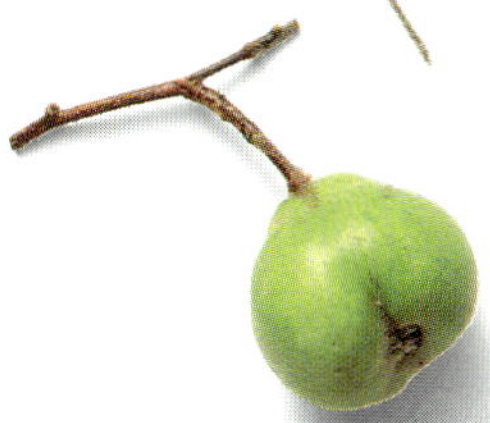

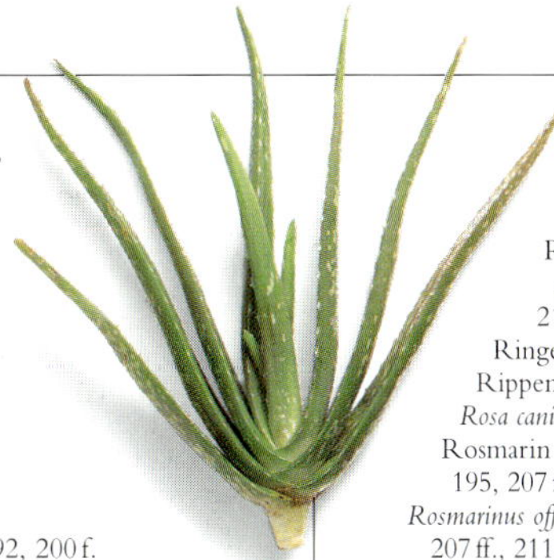

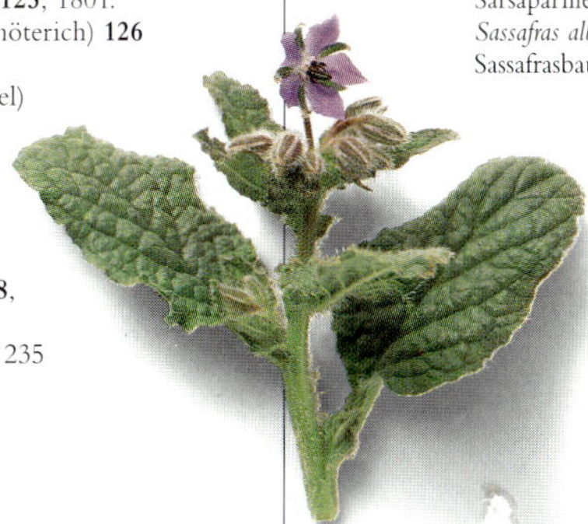

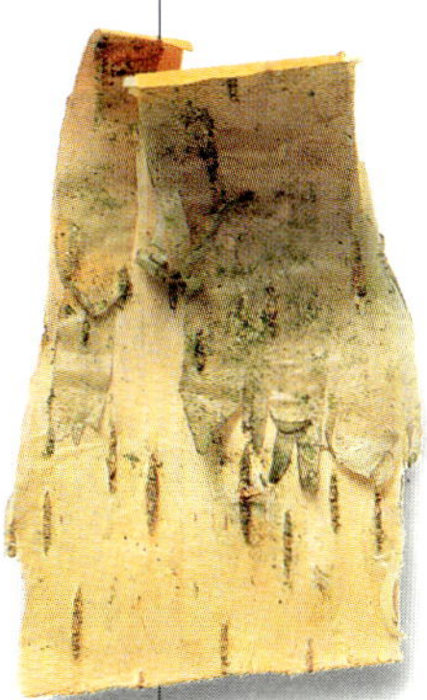

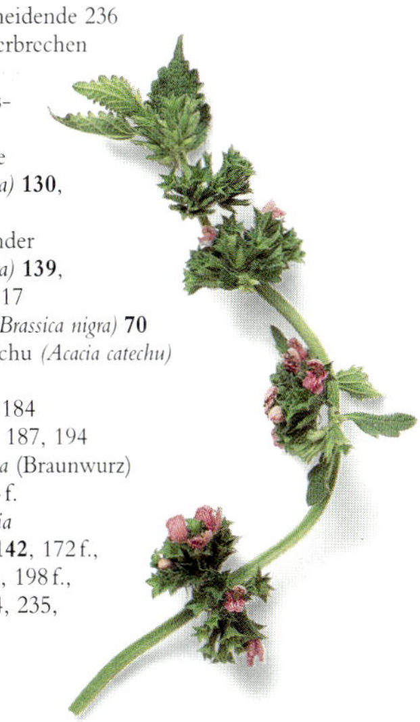

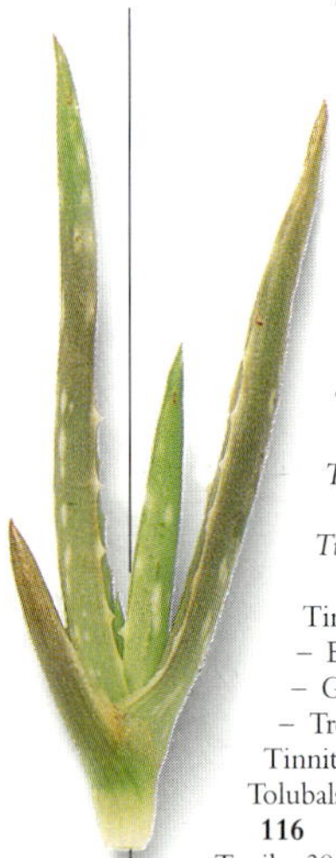

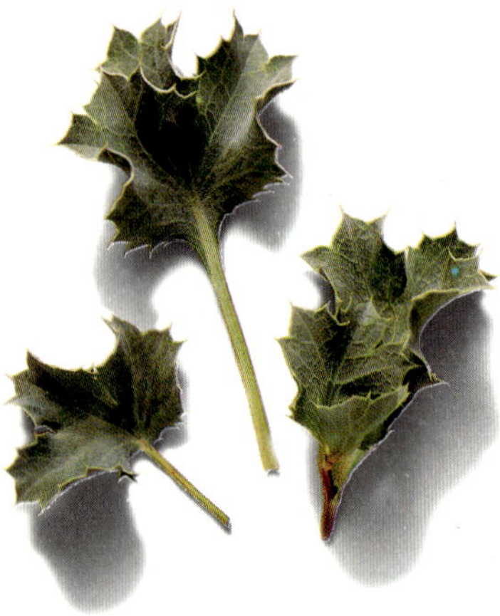

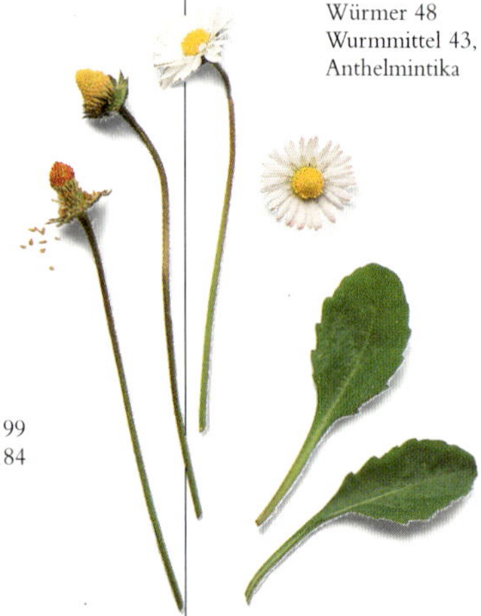

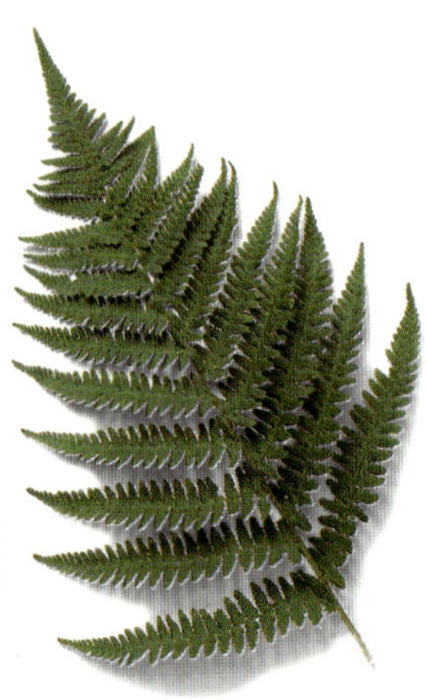